非公立医疗机构信用与能力评价实用指南

（全两篇）

上篇

杨有业　李　岩　张振清 ◎ 主编

U0359383

FEIGONGLI YILIAO JIGOU XINYONG
YU NENGLI PINGJIA SHIYONG ZHINAN

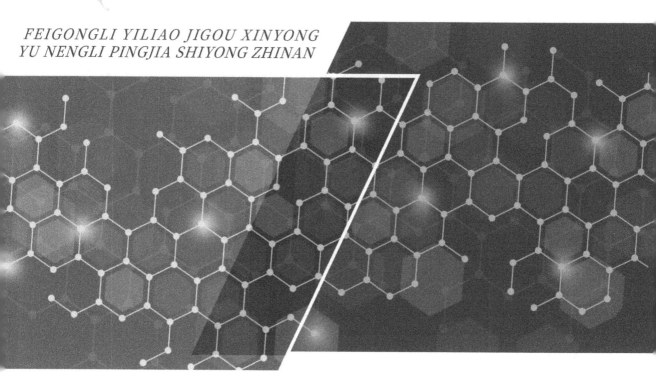

科学技术文献出版社
SCIENTIFIC AND TECHNICAL DOCUMENTATION PRESS
·北京·

图书在版编目（CIP）数据

非公立医疗机构信用与能力评价实用指南：全两篇 / 杨有业，李岩，张振清主编. —北京：科学技术文献出版社，2019.10（2020.12重印）

ISBN 978-7-5189-5695-1

Ⅰ.①非… Ⅱ.①杨… ②李… ③张… Ⅲ.①医药卫生组织机构—评价标准—中国—指南 Ⅳ.①R197.6-62

中国版本图书馆 CIP 数据核字（2019）第 128359 号

非公立医疗机构信用与能力评价实用指南（全两篇）

策划编辑：李 蕊	责任编辑：李 晴	责任校对：文 浩	责任出版：张志平

出 版 者　科学技术文献出版社
地　　址　北京市复兴路15号　邮编 100038
编 务 部　(010) 58882938，58882087（传真）
发 行 部　(010) 58882868，58882870（传真）
邮 购 部　(010) 58882873
官 方 网 址　www.stdp.com.cn
发 行 者　科学技术文献出版社发行　全国各地新华书店经销
印 刷 者　北京虎彩文化传播有限公司
版　　次　2019 年 10 月第 1 版　2020 年 12 月第 2 次印刷
开　　本　787×1092　1/16
字　　数　1051千
印　　张　53.75
书　　号　ISBN 978-7-5189-5695-1
定　　价　216.00元（全两篇）

参编单位（以拼音为序排列）

安徽六安世立医院

北京北亚骨科医院

北京朝阳中西医结合急诊抢救中心

北京三环肿瘤医院

北京市红十字会应急救护工作指导中心

北京燕化医院

重庆新桥医院

东莞市东华医院

东莞市康华医院

河北燕达医院

河南濮阳市油田总医院

河南省医学科学院

泉州德城医院

厦门弘爱医院

上海安达医院

上海德达医院

上海东方医院

上海国龙医院

上海嘉会国际医院

深圳龙城医院

首都医科大学三博脑科医院

腾湃健康产业集团

武汉市普仁医院

武汉亚洲心脏病医院

西安国际医学中心

新疆佳音医院

浙江绿城心血管病医院

浙江树兰（杭州）医院

中信医疗健康产业集团

序

"没有全民健康，就没有全面小康。要把人民健康放在优先发展的战略地位。"党的十八大以来，特别是全国卫生与健康大会以后，党中央国务院相继出台了《"健康中国2030"规划纲要》等一系列支持鼓励和加快社会资本举办医疗机构及健康产业的政策措施，各地也相继出台了相关配套政策，有力推进了我国非公立医疗行业的发展。据不完全统计，截至2017年6月全国非公立医疗机构数量达44.6万余家，占医疗机构总数的45%；其中非公立医院总数17 153家，占全国医院总数的57.7%，并以15%的速度递增，而服务量仅占整体服务量的比例不足20%；社会卫生支出已居各类卫生费用支出的首位，占到了全国卫生总费用的41.2%，呈现出非公立医疗机构发展速度快、社会信用不高、服务能力不强等特点。

我国非公立医疗机构协会抓住行业问题导向和需求导向，以信用评价和能力评价（以下简称"双评"）为行业自律的手段，结合我国非公立医疗行业的特点，研究制定了"双评"管理办法和标准体系，并组织专家依据"双评"管理办法和标准体系，编写了《非公立医疗机构信用与能力评价实用指南（全两篇）》（以下简称《指南》）。《指南》围绕评价指标体系，详细解读了指标要素的内涵，涵盖了依法行医、医疗质量与安全和医疗服务与文化等方方面面的内容，对于加强非公立医疗机构的内涵建设，提升其信用水平和服务能力等，都具有重要的理论指导价值。《指南》既是非公立医疗机构评价的重要参考，更是它们自律管理和持续改进的重要指导；既可作为医疗机构管理者、医务人员、评价师和培训师参考与使用，也可供政府有关部门的决策参考。相信《指南》的出版为建立具有中国特色的现代非公立医疗机构管理制度，促进非公立医疗机构规范管理、健康发展，推动我国医改向纵深发展都将发挥积极的建设性作用。

"上善若水，同舟共济。"我诚挚地希望全国非公立医疗行业的同人们不辱使命、不负重托，在新医改的大潮中"到中流击水"，为成就中华民族的"健康梦"努力奋斗。

殷大奎

2019年5月

前　言

随着我国经济社会的发展和新医改的深化，人们对医疗健康服务的品质和多样化需求日益增长。党中央、国务院高度重视发展社会办医，习近平总书记在党的十九大报告中提出"实施健康中国战略，要完善国家健康政策，为人民提供全方位、全周期健康服务"和"坚持社会办医，发展健康产业"的重要讲话精神，并出台了一系列鼓励引导、支持和加快社会办医发展的政策。社会办医疗机构（以下简称"社会办医"）已经成为我国卫生健康事业的重要组成部分，是满足不同人群医疗卫生服务需求并为全社会提供更多医疗服务供给的重要力量。

然而，从行业现状来看，目前社会办医还存在着社会整体信任度不高、执业不规范、服务质量和服务能力不够强等问题。中国非公立医疗机构协会（以下简称"协会"）以社会需求和行业问题为导向，以促进行业诚信自律和提高服务能力为抓手，借鉴国内外先进管理经验和理念，结合我国社会办医行业特点，经专项课题研究，并组织卫生管理专家、医疗专家、行业管理者等反复论证，研究制定了《非公立医疗机构信用评价管理暂行办法》《非公立医疗机构信用评价指标体系》《非公立医疗机构能力评价管理暂行办法》《非公立医疗机构能力评价标准》。该标准已被国家标准委员会列为国家级行业团体标准。这项工作得到了发展改革委、卫生健康委等政府有关部门的高度重视和积极评价，受到全行业和社会各界的欢迎和支持。

为了做好医疗机构评价工作，协会组织医院评审、卫生管理、临床医学等方面的科主任、院长、业内专家编写了这本《非公立医疗机构信用与能力评价实用指南（全两篇）》（以下简称《指南》）。《指南》是上述"两个管理办法"和"两个评价标准"或指标要素的诠释与解读，深入浅出地帮助读者更加深刻地理解医疗机构评价的重要意义，是为参评医疗机构铺路搭桥、持续改进的重要指导。《指南》既是医疗机构评价工作的解读与升华，也是社会办医与医疗机构管理的指导用书，对于加强医疗机构的内涵建设、提升信用等级和服务能力、强化建立健全现代医院管理制度、规范执业行为、保障医疗质量与安全、促进医疗机构自治与行业自律管理、促进医疗机构综合管理持续改进等具有重要的理论指导价值和行业引领作用。

《指南》严格按照《非公立医疗机构能力评价标准》的一、二级指标结构要素与顺序作为《指南》的章、节排序对应编写，教与学、学与用都有明确的指向和参照。为丰富《非公立医疗机构能力评价标准》的内容，使教材各章节的结构更科学、更完整，《指南》还扩展增加了《非公立医疗机构信用评价管理暂行办法》《非公立医疗机构能力评价管理暂行办法》《非公立医疗机构信用评价指标体系》《非公立医疗机构能力评价标准》以外的内容，融入了相关国家法规、标准和医院管理理论的要素、解读与论述，使得《指南》视角更广阔、内容更完善、价值更丰富。《指南》分为上下两篇，共12章86节。上篇详细介绍了《非公立医疗机构信用评价指标体系》中所包含的价值观、管理与服务能力、医疗服务能力评价、医院财务能力与管理、社会责任等。下篇按照《非公立医疗机构能力评价标准》，系统地介绍了诚信与信用建设、行政管理、医疗质量与安全、护理与医院感染控制管理、医院服务与医院文化、医院信息化建设、创新品牌加分标准等内容。读者通过对《指南》的研读、领会与掌握，必定能对医疗机构评价工作有更深层的了解和认识，深刻地领会评价工作精髓。这本《指南》对于改进工作方法、加强医院管理、完善运营机制、提升医院管理水平和服务能力等具有实际指导意义，也是一本社会办医的参考书籍。

《指南》主要面向全国社会办医投资者、合伙人、管理者、医务人员、培训师、评价师、医院内审员、医药院校专业师生、各级卫生健康行政部门业务主管人员，以及关心和有意愿了解我国社会办医评价工作的社会各界人士。

鉴于时间仓促和编者水平有限，书中难免有疏漏和不当之处，恳望读者批评指正。

编委会

2019年5月

C目录
Contents

上 篇

下　篇

第九章　护理与医院感染控制管理

第十章　医院服务与医院文化

第十一章　医院信息化建设

第十二章　创新品牌加分标准

第一章

价值观

人类社会发展的历史表明，对于一个国家和民族来说，最持久、最深厚的力量是全社会共同认可的核心价值观。如果没有共同的核心价值观，一个民族，一个国家就会魂无定所、行无依归。

价值观（values）是人认定事物、辨别是非的一种思维或取向，它是人基于思维感官基础之上对事物做出的认知、理解、判断或选择而体现出人、事、物的价值和作用。在阶级社会中，不同的阶级与人，有着不同的价值观念。

任何人类行为都是在一定思想理念与价值观念的指导下完成的，要想使人的行为具有更高的价值效率性和目的性，更好地符合社会规律与自然规律，就必须树立正确的思想理念与价值观念。

建立非公立医疗机构的价值观和现代医院管理制度，培育正确的社会主义核心价值观；建立现代医院科学、先进、规范的管理制度；规范医院的运营和医务人员的诊疗行为，依法执业；不断提升医院的品牌形象；加强医德医风建设；提高诊疗能力和服务水平；提升非公立医疗机构的医院现代化管理水平，是对非公立医疗机构开展"能力、诚信与信用"评价工作的重点内容之一。

第一节　价值理念

在新形势下，我们要按照习近平总书记的要求，用社会主义核心价值观凝心聚力，推动物质文化和精神文明的协调发展，培育和践行社会主义核心价值观，努力践行医务工作者全心全意为人民服务的宗旨，充分展现白衣天使救死扶伤、挽救生命、造福大众的高尚情操，勇于实践、探究与崇尚科学的智慧性，甘冒风险、不顾自身安危的奉献性，永远与生命和鲜血同在的热情性，紧密合作、协同诊疗的团结性。正确、先进的价值理念对于广大医务工作者具有导向、约束与激励的积极作用。本节重点围绕评价指标体系关于价值理念中的使命、愿景和党团组织建设、医德医风建设、员工信用与价值取向的核心价值观等内容进行叙述。

一、价值与价值观

（一）价值与价值观的概念

"价值（value）"一词有多种含义。作为哲学范畴，价值是指在实践基础上形成的主体和客体之间的一种意义关系。经济学讲的价值是指凝结在商品中的一般的、无差别的人类劳动。伦理学层面的价值是指满足人的美感需要方面的有用性；主体及其需要的复杂性，客体及其属性的丰富性，决定了价值形态的多样性。哲学意义上的价值，是从人们对待满足他们需要的外界物的关系中产生的主体和客体之间的一种特定的关系，是指客体的存在、作用及它们的变化同主体及其需要相适合、相一致或者相接近的关系。

价值观（values）是指个人对客观事物（包括人、物、事）及对自己的行为结果的意义、作用、效果和重要性的总体评价和根本观点，是对什么是好的、是应该的总看法，是推动并指引一个人采取决定和行动的原则、标准，是个性心理结构的核心因素之一。价值观使人的行为带有稳定的倾向性，是人用于区别好坏、分辨是非及其重要性的心理倾向体系。价值观反映人对客观事物的是非和重要性的评价。价值观是一种内心尺度，它凌驾于整个人的思维意识之上，支配着人的行为、态度、观察、信念、理解等，支配着人认识世界、明白事物对自己的意义和自我了解、自我定向、自我设计等，为人自我判断行为正当提供充足的理由，是引领人的动机和行为模式的价值理念。价值观具有主观性、选择性、历史性、持久性与稳定性。

（二）人生价值观

人生价值观是人因为不同的世界观而产生不同的对人生的方法论，是人们在认识、评价人生活动所具有的价值属性时所持有的根本观点和看法，具体可分为人生观和价值观。人生观是人们对人生问题的根本看法。主要内容是对人生目的、意义的认识和对人生的态度，具体包括公私观、义利观、苦乐观、荣辱观、幸福观和生死观等。价值观，是人们对价值问题的根本看法，包括对价值的实质、构成、标准的认识，这些认识的不同，形成了不同的价值观。一方面，世界观支配和指导人生观、价值观；另一方面，人生观、价值观又反过来制约、影响世界观。

（三）职业价值观

职业价值观是人们在职场的职业态度，是人对职业目标的追求和向往，是人生目标和人生态度在职业选择方面的具体表现。在人们对职业选择的态度与行为过程中，职业价值观具有明确的方向性、目的性、自觉性、坚定性和奉献性等特点。

在社会活动中的各种职业均具有各自的特性。由于家庭背景、教育环境和价值理念不同，人们对职业意义与职业目的认识、选择和追求，对职业岗位的条件、待遇、声望、满意程度的评价与取向的综合体现就是人们的职业价值观。

人们的世界观、人生观、价值观和理想信念、价值理念对于职业的具体影响作用，都集中体现在职业价值观上。

（四）价值观的导向作用

价值观对人们认识世界和改造世界的活动具有重要的导向作用。一是价值观对人们认识世界的活动具有导向作用。价值观不同，人们对事物的认识和评价就不同。二是价值观影响着人们改造世界的活动。在生活中，人们都要面对如何选择自己的生存和生活方式的问题。选择正确，就会在改造世界的活动中取得成功；选择错误，就会在改造世界的活动中遭到失败。

价值观对人生道路的选择具有重要的导向作用。不同的价值观，决定了人们在面对公义和私利、生与死的冲突时做出不同选择。不同的幸福观、家庭观和恋爱观，也决定着人们在面对这些问题时的基本态度、思维方式和行动结果。一个人走什么样的人生道路，选择什么样的生活方式，都是在一定世界观和价值观指导下进行的。价值观是人生的重要向导，是我们能否拥有美好生活的航标，寻找正确的价值观就是寻找人生的真谛。

二、使命

（一）使命的概念

使命（mission）是一个人在特定的历史条件下所肩负的重大任务和责任，是指出使的人所领受的任务和应负的责任。其通常解释为：一是命令、差遣，如派人办事的命令，使者奉命出行；二是重大任务、责任；三是与工作或学习相关的，要达成的目标。

实现两个一百年伟大复兴的"中国梦"，是当代中国共产党人和每一个中国人的奋斗目标和历史使命。

到"十三五"末期，卫生系统要基本形成维护公益性、调动积极性、保障可持续的运行新机制，促进社会办医健康发展，推动各级各类医院管理规范化、精细化、科学化发展，基本建立权责清晰、管理科学、治理完善、运行高效、监督有力的现代医院管理制度。实现这一工作目标和完成医改重任，是各级党委政府及其卫生行政管理部门和广大医务工作者共同努力的历史使命。

（二）医疗机构的使命与现场评价内涵

医疗机构的使命是在其创建时或发展过程中确定的需要承担的社会角色和社会责任。医疗机构因建立的时间、背景、社会、经济、文化环境、规模、种类不同，其使命也有所区别。从现阶段来讲，医疗机构的使命应包括两个方面的内容：一是医院的功能任务中的经济效益，为了自身的生存、发展和物质的需求，必然要以一定的经济效益为目的；二是对社会的责任，作为社会的一个组成部分，必须要担负起社会赋予的使命。非公立医院的使命同样既要强调功利性，也要兼顾公益性和社会责任。

医疗机构的使命是其未来发展的核心动力，是一种根本的、最有价值的、崇高的责任和义务，要让员工明确医疗机构为什么存在、存在的理由和价值、工作的责任和义务，从而把职工凝聚在一起，并激发大家共同向既定目标迈进。

三、愿景

（一）愿景的概念

愿景（vision）是一种期许，是人们永远为之奋斗希望达到的图景，是一种意愿的表达。愿景概括了未来目标、使命及核心价值，是哲学中最核心的内容，是最终希望实现的图景。对个人来说，愿景就是个人在脑海中所持有的意象或景象。对于一个组织来说，愿景必须是共同的，是组织成员所共同持有的意象或景象，由组织内部的成员所制定，由团队讨论，获得组织一致的共识，形成大家愿意全力以赴的未来方向与奋斗目标。

（二）医疗机构的愿景与现场评价内涵

医疗机构的愿景即医疗机构希望创造的未来景象，是医院在长期发展过程中的长远愿望及未来境况，是医院发展的长远目标和宏伟蓝图。它体现了医院举办者、管理者和全体员工共同奋斗的目标和永恒的追求。

现场评价是通过现场查阅医院的长期发展规划资料和访谈各级各类医院工作人员，了解医疗机构发展方向及未来要建成与达到的规模、水平、品牌、层次和标准，评价医疗机构与员工共同目标理想的愿景。

医疗机构愿景的确定，必须为员工展示医疗机构未来的美好画卷，为医疗机构管理提供总体思路，直接指导医院的发展战略规划，让员工更好地得到发展的设想与空间，更好地建立与增进团队的战斗力和稳定性，激励员工长期的精神向往和奋斗目标。

四、核心价值观

（一）核心价值观的概念

核心价值观（core value）通常是指某一社会群体判断社会事务时所依据的是非标准、遵循的行为准则。核心价值观是指个人或组织乃至国家必须拥有的终极信念，是管理哲学中起主导性作用的重要组成部分，是处理在发展中遇到内外矛盾的一系列准则。

核心价值观根植于人们的内心、组织的内部。它是人们对事业和目标的认同、追求和愿景，是达成共识的目标理想境界，是判断是非曲直的生活与道德标准。医院的核心价值观是对医疗市场、患者、社会与合作伙伴、员工等的看法或态度，会影响与表明医院生存、发展、经营的立场。每个医院的核心价值观都表现为有别于其他医院的相对性和自身的独特性，所以它又是不可改变与持久性的，是一个医院一整套本质的和持久的建立、生存与发展的原则。

（二）社会主义核心价值观

社会主义核心价值观是社会主义核心价值体系的内核，体现了社会主义核心价值体系的根本性质和基本特征，反映了社会主义核心价值体系的丰富内涵和实践要求，是社会主义核心价值体系的高度凝练和集中表达。

2013年12月，中共中央办公厅印发《关于培育和践行社会主义核心价值观的意见》。其内容包括6个部分：①培育和践行社会主义核心价值观的重要意义和指导思想；②把培育和践行社会主义核心价值观融入国民教育全过程；③把培育和践行社会主义核心价值观落实到经济发展实践和社会治理中；④加强社会主义核心价值观宣传教育；⑤开展涵养社会主义核心价值观的实践活动；⑥加强对培育和践行社会主义核心价值观的组织领导等。

社会主义核心价值观的基本内容可以归纳为24个字：富强、民主、文明、和谐，自由、平等、公正、法治，爱国、敬业、诚信、友善。这24个字可分为以下3个层面。

（1）富强、民主、文明、和谐。这是我国社会主义现代化国家的建设目标，也是从价值目标层面对社会主义核心价值观基本理念的凝练，在社会主义核心价值观中居于最高层次，对其他层次的价值理念具有统领作用。

（2）自由、平等、公正、法治。这是对美好社会的生动表述，也是从社会层面对社会主义核心价值观基本理念的凝练，反映了中国特色社会主义的基本属性，是我们党矢志不渝、长期实践的核心价值理念。

（3）爱国、敬业、诚信、友善。这是公民的基本道德规范，是从个人行为层面对社会主义核心价值观基本理念的凝练。它覆盖社会道德生活的各个领域，是公民必须恪守的基本道德准则，也是评价公民道德行为选择的基本价值标准。

（三）医疗机构的核心价值观

医疗机构的核心价值观是指医疗机构在运行和执业过程中坚持不懈，努力使全体医务人员信奉的信条，是医疗机构本质的和持久的一整套原则。它既不能被混淆于特定企业文化或经营业务，也不可以向医疗机构的财务收益和短期目标妥协，这是其经营的本质和永恒的原则。作为医疗机构一套永恒的指导原则，核心价值观不需要获得外部的认证，且对医疗机构内部员工具有内在的重要价值。

医疗机构的核心价值观是其文化的实质和核心，是全体员工衷心认同和共有的价值观念，是每个医务人员的价值取向、行为准则、道德标准、人文情怀、风俗习惯和对法规、指南、规程与秩序的尊重、敬畏、遵守与体现，是医疗机构核心竞争力的不竭动力。

医疗机构文化所体现的核心价值观念，由医疗机构制定的方针、原则和制度所表达。它规定了全体工作人员的基本思维和行为模式，是医疗机构生存和发展的基石。医疗机构的核心价值观念，决定了其以什么样的方式服务于患者与社会，又以什么样的方式发展自己的根本问题。

医疗机构的核心价值观通常包含4个方面内容：一是全体医务人员判断是非善恶的标准；二是全体医务人员对医院事业发展和奋斗目标的认同；三是全体医务人员在这种认同基础上形成的对目标的追求；四是全体医务人员形成的一种共同境界。

（四）党团组织建设

国务院办公厅《关于建立现代医院管理制度的指导意见》（国办发〔2017〕67号）中明确强调要："加强社会办医院党组织建设。加大社会办医院党组织组建力度，批准设立社会办医院时，要坚持党的建设同步谋划、党的组织同步设置、党的工作同步开展。实行属地管理与主管部门管理相结合，建立健全社会办医院党建工作管理体制，规范党组织隶属关系。社会办医院党组织要紧紧围绕党章赋予基层党组织的基本任务，结合实际开展工作，按照党的要求办医立院。"

（1）非公立医院也要建立健全共产党和共青团的各级组织，加强党团组织建设。党组织是医疗机构领导和团结的核心，应着力建设组织健全、制度落实、领导坚强、作风过硬的班子。

（2）准确定位，分清职能，认真履行好职责，开展好各项工作与活动。非公立医院的党团组织要正确处理好党组织在非公立医院的功能定位与工作任务，贯彻好党的路线、方针政策，抓好党的理论学习，医院的各级党团组织要始终保持思想上清醒和政治上坚定，学习现代医院管理的理论，坚定科学的理想信念。

（3）党建带团建，发挥团组织的作用。非公立医院的党组织要积极贯彻"党建带团建"工作方针，努力抓好自身建设，建立健全各项规章制度，充分发挥党组织的助手作用和党、团员的带头作用。共青团组织作为一个最具创造力、最有活力的组织，担负着引导、激励青年员工的重要责任。团员青年是医务工作中的重要组成部分，是医院持续发展的中坚力量，是医院的未来和希望，团组织要发挥先进思想优势，教育、培养团员青年，坚持德才并举的原则，塑造一支思想过硬、医德优秀、医术娴熟的青年人才大军，为非公立医院又好又快的发展奠定坚实的基础。

（4）加强制度建设，狠抓制度落实。加强工作的计划管理、目标管理，避免随意性，使各项工作有条不紊、按部就班地推进。

非公立医院的共产党员和共青团员要本着对自己、对同志、对患者、对医院、对事业高度负责的精神，带头遵守法纪，规范诊疗行为，敬畏法律、生命、规章，严格执行诊疗指南与规程，依法执业，规范诊疗，加强学习，努力提高诊疗水平，保障诊疗质量，保障患者安全。

（五）组织价值观与现场评价内涵

组织价值观是指组织在追求经营成功的过程中，所推崇和信奉的基本行为准则，是组织评判事物和指导行为的基本信念、总体观点和选择方针。它是一种以组织为主体的价值取向，由组织内部的绝大多数人共同认可的价值观念。这种价值观的主要作用在于，它能够引导组织内部的所有成员达到一种共识，并一起为组织的共同目标而全力以赴。

组织价值观现场评价是通过现场对医院文化的了解和访谈各级各类医院工作人员，评价医院内部是否具有共同认可、明确一致的价值观或基本精神原则；了解医院举办者与管理者是否重视医院的诚信文化和责任制度建设，把诚信与责任作为核心价值观的重要组成要素，对诚信建设工作有年度计划、有研究和部署，定期对医院的诚信建设工作进行检查、总结、分析、反馈与持续改进。

组织价值观与医务人员的医德医风（详见本章第五节）密切相关，两者相辅相成、相互促进。

（六）员工的信用、信用价值取向

（1）信用是能够履行诺言而取得的信任，是长时间积累的信任和诚信度。信用是指依附在人之间、单位之间和工作与商品交易之间形成的一种相互信任的生产关系和社会关系。具体表现为以诚信待人，坚守信义，以能履行跟人约定的事情而取得的信任。

（2）价值取向是指一定主体基于自己的价值观在面对或处理各种矛盾、冲突、关系时所持的基本价值立场、价值态度及所表现出来的基本价值倾向，是人对客观事物及自己需求和利益的认识水平的反映，是人的主观意志的体现。

价值取向取决于价值观，它的突出作用是决定、支配人的价值选择行为，因而对人自身、人与人之间的关系、人群与人群的关系均有重大的影响。

五、评价的主要内涵

对医院、对员工信用及其信用价值取向的评价应包含以下几个方面。

1. 法律层面

医院与员工遵纪守法。《民法通则》中规定："民事活动应当遵守自愿、公平、等价有偿、诚实守信的原则。"《合同法》要求："当事人对他人诚实不欺、讲求信用、恪守诺言，并且在合同的内容、意义及适用等方面产生纠纷时要依据诚实信用原则来解释合同。"

2. 经济学层面

医院与员工信守协议与合同。信用是指在商品交换或者其他经济活动中授信人在充分信任受信人能够实现其承诺的基础上，用契约关系向受信人放贷，并保障自己的本金能够回流和增值的价值运动。

3. 伦理道德层面

医院与员工遵守社会公德。信用主要是指参与社会和经济活动的当事人之间所建立起来的、以诚实守信为道德基础的"践约"行为。

正确的价值取向是高效管理的基础。人有了正确的价值观才能管理好自己，积极向上，努力拼搏；才能配合好他人，遵纪守法，服从管理，使组织获得更大的利益；才能肩负起社会责任，为社会做贡献。管理者有了正确的价值观才能管理好组织，使组织高效运行。例如，著名医学专家华益慰同志从医56年来，始终忠诚实践党和军队的根本宗旨，自觉恪守人民军医的行为准则，以高超的医术救治了众多患者，以高尚的医德温暖了千万人的心，书写了全心全意为人民服务的壮丽篇章。

医院员工价值取向的达成，首先要求每个员工有正确的人生价值观，在达成价值取向的过程中体现个人的价值。全心全意为人民健康服务的医院价值取向，要求员工基本要做到以下几点。

一是爱岗敬业、恪守职责。二是廉洁自律、真诚服务。古人云"医乃仁术"，可见德是第一位的。医务工作者在工作中应不谋求个人私利和权力，想患者所想、急患者所急，坚守把患者的需求放在自己需求之前的伦理原则。三是尊重患者、一视同仁。在医疗实践中，医务工作者应做到尊重患者的人格和权利，不能有高低贵贱、亲疏厚薄之分。四是钻研技术、精益求精。死亡不可逆转，医者责任重大。五是互学互尊、团结协作。医院是一个靠多学科、多专业紧密协作才能完成总体诊疗任务的技术密集型组织，帮助别人与请求别人帮助，服务他人与分享他人服务是医务工作者基本的职业常态。

第二节　制度规范

现代医院的管理制度是按照现代医院建立、发展与运营的管理导向和目标要求，经过固化的规范程序，用文字的形式表现出来针对医院工作、技术、质量、安全、效率与服务等活动过程所制定的章程、条例、规章、流程和办法等的总称。它是医院全体员工必须共同遵守的行为规范的准则。强化非公立医院的规范管理要搞好与现代医院制度、管理创新、市场开拓、实现优质服务等的有机结合；还要修订并完善职业道德准则，强化纪律约束机制，使医院各项规章制度成为员工的自觉行为；要提倡团队精神，使医院的成员之间保持良好的人际关系，不断增强团队凝聚力与战斗力，有效发挥团队整合作用。

本节所论述的内容仅包括非公立医院法人治理结构、医院组织机构、医务人员、医疗技术和医学装备等管理制度的建立健全与落实。

一、法人治理

（一）法人治理的概论

法人（legal person）是指具有民事权利能力和民事行为能力，依法独立享有民事权利和承担民事义务的组织。法人作为民事法律关系的主体，是与自然人相对称的。其特点包括：

一是法人是社会组织在法律上的人格化，是法律意义上的"人"，而不是实实在在的生命体，它是依法产生、消亡的。

二是法人是集合的民事主体，即法人不是人，法人是一些自然人的集合体，是一种社会组织，是由法律赋予法律人格的组织集合体。例如，大多数国家（包括我国）的《公司法》

都规定公司法人必须由两人以上的股东组成。

三是法人具有民事权利能力和民事行为能力。它可以以自己的名义，通过自己的行为享有和行使民事权利，设定和承担民事义务。《民法总则》第五十九条规定：法人的民事权利能力和民事行为能力，从法人成立时产生，到法人终止时消灭。

四是依法独立享受民事权利和承担民事义务。它有自己独立的权益，可以自己的名义独立享受权利和承担义务。

五是独立承担民事责任。可否独立承担民事责任，是区别法人组织和其他组织的重要标志。《民法总则》第六十条规定，法人以其全部财产独立承担民事责任。

根据我国《民法通则》的规定，目前我国的法人主要有4种：机关法人、事业法人、企业法人和社团法人。

治理是各种公共的或私人的和机构管理其共同事务诸多方式的总和，是使相互冲突的或不同的利益得以调和并且采取联合行动的持续的过程。它具有4个特征：一是治理是一个过程；二是治理是一种协调；三是治理既涉及公共部门，也包括私人部门；四是治理是持续的互动。

（二）法人治理结构及其基础问题

法人治理结构，又称公司治理或公司法人治理。狭义的法人治理主要是指组织机构内部股东、董事、监事及经理层之间的关系；广义的法人治理还包括与利益相关者（如员工、客户和社会公众等）之间的关系。

从本质上说，法人治理结构是妥善处理由于所有权与经营权分离而产生的信托、代理关系，即股东与信托人—董事会之间的关系、董事会与代理人—经理之间的关系；还包括董事会如何忠诚股东并勤勉尽职、董事会如何有效激励和监督经理，以及如何平衡各相关者利益关系等问题。法人治理结构很重要，是组织机构制度的核心。

（三）法人治理结构建设的原则

法人治理结构的建设应当遵循以下基本原则。

（1）法定原则：法人治理结构关系到投资者、决策者、经营者、监督者的基本权利和义务，凡是法律有规定的，应当遵守法律规定。

（2）职责明确原则：法人治理结构的各组成部分应当有明确的分工，在这个基础上各行其职，各负其责，避免职责不清、分工不明而导致的混乱，从而影响各部分正常职责的行使，以致整个功能的发挥。

（3）协调运转原则：治理结构的各组成部分是密切结合在一起运行的，只有相互协调、相互配合，才能有效率地运转、有成效地治理组织。

（4）有效制衡原则：法人治理结构的各部分之间不仅要协调配合，而且要有效地实现制衡，包括不同层级机构之间的制衡、不同利益主体之间的制衡。

（四）公司法人治理结构的组成和构建

公司法人治理结构是指由股东大会、董事会、经理班子及监事会组成的管理公司的组织结构。

（1）股东会或股东大会：由公司股东组成，所体现的是所有者对公司的最终所有权，是公司的最高权力机构。

（2）董事会：由公司股东大会选举产生，对公司的发展目标和重大经营活动做出决策，维护出资人的权益，是公司的决策机构。

（3）监事会：是公司的监督机构，对公司的财务和董事、经营者的行为发挥监督作用。

（4）经理：由董事会聘任，是经营者、执行者，是公司的执行机构。

公司法人治理结构的4个组成部分都是依法设置的，它们的产生和组成、行使的职权、行事的规则等，在《公司法》中做了具体规定，所以说，公司法人治理结构是以法制为基础，按照公司本质属性的要求形成的。

（五）企业法人治理结构的组成和构建

企业法人治理结构，是指企业内部机构设置及权力制衡的各项机制，它涉及企业机构权力来源、运作和权限，界定企业机构及其成员的权利、义务与责任等。党的十五届四中全会通过的《中共中央关于国有企业改革和发展若干重大问题的决定》中指出："公司法人治理结构是公司制的核心。"

要明确股东会、董事会、监事会和经理层的职责，形成各负其责、协调运转、有效制衡公司法人的治理结构，是建立社会主义现代企业制度和重塑市场经济微观基础的关键所在。国有企业改革，要"完善公司法人治理结构，按照现代企业制度要求，规范公司股东会、董事会、监事会和经营管理者的权责，完善企业领导人的聘任制度。股东会决定董事会和监事会成员，董事会选择经营管理者，经营管理者行使用人权，并形成权力机构、决策机构、监督机构和经营管理者之间的制衡机制"。

企业法人治理结构，具体来讲，就是规范股东会、董事会、监事会、经营管理者责权边界及相关关系的一组制衡制度安排或法律规范。在这个制度安排或规范下，责任和权力是受到约束的，决策和管理的范围和过程是有规则和程序的。因而，股东、董事会、监事会、经营管理者相互之间不是一个纵向的等级关系，而是一组委托授权关系，是制约监督关系。每一方的权力和责任都受到规则的保护和约束，也就是说各方面都有相对独立的权力运用空间和对应的责任，任何一方都不能超过边界、违犯程序、滥用权力，从而形成相互制衡的管理体制。

（六）事业单位法人治理结构的组成和构建

事业单位是指由政府利用国有资产设立的，从事教育、科技、文化、卫生等活动的社会服务组织。事业单位法人治理结构是指从事公益活动的事业单位，以依法独立运作、自我管理和承担职责，以实现公益服务最大化、实现事业单位宗旨和职责为目标，实行所有权与管理权分离，是决策层、执行层、监督层及其他利益相关者之间的权力和利益分配与制衡关系的制度安排。

事业单位法人治理结构是由决策层、管理层和监督层组成。

1. 决策层

我国现有公益类事业单位所有制结构单一，几乎全部由国家投资举办，无须明确股权结构。因此，在这些单位中推行建立法人治理结构，大多应建立以理事会为主导的治理结构模式，所以事业单位法人治理结构决策层的主要组织形式是理事会。理事会是事业单位的决策机构，依照法律法规、国家政策和本单位章程的有关规定开展工作，接受政府监管和社会监督。

决策监督机构的主要组织形式是理事会，也可探索董事会、管委会等多种形式。理事会作为事业单位的决策和监督机构，依照法律法规、国家有关政策和本单位章程开展工作，接受政府监管和社会监督。理事会负责本单位的发展规划、财务预决算、重大业务、章程拟订和修订等决策事项，按照有关规定履行人事管理方面的职责，并监督本单位的运行。理事会一般由政府有关部门、举办单位、事业单位、服务对象和其他有关方面的代表组成。直接关系人民群众切身利益的事业单位，本单位以外人员担任的理事要占多数。

2. 管理层

管理层是理事会的执行机构，定期向理事会报告工作，对理事会负责。管理层作为理事会的执行机构，由事业单位行政负责人及其主要管理人员组成。管理层按照事业单位章程，在理事会的领导下，主要履行以下职责：①拟定业务活动计划；②组织开展业务活动；③管理本单位财务和资产；④向理事会提出一般管理人员的任免建议；⑤负责一般工作人员的聘任和管理；⑥执行理事会的其他决议。

3. 监督层：监事和监事会

对人员较多、资产规模较大、承载较多公共利益及可依法开展相关经营活动的事业单位，视具体情况，可单独设置监事会或在理事会内设置1~2名监事，负责对本单位的财务及理事、管理层人员履行职责的情况进行监督。

（七）医院法人治理结构及其现场评价内涵

医院法人治理是指为实现医院出资举办者的目的，平衡所有者、经营者及利益相关者的若干制度安排。医院法人治理结构一般由理事会（或医院管理委员会）、监事会、院长构成。法人治理结构是建立现代医院管理制度的核心内容和要求，其所要解决的是所有者和经营者的委托和代理关系，是所有者和经营者的权利配置格局。

医院法人治理现场评价包括通过现场查阅医院章程，查看组织架构、制度及其会议记录资料，价医院的法人监理结构的实施在非公立医疗机构的"双评"评价周期内，股东会、董事会、监事会、经营团队的各自职能任务是否清晰，各级组织的职责履行情况及其会议记录内容是否完整、真实、可查；医院的高管团队是否有股权、股权结构清晰有效与否、长效的激励机制是否有效运作等。

二、组织机构

（一）组织机构概论

组织机构是把人力、物力和智力等按一定的形式和结构，为实现共同的目标、任务或利益有秩序有成效地组合起来而开展活动的社会单位，是组织中的各个相关群体为了保证有效的联系和协调而搭建起来的。从管理学的角度来看，组织机构主要是依法设立的机关、事业、企业、社团及其他依法成立的单位。

（二）行政机构

行政机构亦称政府机构，是行政管理活动的重要主体，是行政权力、政府职能的物质载体。广义上的行政机构（政府机构），泛指国家政权机构的总称。狭义上的行政机构（政府机构），是依法建立的国家公务机构的一种，是享有行政权力、担负行政职能的国家机构，是为执行一定的方针政策而提供公共服务的社会单位或团体。在我国，行政机构是指中央和地方各级人民政府及其所属工作部门。

（三）企业机构

企业机构一般是指以营利为目的，运用各种生产要素（土地、劳动力、资本、技术和企业家才能等）向市场提供商品或服务，实行自主经营、自负盈亏、独立核算，具有法人资格的社会经济组织。依照我国法律规定，公司是指有限责任公司和股份有限责任公司，具有企业的所有属性。

（四）医疗机构（组织机构）与现场评价内涵

医疗机构是指依据《医疗机构管理条例》和《医疗机构管理条例实施细则》的规定，经登记取得《医疗机构执业许可证》，依法定程序设立的从事疾病诊断、治疗活动的医疗卫生机构的总称。

我国的医疗机构是由一系列开展疾病诊断、治疗活动的卫生机构构成的。医院、妇幼保健院是我国医疗机构的主要形式。此外，还有疗养院、门诊部、诊所、卫生所（室）及急救中心（站）、社区卫生服务机构等 14 种类型。它们共同构成了我国的医疗机构体系。

医疗机构的现场评价内容包括通过查看医院的设置批准、执业许可和医院的内设组织机构及其机构负责人的聘任文件等资料，实际评价组织机构设置是否符合医院等级与功能任务设置的标准要求。医院的层级组织机构要合理、灵活设置；职能要明确，主要是以能按要求及时、有效、规范完成好工作任务为原则，能长期满足与完成医院功能、任务的整体工作的需要，能够支撑医院正常运营与战略发展的需要。

三、规章制度建设

（一）规章制度的概念

规章制度也称为内部劳动规则，它是指用人单位制定的组织劳动过程和进行劳动管理的规则和制度的总和，是单位的内部劳动规则，相当于单位内部的"法律"。

规章制度内容广泛，涉及医院和用人单位经营管理的各个方面，主要包括工作职责、流程、路径、规范、加强质量监控的相关规定和劳动合同管理、工资管理、社会保险福利待遇、工时休假、职工奖惩及其他劳动管理规定。

医疗机构制定规章制度，要严格执行国家法律、法规的规定，保障劳动者的劳动权利，督促劳动者履行劳动义务。制定规章制度应当体现权利与义务一致、奖励与惩罚结合，不得违反法律、法规的规定。否则，就会受到法律的制裁。

制定医院章程、完善医院管理制度是国务院办公厅《关于建立现代医院管理制度的指导意见》（国办发〔2017〕67 号）的主要内容之一。该指导意见要求各级各类医院应制定好章程，包括医院性质、办医宗旨、功能定位、办医方向、管理体制、经费来源、组织结构、决策机制、管理制度、监督机制、文化建设、党的建设、群团建设，以及举办主体、医院、职工的权利义务等内容。医院要以章程为统领，建立健全内部管理机构、管理制度、议事规则、办事程序等，规范内部治理结构和权力运行规则，提高医院运行效率。制定公立医院章程时，要明确党组织在医院内部治理结构中的地位和作用。

医疗机构必须建立、健全符合法规与医院实际、先进、科学、完整、可操作性的医院管理的规章制度和岗位职责，并能及时修订完善。职工熟悉本岗位职责及相关规章制度，并能认真落实到位。

（二）医院基本规章制度

医疗质量和医疗安全是医院管理的核心内容和永恒主题，其基本前提是要求医疗机构依法执业。依法执业的基本要求包括持有有效的《医疗机构执业许可证》；按照《医疗机构执业许可证》核准的诊疗科目、执业地点开展诊疗活动；从业人员具备相应的执业资格并注册；建立、完善并严格执行医疗技术规范、操作规程、规章管理制度、诊疗和护理常规，开展诊疗活动做到合理检查、合理诊断、合理用药、合理治疗、合理收费。

后勤保障工作是医院工作的有力保障。医疗设备是医院从事医疗、教学、科研的主要物质基础，是反映医院技术状态和现代化程度的重要标志之一。医疗仪器设备的正确使用不仅关系到能否保证医、教、研各项工作的开展，且直接影响医院的经济收入，所以建立健全医疗仪器设备的使用、维修与管理的各项规章制度是设备管理部门的重要工作内容。

信用等级制度在现代医院管理中有约束运营行为、规避道德风险、校正信息不对称等效果，已经成为一种相对成熟的重要管理手段之一。将医保信用等级制度应用在医院管理中，能够拓宽管理手段，增强对医院的经济约束，有效控制医疗费用。

医院信息公示是医院的责任。医院公示的信息做到真实、可靠，严禁发布虚假信息，尤其是重大事项信息公示。内容包括医疗服务项目、服务流程、医疗质量、医疗费用、收费标准、服务绩效等。

医院在医疗服务管理中应当严格执行包括医院内部规章管理制度在内的各种技术标准、规范和操作规程。包括相关的法律、法规、标准、规章和政策、行业标准和技术规范及医院制定的各项规章管理制度、操作规程、诊疗常规和护理常规等。

（三）医院的工作流程与现场评价内涵

为了规范管理好医院的各项工作，医院应制定明确的各项工作流程，主要包括医院行政管理工作流程；医、教、研等工作流程；护理工作流程；感染管理、预防保健工作流程；医院财务后勤保障工作流程；门诊工作流程；临床科室工作流程；抢救工作流程；医技科室工作流程等。

1.诊疗流程与流程管理

诊疗流程与流程管理是医院制度建设的重要内容，是保障医疗质量与安全的核心规程。流程是指一个或一系列、连续有规律的行动，这些行动以确定的方式发生或执行，导致特定结果的实现。流程即管理行动的路线，包括做事情的顺序、内容、方法和标准。

流程管理的目的在于使流程能够适应行业经营环境，体现先进实用的管理思想，借鉴先进医院的做法，有效融入医院的战略要素，引入跨部门的协调机制，从而使医院降低成本、缩减时间、提高质量、方便患者与员工，提升综合竞争力。

（1）流程的组成要素：流程包含资源、过程、过程中的相互作用（即结构）、结果、对象和价值六要素。

（2）流程的特征

①目标性：有明确的输出（目标或任务）；

②内在性：包含于任何事物或行为；

③整体性：至少由两个活动组成；

④层次性：组成流程的活动本身的高低、先后就是一个流程；

⑤结构性：流程的结构可以有多种表现形式，如串联、并联、反馈等；

⑥动态性：从一个活动到另一个活动的时序关系。

2.现场评价的内涵

主要通过检查医院规章制度、工作规程的现场文档及查看记录与病历资料等，访谈或提问员工和实地检查进行现场评价。评价的主要内容包括检查医疗机构的执业情况、财务与价格管理、人力资源管理、风险防范、应急管理、信息系统、后勤保障管理、医学装备管理、信用制度、院务公开管理等医院内部工作质量控制和各项规章制度、各级各类人员的岗位职责及其履职情况。

四、科室设置的标准规范要求

科室设置主要是指临床科室和医技科室的设置，也包括行政职能管理部门和后勤保障部门的设置。科室建设是提高医院医疗、教学、科研水平，促进科技创新和实现可持续发展，提高人才培养质量的重要保证。全面加强学科建设，促进人才队伍培养，提高学科水平与科研创新能力，促进医院发展，强化组织管理，引领学科发展，使学科建设在医院的发展中具有举足轻重的地位和作用，是医院现代化建设的重要组成部分。

三级综合医院应具有与三级医院相适应的基本设置，包括床位规模、诊疗科目、医疗设备及结构合理的卫生技术人员，以满足三级医院服务功能、技术水平及管理要求。

原国家卫生计生委颁布的《三级综合医院医疗服务能力指南（2016年版）》对三级综合医院基本设置标准有明确的要求。诊疗科目可以设置但不仅限于以下诊疗科目。

1. 一级诊疗科目

①应设置以下一级诊疗科目并提供相对应的医疗服务：预防保健科、内科、外科、妇产科、儿科、眼科、耳鼻咽喉科、口腔科、皮肤科、精神科、感染科、肿瘤科、急诊医学科、康复医学科、麻醉科、重症医学科、医学检验科、病理科、医学影像科、中医科。②可设置以下一级诊疗科目并提供相对应的医疗服务：小儿外科。

2. 二级诊疗科目

（1）内科

①应设置以下二级诊疗科目并提供相对应的专科医疗服务：呼吸内科、消化内科、神经内科、心血管内科、血液内科、肾病学科、内分泌科、免疫学科。②可设置以下二级诊疗科目并提供相对应的专科医疗服务：老年病科。

（2）外科

①应设置以下二级诊疗科目并提供相对应的专科医疗服务：普通外科、骨科、神经外科、泌尿外科、胸外科。②可设置以下二级诊疗科目并提供相对应的专科医疗服务：心脏大血管外科、整形外科、烧伤科。

（3）妇产科

①应设置以下二级诊疗科目并提供相对应的专科医疗服务：妇科、产科。②可设置以下二级诊疗科目并提供相对应的专科医疗服务：计划生育科、生殖健康与不孕症科、优生学科、妇科内分泌专科。

（4）儿科

①应设置以下二级诊疗科目并提供相对应的专科医疗服务：新生儿科。②可设置以下二级诊疗科目并提供相对应的专科医疗服务：小儿传染病科、小儿消化科、小儿呼吸科、小儿心脏病科、小儿肾病科、小儿血液科、小儿神经病科、小儿内分泌科、小儿遗传科、小儿免疫科。

（5）精神科

①应设置以下二级诊疗科目并提供相对应的专科医疗服务：心身医学科、心理治疗科。②可设置以下二级诊疗科目并提供相对应的专科医疗服务：老年精神科、精神康复科、儿童少年精神科、睡眠医学科。

（6）医学检验科

应设置以下二级诊疗科目并提供相对应的专业医疗服务：临床体液检验、血液检验，临床微生物学检验，临床生化检验，临床免疫、血清学检验，临床细胞分子遗传学检验。

（7）医学影像科

应设置以下二级诊疗科目并提供相对应的专业医疗服务：X线诊断、计算机断层扫描

（computerized tomography，CT）诊断、磁共振成像（magnetic resonance imaging，MRI）诊断、核医学诊疗、超声诊断、心电诊断、脑电及脑血流图诊断、神经肌肉电图诊断、介入放射诊疗、放射治疗。

原国家卫生计生委对各级各类医疗机构都制定的设置的基本标准。

3. 人力资源配置

（1）卫生技术人员与实际开放床位之比≥1.2∶1。

（2）医师与实际开放床位之比≥0.3∶1。

（3）护理岗位人员与实际开放床位之比≥0.4∶1。

（4）护理岗位人员与医师之比≥1.6∶1。

（5）临床药师≥5名。

五、现场评价要点

现场对医院科室设置的评价内涵主要是核查参评医院的业务科室设置是否合理，是否与执业准许的科目相一致，有无超范围开展医疗活动，医院所设置的科室能否完成医院的任务内容、能否实现医院的功能定位、能否支撑医院的可持续性发展。

第三节　行为规范

任何一个社会都必然存在各种形式的具体约束规则来制约和控制个人与集体的行为。这些不同形式的约束规则又服从于同一个最高级别的约束规则。社会行为规范的具体含义就是指被社会所共同接受的道德标准和行为准则。行为规范是社会和谐的重要组成部分，是社会价值观的具体体现和延伸。良好的社会秩序需要人们遵循一定的行为规范，从而调整一系列的利益关系，建立正常的社会关系。行为规范是用以调节人际交往、实现社会控制、维持社会秩序的工具，它来自主体和客体相互作用的交往经验，是人们说话、做事所依据的标准，是社会成员都应遵守的行为。

本节将围绕评价标准指标体系的要素，重点讨论叙述行为规范与行为准则、医疗服务行为不规范的表现、行为规范的特征与设计原则、医疗服务行为规范的措施、领导层的规范与信誉、医疗机构从业人员行为规范等内容，并讨论医院在实施诊疗活动过程中检查合理、用药合理、用血合理、诊疗技术应用适宜、诊疗行为规范等相关问题。

一、行为规范与行为准则的概念

行为规范（code of conduct）是社会群体或个人在参与社会活动中所遵循的规则、准则的总称，包括行为规则、道德规范、行政规章、法律规定、团体章程等。行为规范是社会认可和人们普遍接受的具有一般约束力的行为标准，是在现实生活中根据人们的需求、好恶、价值判断而逐步形成和确立的，是社会成员在社会活动中所应遵循的标准或原则。由于行为规范是建立在维护社会秩序理念基础之上的，因此，对全体成员具有引导、规范和约束的作用，引导和规范全体成员可以做什么、不可以做什么和怎样做，是社会和谐的重要组成部分，是社会价值观的具体体现和延伸。

行为规范不同于行为准则。行为准则通常会受主体职业、职务、约束方式、约束条件、社会领域、活动方式和约束机制的影响。行为准则要求：一是认真做好本职工作，忠于职守勤奋工作，有强烈的事业心和责任感，热爱本职工作；忠实履行职责，讲求工作效率和工作质量，按时完成工作任务，不得擅离岗位、玩忽职守和贻误工作。二是严格遵守社会规则。三是充分兼顾他人利益。四是高度认同思想理念与价值观念，追求社会主义的核心价值观。

二、医疗服务行为不规范的表现

1. 就医不方便

主要表现为挂号难，候诊难，门诊挂号信息不透明，实施挂号方式单一，医院诊疗流程不科学、不规范，候诊设施不完善，就诊无序等问题。

2. 用药不合理

主要表现为临床用药方法不合理、用药剂量不合理、给药时间不合理、重复用药、滥用抗菌药物、辅助用药指征不明确等违规用药现象。

3. 检查不合理

主要表现为大型仪器检查指征不强、临床检查不合理、重复检查、检查项目打包过滥、检查结果不准确、检查阳性率不高，以及检查收入与医务人员个人收入挂钩等问题。

4. 治疗不规范

主要表现为临床治疗不合理、小病大治、违规使用高值医用耗材、医疗核心制度落实不到位、对患者知情告知不到位等问题。

5. 违规执业

主要表现为公立医疗机构出租、承包科室、无证执业、超范围执业等行为。

6.虚假违法医疗广告

主要表现为通过报纸、电视、网络、户外广告牌发布虚假违法医疗广告和虚假医疗信息。

7.咨询冷漠，投诉处理不积极

主要表现为对患者及其家属的咨询、提问爱理不理、冷漠，对投诉及纠纷的处置不热心、不积极，采取拖与推的办法予以应付。

8.不尊重患者隐私权

主要表现为诊室、检查治疗室等暴露患者身体隐私的地方无保护性设施，医生未实行"一对一"诊治，人性化、保护性医疗执行不到位。

三、行为规范的特征与设计原则

（一）员工行为规范的特征

员工行为规范是指医疗机构员工应该具有的共同的行为特点和工作准则，它带有明显的导向性和约束性，通过倡导和推行，在员工中形成自觉意识，起到规范员工言行举止和工作习惯的效果。员工行为规范也属于规章制度，但是它与制度不太一样。制度描述的是员工的工作准则和工作流程，表现的是工作规则；而行为规范描述的是医疗机构的一种希望、对错误行为的劝导和对正确行为的鼓励，表现的是医院的文化。

（二）行为规范设计原则

（1）合乎法理性原则：即员工行为规范的每一条款都必须符合国家法律、社会公德，即其存在要合法合理。

（2）一致性原则

包括：①员工行为规范必须与机构理念要素保持高度一致并充分反映机构理念，成为机构理念的有机载体；②行为规范要与机构已有的各项规章制度充分保持一致，对员工行为的具体要求不得与机构制度相抵触；③行为规范自身的各项要求应该和谐一致，不可出现自相矛盾之处。坚持一致性原则，是员工行为规范存在价值的根本体现，在这一原则指导下制定的规范性要求容易被员工认同和自觉遵守，有利于形成机构文化的合力。

（3）针对性原则：指员工行为规范的各项内容及其要求的程度，必须从医院的实际，特别是员工的行为实际出发，以便能够对良好的行为习惯产生激励和正强化作用，对不良的行为习惯产生约束作用和进行负强化，使得实施员工行为规范的结果能够达到医院预期的强化或改造员工行为习惯的目的。

（4）普遍性原则：上至医院负责人，下至一线普通员工，无一例外都是医院的员工。因此，员工行为规范的适用对象不但包括普通员工，而且包括医院的各级管理人员，当然也包括医院最高领导，其适用范围应该具有最大的普遍性。设计员工行为规范时，坚持这一原则主要体现在两个方面：①规范中最好不要有只针对少数员工的条款；②规范要求人人遵守，领导带头，其内容必须是医院领导和各级管理人员也应该做到的。

（5）可操作性原则：行为规范要便于全体员工遵守和对照执行，其规定应力求详细具体。

（6）简洁性原则：尽管对员工行为习惯的要求很多，可以列入规范的内容也很多，但每一个医院在制定员工行为规范时都不应该面面俱到，而要选择最主要、最有针对性的内容，做到整个规范特点鲜明、文字简洁，便于员工学习、理解和遵照执行。如果一味追求"大而全"，连篇累牍，洋洋洒洒，反而不具使用价值。

四、文化建设促进行为规范

（一）医院文化的内涵

文化即"人文教化"。文化是医院的灵魂，文化的建设与医院的发展相互作用、相互影响、相互渗透。文化作为一种柔性的生产力，在推动医院建设和发展过程中的作用越来越受到人们的重视。医院管理和文化之间的联系是医院发展的生命线，战略、结构、制度是硬性管理；技能、人员、作风、目标是软性管理。强化管理，要坚持把人放在医院的中心地位，在管理中尊重人、理解人、关心人、爱护人，确立员工主人翁地位，使之积极参与医院管理，尽其责任和义务。

医院文化包括以下 5 个方面内容。

（1）物质文化：包括医院标识、产品或服务、医院环境、技术设备、人力资源、薪酬待遇。

（2）行为文化：包括医院行为、医院模范人物行为、医院员工行为。员工行为规范与员工的行为文化密不可分。行为文化也称为形象文化，包括全体员工的医疗水平、言行举止、穿着装束、精神风貌、风度气质等。良好的员工行为能够使患者对医护人员产生亲切感、信任感，对医院产生信赖和忠诚。医院应加强行为文化建设，确立"以人为本"的服务理念，牢固树立"以患者为中心，以质量为核心"的服务意识，认真履行法定义务，维护患者各项权益，完善各种便民利民措施，为患者提供优质的医疗服务。

（3）制度文化：包括医院领导体制、医院组织结构、医院管理制度。

（4）精神文化：医院经营哲学、医院价值观、医院精神、医院道德。

（5）质量安全文化：包括医院安全意识、诊疗规范、风险防范、全程监控、质量安全与持续改进。医院要在诊疗活动中，创建质量安全文化，保障医疗质量和医疗安全，保障医患双方的身心安全与财产安全。医务人员应当恪守职业道德，认真遵守医疗质量管理相关法律法规、规范、标准和本机构医疗质量管理制度的规定，规范临床诊疗行为，加强重点科室、重点区域、重点环节、重点技术的质量安全管理。

（二）医院文化的建设原则

（1）全面开展，统筹融合。全面展示医院文化建设成果，要求医院文化建设要上升为医院的发展战略和长远目标，贯穿于医疗服务、队伍建设、学科建设、制度建设、学术研究、党建群团工作、安全生产、品牌形象、健康宣教等方方面面。

（2）内化于心，外化于形。医院文化要内化于心，外化于形，成为引导发展、凝聚人心、激励干劲的重要力量。

（3）突出重点，形成体系。医院文化要系统全面、措施得力、亮点突出、彰显特色，形成特色鲜明的文化工程和体系，充分展现非公立医院的行业特点。

（三）医院文化的建设内容

（1）制度保障：建立完备的医院文化建设制度，设立专门的医院文化建设机构，完善医院文化建设各项保障机制。

（2）核心价值：围绕"敬佑生命、救死扶伤、甘于奉献、大爱无疆"的崇高精神建设医院职业精神体系，通过院训、院歌、院史等塑造医院及员工独特的精神气质。

（3）优质服务：不断改善医疗服务，注重人文关怀，为患者提供舒适安全的就医体验，使患者充分感受到医护人员的关爱。优化就医流程设计，节约患者等待时间。为老年人、儿童、残疾人等弱势群体就医提供便利和帮助。

（4）环境建设：建立统一清晰的形象标识和院内指示系统，方便患者就医。充分利用院内空间打造宣传阵地，宣传崇高精神，展示先进事迹，开展医学科普，传播健康文化。利用楼宇电视、院内无线网络等形式为患者提供健康信息服务。建设服务员工和患者的特色人文设施。

（5）医患共进：营造和谐友好、互帮共进的医患关系，构建医患健康共同体。通过患者俱乐部、志愿者服务、社会监督等形式与患者建立长期联系，开展健康管理，吸纳患者参与医疗服务和健康促进。

（6）能力提升：关心员工的学习进步与生活健康，倡导医学人文，为员工提供医学和文化等多方面的培训交流机会，组织文化兴趣小组，开展多种活动。关爱员工的身心健康，为员工提供休息、保健和锻炼条件，为员工家庭提供养老抚幼等帮助，解除后顾之忧。

（7）社会公益：积极开展社会公益活动，积极参加义诊周、"三下乡"、健康扶贫、援疆、援藏、援外等工作。重视开展对口支援和医联体建设，发挥优质医疗资源的辐射带动作用。依托健康素养促进项目、健康教育与健康促进等提升群众健康素养，面向患者和全社会传播健康生活方式。

（8）文艺创作：鼓励员工开展文学、摄影、微电影、歌曲等文艺创作，医院经常组织文艺交流、竞赛和展演活动，增强员工的凝聚力。

（9）典型宣传：在工作中注重选树和培育先进典型，通过媒体开展宣传，并积极参与卫生计生系统典型选树宣传活动。挖掘先进典型精神内涵，围绕先进典型打造医疗服务品牌，使医护人员有可敬可学的榜样，群众切实感受到典型的力量和温度。

（10）媒体宣传：大力建设医院自媒体，传播健康文化。建立医院新闻发言人制度，与主要媒体开展合作，围绕热点问题主动发声开展健康科普，介绍医疗知识，增强医院文化的辐射力。

（11）理论研究：加强文化理论研究，推出有深度、有价值的理论研究成果，深化理论与实践相结合，为医药卫生体制改革和推进卫生事业发展提供理论支撑和精神动力。

加强医院文化建设，旨在提高医院员工的行为规范化，树立正确的办院理念，弘扬"敬佑生命、救死扶伤、甘于奉献、大爱无疆"的职业精神。恪守服务宗旨，增强服务意识，提高服务质量，全心全意为人民健康服务。推进医院精神文明建设，开展社会主义核心价值观教育，促进形成良好医德医风。关心爱护医务人员身心健康，尊重医务人员劳动成果和辛勤付出，增强医务人员职业荣誉感。建设医术精湛、医德高尚、医风严谨的医务人员队伍，塑造行业清风正气。

五、规范医疗服务行为的措施

为了更好地控制医疗服务质量，防止医疗过程中各种差错发生，提高患者满意度，确保医务达到最佳，真正实现"以患者为中心"。注重医疗队伍素质提高，规范医疗行为，合理检查、合理用药、因病施治。

（一）严格诊疗原则，规范医疗行为

（1）规范医务人员服务行为，贯彻落实原卫生部《医疗机构从业人员行为规范》，制定《全员全岗全程优质服务规范》，推行全员全岗全程优质服务，打造全体医务人员人人参与、

所有服务岗位全部实施、整个服务环节全程体现的服务体系，促进优质医疗服务工作的规范化，建立优质服务的长效机制，改善人民群众看病就医体验，树立卫生行业良好形象。

（2）严格执行医疗规章制度，重点是首诊负责制度，三级医师负责制，查房制度，会诊制度，病案书写制度，病例讨论制度，查对制度，"签约"及"告之"制度，请示报告制度，医疗器械管理制度，一次性卫生材料采购、管理、使用、销毁制度等。重中之重是加强查房、会诊和病例讨论。

（3）严格执行各项技术操作常规和诊疗规范，按照国家颁布的临床诊疗指南、疾病诊疗规范、药物临床应用指南、医院等级评审标准、临床路径、核心制度等，落实《医疗技术临床应用管理办法》《医疗机构手术分级管理办法（试行）》等管理规范，严格执行《处方管理办法》《手术安全核查表》《医疗机构病历管理规定（2013年版）》等制度要求，制定相应的指南和规范，用于指导诊疗活动，规范临床检查、诊断、治疗、使用药物和植入类医疗器械的行为。同时，要严格遵循临床检验、影像学检查、腔镜检查、各种功能检查项目的适应证，并按照制度、程序和病情诊断评估结果为患者提供规范化的服务，不得自行其是，不得随意简化医疗程序，要讲究和实践科学作风，克服和消灭"游击"习气，做到严肃认真，一丝不苟。

（二）坚持依法执业，保障医疗安全

（1）认真贯彻《医疗机构管理条例》，严格执行医疗机构许可证制度，按照审批注册的诊疗科目开展诊疗业务。新增科目和新技术新项目，必须先审批、后开展。严格按专业分科诊治患者。

（2）认真贯彻《执业医师法》，严格执行医务人员准入制度，非卫生技术人员不准进入卫生技术队伍，严禁无证医务人员从事诊疗工作。无处方权、报告权人员不得独立值班或处理患者。

（3）加强卫生法律法规教育，组织全院职工开展卫生法律法规和法制纪律教育，树立医德高尚、服务优良、医术精湛的先进典型，用正面典型，鼓励医务人员争做白求恩式的优秀医务工作者；组织全院医务人员观看《医德医风警示录》或其他类似影片，以反面典型案例进行警示教育。

（4）不断完善医疗机构的管理和监督体系。依法设置医疗机构原则、依法执业原则、有关部门认真监督原则。

（5）建立健全和贯彻落实医疗行业法律法规。

（三）降低医疗费用，减轻患者负担

（1）缩短平均住院日，降低医疗费用。为保证百姓得到及时治疗、减少医药费用，合理

调配、使用医疗、护理人员和手术间、手术设备等资源。

（2）采取多项监管措施，降低医疗费用。实行检查相互认可制度。医用高值耗材管理制度；单病种最高限价制度；单品种用药总量监控公示制度；医师用药情况监控通报制度；医师合理用药评价制度；诊治患者重要事项逐级报告制度和诊治患者重要事项向患者告知制度；大处方公示点评制度等。

（3）推行临床路径管理，认真落实优质护理要求，不断加强合理用药管理，有效保障患者安全。

①临床路径即医师、护士及其他专业人员针对某些病种或手术，以循证医学证据为基础，以提高医疗质量、控制医疗风险和提高医疗资源利用效率为目的，制定有严格工作顺序和准确时间要求的程序化、标准化的诊疗计划，以达到规范医疗服务行为、减少资源浪费、使患者获得适宜的医疗护理服务的目的。

②循证医学。遵循科学证据，通过审慎、准确和明智地应用当前所有获得的最好循证依据，结合医师的个人专业技能和临床经验，考虑患者的病情需要，制定出患者的治疗措施。其核心思想是"任何医疗卫生方案、决策的确定都应遵循客观的临床科学研究产生的最佳证据"，从而制定出科学的预防对策和措施，达到预防疾病、促进健康和提高生命质量的目的。

③临床路径的目的。为了提高医疗服务质量，降低医疗风险、促进医院可持续发展，对医疗护理行为及管理制定一定的标准，使得医疗服务管理制度化、诊疗行为规范化、决策程序化、医疗服务流程优化。

④推行临床路径管理是按病种付费的基础。其最大的特点就是信息透明，每一天患者要接受什么样的检查、治疗，医方要知道，患方也要知道。按照临床路径，实行单病种付费有助于减少不必要的治疗，推行临床合理用药，减少不必要的用药（包括辅助用药）。这样治疗效果更好，并且有助于减少不良反应发生，降低费用，让诊疗更加趋于合理。

（四）改善医疗服务

（1）推行无假日门诊。开展无假日门诊，落实"首诊负责制"，充实门诊力量，延长门诊时间。

（2）改善急救服务。加强医院急诊科标准化、规范化建设，完善急诊绿色通道，对急危重患者先抢救，后结算，及时实施救治。

（3）提供便民服务。在诊疗区内为患者提供饮用水、纸杯、纸笔、针线等便民设施；为行动不便者、重病患者提供轮椅、平车服务。

（4）完善入院、出院、转院服务流程。做好入院、出院患者指引，入院、出院事项实行门诊告知或者床边告知。做好入院、出院手续办理及结算时间预约安排。加强转院（科）患者的交接，及时传递患者相关信息，提供连续医疗服务，逐步实现转院（科）医疗服务无缝衔接。

（5）改善服务态度。实行"首问负责制"，充分体现以患者为中心的服务理念。编写医疗、护理人员的语言行为规范，推广规范服务用语，杜绝生、冷、硬、顶、推现象；建立、完善医患沟通制度，加强与患者的交流，耐心向患者交代或解释病情，并使用通俗易懂的语言。对患者一视同仁，做到态度和蔼、有问必答、温馨服务、亲情服务。

（6）公开服务信息。采取多种形式向社会公开医院基本情况，医疗服务信息（包括服务指南、服务流程、服务规范和服务承诺等），服务收费项目、标准，住院费用"一日清单"，出院费用总清单等收费信息。

（7）推进优质护理服务。继续开展优质护理示范工程，规范护士执业行为，强化服务意识，不断提高临床护理服务质量，提升护理水平。

（8）实行同级医疗机构检查、检验结果互认。实行同级医院医学检验、医学影像检查结果互认制度，促进合理检查，降低患者就诊费用。

（9）深入开展"志愿服务在医院"活动。完善志愿服务的管理制度和工作机制，按规范组建医院志愿者服务队，开展多种形式的志愿者医院服务活动。

（10）加强医后服务。建立和完善双向转诊制度和机制，为患者提供连续性的医疗服务，认真落实出院患者电话、短信、网络或上门随访制度，一周内随访率要达到95%以上。

（五）加强医德医风，提高综合满意度

（1）规范实施院务公开制度，高度重视医患沟通，尊重患方的知情权、同意权、选择权。强化医德医风教育，坚持廉洁行医，坚决杜绝红包、回扣。落实医德医风考评、医师定期考核和不良行为记录等制度，加大执业纪律制度建设和违法违纪行为的惩戒处罚力度。强化医药购销领域商业贿赂治理工作长效机制建设。采取邀请社会监督员、定期开展群众满意度调查并注重结果运用、行风面对面等形式，加大社会监督力度，促进行风转变。

（2）进一步加大"医疗机构从业人员行为规范"培训力度，开展形式多样的宣传教育，有效开展"迎评创先"活动。树立先进典型，推进落实医德考评。深入开展廉政工作，不断完善预约诊疗制度。进一步加强医德医风建设，及时调查处理群众关于医德医风、医疗质量、服务规范等方面的投诉和重大负面影响报道。

（3）实行院长一手抓医院管理，一手抓医德医风的"一岗双责"制度；贯彻"谁主管，谁负责"和"管行业必须管行风"的工作原则，实行严格的纠风工作责任制；完善"医院对

社会、科室对医院、个人对科室"的三级承诺制：医院向社会公开"医疗服务承诺"及"医疗卫生八项纪律"。

（4）建立健全医德医风制度，严格执行各项规章制度和操作规程。对在工作中利用职务之便或在医疗活动中非法收受现金、贵重物品等，或在医疗活动中收取"临床促销费、开单提成、处方费、统方费"等违纪违规行为明确奖惩规定；按照考核标准，每个月进行考核一次，实行举报有奖，退红包有奖，拒绝"请吃"有奖。

（5）采取有效措施，加大行风建设力度，不断完善卫生系统行风建设考核内容，进一步完善药品、大型设备、器械、试剂等招标采购工作，加强落实高值耗材的招标采购工作；完善药事管理委员会的工作职责，规范医院药品管理，严格监督新进药品准入、药品调整、药品采购等工作，对临床药品使用量实行动态监控，并在院周会上公布。

（6）自觉维护患者的权利，及时让患者、家属了解诊疗方案、用药原则，建立患者知情、选择制度并设签字表格，充分尊重患者的知情权和选择权。

（7）建立、完善患者投诉处理制度，设举报箱、举报电话，在医院网站设立电子举报箱，实行有奖举报。对群众反映的问题，认真组织调查，情况属实，严肃查处。及时受理、处理患者投诉；不定时发放、收集"住院患者问卷调查表""出院患者问卷调查表"，针对患者对医院服务中的意见，并及时改进，缓和医患矛盾，构建和谐医患关系。

（8）推出个性化服务，满足患者需要。个性化服务主要体现在医疗性服务中。根据服务营销策略统计，跟踪服务已成为众多企业的个性化服务手段。医院虽然有别于企业的产品销售，但对医疗服务后的回访和跟踪作为个性化服务措施之一，无疑会使患者感受到医院的关心，从而增强患者对医院的信赖和忠诚。

（六）规范医疗行为，加强药品管理，减轻患者不合理经济负担

（1）遵循《医疗机构药事管理规定》《抗菌药物临床应用管理办法》等，规范临床药物治疗管理。医师开具处方、药师审核、调配发药须符合《处方管理办法》相关要求。药事管理委员会要按照处方点评制度，明确责任。同时，要定期开展抗菌药物临床应用监测与评估，调整使用抗菌药物。

（2）非公立医疗机构同样承担社会公益。必须正确处理好经济效益与社会效益的关系。一些非公立医疗机构在办院宗旨和发展方向上出现偏差，片面追求经济效益，忽视了社会效益。一些医务人员追求物质利益，违反职业道德与诊疗规范，出现开大处方、开单提成、乱检查、乱用药及收受红包、药品器械回扣等不规范行为、不良现象与不正之风，增加了患者的经济负担，侵害了患者利益，损害了行业形象，成为医疗费用持续、快速上涨的重要原因之一。"看病贵"的问题已经在社会各界引起了较大的反响，也引起了党和政府的高度重视。

医疗机构要将规范医疗行为，控制医疗费用的过快增长作为重要的工作目标，要严格执行合理检查、合理用药、合理治疗的要求，为患者当好家、用好钱，要制定具体可行的贯彻落实措施，建立健全考核、奖惩制度。

（七）提升医务人员的职业素养

职业素养是人类在社会活动中需要遵守的行为规范，职业信念是职业素养的核心。加强医务人员的职业素养教育培训，首先是加强医疗规范教育，其次是开展医务人员的人文素养培训，再次是加强医德医风的培训工作。

六、领导层规范与信誉

（一）领导力

领导力（leadership）指在管辖的范围内充分地利用人力和客观条件，以最小的成本办成所需要做的事，提高整个团体的办事效率的能力。领导力可以被形容为一系列行为的组合，而这些行为将会激励人们跟随领导去要去的地方，而不是简单的服从。领导不是职务、地位，也不是少数人具有的特权、专利，而是一种积极互动的目的、明确的动力。领导力在领导系统中是一个根本性、战略性的范畴，是领导者凭借其个人素质的综合作用在一定条件下对特定个人或组织所产生的人格凝聚力和感召力，是保持组织卓越成长和可持续发展的重要驱动力。当今时代，领导力已经成为综合领导能力不可缺少的构成因素之一。

作为优秀的领导者，需要具备引导、授权、关系管理、战略制定和执行管理、领导创新和组织变革的能力。

医院领导层在院内外的言行举止与社会活动时时事事都代表着医院的形象，体现着医院的素质，记载着医院的信誉。

（二）医院及其领导的信用记录

在加强社会办医监管和自律方面，要逐步建立健全医院、医院领导及从业人员信用记录体系与信息系统，将医院与从业人员的信用情况纳入全国行业信用信息共享平台、国家信用信息公示系统，并推进信息公开，采取相关惩戒措施，提高失信成本。鼓励行业协会等第三方开展医疗服务信用评价，通过国家信用信息公示系统向社会公示相关监管信息，形成监管信息常态化披露制度。

落实主体责任，引导非公立医疗机构加强各环节自律，公开各类医疗服务信息，开展诚信承诺活动。建立健全医疗机构及从业人员信用记录，纳入全国信用信息共享平台、国家信用信息公示系统，并推进信息公开，采取相关惩戒措施，提高失信成本。鼓励行业协会等第三方开展医疗服务信用评价。此外，各级有关部门要定期公开医疗机构服务质量、违法违规行为查处情况，通过国家信用信息公示系统向社会公示相关监管信息，形成监管信息常态化披露制度。

（三）院长的从业要求

（1）在我国，医院院长一般要求具有医学专业知识背景，具有较高的学历和医学高级专业技术职称，要有在相应级别与规模的医院从事临床、中层乃至副院长岗位的管理经历，具有较丰富的管理经验和较高的管理水平。

（2）医院院长热爱祖国，忠于党。政治上与党中央保持高度一致，带领医院广大党员、干部、群众深入学习贯彻党的十九大精神，用习近平总书记的治国理政新理念、新思想、新战略和十九大精神武装头脑、指导实践、推动工作，确保全院的医教研等各项工作顺利进行。

（3）医院院长要熟悉和掌握管理科学及其相关学科的知识。院长不仅要具备系统的管理科学及其相关学科的知识，而且还要善于将这些知识正确运用于实践。所以，院长对医院管理学、管理心理学、领导科学、人才学、卫生经济学、信息科学、系统工程学和电子计算机知识等，都要有较深入的了解，有的要达到精通的程度。

（4）医院院长应精通管理技术，要了解、掌握和利用现代管理的手段和方法。院长作为医院的医疗管理人员，必须熟悉管理数学、运筹学知识，并用于医疗管理活动中。必须能够了解计算机知识，掌握计算机的操作应用。

（5）医院院长要在本专业医学知识的基础上，了解相关专业的医学知识。当前，大多数院长都是某一医疗技术方面的专家，对本专业有较深造诣，但要领导好医院，还要对相关的医学知识，包括基础、临床、预防、社会医学和医学史、生物医学工程学、医院建筑学、医疗器械学等，有所熟悉和了解。此外，院长也需要熟悉医疗管理业务，对医疗活动中的政策、制度、法规、要求等业务能熟练应用，以指导、监督、检查、协调、评价医疗工作，保证医疗质量。

（6）医院院长要掌握一定的社会、人文科学知识。其中，社会科学知识包括政治、哲学、社会学、商品学和法学等方面的知识；人文科学知识包括语言、艺术、心理学、行为科学、伦理学、美学等方面的知识。

（7）医院院长要有丰富的社会实践经验。实践出真知，医院许多问题的解决，不是单凭理论，而是靠正确的理论指导与经验运用。因此，医院院长在实际工作中，要善于总结、提高和积累自己的实践经验，使之成为自己的知识财富。只有高深的管理理论和先进的管理技术，而不用于管理实践中、不经过实践的检验，是不会取得预期效果的。

（四）社会荣誉

社会荣誉是一定的社会或集团对人们履行社会义务的道德行为的肯定和褒奖，是特定人从特定组织获得的专门性和定性化的积极评价。个人因意识到这种肯定和褒奖所产生的道德情感，通称荣誉感。孟子最早从伦理方面使用荣辱概念："仁则荣，不仁则辱。"社会荣誉的获得与履行道德义务密切相关，忠实履行对社会、阶级或他人的义务是获得荣誉的前提。社会荣誉可分为集体荣誉和个人荣誉。在社会主义时代，这两者从根本上来说是一致的。个人荣誉是集体荣誉的体现和组成部分，集体荣誉是个人荣誉的基础和归宿。

七、医疗机构从业人员行为规范

《医疗机构从业人员行为规范》适用于各级各类医疗机构内所有从业人员，包括管理人员、医师、护士、药学技术人员、医技人员及其他人员。其他人员指除以上 5 类人员外，在医疗机构从业的其他人员，主要包括物资、总务、设备、科研、教学、信息、统计、财务、基本建设、后勤等部门工作人员。医疗机构从业人员，既要遵守医疗行业的基本行为规范，又要遵守与医务各具体职位相对应的分类行为规范。

（一）医疗机构从业人员基本行为规范

（1）以人为本，践行宗旨：坚持救死扶伤、防病治病的宗旨，发扬大医精诚理念和人道主义精神，以患者为中心，全心全意为人民健康服务。

（2）遵纪守法，依法执业：自觉遵守国家法律法规，遵守医疗卫生行业规章和纪律，严格执行所在医疗机构各项制度规定。

（3）尊重患者，关爱生命：遵守医学伦理道德，尊重患者的知情同意权和隐私权，为患者保守医疗秘密和健康隐私，维护患者合法权益；尊重患者被救治的权利，不因种族、宗教、地域、贫富、地位、残疾、疾病等歧视患者。

（4）优质服务，医患和谐：言语文明，举止端庄，认真践行医疗服务承诺，加强与患者的交流与沟通，积极带头控烟，自觉维护行业形象。

（5）廉洁自律，恪守医德：弘扬高尚医德，严格自律，不索取和非法收受患者财物，不利用执业之便谋取不正当利益；不收受医疗器械、药品、试剂等生产、经营企业或人员以各种名义、形式给予的回扣、提成，不参加其安排、组织或支付费用的营业性娱乐活动；不骗取、套取基本医疗保障资金或为他人骗取、套取提供便利；不违规参与医疗广告宣传和药品医疗器械促销，不倒卖号源。

（6）严谨求实，精益求精：热爱学习，钻研业务，努力提高专业素养，诚实守信，抵制学术不端行为。

（7）爱岗敬业，团结协作：忠诚职业，尽职尽责，正确处理同行同事间关系，互相尊重，互相配合，和谐共事。

（8）乐于奉献，热心公益：积极参加上级安排的指令性医疗任务和社会公益性的扶贫、义诊、助残、支农、援外等活动，主动开展公众健康教育与公益活动。

（二）管理人员行为规范

（1）牢固树立科学的发展观和正确的业绩观，加强制度建设和文化建设，与时俱进，创新进取，努力提升医疗质量、保障医疗安全、提高服务水平。

（2）认真履行管理职责，努力提高管理能力，依法承担管理责任，不断改进工作作风，切实服务临床一线。

（3）坚持依法、科学、民主决策，正确行使权力，遵守决策程序，充分发挥职工代表大会作用，推进院务公开，自觉接受监督，尊重员工民主权利。

（4）遵循公平、公正、公开原则，严格人事招录、评审、聘任制度，不在人事工作中谋取不正当利益。

（5）严格落实医疗机构各项内控制度，加强财物管理，合理调配资源，遵守国家采购政策，不违反规定干预和插手药品、医疗器械采购和基本建设等工作。

（6）加强医疗、护理质量管理，建立健全医疗风险管理机制。

（7）尊重人才，鼓励公平竞争和学术创新，建立完善科学的人员考核、激励、惩戒制度，不从事或包庇学术造假等违规违纪行为。

（8）恪尽职守，勤勉高效，严格自律，发挥表率作用。

（三）医师行为规范

（1）遵循医学科学规律，不断更新医学理念和知识，保证医疗技术应用的科学性、合理性。

（2）规范行医，严格遵循临床诊疗和技术规范，使用适宜诊疗技术和药物，因病施治，合理医疗，不隐瞒、误导或夸大病情，不过度医疗。

（3）学习掌握人文医学知识，提高人文素质，对患者实行人文关怀，真诚、耐心与患者沟通。

（4）认真执行医疗文书书写与管理制度，规范书写、妥善保存病历材料，不隐匿、伪造或违规涂改、销毁医学文书及有关资料，不违规签署医学证明文件。

（5）依法履行医疗质量安全事件、传染病疫情、药品不良反应、食源性疾病和涉嫌伤害事件或非正常死亡等法定报告职责。

（6）认真履行医师职责，积极救治，尽职尽责为患者服务，增强责任安全意识，努力防范和控制医疗责任差错事件。

（7）严格遵守医疗技术临床应用管理规范和单位内部规定的医师执业等级权限，不违规临床应用新的医疗技术。

（8）严格遵守药物和医疗技术临床试验有关规定，进行实验性临床医疗，应充分保障患者本人或其家属的知情同意权。

（四）护士行为规范

（1）不断更新知识，提高专业技术能力和综合素质，尊重关心爱护患者，保护患者的隐私，注重沟通，体现人文关怀，维护患者的健康权益。

（2）严格落实各项规章制度，正确执行临床护理实践和护理技术规范，全面履行医学照顾、病情观察、协助诊疗、心理支持、健康教育和康复指导等护理职责，为患者提供安全优质的护理服务。

（3）工作严谨、慎独，对执业行为负责。发现患者病情危急，应立即通知医师；在紧急情况下为抢救垂危患者生命，应及时实施必要的紧急救护。

（4）严格执行医嘱，发现医嘱违反法律、法规、规章或者临床诊疗技术规范，应及时与医师沟通或按规定报告。

（5）按照要求及时准确、完整规范书写病历，认真管理，不伪造、隐匿或违规涂改、销毁病历。

（五）药学技术人员行为规范

（1）严格执行药品管理法律法规，科学指导合理用药，保障用药安全、有效。

（2）认真履行处方调剂职责，坚持查对制度，按照操作规程调剂处方药品，不对处方所列药品擅自更改或代用。

（3）严格履行处方合法性和用药适宜性审核职责。对用药不适宜的处方，及时告知处方医师确认或者重新开具；对严重不合理用药或者用药错误的，拒绝调剂。

（4）协同医师做好药物使用遴选和患者用药适应证、使用禁忌、不良反应、注意事项和使用方法的解释说明，详尽解答用药疑问。

（5）严格执行药品采购、验收、保管、供应等各项制度规定，不私自销售、使用非正常途径采购的药品，不违规为商业目的统方。

（6）加强药品不良反应监测，自觉执行药品不良反应报告制度。

（六）医技人员行为规范

（1）认真履行职责，积极配合临床诊疗，实施人文关怀，尊重患者，保护患者隐私。

（2）爱护仪器设备，遵守各类操作规范，发现患者的检查项目不符合医学常规的，应及时与医师沟通。

（3）正确运用医学术语，及时、准确出具检查、检验报告，提高准确率，不谎报数据、不伪造报告。发现检查检验结果达到危急值时，应及时提示医师注意。

（4）指导和帮助患者配合检查，耐心帮助患者查询结果，对接触传染性物质或放射性物质的相关人员，进行告知并给予必要的防护。

（5）合理采集、使用、保护、处置标本，不违规买卖标本，谋取不正当利益。

（七）其他人员行为规范

（1）热爱本职工作，认真履行岗位职责，增强为临床服务的意识，保障医疗机构正常运营。

（2）刻苦学习，钻研技术，熟练掌握本职业务技能，认真执行各项具体工作制度和技术操作常规。

（3）严格执行财务、物资、采购等管理制度，认真做好设备和物资的计划、采购、保管、报废等工作，廉洁奉公，不谋私利。

（4）严格执行临床教学、科研有关管理规定，保证患者医疗安全和合法权益，指导实习及进修人员严格遵守服务范围，不越权越级行医。

（5）严格执行医疗废物处理规定，不随意丢弃、倾倒、堆放、使用、买卖医疗废物。

（6）严格执行信息安全和医疗数据保密制度，加强医院信息系统药品、高值耗材统计功能管理，不随意泄露、买卖医学信息。

（7）勤俭节约，爱护公物，落实安全生产管理措施，保持医疗机构环境卫生，为患者提供安全整洁、舒适便捷、秩序良好的就医环境。

八、现场评价要点

重点查看与评价医院的组织文化在员工行为规范活动方面的体现，包括员工的专业经历、学识水平、各级各类人员执业规范、敬业精神、进取精神、信用意识、忠诚度和稳定性、患者满意度等情况。

第四节　品牌形象

品牌形象（brand image）包含品牌与形象两个要素。品牌是消费者在物品流通过程中通过货币交易的形式，对某一商品产生的主观印象，并使得消费者在选择该商品时产生购买的偏好倾向。形象则是各种规则和结构组成的错综复杂的粗略概括或标志。

医院的品牌形象是在诊疗技术和服务过程的宣传、实施的营销活动希望建立的，受形象感知主体的主观感受及其感知方式、感知氛围、感知心态、感知前景等影响，在心理上形成的集合体。医院要在发展中建品牌，在公众中推广与维持品牌，对于提高医院的核心竞争力，推动医院的可持续发展，都具有十分重要的意义。

本节主要围绕评价标准指标体系的品牌形象要素，对医院的发展战略、存续时间等相关问题进行重点叙述。

一、品牌形象概论

品牌形象是人们在消费过程中，对某个品牌的所有关联记忆印象的个性特征，也是产生企业或其某个品牌在市场上、社会公众心目中所表现出的个性特征集合体，它体现公众特别是消费者对品牌的评价与认知。品牌形象与品牌不可分割，形象是品牌表现出来的特征，反映了品牌的实力与本质。品牌形象包括品名、包装、图案广告设计等。

（一）品牌形象的特征

（1）品牌知名度：指品牌被公众知晓的程度，是评价品牌形象的量化指标，包括公众知名度、行业知名度、目标受众知名度。

（2）品牌美誉度：指品牌获得公众信任、支持和赞许的程度，包含公众美誉度、行业美誉度、目标受众美誉度3个方面的内容。

（3）品牌反映度：指品牌引起公众感知的反映程度，主要表现在人们对一品牌的瞬间反映。

（4）品牌注意度：指品牌引起公众注意的能力，主要指品牌在与公众接触时的引人注目程度。

（5）品牌认知度：指品牌被公众认识、再现的程度，某种意义上是指品牌特征，功能等被消费者了解的程度。

（6）品牌美丽度：指品牌从视觉的心理上对人的冲击能否给人以美的享受。

（7）品牌传播度：指品牌传播的穿透力，主要讨论品牌的传播影响。

（8）品牌忠诚度：主要指公众对品牌产品使用的选择程度。

（9）品牌追随度：主要指品牌使用者能否随品牌变迁而追随品牌，是比品牌忠诚度更进一步的要求。

（二）品牌形象的内涵

1. 有形要素

有形要素包括品牌的名称、标识、形象代表、口号、产品形象、环境形象、业绩形象、员工形象和社会形象等要素。

2. 无形要素

无形要素包括品牌的理念、核心价值观等要素。

（1）品牌理念：由企业愿景、企业使命、品牌价值观构成。企业愿景是经营者对品牌存在的价值、意义的思考和对品牌未来发展的憧憬。企业使命是企业开展各种经营活动的依据和企业品牌建设的出发点和原动力。品牌价值观是品牌所推崇的基本信念和奉行的目标，是品牌经营者一致赞同的关于品牌意义的终极判断。

（2）品牌核心价值：是一组抽象的能够描述品牌最基本、最重要特征的产品属性或利益的组合。

（三）品牌形象的创建

医院品牌是在医疗活动中形成的。医院通过向患者提供高品质的医疗技术、优质满意的服务，提高患者对医院、专科或医生的认知度，从而转化为对患者的引导力，使医院、科室或医生在接受患者选择时处于有利的优先地位。

（1）以质量取胜：质量指品牌产品或服务的质量，是满足人们需要的效能，是品牌的核心。医院的医疗技术特色是医院的基石和生命线，也是品牌长盛不衰的支柱。

（2）以服务取胜：医疗市场竞争日益激烈，医疗服务已经成为医院竞争的又一核心，也是医院整个品牌策略的一个重要战略。

（3）以广告取胜：医院要以患者、社会的良好口碑取胜，适当选用现代媒体进行广告宣传。

（四）品牌形象的推广

品牌是患者、社会对一所医院、一个专科或名医的综合服务价值取向的总结。医院的品牌体现为以下方面。

（1）知名度高：患者选择医生是对医院品牌联想和期望、熟悉和习惯、感觉满意、从众和主流选择的过程，也是医院品牌扩散和传播的过程。

（2）信任度高：成为众多的医院群体里，患者的依赖与首选。生命只有一次，患者把最珍贵的生命毫不犹豫地托付，是对医院、科室、医师极度的信任。

（3）美誉度高：患者、社会不仅普遍认知，还赞誉有加。

（4）生命力长：特色的技术人才、深厚的文化积淀、不断发展的科研基础，使得医疗技术不断发展和更新。

医院品牌形象的推广包括主题化推广、风格化推广、优势化推广、时尚化推广、持续化推广5种形式。

二、医院的发展战略

医院的品牌涉及名称、标志、口碑和形象，以及医院的技术水平、科研能力、服务质量、管理水平和社会地位等多方面因素，是一个范围非常广泛的概念，包括医院的服务部门、服务岗位、服务人员、服务生产、服务活动、服务环境、服务设施、服务工具、服务项目、服务水平、服务质量和服务对象的名称或其他标识符号。建立医院品牌，在公众中进行品牌推广，对于提高医院的核心竞争力具有重要的意义。

（一）成本领先战略

成本领先战略是指医院通过有效途径降低成本，使医院的平均成本低于竞争对手，甚至达到同行业中最低成本，从而获得竞争优势的一种战略。依靠低成本优势，获得比其他医院更高的利润，从而吸引众多的价格敏感型客户。

成本领先战略需要通过一系列的职能部门政策的调整来实现行业成本领先优势。这种战略要求医院采取严格的成本和管理费用控制的措施，使医院获得利润，具体可以从联合采购耗材和设备、医院后勤管理社会化、内部结构科学化等方面入手。如果医院一味追求低成本，而不考虑患者的实际需求，结果有时会适得其反，非但不能获得竞争优势，反而会处于劣势。

（二）市场开发战略

注重于市场开发的蓝海战略认为，不该将目光只聚焦于有限的市场中求胜，却否认了开创新市场的可能。运用市场开发战略，视线将超越竞争对手移向买方需求，跨越现有竞争边界，将不同市场的买方价值元素进行筛选并重新排序，从给定结构下的定位选择向改变市场结构本身转变。现代医疗卫生服务的对象不仅仅是患者，还有更为广阔的亚健康人群，通过分析他们的需求，开辟新的发展领域，从而赢得竞争优势。同时，即使在同一个病种的诊疗上，也有用药、服务、价格、就医环境等的各种差别，选好切入点，可以构建新的发展空间和盈利增长点。

（三）错位发展战略

一家医院在医疗卫生市场中要明确自身的定位，要形成特有的竞争力，与竞争对手错位发展，在激励中提高员工的上进心和业务拓展能力，才能在激烈的市场竞争中找到发展空间。

综合医院拥有多种专科门诊和技术设备，错位发展战略的实质就是坚持集中资源，发挥自身优势，充分挖掘和打造优势专科、专病门诊或特色诊疗服务，将其培养成为医院的主导产业。医院要集中多年积累起来的各种优势，特别是他人难以模仿的经营之道、诊疗技术及客户群体等特殊资源，抬高竞争对手的进入门槛，确保医院长期生存和发展。这种战略的核心是取得某种对患者有价值的独特性，主要是依靠医疗技术或服务的特色，以区别其他众多的综合性医院，寻求错位发展的空间，赢得差别化的竞争。

（四）品牌经营战略

整体竞争力的提高是非公立医院生存和发展的成功之路，品牌则是打造现代民营医院核心竞争力的基石。品牌建立主要依靠医疗技术力量、医疗服务质量和长时间的品牌经营这三大要素。品牌战略的核心是如何创造品牌，尽快树立品牌。

首先，全院上下要转变观念，树立品牌观念。其次，要积极培育品牌，要在创造品牌的过程中培育和发展医院的一流人才、一流技术、一流设备、一流服务、一流管理和一流效益。要鼓励科技和管理创新，追求可持续发展。再次，要包装品牌，要高度重视营造品牌的外部环境，包装好医院的牌子，创立名学科，培育名医、名护和名管理专家，发展特色技术和创新技术等，把握好整体宣传、策划、包装对象和效果等各个环节。最后，要积极传播品牌，要通过医院全体医护人员在医疗服务全过程中直接将品牌传递给患者。同时，积极扩大媒体宣传，增强社会影响，让更多的患者和社会大众认可和传播。

三、品牌价值

品牌价值是品牌管理要素中最为核心的部分，也是品牌区别于同类竞争品牌的重要标志。

（一）价值的作用

（1）品牌的价值主要体现在品牌的核心价值上，或者说品牌核心价值也是品牌精髓所在。

（2）品牌价值是指品牌在某一个时点、用类似有形资产评估方法计算出来经济效益。

（3）品牌是在患者心目中的综合形象，包括其技术属性、水平、质量、文化、服务等方面。品牌价值代表着该品牌可以为患者带来的价值。

（二）品牌内涵的现场评价

医院的品牌价值主要体现在医院在行业的地位和当地医疗市场的影响力、辐射力与吸引力方面，包括以下方面。

（1）基础要素：是指医院品牌的医疗服务满足就医患者最基本的需求。医疗服务最基本的功能就是满足老百姓的医疗、保健、预防和康复等需求，能治好病，确保身体和心理的康复。

（2）治病要素：是医院品牌为特定患者提供特定的需要和期望值。例如，在提供医疗服务中要做到诊断正确、及时、全面，治疗合理、有效、彻底，护理周密、细致、贴切、服务方便、快捷，成本低廉、节约等。

（3）精神要素：随着日益增长的医疗高需求，医院品牌提升必须注重患者的精神需求。医院除满足患者的生理、心理需求外，还要提供精神和人文关怀服务，让患者在诊疗全程中都感受到热情、尊重、诚信、温馨。

（4）意识要素：面对高端的患者和老病号，医院品牌不应仅把注意力集中在理性的功能问题上，而是通过各种服务延伸活动使更多无形的感性因素融入品牌服务当中，突出其品牌的潜力。

四、存续时间

（一）医院存续的特征

1. 经营持续性

医院作为我国医疗卫生事业的中坚力量，承担着保障人民身体健康和生命安全的重大责任。为了适应人们不断增长的医疗保障物质需求，国家逐步开放了事业制医院和私立医院的成立限制，进一步拓宽了医疗卫生整体投资渠道。面对医疗卫生行业的体制改革和日益加剧的内部竞争，医院需要开展全面化的可持续管理模式，进一步巩固医院现有竞争优势，整合医院现有医药资源，提升医药行业从业人员的专业素养和服务意识，从而保持医院竞争力的可持续性。

2. 医院的生命力

一家医院的发展不在于单纯地做大、做全，在于拥有自己的专业特色，而特色就是医院发展的生命力。

特色建设要找准定位，选择好方向，突出重点，抓住关键，制定切实可行的发展目标，做到在综合中突出特色，以特色提升综合；特色建设要突出自己特点，不能盲目跟风，要结合自己的实际，体现自己的特点，做到人无我有、人有我优、人优我特，这样才能在激烈的医疗市场竞争中获胜；特色建设要接地气，要从医院和科室两个层面考虑，做到院、科两级都有特色，协调发展，这样才会有广泛支撑基础和强劲的发展力，才能使特色科室有自己的特点。

特色是提升医院核心竞争力、促进医院健康发展的关键，是医院发展的生命力。

（二）医院和医院品牌的可持续发展

1. 人才队伍建设

在医院发展的过程中，人起着主导作用，所以选准人才并用好人才对医院的发展至关重要。人才队伍建设在医院的品牌建设中处于核心地位。人才建设，为医院发展提供智力支持，医院之间的竞争，归根结底也是人才的竞争。实施人才兴院战略，创新用人机制。

（1）高级专业人才配备

高层次人才或临床骨干人才配备数量科学合理，符合医院长期发展要求，人才结构符合医院功能定位。建立优秀人才的培育机制和激励机制。重视学科带头人建设，有计划选拔、培养、引进重点学科带头人、后备重点学科带头人和专业技术拔尖人才。

（2）人才队伍结构

卫生技术人员占医院工作人员总数的比例应 ≥ 70%，医、药、护、技人员比例合理。

①分层培养，抓住重点：对低年资医务人员，重点抓好"三基""三严"训练，并积极开展住院医师规范化培训工作；对中级职称人员，重点进行专业培训，突出专业特色；对高级职称医务人员，重点面向高科技领域，开展高、新技术项目。同时，以学科带头人和中青年技术骨干为重点，实行倾斜政策，输送到高等院校学习进修。

②扩大开放，加强交流：定期举办各类讲座、培训班、学术活动，每年有计划地选派业务骨干外出进修学习；同时聘请一些优秀的专家学者来院讲学、工作。

③打通人才进出口：积极引进高学历、高层次、实用型人才；推行人事制度改革，面向全国招贤纳士，以优厚条件引进各类专业精英及营销、医院管理专业的优秀人才。

④建立灵活、高效的用人机制：不唯学历、资历、身份，不限地域，用感情、事业和待遇吸引留住人才；推行职称聘任、评聘分开、竞争上岗，形成"能者上，平者让，庸者下"的良好竞争局面。

（3）规范化培训

新聘医生参加规范化培训，逐步将取得住院医师规范化培训合格证书作为新进医师聘用的必备条件。住院医师规范化培训事关医院的可持续发展。有条件的医院可以申请成为住院医师规范化培训基地或协同基地，未获批培训基地的医院需将新聘医生送至住院医师规范化培训基地进行培训，并保障待遇。

2. 临床专科发展

按国家临床重点专科和重点学科建设的相关要求，加强医院的临床重点专科建设。

（1）重点专科建设管理

①完善制度：通过临床重点专科建设，逐步建立完善的科学管理制度，使专科建设达到科学化和规范化管理。

②立项程序：申报项目由医院专家组进行评审遴选，遴选指标包括学科带头人知名度、科室整体技术水平、行业学术地位及学科人才梯队组成等。

③计划实施：在申报重点专科时必须制订详细和周密的建设计划，包括建设目标、研究计划、梯队建设、学术交流、预期成果及考核指标等。医院要全力支持和严格监督，保证专科建设顺利进行。

④评估考核：重点专科建设实行滚动制管理，一般以3年为一个建设周期。每年考核1次，第二年年底进行中期考核。由相关领域专家对临床技能、科研进度、人才培养、成果转化等方面做出全面评价，以作为是否继续支持专科建设的依据。

（2）技术项目管理

鼓励医院加强科研和技术项目工作建设，力争获得政府认可的科技相关奖项。引进和开发尖端技术，力争每年引进和开展具有国内先进水平的技术项目，每年开展具有省级或以上先进水平的技术项目。

3. 教学

加强临床教研室基础建设，充实教研人员，做好临床教学工作，实行教研与临床相互促进提高，按要求培养和带教实习生、研究生、进修生。

①加快教师队伍培养建设，不断提高临床带教能力。使医院能承担有关临床、护理、药

剂、检验、放射等专业的教学实习任务。

②提升医院的临床教学管理水平，加强医院临床科室对实习、进修人员的环节管理，完善院科两级教学职能，规范临床教学管理。

③与各医学院校签订教学协议书，完善教学医院建设。

4. 科研

强化科研创新意识，鼓励医务人员申报科研课题，开展科研工作，争取科研项目多出成果。科研工作是医院学科建设的重要组成部分，科研质量、层次不同代表了医院的综合实力。医院可通过以下措施尽快实现科研的规范化、科学化、程序化管理。

①逐步提高医院科研层次和水平，强化前瞻意识，把握好科研课题新颖性、先进性和实用性，多开展医院特色专科研究和难治病种研究。

②要充分利用医院各部门在人才、课题、信息、设备、实验条件等方面的资源优势，开展纵向、横向合作研究。

③要积极营造浓厚科研氛围，加大人、财、物的投入，制定激励措施，调动医务人员的科研积极性。

④建立严格的监管制度，做好科研过程管理，保证科研项目高质量完成。

五、现场评价要点

现场评价主要是通过对非公立医疗机构开业运营以后的存续时间、经营状况、运营效益与发展前景进行综合考核，评估其经营持续性、有效性和医疗机构的生命力及其发展前景。

第五节　医德医风

国务院办公厅《关于建立现代医院管理制度的指导意见》（国办发〔2017〕67号）中强调，要"统筹推进医院改革发展、医疗服务、医德医风等各项工作，努力建设患者放心、人民满意的现代医院"。

医务人员职业道德是医务人员应具备的思想品质，是医务人员与患者、社会及医务人员之间各种行为关系的总和。

医德医风（medical ethics and practices）建设隶属于思想道德建设和职业道德建设，是社会主义精神文明建设的重要内容，也是卫生系统行风建设的灵魂。医务人员是人民健康的卫士，又是党和政府联系群众的窗口。

医德医风问题关系到人民群众和医务人员的切身利益，关系到医疗行业的发展，关系到医院声誉与形象，关系到党和政府形象的大事。在新的历史条件下，医务人员的世界观、人生观、价值观发生了变化。如何加强和改善医德医风建设，是摆在医院管理者面前的重大课题。

加强医德医风建设，是一项长期、艰巨、复杂的系统工程。必须切实加强领导，在抓好物质文明建设的同时，抓好精神文明建设，坚持社会主义的医德原则和规范，坚持患者利益第一、社会效益优先的原则，坚持中国特色卫生与健康发展道路，不断提高医疗服务质量，努力实现社会效益与运行效率的有机统一，充分调动医务人员积极性，实行民主管理和科学决策，强化公立医院引领带动作用，完善多元办医格局，满足多样化、差异化、个性化健康需求，实现医院治理体系和管理能力现代化，不断提升技术水平和服务质量，让患者、医务人员、社会和政府满意。

本节是为丰富价值观一章的内涵而增添的理论内容，因为医德医风建设是我国各类医院与全体医务人员永恒的主题。

一、医德医风的概念

所谓医德，是指医务人员的职业道德，它是调整医务人员和患者、医务人员之间、医务人员和社会之间关系的行为准则和规范的总和。医风即是医务工作者的工作作风。医德、医风的基本要求是职业道德，即尊重患者，对患者热忱关爱，对工作认真负责，对技术精益求精，医疗行为自始至终认真、规范。医德、医风与人道主义和仁爱紧密相连，古有"医者仁者，医乃仁术"之说，就是说作为医生必须具有高超的技术和高尚的医德。人无德不立，医生尤然。早在1000多年前，先贤就提出了"大医精诚"的要求，认为一个医务工作者要德才兼备。身为新世纪的医务人员更要牢记祖训，恪守医德，做一名真正的白衣天使，给人间带去健康。

二、医德医风的管理

（一）医德医风建设的指导思想

（1）围绕医疗卫生职业精神深入开展医德医风建设工作，凝练并大力弘扬体现社会主义核心价值体系的医疗卫生职业精神和职业道德，使之成为职业操守、行风建设、构建和谐医患关系的主旋律。

（2）继续加大医德医风教育力度。坚持以正面教育为主，树立先进典型，加大对医德高尚、医术精湛、敬业奉献先进典型的宣传表彰力度，结合卫生行业特点，深入开展宗旨意识、职业道德和纪律法制教育，引导广大医务人员树立良好的医德医风，着力加强行风建设。

（3）贯彻落实医德医风制度规范。认真贯彻落实《关于卫生系统领导干部防止利益冲突的若干规定》和《医疗机构从业人员违纪违规问题调查处理暂行办法》，切实加大对医疗卫生领域违法违纪行为的惩戒处罚力度。认真抓好医德考评制度的落实，进一步细化工作指标和考核标准，建立对医务人员有效的激励和约束机制。

（4）加强廉政风险防控机制建设。按照加强廉政风险防控的相关规定，以制约监督权力运行为核心、岗位廉洁风险防控为基础、加强制度建设为重点、现代信息技术为支撑，统筹兼顾、依法依规，在充分实践的基础上，结合实际，逐步建立覆盖所有医疗卫生事业单位的廉洁风险防控机制。

（5）坚决查处医药购销和医疗服务中的不正之风案件，严肃行业纪律。严肃查处乱收费、收受或索要"红包"、收受回扣、商业贿赂等典型案件，充分发挥办案的警示作用。注意发挥查办案件的治本功能，推动完善制度、堵塞漏洞，净化医药卫生体制改革的社会环境。

（6）大力加强正面典型宣传，营造尊重医务人员、关爱患者的良好氛围。发挥典型引路作用，激励广大医务工作者投身医改的积极性。

（二）医德医风建设的主要内容

（1）医院必须严格执行《关于建立医务人员医德考评制度的指导意见（试行）》，尊重、关爱患者，主动、热情、周到、文明为患者服务，严禁推诿、拒诊患者。

（2）建立、健全医德医风建设的制度、奖惩措施，并认真落实。

（3）医院有相关制度和措施对医院及其工作人员不得通过职务便利谋取不正当利益的情况进行监控与约束。

（4）重视医院文化建设。逐步建立起以患者需求为导向的、根植于本院理念并不断物化的特色价值趋向、行为标准。

（三）医德医风建设的主要评价内容

（1）加强医德医风教育，培养树立先进典型，弘扬新风正气。

（2）建立、完善医师执业考核制度，制定《医师定期考核管理办法实施细则》并组织实施，建立健全考核档案管理。

（3）建立、健全医德考评制度，细化工作指标和考评标准。

（4）把日常监管、科室日常考核结果与医德考评工作相结合。

（5）注重医德考评结果的运用，把考评结果与医务人员的晋职晋级、岗位聘用、评先评优和定期考核直接挂钩。

（6）定期采用顾客满意度定量评价方法对医疗机构服务质量和医德医风满意程度进行规范、客观、公正的社会评价。

（7）定期将收集的意见和社会评价的结果向全体职工反馈，并用于对科室与职工的业绩评价与聘用，用于服务行为管理和医德医风建设的持续改进活动。

三、加强医德医风建设的重要意义

（一）加强医德医风建设是深化"医改"的客观要求

加强医院内部管理是新一轮"医改"中医院改革的重要组成部分，而改善服务态度、构建和谐医患关系，又是加强内部管理的重要组成部分。投入再多，没有良好的医德医风，群众不满意、举办者不满意、党和政府不满意，"医改"就不会成功。因此，一定要站在推进医药卫生体制改革的高度，抓好医德医风建设，用"医改"促进行风，用行风推动"医改"。

（二）加强医德医风建设是医院规范化管理的基础

要管好一个医院，单靠行政命令的方法，很难达到预期效果，还必须建立良好的院风，而建立良好院风的关键就是要积极搞好医德医风建设，促使广大医务人员充分认识到自己的一言一行都关系到患者的安危，自己对患者承担着道德上的责任和义务。医务人员要把这种道德责任转化成信念，自觉执行各项规章制度，时时处处以患者利益为重，积极主动地做好本职工作，使医院管理与医务人员的道德信念统一起来，保证医院各项工作顺利开展。与此同时，做好医务人员的思想政治工作，也会给医院带来更好的效益。

（三）加强医德医风建设是提高医疗质量的重要保障

医疗质量的好坏取决于医务人员的技术水平和服务态度两方面因素，其中服务态度在很大程度上起着决定性作用。有的医务人员技术水平虽不是很高，但对患者认真负责，拟定的每一项诊疗措施都经过深思熟虑，治疗效果就好；相反，如果医务人员缺乏同情心和责任感，虽然水平较高，但粗心大意，常出现差错事故，就谈不上好的诊疗效果。同时，医务人员的服务态度直接影响患者的心理状况，对疾病的转归产生密切影响。为此，树立良好的医德医风，增强医务人员的事业心、责任感，细心诊治，热情服务，为患者创造出一个心情舒畅的环境，增强其战胜疾病的信心，是提高医疗质量的可靠保证。

（四）加强医德医风建设是协调医院人际关系的纽带

医院是一个专业结构复杂、人员层次较多的结合体，各职能部门之间，医、药、护、技、行政后勤等各专业人员之间由于所处的位置不同，承担的责任不同，相互之间理解不够，有时会发生矛盾，影响工作。患者是医院工作受到影响的直接受害者。为此，加强医德医风建设，以一切为患者着想、保证患者得到良好服务为指导思想，使不同专业、不同部门的人员有着共同的使命感，才能既保持医务人员之间和谐融洽的关系，创造团结协作的工作秩序，保证医疗工作顺利开展。

四、如何加强医德医风建设

（一）要扎实有效地做好医院的思想政治工作

加强卫生行业的思想政治工作，是加强医德医风建设的重要保证。加强思想政治工作的有效措施包括以下方面。

（1）要加强医务人员的人生观教育，使广大医务工作者树立为人民服务的人生观，反对个人主义、拜金主义、享乐主义的人生观。

（2）要加强理想教育，使广大医务人员自觉实现现阶段我国各族人民的共同理想，为把我国建设成为高度文明、高度民主的社会主义现代化国家而努力，并立志为实现人类最高理想——共产主义而奋斗。

（3）大力开展人生价值教育，确立崇高的人生价值目标，即满足他人和社会的需要，也就是对社会做贡献。要刻苦学习科学文化知识和医学专业知识，掌握治病救人本领；正确认识和处理个人和集体的关系；用勤奋的劳动创造人生价值。

（4）大力开展"文明礼貌，助人为乐，爱护公物，保护环境，遵纪守法"的社会公德教育，让医务人员成为自觉遵守社会公德的模范。

（5）大力开展职业道德教育，使医务人员努力做到"爱岗敬业，诚实守信，办事公道，服务群众，奉献社会"。

（6）认真学习《公民道德建设实施纲要》，强化医务人员的公民道德意识。建立思想政治工作目标责任制，要有目的、有针对性、有计划、有步骤地进行思想政治工作，把思想政治工作及医德医风教育融于医院的文化建设之中，坚持常抓不懈。

（二）切实加强医德医风知识学习

坚持不懈地积极组织广大医务工作者和医院其他职工认真、深入地学习有关医德医风、道德修养方面的知识，学习党和国家领导人关于行风方面的重要讲话，开展形式多样的评选表彰活动，潜移默化地灌输科学的、正确的道德风尚、道德观念，在职工当中营造崇尚高尚医德的氛围，形成"比学赶帮超"的风气，并形成良好的习惯，一以贯之。

（三）要深入持久地开展医德医风教育和反腐倡廉教育

（1）全面开展"救死扶伤，防病治病，实行社会主义人道主义，全心全意为人民健康服务"的医德原则教育。通过教育使广大医务工作者明确"全心全意为人民健康服务"是社会主义医德的根本宗旨，"救死扶伤，防病治病"是社会主义医德的特点和根本任务，"实行社会主义人道主义"是社会主义医德的伦理原则，从而牢固树立宗旨意识，严格履行医务工作者的职责，为保质保量完成根本任务而努力工作。

（2）全面开展"救死扶伤，忠于职守，爱岗敬业，平等待人，满腔热情，开拓进取，精益求精，慎言守密，文明行医"的医德规范教育，通过教育使广大医务工作者领会医德规范的要求和标准，加强医德修养，陶冶医德情感，确立医德信念，锻炼医德意志，养成医德习惯，争做执行医德规范的楷模。

（3）全面开展"责任、义务、仁爱、荣誉"的医德范畴教育，从而增强医务人员的医德义务感，培养良好的医德良心，树立为人民服务的荣誉感和幸福感。

（4）大力开展榜样的示范教育活动。弘扬白求恩精神，学习吴登云等典型人物的事迹。榜样的力量是无穷的，用榜样来鞭策和激励医务人员，像白求恩那样"对技术精益求精，对患者满腔热情"。

（5）开展风险防范的警示教育，使广大医务工作者自觉树立责任意识、道德意识和法律意识，尽心尽力地做好岗位工作。

（6）加强对员工进行新型人生观、价值观、世界观的教育。对员工进行全心全意为患者服务的教育，教育员工经常进行换位思考，把患者的利益放在第一位。认真贯彻执行《廉政准则》《医德规范》等规定，让患者、群众监督，院领导、机关、科室上下配合，齐抓共管，形成制度。大力弘扬无私奉献的精神，表彰先进，反对拜金主义、享乐主义和极端个人主义。树立一切为了患者健康和廉洁行医的高尚医德，养成对技术精益求精、对患者极端负责的优良作风。

（7）在医疗质量与安全的评价中，既评价医疗质量，又评价医德医风情况，从而形成人人维护医德医风的良好氛围。进一步帮助医务人员摆正自己的位置，正确处理好医患的关系，全面提高医护人员的服务水平，提高其医德医风水准，让患者满意。

（四）加强职业道德建设是医德医风建设的前提保障

1.概念

职业道德是指人们在职业生活中应遵循的基本道德，即一般社会道德在职业生活中的具体体现。它是同人们的职业活动紧密联系的，符合职业所要求的道德准则、道德情操与道德品质的总和。它是对医院员工在职业活动中的行为标准和要求，是医务人员对社会所负的道德责任与义务，也是职业品德、职业纪律、专业胜任能力及职业责任等的总称，属于自律范围。它通过公约、守则等对职业生活中的某些方面加以规范。职业道德既是本行业人员在职业活动中的行为规范，又是行业对社会所负的道德责任和义务。

2. 内容

医务人员的职业道德（即医德）是医务人员应具有的思想品质，主要体现为医务人员的爱岗敬业、诚实守信、办事公道、服务群众、奉献社会、素质修养等方面。其含义包括职业道德是一种职业规范，受社会普遍认可；职业道德是行业和医院长期以来自然形成的；职业道德通常没有确定的固定形式，一般体现为观念、习惯、信念等；职业道德依靠文化、内心信念和习惯，通过员工的自律实现；职业道德大多没有实质的约束力和强制力；职业道德的主要内容是对员工义务的要求；职业道德标准多元化，代表了不同医院可能具有不同的价值观；职业道德承载着医院文化和凝聚力，影响深远。

高尚的职业道德，是医务工作者自觉磨炼意志，刻苦钻研业务，从而具有精湛医疗技术的前提；是调节医患关系、医医关系的杠杆和准则；是医务工作者自觉执行规章制度的基础。医务工作者的职业道德首先要求树立"救死扶伤、忠于职守、爱岗敬业、满腔热忱、开拓进取、精益求精、乐于奉献、文明行医"的职业风尚。

道德高尚是医师角色的重要特征，只有品德高尚的人才能做医生。重视人的生命是医学界的美德。《黄帝内经》指出："天覆地载，万物悉备，莫贵于人。"唐代名医孙思邈在《备急千金要方》中提出："人命至重，有贵千金，一方济之，德逾于此。"

我国古代医生择徒甚严，曾明确提出"非其人勿教"。晋代杨泉指出："夫医者，非仁爱之士不可托也；非聪明达理不可任也，非廉洁淳良不可信也"。

职业道德作为医学的本质特征，蕴含在医学实践之中。医学史是医务工作者奋不顾身地与疾病斗争、认识疾病、不断战胜疾病的历史，是医务工作者无私地为患者解除病痛、提高人民群众健康水平的历史。医务工作者献身于医学事业，其崇高的道德境界就体现在认识疾病、治疗疾病的具体医学活动之中。

（五）完善制度建设，提高管理效能

没有规矩不成方圆，健全、完善的规章制度，对于规范医务人员的言行、促进医德医风的改善起着不可替代的作用。对于制度管理，重点要抓好以下几个方面的工作。

（1）健全院务公开制度，把办事程序、服务项目、收费标准、医德医风要求等公之于众，接受群众和社会的监督。

（2）建立健全岗位目标责任制，实行目标管理。

（3）推行和完善"患者选择医生制度""医疗服务费用日清制度""医疗服务知情签名制度"，给患者以自主，让患者明明白白地消费。

（4）建立和完善"激励制度"，大力开展创佳评差，评优、选优、奖优活动。

（5）建立健全医德医风监督机制，充分发挥舆论监督作用。由于医务人员个体素质和医德修养不可能都处在一个水平上，开展医德医风监督可以起到有效的防范作用。

①通过完善监督机制有效地促使医务人员在医疗活动中形成良好的职业理想和职业品质。

②自觉搞好医疗卫生行业内部的自我监督，要抽调党性和原则性强、办事公道、有较高政策水平的管理和医务工作者组成医德医风监督组，定期对本单位的医德医风情况进行明察暗访，发现问题及时纠正。

③要定期开展医生间、医护间和医技间的监督活动，充分发挥同行监督的特殊作用。

④搞好外部监督，包括行政管理部门的监督、新闻舆论监督、人民群众监督等。要认真抓好卫生行业的行风评议活动，开展患者及家属参加的医德医风调查座谈会，聘请社会各界人士担任医德医风监督员，设立举报箱、举报电话等。通过多种形式的外部监督，听取意见，收集信息，强化措施，力求实效。

（6）建立健全违规行为通报处理制度和医德医风考核制度。对被发现的、检举的违反医德规范的行为，要视情节轻重，严肃处理。推行医德医风一票否决制，即对医德医风差的医务人员在年终考评、职称晋升、提拔任用上实行一票否决。

①建立健全医德评价考核体系，认真做好医德医风的评价和考核工作。要完善医德评价标准和方法，根据标准和原则，对于医务人员或医疗卫生部门的行为和活动进行医德评判。

②定期组织医务人员、患者和社会对医务人员医疗行为进行评价。对于那些合乎道德的医疗行为给予肯定和支持，形成一种鼓励的精神力量，促使医务人员养成良好的道德品质；对于那些不道德的行为进行批判和抵制，形成一种舆论，以制止不良行为的再次发生。

③自我评价，让医务人员对自己的医德行为进行评价，衡量哪些是合乎道德的行为、哪些是不合乎道德的行为、从而扬善弃恶，自觉改正不良行为。

通过医德评价，除旧布新，用进废退，既可以破解目前医德医风的难题，也可以把优良传统医德升华到一个新的境界。通过完善制度，加强管理，促使医务人员爱岗敬业，勤奋工作，精心搞好本职工作，树立卫生系统的良好形象。

（六）建立完善的法规来遏制与规范医疗活动

要在自约和自律的基础上，建立完善的法律法规来对不良的行风问题进行有效的约束，保护医务工作人员正常从事医疗活动，减少社会上越来越多的伤医事件和打砸破坏医院设备事件的发生，建设和谐的医患关系，为建设良好的医德医风营造一个和谐的社会环境。

（七）依靠科技进步，实现管理现代化，解决医德医风问题

推广电子处方的规范管理，并使用处方防火墙技术，有效遏制医师、科室用药不规范和追求经济效益的行为，减轻患者不应有的负担，保障患者用药安全。一旦医生开的处方出现问题，例如，含有同一种药效的药物、过量使用某一种药物或不同药物药效存在冲突，以及有配伍禁忌的药，系统就会亮红灯报警，并弹出对话框提示医师修改。如果医师不做修改，处方将无法发送到药房或转发到审核药师、医务处，甚至会送院长办公室接受审查。

（八）更新观念，充分发挥市场竞争机制的积极作用，改善医德医风

随着社会办医的兴起，非公立医院的数量已经超过公立医院，在医疗卫生市场竞争的大潮中，良好的医德医风已不仅仅是对医务人员职业道德的要求，而是作为一种竞争手段，与医院发展的命脉紧密地联系在一起。患者有权自由选择医院，医院要想在竞争中立于不败之地，就必须抓住机遇，以高尚的医德、精湛的技术、良好的服务态度、优良的医疗条件吸引患者。

（九）增加投入，建立适应医疗行业特点的薪酬制度，着力体现医务人员技术劳务价值，提高医务人员劳动待遇，体现医者尊严

医疗卫生行业具有一定的非市场属性，不是完全意义的企业和事业单位，它具有相当程度的社会福利性、公益性。医院举办方要不断增加对医院的投入，不断增加医院的人力成本支出，不断提高医务人员的薪酬待遇。这既是对医务人员付出的回报，也是对他们从事的特殊劳动——为人民健康服务的一种肯定和尊重，更是医改的目标和方向。

五、现场评价要点

医院应定期开展理想、社会公德、职业道德和个人品德教育活动。组织学习法律、经济、管理等知识，提高职工的综合素质。有医务人员医德评价标准，定期开展医德评价考核，提高医务人员职业道德素质。

现场主要检查相关活动的工作记录。检查医德医风建设规章制度、考核办法检查医德评价标准和年度评价结果。

（杨有业 郑轶群 杨帆 郎孟杨）

练 习 题

【名词解释】

1. 价值。

2. 价值观。

3. 人生价值观。

4. 职业价值观。

5. 使命。

6. 愿景。

7. 行为规范。

8. 领导力。

9. 品牌形象。

10. 职业道德。

11. 医德医风。

【思考题】

1. 社会主义核心价值观的基本内容是什么?

2. 医疗机构的核心价值观包含哪些内容?

3. 医院法人治理结构的组成和构建有哪些要素?

4. 医疗机构从业人员基本行为规范包含哪些内容?

5. 医院管理人员的行为规范包含哪些内容?

6. 医师的行为规范包含哪些内容?

7. 护士的行为规范包含哪些内容?

8. 品牌形象的特征是什么?

9. 如何建立医院的品牌形象?

10. 医院如何加强医德医风建设?

参 考 文 献

[1] 季明 . 核心价值观概论 [M]. 北京：人民日报出版社，2013.

[2] 袁贵仁 . 价值观的理论与实践 [M]. 北京：北京师范大学出版社，2013.

[3] 郭建宁 . 社会主义核心价值观基本内容释义 [M]. 北京：人民出版社，2014.

[4] 谷安林 . 党员学党建：十八大以来党建新读本 [M]. 北京：红旗出版社，2017.

[5] 黄蓉生，陈跃 . 社会主义荣辱观教育读本 [M]. 重庆：西南师范大学出版社，2009.

[6] 惠特曼·汉密尔顿 . 价值观的力量 [M]. 吴振阳，译 . 北京：机械工业出版社，2010.

[7] 闫玉新 . 公司法人治理法律实务 [M]. 北京：法律出版社，2012.

[8] 程海玲，岳莉 . 加强医院形象建设　树立医院服务品牌 [J]. 中国医院管理，2011，30（7）：65-67.

[9] 易利华 . 医院战略管理概论 [M]. 北京：人民卫生出版社，2014.

[10] 袁利民 . 强化医德医风建设　树立医院良好形象 [J]. 消费导刊，2016，12（8）：32-34.

[11] 高然，赵炜烨 . 民营医疗服务机构的品牌塑造和营销策略研究 [J]. 中国商论，2017（32）：54-55.

[12] 王赛，洪韬 . 创建青年文明号 促进医院文化建设 [J]. 中国医院，2018，22（11）：65-66.

[13] 李琴，王峥 . 思想政治工作与医院文化建设有机结合的探讨 [J]. 中国医院管理，2018，38（8）：74-76.

[14] 王建敏，花蕾，张国君 . 医院品牌建设六个维度实践与思考 [J]. 中国医院，2018，22（11）：76-78.

[15] 陶冶，冯璇 . 强化五种宣传意识提升医院品牌形象 [J]. 现代医院，2018，18（8）：3.

第二章

管理与服务能力

管理是人类各种组织活动中最普通和最重要的一种活动。管理的释义是负责某项工作使顺利进行；保管和料理；照管并约束（人或事物）。管理学中的管理是指一定组织中的管理者，通过实施计划、组织、领导、协调、控制等职能来协调他人的活动，使别人同自己一起实现既定目标的活动过程。管理能力是指一系统组织管理技能、领导能力等的总称，从根本上说就是提高组织效率的能力。服务一般只是指社会成员之间相互提供方便的一类活动，通常可分为有偿的、直接或间接的提供方便的经济性劳动服务。服务能力是指一个服务系统提供服务的能力程度，通常被定义为系统的最大产出率（output rate）。

本章将按照双评标准的内容结构着重对质量与安全，质量与安全管理体系，诊疗规范、临床路径、单病种管理，医院人力资源管理，医院人力资源管理，财务管理，价格管理，诊疗环境管理，后勤保障管理，医学装备管理等内容进行阐述。

第一节　质量与安全的概念

质量与安全（quality and safety）是医院的生命线，是医院管理的核心，是医院内涵建设最重要的内容，是医院评审评价永恒的主题，是医疗机构取信于民最基本最关键的管理原点。医疗质量与安全直接关系到人民群众的健康权益和对医疗服务的切身感受。持续改进质量，保障医疗安全，是卫生事业改革和发展的重要内容和基础，对当前构建分级诊疗体系等改革措施的落实和医药卫生体制改革目标的实现具有重要意义。

一、质量

质量一词来自拉丁语 qualis，含义为本质。医院的质量管理涵盖医疗护理全程，也包含行政后勤管理的全方位立体质量管理。医院只有在保障安全的基本前提下才能不断提高质量。医疗质量是医院质量管理的终极目标即最大限度所取得的医疗效果。传统的医疗质量具有强烈的技术色彩，以技术水平、设备配置、诊断准确率和治愈好转率等疗效指标为主要判断特征。随着生物—心理—社会医学模式的进化，医疗质量的内涵已经发展为通过医院技术能力、服务能力、管理能力、患者与社会感受的综合评价，实现了以患者为中心、安全为保障、不断提高质量水平的持续改进的全程服务。原国家卫生计生委发布的《医疗质量管理办法》（原卫生计生委 2016 年第 10 号令）对医疗质量的定义为：指在现有医疗技术水平及能力、条件下，医疗机构及其医务人员在临床诊断及治疗过程中，按照职业道德及诊疗规范要求，给予患者医疗照顾的程度。该定义准确地表述了现代国际上对医疗质量的广义认识，已经将医疗质量延伸至医疗服务质量的内涵，与美国（official technology assessment，OTA）1988 年提出的"医疗服务质量是指利用医学及有关科学的知识和技术，在现有医疗条件下，医疗服务过程增加患者期望结果和减少患者非期望结果的程度"契合。

二、安全

安全是指不受威胁、没有危险、没有危害、没有损失，免除了不可接受的损害风险的状态。安全是一种状态，即通过持续的危险识别和风险管理过程，将人员伤害和财产损失的风险降低并保持到可接受水平或以下。安全具有时间和空间的属性，二者对立或者统一时必然产生安全或者不安全状态。医疗安全是指在实施医疗保健服务过程中，患者不发生法律法规允许范围以外的心理、机体结构和功能损害、障碍、缺陷或死亡。安全的核心是医疗质量。安全依靠质量管理与控制实现，保障安全是医院管理的基本目标，只有保障安全方能不断提高医疗质量与医疗水平，提升医院的社会信誉度。

管理是管理者利用掌握的要素，通过科学方法与工具，完成其预定目标的过程。正如"科学管理之父"弗雷德里克·泰罗（Frederick Winslow Taylor）在《科学管理原理》中提出的那样，"管理就是确切地知道你要别人干什么，并使他用最好的方法去干"。控制是通过掌握住对象能按照规范活动，不发生任意活动或超出活动范围。控制取决于管理者掌握的资源、对事物的了解和对事态的预测，能够采用科学的方法加以干预，使其控制对象按照预定目标和轨道行进，以达到预定目标。医疗质量与安全依靠管理与控制实现。

三、医疗质量与安全

医疗质量管理随着医疗质量定义的变化而改变。早期医疗质量的定义基本上以终末质量为代表。1910年欧内斯特·科德曼（Ernest Codman）即提出了"每一个医院都应该长时间去追踪每一个患者，来决定治疗是否成功；然后去寻查，如果治疗不成功，不成功的原因是什么？并用这种态度和寻查出的结果来避免未来相似的失败"。他设计"医院标准化最终效果系统"，企图通过随访来改进医疗质量。随着现代全程医疗质量与安全概念的形成，医疗质量管理也随之修订。

《医疗质量管理办法》指出：医疗质量管理指按照医疗质量形成的规律和有关法律、法规要求，运用现代科学管理方法，对医疗服务要素、过程和结果进行管理与控制，以实现医疗质量系统改进、持续改进的过程。这是一个现代全面质量管理的概念，首先，它明确医疗质量管理必须依法依规开展，包括国家的卫生法律法规，也包括所有的医院管理制度和规范，尤其是诊疗规范等范畴；其次，医疗质量管理应该应用现代科学管理方法和管理工具，医院管理工作者应学习现代科学管理知识，自觉将科学管理方法和管理工具应用在实际工作中；再次，医疗质量管理涵盖了所有医疗服务要素、医疗服务全过程和医疗服务结果的立体质量管理体系，包括了基础质量、环节质量与终末质量的全程的监督管理和控制，在所有的医疗服务要素中，最重要的是服务对象，是体现以患者为中心、对患者价值观和权益的尊重；最后，阐明了医疗质量管理的灵魂是实现医疗质量的持续改进。

（张振清）

第二节　质量与安全管理体系

质量与安全管理（quality and safety management）通过管理与控制组织实施，构建一个完整的质量与安全管理体系是医疗机构质量与安全管理的前提。该体系包括国家卫生行政医疗质量与安全管理体系和医疗机构质量与安全管理体系。

一、国家医疗质量与安全管理体系

《医疗质量管理办法》明确指出：原国家卫生计生委负责全国医疗机构医疗质量管理工作。县级以上地方卫生计生行政部门负责本行政区域内医疗机构医疗质量管理工作。国家中医药管理局和军队卫生主管部门分别在职责范围内和军队医疗机构医疗质量管理工作。

原国家卫生计生委建立国家医疗质量管理与控制体系，完善医疗质量控制与持续改进的制度和工作机制。各级卫生计生行政部门组建或者指定各级、各专业医疗质量控制组织（以下简称质控组织）落实医疗质量管理与控制的有关工作要求。国家通过建立和完善适合我国国情的医疗质量管理与控制体制和体系，指导各级卫生行政部门加强对医疗质量控制中心的建设和管理，以达到更好地保障医疗安全、提高医疗质量的目的。

医疗质量控制中心（以下简称质控中心）是由原国家卫生计生委、各省、自治区、直辖市及新疆生产建设兵团卫生行政部门（以下简称省级卫生行政部门）的医疗质量管理组织。原国家卫生计生委成立国家质控中心，并可根据需要指定区域医疗质量控制中心。省级卫生行政部门根据实际情况制定本行政区域质控中心设置规划，逐步建立质控网络。省级卫生行政部门可以根据医疗机构不同专业医疗质量管理与控制需要设立不同专业的省级质控中心，原则上同一专业只设定一个省级质控中心。国家级各专业质控组织在原国家卫生计生委指导下，负责制定全国统一的质控指标、标准和质量管理要求，收集、分析医疗质量数据，定期发布质控信息。省级卫生行政部门根据有关法律、法规、规章、诊疗技术规范、指南，制定本行政区域质控程序和标准。

二、省级质控中心

（一）省级质控中心基本条件

（1）三级甲等医院或有条件的专科医院。

（2）所申请专业综合实力较强，在本省（区、市）内具有明显优势，学科带头人在本行政区域内有较高学术地位和威望。

（3）有完善的诊疗技术规范和质控标准、程序等相关规章制度。

（4）具备开展工作所需的办公场所、设备、经费和必要的专（兼）职人员，有条件承担省级卫生行政部门交办的医疗质量管理与控制工作任务。

（二）省级质控中心主要职责

（1）拟定相关专业的质控程序、标准和计划。

（2）在省级卫生行政部门指导下，负责质控工作的实施。

（3）经省级卫生行政部门同意，定期对外发布专业考核方案、质控指标和考核结果。

（4）逐步组建本行政区域相关专业质控网络，指导各市（地）、县级质控机构开展工作。

（5）建立相关专业的信息资料数据库。

（6）拟定相关专业人才队伍的发展规划，组织对行政区域内相关专业人员的培训。

（7）对相关专业的设置规划、布局、基本建设标准、相关技术、设备的应用等工作进行调研和论证，为卫生行政部门决策提供依据。

（8）省级卫生行政部门交办的其他工作。

省级质控中心定期对医疗机构进行专业质量考核，科学、客观、公正地出具质控报告并对报告负责。质控报告以书面形式告知医疗机构，同时抄报省级卫生行政部门。省级质控中心出具的质控结论可以作为本辖区辅助检查结果互认的依据。

（三）省级质控中心主任应具备条件

（1）遵守职业道德，有较强的事业心和责任感，高级职称，年龄一般不超过65岁，身体健康，有时间保证从事质控工作，能够胜任本专业质控工作。

（2）热心医疗质量管理工作，能熟练掌握医疗质量管理的业务知识和评价技能，熟悉并能运用医疗质量管理的有关法律法规、规章、技术规范。

（3）有较强的组织协调能力，为人正直，秉公办事，乐于奉献，在同行中享有较高威望。

（4）省级卫生行政部门规定的其他条件。

（四）省级质控中心主任的主要职责

（1）负责组织本省（区、市）本专业质量控制的日常工作。

（2）组织本质控中心成员学习贯彻执行医疗卫生有关法律法规、部门规章、技术规范、指南和标准。

（3）组织质控人员制定本省（区、市）本专业医疗质量考核指标和质量信息体系，制定质控实施方案。

（4）负责本专业医疗质量信息的收集、统计、分析和评价，并对质控的信息真实性进行抽查复核。

（5）组织学习和推广国内外本专业的适宜新技术、新方法。

（6）定期向省级卫生行政部门报告本专业质控情况、存在问题、对策、意见和建议。

（7）省级卫生行政部门交办的其他工作。

省级质控中心主任每届任期4年，连任不得超过2届。

省级卫生行政部门负责对质控中心及其成员实行动态管理，制定相应的检查和考核办法，定期或不定期组织开展工作检查和考核。对检查和考核结果不符合规定的，应予停止其质控资格，限期整改或重新选定。

三、医疗机构质量管理与控制体系

医疗机构是国家质量管理与控制体系的基本单位，是贯彻实施国家质量与安全管理的落脚点，是医疗质量的责任主体。为了提高质量、保障安全，医疗机构应建立内部质量与安全管理与控制体系。原国家卫生计生委的《医疗质量管理办法》要求医疗机构的医疗质量管理实行院、科两级责任制，理顺工作机制，实行院长负责制，医疗机构主要负责人是医疗质量管理第一责任人。临床科室及药学、护理、医技等部门主要负责人是本科室医疗质量管理的第一责任人。

目前，医疗机构质量管理与控制体系大致有以下3种形式。

第一类主要是建立医院大质量全覆盖立体管理体系，即由质量与安全管理委员会统一管理协调全院各系统、各部门的质量与安全工作，包括医疗、护理、后勤保障的质量安全，也包括行政部门的效能建设。此种形式有利于全院各部门、各系统之间质量与安全管理的协作与协调工作。独立的质量与安全管理办公室是全院质量与安全管理的职能部门，是医院质量与安全管理委员会的办事机构，根据医院质量与安全管理委员会的要求，承担全院的质量安全管理与控制的具体工作。

第二类是建立以医疗质量管理组织，涵盖了医疗、护理系统，但是后勤保障的质量与安全管理、机关职能部门的质量与效能管理游离分割。这种形式的缺陷是在医疗与后勤保障之间缺乏统一的步调，需要重建协作协调机制。此类医疗机构的质量与安全管理办公室有的独立设置，承担医疗质量与安全的管理与协调工作，但遇到与行政、后勤保障系统的质量协调问题其工作则比较难以理顺。少数医疗机构质量与安全管理部门则在医务部内下设，这种形式从行政组织架构上难以将质量管理的触角延伸到护理、后勤等系统。

第三类是各职能部门建立各自的质量管理组织，或者在部门内部指定专人专职或兼职进行本部门范围内的质量与安全管理，医疗机构没有独立的质量与安全管理办公室。这种分散式的质量管理体系不能充分发挥统一指挥、统一步骤、协同管理的作用，难以实现高度集中协调管理的目的，往往容易产生管理职责的推诿现象。

（一）医疗机构质量与安全管理委员会

按照全面质量管理的理念，医疗机构应建立质量与安全管理委员会，作为全院质量与安全管理的最高决策机构，统一领导和协调全院的质量与安全管理工作，独立设置的质量与安全管理办公室承担具体工作。根据质量与安全管理要求和医院实际情况，建立若干质量与安全专项管理委员会，承担本专项本系统的质量与安全管理工作，相关职能部门承担其相应的质量与安全管理工作。各医疗业务科室和后勤保障部门等建立质量与安全管理小组，作为质量与安全管理基层单位，开展本科室的质量与安全管理工作。通过质量与安全管理委员会、独立的院级质量与安全管理办公室—专项质量与安全管理委员会、相应的职能部门—科室质量与安全管理小组，形成医院的质量与安全管理网络体系。

医院质量与安全管理委员会主任由院长担任，委员由各专项质量与安全管理委员会主任或副主任、医疗管理、质量控制、护理、医院感染管理、医学工程、信息、后勤等相关职能部门负责人及相关临床、药学、医技等科室负责人组成。

1. 医疗机构质量管理委员会的主要职责

（1）按照国家医疗质量管理的有关要求，制定本机构医疗质量管理制度并组织实施。

（2）组织开展本机构医疗质量监测、预警、分析、考核、评估及反馈工作，定期发布本机构质量管理信息。

（3）制定本机构质量持续改进计划、实施方案并组织实施。

（4）制定本机构临床新技术引进和医疗技术临床应用管理相关工作制度并组织实施。

（5）建立本机构质量管理相关法律、法规、规章制度、技术规范的培训制度，制订培训计划并监督实施。

（6）落实省级以上卫生计生行政部门规定的其他内容。

医疗机构科室医疗质量管理工作小组组长由科室主要负责人担任，指定专人负责日常具体工作。

2. 科室医疗质量与安全管理工作小组主要职责

（1）贯彻执行医疗质量管理相关的法律、法规、规章、规范性文件和本科室医疗质量管理制度。

（2）制定本科室年度质量控制实施方案，组织开展科室医疗质量管理与控制工作。

（3）制定本科室医疗质量持续改进计划和具体落实措施。

（4）定期对科室医疗质量进行分析和评估，对医疗质量薄弱环节提出整改措施并组织实施。

（5）对本科室医务人员进行医疗质量管理相关法律、法规、规章制度、技术规范、标准、诊疗常规及指南的培训和宣传教育。

（6）按照有关要求报送本科室医疗质量管理相关信息。

3. 医院质量管理与控制办公室或质量管理科的主要职责

（1）在院长和质量与安全管理委员会的领导下开展质量与安全管理与控制工作。

（2）制定质量与安全管理制度、职责、规章、规范、标准、指标、实施方案。

（3）负责全院性的质量与安全管理指导、检查、考核、评价与监督，落实质量与安全管理方案。

（4）协调各职能部门、各科室、各质量与安全管理组织间的质量与安全管理工作。

（5）建立质量与安全管理信息库和信息平台，定期分析，权威发布质量与安全管理报告（信息）和预警。

（6）完成院长和质量与安全管理委员会交办的质量与安全管理相关工作。

医院质量管理办公室是在院长和质量与安全管理委员会领导下的质量与安全管理职能部门，其主要执行全医院的质量与安全管理方案的制定和组织实施，对各职能部门和科室质量与安全管理工作的督导、协调与监管，绝不是替代各职能部门的具体质量与安全管理工作，医疗机构各职能部门必须为本职管理范围内的质量与安全负责，落实督导与监管责任，同时将信息汇总质量与安全管理办公室，统一建立数据库、统一进行数据分析、统一建立管理模型、统一发布质量与安全预警、统一发布质量与安全信息。

质量与安全目标的实现需要通过每一个个人的位点集成，因此，建立医院的每一位员工的质量与安全岗位职责，开展质量与安全履职情况考核，通过持续改进不断提高医院质量与安全管理水平是精细化质量管理的基础。

医疗机构质量与安全管理是全方位的立体管理，应覆盖到医疗机构的每一个角落，固然医疗管理部门和医疗科室是重点，但是不可忽视行政管理部门和后勤保障系统的质量安全管理，医疗机构行政管理部门的协调协作机制和效能管理是保障质量与安全的重要组成部分，后勤保障系统对医疗部门的保障供给、消防安全、设备设施安全及保卫工作同样是质量与安全的重要组成部分，万万不可轻视。

（二）质量与安全管理专业委员会

在医院质量与安全管理委员会的统一领导下，医疗机构应根据国家的相关要求和医院管理的实际需要，根据系统管理的原则建立必要的、专门的质量与安全管理专业委员会，医疗机构各专项质量与安全管理专业委员会至少应包括但不限于：医疗质量与安全管理委员会、护理质量与安全管理委员会、行政后勤质量与安全管理委员会、药事管理与药物治疗学委员会、医院感染管理委员会、医院输血管理委员会、病案管理委员会等。

各专业质量与安全管理委员会主要职责如下。

1. 医疗质量与安全管理委员会主要职责

（1）根据国家医疗管理的法律、法规及技术规范与标准，制定本医院医疗管理的规章制度并对执行情况进行监督管理。

（2）制定医疗质量与安全管理方案并组织实施，开展医疗质量与安全监督管理与持续改进。

（3）制定诊疗规范、操作常规、临床路径和单病种管理标准并报医院质量与安全管理委员会审批后组织实施与监督管理。

（4）承担医疗技术准入与授权申请的审核并报医院质量安全管理委员会审批。

（5）负责医疗不良事件的报告审核、监督管理、分析反馈和持续改进。

（6）对重大医疗纠纷和医疗过失行为进行总结、分析，并向医院质量与安全管理委员会提出处理建议。

（7）协同医师定期考核委员会及职能部门开展医师定期考核管理。

（8）开展医疗质量与安全管理教育与培训。

（9）其他医疗质量与安全管理的重要事宜。

2. 护理质量与安全管理委员会主要职责

（1）根据国家护理管理方面的法律、法规及技术规范与标准，制定本医院护理管理的规章制度并对执行情况进行监督管理。

（2）制定护理质量与安全管理方案并组织实施，开展优质护理管理活动，落实护理质量与安全监督管理与持续改进。

（3）制定护理规范、操作常规和服务标准并报医院质量与安全管理委员会审批后组织实施与监督管理。

（4）承担护理技术准入与授权申请的审核并报医院质量安全管理委员会审批。

（5）负责护理不良事件的报告审核、监督管理、分析反馈和持续改进。

（6）对重大护理纠纷和护理过失行为进行总结、分析，并向医院质量与安全管理委员会提出处理建议。

（7）负责护理人员定期考核的监督管理。

（8）开展护理质量与安全管理教育与培训。

（9）其他护理质量与安全管理的重要事宜。

3. 行政后勤质量与安全管理委员会主要职责

（1）根据国家行政后勤管理方面的法律、法规及技术规范、标准，制定本医院行政后勤质量与安全规章制度，并对执行情况进行监督管理。

（2）开展行政后勤质量与安全管理和效能建设方案并组织实施，开展质量与安全和行政效能监督管理与持续改进。

（3）制定行政后勤服务规范与安全操作常规并报医院质量与安全管理委员会审批后组织实施与监督管理。

（4）负责行政后勤不良事件的报告审核、监督管理、分析反馈和持续改进。

（5）加强消防安全、特种设施、危险品、安全保卫和食品卫生等重点部门的安全监督管理。

（6）对重大行政后勤事故和重大过失行为进行总结、分析，并向医院质量与安全管理委员会提出处理建议。

（7）督促行政后勤提高为医疗和患者提供优质服务，提高办事效能，保障医院安全运行。

（8）负责行政后勤人员定期考核监督管理。

（9）开展行政后勤质量与安全管理教育、培训。

（10）其他行政后勤质量与安全管理的重要事宜。

4. 药事管理与药物治疗学委员会主要职责

（1）贯彻执行医疗卫生及药事管理等有关法律、法规、规章。审核制定本机构药事管理和药学工作规章制度，并监督实施。

（2）制定本机构药品处方集和基本用药供应目录。

（3）推动药物治疗相关临床诊疗指南和药物临床应用指导原则的制定与实施，监测、评估本机构药物使用情况，提出干预和改进措施，指导临床合理用药。

（4）分析、评估用药风险和药品不良反应、药品损害事件，并提供咨询与指导。

（5）建立药品遴选制度，审核本机构临床科室申请的新购入药品、调整药品品种或者供应企业和申报医院制剂等事宜。

（6）监督、指导麻醉药品、精神药品、医疗用毒性药品、易制毒药品及放射性药品的临床使用与规范化管理。

（7）制定药事服务规范与服务流程，承担药学人员定期考核监督管理。

（8）对药事纠纷和重大药事事件进行总结、分析，并向医院质量与安全管理委员会提出处理建议。

（9）对医务人员进行有关药事管理法律法规、规章制度和合理用药知识教育培训；向公众宣传安全用药知识。

（10）其他药事管理与药物治疗学的重要事宜。

5. 医院感染管理委员会主要职责

（1）贯彻医院感染管理方面的法律法规及技术规范、标准，制定本医院预防和控制医院感染的规章制度、医院感染诊断标准并监督实施。

（2）根据预防医院感染和卫生学要求，对本医院的建筑设计、重点科室建设的基本标准、基本设施和工作流程进行审查并提出意见。

（3）研究并确定本医院的医院感染管理工作计划，并对计划的实施进行考核和评价。

（4）研究并确定本医院的医院感染重点部门、重点环节、重点流程、危险因素及采取的干预措施，明确各有关部门、人员在预防和控制医院感染工作中的责任。

（5）研究并制定本医院发生医院感染暴发及出现不明原因传染性疾病或者特殊病原体感染病例等事件时的控制预案。

（6）对重大医院感染事件进行总结、分析，并向医院质量与安全管理委员会提出处理建议。

（7）建立会议制度，定期研究、协调和解决有关医院感染管理方面的问题。

（8）根据本医院病原体特点和耐药现状，配合药事管理和药物治疗学委员会提出合理使用抗菌药物的指导意见。

（9）根据医院感染管理要求，对医院感染管理进行考核监督管理。

（10）对医务人员进行医院感染管理法律法规、规章制度和职业暴露知识教育培训；向公众宣传医院感染防控知识。

（11）其他有关医院感染管理的重要事宜。

6. 医院用血管理委员会主要职责

（1）贯彻临床用血管理相关法律、法规、规章、技术规范和标准，制定本医院临床用血管理的规章制度并监督实施。

（2）评估确定临床用血的重点科室、关键环节和流程。

（3）定期监测、分析和评估临床用血情况，开展临床用血质量评价工作，提高临床合理用血水平。

（4）分析临床用血不良事件，提出处理和改进措施。

（5）指导并推动开展自体输血等血液保护及输血新技术。

（6）开展合理用血与安全用血教育培训，向公众宣传义务献血与科学用血知识。

（7）其他有关临床用血的重要事宜。

7. 病案管理委员会主要职责

（1）贯彻病案管理相关法律、法规、规章和标准，制定本医院病案管理的规章制度并监督实施。

（2）加强对病案管理规范进行全程闭式监管，提高病案有效利用，保障病案安全。

（3）审定病历书写规范并组织实施，对病历书写质量进行全面监管，不断提高病历质量。

（4）负责确定疾病诊断和手术名称的统一命名，监管疾病编码工作质量，协同推进医院DRG管理，开展医院诊疗疾病的大数据分析。

（5）加强病历首页质量监督管理，不断提高病历首页质量水平。

（6）加强电子病历质量管理与信息安全控制，提高电子病历的质量与安全管理水平。

（7）其他有关病案管理的重要事宜。

8. 放射安全管理委员会主要职责

（1）放射安全管理委员会在医院质量与安全管理委员会指导下工作。

（2）负责放射装备的安全运行教育、培训、指导和监督管理工作。

（3）督促工作人员执行安全操作规范，保障装备安全运行。

（4）对放射装备环境进行安全监测、评价与改进，保障警示标志完好和防护工作到位。

（5）对放射工作人员个人健康检查、剂量监测、评价与建档。

（6）负责放射装备故障与人员伤害的上报，按相关规定处理或提出处理建议。

（7）协助应急管理委员会处理放射突发应急事件。

（8）放射安全管理相关的其他工作。

9. 生物安全管理委员会主要职责

（1）生物安全管理委员会在医院质量与安全管理委员会指导下工作。

（2）根据生物安全管理法律、法规和规范制定本院生物安全管理工作的规章制度并监督实施。

（3）审查实验室生物安全相关操作程序，监督和检查相关制度和操作规程的执行情况。

（4）批准和发布实验室生物安全手册、生物危害评估等重要文件。

（5）汇集、审核生物安全管理不良事件，定期分析并进行风险评估，提出处理和改进意见。

（6）制定生物安全应急管理预案，在院应急管理委员会领导下，处置生物安全应急事件。

（7）负责生物安全管理的教育、培训、指导和生物安全防护的监督管理工作。

（8）生物安全管理相关的其他工作。

10. 医学装备管理委员会主要职责

（1）负责医学装备发展规划、年度装备计划、采购活动等重大事项的评估、论证和咨询。

（2）全程监管医学装备的申请、采购、验收、维护维修和临床应用情况，保障医学装备合理、有效、安全使用。

（3）定期开展医学装备临床应用数据分析和大型装备成本效益分析，为科学管理提供依据。

（4）负责医学装备不良事件调查、分析，提出改进建议，对重大医学装备不良事件提出处理意见。

（5）负责医学装备相关人员的教育、培训、考核。

（6）医学装备管理相关的其他工作。

11. 继续教育委员会主要职责

（1）审定继续教育中长期规划、年度计划及实施方案。

（2）对各级各类继续教育工作进行全程监管，对继续教育项目进行指导、检查和评估，审核继续教育学分管理情况。

（3）组织、协调本院各专业申报继续教育项目，对继续教育项目进行质量评价。

（4）继续教育相关的其他工作。

12. 信息建设与安全管理委员会主要职责

（1）制定医院信息化建设战略方针和总体规划。

（2）审议医院信息化建设与安全管理方案。

（3）审议医院信息化建设预算。

（4）统筹协调各部门信息化建设与资源应用。

（5）信息安全全程监管，落实信息授权制度，保障信息安全运行。

（6）制定信息安全应急预案，举行信息瘫痪演练，在院应急管理委员会领导下，处置信息安全应急事件。

（7）开展信息安全教育，进行信息应用培训。

（8）信息建设与安全管理相关的其他工作。

13. 伦理委员会主要职责

（1）伦理委员会是针对医学科学迅速发展和卫生政策不断变化而设置的医院伦理管理专职机构，遵照国家法律法规，独立开展医学伦理管理工作，不受相关医学项目组、实施人和其他组织的干扰和影响。

（2）遵守《赫尔辛基宣言》，遵循不伤害、有利、公正、尊重人的原则，以及合法、独立、称职、及时和有效的工作原则开展工作，保护医患双方的合法权益。

（3）针对医院重大的伦理问题进行讨论，提供医院决策的伦理支持。

（4）组织对涉及伦理问题的医学和科研项目的伦理审查。

（5）根据社会需求，受理委托伦理审查。

（6）对已批准实施的项目进行全程监督管理。

（7）受理伦理项目相关人的投诉，及时处理不良事件，定期分析，持续改进伦理管理工作。

（8）接受有关医学伦理问题的咨询，提供有关医学伦理的参考建议。

（9）开展医学伦理教育与培训。

（10）其他医学伦理相关的重大事宜。

（三）质量与安全制度

制度是指要求大家共同遵守的办事规程或行动准则，也指在一定历史条件下形成的法令、礼俗等规范或一定的规格。质量管理制度是为了保障和提高产品的品质而建立的规范标准和管理要求。医疗质量管理制度是为了加强医院科学管理，提高医疗质量，保障医疗安全，及时发现、处理医疗缺陷和管理异常，最大限度地提高诊疗水平而制定的规则、规范和管理办法、管理要求。医疗质量安全核心制度是指医疗机构及其医务人员在诊疗活动中应当严格遵守的相关制度。

原卫生部于1982年4月7日发布了《医院工作制度》和《医院工作人员岗位职责》，1992年3月7日又发布了《医院工作制度的补充规定（试行）》。对全国各级医院规范管理，提高医院管理科学化、制度化、规范化水平起到了极大的促进作用。2010年原卫生部医管司为适应新形势的需要，组织专家对上述文件进行修订，形成了《全国医院工作制度与人员岗位职责》。修订后的《医院工作制度与人员岗位职责》共收录医院工作制度138项、人员岗位职责107项，其中新增工作制度85项、新增岗位职责29项，较全面地反映了近30年来我国医院管理理念的发展成果。适用于不同等级、类别的医院，对推动医院改革，提高医院管理水平，促进医院管理系统化、制度化、规范化建设具有较强的指导意义。

2016年原国家卫生计生委发布《医疗质量管理办法》，进一步明确提出要建立国家医疗质量相关管理与控制制度。主要包括：一是建立国家医疗质量管理与控制制度，确定各级卫生计生行政部门依托专业组织开展医疗质量管控的工作机制，充分发挥信息化手段在医疗质量管理领域的重要作用。二是建立医疗机构医疗质量管理评估制度，完善评估机制和方法，将医疗质量管理情况纳入医疗机构考核指标体系。三是建立医疗机构医疗安全与风险管理制度，鼓励医疗机构和医务人员主动上报医疗质量（安全）不良事件，促进信息共享和持续改进。四是建立医疗质量安全核心制度体系。总结提炼了18项医疗质量安全核心制度，要求医疗机构及其医务人员在临床诊疗工作中严格执行。医疗质量管理18项核心制度主要包括首诊负责制度、三级查房制度、会诊制度、分级护理制度、值班和交接班制度、疑难病例讨论制度、急危重患者抢救制度、术前讨论制度、死亡病例讨论制度、查对制度、手术安全核查制度、手术分级管理制度、新技术和新项目准入制度、危急值报告制度、病历管理制度、抗菌药物分级管理制度、临床用血审核制度、信息安全管理制度。

医疗机构应根据国家的医疗质量管理与控制要求，结合医院实际情况，建立健全本机构全员参与、覆盖临床诊疗服务全过程的医疗质量管理与控制工作制度，促进医疗质量持续改进，不断提高。

（张振清）

第三节　临床路径与单病种管理

《医疗质量管理办法》指出，"医疗机构及其医务人员应当遵循临床诊疗指南、临床技术操作规范、行业标准和临床路径等有关要求开展诊疗工作"，"加强单病种质量管理与控制工作，建立本机构单病种管理的指标体系，制定单病种医疗质量参考标准，促进医疗质量精细化管理"。

一、诊疗规范

诊疗规范（rules of diagnosis and treatment）顾名思义是指临床医师在对患者实施诊断与治疗过程中应遵循的经过循证医学证实且经过专业医疗组织和（或）卫生行政部门认可的规范。规范随着医学科学的发展和人类对生命的深入研究及大量诊疗效果数据分析不断更新。广义的诊疗规范涵盖医疗机构及其医务人员应该遵循的卫生法律法规、规章制度、执业行为规范和具体的诊断与治疗行为。狭义的诊疗规范指医疗机构及其医务人员在执业中对患者实施诊断与治疗过程的医疗行为应该遵循的经过专业组织和 / 或卫生行政部门发布的路径、方法和技术要求。诊疗规范的实施为医学诊疗同质化、疗效判断、统计分析及医学科学的发展提供了基础，同时也为医疗保险的费用结算和监督管理提供了基础。诊疗规范的实施是为了最大限度地保障医疗安全，提高医疗质量。

我国早期诊疗规范主要依靠基本教科书、相关专业权威医学著作和杂志论文内容，以及上级医师的言传身教，医疗执业行为缺乏明确的诊疗规范。2006 年原国家卫生部委托中华医学会由其各医学分会制定了《临床技术操作规范》。原国家卫生部、国家中医药管理局、解放军总后勤部卫生部 3 家联合委托中华医学会，由其各医学分会制定了相关的学科《临床诊疗指南》。2006 年至今，《临床诊疗指南》已经出版发行 47 分册，涉及临床各主要学科。上述三家又联合下发通知要求："各级各类医疗卫生机构和学术团体要组织医务人员认真学习《临床诊疗指南》，医疗卫生机构及其医务人员要在执业过程中参照执行"，这应该视为我国通过卫生行政部门正式发布的诊疗规范。但是由于医学科学技术的突飞猛进发展，新思路、新技术、新疗法、新药物不断创新，相关的指南与规范未能及时更新，无法适用现代医学的发展需要，一些新的技术取代了陈旧的技术且得到循证医学的认可，临床实践往往已经突破 2006 年的规范要求。

近年来原国家卫生计生委根据医学发展的实际情况，及时地不断组织专家制定并发布各专业疾病的诊疗规范，基本涵盖了常见疾病谱，满足了临床需要，与国际医学前沿接轨。一系列肿瘤疾病的诊疗规范的发布和《关于加强肿瘤规范化诊疗管理工作的通知》（国卫办医发〔2016〕7号），为我国肿瘤的规范诊疗统一了评价标准。关于各类心脏、血管介入诊疗、内镜诊疗、脑卒中规范诊疗和医疗质量控制等大量规范的发布，为各类疾病的诊疗提供了科学方向。《需要紧急救治的急危重伤病标准及诊疗规范》（国卫办医发〔2013〕32号）和国务院《关于建立疾病应急救助制度的指导意见》（国办发〔2013〕15号）形成配套，为急危重伤病的诊断标准和诊疗规范及应急救助制度提供了可依照执行的路径。

原国家卫生计生委在发布相关诊疗规范的同时发布相应的通知，要求医疗机构和医务人员遵照执行，明确了相关规范的法律地位。但是纵观全国各级医疗机构在医疗质量管理与控制工作中，对诊疗规范的执行并不乐观，不少医疗机构和医务人员对诊疗规范的重视程度和依从性偏弱，往往未将诊疗规范的执行情况作为医疗质量管理的关键点加以控制，甚至有个别医疗机构和医务人员对相关诊疗规范不了解。有的医疗机构未能将诊疗规范作为控制不合理检查、不合理用药，控制医药费用不合理增长的切入点加以管理，在病历质量检查中未能将诊断是否明确、诊断依据是否充分、治疗方案是否符合诊疗规范作为质量控制点和医疗费用控制点加以监督管理。

诊疗规范的执行事关依法执业的范畴。1994年国务院颁布《医疗机构管理条例》第二十五条，医疗机构执业，必须遵守有关法律、法规和医疗技术规范。1998年《执业医师法》第二十二条，医师在执业活动中履行下列义务：遵守法律、法规，遵守技术操作规范；第三十七条，医师在执业活动中，违反本法规定，有下列行为之一的，由县级以上人民政府卫生行政部门给予警告或者责令暂停6个月以上1年以下执业活动；情节严重的，吊销其执业证书；构成犯罪的，依法追究刑事责任：违反卫生行政部门规章制度或者技术操作规范，造成严重后果的；2002年原卫生部《医疗事故处理条例》第五条，医疗机构及其医务人员在医疗活动中，必须严格遵守医疗卫生管理法律、行政法规、部门规章和诊疗护理规范、常规，恪守医疗服务职业道德。2009年全国人大颁布的《侵权责任法》第五十八条第（一）款即将患者有损害，医方违反法律、行政法规、规章以及其他有关诊疗规范的规定的情形推定为医疗机构有过错。从上述多种规定来看，我国的法律、法规、规章都明确规定了医疗机构及其从业人员的医疗行为应当遵守"诊疗规范"。在我国目前的司法实践中，法官处理医疗损害案件往往会依据国家发布的相关法律、法规、规章和规范加以判断，其中国家卫生行政部门发布的诊疗规范是其重要的衡量标准。

《医疗质量管理办法》第十七条明确指出：医疗机构及其医务人员应当遵循临床诊疗指南、临床技术操作规范、行业标准和临床路径等有关要求开展诊疗工作，严格遵守医疗质量安全核心制度，做到合理检查、合理用药、合理治疗。这条要求是医疗机构保障安全、提高质量、控制费用、减少纠纷、提高社会信用度与满意度的金钥匙。医疗机构应明确本医院各种诊疗活动的诊疗规范，组织医务人员学习，将诊疗规范嵌入医生工作站和护理工作站，方便医务人员查阅，更重要的是应将诊疗规范的落实情况作为医疗质量监管的重要内容，将诊疗规范的执行情况作为病历质量检查的重要内容，强化执行意识，促进诊疗同质化，不断提高医疗质量。

二、临床路径

临床路径（clinical pathway）是指医师、护士及其他专业人员针对某些病种或手术，以循证医学依据为基础，以提高医疗质量、控制医疗风险和提高医疗资源利用率为目的，制订的有严格工作顺序和准确时间要求的程序化、标准化的诊疗计划，以达到规范服务行为、减少资源浪费、使患者获得适宜的医疗护理服务的目的（医疗机构临床路径的制定与实施，WS/T 393—2012）。

临床路径属于诊疗规范的范畴。临床路径的实施对改善医疗服务，规范医疗行为，增强诊疗行为的计划性，提高医疗质量和控制不合理医疗费，促进医疗质量管理精细化、专业化具有十分重要的意义。2009年原国家卫生部印发《临床路径管理指导原则（试行）》的通知（卫医管发〔2009〕99号），2017年8月30日，原国家卫生计生委、中医药管理局在组织对《临床路径管理指导原则（试行）》进行修订基础上，发布了《医疗机构临床路径管理指导原则》（国卫医发〔2017〕49号），对开展临床路径管理提出了具体要求。

（一）临床路径的组织管理

医疗机构主要负责人是临床路径管理第一责任人。医疗机构应当建立临床路径管理工作制度，成立临床路径管理工作体系，包括临床路径管理委员会、临床路径指导评价小组和临床路径实施小组（以下分别简称管理委员会、指导评价小组和实施小组）。医疗机构可根据实际情况指定本机构医疗质量管理委员会承担指导评价小组的工作。

1.临床路径管理委员会

管理委员会由医院院长和分管医疗工作的副院长分别担任正、副主任，相关职能部门负责人和临床、护理、药学、医技等专家任成员。

临床路径管理委员会主要职责如下。

（1）制定本医疗机构临床路径开发与实施的规划、年度计划、工作总结和相关制度。

（2）审定本医疗机构临床路径管理的实施方案。

（3）审议指导评价小组提交的有关意见和建议。

（4）协调解决路径开发与实施过程中遇到的重要问题。

（5）确定实施临床路径的病种。

（6）审批临床路径文本。

（7）审定本医疗机构中临床路径管理所需的关键数据、监测指标、考核指标。

（8）组织临床路径相关的培训工作。

（9）临床路径的评价结果与改进措施。

（10）其他需要临床路径管理委员会承担的职责。

2. 临床路径指导评价小组

指导评价小组由分管医疗工作的副院长任组长，相关职能部门负责人和临床、护理、药学、医技等专家任成员。指导评价小组是管理委员会的日常管理部门，应设置在医疗管理部门，指定专人负责。

临床路径指导评价小组主要职责如下。

（1）落实管理委员会的各项决议。

（2）向管理委员会提交临床路径管理有关意见、建议，制度草案，规划、计划草案，评价结果或报告。

（3）对各实施小组的临床路径管理工作进行技术指导。

（4）审定各实施小组上报的开展临床路径管理的病种及文本，涉及伦理学问题的，按相关文件规定执行。

（5）组织开展临床路径管理相关培训工作。

（6）组织开展临床路径管理评价工作，并负责评价结果运用。

（7）临床路径管理过程中关键数据统计与汇总等数据和档案管理。

（8）其他需要指导评价小组承担的职责。

3. 临床路径实施小组

由实施临床路径的临床科室主任任组长，该临床科室医疗、护理人员和药学、医技等相关科室人员任成员。

临床路径实施小组主要职责如下。

（1）在指导评价小组指导下，开展本科室临床路径管理工作。

（2）制定科室临床路径实施目标及方案，并督促落实。

（3）负责临床路径相关资料的收集、记录和整理。

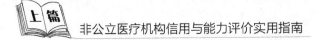

（4）组织科室人员进行临床路径管理方面的培训。

（5）向指导评价小组提出本科室临床路径病种选择、调整及临床路径文本制修订的建议。

（6）分析变异的原因及提出解决或修正的方法。

（7）参与临床路径的实施过程和效果评价与分析，并对临床路径管理工作进行持续改进。

（8）其他需要实施小组承担的职责。

（二）临床路径的选择与制定

1. 临床路径选择原则

（1）常见病、多发病。

（2）诊疗方案比较明确，有可供参考的规范诊疗标准。

（3）患者人数多。

（4）诊疗过程中的变异较少。

（5）诊疗技术相对成熟。

2. 临床路径的制定

医疗机构以原国家卫生计生委、国家中医药局印发的临床路径文本为基本框架，遵循循证医学原则，根据原国家卫生计生委、国家中医药局发布或相关专业学会和临床标准组织制定的最新诊疗指南、临床技术操作规范及基本药物目录等对其进行细化完善，形成符合地方实际、具有可操作性的本地化临床路径。

临床路径文本应当包括医师版、护理版和患者版，各版本应当相互关联，形成统一整体。患者版临床路径文本应具备诊疗流程告知和健康教育功能。

医疗机构应当根据本单位实际情况，确定完成临床路径标准诊疗流程需要的时间，包括总时间和主要诊疗阶段的时间范围。

（三）临床路径实施流程

1. 培训

临床路径实施前医疗机构应当对有关人员进行培训，内容主要包括如下。

（1）对全院职工开展临床路径管理的基本知识、基本技能的培训。

（2）对相关科室的负责人、护士长等进行临床路径管理的相关文件、制度及在组织、协调、实施过程中需要重点把握的关键环节、管理方法和相关制度的培训。

（3）对科室医护人员重点培训临床路径的文本内容及实施流程。

（4）对参与评价人员重点进行评价目的、评价内容、评价方式与方法及评价结果分析等培训。

2.入径

拟进入临床路径的患者应先进行入径评估，满足以下条件方可进入临床路径：

（1）诊断明确。

（2）没有严重的合并症。

（3）预期能够按临床路径设计的流程和时间完成诊疗项目。

3.退出

进入临床路径的患者出现以下情况之一时，应当退出临床路径：

（1）患者出现严重并发症，需改变原治疗方案。

（2）患者个人原因无法继续实施。

（3）对入院第一诊断进行修正。

（4）因合并症或检查发现其他疾病，需转科治疗。

（5）其他严重影响临床路径实施的情况。

当患者在临床路径实施过程中出现危急值情况时，应当立即组织专家进行评估，确定是否退出路径，确保患者安全。患者在实施临床路径接受诊疗服务的过程中，出现偏离临床路径程序或在根据临床路径接受诊疗过程中出现偏差的现象称为临床路径变异。临床路径实施中出现变异，应当做好变异的记录、分析、报告和讨论工作。对反复发生同一变异，可能影响此病种临床路径实施的，应及时、仔细查找原因，必要时通过修改临床路径等措施进行整改。

医疗机构在实施临床路径工作中，应当按照信息化建设的有关要求，推动临床路径管理信息化纳入医疗机构信息化整体建设，做到有机统一，互联互通，并通过信息化，对临床路径管理有关数据进行统计、分析，为提高医疗管理质量和水平提供依据。同时应当积极配合物价管理和基本医疗保险管理部门，按照临床路径做好费用测算，推进单病种付费、疾病诊断相关分组（DRGs）付费等支付方式改革。

（四）临床路径评价

医疗机构应当开展临床路径实施的过程和效果评价。

临床路径实施的过程评价内容包括相关制度的制定、临床路径文本的制定、临床路径实施的记录、临床路径表的填写、患者退出临床路径的记录等。

手术患者的临床路径实施效果评价应当包括以下内容：预防性抗菌药物应用的类型、预防性抗菌药物应用的天数、非计划重返手术室次数、手术后并发症、住院天数、手术前住院天数、住院费用、药品费用、医疗耗材费用、患者转归情况、健康教育知晓情况、患者满意度等。

非手术患者的临床路径实施效果评价应当包括以下内容：病情严重程度、主要药物选择、并发症发生情况、住院天数、住院费用、药品费用、医疗耗材费用、患者转归情况、健康教育知晓情况、患者满意度等。

（五）临床路径实施情况

2009年原卫生部根据《中共中央、国务院关于深化医药卫生体制改革的意见》和有关医药卫生体制改革的安排，印发《关于开展临床路径管理试点工作的通知》（卫医政发〔2009〕116号），并印发了《临床路径管理试点工作方案》，决定在北京等12个省（区、市）部分医院开展临床路径管理试点工作。

2009年，原卫生部启动了23个省份110家医疗机构的临床路径试点。试点单位初步统计显示实施临床路径后，通过完善组织管理、加大监管力度、整合医疗资源等措施，取得了较好的成效。主要表现在以下方面。

第一，保障了医疗安全，入径人数和完成人数排前10位的病种的病死率、医院感染率、手术患者手术部位感染率等指标发生率均为零。随机抽取的病种病死率下降了0.12%~1.34%。

第二，提高医疗服务效率。一是平均住院日下降。90%的试点病种平均住院日呈下降趋势，如乳腺癌的平均住院日由19.44天降至14.99天，降幅达19.86%；子宫平滑肌瘤的平均住院天数由10.10天降至8.77天，降幅为13.17%。二是手术等待时间缩短。例如，计划性剖宫产、结节性甲状腺肿和慢性鼻窦炎术前住院日下降了0.06~0.16天。

第三，规范临床合理用药。随机抽取的病种中66%病种次均药品费用下降了4.5%~65.0%，部分病种药品费用持平或轻度增加（3.9%~23.0%），80%病种抗菌药物次均费用下降了9%~65%。随机抽取的5种行手术治疗病种，4个病种术前抗菌药物使用合格率较试点前升高了6%~37%。

第四，控制不合理医疗费用。实施临床路径管理的病例次均住院总费用和次均药品费用绝大部分下降或持平，个别病种诊疗费用上升，但涨幅减小。路径完成人数排前10位的病种中，90%的病种临床路径组次均住院费用增长幅度低于非临床路径组。

第五，提高患者满意度。开展临床路径管理得到了患者的肯定和好评，患者和家属满意度明显提高。第三方评估数据显示，临床路径管理组患者满意度为97.3%，未开展临床路径的对照组为 95.6%。

第六，为支付方式改革奠定基础。开展临床路径管理是进行医疗成本核算、测定单病种费用标准的基础，也为单病种付费、按疾病诊断相关组付费（DRGs）等付费方式的改革奠定了基础。

2011 年原卫生部办公厅印发《关于进一步加强临床路径管理试点工作的通知》（卫办医政函〔2011〕574 号），要求 50% 的三级甲等综合医院、20% 的二级甲等综合医院开展临床路径管理试点。三级甲等综合医院要选取不少于 10 个病种开展临床路径管理，其中至少包括心血管介入、神经血管介入和骨关节植入治疗各 1 个病种；二级甲等综合医院不少于 5 个病种实施临床路径管理，其中至少包括骨关节植入治疗 1 个病种。符合进入临床路径标准的患者，达到入组率不低于 50%，入组后完成率不低于 70% 的目标。

2012 年原卫生部发布《医疗机构临床路径的制定与实施》作为行业标准，（WS/T 393—2012）。标准制定了临床路径实施流程图（图 2-1）和临床路径实施流程图（图 2-2）。

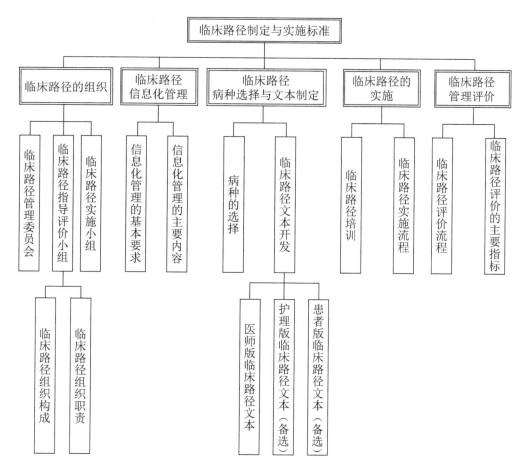

图 2-1 临床路径制定与实施标准示意

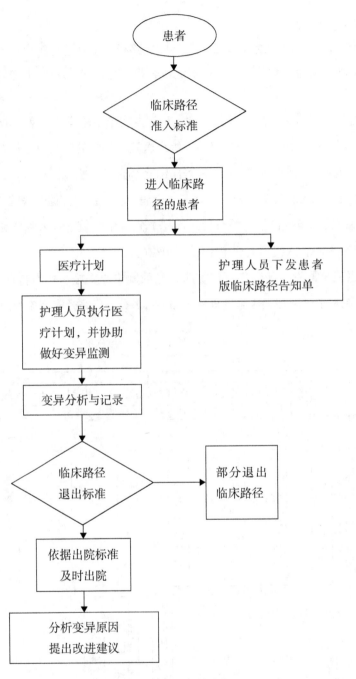

图 2-2 临床路径实施流程

2012 年原卫生部印发《关于"十二五"期间推进临床路径管理工作的指导意见》（卫医政发〔2012〕65 号）要求：到 2015 年年底，辖区内所有三级医院、80% 的二级医院应当开展临床路径管理工作。三级综合医院不少于 15 个专业 60 个病种开展临床路径管理，至少包括心血管介入、神经血管介入、骨关节植入治疗和肿瘤性疾病等病种；三级专科医院不少于 10 个病种开展临床路径管理，应当包括各专科主要病种；二级综合医院不少于 10 个专业 40 个病种实施临床路径管理，至少包括心血管内科、神经内科、骨科、肿瘤科主要病种；二级专科医院不少于 8 个病种开展临床路径管理，应当包括各专科主要病种。对于符合进入临床路径标准的病例，其入组率不得低于 50%，入组后完成率不得低于 70%。到 2015 年年底，力争实施临床路径管理的病例数达到本院出院病例数的 50%。临床路径实施的变异率≤ 15%。

2015 年原国家卫生计生委印发《进一步改善医疗服务行动计划》的通知要求，大力推行临床路径，至 2017 年年底，所有三级医院和 80% 的二级医院实行临床路径管理，三级医院 50% 的出院患者和二级医院 70% 的出院患者按照临床路径管理，提高诊疗行为透明度，实现患者明明白白就诊。

2016 年原国家卫生计生委印发《关于实施有关病种临床路径的通知》（国卫办医函〔2016〕1315 号）要求，推进临床路径管理与医疗质控和绩效考核相结合；与医疗服务费用调整相结合；与支付方式改革相结合；与医疗机构信息化建设相结合。并对此前印发的有关临床路径进行了整理。将 1010 个临床路径一并在中华医学会网站发布，截至目前，临床路径累计引发数量达到 1212 个，涵盖 30 余个临床专业，这些路径供卫生计生行政部门和医疗机构参考使用，必将进一步提高临床路径管理水平和实施效果。

特别提出的是临床路径的推行需要有强大的信息系统支持，以保障信息及时准确、统计分析便捷、实施情况实时监管，同时由于信息化的支持优化了流程，从而减轻了医务人员在实施过程中的操作强度，增强了医务人员的依从性。

2017 年 8 月 30 日原国家卫生计生委、中医药管理局发布《医疗机构临床路径管理指导原则》，再次强调了医疗机构要贯彻落实全国卫生与健康大会精神和深化医药卫生体制改革有关要求，加强临床路径管理工作，规范临床诊疗行为，提高医疗质量，同时推进临床路径管理与医疗质量控制和绩效考核、与医疗服务费用调整、与支付方式改革、与医疗机构信息化建设等相结合。《医疗机构临床路径管理指导原则》的发布，必将进一步推动临床路径的健康发展。

三、单病种质量管理

单病种管理（management of specific diseases）也属于诊疗规范的范畴。我国推出的单病种质量管理的重点在于对一些急危重症和常见疾病进行全流程多方位质量控制，其实施的诊疗过程中需要多学科、多科室、多专业共同协作完成，任何一个环节受阻，都会影响单病种质量管理的顺利完成。目前单病种质量管理要求在三级医院实施，有条件的二级医院也可以参照实施。

　　2008 年原卫生部医政司主持出版了《单病种质量管理手册》（1.0 版），详细介绍了急性心肌梗死（AMI），心力衰竭（HF），住院社区获得性肺炎（CAP），缺血性卒中 / 脑梗死，髋、膝关节置换术，冠状动脉旁路移植术（CABG）6 个单病种诊疗路径的质量控制节点、指标和评价分析。

　　2009 年 5 月 7 日原卫生部办公厅印发了《关于印发第一批单病种质量控制指标的通知》（卫办医政函〔2009〕425 号），即将急性心肌梗死（AMI），心力衰竭（HF），住院社区获得性肺炎（CAP），缺血性卒中 / 脑梗死，髋、膝关节置换术，冠状动脉旁路移植术（CABG）6 个病种列入第一批单病种质量控制管理，公布了 6 个单病种质量控制指标。

　　2009 年原卫生部办公厅发布《关于开展单病种质量管理控制工作有关问题的通知》（卫办医政函〔2009〕757 号）。

　　2010 年原卫生部办公厅发布《关于印发第二批单病种质量控制指标的通知》（卫办医政函〔2010〕909 号），第二批单病种质量控制包括围手术期预防感染和肺炎（儿童、住院）质量控制指标。

　　2012 年原卫生部办公厅发布《关于印发第三批单病种质量控制指标的通知》（卫办医政函〔2012〕376 号），第三批单病种质量控制包括剖宫产、慢性阻塞性肺疾病（急性加重期）、围手术期预防深静脉血栓质量控制指标。

　　单病种质量控制指标汇总如下。

（一）急性心肌梗死

（1）到达医院后即刻使用阿司匹林（有禁忌者应给予氯吡格雷）。

（2）实施左心室功能评价。

（3）再灌注治疗（仅适用于 STEMI）

①到院 30 分钟内实施溶栓治疗。

②到院 90 分钟内实施 PCI 治疗。

③需要急诊 PCI 患者，但本院无条件实施时，须转院。

（4）到达医院后即刻使用 β - 阻滞剂（无禁忌证者）。

（5）住院期间使用阿司匹林、β - 阻滞剂、ACEI/ARB、他汀类药物有明示（无禁忌证者）。

（6）出院时继续使用阿司匹林、β - 阻滞剂、ACEI/ARB、他汀类药物有明示（无禁忌证者）。

（7）为患者提供急性心肌梗死（AMI）健康教育。

（8）平均住院日 / 住院费用。

（二）心力衰竭

（1）实施左心室功能评价。

（2）到达医院后即刻使用利尿剂＋钾剂。

（3）到达医院后即刻使用血管紧张素转换酶（ACE）抑制剂或血管紧张素Ⅱ受体拮抗剂（ARB）。

（4）到达医院后即刻使用 β–阻滞剂。

（5）醛固酮拮抗剂（重度心衰）。

（6）住院期间维持使用利尿剂、钾剂、ACEI/ARBs、β–阻滞剂和醛固酮拮抗剂（有适应证，若无不良反应）有明示。

（7）出院时继续使用利尿剂、ACEI/ARBs、β–阻滞剂和醛固酮拮抗剂（有适应证，若无不良反应）有明示。

（8）非药物心脏同步化治疗（有适应证）。

（9）为患者提供：心力衰竭（HF）健康教育。

（10）平均住院日 / 住院费用。

（三）住院社区获得性肺炎

（1）判断是否符合入院标准。

（2）氧合评估。

（3）病原学诊断

①住院24小时以内，采集血、痰培养。

②在首次抗菌药物治疗前，采集血、痰培养。

（4）使用抗菌药物时机

①入院8小时内接受抗菌药物治疗。

②入院4小时内接受抗菌药物治疗。

③入院6小时内接受抗菌药物治疗。

（5）起始抗菌药物选择

①重症患者起始抗菌药物选择。

②非重症患者起始抗菌药物选择。

③目标抗感染药物的治疗选择。

（6）初始治疗72小时后无效者，重复病原学检查。

（7）抗菌药物疗程（平均天数）。

（8）为患者提供：戒烟咨询或健康辅导。

（9）符合出院标准及时出院。

（10）平均住院日／住院费用。

（四）缺血性卒中

（1）卒中接诊流程

①按照卒中接诊流程。

②神经功能缺损 NIHSS 评估。

③45 分钟内完成头颅 CT、血常规、急诊生化、凝血功能检查。

（2）房颤患者的抗凝治疗。

（3）组织纤溶酶原激活剂（t-PA）/ 或尿激酶应用的评估。

（4）入院 48 小时内使用阿司匹林或氯吡格雷治疗。

（5）评价血脂水平。

（6）评价吞咽困难。

（7）预防深静脉血栓（DVT）。

（8）出院时使用阿司匹林或氯吡格雷。

（9）为患者提供：卒中的健康教育。

（10）住院 24 小时内接受血管功能评价。

（11）平均住院日／住院费用。

（五）髋、膝关节置换术

（1）实施手术前功能评估（属二次，或翻修或高难复杂全髋）。

（2）预防抗菌药应用时机。

（3）预防术后深静脉血栓形成。

（4）手术输血量大于 400 mL。

（5）术后康复治疗。

（6）内科原有疾病治疗。

（7）手术后出现并发症（深静脉血栓和肺栓塞等生理和代谢紊乱）。

（8）为患者提供：髋与膝关节置换术的健康教育。

（9）切口是否 I / 甲愈合。

（10）住院 21 天内出院。

（11）平均住院日／住院费用。

（六）冠状动脉旁路移植术

（1）到达医院后即刻使用阿司匹林与内科再灌注治疗。

（2）CABG 手术适应证与急症手术指征。

（3）使用乳房内动脉。

（4）预防性抗菌药物应用时机。

（5）术后活动性出血或血肿再手术。

（6）手术后并发症治疗。

（7）为患者提供冠状动脉旁路移植术（CABG）的健康教育。

（8）切口是否Ⅰ/甲愈合。

（9）住院21天内出院。

（10）平均住院日/住院费用。

（七）阑尾切除术（不含腹腔镜下）

（1）全身情况。

（2）局部检查。

（3）抗菌药物应用时间（平均天数）。

（4）辅助检查：心电图、胸片、血常规、凝血功能、尿常规、B超。

（5）内科原有疾病的治疗。

（6）鉴别诊断。

（7）手术适应证。

（8）手术输血量。

（9）手术后出现并发症治疗。

（10）切口是否Ⅱ/甲愈合。

（11）符合出院标准及时出院。

（12）平均住院日/住院费用。

（13）为患者提供健康知识教育。

（八）腹腔镜下胆囊切除术

（1）全身情况。

（2）局部检查。

（3）抗菌药物应用时间（平均天数）。

（4）辅助检查：心电图、胸片、血常规、凝血功能、B 超、必要时做 MRCP（磁共振胰胆管成像）。

（5）鉴别诊断。

（6）手术适应证。

（7）手术输血量。

（8）手术后出现并发症治疗。

（9）切口是否Ⅱ / 甲愈合。

（10）住院 7 天内出院。

（11）符合出院标准及时出院。

（12）平均住院日 / 住院费用。

（13）为患者提供健康知识教育。

（九）甲状腺次全切除术

（1）全身情况。

（2）局部检查。

（3）抗菌药物应用时间（平均天数）。

（4）辅助检查：心电图、胸片、血常规、凝血功能、颈部 X 线检查、喉镜检查、基础代谢率、B 超、病理学检查、T3、T4，必要时做 ECT。

（5）鉴别诊断。

（6）手术适应证。

（7）手术输血量。

（8）手术后出现并发症治疗。

（9）切口愈合：Ⅰ / 甲。

（10）住院 7 天内出院。

（11）符合出院标准及时出院。

（12）平均住院日 / 住院费用。

（13）为患者提供健康知识教育。

（十）单侧乳腺改良根治术（不含乳腔镜下）

（1）全身情况。

（2）局部检查。

（3）抗菌药物应用时间（平均天数）。

（4）辅助检查：心电图、胸片、血常规、凝血功能、B超、近红外线乳房扫描、钼靶X线摄片或ECT检查、病理学检查（包括立体定位穿刺活检或手术中快速切片病理检查）。

（5）鉴别诊断。

（6）手术适应证。

（7）手术输血量。

（8）手术后出现并发症治疗。

（9）切口愈合：Ⅰ/甲。

（10）符合出院标准及时出院。

（11）平均住院日/住院费用。

（12）为患者提供健康知识教育。

（十一）子宫肌瘤切除术（不含腹腔镜下）

（1）全身情况的记载。

（2）妇科检查的记载。

（3）抗菌药物使用时间（平均天数）。

（4）辅助检查：血常规、尿常规、肝肾功能、血糖、心电图、胸片、血型加交叉、凝血功能、B超、病理学检查。

（5）鉴别诊断。

（6）术前讨论不否具有手术适应证。

（7）手术后是否出现并发症。

（8）切口是否Ⅱ/甲愈合。

（9）是否术后9天内出院。

（10）符合出院标准及时出院。

（11）平均住院日/住院费用。

（12）是否为患者提供健康教育。

（十二）全子宫切除术（不含腹腔镜下）

（1）全身情况的记载。

（2）妇科检查的记载。

（3）抗菌药物使用时间（平均天数）。

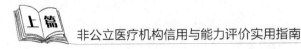

（4）辅助检查：血常规、尿常规、肝肾功能、血糖、心电图、胸片、血型加交叉、凝血功能、B超、病理学检查。

（5）鉴别诊断。

（6）术前讨论是否具有手术适应证。

（7）手术后是否出现并发症。

（8）切口是否Ⅱ/甲愈合。

（9）术后9天内出院。

（10）符合出院标准。

（11）平均住院日/住院费用处于同等类型医院水平。

（十三）剖宫产术

（1）术前全身健康状况评价。

（2）产科专科检查，如胎位、先露、胎心、宫高、腹围等。

（3）合理使用抗菌药物（平均天数）。

（4）辅助检查：血常规、尿常规、肝肾功能、血糖、心电图、乙肝、HIV、RPR、HCV、凝血功能、B超、胎心监测、必要时病理学检查。

（5）手术适应证。

（6）手术输血量（酌情）。

（7）术后并发症相应治疗，如羊水栓塞、出血、DIC、感染等。

（8）切口愈合：Ⅱ/甲。

（9）住院9天内出院。

（10）符合出院标准及时出院。

（11）为妊妇提供母乳喂养健康知识教育。

（12）平均住院日/住院费用。

（十四）单胎顺产

（1）产前全身健康状况评价。

（2）产科专科检查：如胎位、先露、胎心、宫高、腹围等。

（3）合理使用抗菌药物（平均天数）。

（4）辅助检查：血常规、尿常规、肝肾功能、凝血功能、B超、胎心监测、心电图、乙肝、HIV、HCV、RPR。

（5）住院 5 天内出院。

（6）为妊妇提供母乳喂养健康知识教育。

（7）平均住院日／住院费用。

（十五）肺炎（儿科）

（1）判断是否符合入院标准。

（2）氧合评估。

（3）辅助检查

①血常规、血 CRP。

②胸部 X 线（入院 24 小时内）。

③血培养、痰培养。a. 住院 24 小时以内，采集血、痰培养；b. 在首次抗菌药物治疗前，采集血、痰培养。

④病原学检查。

（4）抗菌药物应用

①抗菌药物应用时机：入院 6 小时内接受抗菌药物治疗。

②起始抗菌药物选择：a. 重症患者起始抗菌药物选择；b. 非重症患者起始抗菌药物选择；c. 目标抗感染药物的治疗选择。

③初始治疗 72 小时后无效者，重复病原学检查。

④抗菌药物疗程（平均天数）。

（5）为患儿家长提供健康教育。

（6）符合出院标准及时出院。

（7）平均住院日／住院费用。

（张振清）

第四节　医院人力资源管理

医院人力资源管理（human resource management in hospital）是指将卫生技术人员群体作为医院经营的主要资源进行开发、管理。医院的人力资源配置包括基于岗位职能的人力资源规划、岗位分析、人员的筛选和录用及人力资源的动态配置等一系列的活动。医院人力资源管理是为了更好地完成医院的各项任务而充分发挥人力作用的管理活动，是人力资源有效开发、合理配置、充分利用和科学管理的制度、法令、程序和方法的总和，贯穿于医院人力资源运动的全过程，包括人力资源的预测与规划、工作分析与设计、人力资源的维护与成本核算、人员的甄选录用、合理配置和使用，还包括对人员的智力开发、教育培训、调动人的工作积极性、提高人的科学文化素质和思想道德觉悟等。

一、医院人力资源规划

《国务院办公厅关于建立现代医院管理制度的指导意见》（国办发〔2017〕67号）要求医院必须健全人力资源管理制度。建立健全人员聘用管理、岗位管理、职称管理、执业医师管理、护理人员管理、收入分配管理等制度。在岗位设置、收入分配、职称评定、管理使用等方面，对编制内外人员统筹考虑。公立医院在核定的薪酬总量内进行自主分配，体现岗位差异，兼顾学科平衡，做到多劳多得、优绩优酬。按照有关规定，医院可以探索实行目标年薪制和协议薪酬。医务人员薪酬不得与药品、卫生材料、检查、化验等业务收入挂钩。

在医院人力资源管理的过程中，人力资源配置被置于最为核心的位置，这是因为医院是一个服务性的机构，人才在医院价值创造过程中扮演着举足轻重的作用，在医院的人力资源管理中，能否做到人尽其才、才尽其用，最大限度地发挥人力资源的作用，不仅关系到医院经营发展的好坏，更是医疗服务质量高低的关键。因此，做好人力资源的配置工作，不单单是医院自身的事情，更是对患者、对社会负责任的一种体现。

自20世纪70年代起，人力资源规划已成为人力资源管理的重要职能，并且与医院的人事政策融为一体。人力资源规划实质上就是在预测未来的组织任务和环境对组织要求及为完成这些任务和满足这些要求而提供人员的管理过程。人力资源规划主要功能和目的在于预测医院的人力资源需求和可能的供给，确保医院在需要的时间和岗位上获得所需的合格人员。实际上人力资源规划是一项系统的战略工程，它以医院发展战略为指导，以全面核查现有人力资源、分析医院内外部条件为基础，以预测组织对人员的未来供需为切入点，内容包括晋升规划、补充规划、培训开发规划、人员调配规划、工资规划等，基本涵盖了人力资源的各项管理工作，人力资源规划还通过人事政策的制定对人力资源管理活动产生持续和重要的影响。

在人力资源管理职能中，人力资源规划具有战略性和应变性。组织发展战略及目标、任务、计划的制定与人力资源战略及计划的制定紧密相连。人力资源规划规定了招聘和挑选人才的目的、要求及原则；人员的培训和发展、人员的余缺都得依据人力资源规划实施和调整；员工的报酬、福利等也是依据人力资源规划中规定的政策实施的，在医院的人力资源管理活动中，人力资源规划不仅具有先导性和战略性，而且在实施医院目标和规划过程中，它还能不断调整人力资源管理的政策和措施，指导人力资源管理活动。因此，人力资源规划处于整个人力资源管理活动的统筹阶段，它为下一步整个人力资源管理活动制定了目标、原则和方法。人力资源规划的可靠性直接关系着人力资源管理工作整体的成败。所以，制定好人力资源规划是医院人力资源管理部门的一项非常重要和有意义的工作。

医院的生存和发展离不开医院规划。医院规划的目的是使医院的各种资源（人、财、物等）彼此协调并实现内部供求平衡。人力资源是医院内最活跃的因素，人力资源规划是医院规划中起决定性作用的规划。

（一）医院人力资源规划的目的

1. 规划人力发展

人力发展包括人力预测、人力增补及人员培训，这三者紧密联系，不可分割。人力资源规划一方面对人力现状予以分析，以了解人事动态；另一方面，对未来人力需求做一些预测，以便对医院人力的增减进行通盘考虑，再据以制定人员增补和培训计划。所以，人力资源规划是人力发展的基础。

2. 人力资源的合理运用

只有少数医院其人力的配置完全符合理想的状况。在相当多的医院中，其中一些人的工作负荷过重，而另一些人则工作过于轻松；也许有一些人的能力有限，而另一些人则感到能力有余，未能充分利用。人力资源规划可改善人力分配的不平衡状况，进而谋求合理化，以使人力资源能配合组织的发展需要。

3. 配合组织发展的需要

任何组织的特性，都是不断地追求生存和发展，而生存和发展的主要因素是人力资源的获得与运用。也就是如何适时、适量及适质的使组织获得所需的各类人力资源。由于现代科学技术日新月异，社会环境变化多端，如何针对这些多变的因素，配合组织发展目标，对人力资源恰当规划甚为重要。

4. 降低用人成本

影响医院结构用人数目的因素很多，如业务、技术革新、机器设备、组织工作制度、工作人员的能力等。人力资源规划可对现有的人力结构做一些分析，并找出影响人力资源有效运用的瓶颈，使人力资源效能充分发挥，降低人力资源在成本中所占的比率。

（二）医院人力资源规划的作用

（1）满足组织总体战略发展的要求　人力资源规划是组织发展战略的重要组成部分，同时也是实现组织战略目标的重要保证。

（2）确保组织生存发展过程中对人力资源的需求　人力资源部门必须分析组织人力资源的需求和供给之间的差距，制定各种规划来满足对人力资源的需求。

（3）有利于人力资源管理活动的有序化　人力资源规划是医院人力资源管理工作的基础，它由总体规划和各种业务计划构成，为管理活动（如确定人员的需求量、供给量、调整职务和任务、培训等）提供可靠的信息和依据，进而保证管理活动的有序化。

（4）有利于调动员工的积极性和创造性　人力资源管理要求在实现组织目标的同时，也要满足员工的个人需要（包括物质需要和精神需要），这样才能激发员工持久的积极性，只有在人力资源规划的条件下，员工对自己可满足的东西和满足的水平才是可知的。

（5）有利于控制人力资源成本　人力资源规划有助于检查和测算出人力资源规划方案的实施成本及其带来的效益，避免医院发展过程中因人力资源浪费而造成的人工成本过高的问题。要通过人力资源规划预测组织人员的变化，调整组织的人员结构，把人工成本控制在合理的水平上，这是组织持续发展不可缺少的环节。

（三）医院人力资源规划的目标

（1）得到和保持一定数量具备特定技能、知识结构和能力的人员。

（2）充分利用现有人力资源。

（3）能够预测医院组织中潜在的人员过剩或人力不足。

（4）建设一支训练有素、运作灵活的劳动力队伍，增强医院适应未知环境的能力。

（5）减少医院在关键技术环节对外部招聘的依赖性。

二、人力资源配置

（一）医院人力资源配置的规范（以三级综合医院为例）

1.床位

住院床位总数在 500 张以上。

2.科室设置

（1）临床科室：至少设有急诊科、内科、外科、妇产科、儿科、中医科、耳鼻喉科、口腔科、眼科、皮肤科、麻醉科、康复科、预防保健科；

（2）医技科室：至少设有药剂科、检验科、放射科、手术室、病理科、输血科、核医学科、理疗科（可与康复科合设）、消毒供应室、病案室、营养部和相应的临床功能检查室。

3. 人员

（1）每床至少配备 1.03 名卫生技术人员。

（2）每床至少配备 0.4 名护士。

（3）各专业科室的主任应具有副主任医师以上职称。

（4）临床营养师不少于 2 人。

（5）工程技术人员（技师、助理工程师及以上人员）占卫生技术人员总数的比例不低于 1%。

（二）优化医院人力资源配置

1. 梳理职能部门职责、编制岗位说明书

组织结构是医院内部分工协作的基本框架。芜湖市第二人民医院共设有 26 个职能部门，分为集团和医院本部两个级别，具体包括院长办公室、集团发展部、人力资源部、计划财务处、基建处、医务处、科研教学处、护理部、审计处、医学工程部、党委办公室、工会、总务处、监察室、门诊部办公室、投诉服务中心、招标采购申报中心、物流中心、信息管理中心、宣传教育科、药剂科、医院感染管理科、预防保健科、安全保卫科、出入院管理科。通过对组织结构的梳理，明确各职能部门的管理职责范围、管理对象和各部门协作沟通的流程等事宜使医院的组织结构更好地为医院实现战略、拓展规模、优化人员、提升效率服务。对个别存在职责交叉或重叠或模糊的部门进行调整，强化专业化分工与横向配合，例如，根据《关于加强医疗机构财务部门管理职能、规范经济核算与分配管理的规定》，突出计划财务处对医院会计核算、财务管理及财务分析的三大职能；促进人力资源部向现代职业化人力资源管理转化，引导其关注对医院薪酬分配、综合绩效考核等模块的激励管理；整合优化医院资源，强化物流中心对医院医疗设备、信息设备、医疗耗材、后勤物资、总务资产的存储和配送的一体化管理等。

2. 明确人员配备标准、核定科室岗位编制

针对医院当前业务情况和规模，结合医院岗位性质、工作量、工作效率、人员素质要求等因素，对确定的岗位进行人力资源需求预测。因此，医院人力资源部在人员基本编制标准和方法的指导下，需要根据发展需求进行动态调整规划。

对医院各科室岗位目前工作负荷进行调研分析和访谈了解员工对人员配置的调整建议后，参照原国家卫生部及相关部门的文件规范，明确各类别人员的基本编制标准和方法。

（1）考虑正常法定休假和带薪休假后，核定每名员工标准工作时间为每年 1960 小时。

（2）病区管床医生分普通病房和重症监护病房，按时间段核定每名医生的管床数及住院总医师的配备标准；即核定病区医生人数 = ∑（科室实际使用病床数 ÷ 核定每名医生该时段

管床数 × 该时间段小时数）× 365 ÷ 每名员工标准工作时间 + 病区住院总医师人数。

（3）手术医生根据病案统计室报表实际开展的各级手术例数，通过访谈了解及参考同类医院数据，核定各级手术平均每例耗时数及上台医生数，计算手术工作时间，以编制手术医生人数。即核定手术医生人数 = ∑（该级别手术全年总例数 × 平均每例手术耗时数 × 平均每例手术配备手术医生人数）÷ 每名员工标准工作时间。

（4）门急诊医生综合考虑出诊排班、实际门诊量情况、门诊看诊效率编制医生人数。

（5）病区护士分普通病房和重症监护病房，按 APN 排班原理，核定各时间段的主班、药配班、责任护理班、晚夜班护士的配备标准；则：核定病区护士人数 = ∑（科室实际使用病床数 ÷ 核定该班次每名护士负责患者标准 × 该时间段小时数）× 365 ÷ 每名员工标准工作时间。

（6）医技及其他人员按综合机器开机运行时间、工序流程、工作效率、排班需求等核定编制标准。

（7）科室管理人员根据有效管理幅度原则配备正副职。

（8）对于难以设定统一配备标准的行政后勤部门岗位，则在进行详细具体的岗位工作分析及大量的访谈调研和实地观察后，以月工作耗时为基础结合年度工作耗时，采用员工标准工作时间法（每月工作 163~200 小时），通过分解细化部门职责，计算具体岗位完成各项任务的工作时间确定岗位的负荷程度进而核定人员编制。

在核定科室岗位人员编制的过程中，更强调制定明确人员编制的标准和方法，以便医院人力资源部人员能够根据医院发展需要，及时进行动态调整和预测，真正实现人力资源的持续性管理和有效规划。

3. 细化内部核算管理、完善分配考核体系

推行科室成本核算管理体系，并结合绩效考核和分配管理，实现降低医院运行成本、降低患者医疗费用的管理目标。清晰划分各核算单元，明确收入和支出项目，确定分类归集方式，规范数据来源和统计口径，真实、准确地反映科室的运行情况。

薪酬是激励员工的重要工具和手段之一。对于员工的付出给予公正合理的回报，是对员工的尊重和关爱，是以人为本的根本体现。要使员工对薪酬产生公平感，合理的薪酬水平差距及科学的确定薪酬水平的标准是关键点之一。应用平衡计分卡（BSC）从财务、客户、内部运营、学习成长 4 个维度及各维度下设的人均收支结余、每百元固定资产创造的医疗收入、人均出院患者数、医疗服务投诉情况、医疗赔偿金额、科室副高以上专业技术职称人员数、学科建设情况、主办学术会议、科研情况等符合 SMART 原则的评估标准，对全院各临床和医技科室分别进行综合绩效贡献评估。由医院领导及各科室中层管理人员调研评分确定各维度和标准的权重。把量化的评估结果作为核定临床医技科室薪酬水平高低排序的重要参考依据之一，

并结合对全院薪酬总额的预算控制，调节不同层级科室薪酬水平的差距。而对行政职能科室，则由医院领导及各科室中层管理人员分别从科室风险、工作负荷、知识技能、工作职责、工作标准、人才稀缺性、战略价值等维度进行评估，确定各科室的分配系数，通过分配系数体现不同科室岗位人员技术风险和劳动价值的差距，并且将行政人员的绩效分配基数与临床医技人均基数相挂钩，使之与医院整体发展水平相适宜。

三、人力资源绩效考核

绩效考核是一项系统工程，涉及战略目标体系及其目标责任体系、指标评价体系、评价标准及评价方法等内容，其核心是促进医院获利能力的提高及综合实力的增强，其实质是做到人尽其才，使人力资源作用发挥到极致。医院制定了战略发展的目标，为了更好地完成这个目标需要把目标分阶段分解到各部门各人员，也就是说每个人都有任务。绩效考核就是对医院人员完成目标情况的一个跟踪、记录、考评。

绩效考核是计算医院的合力的过程。通过一定的手段衡量出哪些因素推动医院发展，哪些因素制约医院发展，从而找到平衡点，以达到医院和谐发展的目的。

绩效考核其实只是绩效管理中的一个环节。绩效考核是在年底对过去绩效情况的回顾，而绩效管理则是周而复始持续循环的过程，向前看，侧重过程，通常需要一年时间完成一个过程。

绩效考核是做好绩效管理的关键，是通过对医院内部流程中的关键参数进行设置、取样、计算、分析、衡量流程绩效的一种目标式量化管理指标，是把医院的战略目标分解为可操作的工作目标的工具，是医院实施绩效管理的基础。绩效考核可以使医院管理人员明确主要责任及业绩衡量指标。

（一）医院绩效考核指标

建立绩效考核指标的要点在于流程性、计划性和系统性。首先，明确医院的战略目标，也是医院价值评估的重点。其次，再找出这些关键点的绩效考核，即院级绩效考核。再次，依据院级绩效考核建立部门级绩效考核，并对相应部门的绩效考核进行分解，确定相关的要素目标，分析绩效驱动因素（技术、组织、人员），确定实现目标的工作流程，分解出各部门级的绩效考核，以便确定评价指标体系。最后，各部门再将绩效考核进一步细分，分解为更细的绩效考核及各职位的业绩衡量指标，这些业绩衡量指标就是员工考核的要素和依据。

医院绩效评价考核指标应包括工作服务效率、医疗质量、服务质量、成本效益、患者负担水平、发展创新指标等内容。医院绩效考核评级，反映衡量医院考核期内绩效目标的完成情况，通过考核可以提高医院整体竞争力，促使医院工作的短期目标与长期目标相联系。

1. 医院绩效考核的主要指标

（1）工作效率绩效考核指标：人均门急诊人次、门急诊人次增长率、每门诊医生日均门诊人次，人均（或每床）住院人次、平均病床工作日、住院患者增长率、病床使用率等指标。

（2）医疗质量绩效考核指标：门诊诊断准确率、平均住院日、治愈好转率、入院确诊率、出院与入院诊断符合率、死亡率、院内感染发生率、并发症发生率、临床与放射线诊断符合率、医技检查阳性率等。

（3）服务质量绩效考核指标：门诊患者满意率、住院患者满意率、表扬信件人次数、批评信件人次数、医疗纠纷发生数等。

（4）经济效益绩效考核指标：人均收入水平，人均成本费用，人均收支盈余，成本投入产出率，医疗收入耗材水平，医药比，净资产收益率，净资产增长率，资产运营能力（包括总资产周转率及次数、流动资产周转率及次数、存货周转率及次数）等。

（5）发展创新绩效考核指标：总资产增长率、资产保值增值率、固定资产更新率、固定资产收益率、人员培训费用率、新业务新技术开展项目数、高级（高学历）卫生技术人员比例等。

2. 绩效考核指标确定的原则

（1）通过努力在适度的时间内可以实现，并有时间要求。

（2）指标是具体的、数量化的、行为化的，具有可得性。

（3）可衡量化，不论是与过去比、与预期比、与特定参照物比、与所花费的代价比，都有可操作性，并且是现实的、可证明的、可观察的。

（4）不能量化的指标，要描述细化、具体，可操作。

（5）指标必须有成本核算。

（6）经过协商同意制定，说服力强。

（二）医院绩效考核的原则

医院是知识和技术密集型单位，作为知识分子聚集的组织，把握好绩效考核的原则对整个医院的人力资源管理具有相当重要的作用。一般而言，医院的绩效考核应坚持以下原则。

（1）客观、公正、公开原则：在实施绩效考核时，一定要注意考核标准要客观、组织评价要客观、考核结果与待遇挂钩要客观。同时，要公开各个岗位和各项工作的考核标准，在实施考核中对所有员工做到一视同仁。

（2）科学评价原则：从考核标准的确定到考核结果的运用过程设计要符合客观规律，正确运用现代化科技手段，准确地评价各级各类员工的行为表现。

（3）简便、易操作原则：考核标准简便、易操作。一是有利于员工明确标准，确定努力方向；二是便于管理人员实施考核；三是可以投入较少的精力，达到比较好的考核效果。

（4）注重绩效的原则：绩效是指员工经过主观努力，为社会做出并得到承认的劳动成果，完成工作的数量、质量与效益等。在实施考核中，只有以绩效为导向，才能引导员工把工作的着眼点放在提高工作质量和效率、努力创造良好的社会效益和经济效益上来，从而保证医院目标的实现。

（5）分类别与分层次考核原则：医院有医、药、护、技、管理等不同职称类别，各个类别中又有高、中、低职称之分，在绩效考核中要对不同类型和不同能级的人员制定不同的考核标准和考核办法，这样才能合理地选拔、使用和评价各类人才。

（三）绩效考核的形式

1. 按考评时间分类

可分为日常考评与定期考评。

（1）日常考评：指对被考评者的出勤情况、产量和质量实绩、平时的工作行为所进行的经常性考评。

（2）定期考评：指按照一定的固定周期所进行的考评，如年度考评、季度考评等。

2. 按考评主体分类

可分为主管考评、自我考评、同事考评和下属考评。

（四）绩效考核方法

绩效考核方法甚多，根据民营医院的现状介绍以下4种。

（1）因素评定法：这种考核方法主要是指根据医院各类人员的专业特点和工作性质将拟考核的内容分解为不同的项目指标，通过对各个项目的考核来确定总的考核结果。例如，对医院管理人员的考核可从组织领导能力、决策能力、协调能力、表达能力、对医院的忠诚度及群众的信任度等方面进行考核。对医生的考核可以从专业资历、业务能力、技术水平、工作业绩、科研成果及医德医风等方面进行考核。

（2）基准加减评分法：这种方法主要是根据医院的管理目标和对员工日常行为的要求，提出一系列说明句式的考评项目，然后对每一考评项目做出一些具体规定，指明达到什么目标加分，违犯什么规定或规范减分。事先为每一名员工指派一个相同的起点分数，然后在此基础上进行加分或减分，最后通过得分多少来评定考核等级。

（3）目标管理法：这是普遍采用的方法，管理者通常很强调利润、销售额和成本这些能带来成果的结果指标。在目标管理法下，每个员工都确定有若干具体的指标，这些指标是其工作成功开展的关键目标，它们的完成情况可以作为评价员工的依据。

（4）叙述法：在进行考核时，以文字叙述的方式说明事实，包括以往工作取得了哪些明显的成果、工作上存在的不足和缺陷是什么。

（五）绩效考核信息反馈及成果兑现

1.绩效考核信息反馈

（1）对考核结果要做到全面分析，对未达标的工作部分要加以分析，找出原因并加以修正，调整战略目标，细化工作职责标准，调整平衡计分卡的内容，使之建立新的平衡。

（2）对考核成果要充分利用，要及时由管理人员对有关的责任人进行沟通，对考核结果指出的责任人的优点给予充分的、具体的肯定，最好能以事例补充说明，让责任人感觉到领导者不是泛泛地空谈，而是真诚地认可。对于考核者存在的不足，要明确提出，并问清楚责任人原由，听取他对改进工作的意见建议，如有道理要尽可能采纳。如继续任用，则应提出具体的建议要求及改进工作的途径，以保证提高工作质量。即使不再任用，也要明确提出，使责任人充分理解，使之心服口服。

（3）切忌对考核结果置之一边，任由被考核者猜测引起负面影响。

2.考核成果兑现

对考核成果要按照目标责任书的奖惩约定，及时进行奖惩兑现。

（六）绩效考核的持续性

绩效考核是一项复杂的系统工程，计划、监控、考核流程、成果运用等动态管理，构成绩效考核的主要工作内容。因此，要持续不断地根据考评工作中存在的问题改进考核工作，同时还要把工作制度化、持续性地开展下去。这样考核工作就会受到各级管理人员的高度重视，其创造价值中心的作用就会越来越大。

（七）提高"绩效考核"执行力的六大因素

（1）确保绩效管理体系的适宜性是前提。

（2）高层领导强有力的组织和推动是关键。

（3）持续深入的沟通、反馈与面谈是核心。

（4）承诺与兑现是标志。

（5）提升员工的素质和能力是重要手段。

（6）在绩效管理上所花的时间和精力是确保绩效管理推进力度的根本保证。

　　绩效管理是一个系统的管理过程，从严格意义上说，绝大部分医院还没有实施绩效管理，至少不是完整意义上的绩效管理，只是有了绩效管理的形式或只做了绩效考核。可喜的是，越来越多的医院管理者，正在关注医院的绩效管理问题，一些医院已经开展绩效管理的尝试和探索，随着医院内外环境的变化及管理实践的不断深入，对绩效管理的理解会越来越深刻，这无疑会推动医院绩效管理的实施与完善，这是我们所追求的目标，也是医院管理发展的一个新阶段。绩效管理是现代医院发展的管理思路，是现代医院管理的重要方法和科学管理工具，是现代医院管理进步的表现。

四、人力资源管理评价

　　人力资源管理是医院管理的重要组成部分，直接关系到医院的学科建设与人才建设，关系到医院的稳定发展，应按照现代人力资源管理理念，根据医院的发展规划和年度计划，加强管理评价，持续改进和提高管理水平。

　　医院的人力资源配置包括基于岗位职能的人力资源规划、岗位分析、人员的筛选和录用及人力资源的动态配置等一系列活动。医院人力资源管理是为了更好地完成医院的各项任务而充分发挥人力作用的管理活动，是人力资源有效开发、合理配置、充分利用和科学管理的制度、法令、程序和方法的总和，贯穿于医院人力资源运动的全过程，包括人力资源的预测与规划、工作分析与设计、人力资源的维护与成本核算、人员的甄选录用、合理配置和使用，还包括对人员的智力开发、教育培训、调动人的工作积极性、提高人的科学文化素质和思想道德觉悟等。

　　人力资源管理评价的主要内容包括以下方面。

　　（1）根据现代人力资源管理理念建立人力资源管理部门，岗位设置合理，岗位职责明确。

　　（2）制定人力资源发展规划，有人力资源年度计划，人力资源配置符合实际开放床位和医疗工作需求，人才梯队合理。

　　（3）建立卫生技术和其他各级各类专业技术人员准入、岗前培训、继续教育、考核、评价体系，落实医师考核制度，建立专业技术人员档案。

　　（4）建立各级各类人员绩效考核制度，优化分配方案，不断提高员工积极性。

　　（5）有人力资源管理数据库，定期进行数据分析，提供人力资源情况统计分析报告。

　　（6）检查医院开放床位，医护比、医床比、床工比、床护比、病房护士比。

　　注：财务管理的相关内容详见上篇第四章医院财务能力与管理第五节医院财务管理。

（张振清）

第五节　医院价格管理

医疗服务价格是医疗机构及其医务人员向社会提供医疗技术服务时，向服务对象收取服务费用的标准。医疗服务价格管理是政府宏观调控医疗服务供需平衡的手段，医疗服务价格政策对推动医疗卫生事业健康发展，提高人民群众生活质量，进而促进社会经济建设和社会文明具有重要的作用。医疗收费管理工作是医院管理的重要内容，收费管理工作的好坏直接影响医院的生存与发展，直接影响医院在人民群众中的信誉。因此，医疗机构应不断加强和完善医疗服务价格管理体制，规范医疗服务价格行为，将医疗服务价格管理作为医院管理的重点，建立科学合理的价格管理体系，才能给医院带来良好的社会效益和经济效益，从而促进医院健康、科学发展。

我国医疗机构实行分类管理，即分为非营利性医疗机构和营利性医疗机构两类。政府举办的公立医院一般为非营利性医疗机构，社会资本举办的民营医院可自行选择营利性或者非营利性。

一、公立医院及非营利性医院的价格管理

医疗服务价格是对医疗服务作为商品交换所采取的一种价格形式，本质上是医疗服务价值的货币表现，是医疗机构对患者服务的医疗服务项目的收费标准，包括门诊、住院、各项检查、治疗、检验、手术项目等的收费价格。由于医疗服务属于公共产品的范畴，医疗服务不同于一般的商品，具有福利和商品的双重性。医疗服务价格是医疗机构组织收入的主要渠道，是医疗机构弥补医疗支出的主要方式。

（一）公立医院及非营利性医院的价格形成机制

公立医疗机构提供的基本医疗服务实行政府指导价。人力消耗占主要成本，体现医务人员技术劳务价值、技术难度和风险程度的医疗服务，公立医院综合改革试点地区可探索由政府主导、利益相关方谈判形成价格的机制。

国家负责制定全国医疗服务项目技术规范，统一项目名称和服务内容，指导医疗机构规范开展服务，并作为确定医疗机构收费项目的依据。各地依据全国医疗服务项目技术规范，确定本地区医疗机构服务收费的具体项目。

非营利性医疗机构提供的医疗服务实行政府指导价，医疗机构按照主管部门制定的基准价，并在其浮动范围内，确定本单位的实际医疗服务价格。

（二）基本医疗保险对医院价格的要求

基本医疗保险定点医疗机构应执行国家及本市物价部门制定的医疗服务和药品的价格政策、收费标准。

二、营利性医院的价格管理

营利性医院价格可以灵活定价的优点，为其顺利发展带来了较大的空间。

营利性医院的定价原则包括以下几点。

（1）根据目标人群的经济条件定价：为经济条件好的群体进行高端服务时，收费价格可以定一档价位；为经济条件一般的群体进行中端服务时，收费价格只能定三档价位；为经济条件较差的群体进行低端服务时，收费价格只能定最低的四档价位。但不管哪类群体，治疗收费价必须合理。否则，医院利润就失去了保障。

（2）根据医院的发展阶段定价：在医院前3个月的市场导入期，实行优惠价。这时期，要对不同的收费项目进行不同比例的打折；在医院进入市场后第4个月开始的发展期，逐步减少项目打折的比例，但不能完全取消，到第7个月开始才考虑实行正常收费价；在医院运营3年后的成熟期，开始进行间歇性优惠，4年后再度进入优惠期，回报社会。

（3）根据学科类型定价：医院可根据实际情况和专科特点进行收费项目调整，实行差异化收费。如为医保定点医院，则需执行相关的规定。

总之，对于就医顾客的价格需求最重要的应该从质量与价格之比的两个方向进行考虑：一是在给定价格时，应考虑到就医顾客对医疗服务质量水平的要求；二是在给定医疗服务的质量时，应考虑到就医顾客对价格水平的要求。前者考虑的是价格与质量之比，后者考虑的是质量与价格之比，也就是性价比。

三、价格改革

发展改革委、原国家卫生计生委、人力资源保障部、财政部四部委于2016年7月1日联合发布《关于印发推进医疗服务价格改革意见的通知》（发改价格〔2016〕1431号），要求积极稳妥推进医疗服务价格改革，按照"总量控制、结构调整、有升有降、逐步到位"的原则，统筹考虑各方面承受能力，合理制定和调整医疗服务价格，逐步理顺医疗服务比价关系，并与医保支付、医疗控费政策同步实施，确保群众费用负担总体不增加。

（一）价格改革的目标

到 2017 年，逐步缩小政府定价范围，改革医疗服务项目管理，改进价格管理方式，结合公立医院综合改革同步调整医疗服务价格。到 2020 年，逐步建立以成本和收入结构变化为基础的价格动态调整机制，基本理顺医疗服务比价关系。积极探索建立通过制定医保支付标准引导价格合理形成的机制。

（二）价格改革的任务

1. 推进医疗服务价格分类管理

公立医疗机构提供的基本医疗服务实行政府指导价；公立医疗机构提供的特需医疗服务及其他市场竞争比较充分、个性化需求比较强的医疗服务，实行市场调节价。

非公立医疗机构提供的医疗服务，落实市场调节价政策。基本医保基金支付的实行市场调节价的医疗服务，由医保经办机构综合考虑医疗服务成本及社会各方面承受能力等因素，与医疗机构谈判合理确定医保支付标准，引导价格合理形成。

2. 逐步理顺医疗服务比价关系

围绕公立医院综合改革，统筹考虑取消药品加成及当地政府补偿政策，按照总量控制、结构调整的原则，同步调整医疗服务价格，重点提高诊疗、手术、康复、护理、中医等体现医务人员技术劳务价值的医疗服务价格，降低大型医用设备检查治疗和检验等价格。在此基础上，通过规范诊疗行为，降低药品、耗材等费用腾出空间，动态调整医疗服务价格。实行分级定价，根据医疗机构等级、医师级别和市场需求等因素，对医疗服务制定不同价格，拉开价格差距，引导患者合理就医。做好与医保支付、医疗控费等政策相互衔接，保证患者基本医疗费用负担总体不增加。

3. 改革医疗服务价格项目管理

国家负责制定全国医疗服务项目技术规范，统一项目名称和服务内容，指导医疗机构规范开展服务，并作为确定医疗机构收费项目的依据。各地依据全国医疗服务项目技术规范，确定本地区医疗机构服务收费的具体项目。2020 年前，形成全国统一的医疗服务项目技术规范，并实行动态调整。坚持鼓励创新和使用适宜技术相结合的原则，及时受理新增医疗服务项目，简化工作程序，提高工作效率，促进医疗新技术尽早进入临床使用。

4. 推进医疗服务定价方式改革

扩大按病种、按服务单元收费范围，逐步减少按项目收费的数量。各地可结合本地实际，按照《价格法》的规定，国家相关部门将授权设区市和有条件的县（市）对医疗服务价格进行调整，并做好协调指导和监督管理工作。

5. 加强医疗服务价格监管

对实行政府指导价的医疗服务，要按照"管细、管好、管到位"的要求，加强医疗服务成本监审和价格监测，完善定价过程中公众参与、专家论证制度，主动接受社会监督。对实行市场调节价的医疗服务，医疗机构要遵循公平、合法和诚实信用的原则，合理制定和调整价格，并保持相对稳定。加强医药费用控制，各地要综合考虑经济发展水平、基本医疗保障和群众承受能力等因素，合理确定本地区医药费用总量，明确控费指标，确保区域内医疗费用不合理增长得到有效控制。建立全方位、多层次的价格监督机制，发挥12358全国价格监管平台作用，依法严肃查处各种乱收费行为。

四、医院收费管理

医院收费是医院整个经营活动中的一个组成部分，医院的所有收入都需经过收费部门得以实现。收费管理的基本点是执行价格管理，规范收费行为，提高服务质量。鉴于目前医院在收费过程中存在乱收费、漏收费、收入的款项不及时上交、公款被挪用和贪污等行为，从而使医院的收入不合法、不安全、不完整，资金不能及时回笼，直接影响到医院的社会效益和经济效益，乃至医院的生存和发展问题，因此，必须重视和加强医院收费管理。

（一）建立健全医院医疗收费管理责任制，确保价格信息的准确

成立医院收费管理领导小组，下设专职物价收费管理员经常检查督促和指导。各收费科室（包括临床、医技科室、住院收费处、门诊收费处等）均设置兼职收费管理员（临床为护士长，医技科室为科主任或由科室选定在物价方面有较高悟性的人员），监督检查本科室的医疗收费执行情况；协同相关职能科室做好有关收费项目的成本测算及申报，审核本科室的医疗收费项目和标准，保证收费准确、及时、完整。

认真贯彻物价政策，严格收费项目及收费变动管理，要及时准确地更新。医院的收费价格调整，应由信息科或药剂科根据医院或政府规定录入收费价格库。特殊医用材料及一次性医用卫生材料应在规定允许收取的范围内收费，并严格执行国家规定的加价率进行收费。

（二）落实医院医疗收费职责

医生要正确、规范地书写医嘱、门诊处方、检查、治疗申请单，字迹一定要清楚，这是护士正确录入医嘱、收费员正确收费的前提。

收费员要掌握医院收费管理软件，熟悉物价政策，维护医院的收费权益，严格按照各项医疗收费标准进行收费，做到计价准确，不多收、不少收、不漏收。

做好门诊患者费用清单和住院患者每日费用清单的打印工作。门诊患者费用清单在提供发票时由收费员同时打印，住院患者的一日清单每日由病区打印并送交患者。为防止患者费用出错，护士要严格按照医嘱内容及时录入，杜绝口头医嘱。医嘱执行后，另外一名护士要对医嘱进行核对。护士长要每周对患者医嘱进行抽查，发现问题及时纠正或处理。住院收费处工作人员在为患者办理出院结算手续前，要根据患者病历的长短、医嘱的记录与执行情况，对实际收取的费用与出院清单明细项目逐项认真核对，并提供费用汇总清单。

（三）严格退费手续

各项退费必须提供有效凭据，包括交费凭据、相关科室的退费和更正通知书、审批意见等。核对原始凭证和原始记录，严格审批权限，完备审批手续。对发生减免事项者须由被授权部门负责人审批，报单位领导批准后，由财务部门负责办理。住院患者药品退款：若已记账、医嘱未撤销要求退款者，应由病区打印退药单，经病区护士长和病区药房负责人在退药单上签字后，才能在病区药房确认退款；若已记账、医嘱已撤销者，由病区药房负责人在药品处方单上签字，确认未发药后到住院处由专人负责把款项退回患者账上。门诊患者药品退款由门诊药房打印出患者处方，药房和收费处负责人分别签注退款理由，经财务科专职人员审查签字后，由门诊收费处负责人办理退款手续。医技科室退款：由科室经办人员填写退款单并签字，科室负责人和收费处负责人审批签注退款理由，经财务科专职人员审查签字后，附加门诊或住院检查治疗单，分别交由门诊收费处和住院收费处负责人办理退款手续。

（四）保证资金及时回笼

严格按照现金管理规定，制定收费人员交款制度。要求收费员每日营业终了按时结账，并将每日收到的现金、支票送交银行或财务部门，同时将收费日报表、当日所开收据的存根联及围数表送交财务部门。例如，每天 17：30 为正常下班时间，因 17：30 后常会有患者再交费，故应以 18：00 点作为当天结算的终点，即以上一天的 18：00 至当天的 18：00 的收费为当天的交款数；每天都有一名收费员是从 14：30—21：30 值班，所以他必须分 2 次交款：14：30—18：00 的收费为当天的实交款，18：01—21：30 的收费为次日的实交款。无特殊原因不能中途结账，也不能部分结账。有些医院不能每日结账并清账的普遍原因就是没在信息系统上设定结算时点，因为等到正常下班送走患者结好账银行早已停止营业。这一问题可由医院财务科与银行协商解决，如派人上门收款等。确实因条件限制无法每日清账的可建立收费员预交款制度，每日近营业终了时由收费员将大额现金预先缴存银行或财务部门，零星余款可待结账后于次日再行补交并清账，避免收费员挪用现金等行为的发生。

（五）健全内控监督体系

1. 加强收费票据管理

建立票据收回审核制度。对收费票据的印刷、存放、领用都由专人负责，严格按财政要求统一印刷购买，设立专门的有价票据库房；由财务科另设专人通过计算机系统对收费票据进行统一回收销号管理；对票据的购领、保管和发放与票据的回收销号工作不能由同一人管理。坚决杜绝空白收费票据的外流。万一出现遗失等情况，应及时登报声明作废。

财务科应对每日上交的收费日报表及当日所附发票存根认真审核。审核的内容包括票据是否连号、有没有跳号使用等，最好是安排专人认真核对。这是对医院收费票据的事后控制，也是医院收费管理中的一个重要环节。在这个环节中能发现错误、失误，对收费人员起到很大的监督作用。现在绝大多数医院都实行了计算机信息系统，给这项工作的实施提供了很大的便利。不再需要算盘或计算器，只要将报表所列票据的起止号码与所附发票存根联的起止号码相核对，看作废票据上的号码是否与报表所示作废号码一致、有无该作废没作废或不该作废的却作废了的情况、作废发票的手续是否齐全。发现差错时退回给收费人员及时做调整，重新生成收费日报表，并对因此产生的收费员多交款、少交款在次日的交款中冲减或补交，并督促其冲减或补交。这样一方面保证了收入的真实、完整、准确；另一方面也减少了收费员因工作差错而产生的不必要的损失，从而对自己的工作更有信心、更有安全感，把自己的工作做得更加出色。

按财务档案管理的要求妥善保管收回的发票存根。医院收费票据是医院财务核算的依据，对于门诊住院收费处每日上交的发票存根应妥善保管，做到定期装订、及时销号，按原始凭证管理的要求归档存放。

2. 加大财务部门的监管力度

财务科收入核算会计应对每天的收入进行对账。财务科收入核算会计每日终了将按照门诊收入、住院收入汇总日报表和收费员的交款情况来确认每天的收入，并进行记账。这样就能及时发现收费员多交款及少交款情况，并且对多交款是否退还和少交款是否补交等是否适时到位、有无遗漏情况都做到心中有数。同时也对门诊住院收入日报表的审核工作起到有效的监管作用，还有助于及时清理往来科目避免出现不必要的调账。

定期或不定期对收费员进行现金盘点。财务科稽核员要定期或不定期对收费员进行现金盘点，并认真记录盘查结果。这样有助于收费员养成每日自行盘账的习惯，及时杜绝因疏于管理而发生的经济上的问题。

（六）加强收费人员的培训

由于医疗收费和药品价格项目繁多，哪些项目该收费、哪些项目不该收费、收费标准是多少，一定要通过培训才能上岗；收费员不但要持证上岗，还要不断接受继续教育和培训学习，不断提高自身业务水平，做到准确而快捷。同时要加强收费人员职业道德教育和法制教育，通过对收费人员的思想教育及行风行业服务态度教育，使他们意识到自己处于服务窗口，自己的言行关系到整个医院的形象，从而加强自己的责任感；充分认识非法占有的危害性，随时都要以法律为准绳约束自己的行为，遵守职业道德规范保证资金安全不受侵犯。

五、医院价格管理评价

医院价格管理涉及国家医疗价格政策，事关百姓医疗服务感受。开展对医院价格管理评价，必将促进医院规范价格管理，提高价格管理水平。

医疗服务价格是医疗机构及其医务人员向社会提供医疗技术服务时，向服务对象收取服务费用的标准。医疗收费管理工作是医院管理的重要内容，收费管理工作的好坏直接影响着医院的生存与发展，直接影响医院在人民群众中的信誉。医疗机构应不断加强和完善医疗服务价格管理体制，规范医疗服务价格行为，将医疗服务价格管理作为医院管理的重点，建立科学合理的价格管理体系，才能给医院带来良好的社会效益和经济效益，从而促进医院健康、科学发展。

医院服务价格管理评价的内容包括以下方面。

（1）定价符合国家价格管理政策和相关规范。

（2）价格管理制度完善。

（3）价格公示完整、及时、醒目，便于社会监督。

（4）提供多种形式的费用清单，方便患者查询。

（5）及时处理价格投诉，持续改进价格管理工作。

（6）无乱收费、分解收费、价格欺诈和套取医保资金等违规行为。

（张振清）

第六节　医院环境管理

医院的环境管理不仅是医疗质量的重要指标，还体现医院的服务质量、环境质量和成本质量。医院环境承载医德医风，在医疗服务过程中发挥着越来越重要的作用。如果医院不能为患者、员工、探视人员提供安全的医疗环境，即使有更高的技术、更温馨的服务、更低廉的价格，医疗服务质量也会大打折扣。因此，一个现代化的医院，除了具备现代化的仪器设备外，同时还应有优美的卫生环境，才能算得上是现代化医院，才能最大限度地满足人民健康的需要，从而更好地为人民服务。

医院要坚持以科学、和谐发展观为建设理念，按照"因地制宜，整体推进，突出特色，注重实效"的原则，既要关注"废水、废气、废物"的处理，又要坚持高起点规划、高标准建设、高效能管理，全面完成硬化、绿化、亮化、美化、净化"五化"的各项任务，美化净化医院环境，培育特色医院文化，维护良好医院秩序，努力打造绿化美化、优美整洁、规范有序、文明高效、品位高雅的医院形象。做到以环境带作风、树形象、优服务、提效率、促发展，提升医院形象，提高医院品位，努力为患者提供一个优美整洁、干净舒适、温馨优雅的医疗环境。

一、医院环境的概念

医院环境是指影响、制约医院经营活动的各种内部和外部环境所渗透的物质和精神因素，包括物质（非人文）环境和精神（人文）环境。

物质环境是表层的、有形的、看得见的、具体的物态，包括视听环境、嗅觉环境、温度、湿度、自然景色、院容院貌、实施设备、工作现场、后勤生活服务、文化娱乐设施等，其状况如何会直接影响医院的发展。

人文环境是深层次的、无形的、内在的、抽象的，包括领导作风、经营理念、管理理念、民主氛围、精神风貌、人际关系、心理状态、诚实守信、价值观念等，其状况如何，将从根本上制约着医院的运作与发展。

（一）医院环境的本质

医院环境是医院运行和发展的物质载体和人际关系的总和。医院环境的本质是指隐藏在一切构成医院环境因素背后的、决定一切医院美好环境之所以为和美的那些共同因素、原因或根源，也就是医院的主体——人的思想、情感、意志、智慧、创造力在医院物质基础和精神文明中的具体实现。主要包括以下方面。

（1）物质要素：包括医疗设备、医疗服务、地理位置、建筑设施、院容院貌、工作环境、经济状况等，是医院生存与发展的必要条件。

（2）品质要素：由人的要素表现出来的。医院员工的品质素质构成了医院环境的内因动力与要素。

（3）思想要素：医院的核心精神，包括医院的宗旨、价值观念、道德理念、精神风貌等。

（4）规范要素：包括医院体制、组织机构、管理制度、行为规范等，以强制性为特征。

（5）行为要素：医院员工在经营和人际关系中所产生的活动，包括医院的经营方式和人际关系等内容。

（6）主体要素：是指医院员工对本院、本科室的印象与评价。

（7）个性要素：是指通过形象化的手段使社会公众对医院产生的印象和评价。其主要特征直观、形象、鲜明，如院徽、院歌、仪式和各种标识等。

（8）社会因素：是指医院除了本院员工之外在社会公众中所获得的印象和评价。

（二）医院环境的特征

医院环境的特征具有形象性、感染性、效益性、客观性。由医院的环境主体、物质、技术和服务等组合而成。

（三）医院环境的作用

医院环境的作用主要是医院价值观的直接体现；是员工凝聚力的直接体现；是医院形象的直接体现。它有助于医院构建新时期的职业道德建设和促进医院社会效益、经济效益和文化建设的同步发展。

二、医院环境建设的指导思想

原国家卫生计生委于 2015 年 1 月 28 日发布的《关于印发进一步改善医疗服务行动计划的通知》指出："改善人民群众看病就医体验，是深化医药卫生体制改革的必然要求，也是医疗卫生系统党的群众路线教育实践活动的重要内容，对于提高社会满意度，和谐医患关系等具有重要意义。"要求通过改善环境、优化流程、提升质量、保障安全、促进沟通、建立机制、科技支撑等措施，为人民群众提供安全、有效、方便、价廉的基本医疗服务。

医院建筑环境与功能，不仅能使患者就医方便，也有助于改善患者的心境，产生良好的生理、心理效应，利于疾病痊愈。完善并统合院区空间环境，把"以患者为中心、以人为本"，满足医疗流程，保障患者就医安全和构建优美的就医环境作为环境建设的指导思想。

三、门急诊环境管理

创造和谐的就诊环境必须坚持以人为本。门诊是医院形象的窗口，是医院服务的前沿阵地。因此，着力构建和谐就诊环境是医院门诊管理者首要的任务。具体需要做到以下几点。

（一）完善设施与资料，为患者提供就诊接待、引导、咨询服务

（1）完善"健康直通车"。门诊大厅墙壁显眼位置要设有医院各科室路线图，有医院就诊指南、建筑平面图，有清晰、易懂的医院服务标识，有说明患者权利的图文介绍资料。各层走廊上面需悬挂通往各科室的路标，使患者就诊路线一目了然。大厅最好设有便民服务书架，摆放免费为患者提供各种疾病的诊疗手册、健康教育小册及各专科宣传材料等，方便患者自己查阅。

（2）开通"绿色通道"，完善咨询台服务功能，为患者提供各种咨询。有残疾人无障碍设施及辅助用轮椅、推车等设备，标识醒目。免费为患者提供开水、拐杖、雨伞和轮椅等。

（3）完善候诊大厅的功能，如在候诊厅内设置电视机，用于播放介绍各专科常见疾病、健康教育、医患访谈、新业务等录像，使患者在候诊的空闲中了解疾病预防保健知识，放松心情。

（4）在门诊长廊处悬挂各专科宣传资料，此外，还可以悬挂风景画和山水画，以及医院特殊荣誉和上级领导视察的照片。

（5）为减少排队时间，医院需采用灵活多变的划价收款方式，收费处电脑自动划卡，患者可以直接进行检查或取药。

（6）有卫生、清洁、无味、防滑的卫生间，包括专供残疾人使用的卫生设施；适宜的供患者停放车辆的区域；通畅无障碍的救护车通道；预防意外事件的措施与警示标。

（二）改善门诊管理制度

由于门诊部诊治科室较多，人员素质参差不齐，不便统一化和标准化管理，需要进一步改善门诊管理体系。具体措施如下。

（1）在门诊设立大堂值班人员，接受患者的咨询和投诉，维护候诊区域公共秩序，协调各科室的工作。

（2）加强对导医的管理，加强对导医人员素质的培训，培养其责任心，规范导医人员行为，提高导医的服务质量。

（三）改善服务态度，规范服务行为

医院是为人类健康提供保障的主要医疗卫生机构，因此，医院的服务宗旨必须牢牢把握"以人为本""以患者为中心"。

（1）诊疗前，一方面要落实医院固定宣传的建设和硬件设施的投入；另一方面要加强医院职工的道德素养，为患者提供安全、舒适、有序、快捷的就诊环境。

（2）诊疗时，要做到不埋怨患者、不推诿、不准与患者进行顶撞和吵架，多解释、多安慰、多帮助患者，为患者提供最优质的服务。

（3）诊疗后，及时建立与患者的随访联系制度，经常开展社区巡诊，给患者分发相关宣传材料。

（四）服务与管理

（1）医院的门急诊部设有就医咨询服务台，专人服务，相关人员应熟知各项服务流程，严格执行实行"首问负责制"。

（2）有为老年人、有困难的患者提供导医和帮助的服务。

（3）配备经过培训合格获得相应资质的电梯专业服务管理人员。

（4）医院工作人员佩戴标识规范，易于患者识别。

（5）职能部门应该定期对门急诊的上述工作进行督导、检查、总结、反馈，有改进措施。

（6）根据服务区域功能或路径变化，及时变更标识。

四、住院环境管理

医院的住院环境是围绕患者治疗、康复的物质环境和人文环境的总体。物理环境包括室内外环境及医疗设备等；人文环境则包括对护理方案、服务态度、医患关系、护患关系等。环境对患者的康复和治疗十分重要，因此，住院环境必须要做到以下几点。

（一）提供环境清洁、舒适、安全的住院设施与功能

医院建筑布局符合患者就诊流程要求和医院感染管理需要；有整洁宁静的住院病房，实际占地面积满足住院诊疗要求；有卫生洗浴设施，并配备应急呼叫及防滑扶手装置；有安全、舒适的病房单元设施和适宜危重患者使用的可移动病床；有安全管理、保洁管理措施。

（二）物理环境

整洁、舒适、安静、安全是评价物理环境的重要评估指标。

1. 整洁

病区护理单元、患者及工作人员均应保持整洁。保持整洁的具体措施包括：①病室的陈设整齐，规格统一，物品摆放以根据需求和使用方便为原则；②保持患者的口腔、皮肤、头发等的清洁，定期更换被服、衣裤；③及时清除治疗护理后的废弃物及患者的排泄物；④工作人员应仪表端庄、服装整洁大方。

2. 舒适

舒适是医院为患者服务的基本要求之一，其主要内容包含以下方面。

（1）空间：让患者对其周围环境拥有某些控制力和自由活动，病床之间距离不少于1米。

（2）温度、湿度：病室适宜的温度一般为18~22℃，新生儿及老年病室以保持在22~24℃为佳。病室湿度以50%~60%为宜。

（3）通风：根据气候变化情况定时开窗通风，一般每次通风30分钟左右；病室应为无烟区（不得在室内吸烟）；及时清除污物及不良气味。

（4）光线：病室采光有自然光源和人工光源。病室阳光充足，夜间病室必须备好人工光源。楼梯、药柜、抢救室、留观室的灯光要强，普通病室装有一般吊灯和地灯，晚间用地灯，床头灯开关设置于患者易触及处；午睡时宜用窗帘遮挡光线。

（5）装饰：颜色对人的心理有重要影响，因此，可以根据颜色与心理的关系，来安排不同类型的患者入住不同颜色主题的房间。例如，绿色清爽，适合安排给发热的患者；蓝色与灰色有让人镇静的功能；黄色能够刺激人兴奋，适合抑郁症患者。病室装饰应布置简单、整洁美观、优美悦目、颜色以白色温馨为主流。室内可摆放盆景，增加美观和生机；儿科病房中可以涂暖色调，布置卡通饰品。

3. 安静

①根据世界卫生组织（WHO）噪声标准规定，医院在白天病区较理想的噪声强度应在35~45dB；②控制噪声，医护人员应做到：说话轻、走路轻、操作轻、关门轻；③易发出响声的椅脚应钉橡胶垫，推车的轮轴、门窗交合链应定期滴注润滑油；④积极开展保持环境安静的教育和管理。

4. 安全

（1）机械性损伤：常见的有跌倒、撞伤等，防范措施如下。

①对意识不清、躁动不安、偏瘫患者及婴幼儿使用床挡或约束带等护具进行保护，以防坠床。

②对年老体虚、活动不便或长期卧床初次下床活动的患者注意搀扶，以防跌倒。

③保持病室地面干燥、整洁，物品放置稳妥。

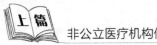

④通道、楼梯等进出口处避免堆放杂物，防止发生撞伤、跌倒。

⑤患者常用物品应放在其容易拿取处。

⑥走廊、浴室、厕所应设置扶手，供患者活动不便时使用。

⑦浴室和厕所应设置呼叫系统，以利患者必要时使用。

⑧在精神科病房，应注意将刀片、剪刀等锐器、钝器收藏好，不让患者接触到。

（2）温度性损伤：常见的有热水袋、热水瓶所致的烫伤，易燃易爆物品如氧气、煤气、汽油等所致的各种烧伤，各种电器如烤灯、高频电刀等所致的灼伤，应用冰袋等所致的冻伤等。防范措施如下。

①护理人员在应用冷、热治疗时，应严格掌握操作要求，注意观察局部皮肤的变化，鼓励患者及时反映不适，患者附近备有可触及的呼叫装置，以便随时求援之用。

②对于小儿或容易受伤的患者（如意识不清或使用镇静剂者），在做热疗期间应有专人陪伴。

③对易燃易爆物品应妥善保管，并设有防火措施，护理人员应熟练掌握各类灭火器的使用方法。

④对医院内各种电器设备应经常检查，及时维修，以防发生由于电所致的温度性损伤。

（3）压力性损伤：常见的有因长期受压所致的压疮，因打石膏或用夹板固定过紧形成的局部压疮，因高压氧舱治疗不当所致气压伤等。防范的措施如下。

①加强对危重患者或长期卧床患者的护理，定时翻身、按摩，以促进受压部位的血液循环。

②注意观察用石膏夹板固定的患者其局部皮肤的变化，如皮温、皮肤颜色等有无异常。

③应用高压氧舱治疗时，应掌握适应证，治疗时逐渐加压或减压，并注意观察不良反应。

（4）放射性损伤：在进行放射性诊断和治疗过程中，如处理不当，可致放射性皮炎、皮肤溃疡坏死等，甚至导致死亡。防范施措如下。

①工作人员在使用 X 线及其他放射性物质进行诊断或治疗时，穿铅衣外套、手套等进行保护。

②尽量减少患者身体不必要的暴露，保持照射野的标记，正确掌握照射剂量和时间。

③教育患者要保持接受放射部位皮肤的清洁干燥，避免搔抓、用力擦拭和用肥皂擦洗皮肤等。

（5）生物性损伤：包括微生物及昆虫等对患者所造成的伤害。各种病原微生物侵入人体易致感染，甚至威胁生命。被蚊虫叮咬会引发疾病，导致疾病传播，因此，应设置防御卫生害虫的措施。

（6）医源性损伤：主要是指由于医务人员的语言行为，对患者生理和心理造成的损伤。因此，应加强医务人员职业道德培训和操作技能培训，增强其责任心，防止院内交叉感染，避免医源性损伤。

（三）行为环境

（1）化学性损伤及防范：应用各种化学性药物时，由于药物剂量过大或浓度过高，用药次数过多，用药配伍不当，甚至用错药均可引起化学性损伤。护理人员应具备一定的药理知识，掌握常用药物的保管原则和药疗原则；进行药疗时，严格执行"三查七对"，注意所用药物有无配伍禁忌，并注意观察患者用药后的反应。

（2）心理性损伤及防范：患者对疾病的认识和态度、患者与周围人们的情感交流、医护人员对患者的行为和态度等均可影响患者的心理，甚至导致心理性损伤的发生。护理人员应注意对患者进行有关疾病知识的教育，引导患者对疾病采取正确乐观的态度，同时以高质量的护理取得患者的信任，建立良好的护患关系，并帮助患者与其他医务人员、病友之间建立一个和睦的人际关系。

（3）医源性损伤及防范：由于医务人员言谈及行为上的不慎而造成患者生理或心理上的损伤称为医源性损伤。例如，个别医务人员言语或行动上对患者不够尊重，缺乏耐心，造成患者心理上的痛苦；还有个别医务人员责任心差，工作疏忽，导致医疗事故的发生，给患者带来生理和心理上的损害。因此，医院应加强对医务人员的思想道德教育，提高医务人员的素质，制定并严格执行各项规章制度和操作规程，做到有效的防范，保障患者的安全。

（四）社会环境

社会环境主要指病房内的人际关系。

1.建立良好的医患关系

为建立良好的医患关系，医务人员应该：①尊重患者；②与患者进行思想沟通和交流，了解患者的心理状态，疏导患者不良情绪，减少其紧张感，营造愉快和谐的氛围；③熟练掌握操作技术，增加患者安全感和信任感；④善于把控自己的情绪，不要在工作中带入不良情绪，要以乐观的态度感染患者。

2.建立良好的群体关系

群体关系体现在患者与患者之间、患者与家属之间及医务人员与医务人员之间。因此，医务人员应该做到以下几点要求：①协助病友之间建立良好的情感交流，引导患者相互关心、帮助和鼓励；②引导患者遵守医院各项规章制度，积极配合治疗；③加强与患者家属的沟通，取得家属的支持与合作，共同做好患者的身心护理；④团结合作的良好医护关系；⑤维护好医院与社会的和谐关系。

五、药物库房环境管理

医院药物库房是医疗服务中的关键环节，涉及管理、技术、经营和服务等多个方面。作为医院的重要组成部分，药物库房不仅为患者提供安全有效的药品，且费用也应比较合理。对于患者来说，药品对其身体健康及生命安全起着重要作用。药品的使用效果受到库房的影响，因此，管理好药房环境，对药物的临床疗效至关重要。

（一）湿度控制

中西药很多制剂会受到环境的影响。根据《药典》对药品存放的规定，药品库房的储存湿度原则上不能超过65%，但具体药品的存放需要根据实际情况进行调整。为了保证药物能在有效期内保持一定的疗效，必须每天对库房环境的湿度进行检测和校正，上午和下午各一次，并做好记录。

（二）温度控制

药品的存放温度需按照《药典》的规定进行储藏：冷藏 2~10℃，阴凉处 0~20℃，常温 0~25℃。

（三）密闭管理

药品存放需了解药物的性质，一些在空气中容易变质的药物需放置在阴暗密封的环境中，防止药物质量改变。

（四）库房仪器设备管理

库房周围做好防虫防鼠工作，调整温度湿度，保证设备处于正常工作状态。定期对库房内的电器进行检修。例如，冰箱内部容易发生水分凝集，应从根本上避免药物在冰箱内部受潮；另外，还需检查冰箱门是否关紧。

（五）库房消防安全管理

按照不同药物的化学性质，对容易发生燃烧反应的药物进行妥善保管。配备消防设施，禁止库房内吸烟，禁止使用明火。

六、不同科室的环境管理

（一）影像科室的环境管理

影像科室由大量的微电子设备、机电设备和精密机械设备组成。如果影像科室环境条件不能满足这些设备的使用要求，会降低设备的可靠性，加速仪器设备器件及材料的老化，缩短仪器的使用寿命，甚至可能会丢失重要数据和出现错误操作等。因此，做好影像科室环境的管理至关重要。

（1）机房的位置：应远离强超声波、电磁场等辐射源，避免这些污染干扰仪器的正常运行。声波、磁场对机房内无线电的干扰场强度和频率在 115~500 MHz 时应小于 25 dB，磁场干扰环境场强应小于 800 A/m。

（2）机房的结构：机房的墙体结构应采用能够减弱和吸收 X 线及其散射的黏土砖、混凝土和含铅物质，将射线隔绝和屏蔽。机房中应配备空调、除湿器和换气扇等配件。

（3）机房的警示标志：患者出入防护栏门上方要安装照射状态指示灯，放射诊疗装置、防护门和场所过道设置电离辐射警示的标志。

（4）适宜的温湿度：机房要做到防潮和绝缘。一些仪器设备对机房环境温度和湿度的要求较高，一般温度保持在 18~22 ℃ 为宜，湿度控制在 60% 左右。假如外界湿度较大，则需要 24 小时开启除湿机，控制湿度在允许的范围之内。

（5）机房的清洁管理：所有电器设备都需要防尘。因静电感应附着在器件表面的灰尘影响了仪器设备的散热功能。CT 机可能对防尘要求更高，因此，每半年需要清理探测器和球管的过滤网。要求进机房时要戴鞋套，并严格控制进入机房的人员数量，以免将灰尘带入机房。

对于急诊患者，应当先经过临床抢救整理后，再进行检查。严禁被汽油污染的衣物带进机房，以避免汽油挥发引起严重事故。

（6）对日常感染的管理：机房要严格进行消毒隔离制度和无菌操作规程。非工作期间，尽量开窗通风，保持室内电离物质、有害气体及时排出室外。每天早、中、晚定时清洁检查室。对放射科要严格划分无菌区、清洁区和污染区，各个区域严格设立标志，各项操作流程均需符合洁污分开要求。

（二）感染性疾病科的环境管理

医院感染性疾病管理是医院管理和医疗护理的重要内容之一。感染性疾病科的环境管理要做到以下几点。

（1）重视病区内管理：严格将病区分为清洁区、污染区和半污染区，并做明确标识。根据病毒和细菌的传播途径不同，设置隔离病室，限制患者的活动范围。

（2）加强消毒灭菌措施：如紫外线、臭氧、消毒灭菌锅的使用和检验，确保灭菌效果。加强环境空气中微生物的检测，同时加强对环境卫生的检查。

（3）加强对卫生宣教的细节管理：告知患者疾病的传播途径及方式，并教会患者对痰液、大小便的处理；控制医院感染；对保洁人员的保洁措施进行监督和指导，防止出现交叉感染。

（4）加强设备的管理：每天清点数目并登记；每周对设备进行定时清洁、维护和登记，确保其使用性能处于完好的状态。

（三）手术室的环境管理

手术室是进行抢救和手术的重要场所，安全舒适的手术室环境是保证手术顺利实施的因素，也是衡量医院技术水平的重要指标。因此，手术室环境的构成因素，是影响手术顺利进行的重要因素。

（1）手术室的位置：应当设置在医院主楼的中间楼层，所处环境安静，同时其地理位置应方便于其他科室进行联系，且远离污染重地。

（2）手术室的布局：应设置多条通道，其中包括抢救患者的绿色通道、无菌通道和处理污染物的通道。手术室的布局应有利于隔离消毒处理，避免发生交叉感染。根据净化等级，手术室应分为万级手术间、千级手术间和百级手术间。手术间应安装净化空调，防止交叉感染。另外，手术室按照清洁程度也要分为无菌手术间、半限制区和非限制区。限制区可以设置无菌手术间、洗手间等。非限制区设置急诊手术间、无污染手术间等。

（3）工作间的设置：手术室墙面和天花板应该具备良好的隔音效果，放置防火和防湿材料。颜色以淡绿色和淡蓝色为主。走廊宽度要适宜，以便自如推动平车。工作间应做好排水设施，以免有污水脏物堵塞。

一般情况下，墙壁或者房顶上安装普通的照明灯；将升降照明灯安装在便于使用的位置上。手术室均应设有水龙头，以便能进行及时冲洗。走廊内要安装灭火器，做好急救措施。手术室安装通风过滤和除菌装置，给患者提供一个干净、舒适的手术环境。出入路线要做好相应的消毒措施，以降低病菌的感染。

手术室的温度为 24~26 ℃为宜，夏季为 23~26 ℃；湿度控制在 55%~60% 为宜。

（4）对手术人员的管理：手术室工作人员，必须严格遵守相关规章制度。提前 20~30 分钟到达手术室，做好术前准备；要严格遵守手术室无菌操作流程，各项操作要规范；还应做到严格消毒、隔离等。

（5）手术室的氛围：手术室的气氛、医护人员的肢体动作对患者的影响很大。因此，手术室护理人员应该做到以人为本，提高护理服务水平，缓解患者的紧张恐惧心理，使手术顺利进行。

七、医疗废物的管理

医疗废物是指医疗卫生机构在医疗、预防、保健及其他相关活动中产生的具有直接或者间接感染性、毒性及其他危害性的废物。对于废弃物的管理，首先要明确垃圾分类。按《医疗废物分类目录》《医疗废物管理条例》严格管理，将医院废物进行分类，主要分为感染性、病理性、损伤性、药物性和化学性废物等。下面分别对不同类型的废物处理逐一介绍。

（一）医疗废物的分类

（1）感染性废物：可回收的废弃物（如一次性医疗器具）使用后必须用强氧化离子水浸泡，进行初步消毒后，由感染科专门回收，并进行登记。坚决杜绝一次性物品的反复使用。对于不可回收的废物（如患者使用的棉签、棉球、纱布等）装入黄色包装袋内，由专人每天收集，并送到统一地点焚烧。

（2）病理性废物：是指诊疗或实验过程中产生的人体组织废弃物、各种体液或排泄物、动物尸体等。对于固性废弃物应装入黄色塑料包装袋内，及时通知总务环保专人收集交殡仪馆焚烧；感染性污水应由专门的下水道运输至污水处理装置；对于传染病患者的排泄物进行排泄物的消毒处理。

（3）损伤性废弃物：是指能够对人体有刺伤或者割伤危险的废弃的医用锐器。如医用针头、手术刀、解剖刀、输血塑料针头等。对于损伤性利器应放利器盒内，统一清理。

（4）药物性废物：是指过期、淘汰、变质或者被污染的废弃的药品。包括废弃的一般性药品，如抗生素、非处方类药品等；废弃的细胞毒性药物和遗传毒性药物，包括致癌性药物、可疑致癌性药物、免疫抑制剂；废弃的疫苗、血液制品等。

（5）化学性废物：主要是指具有毒性、易燃易爆或腐蚀性的废弃化学物品，废弃的实验容器或者废弃的试剂，废弃的过氧乙酸、戊二醛等化学消毒剂，废弃的汞血压计、汞温度计等。化学性废物应置于黄色塑料袋内，向相关部门申请报废，交由专门机构处理。

（二）医疗废物的管理规定

（1）医疗卫生机构应当建立、健全医疗废物管理责任制，其法定代表人为第一责任人，切实履行职责，防止因医疗废物导致传染病传播和环境污染事故。

（2）医疗卫生机构应当对本单位从事医疗废物收集、运送、贮存、处置等工作的人员和管理人员，进行相关法律和专业技术、安全防护及紧急处理等知识的培训。

（3）医疗卫生机构应当采取有效的职业卫生防护措施，为从事医疗废物收集、运送、贮存、处置等工作的人员和管理人员，配备必要的防护用品，定期进行健康检查；必要时，对有关人员进行免疫接种，防止其受到健康损害。

（4）医疗卫生机构应当对医疗废物进行登记，登记内容应当包括医疗废物的来源、种类、重量或者数量、交接时间、处置方法、最终去向及经办人签名等项目。登记资料至少保存3年。

（5）医疗卫生机构应当建立医疗废物的暂时贮存设施、设备，不得露天存放医疗废物；医疗废物暂时贮存的时间不得超过2天。

（6）医疗卫生机构应当采取有效措施，防止医疗废物流失、泄漏、扩散。

（7）禁止任何单位和个人转让、买卖医疗废物。禁止在运送过程中丢弃医疗废物；禁止在非贮存地点倾倒、堆放医疗废物或者将医疗废物混入其他废物和生活垃圾。

（8）医疗废物的暂时贮存设施、设备，应当远离医疗区、食品加工区和人员活动区及生活垃圾存放场所，并设置明显的警示标识和防渗漏、防鼠、防蚊蝇、防蟑螂、防盗及预防儿童接触等安全措施。医疗废物的暂时贮存设施、设备应当定期消毒和清洁。

（三）医院废弃物的处置

（1）废弃物的容器要求：应采用有盖子及足踏板开关的垃圾桶；垃圾桶周围保持清洁；垃圾桶应放置在便于丢弃废物且不影响观瞻的地点；所有废物包装袋上应印有"黄色医疗废弃物警示"标志；不得取出废弃物。

（2）废弃物的贮放和清理：各废弃物需日产日清，每天由专门人员负责收集和运送。

（3）废弃物的清运：运送前检查废弃物的包装容器和标签、封口是否符合要求，检查有无破损或渗漏。对于废弃物中菌种、毒种或标本的废弃物应先灭菌处理再收集。

（4）医疗卫生机构废弃的麻醉、精神、放射性、毒性等药品及其相关的废物的管理，依照有关法律、行政法规和国家有关规定、标准执行。

（四）医疗废物管理的相关概念

（1）一次性使用卫生用品：是指使用一次后即丢弃的，与人体直接或者间接接触的，并为达到人体生理卫生或者卫生保健目的而使用的各种日常生活用品。

（2）一次性使用医疗用品：是指临床用于患者检查、诊断、治疗、护理的指套、手套、吸痰管、阴道窥镜、肛镜、印模托盘、治疗巾、皮肤清洁巾、擦手巾、压舌板、臀垫等接触完整黏膜、皮肤的各类一次性使用医疗、护理用品。

（3）一次性医疗器械：是指《医疗器械管理条例》及相关配套文件所规定的用于人体的一次性仪器、设备、器具、材料等物品。

八、医院环境卫生、布局与流程管理

（一）环境整洁优美

（1）加强绿化管理，及时补栽死亡枯萎的花木。选择合适的树木花草，因地制宜的植树、栽花、种草，提升绿化质量。做好日常绿化养护，及时进行修剪、浇水、施肥，清除树池花坛内的垃圾、余土和杂草。

（2）要按照安定、沉静、平和、亲切的用色原则，合理确定医院色彩的主色调，遵循统一中有变化，变化中有统一，从外墙、内墙、地面、办公家具、标识牌、职业服装等方面选好色彩，体现医院与众不同的风格，彰显品牌服务理念。

（3）医院环境管理是医院文化建设的内容之一。门诊、病房走廊及房间内的宣传版面要突出特色，做到内容真实、科学、有积极指导意义的信息。各类健康教育宣传栏要合理设置，内容及时更新。各类上墙的制度职责保持色泽、字体、尺寸、悬挂高度的统一，背景颜色要与医院整体色调相统一。

（4）引导职工养成着制服、戴胸牌、衣冠整洁上岗的仪表习惯，养成物品摆放整齐、干净利索的室内环境习惯，禁止乱摆乱放，禁止杂乱无章的脏、乱、差现象发生。

（5）加强医疗设备保管和维护，规范医疗设备线路布局和附属物的设置，定期擦拭设备，对出现剥漆的应及时进行复新。办公桌椅、诊疗用桌椅、病床等尽量统一标准，定期进行擦拭和复新，残缺不全的给予淘汰。

（6）划定车位停放线，明确专人引导外来车辆按照指定的停放区域停放车辆，杜绝乱停乱放。加强挂号、药房、候诊、缴费区域的秩序维护。

（7）完善清扫保洁制度，门诊、病房实行全天候保洁。门诊、病房通风良好，空气清新，温度适宜。患者用被褥、床单、枕套、枕巾等要经常洗换，保持洁净。

（8）加强厕所管理，做到无积粪、无污垢，基本无蝇、无臭；地面无污物。坚持开展除四害活动，定期对厕所、垃圾箱、下水道等蚊蝇滋生地实施药物消杀；有防鼠、灭鼠设施；无蚊蝇滋生地，四害密度低。垃圾箱密闭，做到日产日清。

（9）全面清理建筑外立面、建筑墙体、厕所内部墙壁、走廊、电线杆、电梯内等各个部位非法张贴、涂写、刻画的"垃圾广告"和过期、损毁、褪色的宣传画、纸等。清理空中零乱管线和吊挂物。

（10）对污染物处理设施，尤其是医院污水处理设施处理效果要好，出水要达标并对处理过程中污染物转移和产生有害副产物等问题进行全面控制，确保人员安全。对污染预防、污染治理和突发事件有应对措施。

（二）布局合理

医疗建筑的设计应跟上现代医学的发展步伐，从更高层次体现出对患者的关怀，从人的心理、生理等角度出发，创造出更为人性化的空间环境。

医院布局与功能应考虑对患者心理影响和行为因素，注重患者隐私权利的保护。充分考虑非诊疗空间环境建设中，不同使用者使用过程、生理条件、心理条件不同，对非诊疗公共空间的使用时间、频度不同提供的多样的活动支持。营造舒适的空间环境，尽可能减少空间环境中相互交叉环节和部位，使门诊和病房各非诊疗区域环境设置契合患者对医院总体空间的使用需求，符合就医流程，保持非诊疗公共空间环境设置上的序列性和连续性。

医院可以根据患者年龄结构、生理、认知、行为和情感的全方位心理需求的特点及患者对环境的响应度，在门诊、病房不同公共空间区域，建设具有不同特点的候诊区、休闲区、阅读区、交流区、游艺区等；并通过空间的设置和管理，为患者活动提供各项支持，减少患者焦躁和不安，营造被接待空间环境的氛围。在门诊部、住院部设立方便患者的一些公共服务区域，如设立鲜花礼品、银行取款机、公用电话、住院消费查询机、商店、休息厅、儿童娱乐设施、问询、健康咨询、网络查询等公共服务设施引进医院公共空间中，将一些美化环境的措施，如景观、小品、绿色植物、楼顶休闲花园、阳光观景台、医疗主街等引入医院环境的建设和布局中。

（三）流程便捷

医院流程通常可分为行政管理流程、医疗服务流程和后勤保障流程。其中，医疗服务流程是医院向服务对象提供各种医疗和其他相关服务的先后次序，是医院的核心流程，是与患者关系最直接、最密切的流程，包括挂号、住院、就医、付费、检查、取药等。加强对医院核心服务流程的管理，对整个医院的运行效率具有决定性的意义。

（1）门急诊服务流程：医院可以通过建立"电子就诊卡"系统、网络实名预约、开通网上就医咨询服务、自动化药房管理等方式优化流程。

（2）住院服务流程：医院可以通过简化患者入院出院手续办理程序、在地上增设病区导引线、入院处信息集中录入等方式优化流程。

（3）收费取药流程：在门诊、病房不同区域采用计算机网络系统进行网上开药、划价、交款、取药，减少收费等待时间，提高收费查询准确性，不同区域如儿科、传染、综合急诊开设药房与收费。实现医保、银行联网，方便医保患者结算。

（四）全院各种指示标识规范清晰、醒目易懂

急诊与门诊候诊区、医技部门、住院病区等均有各种指示标识明显、规范清晰、醒目易懂的标识。

（1）重点做好医院标志（或院徽）、医院名称、夜间导医标识、文化标语等部位的亮化工作；加强亮化设施的日常维修保养，及时开启亮化设施，楼顶霓虹灯、院落照明灯要通宵开启。

（2）有明显的识别与路径标识，尤其与急救相关的科室与路径。

（3）标识用字规范、清楚、醒目，导向易懂的诊疗区域指示标识（包括夜标识）和路标，并责成专人负责管理。

（4）重点注意与安全有关的防滑倒、防烫伤、消防通道等标识，制定相应的防滑倒措施。

（5）所用标识要规范统一。通用标识应按国家标准绘制，卫生系统通用标识按卫生行政部门制作。

（6）医院内部标识设立部位，要根据医院环境，统一规划，不准随意乱设。

（7）所有标识的色彩、图形、比例、字体均应当严格按医院提供版图制作，以示严肃；字体应当统一规范，不用繁体字。

（8）院内已经陈旧的标识，应当及时修整更换，已经过时的标识应当及时清除。

（9）所有标识的语言文字应当符合国家语言文字规范的规定要求。

（10）工作人员佩戴的胸牌，至少应当有姓名、职称、所在科室等项目，进修、实习人员与本院工作人员应当有区别。

（11）有专职部门监管。

九、创建无烟医院，确保禁烟成效

世界卫生组织将每年5月31日定为"世界无烟日"。宣传吸烟有害，呼吁吸烟者在这一天主动停止或放弃吸烟，香烟推销单位和个人在这一天停止经营活动。

医院严格执行《无烟医疗机构标准（试行）》及《关于2011年起全国医疗卫生系统全面禁烟的决定（试行）》，《公共场所控制吸烟条例》得到有效落实，医院实行全面禁烟，成立禁烟组织、制定禁烟奖惩措施、设立禁烟标识、医院的控烟成效符合相关要求。

（一）医院成立控烟组织机构，完善组织管理

（1）成立医院无烟环境建设工作领导小组及其办公室。领导小组由医院院长、党委书记任组长，副院长任副组长，各部门负责人、各大科室主任为成员；领导小组下设办公室，专司全院的控烟工作。

（2）无烟环境建设工作办公室负责控烟实施方案的组织、实施、协调和管理，并负责控烟工作的宣传、教育工作；医院党办和院办协助负责控烟工作的宣传工作；保卫科及后勤科负责日常公共场所内吸烟人员的巡查劝阻工作；院长办公室负责沟通协调工作。

（3）实行科主任负责制，成立以科主任为组长，护士长和控烟骨干为组员的控烟管理小组，各科室控烟管理小组负责制定本科室控烟管理制度，根据医院工作计划开展控烟管理工作。

（4）设立控烟监督员和督导员。控烟监督员由医院控烟领导小组成员和科室控烟管理小组成员组成，负责指导和监督控烟工作；控烟巡查员由医院保安、保洁人员等组成，负责加强公共区域的巡视和规劝。

（二）控烟计划和实施方案

（1）落实《公共场所控制吸烟条例》，制定控烟领导小组的工作制度及职责，负责实施方案的执行情况。

（2）医院建设纳入医院的发展计划，将创建工作结合到医院的日常管理和医疗工作中，实行院、科两级管理。

（3）制定控烟考核办法与奖罚制度。

（4）制定控烟监督员及巡查员的工作制度及职责，定期检查记录执行情况。

（5）制定医务人员简短戒烟劝导规定，明确医院全体员工劝阻吸烟的责任和义务，将就诊者吸烟情况纳入问诊内容，并在病历中记录。

（6）制定室外吸烟区设置和管理办法。

（三）开展控烟宣传，创建无烟环境

（1）医院楼内所有场所均为禁烟区域。在重点区域张贴、悬挂、放置禁烟标识。

（2）医院无条件设立室外吸烟区，医院全体职工有劝阻、引导吸烟者到室外吸烟的义务。

（3）在医院入口处树立"无烟医院，禁止吸烟"的提示牌。

（4）利用大厅电子屏幕、宣传栏等向职工宣传无烟环境建设相关管理规定和控烟知识等。

（5）在服务台摆放医院宣传手册和控烟宣传资料，供免费取阅。

（四）进行控烟干预活动

1. 对员工进行控烟培训

医院要加强对全体员工关于控烟知识理论与规章制度的培训。

（1）培训目的：加强员工控烟能力，了解烟草对健康的危害和医生对控烟的责任；掌握戒烟方法和技巧，降低医院员工吸烟率，提高控烟参与意识。

（2）培训形式：①一级培训，医院控烟负责人组织控烟专家对医院控烟领导小组成员、科室主任、护士长和控烟骨干进行培训；②二级培训，由科室主任、护士长或经过培训合格的控烟骨干对科室医生、护士进行培训。

（3）培训对象与内容：全院员工都要进行培训。

①医院员工培训内容：医院控烟计划、政策、奖罚制度和有关管理规定等。

②控烟负责部门工作人员培训内容：吸烟者数据库的建立和管理、如何指导、监督、检查各科室的控烟工作。

③医务人员培训内容：控烟知识，对吸烟者提供简短的劝阻指导（包括吸烟的危害、评估吸烟的程度、戒烟的益处及戒断症状的处理）。

④戒烟医生及重点科室的医生培训内容：戒烟方法和技巧（包括如何进行询问、评估吸烟程度、建议和制定戒烟计划、提供尼古丁成瘾性知识、药物治疗方法、戒断症状的处理、防止复吸方法的技术指导和安排随访）。培养控烟学科带头人。

⑤控烟监督员培训内容：以检查要点培训为主。

⑥控烟巡查员培训内容：重点是规劝技巧的培训。

（4）培训方法：实行院、科两级集中或分散培训。利用晨会、业务学习、继续教育，采取面对面交流、课堂讲授、网络、同伴宣传等方式进行培训；将控烟知识培训纳入新职工上岗培训内容和继续教育学分管理。

2.进行控烟干预

（1）向医务人员发放控烟知识材料。

（2）开展其他多种形式的控烟活动，如控烟知识讲座、知识竞赛、文化论坛、征文、征集控烟短信、绘画等，促进医务人员掌握控烟知识、戒烟方法和技巧。

（3）帮助吸烟员工设计戒烟方案，进行药物治疗，消除因戒断症状而出现的恐惧心理，提供防止复吸的技术指导，最大限度地减少戒烟带来的不良反应。

（4）对门诊、住院患者、家属和来访者进行控烟宣传。提供宣传材料或在患者就诊手册中加入控烟宣传内容，进行吸烟有害的健康宣传和促进。

（5）医务人员对门诊及住院患者要询问吸烟情况，进行简短的劝阻和指导，提出戒烟建议，并在病历中记录。

（五）监督管理措施

（1）控烟监督小组组织人员进行每月检查，重点检查科室控烟落实情况，季度末将检查结果在院务会上通报。

（2）科室控烟工作小组须认真贯彻医院控烟制度，负责所属区域内的禁烟工作，加强巡查，发现患者或家属吸烟，及时劝阻，保证禁烟区内无人吸烟、无烟头。

（3）禁烟区实行包干负责，各科室负责范围内发生吸烟现象，科室负监管失职之责。

（4）控烟目标责任制，若科室当年管辖范围内多次发生违反禁烟规定的现象，则该科室不得参加本年度科室评优工作。

（5）总务科组织人员进行院内日常巡管，及时劝阻吸烟患者或家属。全院职工有责任制止所发现的吸烟行为。

（六）奖惩措施

（1）医院全体职工（包括进修和其他临时工作人员）应带头禁烟，不得在禁烟区内吸烟，违者一经发现，控烟监督小组及时记录，按医院的相关制度进行扣罚。

（2）鼓励和帮助吸烟职工积极戒烟，对成功戒烟和创建无烟医院工作中成绩突出的职工给予表彰和奖励。

十、医院环境监管要求

（一）建立健全管理组织

医院要设立医院环境管理的组织部门和完善的管理制度，配备相应数量与能够履职的工作人员，按照相关要求与医院的规章制度，加强对医院环境的管理、维护与建设，对医院环境状况有巡查、维护措施，保障就诊、住院环境处于整洁、安静、舒适、安全的良好状态。相关的职能部门对上述工作进行督导、检查、总结、反馈，有改进措施。

（二）有保护患者隐私的设施和管理措施

医院建设的布局与功能应充分考虑对患者心理影响和行为因素，注重患者隐私权利的保护，各疗区要设有私密性良好的诊疗环境，对患者进行暴露躯体检查时提供保护隐私的措施，多人病室各病床之间要有间隔设施。各病区要设有私密性良好的医患沟通及知情告知场所。

（张振清　戴晓娜　杨有业　李岩）

第七节　后勤保障管理

医院后勤保障系统是医院管理系统的重要组成部分，在医院的保障和支持系统中发挥着重要的作用。医院后勤保障系统涉及工作范围广难度大，现代医院后勤保障管理理念和服务理念、设备设施和信息化建设都发生了巨大变化，应引起医院管理者的重视。

目前，非公立医疗机构在后勤保障管理方面相对较为薄弱，对后勤保障工作不重视、科学管理水平较低。缺乏管理者和基础理论、管理水平参差不齐、工作流程不健全、缺乏行业标准等，直接影响到医疗工作的有序运营，危及医疗质量与安全。非公立医疗机构要根据自身情况，在符合国家相关法律法规和标准的前提下，建立合理的、符合机构自身特点的后勤保障管理体系和管理制度，为医疗一线服务，为患者服务。

一、后勤保障管理组织机构与规章制度

后勤保障服务应坚持"以患者为中心"，因此，管理组织机构的设置也应当遵循此原则。通常来讲，医院后勤保障管理组织机构包括水、电、气和物资供应管理部门，安全保卫管理部门，消防管理部门，员工膳食服务部门，保洁绿化部门等，各部门具有清晰的职责划分。非公立医疗机构应当根据自身情况设置合理的后勤保障组织机构或岗位，设置时应遵循合法、合理、高效的原则，能够满足正常的职能需求，保障医疗服务顺利开展。

制定后勤保障规章制度应符合为医疗服务、为患者服务的基础理念，符合现代后勤保障管理要求，符合国家相关行业标准要求，符合医疗工作特点和本医院的实际情况。

根据医院的运营需要制定后勤保障岗位设置与人员配置方案，明确岗位职责，开展岗位培训，实行严格监管和考核制度。

后勤管理规章制度与岗位职责应依照国家相关法律法规和行业标准变化，及时修订各级各类制度和职责。

二、水、电、气和物资供应管理

（一）水、电、气的保障管理

医疗机构的水、电、气主要包括供电、供水、中心供氧、中央空调系统等，这是后勤保

障工作的重点，直接关系到医疗质量与安全，因此，任何非公立医疗机构都必须十分重视水、电、气的保障管理。

1. 水、电、气的安全管理

医疗机构在进行水的质量保障时要注意防止串水污染，严防水箱泄水和溢水，杜绝管道产生虹吸回流污染。在水管道的布置及材料选择方面要考虑卫生防疫需求。对城市供水质量不能满足医院需求时，应采取二次净化。建议有条件的医疗机构采取集中供纯水系统，用于保障手术室、病区化验室、ICU、血透、门诊检验的用水需求。医疗机构要进行水质监测监控，已经有多例关于医院供水系统被军团菌、分歧杆菌等微生物污染的报道。也有医院采用无线传感器对医院供水系统进行水温、pH、电导率等方面的监测，为医疗机构水系统的保障提供良好的解决方案。

所有的医疗机构都离不开医疗设备的支持，而有源医疗设备又占了相当大的比重，因此，保证电力的稳定供给尤为重要。为满足正常的医疗设备使用要求，医院用电必须具有防断电措施、双路供电、自动切换功能并备有发电机组以防意外。手术室、ICU、急诊室应配置应急电源。计算机中心和大型医疗设备应配备 UPS 不间断电源，在设计或维修改造中将不同功能的供电线路分开。

在医疗供气方面，较大规模的医疗机构目前普遍采用中心供气的方式。一般气站供给氧气、负压，较完善的气站还供给压缩空气、一氧化二氮等。医疗机构需要对供气系统和管道进行定期监测，确保供气质量符合相应标准。

医疗机构在水、电、气方面的管理应尽可能做到以下几点。

（1）有水、电、气等后勤保障的操作规范，合理配备人员，职责明确，按规定持证上岗。

（2）水、电、气供应的关键部位和机房有规范的警示标识，张贴和悬挂相关操作规范和设备设施的原理图，如有必要工作业人员应执行 24 小时值班制。

（3）有日常运行检查、定期定级维护保养，且台账清晰。

（4）有明确的故障报修、排查、处理流程，有夜间、节假日出现故障时的联系维修方式和方法。

（5）有水、电、气等后勤保障应急预案，并组织演练。

2. 水、电、气的能耗管理

非公立医疗机构除了要确保水、电、气的稳定、安全供应外，还需要注重对相关能源的能耗管理。进行能耗管理，可以有效节约能源，符合可持续发展的基本规律，也可以降低运营成本，减轻非公立医院的运营负担。医院在降低能耗方面应尽力做到以下几点。

（1）有节约能耗的相关计划，并实施监督。

（2）建立起可行的能耗管理机制，实行奖惩制度，杜绝浪费。

（3）对能耗数据进行采集、监测。

（4）加强节能宣传的培训，定期开展节能教育。

（二）物资供应管理

医疗机构的物资供应系统包括采购、运输、储存、流通加工、装卸、搬运、包装、销售、物流信息处理等环节，物资供应系统的正常有效运转是医疗业务顺利进行的保障，非公立医疗机构要充分利用现代物流学知识，结合医院物资供应特点，打造低成本、高效的物资供应系统。目前，大部分非公立医疗机构在物资供应方面普遍存在以下问题。

（1）缺乏科学的物资供应理念。

（2）控制环节薄弱。

（3）缺乏绩效考核或考核标准不明确。

因此，非公立医疗机构在物资供应方面的管理，须尽力做到以下几点。

（1）完善物流系统，有专职部门负责。

（2）有明确的物资申购、采购、验收、入库、保管、出库、供应、使用等相关制度与流程，记录完整。

（3）有适宜的存量管理及应急物资采购预案。

（4）有明确的物资采购计划。

（5）定期对物资供应系统进行评价并改进。

有条件的医疗机构还应当充分利用现代物流系统知识及互联网技术，有效改进物资供应系统，以达到节约资金、有效供应的目的。

三、员工膳食服务管理

（一）膳食服务管理的基本要求

非公立医疗机构如有条件，可向员工提供膳食服务，部分医疗机构还可以给患者提供膳食指导和营养配餐，以满足员工和患者的饮食需要。如医疗机构提供膳食服务，则必须加强膳食服务的管理，保障饮食安全。膳食服务管理应参照《餐饮业和集体用餐配送单位卫生规范》的相关要求进行，食品原料采购、仓储、加工的卫生管理应按照《餐饮业食品卫生管理办法》的要求进行。对于提供膳食服务的医疗机构，管理要求如下。

（1）有专职人员负责膳食服务，并进行监督管理。

（2）有相应的岗位职责及食品卫生安全管理制度。

（3）建立以食品卫生为核心的餐饮服务质量监管体系，保障食品安全，满足供应，开展监管评价。

（4）定期开展膳食服务追踪与评价，并持续改进。

（二）突发食品安全事件应急方案

食品安全事故共分为四级，即特别重大食品安全事故、重大食品安全事故、较大食品安全事故和一般食品安全事故。由于医疗机构为较特殊的公共场所，一旦出现食品安全问题影响较大。因此，提供膳食服务的医疗机构需要具备突发食品安全事件应急预案，且需要定期对相关岗位人员进行培训，根据预案对岗位工作人员进行演练、记录、总结和改进。

四、医疗废物和污水管理

医疗废物，是指医疗卫生机构在医疗、预防、保健及其他相关活动中产生的具有直接或者间接感染性、毒性或其他危害性的废物。对医疗废物处理不当可能会对医务工作者、患者或社会造成极大危害。《医疗废物分类目录》将医疗废物分为 5 类：感染性废物、病理性废物、损伤性废物、药物性废物、化学性废物。国家推行医疗废物集中无害化处置，鼓励有关医疗废物安全处置技术的研究与开发，各医疗结构在进行医疗废物的处理过程中必须严格遵守根据《中华人民共和国传染病防治法》和《中华人民共和国固体废物污染环境防治法》制定的《医疗废物管理条例》。

医疗污水主要是从医院的诊疗室、化验室、病房、洗衣房、X 片照相室和手术室等排放的污水，来源及成分十分复杂。一般来说，医院污水中都含有大量的细菌、病毒和化学药剂，具有空间污染、急性传染和潜伏性传染的特征。各医疗机构在进行污水处理时应遵循《中华人民共和国环境保护法》《中华人民共和国水污染防治法》《医疗机构水污染物排放标准》等法律法规。

非公立医疗机构在进行医疗废物和污水的管理时，在遵守国家相关法律法规的前提下，应在以下几方面优化管理。

（1）有合理的医疗废物和污水处理规章制度，各工作岗位人员严格按照规章制度进行操作。

（2）主管部门要对医疗废物和污水的处理工作进行监管、评价，并有相关记录。

（3）进行废物和污水处理的工作人员在上岗前需要进行专业培训，了解相关知识；在操作过程中需要进行安全防护，有安全防护的监管和监管资料。

（4）医疗废物和废水的处理设施需要有运行日志，医疗污水处理结果通过国家环保相关部门的评价。

五、安全保卫管理

医疗机构的保卫工作是行政管理的重要组成部分，是维护医疗秩序、保障人民群众就医安全的必要保障。大部分医疗机构人流量较大、人员复杂、服务对象不确定，因此，极容易产生各种突发事件。目前，公立医疗机构存在很多危害安全的违法现象，如医托、医疗诈骗、医闹等，非公立医疗机构虽然相对来讲此类现象较少，但也应该进行严格的安全保卫工作，谨防违法犯罪事件的发生。

一般来说，安全保卫工作是医院管理的重要组成部分，由医院治安保卫职能部门负责组织、指导各单位实施。医院各单位应自觉维护本单位的治安秩序，保障安全。根据《企业事业单位内部治安保卫条例》及社会治安综合治理责任制原则，做好医院的安全保卫工作。

（一）安全保卫组织

为了确保安全保卫工作的开展，非公立医疗机构应设有安全保卫组织，组织人数可根据医院规模、人流量进行确定。在设立安全保卫组织及开展安全保卫工作时，医疗机构应当按照以下目标进行实现。

（1）设立安全保卫组织，安保组织结构、人数根据医疗机构具体情况确定，但人数和岗位配置要合理且能满足医疗机构基本安保需求。

（2）具有明确的保卫部署方案和医院安全保卫制度，严格按照制度进行安保工作。

（3）安保人员岗前需要接受一定的技能培训，并定期进行培训。

（4）有安全保卫应急预案，定期组织安全保卫演练，并根据演练进行整改。

（二）安全保卫设备

医疗机构安全保卫设备设施包括监控器、应急灯、电警棍、橡胶警棍、警笛、安全帽、防盗门、灭火器、盾牌、防冲撞设备、防刺服、防割手套等。各医疗机构尤其需要在重点环境和部位（如财务、仓库、档案室、计算机中心、新生儿室等）进行监控。非公立医疗机构在安全保卫方面，如安全保卫设备的设置及管理上应当尽量按照以下要求进行。

（1）安全保卫设备配备齐全，能够满足基本的安保要求，并定期进行检修，确保安保设备正常运行。

（2）有全院的视频监控系统，在重点环境和重点部位安装监控设施，视频监控系统的技术要求符合公安部的《视频安防监控系统技术要求》（GA/T 367—2001）。

（3）视频监控室应符合相关标准，具有严格的管理制度。

（4）视频应进行 24 小时图像记录，保存时间 ≥ 30 天，视频系统应具有时间、日期显示、记录和调整的功能，时间误差在规定的范围内。

（5）有合理的视频资源使用制度，有明确的隐私保护相关规定，有严格的视频资源使用审批制度和记录。

六、消防、特种设备、危险物品管理

（一）消防管理

医疗机构人员较为集中，贵重设备较多，一旦发生火灾，极有可能造成重大的人员伤亡和财产损失。此外，医疗机构防火重点部位较多，涉及法律法规也较多，因此，医疗机构的消防管理较为复杂。医疗机构必须从顶层重视消防管理，从各层面深入分析研究，减少或杜绝火灾的发生。非公立医疗机构在进行消防管理时需要尽可能做到以下工作。

（1）有消防安全管理制度和应急预案。

（2）设置消防安全管理部门，明确消防安全管理措施和管理人员岗位职责。

（3）消防安全岗位需要进行岗前培训，并定期进行培训考核；在系统层面要对全院职工进行消防安全教育。

（4）定期组织消防安全检查，同时根据消防安全要求，开展年度检查、季节性检查、专项检查等，有完整的检查记录。

（5）消防通道通畅，防火器材（灭火器、消防栓）完好，防火区域隔离符合规范要求。

（6）加强消防安全重点部门、重要部位防范与监管，有监管记录。

（7）定期（每年至少一次）进行消防演练。

（二）特种设备管理

根据国务院《特种设备安全监察条例》的内容，特种设备是指涉及生命安全、危险性较大设备设施，如锅炉、压力容器、压力管道、电梯、起重机械、客运索道、大型游乐设施等。医疗机构常见特种设备包括电梯、压力锅炉、高压氧舱、核磁共振、制氧机、氧气瓶等。非公立医疗机构的特种设备除需要按照国家的相关法律法规进行严格管理外，还需要制定相应的管理制度。

（1）设置合理的管理制度，明确管理岗位职责。

（2）相关设备的岗位操作人员必须按照操作规程来进行，必要设备的操作者需有上岗证，有相关的操作记录。

（3）设备有维护、维修、验收的记录。

（4）有完整的特种设备清单和档案资料，有监管记录。

（三）危险物品管理

根据国家标准公布的《危险货物品名表》，危险品是指凡具有易燃、易爆、毒害、腐蚀、放射性等危险性质，并在一定条件下，能引起燃烧、爆炸和导致人身中毒、灼伤和死亡等事故的物品的总称。医疗机构进场设计的危险品包括压缩气体、酒精、氧气、放射性物质等。非公立医疗机构必须加强危险品的管理，防止由于管理不当引起的事故：

（1）设置合理的危险品管理制度，设置岗位和人员进行管理，明确职责。

（2）有完整的危险品采购、使用、消耗等登记资料，账物相符。

（3）有危险品安全事故处置预案。

（4）定期进行巡查并有记录。

七、外包服务管理

随着社会环境的变化和医院后勤服务的项目越来越繁重，许多医疗机构采取将部分后期业务委托外包，服务商进行管理。将部分后勤业务如污水处理、衣物缝洗等进行外包，在一定程度上减轻了医疗机构的负担，可以让医疗机构集中更多精力于医疗服务方面，具有积极的一面。但现阶段并非所有的后勤保障服务都可以外包，部分核心业务还是应当由医疗机构自己来主要承担的，将后勤业务外包也不是说医院对于后勤保障完全放手，医疗机构应当加强对外包业务的监管，确保外包服务能够满足医疗服务的基本要求。

非公立医疗机构在进行后勤保障服务外包时也应该按照合理合法的流程进行，并进行严格的监管。首先，在外包前，医疗机构要对外包机构进行严格的遴选考核；其次，医疗机构要与外包机构签订详细的外包管理合同，明确双方权利义务，要将质量安全管理作为重要内容列入合同条款；同时对于外包的后勤保障业务要建立监管机制，要形成评审制度和程序，定期进行评估，形成质量安全评估和内部审计报告等文件，督促外包机构进行服务改进。

（张振清）

第八节 医学装备管理

医学装备（medical equipment）是医疗卫生机构用于医疗、教学、科研、预防、保健等工作，具有卫生专业技术特征的仪器设备、器械、耗材和医学信息系统的总称。先进的医学装备不仅为医疗水平的提高提供了有利保证，同时也是医院诊疗水平高低的评价标准。随着医疗水平的不断提升，对医学装备的使用和管理也提出了新的挑战。近年来大部分非公立医疗机构加大了在医学装备上的投资而忽略了对医学装备的管理，从而导致一系列诸如设备管理人员稀缺、配置不均衡、重用轻管、制度监管不严等问题。这些问题如不能及时解决，可能会导致设备仪器诊疗结果不准确，直接危及医疗质量与安全，损害医院的经济效益及社会效益。因此，非公立医疗机构应根据相关法规和规范的要求，建立相应的医学装备部门和装备管理与使用技术队伍。

一、医学装备管理组织机构与职能

（一）医学装备管理部门的设置

医疗设备具有技术先进、使用周期长、价格昂贵、间接成本多、管理难度大等特点。根据"统一领导、归口管理、分级负责、责权一致"原则建立医学装备管理委员会、医学装备管理部门和医学装备使用部门三级管理制度。医学装备委员会是医院医学装备管理的最高决策与管理机构，医学装备管理部门是医学装备具体管理职能部门和业务部门，医学装备使用部门是具体使用医学装备的医疗业务科室。各级各部门各科室均应建立相应的管理制度、工作流程、人员配置和岗位职责，保障医学装备依法合规采购，合理配置，安全运营，保障质量，提高效能，满足需求，切实为医疗和患者服务。

（二）医学装备管理组织机构职能

（1）医疗装备管理委员会：一般由医疗副院长任主任，医务部主任、医学装备管理部门负责人任副主任，医院有关部门和科室、有关专家担任委员，负责对医学装备发展规划，年度装备计划，采购活动和监管情况进行评估、论证和咨询，确保科学决策和民主决策。其主要职能为：

①定期召开委员会会议，负责审议装备发展规划和医学装备年度购置计划、大型医学装备采购前的论证报告、可行性报告和大型医学装备采购审批，医学装备管理和使用情况。

②听取医学装备管理部门的工作报告和成本效益分析，对医学装备管理进行全程监督管理。

③负责医学装备管理培训、岗位设置和人员考核管理监督管理。

④负责医学装备开展科研项目，推广医学工程领域的新技术、新成果临床应用及技术革新和技术改造监督管理。

⑤医学装备管理的其他相关问题。

（2）医学装备管理部门：主要职责是运用科学先进的管理方法和工程手段，保障医学装备的安全使用并确保患者和医务人员的安全。随着质量控制工作的逐渐开展，作为担负医学装备管理职能部门，其工作职责也逐渐由单一采购、维修向科学论证、合理配置、预防性维护、安全监督、质量控制等多职能、多任务转化。其主要职能为：

①负责参与制定医院主要医学装备发展规划，编报年度医学装备购置计划和购置设备经费预算。组织主要医学装备引进可行性论证，为院领导提供决策意见。

②落实医学装备购置计划，组织实施全院医疗器械的供应工作。

③组织大型精密医学装备的安装、调试、验收、培训及厂方售后的服务工作。

④负责强检计量设备的管理和计量检定工作。

⑤负责医学装备的日常维修保障工作和应急检修、采购、调配等工作，保障医疗运行。

⑥负责医学装备登记、造册，建立医疗器械总账，进行分类、分级管理，完善医疗器械档案。

⑦负责医学装备管理与应用的培训，指导医学装备使用科室加强对医学装备的使用、检查、保管、保养、环境、卫生及有关规章制度的管理。

⑧定期组织专家评定设备的质量等级，提出淘汰报废意见，上报有关部门审批。

⑨开展科研工作，推广医学工程领域新技术新成果的应用及技术革新和技术改造。

（3）医学装备使用部门：随着科学技术在医疗领域的广泛应用，各业务科室医疗器械开始逐年增加，加强科室的医疗器械管理显得格外重要。科主任是科室主要精密仪器的第一责任人，护士长是常用设备的第一责任人。其主要职能为：

①制定本科室医学装备的发展规划和年度采购计划，参与大型医学装备的考察、论证、评审，提供临床技术数据和资料、设备的主要配置情况、经济管理分析。

②制定并实施本科室医学装备从申购、论证、采购、验收、培训、使用、维保、报废等全程管理制度。

③掌握和熟悉本科室设备的使用、保管、检验、安装、维修及数量、质量情况。参与大型医学装备的检验、安装、验收、接收、培训等工作，严格三定两严制度（严格操作规程、严格交接手续、定人使用、定人管理、定期维护）。

④制定医学装备应急预案和管理制度，明确处置流程，保障医疗安全。

⑤医学装备管理相关的其他工作。

（4）医学装备使用人（操作人员）和保管人（专管共用的设备）：对医学装备的直接使用和管理负责，其主要职能为：

①医学装备实行定人管理、定人使用、明确职责，责任到人，医学装备使用人和保管人

对主要医学装备承担管理责任。

②设备建档，实行使用、保养、故障、维修和定期检查验证全程登记制度。

③严格操作规程，严格交接手续，定期维护保养。

④大型精密仪器设备要有防护罩，下班后要盖上，防尘、防湿。

⑤发现人为损坏或其他不正当损坏，应及时报告科室和管理职能部门，说明真实情况，不得隐瞒不报。

二、医疗设备购置计划的编制

编制购置计划是一项非常复杂、细致的技术性工作，在计划中需要明确重点、兼顾全局、择优支持、合理配置，使计划与目标一致、科室需要与实际情况紧密结合。在这里，提供以下几点可作为医院编制购置计划时所依据的标准。

医院要依据区域卫生资源的配置规划制定医疗设备购置的计划。

目前，我国大型医疗设备实行配置规划和配置许可制度。该规划具有一定强制性和限定性的行政法规，由国务院卫生行政部门和各省市、自治区、直辖市卫生行政部门制定，卫生资源的配置规划实行两级管理。原国家卫生计生委对 10 种大型医疗设备按品目分为甲、乙两类实行规划管理，购置前须取得原国家卫生计生委颁发的大型医用设备配置许可证。

（一）依据各级各类医院医疗设备的配置标准

现行配置标准是原卫生部委托中国医学装备协会于 2004 年编制出台的《综合医院基本医疗器械装备标准》（试行），它是带有指导和规范性质的行业标准，是为了科学、合理地配置医疗设备，提高医疗设备的社会效益和经济效益。其在具体实施过程中，每家医院可以依据医院规模及执业范围做适当缩减或扩展配置。

2011 年发展改革委、原国家卫生部、财政部、商务部、人力资源社会保障部联合发布的《关于进一步鼓励和引导社会资本举办医疗机构的意见》中指出，支持非公立医疗机构购置大型设备，支持非公立医疗机构按照批准的执业范围、医院等级、服务人口数量等，合理配置大型医用设备。

（二）依据医院发展规划

医院要紧随国家发展制定五年或十年发展规划，根据医院自身医疗特色、服务对象和服务范围等实际情况拟定发展步骤和预期目标。纳入规划中的医疗设备应当按照计划购置，并与其他相配套的设施同步进行。

（三）重点专科需要保障的医疗设备

重点专科是医院特色，在一定程度上代表了医院乃至本区域的医疗水平。其关键性的医疗设备是保证该科室处于领先地位和学术水平快速发展的重要物质基础，也是医院的临床医学专业重点发展对象。因此，编制购置计划时应该有所倾斜。

三、设备、耗材采购程序与采购合同

医院要成立专门的采购中心，由院长、副院长担任采购领导小组正副组长，组织相关人员组成采购委员会，委派一名德高望重的人员担任采购中心主任，把采购人员分成几个采购小组。采购小组人员组成应该具有跨度，人数至少 3 人（高层、中层、基层各 1 人），医疗设备、耗材的采购需按照严格的采购流程进行，特殊情况需进行特殊审批。采购过程中，在采购管理人员的监督之下，小组与小组之间互相监督，小组内部人员互相监督。

（一）采购需求调研

在进行采购之前，需要进行一定的需求调研，每年第四季度，由各科室相关负责人报备科室明年的采购计划，然后，由采购中心指定负责人去科室进行需求调研，并根据科室设备、耗材的使用记录、临床实际需要、社会效益等，确定申报仪器是否确实需要采购。

当确定需要采购的仪器、耗材后，由采购中心主管级别以上的负责人进行签字确认，并交由采购小组，按照采购制度进行统一采购。

（二）采购原则

非公立医疗机构采购人员在采购过程中需遵循以下采购原则。

（1）采购计划要制订：采购人员应根据最终的采购需求，列出明确的采购计划，具体列出采购时间与预制的采购方法。而在每季度末，采购中心负责人应召集采购人员开采购研讨会，对本季度的采购计划完成情况进行总结分析，同时，对下一季度的采购计划的可行性进行探讨。

（2）采购流程要明确：非公立医院应按照采购设备与耗材的价格灵活制定采购流程，低于 5000 元（金额各医院均可视情而定，下同）的医疗设备，应按照低价位医疗设备采购流程执行；高于 5000 元，低于 2 万元的医疗设备，根据科室提出的采购申请，经过调研后，按照中价位医疗设备采购流程执行；高于 2 万，低于 10 万的医疗设备，应按照高价位医疗设备采购流程执行；高于 10 万的医疗设备，应参照超高价位医疗设备采购流程执行；而一次性医疗用品（试剂、高值耗材等）应按照医用耗材采购流程执行。

（3）采购过程须合法：非公立医院的设备与耗材采购需严格遵守国家、省市县相关的法律、法规，杜绝违法乱纪。

（4）采购渠道须正规：采购人员应做到一切以医院的利益为先，不为私利采购资质不齐全的企业产品。采购前应严格审查被采购方的以下信息：①医疗器械生产企业许可证或医疗器械经营企业许可证，并核对购买产品是否为许可证上企业可生产与经营的产品范围；②营业执照（复印件）；③医疗器械注册证（含附件）和其他证明文件（复印件）；④产品合格证；⑤产品检测报告；⑥销售人员的单位授权书（委托书）；⑦若为进口设备，则应核对是否符合进口设备相关的文件与法规；⑧进口设备是否附带正确的中文标识与中文说明书；⑨产品的包装与标识是否符合国家有关规定及储运要求。

（5）采购票据要真实：采购人员应做到票货相符，采购的医疗设备与耗材应有合法、齐全的票据，杜绝虚开发票、代开发票等违法乱纪的行为。

（6）采购原则要遵循：采购人员应遵循公平、公正、公开的原则，采购大型医疗设备时，应进行公开的招标，参与竞标公司至少为 3 家。

（7）采购价格要合理：采购的医疗设备与耗材价格原则上不应高于同地区同类型号产品的价格。

（8）采购纪律要遵守：采购人员在购置医疗设备与耗材时，应严格遵守医院纪律，不得接受厂家、代理商的吃请，不得接受礼品、现金、有价证券等。

（9）采购合同要签订：采购的所有医疗设备与耗材，都应与销售方签订购销合同及保修协议，并将资料及时归档，由专人进行保存。

（10）奖惩制度要完善：非公立医院要针对采购人员制定合理的奖惩制度。对表现优秀的采购人员给予一定的奖励，对违法乱纪的采购人员给予严惩。

（三）采购流程

非公立医院设备与耗材的采购流程，应分为低价位医疗设备、中价位医疗设备、高价位医疗设备、超高价位医疗设备、医用耗材 5 类，分别执行。

（1）低价位医疗设备采购流程：价位低于 5000 元的医疗设备，为低价位医疗设备，采购流程如下。

①各科室人员填写采购申请单。

②科室负责人进行核实签字。

③采购中心负责人核实签字并委派采购小组。

④采购小组在征得各科室人员意见后，进行询价购买或单一来源购买。

（2）中价位医疗设备采购流程：价位高于5000元，低于2万元的医疗设备，为中价位医疗设备，应采用的采购流程如下。

①各科室负责人向采购中心提出购买申请，同时提供该医疗设备的采购论证，对该设备的经济效益与社会效益进行论证。

②采购中心接到申请后，委派采购人员对各科室采购申请单的内容进行核实，深入科室调研设备购买的必要性，并将调研情况及时上报。

③采购中心负责人组织采购中心人员进行购买可行性研讨会。

④科室负责人委派采购小组进行采购。

⑤采购小组根据实际情况，进行询价采购，或组织人员进行招标。

（3）高价位医疗设备采购流程：价位高于2万元，低于10万元的医疗设备，为高价位医疗设备，采购流程如下。

①各科室负责人向采购中心提出购买申请，同时提供该医疗设备的采购论证，对该设备的经济效益与社会效益进行论证。

②采购中心接到申请后，委派采购人员对各科室采购申请单的内容进行核实，深入科室调研设备购买的必要性，并将调研情况及时上报。

③采购中心负责人组织采购中心人员进行购买可行性研讨会。

④采购中心负责人将材料上报医院采购委员会，由采购委员会核实确定。

⑤采购中心负责人组织人员成立招标小组，小组中必须有一位副院长以上级别的人员。

⑥发布招标公告，组织各大企业进行招标，综合考虑价格、质量等因素，进行购买。

⑦与中标公司签订采购合同，并备案。

（4）超高价位医疗设备采购流程：高于10万元的医疗设备，为超高价位医疗设备，采购流程如下。

①各科室负责人向采购中心提出购买申请，同时提供该医疗设备的采购论证，对该设备的经济效益与社会效益进行论证。

②采购中心接到申请后，委派采购人员对各科室采购申请单的内容进行核实，深入科室调研设备购买的必要性，并将调研情况及时上报。

③采购中心负责人组织采购中心人员进行购买可行性研讨会。

④采购中心负责人将材料上报医院采购委员会，由采购委员会组织人员进行公开采购论

证，并委派一名院领导、采购中心负责人、申请购买的负责人等到相关的医院对设备的性能、型号、价格、效益等进行考察，并将调研结果上报采购委员会。

⑤采购中心负责人组织人员成立招标小组，小组中必须有院领导参加。

⑥发布招标公告，组织各大企业进行招标，综合考虑价格、质量等因素，进行购买。

⑦与中标公司签订采购合同，并备案。

（5）医用耗材采购流程：非公立医院医用耗材的采购原则上采用招标采购和应急询价采购的方式。一般情况下，各科室负责人根据往年的耗材使用量，制定医用耗材采购申请书，并于每年第四季度提交到采购中心，由采购中心人员制定采购计划，进行招标采购或询价采购，一次性到位。对于不能采用上述采购方式的一次性耗材，则需执行以下流程。常规的一次性耗材，按照常规的采购流程执行，新的一次性医疗耗材，则应使用以下流程。

①各科室人员提交申请。

②科室负责人签字确认。

③采购中心对产品的必须性进行调研，并上采购委员会进行审核。

④审核通过后，采购中心联系资质齐全的供货商拿到样品。

⑤相关科室组织人员对新产品进行试用，试用结束后，对产品的性能进行评价。

⑥若性能良好，采购中心负责与相关人员确定产品价格。

⑦先少量购买新产品，如使用过程中没有发现问题，则将该产品列入正常采购流程。

（6）设备与耗材临时采购流程：如果遇到未列入采购计划，但又必须采购的设备或耗材，应遵循以下采购流程。

首先科室负责人向采购中心提出申请，采购中心负责人经过调研以后，确定为必须购买的设备或耗材，则将其划分好价位等级，录入采购计划系统，按照采购流程进行采购。

（四）采购合同的签订

非公立医院在采购医疗设备与耗材时，必须依据《中华人民共和国经济合同法》及采购文件的规定，与供应商签订严格的采购合同，合同的条款及相关资料如下。

（1）合同条款：合同的条款应包括以下几方面的内容。

①采购合同中应明确设备与耗材的质量要求，设备质量必须符合相关部门的相关规定。

②采购合同中应详细写明设备名称、型号规格、品种类别、性能要求、检验标准的名称和适用版本，交货进度、单价、数量和单位等内容。

③合同中应写清质量保证要求或适用的质量体系和名称、编号和版本，供货人的资格、供方质量体系要求，明确签约双方的责任。

④采购合同中应明确规定合格品的放行方式和不合格品的处理方式。

⑤采购合同应明确签订验证协议和确定处理争端的规定，须由中心领导签字盖章后方能生效，签字生效后的采购合同应由器材设备科保存备案查阅，保存期为10年。

⑥签订合同协议必须严肃认真，谨慎细致，内容正确手续齐备，应符合《中华人民共和国经济合同法》规定的要求。

（2）其他相关资料：除了签订购买合同以外，采购人员还应该核查的相关资料包括以下方面。

①设备、耗材的合格证。

②设备、耗材的产品生产注册证（复印件）。

③设备、耗材的生产日期或批（编）号。

④设备、耗材的限用日期，并做好登记。

⑤设备、耗材的包装是否符合储运部门及有关部门要求。

⑥验货，采购人员应按照合同要求对设备、耗材进行验收，并做好记录。

四、设备、耗材出入库管理制度

医院应建立设备、耗材专用仓库，指定负责人，任命仓库保管员与出入库复核员，设备、耗材的出入库都应遵循相关的管理制度。

（一）入库管理

对于设备与耗材的入库，责任人应注意核对以下信息。

（1）应严格检查各方签字的验收报告、发票、设备附带相关资料是否齐全。

（2）对医用材料、低值易耗品，由采购人员与库房保管人员对物资型号、数量、用途、有效期、生产销售合法性验收确认，凭发票登记入库，并建立库存账。

（3）入库信息需包含：入库单编号、供货单位、原始凭据号、经办人、发票号码、物资名称、规格型号、设备出厂序列号、生产厂家、产地、单位、单价、数量、金额、进价、合计、制单人、制单日期、记账人、记账日期等。入库单一式3份，第一联采购员查存，第二联随原始单据向财物部门报销，第三联保管人员做记账凭证。

（二）库房管理

库房责任人在平时的库房管理中，应做好以下几方面的工作。

（1）及时清点核对物品数量，及时发现并总结设备、耗材剩余数量。

（2）设备、耗材应按各种性能规格分类保管，注意室内温度、湿度，避免损坏。

（3）对库房按时巡视，及时发现安全隐患，并及时解决。

（4）做好设备、耗材的出入库登记工作；不经院领导同意，设备、耗材一律不准外借、拆卸、维修。

（5）库房责任人变换时，必须做好交接工作，造具清册，由交接双方签字并在管理部门备案。

（6）仓库应设置防火设备，下班后切断电源，检查门窗，确保安全。

（三）物资申领

物资申领时，由使用人填写申请单，然后由部门主管进行审核签字，到库房领取。如果领取的为可修复或为有形但已损耗的物品，需将损坏物品，交至库房，以旧换新，然后进行统一处理。

（四）出库管理

对于设备、耗材的出库管理，应遵循以下原则。

（1）医用材料、低值易耗品等，应遵循先进先出、发陈存新的原则进行发放。

（2）仔细核对领用申请单，核实无误后，责任人与领用人均需签字确认，责任人做好登记。

（3）及时更新设备，耗材的信息库（领用人、领用时间、剩余数量等）。

（4）医用计量器具，必须检查核对《计量合格证》后才能发放使用。

（5）计算机出库管理的有关信息必须与入库的相关信息保持一致。

（6）每次发放完毕，应出账核对实物一次，避免脱档和积压。

五、医疗仪器设备使用人员的操作培训管理

医护人员是医学装备的直接使用者和操作者，其医学装备使用水平直接决定了医学装备的使用效果和使用水平。各级医院应该具有医疗仪器设备使用人员的操作培训，为医疗器械临床合理使用提供技术支持与咨询服务。

（1）建立有医疗仪器设备使用人员操作培训和考核制度与程序。

（2）医学装备操作人员经过相应设备操作培训。

（3）医疗装备部门为临床合理使用医疗器械提供技术支持、业务指导、安全保障与咨询服务。

六、常规与大型医学装备管理

随着科学技术在临床医学诊断上的大量应用，大型设备在医院的数量越来越多。据不完全统计，大型医学装备约占医院固定资产 50％ 以上，主要集中在放射、放疗和核医学科等影像诊断和治疗科室，在医院经济收入中占有重要的地位。因此，提高大型医学装备的使用率、保障临床工作的需要、避免医院资产浪费、保障和维护大型设备安全，成为衡量医院管理水平的重要指标之一。

目前，各医院在大型医学装备方面仍然存在调研不足、人才不足、管理不足等一系列问题。鉴于此，各医院应当按照《大型医用设备配置与使用管理办法》，加强对大型医用设备的配置管理，优先配置功能适用、技术适宜的医学装备，同时重视对临床工程人员的培养、经费的投入，并在晋升、待遇等方面给予优待，防止设备维修和管理人员流失，使专业人员安心工作，维护好大型医学装备，使设备发挥最大经济利益。

（一）制定常规与大型医学装备配置方案

（1）有医学装备配置原则与配置标准，根据医院功能定位和发展规划，制定医学装备发展规划和配置方案。优先配置功能适用、技术适宜、节能环保的装备。注重资源共享，杜绝盲目配置。

（2）有医学装备购置论证相关制度与决策程序，单价在 50 万元及以上的医学装备有可行性论证。

（3）购置纳入国家规定管理品目的大型设备持有配置许可证。

（二）大型医用设备成本效益、临床使用效果、质量分析

（1）有医学装备使用评价相关制度。

（2）有大型医用设备使用、功能开发、社会效益、成本效益等分析评价。

七、医疗器械临床使用安全控制与风险管理

20 世纪末，西方国家首先对部分存在风险较大的医疗器械部门尝试实施风险管理，至此，风险管理理念被正式引入医疗器械领域。医疗器械的风险管理是保障医疗器械在使用期间安全、有效的重要管理活动，属标准、规范化管理程序，须贯穿至医疗器械全寿命过程。近年来，由于医疗器械风险管理意识不强，医疗器械的维护、维修方面管理落后，医疗器械规范操

作的程度不高，医疗器械管理制度尚不完善等现状，使得医疗器械风险事件上报率逐年增加。因此，重视医疗器械不良事件，将医疗器械管理中存在的、潜在的风险因素尽量予以控制，成为提升医疗质量的一个关键因素。

为了有效开展医疗器械临床使用安全控制与风险管理工作，各职能部门应该注意以下几点。

（一）增强关于医疗器械风险管理的意识

医疗机构作为医疗器械实施风险管理主体，需要加强医疗器械规范使用方面的管理工作，设立管理重点，对于部分应用风险高且与患者生命相关性高的器械（麻醉机、呼吸机、手术器械、除颤器等），应强化相关治疗检测、控制工作，最大限度保障使用安全。建立医疗器械临床使用安全事件监测与报告制度，定期对医疗器械使用安全情况进行考核和评估。

（二）加强医学装备安全有效管理

对医疗器械临床使用安全控制与风险管理有明确的工作制度与流程：① 有医学装备临床使用安全控制与风险管理的相关工作制度与流程；②有医学装备质量保障，医学装备须计（剂）量准确、安全防护、性能指标合格方可使用；③有生命支持类、急救类、植入类、辐射类、灭菌类和大型医用设备等医学装备临床使用安全监测与报告制度；④有鼓励医学装备临床使用安全事件监测与报告的措施；相关临床、医技使用部门与医学装备管理部门的人员均能知晓。

（三）放射与放疗等装备相关机房环境安全符合要求

（1）放射与放疗等装备的机房设计、建设、防护装修和设施符合安全、环保等有关要求。

（2）机房显著位置有规范的警示标识。

（3）医学装备管理部门与机房的工作人员知晓防护有关要求和措施。

（四）加强特殊装备技术安全管理

（1）特殊装备（如高压容器、放射装置等）具有生产、安装合格证明及根据规定必备的许可证明。

（2）特殊装备操作人员经过培训，具有相应的上岗资格。

（五）加强计量设备监测管理

（1）有计量设备监测管理的相关制度。

（2）有计量设备清单、定期检测记录和维修记录等相关资料。

（3）经检测的计量器具有计量检测合格标志，标志显示检测时间与登记记录一致。

八、用于急救、生命保障系统仪器装备的管理

急救、生命保障类医学装备近年来已成为大型综合性医院必备的常规装备。它们平时使用率低，空闲时间多，但技术要求高，需用时非常紧急，因此对它们进行科学的管理，提高救援的反应速度和协调水平，使其在需用时的紧急情况下，能够充分发挥它们应有的功能作用。具体要求职能部门：

（1）使用科室应加强对装备的学习和培训，熟知操作规程并能熟练操作；应定期对装备进行简单的维护，装备应在固定位置放置，医务人员应知晓放置位置；每日检查设备状况，确保设备处于良好待用状态，医务人员发现故障不能自行解决的，应立即向医学装备主管部门报修，并在《维护、保养记录本》做好记录。熟悉急救、生命支持类医学装备的应急预案并能严格按照预案的要求进行故障的处理。

（2）制定全院的急救、生命支持类医学装备的应急预案，具体负责，职责是负责预案启动后装备的调配、外借、紧急采购供应、维修及协调处理等各项工作；组织全院相关人员学习并进行考核，组织应急演练。制定装备的日常保养规程，每月巡检做好二级维护保养工作，并指导使用科室人员按照规程进行简单的维护。

（3）从维护方法、维护内容和人员配置3个方面入手，完善了预防性维护制度与流程，切实保障预防性维护工作及时有效。

九、医学计量管理

医学计量是医疗设备质量控制的重要技术基础，在医疗设备的使用维护中具有明显的技术保护作用。医疗设备的测量准确度直接影响着医院对患者的诊断结果和治疗效果，因此，它对医疗工作的开展及医学科学技术的发展具有十分重要的作用。

（一）医用计量器具管理要求

（1）医用计量器具的购进必须由使用科室提出申请，经医疗设备管理部门审批。计量器具在验收入库时，档案管理员应将其合格证书、厂家名称、出厂时间、产品型号及资料复印后交计量人员建卡、存档。

（2）各科室必须按有关规定和程序操作计量器具，不得随意改动计量器具的参数和基准，出现问题要及时向医疗设备管理部门申报，不得擅自拆除。

（3）依据《中华人民共和国计量法》规定，凡属医院强制检定的计量器具都必须实行周期检定，由省、市质量监督局行使检定权，根据医院情况实行送检、来检两种办法。

（4）凡属医院强制检定计量器具，应定期由质量监督部门检定，确保强检率100%，个人、科室不得以任何借口推迟检定或故意漏检。

（5）严禁使用无检定合格证书或合格证书过期的医用计量器具。对于漏检、检定不合格和超出周期的计量器具，按《中华人民共和国计量法》第26、第27条规定一律不准使用，否则责令赔偿损失、没收计量器具并处罚，对不合格的计量器具申报上级领导后进行维修或报废处理。

（6）属强制检定的医用计量器具经维修后应由质量技术监督局鉴定后方可投入临床使用。

（二）医用计量器具的使用、维护、保养

（1）使用计量器具的部门必须做好计量器具的使用与保养工作，制定出相应的使用操作规程，由专人负责，并严格按照说明书及操作规程进行操作。

（2）所有计量器具都应建立使用记录并定期进行维护和保养；常用计量器具应每次使用后擦净保养，不常用的有源计量器具应定期做通电试验。

（3）存放计量器具的场所要求清洁卫生，温度、湿度要符合检定规程的规定，并保持相对稳定。易变形的计量器具要分类存放，妥善保管。严禁计量器具与酸、碱等腐蚀性物质及磨料混放。

（4）在用计量器具必须有计量鉴定证书或合格标记，发现合格证书丢失或超期，要及时查找原因，办理补证手续或补检。

（三）医学计量器具的范围

《中华人民共和国强制检定的工作计量器具明细目录》中，实施强制检定的医用计量器具目录项目如下。

（1）天平。

（2）砝码、链码、增砣、定量砣。

（3）秤：戥秤、案秤、台秤、吊秤、电子秤、计价收费秤。

（4）流量计：液体流量计、气体流量计、蒸汽流量计。

（5）压力表、风压表、氧气表。

（6）血压计、血压表。

（7）眼压计。

（8）心电图仪、脑电图仪。

（9）声级计。

（10）听力计。

（11）照射量计（含医用辐射源）。

（12）超声功率计（含医用声源）。

（13）激光能量计、激光功率计、医用激光源。

（14）电离辐射防护仪、射线检测仪、照射量率仪、放射性表面污染仪。

（15）酸度计、血气酸碱平衡分析仪。

（16）火焰光度计。

（17）分光光度计：可见分光光度计、紫外分光光度计、红外分光光度计、荧光分光光度计、原子吸收分光光度计。

（18）比色计：滤光光电比色计、荧光光电比色计。

（19）血细胞计数器。

（20）验光仪、验光镜片组。

（21）屈光度计。

十、医用耗材管理

医用耗材包括高值耗材、植入性耗材、低值耗材及一次性无菌器械。国家卫生行政部门和其他相关部门至今没有对医用高值耗材有明确的定义。从广泛意义上讲，医用高值耗材是指相对于医用低值易耗品，价昂贵，一次性使用的医用耗材。医疗机构通常所说的医用高值耗材，常指种植、埋藏、固定于机体受损或病变部位支持、修复、替代其功能的一类特殊医用消耗性材料，包括各种人工关节、骨折固定用的钢板、钢钉、人工晶体、人工心脏瓣膜、心血管外科植入式心脏起搏器、人造血管、疝补片、肠道吻合器、组织填充物等及其他金属或高分子植入性耗材。由于医用高值耗材风险管理意识薄弱、过度使用或超范围使用、分类过于笼统、识别统计困难、追溯机制尚不完善，以及一次性使用医用高值耗材用后毁形尚不规范和无人监管等，对如何有效进行医用高值耗材（包括植入类耗材）和一次性使用无菌器械和低值耗材的管理提供更大的挑战。因此，要求职能部门做到以下几点。

（1）有医用耗材（包括植入类耗材）和一次性使用无菌器械管理制度与程序及相关记录

（采购记录、溯源管理、储存管理、档案管理、销毁记录等）。

（2）有医用耗材（包括植入类耗材）和一次性使用无菌器械的采购记录管理。采购记录内容应当包括企业名称、产品名称、原产地、规格型号、产品数量、生产批号、灭菌批号、产品有效期、采购日期等，确保能够追溯至每批产品的进货来源。

（3）有医用耗材（包括植入类耗材）和一次性使用无菌器械的使用程序与记录。

（4）有不良事件监测与报告制度与程序。

十一、医疗设备临床使用安全管理

医疗设备临床使用安全管理是指医疗机构医疗服务中涉及的医疗器械产品、人员、制度、技术规范、设施、环境等的安全管理工作。其主要内容包含医疗设备的准入与评价管理、医疗设备临床使用管理和医疗设备临床保障管理，管理的核心是医疗设备的安全和质量控制。医疗机构应采取有效的措施确保进入临床使用的医疗设备合法、安全和有效。医疗设备投入临床后，临床使用安全则主要体现在医疗设备临床使用管理和医疗设备临床保障管理两个方面。医疗设备临床保障管理包括医疗设备的验收、校准、检测、维修和保养、档案管理、维护信息的分析、效益分析与风险管理等。

（一）医疗设备的准入与评价管理

医疗设备的准入与评价管理主要包含购置论证、验收、安装、调试。

1. 设备购置

对医院计划购买的设备应从医院整体发展规划上考虑。重点学科和特色学科应首先配置，发挥其学术带头作用，保持其在技术上的领先地位，以便于医院的长期发展。

2. 医院医疗设备使用评价制度

（1）医疗设备管理部门对全院医疗设备的使用情况进行监控，以便合理配置和充分利用医疗设备，并为院领导决策提供依据。

（2）由医疗设备管理部门和经济管理部门共同对贵重、大型医疗设备的使用情况进行评估。定期向医院临床科室、信息部门、财务部门等采集大型医疗设备使用情况数据，包括当年医疗设备的工作量、年收入、材料消耗、人员费用、开机天数、设备配置功能、常用功能，并做运行绩效分析与评价。

3. 设备验收

医疗设备验收时授权工程技术人员依据相关法律文件（合同、招投标书）对购进的医疗设备从外包装到内在质量进行核查核对，它分为硬件验收和软件验收。医疗设备在硬件验收时，要严控把关，一般程序为：外包装检查、开箱验收、数量验收、质量验收。从合同内容出发，严把产品的外观完好状况，设备的技术参数是否履行合同内容，设备的各种附件是否齐全，设备的各项检验检测报告、入关手续、中英文说明书、维修手册是否齐全。

4.设备安装、调试

（1）医疗设备的安全调试工程要符合国家制定的相关标准。

（2）安装调试要求：医疗设备的安装调试过程比较复杂，与每台医疗设备的结构、原理、制造商及型号规格都有关联。在实际安装调试过程中，要以制造商提供的安装调试要求为基础，辅助厂家工程师完成。

（二）医疗设备临床使用管理

医疗设备临床使用管理包括使用人员的资质、设备的操作培训、操作使用规范、使用安全的考核和评价、不良事件的监测、应急事件的处理与预案等。

1.使用人员的资质

从事医疗器械相关工作的专业技术人员，应当具备相应的专业学历、技术职称或者经过相关技术培训，并获得国家认可的执业资格。

2.设备的操作培训

对医疗器械使用的临床技术人员和从事医疗器械保障的临床工程技术人员建立培训、考核制度。组织开展新产品、新技术应用前规范化培训，开展医疗器械临床使用过程中的质量控制、操作规程等相关培训，建立培训档案，定期检查评价。

3.操作使用规范

临床科室使用医疗器械时应当严格遵照产品使用说明书技术操作规范和规程，对产品禁忌证及注意事项应当严格遵守。

临床使用的大型医用设备，以及置入与介入类医疗器械名称、关键性技术参数及唯一性标识信息应当记录到病历中。

4.不良事件监测

发生医疗器械临床使用不良反应及安全事件时，临床科室应及时报告设备管理部门进行处理并上报质控管理部门及委员会，由质控管理部门上报上级卫生行政部门及食品药品监督管理局。

5.应急事件处理

医疗器械出现故障时，使用科室应当立即停止使用，并通知设备管理部门按规定进行检修，经维修仍然达不到临床使用安全标准的医疗器械，不得再用于临床。 在医疗器械使用过程中发生故障，有可能威胁患者安全的，及时启动应急预案。

（三）医疗设备临床保障管理

医疗设备使用安全管理伴随着设备整个生命周期，需要从不同的角度介入。 医疗设备管理部门应掌控医疗设备使用安全及风险，研究制定全院医疗设备配置、购置、安全管理，分析医疗设备应用风险来源，指导各科室医疗设备安全监督，设备使用前进行相关操作安全培训，制定设备操作规程与安全注意事项，定期进行风险评估、巡查与预防性维护，健全安全监测体系及安全事件上报制度。

十二、医疗设备不良事件管理

（一）医疗设备不良事件的定义及监测目的

医疗设备不良事件主要指获准上市且合格的医疗设备在正常使用过程中可能发生或已经发生的和医疗设备预期应用效果无关的任何有害事件。 医疗器械不良事件监测旨在通过对医疗器械使用过程中出现的可疑不良事件进行收集、报告、分析和评价，发现和识别上市后医疗器械存在的不合理风险，对存在安全隐患的医疗器械采取有效的控制措施，提高产品的安全性，防止伤害事件的重复发生和蔓延，从而保障诊疗安全。

为了掌握每年发生的医疗器械不良事件概况，监测管理部门规定医疗器械生产企业、经营企业和使用单位对自然年度内发生的不良事件监测情况进行汇总并予以报告。 使用单位应当在每年 1 月底之前对上一年度的医疗器械不良事件监测工作进行总结，以保存备查。

（二）医院设备不良事件的监测管理

1. 组织架构

成立医院医疗不良事件监测领导小组，由主管院长、具体负责医疗设备不良事件监测工作部门负责人和工作人员、相关临床科室主任、护士长、临床医师等组成，贯彻依靠科学技术防范医疗设备群体不良事件发生的方针，对医疗设备突发性群体不良事件的处理提供指导意见。

医疗设备管理部门具体负责医疗设备不良事件监测工作。 配备相对稳定的专（兼）职监测员开展日常监测，规范、指导医疗机构在开展医疗设备不良事件监测中的工作；明确医疗机构开展医疗设备不良事件监测相关工作的职责、程序及要求；建立并履行本单位医疗设备不良事件监测管理制度，主动发现、收集、分析、报告和控制所使用的医疗设备发生的所有不良事件；在医院内积极宣传贯彻培训医疗设备不良事件监测相关法规和技术指南；按时报告所用医疗设备导致或者可能导致的严重伤害或死亡的不良事件，积极主动配合监管部门、医疗设备生产企业、经营企业对不良事件的处理；建立并保存医疗设备不良事件监测记录，并形成档案；对使用的高风险医疗设备建立并履行可追溯制度。

各临床科室设立医疗设备不良事件兼职联络员，联络员应当具有医疗设备不良事件监测相关知识和监测意识，熟悉本科室常用医疗设备的性能和使用常识，能及时收集本科室所发生的可疑医疗设备不良事件，并及时与监测员联系。

2. 健全制度

根据国家相关法律法规及医院的实际情况，制定本单位医疗设备不良事件监测工作制度，如医疗设备不良事件科室反馈制度、报告制度、医疗设备质量管理制度和培训制度等。

3. 报告程序及应急处理

（1）一般病例应逐级、定期报告，医院各科室发现医疗设备不良反应事件后应立即报告临床工程部门，接报科室进行初步分析评价后，认真如实填写《可疑医疗器械不良事件报告表》，及时将报表向市级医疗器械不良事件监测中心报告。

（2）对新的或严重的医疗设备不良反应，接报科室应进行调查、核实，并报医院医疗设备不良反应监测领导小组进行评价，于发现之日起 15 日内上报市级医疗器械不良事件监测中心。死亡病例须及时报告。

（3）临床各科室发现群发性医疗设备不良事件后应立即报告医疗设备管理部门及医院医疗设备不良事件监测领导小组，在领导小组的统一组织下，组建应急医疗救治队伍，立即开展医疗救治工作，并立刻停止使用该医疗设备，同时对该设备进行统一封存。同时接报科室应立即向市级医疗器械不良事件监测中心报告，在 24 小时内填写《可疑医疗器械不良事件报告表》，并向市级医疗器械不良事件监测中心报送。

十三、设备、耗材资质档案管理

医院设备档案管理主要是指对相关设备在申请、购买、验收、管理、维修及后期的处置等环节所产生的图纸、文字及照片等具有一定的保存和参考价值的材料进行统一管理的过程。

医疗机构要成立专门的设备耗材资质档案管理小组，以主管副院长为小组领导，组织领导一批专职档案工作人员，自上而下建立起一个以医院、科室及操作人员为小组成员的三级管理网络。设备管理部门要明确每位员工的职责，从而做好相关资料的收集、整理、分类、立卷及归档等工作。

（一）档案类型

医疗设备档案管理应及时归档所需文件材料规范立卷。档案搜集工作是管理的起点和基础，妥善收集完整的设备全套资料。医院设备档案管理人员要根据医院的基本情况及设备管理的要求，明确各个设备档案管理的基本内容和归档范围。非公立医疗机构医疗设备档案类型主要涵盖以下几种。

（1）设备购置档案：包括医院申购书、申请报告与批复文件、论证表、设备调研考察记录、销售产品的经营许可证、产品生产注册证、采购谈判记录、招标文件、投标文件、招标与评标记录、购买合同文本、订货合同、协议书、商检报告、提货单、验收单等各项前期工作中形成的文字资料，特大型设备要具备有关卫生资源配置许可的资料。

（2）原始新机文件资料：为购买医疗设备新机附带的文件，主要包括使用说明书、安装图纸、线路图、维修手册、合格证、安装调试、到货验收报告及其他相关资料等。对于符合免税政策的进口设备，还要具有海关免税证明、进口证明等。

（3）设备技术资料：主要包括设备样本、线路图、使用和维修手册等。

（4）管理规范资料：主要包括维修保养制度、操作规程、计量信息。

（5）使用设备记录档案：为设备使用过程中记录使用情况的资料，主要包括操作使用记录、人员培训记录、计量检测记录、日常维护记录、维修故障记录、折旧报表、收益报表及相关索赔记录等。

（6）损坏或报废相关资料：为设备出现不可修复损伤或已经达到用期限的各项相关资料，如报废申请单、技术鉴定表、上级审批文件等。

（二）档案的记录

医疗设备的日常保养和预防性维护是保证医疗设备安全及医疗项目有效开展的重要措施，这就要求设备档案中要体现出设备维护保养的记录。

（1）档案记录需规范化：有固定的规范的各项记录表格；根据相关性，对每个设备的相关材料进行统一整理、归档，同时还要将申购设备过程中涉及的所有资料一起归档。将同一设备的所有资料收齐、整理完成之后，需要准确、全面地填写备考表和目录，案卷的标题要准确、简明，并拟定案卷的封面。

（2）档案记录须定时存档：设备操作人员及设备管理部门的工作人员需要每半年将设备日常维护记录和预防性维护记录整理交综合档案室存档备查。

（3）档案记录须完整：完整的设备技术档案，能及时地为医生及其他部门和人员提供准确的信息，从而有效地控制风险、缩短检修停机时间，保障患者的医疗安全。

（三）档案的借阅与查看

非公立医疗机构须健全档案借阅查询制度，完善归还制度，规定借阅人范围和借阅时间，及时办理借阅手续。一些容易损坏的档案资料可以用复印件外借。如因特殊需要，必须借用原件时，应经设备管理部门领导同意，办理借阅手续，借用人应当按期归还，不得损毁丢失，如有损坏、遗失现象，由借用人负责，按相关惩罚措施处理，对于未按期归还的，需要专门的设备档案管理人员按期催还。做到档案管理的规范化、制度化、现代化。

（四）档案管理信息化

数字化管理是医院设备档案管理的发展方向。每一个医院都应该针对适合本医院实际情况的计算机管理软件系统进行不同程度上的研究、开发，实现建立医院设备档案数据库的目标。

档案数据库须具有查询功能及一定的统计分析相关功能，可实现效益分析和增值分析，进行设备故障率及完好率统计、收支结存。档案管理者可以对医疗设备档案的深层次开发利用，拓宽服务领域，收集医疗设备管理项目的监控数据，为医务处等职能部门提供各种统计数据，为购置医疗设备前期论证、规划医院医疗设备升级换代等工作提供有力的基础依据。

档案管理系统可通过 LIS 系统、计算机管理系统等医院信息系统，实现医院设备数据信息档案的资源共享，同时也实现对外医疗设备数据信息档案的交流。

医院需要定时对电子档案开展编研工作，对档案信息深入开发，与其他部门合作，编写设备经济效益分析报告、设备使用率统计报告等，提供给医院领导参阅，为医院科学配置医疗设备资源决策提供服务，满足医院持续发展的需要。

（五）档案管理人员培训

医院设备档案管理工作做好的关键就是提高医院设备档案相关管理工作人员的素质。医疗设备在各自运行过程中产生的文字、图纸、照片等具有参考和保存价值的各种载体材料，必须建立较为全面的医疗设备科技档案，并辅之科学有效的管理。因此要加强环节管理，明确设备档案的归档范围，从设备的购置、安装调试、日常运行到报废的每个环节，档案人员都要参与其中，根据归档范围，有目的地进行收集。设备档案管理应当做到以下方面。

（1）定期对专职档案工作人员、兼职档案工作人员及医院全体工作人员进行培训。

（2）尽可能减少医院设备档案管理工作人员更换的频率，尤其是尽可能减少医院设备兼职档案管理工作人员的更换频率。

（3）提高医院全体工作人员对医院设备档案重要性的认知程度。加强档案法规的宣传和学习，以《档案法》作为依托，不断加强对做好医院设备档案管理工作规范化的宣传力度。

（4）加强工作人员对医院设备档案的利用，使设备档案管理相关工作人员解决实际问题的能力得以最大限度地提升。

十四、医学装备质量与安全管理团队

随着各类高科技创新发明在医学装备上的应用，医学装备已经成为高科技产品，其在临床上的合理应用和质量安全管理需要有各类专业队伍协同协作，建立协作协调机制，落实质量与安全管理核心制度、岗位职责与质量安全指标，加强风险管理，方能持续改进医学装备质量，保障医学装备安全。

（1）医院和科室医学装备质量与安全管理团队，其成员包括但不限于医院管理、质量管理、卫生经济管理、医学装备管理和维修、计算机专业和信息管理的专家、技术人员及具体使用科室科主任等人员参与。

（2）建立质量与安全管理团队的协作协调机制。团队的组成来自不同的专业领域，也可能来自不同的科室，因此，明确团队中各级各类人员的职责十分重要，在各负其责的基础上明确协作协调的召集人和具体运作流程及决策程序，方能最大限度地发挥团队的合力。

（3）建立保证服务质量的相关文件，包括岗位职责，继续教育，医学装备的管理、使用、维修，安全防护管理相关制度，医学装备意外应急管理等相关制度，相关人员知晓本部门、本岗位的履职要求。

（4）建立质量与安全管理指标体系和评价体系，定期开展评价活动，解读评价结果，改进存在缺陷和安全隐患，持续改进医学装备管理质量，提高管理水平，满足医疗及社会需求，增强医院竞争力。

总之，非公立医疗机构医疗设备与耗材管理中的诚信与信用建设需要医院、科室、管理小组自上而下的统一管理与监督，力求充分实践从申报、采购、出入库、维修、报废等各个环节的精细化过程管理，使得非公立医疗机构诚信与信用建设落到实处。

（张振清）

练 习 题

【名词解释】

　　1. 诊疗规范。

　　2. 临床路径。

　　3. 单病种管理。

　　4. 医院全成本核算。

　　5. 医疗服务价格。

　　6. 医疗质量。

　　7. 医用高值耗材。

　　8. 医疗废物。

【思考题】

　　1. 省级质控中心的主要职责有哪些?

　　2. 医疗机构医疗质量管理委员会的主要职责有哪些?

　　3. 简述临床路径实施流程。

　　4. 医院的绩效考核应坚持哪些原则?

　　5. 试述营利性医院定价应符合的基本原则。

　　6. 医院的环境建设主要包含哪几个方面的内容?

　　7. 急诊科护士应如何做好预检分诊工作?

　　8. 医院的控烟干预活动包括哪些内容?

　　9. 医疗设备的准入与评价管理主要包括哪些程序?

参 考 文 献

[1] 何云龙 . 浅论医疗设备的科学化管理 [J]. 中国卫生产业，2012，9（18）：183.

[2] 刘小铃，甘晓琴，陈娴 . 手术室火灾的风险评估及对策 [J]. 实用临床护理学电子杂志，2017，2（4）：190，192.

[3] 张永勤，巢仰云，郭群英 . 医院高值耗材内部控制问题及完善措施 [J]. 中国卫生产业，2017，14（1）：93-96.

[4] 钱静毅 . 设备采购过程中评审专家的管理 [J]. 医疗装备，2017，30（1）：96.

[5] 吴日鹏，熊红品，陈伟豪 . 医院大型医疗设备的论证管理 [J]. 医疗装备，2017，30（3）：83-84.

[6] 唐文玲 . 医疗设备质量安全及维护管理 [J]. 医疗装备，2017，30（8）：71-72.

[7] 朱振华，嵇进康，徐春，等 . 医院医疗设备管理存在的问题及对策初探 [J]. 现代生物医学进展，2017，17（6）：1187-1189，1197.

[8] 王振华 . 医疗设备质量控制的完善 [J]. 医疗装备，2017，30（10）：49.

[9] 张强 . 医疗设备信息化管理现状与趋势 [J]. 医疗装备，2017，30（9）：82-83.

第三章

医疗服务能力评价

　　服务是指为他人做事，并使他人从中受益的一种有偿或无偿的活动。这种活动不以实物形式而以提供劳动的形式满足他人某种特殊需要。医疗服务即是医疗机构及医务人员为满足医疗需求的人或机构所提供的相关活动。医疗服务能力是指医疗机构及医务人员所提供的医疗活动能满足医疗需求的程度，包含了医院资源配置与规划、技术人员及团队、工作效率与效果、医疗诊治能力、医疗技术水平、医疗教学科研及医院管理与创新等。医疗服务能力代表了医院的核心竞争力，是医院信用体系评价最重要的组成部分。

第一节　医院资源配置与规划

　　根据我国关于医疗机构实行规划管理和分级管理及鼓励社会资本举办各种形式的非公医疗机构的政策，医疗机构的设立、建设、发展、分级管理及其资源配置和功能任务紧密相关，是医疗机构运营的基本架构基础，必须依法依规合理配置与规划。

　　进入 21 世纪以来，随着我国国民经济的发展和深化医药卫生体制改革的推进，我国医疗卫生事业进一步发展，医疗服务能力进一步提高，根据原国家卫生计生委发布的《2016 年我国卫生和计划生育事业发展统计公报》，我国医疗卫生服务体系不断完善，服务能力大幅提升，截至 2016 年年末，公立医院 12 708 家、民营医院 16 432 家。医院按等级分：三级医院 2232 家（其中，三级甲等医院 1308 家）、二级医院 7944 家、一级医院 9282 家、未定级医院 9682 家。但是民营医院床位数占全国医疗卫生机构床位总数的 21.7%，卫生技术人员占医院卫生技术人员总数的 17%，诊疗人次占医院诊疗总数的 12.8%，入院人次占医院入院总数 15.8%；多数民营医院规模小、综合医院少、三级医院少、服务能力低是基本事实，必须通过政策引导、加强评价促进其服务能力的提升。

根据国务院发布的《"十三五"卫生与健康规划》，至2020年我国社会办医院床位数要大于总床位数的30%，要实行分级诊疗。以提高基层医疗服务能力为重点，以常见病、多发病、慢性病分级诊疗为突破口，形成科学合理的就医秩序，基本实现基层首诊、双向转诊、急慢分治、上下联动。明确各级各类医疗机构诊疗服务功能定位，控制三级医院普通门诊规模，支持和引导患者优先到基层医疗卫生机构就诊，由基层医疗卫生机构逐步承担公立医院的普通门诊、稳定期和恢复期康复及慢性病护理等服务。鼓励二级以上医院成立全科医学科。推进全科医生（家庭医生）能力提高及电子健康档案等工作，发挥全科医生（家庭医生）的居民健康"守门人"作用，实施家庭医生签约服务制度，优先覆盖老年人、孕产妇、儿童、残疾人等人群，以及高血压、糖尿病、结核病等慢性疾病和严重精神障碍患者等。

面对医药卫生体制改革的不断深化，社会资本举办的医疗机构要能审时度势，应根据国家的卫生发展方向结合本地卫生资源及自身的实际情况，做好医院的资源配置和规划，做好医院的功能定位和配置方案，为提高医疗服务能力打好基础。

一、明确医院设置类别和级别

首先要明确的是医院属于综合医院还是专科医院及重点发展的专科方向，其次通过卫生行政部门确认医院级别。

（一）医疗机构基本标准类别

我国医疗机构的分类按照原国家卫计委《关于修改〈医疗机构管理条例实施细则〉的决定》（原国家卫生计生委令第12号，2017年4月1日起施行），主要分为以下14个类别。

（1）综合医院、中医医院、中西医结合医院、民族医医院、口腔医院、肿瘤医院、儿童医院、精神病医院、传染病医院、心血管病医院、血液病医院、皮肤病医院、整形外科医院、美容医院、康复医院等专科医院及康复医院。

（2）妇幼保健院、妇幼保健计划生育服务中心。

（3）社区卫生服务中心或社区服务站。

（4）卫生院，如中心卫生院、乡镇卫生院、街道卫生院。

（5）疗养院，如疾病疗养院、康复疗养院、健康疗养院。

（6）门诊部，如综合门诊部、专科门诊部、中医门诊部、中西医结合门诊部、民族医门诊部。

（7）诊所，如西医诊所、中医诊所、民族医诊所、私人诊所。

（8）村卫生所。

（9）急救中心、急救站。

（10）床检验中心、体检中心。

（11）防治系统，如专科疾病防治院、专科疾病防治所、专科疾病防治站。

（12）护理院、护理站。

（13）医学检验实验室、病理诊断中心、医学影像诊断中心、血液透析中心、安宁疗护中心。

（14）其他诊疗机构。

（二）医疗机构诊疗科目

为贯彻执行《医疗机构管理条例》，原卫生部制定了《医疗机构诊疗科目名录》（简称《名录》），作为执业许可和执业登记使用。该科目名录随着医学学科发展历经多次修订增补。诊疗科目名录使用应注意以下方面。

（1）诊疗科目分为"一级科目"和"二级科目"。一级科目一般相当于临床一级学科，如"内科""外科"等；二级科目一般相当于临床二级学科，如"呼吸内科""消化内科"等。为便于专科医疗机构使用，部分临床二级学科列入一级科目。

（2）医疗机构实际设置的临床专业科室名称不受本《名录》限制，可使用习惯名称和跨学科科室名称，如"围产医学科""五官科"等。

（3）医疗机构凡在某一级科目下设置二级学科（专业组）的，应填报到所列二级科目；未划分二级学科（专业组）的，只需填报到一级诊疗科目，如"内科""外科"等。

（4）只开展专科病诊疗的机构，应填报专科病诊疗所属的科目，并在执业登记备注栏注明专科病名称，如颈椎病专科病诊疗机构填报"骨科"，并于备注栏注明"颈椎病专科"。

（5）在某科目下只开展门诊服务的，应在执业登记备注栏注明"门诊"字样。例如，申报肝炎专科门诊时，申报"肝炎专业"并在备注栏填注"门诊"。

（6）预防保健科，包含社区保健、儿童计划免疫、健康教育等。

（7）全科医疗科，由医务人员向患者提供综合（不分科）诊疗服务和家庭医疗服务的均属此科目。

（8）小儿外科，医疗机构仅在外科提供部分儿童手术，未独立设立本专业的，不填报本科目。

（9）职业病科，二级科目只供职业病防治机构使用。综合医院经批准设职业病科的，无须需再填二级科目。

（10）介入放射学专业，在各临床科室开展介入放射学检查和治疗的，均应在《医疗机构申请执业登记注册书》的"医疗机构诊疗科目申报表"中申报本科目。

（11）医疗机构在确定医院资源配置和科目建设时应注意国家关于诊疗科目的修订情况，及时依法登记，如器官移植等。

（三）医院经营类别

依据医疗机构的经营目的、服务任务，以及执行不同的财政、税收、价格政策和财务会计制度分为营利性医疗机构和非营利性医疗机构。

营利性医疗机构：医疗服务所得收益可用于投资者经济回报的医疗机构。政府不举办营利性医疗机构。

非营利性医疗机构：为社会公众利益服务而设立和运营的医疗机构，不以营利为目的，其收入用于弥补医疗服务成本，实际运营中的收支结余只能用于自身的发展。

（四）医院功能分级

我国依据医院的功能任务、基本条件、技术水平、医疗服务能力和质量安全管理及科学管理的综合水平对医院实行评审分级，医院分级管理的实质是按照现代医院管理的原理，遵照医疗卫生服务工作的科学规律与特点所实行的医院标准化管理和目标管理。

医院分为三级：

一级医院是直接向一定人口的社区提供预防、医疗、保健、康复服务的基层医院、卫生院；

二级医院是多个社区提供综合医疗卫生服务，承担一定教学、科研任务的地区性医院；

三级医院是向几个地区提供高水平专科性医疗服务，执行高等教育、科研任务的区域性以上医院。

根据医疗机构基本标准，目前口腔医院、肿瘤医院不设一级医院，心血管病医院、血液病医院、皮肤病医院、整形外科医院只设三级医院。

医院的级别是卫生行政部门根据卫生区域规划决定的，医院的等级经过评审核准。经过第一周期的医院评审和开始于2011年的第二周期评审，促进了医院建设发展和质量安全管理，但尚没有达到预期的目的，"争上等级"现象比较普遍，导致分级管理目标没有完全实现。

目前，我国资源总量不足、布局结构不合理尚未得到根本改变，优质医疗资源尤其缺乏。基层服务能力仍是突出的薄弱环节，基层医务人员技术水平亟待提高，服务设施和条件需要持续改善。因此，推行分级诊疗势在必行，"十三五"期间，为进一步完善医疗服务体系建设，缩小区域间医疗技术水平差距，促进医疗资源合理分布和均衡发展，推进分级诊疗制度建设。

原国家卫生计生委制定了《"十三五"国家医学中心及国家区域医疗中心设置规划》，该规划的落实必将进一步提升我国医疗服务能力建设，提升我国医疗技术水平。非公立医疗机构应积极参与改革，根据功能定位，不断提升医疗服务能力。

二、明确医院建筑设计和装备配置

医院的类别、级别和经营性质确定之后，要根据国家的基本要求和规范，明确医院具体的规模、基本建设和装备配置，为医疗服务提供最基本、最合理的基础条件。

医院建设的基本标准包括床位规模、科室设置、人员配置、建筑设计与建设、基本设备设施、规章制度、岗位职责、诊疗规范、操作常规、诊疗流程和信息化建设及注册资金等。原国家卫生部1994年发布《医疗机构基本标准（试行）》，2017年6月12日，原国家卫生计生委下发了新版的《医疗机构基本标准（试行）》（下文简称《标准》）的通知，替换了1994年的旧版标准。该标准是医疗机构执业必须要达到的最低标准。

床位规模应适中，与服务能力相匹配。以综合医院床位为例，一级医院在20~99张，二级医院在100~499张，三级医院应大于500张。当前我国医院有盲目扩大床位数量的现象，由于其人力资源配置不足、医院管理能力不足、医疗服务能力相应降低，同时大型医院与基层医院争患者、争手术，存在医疗质量安全隐患，分级诊疗体系迟迟无法建立，应引起重视。作为发展中的非公立医疗机构，从整体数据分析，2015年和2016年其床位使用率均为62.8%，设置的床位没有有效充分利用，其原因固然有许多因素，但是建院规模设置是否合理、是否与服务能力相匹配、是否经过充分论证等问题值得深思。

医院科室设置要遵照《医疗机构基本标准（试行）》执行。目前，非公立医疗机构存在一、二级医院多，三级医院较少；专科医院多，综合医院较少；大专科小综合医院多，科室齐全均衡的综合医院较少；一级学科较多，二、三级学科较少的实际情况，非公立医疗机构仍需要一个较长时期的巩固、发展、提高阶段。对于缺少部分科室的设置，应取得当地卫生行政部门许可。国家先后发布部分专业科室建设与管理指南，如急诊科、重症医学科、新生儿病室、病理科、临床营养科等，医院应在基本设置标准基础上注意加强相关学科配置、建设与管理。

人员配置是医院建设极为重要的环节。人才紧缺和配置不合理是目前我国医疗卫生事业的现实情况，更是非公立医疗机构发展的瓶颈。我国医院普遍存在重医疗轻医院管理、轻后勤保障、轻流程服务的人力资源管理缺陷。非公立医疗机构较普遍存在学科不齐、学科带头人紧缺、人才结构不合理、人才梯队未成形、人员流动较大的状态，直接扼制了医疗机构的服务能力。各级各类医院，尤其非公立医疗机构更需要加大力度，逐步加以填补。人才靠挖不是根本的配置途径，重要的是依靠制定和实施一个全面的长远的、可行的人才培养计划。

医院的建筑设计与建设是实施医疗活动的基本场所保证，不但要保证符合基本标准的足够用房，更要保证建筑设计符合医院管理规范（如医院感染管理、生物安全管理、放射安全管理等）和医疗服务流程需要，更要考虑人文建设、温馨环境、环保规范需要，尤其要保证建筑安全、设施设备安全、交通安全、消防安全等诸多方面的需要。

基本设备设施建设要符合基本配置、突出特色、满足需求、适合规模、保障安全的原则。设备设施既不能贪大求洋、一味追求高精尖，也不能追求效益采购价低质差、质量安全不能保证的装备，更不允许使用未经国家批准的医学装备。

医院的医疗服务能力不但体现在其硬件建设上，更重要的必须将软件建设放在第一位。根据现代医院管理制度建设的要求，医院应制定医院章程，健全决策机制、民主管理、质量安全管理、人力资源管理、财务资产管理、绩效考核管理、人才培养培训管理、科研管理、后勤管理、信息管理等，加强文化建设，开展便民惠民服务，加强监管和自律，加强党的组织建设等一系列管理制度。非公立医疗机构在医院组织管理架构上，扁平、精干、高效是其特点，应继续探索总结提高。质量与安全管理体系建设和科学管理，以及制度、流程建设还需要进一步提高。信息化建设是非公立医疗机构的短板，必须充分认识信息化建设是医院服务能力建设必不可少的组成部分，没有信息化就没有医院现代化、就没有医院科学管理，也直接影响到医院的效益和发展。

医院诊疗规范是医疗质量的核心，是医疗同质化和疗效评价的基础，是医院服务能力和软实力的体现，也是医疗保险管理部门今后的监管重点和抓手。近年来，我国相继发布各类诊疗规范、临床路径和单病种质量管理要求，但是尚未得到医疗机构和医务人员的高度重视。医院应根据国家卫生行政部门发布的规范、指南，借鉴国际和专业进展，明确医院执行的诊疗规范，宣传、学习、执行和监管，提供各种形式的版本方便医务人员查阅，将诊疗规范的执行作为病历评价的重点，不断规范诊疗行为，提高医疗质量，保障医疗安全。

非营利性非公立医疗机构属于民办非企业单位，具有事业单位特性和企业管理特征，营利性非公立医疗机构属于企业属性。注册资金是医疗机构基本的标准要求，对于非公立医疗机构来说，它反映了企业从事经营活动的物质基础，是企业经营活动能力的标志；同时也体现了企业的履约能力和承担经济责任的能力，使企业法人独立承担民事法律责任有了法律依据。注册资金，在法律上承认了企业法人经营管理的财产或自有财产的数额，有利于所有权和经营权的分离，其是企业登记机关确定企业经营的重要依据。注册资金是划分股东权益的标准之一，是公司承担亏损风险的资本担保。注册资金是医疗机构取得执业许可的验收条件，也反映了医疗机构的服务能力。注册资金应符合各省（区、市）卫生行政部门规定的数额。

第二节 医疗技术水平

医疗技术，是指医疗机构及其医务人员以诊断和治疗疾病为目的，对疾病做出判断，为消除疾病、缓解病情、减轻痛苦、改善功能、延长生命、帮助患者恢复健康而采取的医学专业手段和措施。

一、医疗技术水平的内涵

医疗机构的医疗技术水平包括拥有医疗技术条件和医师的诊治水平，是其核心竞争力和医疗服务能力的体现。医院的基本职能是治病救人，患者就诊时的根本目的是看好病、治好病、实现康复。因此，患者就医时，首先考虑医院的医疗技术，医生的诊治水平作为选择医院最重要的依据。医生的诊治能力直接影响医疗质量，目前，专业技术职称是评价医师诊治能力的一项重要标准。其次患者才考虑医院的收费、服务、环境等因素。患者在医院就诊后评价医院时，最注重的也是与医疗技术密切相关的医院的诊疗质量。医疗技术水平是评价医疗机构服务能力的重要标准。

二、各级医疗机构的服务能力

医疗机构的医疗技术水平往往与医疗机构的级别和功能任务相一致。原国家卫生计生委通过《二、三级综合医院医疗服务能力基线调查》和我国各级各类医院的实际情况，结合医药卫生体制改革的要求，先后发布了《关于印发三级综合医院医疗服务能力指南（2016 年版）的通知》、《二级医院医疗服务能力标准（综合性医院）》（征求意见稿）、《三级综合医院医疗质量管理与控制指标（2011 年版）》、《县医院医疗服务能力基本标准》和《县医院医疗服务能力推荐标准》等文件，国务院办公厅 2015 年发布了《关于推进分级诊疗制度建设的指导意见》。这些标准、指南、指标和指导意见，为医疗机构的医疗技术提出了明确的规范和要求。

原国家卫计委《三级综合医院评审标准实施细则（2011 年版）》明确指出，三级综合医院是承担服务区域内急危重症和疑难疾病诊疗，提供 24 小时急诊诊疗服务及高等医学院校教学、开展医学科学研究任务。《二级综合医院评审标准（2012 年版）实施细则》明确指出，二级综合医院主要承担常见病、多发病、部分疑难病的诊疗工作，兼顾预防、保健和康复功能，提供 24 小时急危重症诊疗服务。在《二级综合医院评审标准（2012 年版）实施细则》中同时发布了《二级综合医院临床科室基本诊疗技术标准》《二级综合医院医技科室基本技术项目》。上述标准要求是评价医疗机构服务能力的重要依据，也是医疗机构加强服务能力建设的基本标准。

国务院办公厅发布的《关于推进分级诊疗制度建设的指导意见》（简称《意见》）要求明确各级各类医疗机构诊疗服务功能定位。城市三级医院主要提供急危重症和疑难复杂疾病的诊疗服务。城市三级中医医院充分利用中医药（含民族医药，下同）技术方法和现代科学技术，提供急危重症和疑难复杂疾病的中医诊疗服务和中医优势病种的中医门诊诊疗服务。城市二级医院主要接收三级医院转诊的急性病恢复期患者、术后恢复期患者及危重症稳定期患者。县级医院主要提供县域内常见病、多发病诊疗，以及急危重症患者抢救和疑难复杂疾病向上转诊服务。基层医疗卫生机构和康复医院、护理院等（以下统称慢性病医疗机构）为诊断明确、病情稳定的慢性病患者、康复期患者、老年病患者、晚期肿瘤患者等提供治疗、康复、护理服务。该《意见》给非公立医疗机构提供了发展空间，尤其是在慢性病管理、康复医学、老年医学和护理等领域。

三、医疗技术水平的评价

评价医疗机构的医疗技术水平首先是依法行医、规范诊疗、医疗技术必须符合国家相关管理规范和质量安全保障要求。原卫生部发布的《医疗技术临床应用管理办法》是目前医疗机构应遵守的规范，其中有关医疗技术审核准入要求在改革中做了修订，该办法对医疗技术的分级分类管理要求、对提高医疗技术质量、保障医疗技术临床应用的安全具有现实意义。只有安全的技术才有质量可言，质量是安全的核心。安全技术是医疗技术水平的基础。医疗机构应当建立医疗技术分级管理制度和保障医疗技术临床应用质量安全的规章制度，建立医疗技术档案，对医疗技术定期进行安全性、有效性和合理应用情况的评估，建立风险管理和处置预案，不断提高医疗技术水平。

非公立医疗机构大部分属于营利性医院，由于处于建设发展阶段，专科医院多，部分综合医院也多选择有一定盈利点的重点专科和医疗技术作为其经济增长点加以培育，这种选择作为企业行为无可非议。但是由于医疗的特殊性，一项医疗技术往往需要有完整的体系支持，需要有多学科综合团队的合作，才能不断提高质量，保障安全。例如，心内科开展先天性心脏病封堵技术，如果没有心外科保驾，一旦发生封堵器脱落，无法及时实施手术治疗，将直接威胁患者的生命安全。 医疗技术水平是综合实力的体现，单纯地追求经济利益的医疗技术将隐藏重大医疗隐患和风险。

第三节　教学科研与创新能力

医学是一门十分复杂庞大的系统学科，其伴随着人类的进化和科学的进步不断吸取各学科的精华，不断创新与提高，为人类的生息和健康保驾护航，成为十分重要的民生事业。 医学既有科学理论研究也有实践经验总结传承，既有现代医学也有传统医学，同时更需要未来医学。 医学的发展既离不开理论学习，也离不开实践学习，同时更需要探索未知。 因此，医学教学、科研和创新是医学工作者和医疗机构的基本职责，医学工作者和医疗机构的教学、科研和创新能力是其医疗服务能力的体现。

一、医疗机构的教学工作

医学院校是医学教学的主要基地，但是由于医学具有实践性特征，医疗机构成为医学教学的重要组成部分和必不可少的环节，大学医学教育的临床实践时间安排是所有学科中最长的。 医学教学不但是医疗机构的本职，医教相长更是促进了医疗机构的内涵建设，增强了医院的学习风气，提高了临床教师的荣誉感，也提高了医疗机构的社会信誉度。

医疗机构承担的医学教学工作包括医学院校的理论教学、医学生在医院的见习、实习等。 根据承担的教学工作情况，医疗机构分为医学院校的附属医院、教学医院、实习基地和见习基地等类型。 承担本科教学的医疗机构应通过本科教学评估，规范教学行为，提高教学质量。 临床型研究生的研究工作在相应的医院学科内由导师指导完成。 能否承担医学教学工作和承担教学工作的级别是医疗机构服务能力的体现。

医疗机构教学工作还包含住院医师规范化培训、继续医学教育和三基培训等活动。 1993 年原卫生部印发《关于实施临床住院医师规范化培训试行办法的通知》，开启了我国住院医师规范化培训制度。 经过 20 余年的发展，住院医师规范化培训制度和模式不断得到完善和提高，成为培养我国高层次医师、提高医疗质量和服务能力的重要环节。 承担住院医师规范化培训的医院和学科必须经过卫生行政部门的审核认证，是医院综合实力和服务能力的标志。

继续医学教育是指在结束医学院校基本教育和毕业后医学教育后，以学习新理论、新知识、新技术、新方法为主的一种终生教育。我国继续医学教育采用学分制管理，并作为医学职称评定的必备条件之一。

我国医院评审标准同时将县级医院骨干医师培养、指导和培训下级医院卫生技术人员提高诊疗水平、接收医务人员进修培训、推广适宜卫生技术也列入了临床教学的评价范围。

二、医疗机构的科研工作

医学科学研究是医院的临床、教学、科研、预防保健四大功能之一。医学科研是促进医学发展、探索医学奥秘、培养医学人才的重要手段，也是医疗机构医疗水平和学术水平的重要标志。

医疗机构科研工作以临床研究为主，医学科研机构科研工作则以基础研究为主。医院应有制度和措施鼓励医务人员参与科研工作，提供适当的经费、条件和设施，承担各级各类科研项目，获得院内外研究经费，取得科研成果，获得科研奖励。医院和医务人员发表的科研论文和取得的科研成果是其科研水平的重要体现。

医院的临床研究成果要注重成果转化，要有激励政策鼓励将科研成果转化应用于临床实践，推广适宜技术，推动医学科学发展。

医学科学研究往往涉及人体实验、动物实验和生命安全及相关的伦理道德问题，需要加强管理，开展风险评估，制定风险预案，通过伦理审查，取得知情同意，坚持实事求是，保证医学科学研究的纯洁性、安全性。

医疗机构科研能力也是其医疗服务能力的标准之一。

三、医疗机构的创新能力

创新是指以现有的思维模式提出有别于常规或常人思路的见解为导向，利用现有的知识和物质，在特定环境中，本着理想化需要或为满足社会需求，改进或创造新的事物、方法、元素、路径、环境，并能获得一定有益效果的行为。为推动国民经济的发展，我国提出了大众创业、万众创新的号召，鼓励国民在创造财富的过程中，更好地实现精神追求和自身价值。

在医学发展历史中，积累了无数的经验，发现了无数的人体密码，取得了辉煌的成果，但是医学仍有无穷的未知需要求索，也有许多谬误需要纠正，在这过程中需要创新、需要创新研究、需要提高创新能力。医学创新可以是新方法的改进、新专利的取得、新药物的发现、新材料的引进、新理论的诞生，创新能力也是医疗服务能力的标志之一。

第四节 医疗服务能力评价

医疗服务能力评价包含基本设置、医疗质量、服务质量、运行绩效、临床专科和医技科室。下面以三级综合医院为例进行说明。

一、功能任务

三级综合医院是跨区域提供医疗卫生服务，具有医疗、教学、科研、公共卫生服务等功能的医疗机构。其主要任务是提供专科（包括特殊专科）医疗服务，解决危急重症和疑难复杂疾病，接受二级医院转诊，对下级医院进行业务技术指导和人才培训；承担培养各种高级医疗专业人才的教学任务和承担省级以上科研项目；参与和指导一、二级预防工作。

二、基本设置

（一）开放床位

500 张以上，其中外科床位 ≥ 30%，重症医学科（含所有专业 ICU）床位占 2% ~ 8%。

（二）诊疗科目

根据原国家卫生计生委《医疗机构基本标准（试行）》要求，设置但不限于相关一级科目、二级科目；未设置的科目应经卫生行政部门许可；有临床重点专科。

（三）医疗设备

与三级医院服务功能相匹配，能够满足临床诊治疑难重症及开展医疗技术等服务需求，规范设备管理，设备新度系数合理[①]。

（四）人力资源

（1）卫生技术人员与实际开放床位之比 ≥ 1.2 : 1。

（2）医师与实际开放床位之比 ≥ 0.3 : 1。

---

① 设备新度系数 = 年末医疗机构全部设备固定资产净值 / 年末医疗机构全部设备固定资产原值 × 100%。

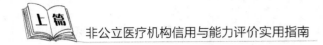

（3）护理岗位人员与实际开放床位之比 ≥ 0.4∶1。

（4）护理岗位人员与医师之比 ≥ 1.6∶1。

（5）临床药师 ≥ 5 名。

（6）学科主任具备高级职称，人才梯队合理。

（五）信息化建设

医院管理信息系统、临床信息系统、电子病历系统和远程医疗系统、信息安全管理系统。

三、医疗质量

符合《医疗质量管理办法》相关要求，建立质量与安全管理组织体系，建立质量与安全控制指标体系，持续改进医疗质量，保障医疗安全。

四、服务质量

开展多种形式的预约诊疗服务、医疗流程合理、开通急诊绿色通道、保障患者合法权益、规范投诉管理、开展便民惠民服务。

五、运行绩效

（1）年外科手术人次占外科出院人次比例 ≥ 65%。

（2）年床位使用率 为93% ~ 97%。

（3）年医院感染发生率 ≤ 10.0%，漏报率 ≤ 10.0%。

（4）年重症医学科（含所有专业 ICU）病死率，应低于当年全国同类医院平均值。

（5）年入院诊断与出院诊断符合率 ≥ 95%。

（6）临床诊断与病理诊断率 ≥ 90%。

（7）手术前与手术后诊断符合率 >95%。

六、临床专科和医技科室能力

符合《三级综合医院医疗服务能力指南（2016 年版）》基本标准要求，部分达到推荐标准要求。

七、教学、科研与创新能力

（1）建立健全临床教学管理体系。

（2）承担医学院校临床教学工作。

（3）承担住院医师规范化培训。

（4）培养下级医疗机构医务人员。

（5）健全继续医学教育管理。

（6）建立健全临床科研管理体系。

（7）承担医学科研项目。

（8）获得医学科研成果。

（9）获得创新成果和专利项目。

（10）转化科研成果，推广适宜技术。

（王华　张振清　杨有业）

练习题

【名词解释】

1. 创新能力。

2. 医疗技术。

【思考题】

1. 医疗服务能力包含哪些内容？

2. 医疗机构资源配置包含哪些方面？

3. 我国医疗机构如何分类？

4. 一、二、三级医院各自的功能任务是什么？

5. 什么是医疗技术？如何评价医疗技术水平？

6. 如何评价医疗机构的医疗服务能力？

7. 为什么说教学、科研和创新是医疗服务能力的体现？

参 考 文 献

[1] 国务院 . 医疗机构管理条例：国发〔1994〕149 号 [A/OL]. （1994-02-26）[2019-03-09]. http://www.gov.cn/banshi/2005-08/01/content_19113. htm.

[2] 卫生部 . 医疗机构基本标准（试行）通知：卫医发〔1994〕30 号 [A/OL]. （1994-09-02）[2019-03-09]. http://www.nhc.gov.cn/xxgk/pages/viewdocument.jsp?dispatchDate=&staticUrl=/yzygj/s3576/201706/4d84820f321144c290ddaacba53cb590.shtml&wenhao=%E5%8D%AB%E5%8C%BB%E5%8F%91%EF%BC%881994%EF%BC%89%E7%AC%AC30%E5%8F%B7&utitle=%E5%85%B3%E4%BA%8E%E4%B8%8B%E5%8F%91%E3%80%8A%E5%8C%BB%E7%96%97%E6%9C%BA%E6%9E%84%E5%9F%BA%E6%9C%AC%E6%A0%87%E5%87%86%EF%BC%88%E8%AF%95%E8%A1%8C%EF%BC%89%E3%80%8B%E7%9A%84%E9%80%9A%E7%9F%A5&topictype=&topic=&publishedOrg=%E5%8C%BB%E6%94%BF%E5%8C%BB%E7%AE%A1%E5%B1%80&indexNum=000013610/2017-00195&manuscriptId=4d84820f321144c290ddaacba53cb590.htm.

[3] 国务院 . "十三五"卫生与健康规划：国发〔2016〕77 号 [A/OL]. （2016-12-27）[2019-03-09]. http://www.gov.cn/zhengce/content/2017-01/10/content_5158488.htm.

[4] 国务院办公厅 . 关于推进分级诊疗制度建设的指导意见：国办发〔2015〕70 号 [A/OL]. （2015-09-08）[2019-03-09]. http://www.gov.cn/zhengce/content/2015-09/11/content_10158.htm.

[5] 国家卫生计生委办公厅 . 关于印发三级综合医院医疗服务能力指南（2016 年版）的通知：国卫办医函〔2016〕936 号 [A/OL]. （2016-08-29）[2019-03-09]. http://www.nhc.gov.cn/xxgk/pages/viewdocument.jsp?dispatchDate=&staticUrl=/yzygj/s3594q/201610/6e6780e8b7c24c57bf386d35e9f952df.shtml&wenhao=%E5%9B%BD%E5%8D%AB%E5%8A%9E%E5%8C%BB%E5%87%BD%E3%80%942016%E3%80%95936%E5%8F%B7&utitle=%E5%9B%BD%E5%AE%B6%E5%8D%AB%E7%94%9F%E8%AE%A1-%E7%94%9F%E5%A7%94%E5%8A%9E%E5%85%AC%E5%8E%85%E5%85%B3%E4%BA%8E%E5%8D%B0%E5%8F%91%E4%B8%89%E7%BA%A7%E7%BB%BC%E5%90%88%E5%8C%BB%E9%99%A2%E5%8C%BB%E7%96%97%E6%9C%8D%E5%8A%A1%E8%83%BD%E5%8A%9B%E6%8C%87%E5%8D%97%EF%BC%882016%E5%B9%B4%E7%89%88%EF%BC%89%E7%9A%84%E9%80%9A%E7%9F%A5&topictype=&topic=&publishedOrg=%E5%8C%BB%E6%94%BF%E5%8C%BB%E7%AE%A1%E5%B1%80&indexNum=000013610/2016-00222&manuscriptId=6e6780e8b7c24c57bf386d35e9f952df.

[6] 卫生部办公厅 . 三级综合医院医疗质量管理与控制指标（2011 年版）：卫办医政发〔2011〕54 号 [A/OL]. （2011-01-14）[2019-03-09]. http://so.kaipuyun.cn/s?database=zcwj&siteCode=bm24000006&qt=%E4%B8%89%E7%BA%A7%E7%BB%BC%E5%90%88%E5%8C%BB%E9%99%A2%E5%8C%BB%E7%96%97%E8%B4%A8%E9%87%8F%E7%AE%A1%E7%90%86%E4%B8%8E%E6%8E%A7%E5%88%B6%E6%8C%87%E6%A0%87%EF%BC%882011%E5%B9%B4%E7%89%88%EF%BC%89&noTools=true.

[7] 国家卫生和计划委员会 . 二级医院医疗服务能力标准（综合性医院）（征求意见稿）：国卫医发〔2014〕[A/OL]. （2014-07-04）[2019-03-09]. http://www.nhc.gov.cn/wjw/yjzj/201407/894587c7db7044928557f8c0d498e7fa.shtml.

[8] 国家卫生计生委办公厅.县医院医疗服务能力基本标准:国卫办医发〔2016〕12号 [A/OL].（2016-04-11）[2019-03-09]. http://www.nhc.gov.cn/xxgk/pages/viewdocument.jsp?dispatchDate=&staticUrl=/yzygj/s3594q/201605/b2b3a61a9382473f92ff949fcb817912.shtml&wenhao=%E5%9B%BD%E5%8D%AB%E5%8A%9E%E5%8C%BB%E5%8F%91%E3%80%942016%E3%80%9512%E5%8F%B7&utitle=%E5%9B%BD%E5%AE%B6%E5%8D%AB%E7%94%9F%E8%AE%A1%E7%94%9F%E5%A7%94%E5%8A%9E%E5%85%AC%E5%8E%85%E5%85%B3%E4%BA%8E%E5%8D%B0%E5%8F%91%E5%8E%BF%E5%8C%BB%E9%99%A2%E5%8C%BB%E7%96%97%E6%9C%8D%E5%8A%A1%E8%83%BD%E5%8A%9B%E5%9F%BA%E6%9C%AC%E6%A0%87%E5%87%86%E5%92%8C%E6%8E%A8%E8%8D%90%E6%A0%87%E5%87%86%E7%9A%84%E9%80%9A%E7%9F%A5&topictype=&topic=&publishedOrg=%E5%8C%BB%E6%94%BF%E5%8C%BB%E7%AE%A1%E5%B1%80&indexNum=000013610/2016-00095&manuscriptId=b2b3a61a9382473f92ff949fcb817912.

[9] 国家卫生计生委办公厅.县医院医疗服务能力推荐标准:国卫办医发〔2016〕12号 [A/OL].（2016-04-11）[2019-03-09]. http://www.nhc.gov.cn/xxgk/pages/viewdocument.jsp?dispatchDate=&staticUrl=/yzygj/s3594q/201605/b2b3a61a9382473f92ff949fcb817912.shtml&wenhao=%E5%9B%BD%E5%8D%AB%E5%8A%9E%E5%8C%BB%E5%8F%91%E3%80%942016%E3%80%9512%E5%8F%B7&utitle=%E5%9B%BD%E5%AE%B6%E5%8D%AB%E7%94%9F%E8%AE%A1%E7%94%9F%E5%A7%94%E5%85%AC%E5%85%85%B3%E4%BA%8E%E5%8D%B0%E5%8F%91%E5%8E%BF%E5%8C%BB%E9%99%A2%E5%8C%BB%E7%96%97%E6%9C%8D%E5%8A%A1%E8%83%BD%E5%8A%9B%E5%9F%BA%E6%9C%AC%E6%A0%87%E5%87%86%E5%92%8C%E6%8E%A8%E8%8D%90%E6%A0%87%E5%87%86%E7%9A%84%E9%80%9A%E7%9F%A5&topictype=&topic=&publishedOrg=%E5%8C%BB%E6%94%BF%E5%8C%BB%E7%AE%A1%E5%B1%80&indexNum=000013610/2016-00095&manuscriptId=b2b3a61a9382473f92ff949fcb817912.

[10] 卫生部办公厅.三级综合医院评审标准实施细则（2011版）:卫办医管发〔2011〕148号 [A/OL].（2011-11-25）[2019-03-09]. http://www.nhc.gov.cn/wjw/gfxwj/201304/0404f9cd71764ab29b2365e069cfbf2d.shtml.

[11] 卫生部办公厅.二级综合医院评审标准（2012年版）实施细则:卫办医管发〔2012〕2号 [A/OL].（2012-05-29）[2019-03-09]. http://www.nhc.gov.cn/cmsresources/mohylfwjgs/cmsrsdocument/doc14985.pdf.

[12] 国家卫生和计划生育委员会.医疗质量管理办法:国卫医发〔2016〕10号 [A/OL].（2016-09-25）[2019-03-09]. http://www.nhc.gov.cn/xxgk/pages/viewdocument.jsp?dispatchDate=&staticUrl=/fzs/s3576/201610/ae125f28eef24ca7aac57c8ec530c6d2.shtml&wenhao=%E7%AC%AC10%E5%8F%B7%E5%A7%94%E4%BB%A4&utitle=%E5%8C%BB%E7%96%97%E8%B4%A8%E9%87%8F%E7%AE%A1%E7%90%86%E5%8A%9E%E6%B3%95&topictype=&topic=&publishedOrg=%E6%B3%95%E5%88%B6%E5%8F%B8&indexNum=000013610/2016-00218&manuscriptId=ae125f28eef24ca7aac57c8ec530c6d2.

[13] 国家卫生和计划生育委员会.医疗机构基本标准（试行）:国卫医发〔2017〕10号 [A/OL].（2017-06-14）[2019-03-09].http://so.kaipuyun.cn/s?qt=%E5%8C%BB%E7%96%97%E6%9C%BA%E6%9E%84%E5%9F%BA%E6%9C%AC%E6%A0%87%E5%87%862017&siteCode=bm24000006&database=zcwj&noTools=true.

第四章

医院财务能力与财务管理

医院财务能力，即医院创造财务价值的能力，是医院在长期发展过程中逐渐形成的可持续发展、可持续价值增值的能力。广义的财务能力包括财务管理能力、财务活动能力、财务关系能力和财务表现能力。财务管理能力是医院组织、计划、决策、控制和协调财务工作方面所具备的能力；财务活动能力是医院在筹资、投资、资金运用、收入分配等财务活动方面所具备的能力；财务关系能力是指医院平衡投资者、债权人、职工、患者、政府、供应商、合作伙伴等各种财务关联人利益关系的能力；财务表现能力是指医院的运营、盈利、偿债、成长等持续竞争优势和持续创造价值的能力。其中，财务表现能力是医院财务能力的集中体现，医院可持续发展能力与可持续价值增值能力最终要在财务报表中去寻找。因此，医院财务分析和财务评估的主要内容是分析评估医院的运营能力、偿债能力、盈利能力、发展能力4种财务表现能力。本章将重点介绍这4种能力和医院的财务管理内容。

第一节　医院运营能力

医院运营能力是指医院对各项资产经营管理、合理运用、有效配置从而实现医院良性发展和价值最大化的能力。从静态角度看，主要表现为医院资产组合的有效性、资本结构的合理性及其对医院收益与风险的影响；从动态角度看，主要表现为医院在计划、配置、调节和控制经济资源，运营资金的有效性和合理性。静态运营能力分析的主要内容包括医院各类资产尤其是流动资产与非流动资产之间的比例关系、权益资金与债务资金之间的比例关系、长期资金与短期资金之间的比例关系及其对风险和收益的影响。动态运营能力分析的主要指标包括流动资产周转率、应收账款周转率、存货周转率、固定资产周转率等。

一、静态运营能力分析

静态运营能力主要是分析评估医院资产组合的有效性、资本结构的合理性及其对医院收益与风险的影响。

（一）资产组合的类型

资产组合是指医院各类资产之间的比例关系，尤其是流动资产与非流动资产的比例关系。在资产总额不变的情况下，资产组合也就是流动资产与非流动资产在总资产中各自所占的比重。通常，非流动资产反映医院的经营规模，在一定期间内往往保持相对稳定性。非流动资产发生较大变动，必然导致流动资产的变动。因此，医院资产组合及其变动，主要取决于流动资产在总资产中所占比重的变化。

医院资产组合大致分为 3 种类型，即稳健型、激进型和适中型。

稳健型资产组合也称为保守型资产组合，这类医院在确定流动资产规模时，根据行业惯例和既往经验，在正常需用量的基础上再加上一部分额外的储备量，以便进一步降低风险。例如，某医院既往经验表明，一般情况下，实现 1000 万元业务收入所需流动资产为 300 万元，其中 200 万元为正常需用量、100 万元为保险储备量。医院为进一步降低风险，将流动资产增加到 400 万元，显然，该院采取了稳健保守资产组合。这种资产组合的优势是风险较小，缺点是收益水平较低。

激进型资产组合又称为冒险型资产组合。这类医院在确定其流动资产规模时，根据行业惯例或既往经验，只安排正常经营的需用量，不安排或很少安排保险储备量，以便提高收益水平。相比稳健型医院，激进型医院资产的流动性降低，风险增大，但收益水平有希望得到提高。

适中型资产组合也称为中庸型资产组合。这类医院在确定其流动资产规模时，常根据行业惯例或既往经验，在保证正常的业务运转和经营需用量的基础上，为防不测，再安排适量的保险储备量。与保守型和激进型医院相比，中庸型医院兼顾了风险与收益，是医院在正常情况下安排的资产组合。

（二）资本结构及其影响因素

资本结构是指医院各种资金的比例关系，在性质上可认为是权益资金与债务资金的比例关系；在时间上认为是长期资金与短期资金的比例关系。它是医院资本管理的重要内容，也是筹资决策的核心。

医院资本结构受诸多因素的影响，主要影响因素有以下几个方面。

1. 医院性质

根据国家医疗机构分级管理规定，我国医院分为非营利性医院和营利性医院。这两类医院的投资主体不同，产权属性不同，其财务目标也不同。非营利性医院为社会公众利益服务，不以营利为目的，不追求利润最大化，但要追求资产的保值增值。在此目标导向下，医院主要依靠自身积累和投资人追加投资安排资本结构，较少融资和举债，因此，债务资本或短期资本份额较少，风险较低。营利性医疗机构以营利为目的，其财务目标是追求利润的最大化，在安排其资本结构的决策中，可在适度风险的基础上合理设定债权资本比例，提高医院盈利水平。

2. 投资者动机

依据医院非营利性和营利性分类，大致可将医院投资者分为资产投资者和资本投资者两类。资产投资者的投资动机是为社会提供公益服务，在此前提下追求资产投资保值增值；股权投资者的投资动机是在保全资本的前提下获取一定的投资收益，并使其资本投资不断增值。投资者的不同动机，对医院的资本结构及其价值基础都具有重要的影响，医院在决定资本结构时要充分考虑投资者的动机，合理安排长期资金和短期资金之间的比例。

3. 经营者的行为

从控制权角度考虑，经营者为把握其对医院的控制权，可能会偏重债务筹资的方式筹集资金，从而增加债权资本，提高其在医院全部资本中的比重；从规避风险的角度分析，经营者可能会减少债务筹资，从而降低债权资本在医院全部资本中的比重。更多的情况是，经营者会将控制权、财务风险和杠杆利益等多种因素综合起来考虑，以确定筹资方式及不同资本之间的比重。

4. 财务状况与发展前

在医院财务状况良好和发展前景明确的情况下，医院更有可能利用外部资金，更倾向于采用债务筹资方式筹集资金；在医院财务状况不佳，发展前景不明朗的情况下，医院更倾向于依赖自有资金或留存收益等增加股权资本。

另外，国家相关政策、金融市场环境等因素也会不同程度地影响资本结构及长期资金与短期资金的比例关系。

（三）资产组合和资本结构对风险与收益的影响

从长期资产与短期资产所需资金支持的角度看，资产形成与资金来源一般有 3 种情况：第一种情况是，短期资产通过短期资金支持形成，而长期资产则通过长期资金支持取得。第二种情况是，不仅短期资产通过短期资金支持形成，而且部分长期资产也通过短期资金支持取得。在这种情况下，医院的资本成本较低，有利于提高收益水平。但短期资金安排做长期使用，会加大医院财务风险，要求经营者应具备较强的紧急筹资和高效调配资金的能力。第三种情况是，医院只有部分短期资产是通过短期资金支持形成的，其他部分短期资产和全部长期资产都是通过长期资金支持取得的。在这种情况下，医院资本成本较高，往往会导致收益减少，但长期资金安排做短期使用，有利于降低财务风险。因此，医院在确定资本结构时，应综合考虑各种因素及其影响，权衡风险与收益，既要保持合理的股权资本与债权资本的比例关系，又要保持适当的短期资金与长期资金的比例关系。

在资产总额、资产组合及资本总额不变的情况下，不同资本结构会导致不同的风险与收益。一般来说，短期资本所占比重越低，流动比率指标越高，资产的流动性也就越大，医院财务风险也就越小。在短期资本与长期资本的资本成本率不变的条件下，降低短期资本所占比重，会导致综合资本成本增加，从而减少收益、降低收益水平。如果提高短期资本所占比重，则流动比率指标会下降，资产流动性小，财务风险增大。同时，在短期资本与长期资本的资本成本率不变的情况下，提高短期资本所占比重，能够降低综合成本，从而提高收益水平。

通过上述分析可见，无论是资产组合还是资本结构，都会对医院的风险与收益产生重要影响。因此，医院在安排资产组合、确定资本结构及进行两者之间的搭配时，应充分权衡风险与收益，在一定程度上也反映了医院配置资源与调控资金的能力与水平，是静态考察与分析医院效率的重要内容。它表明医院的效率既影响流动性与收益，也影响风险性与成长性，因而效率分析是医院财务分析的重要组成部分。

二、动态运营能力分析

动态运营能力分析是考察和评价医院在配置、调节和控制经济资源，实现医院经营管理目标方面的能力和水平，也就是衡量医院运营资金的有效性和合理性的能力和水平。动态运营能力分析主要指标有流动资产周转率、应收账款周转率、存货周转率、固定资产周转率等。

（一）流动资产周转率分析

流动资产是指医院在一年或者一个营业周期内可以变现或者使用的资产。流动资产是医院各类资产中流动性最强、最具活力的部分，它在周转过程中从货币形态开始，依次改变其形态，最后又回到货币形态，周转速度快，变现能力强，则意味着医院的运营状况良好。因此，对流动资产进行比较分析，既能考量医院流动资产的使用效率，又能评价医院使用流动资产实现价值补偿的速度，为合理使用流动资金、降低医疗服务耗费、促进资金良性循环提供决策依据。

流动资产周转率是指在一定财务期间流动资产周转次数或完成天数，是分析流动资产周转情况的综合指标，反映的是流动资产的周转速度和利用效率。流动资产周转率有 2 种表示方法，即流动资产周转次数和流动资产周转天数。计算公式为：

流动资产周转次数 = 计算期业务总收入 ÷ 同期全部流动资金平均占用额。
流动资产周转天数 = 全部流动资金平均占用额 ÷ 同期业务总收入 × 计算期天数。

从上述公式可知，流动资产周转天数的计算，必须利用"计算期天数""同期业务总收入""全部流动资金平均占用额"3 个数据。对于计算期天数，为了计算方便，全年按 360 天计算、全季按 90 天计算、全月按 30 天计算。对于流动资金平均占用额的确定，一要注意范围，不同的周转率，流动资产的范围就不同；二要注意用平均占用额不能用期末或期初占用额。

流动资产周转次数或周转天数均表示流动资产的周转速度。周转次数与周转天数成反比例关系，流动资产在一定时期的周转次数多，则每周转一次所需要的天数就少；在一定时期的周转次数少，则每周转一次所需要的天数就多。

流动资产周转率的高低，体现着医院在投入产出意义上的流动资产使用效率和价值流转意义上的价值补偿能力。流动资产周转率越高，表明医院流动资产周转速度越快，意味着以相同的流动资产完成的周转额越多，或者完成既定的周转额所占用的流动资产越少。同时，流动资产在经营过程中各阶段所停留的时间越短，表明流动资产利用效率越高，有利于节约资本成本，提高经营效益。相反，流动资产周转率低，则表明流动资产的流动性不强，需要补充更多的流动资产参加周转，从而造成资产使用效率低、利用效果差，甚至形成浪费，降低效益水平。

在进行具体评价时，应结合医院的历史资料或目标值，并参考本地区同类同级医院的平均水平或先进水平。由于流动资产周转状况还取决于应收账款和存货等主要流动资产项目的周转速度，所以还要进一步分析应收账款周转率和存货周转率，综合评估医院流动资产的运营状况。

（二）应收账款分析

应收账款是指医院提供医疗服务等业务活动应向接受服务的单位或个人收取而尚未收取的各种款项，包括应收在院患者医疗款、第三方支付款、各种政策性补贴和其他应收款。

应收账款在流动资产中有着举足轻重的地位，及时收回应收账款，不仅可以增强医院的短期偿债能力，也反映出医院管理应收账款的效率。应收账款分析的核心是应收账款的流动性分析，从结构和趋势中了解应收账款的变动情况，确定异常变化应收账款的性质，从而评估医院资产的风险状况，防止或减少呆账、坏账的产生。

1. 应收账款周转率

应收账款周转率是指业务收入与应收账款平均额的比值，它意味着应收账款在一定时期内（通常为1年）周转的次数，也就是年度内应收账款转为现金的平均次数。该指标是反映应收账款周转速度的比率，表示医院从获得应收账款的权利到收回款项、变成现金所需要的时间。计算公式为：

$$应收账款周转率 = 业务收入总额 \div 应收账款平均余额 \times 100\%。$$

$$应收账款周转天数 = 360 \div 应收账款周转率。$$

应收账款周转率体现的是医院应收账款回收的速度与管理效率，依此判断医院的信用政策类型、资产流动性和效益水平。一般性况下，应收账款周转率越高，说明应收账款的收回速度越快，医院能够及时收回欠款，减少或避免坏账损失，增强医院资产的流动性，提高短期偿债能力。否则，医院的运营资本会过多地呆滞在应收账款上，资金不能及时回流，既影响资金的正常周转，更有可能影响医院的经济效益和偿债能力。

2. 应收账款回款率

应收账款回款率是指医院在一定时期内收回的应收账款与应收账款的占用及发生额之间的比率。计算公式为：

$$应收账款回款率 =（期初应收账款余额 + 本应收账款发生额 - 期末应收账款余额）\div（期初$$
$$应收账款余额 + 本期应收账款发生额）\times 100\%。$$

应收账款回款率指标能够真实、正确地反映医院应收账款的变现速度。加快应收账款回收速度，使在流动资产中占较大份额的应收账款及时收回，能够减少营运资金在应收账款上的呆滞占用，从而盘活医院营运资金，提高医院的资金利用效率。该指标越高，说明医院收款迅速，资产流动性强，可以减少坏账损失，加快资金流动，提高医院偿债能力。

（三）应收账款结构

医院的应收账款主要是应收医疗欠款和其他应收账款，通过对应收账款的结构分析，对应收账款占流动资产的比重进行评价。

1. 应收账款比重

应收账款比重，即应收账款占业务收入比例，计算公式为：

应收账款比重 = 应收账款总额 ÷ 业务收入总额 × 100%。

2. 应收账款账龄

已发生的应收账款时间有长有短，有的尚未超过信用期，有的则超过信用期。账龄分析是通过对现有应收账款按欠账期的长短（即账龄）进行分析，进而对不同账龄的应收账款分别判断其质量。对应收账款的账龄进行分析，有利于加快欠款回收，减少坏账损失。一般而言，在信用期内的应收账款比信用期外的发生坏账的可能性要小。

三、存货分析

存货是指医院为保证医疗服务和经营管理工作的正常进行而储备的各种货物，包括中西药品、卫生耗材、低值易耗品及其他备用物品。存货分析的目的是在保证医疗工作正常运行条件下，通过对库存信息进行科学管理与决策，从而实现降低库存，加快周转，提高医院偿债能力及获利能力。下面主要从存货周转率和存货质量2项指标进行分析。

（一）存货周转率

存货周转率是医院一定时期内主营业务成本与平均货额支出的比率，反映的是存货停留在医院的时间，是存货周转速度和销货能力的一项指标，也是衡量医院运营过程中存货运营效率的一项综合性指标。计算公式为：

存货周转率 = 医疗支出中的药品、卫生材料、其他材料支出 ÷ 平均存货支出。

该指标也可用周转天数表示，存货周转天数越少，说明周转速度越快。计算公式为：

存货周转天数 = 360 ÷ 存货周转率 =（平均存货 × 360）÷ 主营业务成本。

（1）药品资金周转率：指药品成本与平均药品库存额的比率，用以衡量医院的药品库存是否过量，测算医院药品的变现速度，在不影响医疗工作正常供应情况下，应以最少限度的库存为好。计算公式为：

药品资金周转率 = 药品费支出 ÷ 平均药品库存额 × 100%。

药品资金周转天数 = 本期日历天数 ÷ 本期周转次数。

（2）卫生材料资金周转率：指卫生材料成本与平均卫生材料库存额的比率，用以衡量医院的卫生材料库存是否过量，计算公式为：

$$卫生材料资金周转率 = 卫生材料支出 \div 平均卫生材料库存额 \times 100\%。$$

（二）存货质量、构成与计价方法

（1）存货质量：包括物理质量、效期状况2个指标。物理质量是指存货自然状态是否完好，是否符合相应的等级要求。效期状况是指按照有效期、保质期对存货分类分析，降低过期失效存货的数量和比例。

（2）存货品种构成：主要关注构成存货的药品、器械、试剂、医用材料、低值易耗品等之间的关系。各类存货的明细资料及存货重大变动的明细解释。正常情况下，它们之间存在着某种比率关系。如果某种存货大量增加，其他项目减少，很可能是销售不畅引起的。在分析时既要关注变化大的项目，也不能完全忽视变化不大的项目，其内部可能隐藏着重要问题。

（3）存货计价方法：主要有先进先出法、加权平均法和个别计价法，应考虑会计处理方法的不同而产生的影响。

医院存货是医院流动资产的重要组成部分，是医院为了保持正常的业务运转所进行的一种投资，并不需要依靠存货维持流动性，因此，存货通常是医院流动资产中流动性最差的部分，且持有存货存在一定的风险，包括价格风险、效期风险等。理论上，存货既不能过大，也不能过小。存货量过小有可能影响医疗工作的需要，甚至影响患者的满意度和医院信用；存货过多会形成流动资产的过多占用，货品积压，加大过期失效和损毁的风险。另外，医疗业务所需货品较多，结构复杂，采购难易程度和贮存条件各不相同，合理配置存货结构，分析各类存货对全部存货周转率的影响，在保证医疗工作正常运行的前提下尽可能减少资金占用，加速存货周转，提高整体运营效率和管理水平，是存货分析应特别注意的问题。

由于医用货品特别是医药市场的特殊性，目前很多医院采取了赊销、代存、代供等方式降低账面存货，这里又涉及医院的偿债能力、回款速度、货品保障能力等信用问题，在医院信用评估中应特别关注。

四、固定资产分析

固定资产是指医院为提供医疗服务和经营管理所持有的使用时间超过1年、原值超过一定价格标准的非货币性资产，包括医疗用房、各种医疗设备、设施、工具、车辆等。

固定资产分析的内容主要包括固定资产周转率、固定资产结构比重、固定资产更新率、固定资产退废率和固定资产利用效率等项指标。

（一）固定资产周转率

固定资产周转率是一定期间医院业务收入总额与固定资产净值的比率。它是反映医院固定资产周转情况，用以评估医院资产利用效率的一项指标。其计算公式为：

$$固定资产周转率（次数）= 业务收入总额 ÷ 固定资产净值 × 100\%。$$

$$固定资产周转率（天数）= 固定资产净值 ÷ 业务收入总额 × 360。$$

一般来说，固定资产周转次数越多或周转一次所需天数越少，即固定资产周转率越高，表明医院固定资产利用越充分，固定资产投资得当，结构合理，能够较好地发挥固定资产效率；相反，固定资产周转次数越少或周转一次所用天数越多，即固定资产周转率越低，表明医院固定资产分布与安排不合理、不适当，效率低下，运营能力不强。

在对该项指标进行分析评价时，要结合医院历史资料和本地区同类同级医院的平均水平或先进水平。既要考虑固定资产折旧计提而净值逐年减少和固定资产更新而净值逐年增加等情况，又要考虑医院业务收入水平的可持续性对固定资产周转率和使用效能的影响。

（二）固定资产结构比重

固定资产的结构是指医院各类固定资产原值在全部固定资产原值中所占的比重，以及各小类固定资产原值占该类固定资产原值的比重，它反映了固定资产的配置情况。计算公式为：

$$固定资产结构比重 = 某类固定资产原值 ÷ 全部固定资产原值 × 100\%。$$

分析固定资产结构的变化情况，在于考察医院固定资产配置和使用上的合理性，考核利用效果并分析影响效果的原因，以便进一步制定措施，挖掘充分利用固定资产的潜力。

固定资产结构比重分析包括以下 3 个方面的内容。

（1）分析医疗业务用固定资产与非业务用固定资产之间的比例情况，查明医院是否优先增加医疗业务用的固定资产。

（2）考察未使用、不需用固定资产比重的变化情况，查明医院在处置闲置固定资产方面是否及时有效。

（3）考察医疗业务用固定资产内部结构是否合理。

（三）固定资产更新率

固定资产更新率亦称"固定资产更新系数"。它是企业在一定时期内（通常为 1 年）增加的新的固定资产价值与全部固定资产价值的比率。其计算公式为：

固定资产更新率 = 本年新增固定资产价值总和 / 年末固定资产总值 × 100%。

固定资产率是表明固定资产更新程度的指标，它可大致反映出企业固定资产使用情况和更新速度。固定资产更新率对不同企业有不同要求。在正常情况下，新建企业更新率较低，老企业则更新率较高。

（四）固定资产退废率

固定资产退废率又称"固定资产报废率"，是指医院一定时期内报废清理的固定资产与期初固定资产原值的比率。是退废固定资产原值（包括正常、非正常报废的固定资产以及本院不需使用而出售或投资转出的固定资产）对本期固定资产原值的比值，计算公式为：

定资产退废率 = 本期退废固定资产总值（原值）/ 期初固定资产总值（原值）× 100%。

该指标反映了一年报废的固定资产的原始价值。固定资产的退废，要有相应的固定资产的更新预知配套，这样才能维持医疗工作的延续性，所以对该指标的分析应结合固定资产更新率进行。一般来说，新建医院固定资产的更新率较低，而老医院更新率和退废率指标都较高。

固定资产退废率企业固定资产的退废应与更新相适应，这样才能维持再生产。退废数额中不包括固定资产盘亏和损坏的数额。

固定资产的报废分两种情况：一种是固定资产的使用寿命已到，其资产陈旧、磨损严重，无法继续使用而被报废；另一种是由于科学技术的发展进步，新型的生产效率更高的固定资产的出现将技术落后的固定资产淘汰造成的旧固定资产的停止使用。专用固定资产所生产出的产品被新型产品所替代，而使其淘汰也存在专用固定资产报废的可能。无论是哪一种固定资产的报废，其结果都是退出固定资产的使用过程。

（五）固定资产利用效率

固定资产利用率或固定资产周转率，是指会计年度医院业务收入与固定资产净值的比率。

计算公式为：

百元固定资产业务收入 ＝ 本期业务收入总额 ÷ 分析期平均占用固定资产净值 × 100%。

通过固定资产利用效率分析，考核医院固定资产运营成果，总结固定资产使用是否合理，能否适应医院的发展需要。

五、总资产分析

总资产是指医院拥有或控制的、能够带来经济利益的全部资产。总资产分析就是要对医院全部资产的营运效率进行综合分析。全部资产营运能力分析包括以下几个方面。

（一）总资产周转率

总资产周转率是医院在一定时期业务收入总额与平均总资产净值额的比率，它是反映医院全部资产使用效率的指标。计算公式为：

总资产周转率（次数）＝ 业务收入总额 ÷ 总资产净值 × 100%。
总资产周转率（天数）＝ 总资产净值 ÷ 业务收入总额 × 360。

该指标也要结合医院历史资料和本地区同类同级医院平均水平或先进水平进行分析。总资产周转率高，说明医院全部资产的经营效率高，取得的收入多；周转率低，说明全部资产的经营效率低，取得的收入少，最终会影响医院的盈利能力。

总资产周转速度受流动资产周转速度影响较大，因为在总资产中，周转速度最快的是流动资产。所以，总资产周转率的快慢取决于以下两大因素：一是流动资产周转率，流动资产的周转速度往往高于其他类资产的周转速度，加速流动资产周转，就会使总资产周转速度加快，反之，则会使总资产周转速度减慢；二是流动资产占总资产的比重，因为流动资产周转速度快于其他类资产周转速度，所以，流动资产所占比例越大，总资产周转速度越快，反之，则越慢。

（二）总资产产值率

总资产产值率是指医院占用每百元资产所创造的总产值，其计算公式为：

总资产产值率 ＝ 总收入 ÷ 平均总资产 × 100%。

在一般情况下，该指标值越高，说明医院资产的投入产出率越高，医院全部资产运营状况越好。还可用另一指标表示，即百元产值资金占用，其计算公式为：

$$百元产值占用资金 = 平均总资产 \div 总收入 \times 100\%。$$

该指标越低，反映全部资产营运能力越好；相反，则反映医院全部资产运营能力较差。

（三）总资产收入率

总资产收入率是指占用每百元资产所取得的收入额。计算公式是：

$$总资产收入率 = 总收入 \div 平均总资产 \times 100\%。$$

该指标反映了医院收入与资产占用之间的关系。通常，总资产收入率越高，反映医院全部资产营运能力越强、营运效率越高。

第二节　医院偿债能力

一个企业是否能持续生存与发展，关键点之一就在于它是否具有较强的偿债能力。投资者的持续投资、保持信心的关键也在于对企业偿债能力的认识与承受力，作为新时期的医院，无论是营利性的，还是非营利性的，同样需要进行正确的分析、合理的比较，以指导投资者、管理者、债权人等进行正确评价经营、合作等风险。因此，对医院偿债能力进行多角度比对，真实性分析，及时调节医院融资、经营、管理策略，有助于保持医院健康发展的持续性。本节就是从医院偿债能力的背景、意义、定义，以及常用指标等方面进行阐述，在参考企业财务核算中偿债能力分析要求的基础上，结合医院管理的特殊性，进行针对性的分析，并对非营利性医院的分析要求做了针对性提示，力求做到简单明了，具有可操作性，希望在医院的经营管理中能够起到积极的指导作用。

一、医院偿债能力分析的概述

（一）医院偿债能力的背景

医院偿债能力是指一个医院的财务灵活性及其偿还债务的能力。医院偿债能力的强与弱，关系着一个医院的生存与发展，是医院健康发展的基本前提，也是医院利益相关人员最关心的财务能力之一，包括两点：一是合理安排到期财务负担；二是具有相对稳定的现金流入。医院全部的经营活动——融资、投资及经营等均影响医院的偿债能力，只有两者同时具备才能保证医院的安全运营。偿债能力是指医院偿还各种债务的能力，可见，偿债能力分析是医院财务分析中的一个重要组成内容。因此，利用财务信息进行医院偿债能力分析，揭示医院偿债能力的影响因素，对于提高医院的偿债能力、为医院保驾护航都有着重要的意义。

（二）医院偿债能力分析的意义

医院偿债能力的分析对于医院的债权人、股东、供应商及医院管理者等利益相关者都有着非常重要的意义。

（1）对于医院的债权人而言，医院偿债能力的强弱将直接影响到其利息与本金的安全性，医院偿债能力的下降将导致本金与利息收回的延迟，甚至无法收回，可见，对医院偿债能力的分析有利于债权人进行正确的借贷决策。

（2）对于股东而言，偿债能力的强弱直接影响到医院盈利能力的高低和投资机会的多少，偿债能力的下降通常是医院盈利能力和投资机会减少的先兆。因此，医院偿债能力分析有利于投资者进行正确的投资决策。

（3）对于医院经营管理者而言，医院的偿债能力将直接影响到医院生产经营活动、筹资活动和投资活动能否正常进行，意味着医院承受财务风险能力的大小，因此，医院偿债能力分析有利于医院管理者进行正确的经营决策。

（4）对于供应商而言，医院偿债能力将直接关系到医院履行合同的能力，偿债能力的下降将影响其资金的周转甚至是货款的安全，因此，对医院偿债能力分析有利于供应商对于医院的财务状况进行正确的评估。

（三）医院偿债能力的定义

偿债能力是指医院偿还到期债务（包含本金及利息）的能力。到期能否及时偿还，是反映医院财务状况和经营能力的重要标志。通过对偿债能力的分析，可以考察医院持续经营的能力和风险，有助于对医院未来收益进行预测。医院偿债能力包括短期偿债能力和长期偿债能力两个方面。医院的负债按偿还期的长短，可以分为流动负债和非流动负债两大类。其中，反映医院偿付流动负债能力的是短期偿债能力；反映医院偿还非流动负债能力的是长期负债能力。如果医院不能对偿债能力进行合理的分析，那么，医院的安全性甚至生存能力都会受到威胁。

（1）短期偿债能力分析：短期偿债能力是指医院以流动资产对流动负债及时足额偿还的保证程度，即医院以流动资产偿还流动负债的能力，反映医院偿付日常到期债务的能力，是衡量医院当前财务能力，特别是流动资产变现能力的重要指标。医院短期偿债能力的衡量指标主要有流动比率、速动比率和现金流动负债。

（2）长期偿债能力分析：长期偿债能力是指医院偿还长期负债的能力，医院的长期负债主要有长期借款、应付债券、长期应付款、专业应付款、预计负债等。

二、常用指标

（一）流动比率

流动比也是流动距离比的简称，它指塑料熔体在模具中进行最长距离的流动时，其截面厚度相同的各段料流通道及各段模腔的长度与其对应截面厚度之比值的总和，即：$\Phi = \sum L_i/t_i$。

（1）公式：流动比率 = 流动资产合计 ÷ 流动负债合计 × 100%。

流动资产是指企业在一年或者超过一年的一个营业周期内可以变现或者运用的资产流动资产。

流动负债，是指将在一年（含一年）或者不足一年的一个营业周期内偿还的债务，包括短期借款、应付票据、应付账款、预收账款、应付工资、应付福利费、应付股利、应交税金、其他暂收应付款项、预提费用和一年内到期的长期借款等。

（2）标准值：一般设置企业的标准值为 2.0。

标准值体现企业的偿还短期债务的能力。流动资产越多，短期债务越少，则流动比率越大，企业的短期偿债能力越强。

（3）意义：体现医院偿还短期债务能力的大小。流动资产越多，短期债务越少，则流动比率越大，医院的短期偿债能力越强，低于正常值，医院的短期偿债风险较大。低于正常值，企业的短期偿债风险较大。一般情况下，营业周期、流动资产中的应收账款数额和存货的周转速度是影响流动比率的主要因素。通常与速动比率和现金比率联合反映企业的短期偿债能力，要知道行业的平均水平，便于比较。

（4）分析提示：一般情况下，营业周期、流动资产中的应收账款数额和存货的周转速度是影响流动比率的主要因素。在日常经营中，药品与应收医疗款的周转速度是影响流动比率的主要因素，如果药品及应收医疗款的周转速度越快，变现速度也就越快。运用这个指标分析时，需要注意的是，流动资产中的"药品"所反映的是药品的账面金额，并不是净额。由于非营利性医院会计核算并不要求对库存药品计提准备，实践中，医院药品的采购过程，完全是在市场经济模式下进行的，药品价格也是在随着市场的供求关系变动而变动的，以药品的账面金额形成的流动资产和流动负债进行比较，会虚增该比率的比值，在计算这个指标时，应值得注意。

流动比率并不是越高越好，因为流动资产是盈利能力比较低的资产，该指标过高，可能意味着资金利用效率比较低下，表明医院流动资产占用较多，有较多的资金滞留在流动资产上未加以更好地运用，如出现存货超储积压、存在大量应收账款、拥有过分充裕的现金等，会影响资金的使用效率和医院筹资成本进而影响获利能力。

（二）速动比率

（1）公式：速动比率 = 速动资产 ÷ 流动负债 × 100%。

$$速动资产 = 货币资金 + 交易性金融资产 + 应收账款 + 应收票据$$
$$= 流动资产 - 存货 - 预付账款 - 一年内到期的非流动资产其他流动资产。$$

交易性金融资产是指医院以赚差价为目的持有，准备近期内出售而持有的债券投资、股票投资和基金投资。

报表中如有应收利息、应收股利和其他应收款项目，可视情况归入速动资产项目。

（2）标准值：正常的速动资产所使用的比率是 100%。

（3）意义：比流动比率更能体现医院的偿还短期债务的能力。因为流动资产中，尚包括变现速度较慢且可能已贬值的存货，因此，将流动资产扣除存货再与流动负债对比，以衡量医院的短期偿债能力。

（4）分析提示：一般情况下，速动比率越高，说明医院偿还流动负债的能力越强。低于1的速动比率通常被认为是短期偿债能力偏低。影响速动比率的可信性的重要因素是应收账款的变现能力，账面上的应收账款不一定都能变现，也不一定非常可靠。如果速动比率小于1，则医院面临很大的偿债风险。如果速动比率大于1，尽管医院偿还的安全性很高，但却会因医院现金及应收账款占用过多而大大增加医院的机会成本。该指标同流动比率一样，并不是越高越好，该指标过高，可能意味着资金利用效率较低。

（三）药品周转率

（1）公式：药品周转率 = 药品销售成本 ÷ [（期初药品 + 期末药品）÷ 2]

（2）意义：这个指标反映了药品的管理水平，药品周转率越高，其变现能力越强，流动性也就越强，占用资金的水平也就越低。

（四）应收医疗款周转率

（1）公式：应收医疗款周转率 =（药品收入 + 医疗收入）÷ [（期初应收医疗款净值 + 期末应收医疗款净值）÷ 2]。

（2）意义：应收医疗款周转率越高，说明其款项回收越快，反之，说明资金过多呆滞在应收医疗款上，影响了资金的正常周转及偿债能力。

例如，2010 年某医院的应收账款的周转率为 4.5，2011 年应收账款的周转率为 5.2。对比两年应收账款的周转率，说明医院 2011 年的医院资金的流动性和偿债能力增强，医疗费用的回收速度加快。

（五）现金比率

（1）公式：现金比率 = 现金 ÷ 流动负债。

现金是指现金和现金等价物。医院的经营离不开现金，现金在满足各种需求中有着重要的意义。在日常经营中，医院领导对现金支付情况的关注程度并不亚于收支结余。通过现金收支结构的分析，有助于分析收支结余的含金量、医院的偿债能力、预测未来产生现金流量的潜力及其他重要信息。

现金流量信息的重要性是不言而喻的，现金流量表结构大体上分为 3 部分：经营活动现金流量、投资活动现金流量及筹资活动现金流量（医院现金流量表可参照医院会计现金流量表编制）。医院在从事医院活动的过程中具有较多的现金收入，包括财政补助收入和门诊收入及患者住院的现金收入等。现金流量除了现金收入外还有现金支出，主要的现金支出有职工工资的支出和医疗药品支出等。

（2）意义：现金比率反映医院的即刻变现能力，显示医院立即偿还到期债务的能力。

例如，医院的净利润为 3000 万元，根据上述指标得出，同比上年增长了 50%，预计医院在下一年的增长率为 42%，且未来的净利润增长率为 20%~25%，这里的数据就是能力的具体表现。

（六）资产负债率

（1）公式：资产负债率 = 负债总额 ÷ 资产总额 × 100%。

（2）标准：一般的资产负债率应该保持在 60%~70%。

（3）意义：用来衡量医院中通过借债筹集的资产在资产总额中所占据的比例，是一项长期偿债能力指标。负债比率越大，说明医院的资金不充足，通过借债维持医院的发展，医院面临的财务风险越大。医院中的资产负债率越低时说明医院通过负债的方式筹资的资产越少，一定程度上也说明医院使用外部资金的能力相对较差，不利于医院的长期发展。

（4）分析提示：负债比率越大，医院面临的财务风险越大，获取利润的能力也越强。如果医院资金不足，依靠欠债维持，导致资产负债率特别高，偿债风险就应特别注意。资产负债率在60%~70%，比较合理、稳健；达到85%及以上时，应视为发出预警信号，应引起足够的重视。相对于非营利性医院，由于医院会计制度不要求计提各项资产减值准备，在计算这个指标时，应值得注意，在资产负债表上的资产总额并不能反映医院现存量资产的真实价值，尤其是固定资产项目下没有累计折旧进行备抵。因此，在运用这个指标时，应对资产负债表中的资产总额，根据医院内部的相关资料（如计提固定资产的修购基金明细表）做出调整。

（七）产权比率

（1）公式：产权比率 = 负债总额 ÷ 所有者权益总额 × 100%。

（2）意义：产权比率用来表明债权人提供的和由投资人提供的资金来源的相对关系，反映医院基本财务结构是否稳定。这一比率是衡量医院长期偿债能力的指标之一。

（3）分析提示：一般来说，所有者提供的资本大于借入资本为好。这一指标越低，表明医院的长期偿债能力越强，债权人权益的保障程度越高，承担的风险越小。该指标同时也表明债权人的资本受到所有者权益保障的程度，或者说是医院清算时对债权人利益的保障程度。

（八）已获利息倍数

（1）公式：已获利息倍数 = 息税前利润 ÷ 利息费用 = （利润总额 + 利息费用）÷ 利息费用。

利息费用包括医院本期发生的全部利息，包括财务费用中的利息和计入固定资产成本的资本化利息。息税前利润是指医院支付利息和缴纳所得税之前的利润，可以用"利润总额加利息费用"来计算。

（2）标准值：一般来说，已获利息倍数至少应等于1。

（3）意义：已获利息倍数，又叫利息保障倍数，是指医院息税前利润与利息费用的比率，反映医院经营所得支付债务利息的能力，用来衡量盈利能力对债务偿付的保障程度。

（4）分析提示：指标越大，说明支付债务利息的能力越强。就一个医院某一时期的已获利息倍数来说，应与本行业该项指标的平均水平比较，或与本医院历年该项指标的水平比较，评价医院的指标水平。

第三节　医院盈利能力

企业的最终目标是实现利益的最大化，为股东创造财富。因此，企业近期和未来的盈利能力如何，是投资者、股东看重的最为关键的内容。

医院的终极目标是让患者受益，要让患者得到合理、准确的服务，及时解决病痛的关键在于精准，精准是医学追求的终极目标，是医学发展的必然趋势。而要让医院做到这些，保持健康投入、健康管理、健康发展是基础，无论医院是否以营利为目标，保持医院自我运营的健康性、可持续性和投入产出的正常化、合理化是核心、是关键。医院的盈利能力不仅是投资者、管理者、工作者都关注的核心内容，更是医院持续提升患者受益能力的基础保障。很难想象一个入不敷出、缺失盈利能力的医院能够做到高效运营、吸引人才和让患者满意。本节将从医院盈利能力的背景、定义和研究意义进行阐述，选取针对性较强的一些财务分析指标进行说明，以便让医院的投资者、管理者、工作者能够正确、合理评价医院的盈利能力。

一、医院盈利能力分析概述

（一）医院盈利能力的背景

医院盈利能力分析是医院财务分析的一个重要组成部分，在医院财务分析体系中，盈利能力不仅是核心指标而且影响着财务分析的其他方面。由于目前非公立医疗机构分为营利性与非营利性两大类，营利性医院本身就是市场经济中活跃的一部分，对于非营利性医院而言，保持一定的盈利能力同样是医院生存与发展的基本要求，是衡量医院经营业绩的集中体现，对医院管理活动发挥着重要的指导作用。医院的经济效益好、盈利能力强，则这个医院一定充满生机和活力，医院发展的可持续性就强。所以，无论是营利性医院，还是非营利性医院，都已经充分认识到财务分析尤其是盈利能力分析的重要性。但在实际工作中，受各种因素影响，通常只注重医院的财务指标，而忽视对医院盈利能力的稳定性和持久性的分析，即盈利质量的分析。医院管理者应高度重视盈利能力分析工作，采取各项措施提升分析质量，将盈利能力分析作为改善医院管理的有效工具，以促进医院可持续发展。

（二）医院盈利能力的定义

盈利能力是指医院获取利润的能力，也称为医院的资金或资本增值能力，通常表现为一定时期内医院收益数额的多少及其水平的高低。利润率（非营利性医院也称结余率）越高，盈利能力就越强。盈利能力分析是指对医院运营能力情况的分析，是正确评价医院价值的重要组成部分。持续稳定地经营和发展是医院盈利的基础。而最大限度的合法、合规盈利是医院持续稳定发展的目标和保证。医院只有在不断提升医疗质量、服务质量、品牌影响、成本管控能力，才能在稳定、合规盈利的基础上可持续性健康发展；同样，盈利能力较强的医院发展前景会更好。因此，无论是投资人、债权人还是医院经营管理者，越来越重视医院的盈利能力分析。

医院盈利能力指标主要包括营业利润率、成本费用利润率、盈余现金保障倍数、总资产报酬率、净总资产报酬率、资本收益率和医疗收入占业务收入的比重等。

（三）研究意义

（1）对于债权人来讲，利润（结余）是医院偿还债务的最终来源，只有医院具有较强的盈利能力和稳定的现金流入量，才能保证偿还到期债务。医院发生债务关系时，债权人通常都会设法审查债务医院的偿债能力，而医院盈利能力的强弱决定着偿债能力的强弱。因此，分析医院的盈利能力对债权人来说是非常重要的。

（2）对于投资人来讲，医院盈利能力的强弱更是至关重要。投资人关心医院赚取利润的多少并重视对利润率的分析，是因为利润是其股利收入的唯一来源，医院盈利能力提高会使股票价格上升，从而使投资人获得较高的资本收益。

（3）对于医院管理者来讲，他们关心的不仅仅是盈利的结果，而且包括盈利的原因及过程。所以，我们利用有关指标对盈利能力进行分析，不仅能反映和衡量医院经营业绩，还可以及时发现经营管理中存在的问题与不足，并采取有效的措施解决这些问题，使医院不仅利用现有的资源更多地实现合法盈利，而且使医院盈利能力保持持续增长，最大化医院存在的价值。

（四）影响医院盈利能力的质量因素分析

医院披露的数据与实际利润会存在差距，这就反映了盈利质量。在评价一个医院的盈利能力时，应结合经营现金净流量来分析。经营现金净流量分析可视为对盈利能力的补充分析，反映了盈利质量。同时，还要关注在连续几个会计期间医院盈利的稳定性和持续性。盈利质量实质上是广义盈利能力分析的一部分，对盈利质量进行分析的最终目的是更准确地分析医院盈利的稳定性、持续性及医院现金保证程度。

（1）医院现金的保证程度。会计利润表中的会计收益并不能反映医院的真实收益，它仅仅代表的是医院的账面价值，而不是医院可自由支配的资产的增加，医院的生存、盈利和发展主要依靠的是现金而不只是报表中的账面价值。由于当前医改政策对社会医疗机构的支持力度不断加大，不少非公立医疗机构纳入医保结算，而医保结算往往存在滞后和监管问题，因此，医保资金结算不到位、不及时或不完全结算，都会导致医院的现金周转不畅，严重影响着医院的生存和发展，进而影响医院的盈利能力。一般认为，会计盈利的现金保证性越强，其未来不确定性就越低，会计盈利的质量也就越高。

（2）盈利的持续性。 盈利的持续性越强，盈利质量就越高。 医院在一定期间获得利润的最主要、最稳定的来源是医疗业务利润，而医疗业务利润的主要来源是医院的医疗业务收入。由于医院的医疗业务具有重复性、经常性的特点，其产生的主营利润也具有相对的持续性。因此，主营业务突出的医院，其盈利质量较高。

（3）盈利的稳定性。 盈利的稳定性是医院盈利水平变动的基本态势，影响盈利稳定程度的主要因素是盈利结构，盈利结构与会计确认原则对医院盈利质量的分析评价具有关键作用。盈利结构是指收益组成项目的搭配及其排列、盈利的业务结构与盈利的地区结构。 剖析医院的盈利结构，可以得知医院盈利的主要项目是什么、分析盈利质量如何、盈利总额发生增减变动的影响因素有哪些，从而帮助医院找出有利因素和不利因素，有针对性地采取措施，促使其提高盈利质量，并对未来的盈利能力做出预测。

二、医院盈利能力的常用指标

（一）医药收入净利率

（1）公式：医药收入净利率 = 收支结余（或利润）÷（医疗收入 + 药品收入）× 100%。

（2）意义：该指标反映的是每一元的医药收入带来的净收益是多少，表示医药收入的收益水平。 净利润额与医药收入净利率成正比关系，医药收入净利率低，表明医院净利润额低。医药收入净利率与医药收入成反比关系，医药收入的增加并不能使净利润提高，净利润必须同时增加，才能使医药收入净利率提高。 总之，该指标数值越高越好，数值越高表明医院盈利能力越强。 通过分析医药收入净利率这一指标，可以促使医院在扩大医疗收入的同时注意改进经营管理，提高盈利水平。

（3）分析提示：收支结余与医疗、药品的收支差额成正比关系，医院在增加医药收入的同时，必须相应地获得更多的收支结余，而收支结余又受医疗和药品成本的影响，因此，医院只有控制医疗和药品成本的前提下，医药收入不断增加，才能使得医药收入净利率保持不变或不断提高。 为了单项考核医疗和药品对收支结余的贡献大小，还可以将该指标拆分为医疗收入净利率和药品收入净利率。

（二）医疗收入成本率、药品收入成本率

（1）公式：医疗（药品）收入成本率 = 医疗（药品）支出 ÷ 医疗（药品）收入 × 100%。

（2）意义：这两个指标考核的是医疗支出和药品支出对医疗收支结余和药品收支结余的影响程度。

（3）分析提示：收入成本率越低，说明医院一定收入中的投入越少，医院效益越好。考核收支结余或有利润时，不仅要注意收支结余或利润的绝对数量，也要注意到它的质量，收入成本率降低表明本年度医疗收支结余的效率提高。

（三）总资产报酬率

（1）公式：总资产报酬率 = 收支结余或净利润 ÷ [（期初资产总额 + 期末资产总额）÷ 2]× 100% 。

（2）意义：总资产报酬率将医院一定期间的收支结余或净利润与总资产相比较，反映医院使用资产获得效益的能力，表明医院资产的综合利用效果。

（3）分析提示：指标越高说明资产的利用率越大，增收节支的效果越好，整个医院盈利能力越强。非营利性医疗机构会计制度并没有要求计提除应收医疗款以外的其他各项资产的减值准备，资产负债表上所反映的资产总额并不是现资产存量的真实价值，因此，在计算该指标时，应充分考虑资产负债表中各项资产的减值准备。

（四）成本费用利润率

（1）公式：成本费用利润率 = 收支结余或净利润 ÷ 成本费用 × 100% 。

（2）意义：成本费用利润率指的是医院在一定时期内的净利润和成本费用的主要比率，其中成本费用又包括医疗业务成本和管理成本等各种费用，即成本费用总额 = 营业成本 + 营业税金及附加 + 销售费用 + 管理费用 + 财务费用。

（3）分析提示：成本费用利润率说明每单位成本所创造的利润，成本费用利润率越高，表明医院为取得利润而付出的代价越小，成本费用控制得越好，盈利能力越强。

（五）盈余现金保障倍数

（1）公式：盈余现金保障倍数 = 经营现金净流量 ÷ 净利润。

（2）意义：盈余现金保障倍数，是医院一定时期经营现金净流量与净利润的比值，反映了医院当期净利润中现金收益的保障程度，真实反映了医院盈余的质量。

（3）分析提示：一般来说，当医院当期净利润大于 0 时，盈余现金保障倍数应当大于 1，该指标越大，表明医院经营活动产生的净利润对现金的贡献越大。

（六）净总资产报酬率

（1）公式：净总资产报酬率 = 收支结余或净利润 ÷ 平均净资产 × 100% 。其中，平均净资产 =（所有者权益年初数 + 所有者权益年末数）÷ 2。

（2）意义：净总资产报酬率，是医院一定时期净利润与平均净资产的比率，反映了医院自有资金的投资收益水平。

（3）分析提示：一般认为，净总资产报酬率越高，医院自有资本获取收益的能力越强，运营效益越好，对医院投资人、债权人利益的保证程度越高。

（七）资本收益率

（1）公式：资本收益率 = 收支结余或净利润 ÷ 平均资本 × 100%。

平均资本 = [（实收资本年初数 + 资本公积年初数）+（实收资本年末数 + 资本公积年末数）] ÷ 2

上述资本公积仅指资本溢价（或股本溢价）。

（2）意义：资本收益率是医院一定时期净利润与平均资本（即资本性投入及其资本溢价）的比率，反映医院实际获得投资额的回报水平。

（3）分析提示：资本收益率越高，反映医院实际获得投资额的回报水平越高。

（八）医疗收入占业务收入的比重

（1）公式：医疗收入占业务收入的比重 = 医疗收入 /（医疗收入 + 药品收入 + 其他收入）× 100%。

（2）意义：该指标反映了医院医疗业务收入在整体收入中的比重，体现了医疗业务的创收能力。

（3）分析提示：医疗收入占业务收入的比重反映了医院业务中医疗技术能力的含金量，体现的是医院通过质量技术内涵建设吸引病员、解决病患的能力，符合当前医改采取多种形式推进医药分开的要求。比重越大，说明医院通过医疗技术获取收入的能力越强。

第四节　医院发展能力

医院发展的内涵是价值增长，分析医院发展能力主要是分析医院价值持续增长能力，主要包括资产增长能力、资本增长能力、业务增长能力和竞争能力。资产增长能力主要是分析资产的规模、结构、变动情况；资本增长能力主要是分析资本的投入、积累及保值增值情况；业务增长能力主要分析医院业务量的增长和业务收入的增长及其关系，其中业务量增长主要分析体现外延增长的门急诊工作量和体现内涵增长的出院患者数；竞争能力主要分析医院的市场占有率、市场覆盖率、医疗质量、技术水平、医疗费用、就医体验和竞争策略等，确定医院在本地区的地位和优势。

一、医院发展能力及其指标体系

医院发展能力，指的是医院的创新能力和可持续成长能力。医院的价值在很大程度上取决于未来的可持续发展，而不是医院过去或目前所取得的收益。无论是增强医院的盈利能力、偿债能力还是提高资产运营效率，都是为了提高医院的发展能力。要全面衡量一家医院的价值，不能仅仅从静态的角度分析目前的财务状况，更应该从动态的角度分析和预测医院的发展前景。提高医院的运营能力、盈利能力、偿债能力，其目的也是为了提高医院的财务发展能力。

医院发展能力分析，就是选取医院财务相关数据进行比对，预测发展趋势及增长幅度，为医院经营决策和价值评估提供参考。由于医院是一个特殊行业，不同于一般制造型、销售型企业，用于一般经济体发展能力分析的财务指标及其计算公式对医院并不完全适用，必须根据医院的行业特征和医院会计制度选取指标，设计评价体系。能够体现医院发展能力的财务指标，除了一般经济体发展能力分析常用的总资产增长率、净资产增长率、固定资产增长率、销售收入（业务收入）增长率等指标外，还应考虑业务量增长率、市场占有率、技术服务竞争力及医院发展策略等指标。而一般经济体发展能力分析常用的净利润增长率（收支结余增长率）、股东权益增长率等指标对非营利性医院没有太大意义。

二、资产增长率分析

（一）总资产增长率

总资产增长率是医院某一年度总资产增长额同该年年初资产总额的比率，它可以衡量医院本期资产规模的增长情况，评价医院资产规模总额上的扩张程度。计算公式为：

$$总资产增长率 = （本年总资产增长额 \div 年初资产总额） \times 100\%。$$

该指标根据医院本期资产规模的增长情况，评价医院运营规模总量上的扩张程度，衡量医院规模增长水平对发展后劲的影响。该指标越高，说明医院在本财务年度资产经营扩张的速度越快。但应注意规模扩张的质量，避免盲目扩张。从投资者角度来看，通常希望总资产增长率越高越好，因为资产规模扩大通常是成长中的医院所为。但是要评价医院的资产规模增长是否适当，必须与业务量增长、业务收入增长等指标结合起来分析。只有在业务量增长、业务收入增长超过资产规模增长的情况下，才属于效益型增长，才是适当的、正常的；反之，如果医院的业务量、业务收入增长远低于资产规模增长，并且持续存在，则医院对此应该提高警惕。因此，总资产增长率高并不意味着医院的资产规模增长就一定适当。

（二）净资产增长率

净资产增长率是指医院本期净资产总额与上期净资产总额的比率。计算公式为：

净资产增长率＝（本期净资产总额－上期净资产总额）÷上期净资产总额×100%。

净资产增长率反映了医院资本规模的扩张速度，是衡量医院总量规模变动和成长状况的重要指标，反映了医院资产保值增值的情况。净资产增长率较高代表了较强的生命力，一家医院在较高净资产收益率的情况下，又保持了较高的净资产增长率，则表示医院发展势头强劲。反之，净资产增长率停滞，则表明医院发展遇到了瓶颈。

在分析医院净资产增长率的时候，要结合净资产收益情况进行评估，有较高的创收能力才是医院生存和发展的最根本基础，净资产的增长只有在带来收入增长的情况下才是健康的、合理的。

除了对医院的总资产、净资产进行分析外，还可以进一步分析其他类型资产的增长情况，如流动资产增长率、固定资产增长率、无形资产增长率等。具体计算公式如下：

流动资产增长率＝本期流动资产增长额÷上期末流动资产总额×100%，

固定资产增长率＝本期固定资产增长额÷上期末固定资产总额×100%，

无形资产增长率＝本期无形资产增长额÷上期末无形资产总额×100%。

此外，还可通过计算各类资产的年均增长率，如3年平均增长率，分析和评估医院的发展能力。

（三）固定资产成新率

固定资产成新率又称"固定资产净值率"，它是医院当期平均固定资产净值同平均固定资产原值的比率，反映医院固定资产的新旧程度，体现医院固定资产的更新速度。计算公式为：

固定资产成新率＝平均固定资产净值÷平均固定资产原值×100%，

其中，平均固定资产净值是指医院固定资产净值年初数与年末数的平均值，平均固定资产原值是指医院固定资产原值年初数与年末数的平均值。

固定资产成新率高的医院，意味着有较大规模的固定资产可以在一个比较长的时期内为医院创造价值，而固定资产成新率比较低的医院，则意味着有可能走向衰退，必须加大固定资产投入和加快设备更新，保证医院发展的需要。而固定资产成新率较高的，应提取充足的折旧，为固定资产更新提供资金储备。

运用固定资产成新率进行分析时，需要注意以下几点。

第一，固定资产成新率计算所使用的变量数值是账面价值，会受到会计计价方法的影响。同样的固定资产，不同的折旧方法会得出不同的成新率，在具体分析时，要注意医院所采用的折旧政策对固定资产成新率的影响。此外，一些应提未提的折旧也会影响固定资产的成新率。

第二，固定资产成新率受医院发展周期的影响很大。一家新建医院和一家成熟医院相比，其固定资产成新率明显不同，前者明显高于后者。

第三，当期是否有大型建设项目或大型设备配置转固，也会对医院固定资产成新率产生较大影响。

三、业务增长率

医院价值的长期可持续增长，应主要依靠其正常的医疗服务活动，医院业务增长能力，是医院发展能力的核心体现。

对医院业务增长能力的分析，主要是评价医院正常的医疗服务活动所具有的成长性，分析医疗业务量的增长和收入的增长及其比例关系。从本质上说，业务量的增长是医院发展的驱动力，在激烈的市场竞争环境下，业务量的持续稳定增长是社会和患者对医院品牌和服务的认同和肯定，也表明医院的市场占有能力在不断增强，这是医院生存发展的力量源泉。医院业务收入是医院现金流的主要来源，也是医院生命的保障，业务量的增长会带动业务收入的增长。因此，分析医院发展能力首先要分析医院的业务量增长情况和业务收入的增长情况。

（一）业务量增长率

业务量增长率是指医院本年度门急诊就诊人次、出院人次等主要业务量指标同上年相比的增长情况。它是衡量医院业务扩张和占有市场能力、预测医院发展趋势的重要指标。可分别选取门急诊业务量和住院业务量进行分析。计算公式为：

门急诊业务量增长率＝本年度门急诊人次增加额 ÷ 上年门急诊总人次 × 100%，

住院业务量增长率＝本年度出院人次增加额 ÷ 上年出院总人次 × 100%。

业务量增长率指标是评价医院成长状况和发展能力的重要指标，它是医院管理水平、内涵建设、服务质量、服务能力和医院品牌影响力的综合反映。业务量增长率越高，说明医院市场开拓和客户发展情况越好。医疗市场是医院生存和发展的空间，一家医院的业务量增长情况越好，市场所占份额越多，其生存和发展的空间也就越大，生存和发展的能力也就越强。在用该指标分析医院发展能力时，应选用多年业务量增长率进行比对，例如，可用 3 年业务量平均增长率指标进行分析，从而判断医院发展的趋势和所处发展阶段。

另外，还可以通过门急诊业务量增长率和住院业务量增长率的对比分析医院的内涵发展情况。门急诊业务量增长率更多的是反映医院市场拓展情况，即外延发展；而住院业务量增长率更多的是反映医院学科建设、技术水平和看大病、治重病、解决疑难问题的能力提升情况，即内涵发展。住院业务量增长率高于门急诊业务量增长率，表明医院内涵发展较快；门急诊业务量增长率高于住院业务量增长率，则表明医院外延发展较快。

（二）业务收入增长率

业务收入增长率是指医院本年度业务收入增长额同上年业务收入总额的比率。它在衡量医院经营状况和占有市场能力、预测医院经营业务发展趋势方面具有重要意义。计算公式为：

业务收入增长率＝本年度业务收入增长额 ÷ 上年业务收入总额 × 100%。

该指标表示与上期相比业务收入的增减变动情况，是评价医院成长状况和发展能力的重要指标。业务收入增长率越高，说明医院业务收入在本期增长越快，市场开拓和客户发展情况越好，医院生存和发展的能力提高越快。因此，可以用业务收入增长率反映医院在业务收入方面发展的能力。

运用该指标分析医院发展能力时，应注意收入增长的效益情况和收入增长的可持续性，主要是业务收入增长与资产增长、业务量增长的关联性。如果医院业务收入的增加主要依赖于资产的相应增加，即业务收入增长率低于总资产增长率，说明这种收入增长不具有效益性，同时也反映未来医院在业务收入方面的成长性并不好。如果业务收入增长明显高于业务量的增长，则说明这种增长很可能是增加了患者的经济负担，是建立在不合理医疗基础上的增长，不具有可持续性。正常情况下，医院的业务收入增长应高于总资产增长率，但不能高于业务量的增长，否则，医院业务收入增长就不是效益型的，不具有可持续性。

另外，在对该指标进行实际分析时，还应结合医院较长期的历年业务收入水平、市场占有情况、行业未来发展及其他影响医院发展的潜在因素进行前瞻性预测，或结合医院前 3 年的业务收入增长率来做出趋势性分析判断。单独的一个发展能力指标并不能说明所有问题，只有综合分析多个关键指标，并对医院之间或本院各年度之间多项指标进行综合比较才有意义。

四、资本增长率分析

除了从资产增长、业务增长方面分析医院发展能力之外，医院的发展还依赖于资本的投入、积累及其保值增值。因此，分析医院的资本增长是分析医院发展能力的重要方面，其主要指标有医院权益增长率、资本平均增长率和资本保值增值率等。

（一）权益增长率

权益增长率也叫资本积累率，资本积累率是医院年末所有者权益的增长额同年初所有者权益总额之比率。本年所有者权益增长额为本年所有者权益的年末数减去年初数的差额，它是分析医院当年资本积累能力和发展能力的主要指标。资本积累率表示医院当年资本的积累能力，是评价医院发展潜力的重要指标。计算公式为：

$$权益增长率 = 本期权益增长额 \div 期初权益余额 \times 100\%,$$

其中，本期权益增长额是指医院本年度权益与上年权益的差额，若本年度所有者权益减少，则会出现所有者权益的负增长。因此，该指标是反映医院发展强弱的标志，体现的是医院发展的能力。该指标越高，表明医院资本积累越多，应对风险的能力和发展能力越强；若该指标为负值，则表明医院资本受到侵蚀，所有者权益受到损害。

医院权益主要来源于医院经营活动产生的净利润留存和筹资活动产生的股东净投资。因此，医院权益增长率受净资产收益率和股东净投资率两个因素驱动。其中，净资产收益率反映了医院运用股东投入的资本创造收益的能力，而股东净投资率反映了医院利用股东追加投资的程度。这两个比率的高低都反映了对权益增长的贡献程度，但前者更能体现资本积累的本质，更能体现发展能力和发展后劲。

（二）资本平均增长率

为了克服资本增长受短期波动因素影响的不确定、不可靠性，通常可计算 3 年的资本平均增长率指标分析和评价医院在较长时期内资本积累的平均增长情况。

3年资本平均增长率反映了医院连续3年的资本积累情况，体现了医院的发展水平和发展趋势。该指标越高，表明医院所有者权益得到保障的程度越大，医院可使用的资金越充足，抵抗风险和持续发展的能力越强。

（三）资本保值增值率

资本保值增值率是指医院年末所有者权益扣除客观增减因素的影响后与年初所有者权益的比率，表明医院当年资本在医院自身努力下的实际增减变动情况，是评价医院财务效益状况的辅助指标，也是反映医院价值保持和增长的重要指标，体现了医院资本的完整性和运营效益。其计算公式为：

$$资本保值增值率 = 期末所有者权益 \div 期初所有者权益 \times 100\%,$$

其中，期末所有者权益应是扣除客观增减因素后的所有者权益。

资本保值增值率是根据资本保全原则设计的指标，因扣除了客观因素的影响而趋于稳健和谨慎。资本保值增值率等于100时，表明医院资本实现了保值；资本保值增值率大于100时，表明医院资本实现了增值。如果该指标为负值，则表明医院资本受到了侵蚀，没有实现资本保全，可能会影响医院的发展。可见，资本保值增值率越高，说明医院资本的保全状况越好，所有者权益增长越快，债权人的债务越有保障，医院的发展越有后劲。

五、竞争能力分析

医院竞争力是指在竞争性的医疗市场中，一家医院所具有的能够比其他医院更有效地向人民群众提供医疗服务，并获得自身发展的综合素质。医院作为经营性经济组织，从一设立就处于激烈的市场竞争环境之下，医院经营如逆水行舟，不进则退，只有持续的培育并保持竞争能力，才能使医院在激烈的市场竞争中立于不败之地。因此，分析医院发展能力，除了上述一系列财务指标之外，还应该对医院的竞争能力进行分析。

影响医院竞争能力的因素有很多，其中包括医院的市场拓展能力、医院技术水平、医院的医疗服务质量、医疗费用情况、患者的就医体验及医院发展战略等。

（一）市场占有率分析

市场占有率是反映医院市场占有情况的一个基本指标。它是指在一个会计年度医院就诊人数占本行政区域（医疗市场）总就诊人数的比重。一般计算门急诊市场占有率和住院市场占有率 2 个指标综合评定。

门急诊市场占有率 = 本院全年门急诊人次 ÷ 本地区年度总门急诊人次 × 100%。

住院市场占有率 = 本院全年收住院人次 ÷ 本地区年度总住院人次 × 100%。

除了分析本院市场占有情况，还应将本医院的市场占有率与主要竞争对手进行对比分析。一方面，要通过对比分析看到本医院的差距或优势；另一方面，还要进一步寻找其原因。

影响市场占有率的因素有很多，主要有行政区域内（医疗市场）总就诊率、竞争对手的实力和本医院竞争能力、服务能力等因素。

（二）市场覆盖率分析

市场覆盖率是指医院服务半径的长度，一般要分析本医院就诊患者主要来自哪些行政区域（市、县、乡、村），哪些行政区域的患者未到或较少到本院就医，并与竞争对手进行对比。

市场覆盖率 = 本院就诊患者所属行政区域数 ÷ 本地区行政区域总数 × 100%，

其中，行政区域可以根据医院级别选择以市为单位或以县、乡、村为单位。

影响市场覆盖率的主要因素有：本医院的竞争能力、竞争对手的竞争能力、社保开放情况及交通便利性等。通过计算和对比市场覆盖率，可以考察医院服务范围的大小，研究可能拓展的地区，找出覆盖范围过小的原因，有利于医院拓展新市场。

（三）医疗质量对竞争能力的影响

医疗质量的优劣是医院有无竞争能力的首要条件，提高医疗质量是提高医院竞争能力的主要手段。医疗质量不高，不仅会损害患者的利益，也会直接影响医院的声誉、医院的市场占有率和医院的市场竞争能力，进而影响医院的发展能力。

分析医院医疗质量的竞争能力，就是将本医院的有关质量指标与行业标准、竞争对手的情况进行纵向和横向对比，从而观察本医院医疗质量的水平与差距，对本医院医疗质量的竞争能力做出客观评价。

医疗质量评价指标体系主要包括以下方面。

（1）医疗质量基础指标：核心医疗制度执行情况、医疗文书合格率、环境质量指标、信

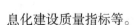

息化建设质量指标等。

（2）医疗质量过程指标：主要包括床位使用率、床位周转率、平均住院日、患者平均费用支出、药费占总费用比例、入院 3 日确诊率、出入院诊断符合率、误诊率、漏诊率、差错事故率等。

（3）医疗质量终末指标：主要包括治愈率、好转率、死亡率、危重患者抢救成功率等。

（四）医疗技术水平对竞争能力的影响

医院要根据人民群众医疗需求和医疗新技术的发展，不断加强学科和人才培养，积极引进新技术、新疗法，主动开展高难技术项目，增强看重病、大病和解决疑难问题的能力，从而使医院保持竞争优势。

医疗技术的竞争能力，应从学科建设情况、人才培养与人才结构情况、医疗设备配置情况、高难技术项目开展情况等方面进行分析，同时还要与竞争对手进行对比。

（五）医疗费用对竞争能力的影响

门诊患者人均费用、住院患者人均费用、单病种平均费用等医疗费用指标影响着患者的就医选择和医院的竞争能力。与主要竞争对手相比，平均费用高则影响患者的就医选择，从而也降低了医院的竞争能力；平均费用低则相应地提高竞争能力。在与竞争对手执行同一收费标准（医疗项目政府定价）条件下，影响平均费用的因素主要在于医技检查、临床用药、临床治疗的合理性。因此，医院应通过与同级医院或竞争对手平均医疗费用的对比分析，从而对本医院的价格竞争能力做出正确评价，并找出差距及其原因，进而提出有效对策，提高医院的价格竞争力。

（六）患者就医体验对竞争能力的影响

患者就医体验是医院竞争力的一个重要方面，患者对医疗服务的满意度越高，意味着医院的竞争能力越强；患者对医疗服务的满意度越低，则医院的竞争能力越弱。因此，优化医疗服务流程，改善医院就医环境和医疗条件，构建和谐医患关系，是提高医院竞争能力的重要手段。

（七）竞争策略对竞争能力的影响

医院战略是医院在一定时期的全局的、长远的发展方向、目标、任务和政策。战略管理能力是医院发展能力的重要体现。医院的竞争能力是否得到正常或者最大限度发挥，关键取决于医院的战略定位及竞争策略。

医院的竞争策略是医院基于对外部环境、内部环境、优势与劣势、挑战与机会等因素正确分析的基础上所制定的适合自身发展，且能指导医院运营管理的战略方向、发展目标和经营方针。分析医院的竞争策略，就是要结合医院的效率和效益情况，通过与主要竞争对手的比较，分析研究所采取的竞争策略是否得当有效，存在哪些问题或改进潜力，根据市场形势及竞争格局的变化，提出本医院竞争策略需要做出哪些调整和改变。通过策略分析，对医院的总体竞争能力在本地区、同行业中的位置做出正确评价，从而对医院未来的发展能力做出合理的认识。

第五节　医院财务管理

财务管理（financial management）是医院构建的决定性因素，是实现医院管理科学化的基础前提。随着医疗卫生体制改革的不断深入，医院要以优质、高效、低耗的服务赢得医疗市场份额，建立标准化和全面的医院财务管理工作，具有十分重要的意义。医院应根据相关法规和规范的要求，结合医院的实际情况，建立与之相适应的财务管理体系。

医院财务管理是根据医院发展目标的需要，对医院资金的运用、分配进行科学有效的计划、组织和控制。其主要任务是：科学合理编制预算，真实反映财务状况；依法组织收入，努力节约支出；健全财务管理制度，完善内部控制机制；加强经济管理，实行成本核算，强化成本控制，实施绩效考评，提高资金使用效益；加强资产管理，合理配置和有效利用资产；加强经济活动的财务控制和监督，防范财务风险。

一、医院财务管理部门设置

（一）设置财务机构应以财务业务需要为基本前提

是否单独设置财务机构由各医院根据自身财务业务的需要自主决定。一般而言，一个医院是否单独设置财务机构，往往取决于下列各因素。

（1）医院规模：一个医院的规模，往往决定了这个医院内部职能部门的设置，也决定了财务机构的设置与否。具有一定规模的医院应单独设置财务机构，如财务部门，以便及时组织本医院各项经济活动和财务收支的核算，实行有效的财务监督。

（2）经济业务和财务收支：经济业务多、财务收支量大的医院，有必要单独设置财务机构，以保证财务工作的效率和财务信息的质量。

（3）经营管理的要求：有效的经营管理是以信息的及时准确和全面系统为前提的。

一个医院在经营管理上的要求越高，对财务信息的需求也相应增加，对财务信息系统的要求也越高，从而决定了该医院设置财务机构的必要。

为了适应近年来新医改的需要，保证医院的经济运行，提高会计信息的质量，防范财务风险，依据《会计法》《医疗机构财务会计内部控制规定》，并结合实际情况，构建统一领导、集中管理的财务管理体制。财务部门主要可划分为财务核算中心、财务管理中心和财务结算中心3类，在医院负责人的领导下，实现会计核算职能与财务管理职能的分离。

（二）不设置财务机构的应当配备财务人员

如财务收支数额不大、财务业务比较简单，为了适合这些医院的内部客观需要和组织结构特点，允许其在有关机构中配备专职财务人员。只配备专职财务人员的医院也必须具有健全的财务制度和严格的财务手续，其专职财务人员的专业职能不能被其他职能所替代。

（三）医院财务岗位职责

1. 财务科科长职责

（1）在院长领导下，主持本财务部全面工作，负责进行医院财务管理和财务核算工作。

（2）认真贯彻执行国家财经政策、法规，核查监督财务收支、财务管理和资金使用情况。

（3）指导医疗分支机构结合实际情况，完善本单位各项财务管理办法。

（4）合理组织收入，节约行政开支。

（5）组织与编制医院及医疗分支机构的综合财务预算，并监督执行。

（6）经常检查各项财务制度的执行情况，检查有关会计核算的内容及有关财产账实情况，要求会计信息真实完整。

（7）会同有关部门，审查或参与拟定经济合同、协议及其他经济政策制定工作。

（8）负责向医院领导层报告医疗分支机构财务情况，并进行经济活动分析。

（9）组织安排会计人员的继续教育、考核工作，会同有关部门制定财务人员培训计划，参与会计人员的任用、调配工作。

（10）定期组织清查债权和债务，防止拖欠，严格控制欠账。

（11）保证医院资金财产的安全，协助相关部门进行经常的监督和必要的检查。

2. 会计核算岗位职责

（1）严格遵守《会计法》及相关的财经法规，认真审核原始凭证，按有关规定填制会计凭证。

（2）原始凭证审核内容：原始凭证内容是否完整，手续是否完备，是否合法，对记载不完整、不准确、不符合规定的凭证，应退回补充或更正。

（3）根据经济业务内容情况和有关规定分别设置明细账，按记账规则及时登记明细账。

（4）及时清理债权债务，实行会计监督，维护财经纪律。

（5）按时编制会计报告，做到数字准确，内容完整，经济活动分析明了，报送及时。

（6）按会计档案管理要求，装订和保管当年会计凭证、账簿和报表。

（7）完成领导交给的其他工作。

3. 出纳岗位职责

（1）严格执行国家《现金管理暂行条例》和银行结算制度。

（2）按照有关规定，办理现金收付业务和银行结算业务，保管好库存现金及银行账簿。

（3）严格遵守银行核定的库存现金限额，不得以"白条"抵充库存现金，更不得挪用现金。

（4）每天认真登记现金、银行存款日记账。做到日清月结，并与库存现金及总账核对相符。

（5）每月与银行对账，按时编制"银行存款余额调节表"，使账面余额与银行对账单余额相符，及时查询处理未达账款。

（6）随时掌握银行存款余额，不准签发空白支票，不准将银行账户借给任何单位或个人办理结算套取现金。

（7）保管好出纳印签章、空白支票、保险柜钥匙，做好现金、银行凭证的保管、传递及交接工作。

（8）完成领导交给的其他工作。

二、财务管理的职能与运行机制

（一）机构职能

医院的财务管理部门具有以下职能。

（1）财务核算：财务核算中心主要负责医疗机构的日常会计核算业务，依据既定的会计科目和要素，以权责发生制为基础，进行会计核算，并在日常核算中实施会计监督，同时提供真实可靠的会计基础，形成报表。

（2）财务管理：财务管理中心主要负责运用会计信息和医院的其他信息资料，对医疗机构的经济运行进行系统的预测、计划、控制和分析考核，为决策提供支持，强化医疗机构内部控制和监督，优化医疗机构的财务状况，控制财务风险，实现精细化管理。

（3）财务结算：财务结算中心主要负责医疗机构收费管理、医保结算等，保证资金安全，为医疗机构相关科室提供统计资料和管理信息。《会计法》《医疗机构财务会计内部控制规定》中明确规定了财务岗位的权限范围，确保不相容职能互相分离，加强岗位的制约和监督。核心是"内部牵制"，要求每项经济业务要经过两个或两个以上的部门或人员处理，确保不同部门和岗位之间权责分明，相互牵制，相互监督。

（二）财物管理的主要内容

财务管理涉及医院人、财、物各方面的经济活动，包括预算管理，通过预算的编制、审批、执行、控制、分析，对医院资金进行计划和管理。医院财务管理中，预算管理是中心、收支管理是基础、财务分析是手段、控制监督是保证。开展医院财务管理，要制定管理计划、目标、重点和措施，保证社会效益和经济效益，促进医院健康发展。

（三）财务管理职能

医院财务管理职能，包括计划职能、组织职能、控制职能和监督职能。

（1）计划职能：对医院未来经济活动进行的规划和安排，包括财务预算、财务决策和财务计划。

（2）组织职能：医院为完成财务目标，组织规划财务活动中各个要素，保障医院的正常运转。

（3）控制职能：按照财务计划，对医院经济活动进行监督控制。

（4）监督职能：按照国家制定的方针政策、法律法规，由相关部门及医院自身对医院财务管理试行监督，保证医院经济活动的合理性、合法性、有效性。

三、医院财务预算管理

预算是指医院按照有关规定，根据发展计划和目标编制的年度财务收支计划。医院预算由收入预算和支出预算组成。医院所有收支应全部纳入预算管理。

医院要实行全面预算管理，建立健全预算管理制度，包括预算编制、审批、执行、调整、决算、分析和考核等制度。

医院应对以前年度预算执行情况进行全面分析，根据年度发展计划及预算年度收入的增减因素，测算编制收入预算；根据业务活动需要和可能，编制支出预算，包括基本支出预算和项目支出预算。编制收支预算必须坚持以收定支、收支平衡、统筹兼顾、保证重点的原则。

医院预算应经医院决策机构审议。

医院要严格执行批复的预算。经批复的医院预算是控制医院日常业务、经济活动的依据和衡量其合理性的标准，医院要严格执行，并将预算逐级分解，落实到具体的责任单位或责任人。医院在预算执行过程中应定期将执行情况与预算进行对比分析，及时发现偏差、查找原因，采取必要措施，保证预算整体目标的顺利完成。

医院应按照规定调整预算。当发展计划有较大调整，医院应当按照规定程序提出调整预算建议，经决策机构批准后按规定程序调整预算。

年终医院应按照国家相关规定要求，真实、完整、准确、及时编制决算。

医院要加强预算执行结果的分析和考核，并将预算执行结果、成本控制目标实现情况和业务工作效率等一并作为内部业务综合考核的重要内容。

四、医院全成本核算

医院全成本核算的含义是将医院的成本进行会计统计整理，如职工工资、医疗用品及管理费用，从而得出准确的资金消耗额数、工资成本比例及管理费用的标准，再根据这些数据对未来成本消耗进行估算和对当前成本进行控制管理、分析，最后制定出科学的资金消耗和各类经济指标。实现医院全成本核算有助于减少医院的成本消耗并提升医院的总体服务质量，使医院能够积极应对市场竞争。

（一）医院成本核算的目的和意义

（1）医院实行成本核算可以及时客观地反映医院成本变动状况。

（2）医院实行成本核算可以促使医院加强经济核算管理，促进管理的科学化、现代化。

（3）医院实行成本核算可以增强医院员工的成本费用意识，节支降耗，降低服务成本。

（4）医院实行成本核算可以促使医院走优质、高效、低耗可持续发展之路，增强医院的竞争能力。

（5）医院实行成本核算能为医疗成本测算打好基础。

（二）医院成本核算的对象和内容

医院成本核算的对象是指医院成本归属的对象。具体内容按核算层次可分为以下 3 个层次。

（1）院级成本：包括医疗成本和药品成本两部分。

（2）部门成本：包括临床部门、医技部门、药品部门、后勤保障部门、行政部门等科室成本。

（3）服务单元成本：包括项目成本、诊次成本、床日成本、病种成本。

（三）医院成本核算的原则

（1）算为管用，算管结合原则：考虑管理需要，算管结合，讲求成本效益。

（2）分期核算原则：成本核算要实行分期核算，并与会计分期保持一致，便于确认成本发生时间和分配时间。

（3）权责发生制原则：费用的确认要按因果关系、受益期发生时间予以确定，凡是应由本期成本负担的均应计入本期，凡不应由本期成本负担的，均不得计入本期成本。

（4）一贯性原则：指在确认成本发生时，计算发生水平的方法应前后一致，成本计算过程中所采用的费用分配方法前后一致，成本计算的总体方法应前后一致，以确保前后各期成本资料的可比性。

（5）信息反馈原则：指应有一个良好的记录、报告、控制制度，能及时了解成本执行情况，便于及时做出正确决策。

（6）目标一致性原则：指成本核算的目的是节支降耗，减轻患者负担，应保持医院和科室总体目标的一致性。

（四）医院成本核算的要求

1.做好成本核算的基础工作

（1）清产核资：医院资产不清，成本核算就缺乏最根本的数据基础，影响成本核算的准确性。因此，实行医院成本核算必须对医院资产进行全面清查，具体包括资产清查、产权登记、价值确认、资产核实等，建立健全管理明细账卡。

（2）建立健全实物资产管理制度：建立健全实物资产的计量计价、验收、领退、转移、报废、清查和盘点制度，是进行成本控制、正确计算成本的重要前提。

（3）建立成本核算的原始记录和凭证传递流程：成本核算离不开可靠的原始记录和凭证，因此，应制定原始记录与凭证的合理传递流程，为成本核算提供可靠的依据。财产物资和工资的原始凭证可采用一式多联的形式，其他外来与成本核算有关的原始凭证应制定合理的传递流程。流程的内容包括传递所流经的部门，以及有关部门及人员的处理程序与期限等。

（4）制定费用的开支标准，明确费用的审批权限：成本核算不仅局限于事后的记录和计算，还应在费用发生之前和发生过程之中加强审核与控制，应事先制定费用的开支标准，明确费用的审批权限，做到有章可循，便于有效控制成本。

（5）制定先进可行的消耗定额：这是搞好成本管理和成本核算的前提，是编制成本计划，分析和考核成本水平的依据，也是审核和控制耗费的标准，应根据医院的实际条件和技术水平，充分考虑各种因素合理制定。

2.正确划分各种费用界限

为正确进行成本核算，保证成本的真实可靠，必须正确划分各种费用界限：一是正确划分成本费用和其他支出的界限；二是正确划分直接费用和间接费用的界限；三是正确划分资本性支出和收益性支出的界限；四是正确划分各个月份的费用界限；五是正确划分各成本对象费用的界限。

3.正确制定结算办法

国家有统一规定的要采用统一规定的方法，没有统一规定的应确定合理的方法，防止任意改变财产物资的计价和结转方法。医院内部相互之间提供服务，应制定内部结算办法，合理确定内部结算价格。

4.正确制定成本计算方法

根据成本核算对象不同，结合管理要求，确定不同的成本计算方法。

五、医院固定资产管理

固定资产是指医院在医疗保健服务活动过程中，使用年限在一年以上，单位价值在规定标准以上，并在使用过程中基本保持其有实物形态的资产。根据医院现行财务管理制度及固定资产的所属关系，把固定资产分为五大类：房屋及建筑物类、专业设备类、一般设备类、图书类、其他固定资产。

（一）固定资产管理实行科室管理责任制

（1）医院采购部门全面负责固定资产的购置、验收、保管调配和维修，建立分科室的财产实物明细账，负责定期清查盘点，办理调拨、变价、报废等有关审批手续。

（2）财务部门负责全院固定资产总账和按五类设置二级明细分类账的建账和核算工作，定期参加固定资产的清查盘点和账目核对工作，实行会计监督。

（3）设立废旧资产回收仓库，并要建立"废旧资产回收明细账"，实行账、物分管。

（二）购入固定资产的计价

医院外购的固定资产应以购入价格加上购入过程中发生的相关费用计价（包括运输费、装卸费、保险费、安装成本费用和缴纳的税金）。国外进口的设备，应按原价加支付的进口税金计价。贷款购建固定资产时，安装完毕交付使用前所发生的贷款利息也应计入固定资产价值。

（三）固定资产的购置

（1）以经济实效为原则。先由科室提出申请，上报医院采购部门，由采购部门按具体品种、规格、型号、性能、用途及要求，进行分类汇总，报院长或院采购委员会批准后，方可购置。

（2）大型医疗设备、贵重医疗仪器设备在购置之前，须进行市场论证、财务分析和科室投资效益预测分析。

（3）经批准购买的固定资产，其发票须到采购部门进行登记，同时建立固定资产台账。

（四）固定资产的调配

院内科室与科室之间不得自行进行固定资产调配使用，确需调配使用的需填写"固定资产调配使用申请单"，报院长审批后，采购部门办理调配手续，由采购部门通知财务科调整科室成本核算数据。

（五）固定资产的报废

已满使用期限或丧失使用价值的固定资产，应填写"固定资产报废单"，由采购部门组织相关科室调查落实、按规定手续报院长审批同意。使用科室将废旧财产交废旧仓库（废旧医疗设备交器械修理组），废旧资产回收管理人员在报废单上签字。采购部门、财务部门办理销账手续，核减折旧费。

（六）固定资产的盘点

（1）每年组织一次固定资产盘点，对盘盈、盘亏及在盘点过程中发现的具体问题，由财务部门与使用科室一起协同查明原因，写出书面报告，经医院主管领导批准后，按照会计制度规定进行处理。

（2）出现财产失落或损失不报，造成账、实不符，又不能查明原因，实行科主任负责制，并按固定资产原值赔偿。

六、医院对外投资管理

对外投资是指医院以货币资金、实物、无形资产等向其他单位或院办独立核算企、事业单位的投资和购买国家债券。

对外投资按照投资回收期的长短分为长期投资和短期投资。投资回收期1年以上为长期投资，不足1年的为短期投资。

对外投资必须经过充分的可行性论证。

医院以实物、无形资产对外投资的，应按照国家有关规定进行资产评估。医院认购的国家债券，按实际支付的金额作价。

投资取得的收益，计入其他收入。收回的对外投资与投资账户账面价值的差额，冲减其他收入。

七、医院财务监督

（一）财务监督基本目标

（1）规范医院内部会计行为，保证会计资料真实、完整。

（2）堵塞漏洞、消除隐患，防止并及时发现、纠正错误及舞弊行为，保护医院资产的安全、完整。

（3）确保国家有关法律法规和单位内部规章制度的贯彻执行。

（二）财务监督基本原则

（1）财务监督应当符合国家有关法律法规和《行政事业单位内部控制规范（试行）》（财会〔2012〕21号），以及单位的实际情况。

（2）财务监督应当约束单位内部涉及会计工作的所有人员，任何个人都不得拥有超越内部财务监督的权力。

（3）财务监督应当涵盖医院内部涉及会计工作的各项经济业务及相关岗位，并应针对业务处理过程中的关键控制点，落实到决策、执行、监督、反馈等各个环节。

（4）财务监督应当保证医院内部涉及会计工作的机构、岗位的合理设置及其职责权限的合理划分，坚持不相容职务相互分离，确保不同机构和岗位之间权责分明、相互制约、相互监督。

（5）财务监督应当遵循成本效益原则，以合理的控制成本达到最佳的控制效果。

（6）财务监督应随着外部环境的变化、医院业务职能的调整和管理要求的提高，不断修订和完善。

（三）财务监督的内容

主要包括货币资金、实物资产、对外投资、工程项目、采购与付款、筹资、销售与收款、成本费用、担保等经济业务的会计控制监督。

（1）医院应当对货币资金收支和保管业务建立严格的授权批准制度，办理货币资金业务的不相容岗位应当分离，相关机构和人员应当相互制约，确保货币资金的安全。

（2）医院应当建立实物资产管理的岗位责任制度，对实物资产的验收入库、领用、发出、盘点、保管及处置等关键环节进行控制，防止各种实物资产被盗、毁损和流失。

（3）医院应当建立规范的对外投资决策机制和程序，通过实行重大投资决策集体审议联签等责任制度，加强投资项目立项、评估、决策、实施、投资处置等环节的会计控制，严格控制投资风险。

（4）医院应当建立规范的工程项目决策程序，明确相关机构和人员的职责权限，建立工程项目投资决策的责任制度，加强工程项目的预算、招投标、质量管理等环节的会计控制，防范决策失误及工程发包、承包、施工、验收等过程中的舞弊行为。

（5）医院应当合理设置采购与付款业务的机构和岗位，建立和完善采购与付款的会计控制程序，加强请购、审批、合同订立、采购、验收、付款等环节的会计控制，堵塞采购环节的漏洞，减少采购风险。

（6）医院应当加强对筹资活动的会计控制，合理确定筹资规模和筹资结构、选择筹资方式，降低资金成本，防范和控制财务风险，确保筹措资金的合理、有效使用。

（7）医院应当在制定商品或劳务等的定价原则、信用标准和条件、收款方式等销售政策时，充分发挥会计机构和人员的作用，加强合同订立、商品发出和账款回收的会计控制，避免或减少坏账损失。

（8）医院应当建立成本费用控制系统，做好成本费用管理的各项基础工作，制定成本费用标准，分解成本费用指标，控制成本费用差异，考核成本费用指标的完成情况，落实奖罚措施，降低成本费用，提高经济效益。

（9）医院应当加强对担保业务的会计控制，严格控制担保行为，建立担保决策程序和责任制度，明确担保原则、担保标准和条件、担保责任等相关内容，加强对担保合同订立的管理，及时了解和掌握被担保人的经营和财务状况，防范潜在风险，避免或减少可能发生的损失。

八、医院财务管理评价

医院财务管理部门是医院管理的重要组成部门，应加强监管，定期评价，持续改进。

医院财务管理是医院构建的决定性因素，是实现医院管理科学化的基础前提。医院应根据相关法规和规范的要求，结合医院的实际情况，建立与之相适应的财务管理体系。医院财务管理符合国家相关规定：科学合理编制预算，真实反映财务状况；健全财务管理制度，完善内部控制机制；加强经济管理，实行成本核算，强化成本控制，实施绩效考评，提高资金使用效益；加强资产管理，合理配置和有效利用资产；加强经济活动的财务控制和监督，防范财务风险。

财务管理评价主要内容包括以下方面。

（1）财务管理分工明确，财务部门岗位设置合理，财务岗位职责明确，财务人员持证上岗。

（2）财务制度完善，财务管理严谨，财务报表清晰，财务分析合理，持续改进管理。

（3）全面财务管理良好，包括资金管理、资产管理、投资管理、预算管理、债务管理等，资金偿付意愿和偿付能力好。

（4）监督体系完善，有内控和外审制度，3年财务报表审计无违反规定结论。

（王华　张振清　杨有业）

练 习 题

【名词解释】

　　1. 存货周转率。

　　2. 资产成新率。

　　3. 财务管理。

　　4. 全成本核算。

【思考题】

　　1. 静态运营能力与动态运营能力有何不同？

　　2. 对医院偿债能力进行指标分析时，需要注意什么？

　　3. 如何合理地进行医院偿债能力的分析？

　　4. 评价医院盈利能力的好坏，应考虑哪些方面？

　　5. 非营利性医院进行盈利能力分析的意义？

　　6. 什么是医院发展能力？从哪些方面分析医院发展能力？

　　7. 业务量增长率与业务收入增长率对医院发展能力有何影响？二者的关系如何？

　　8. 流动资产周转率对医院运营能力有何影响？

　　9. 医院成本核算的原则是什么？

参 考 文 献

[1] 才国民. 关于医院财务分析的方法和评价指标体系分析 [J]. 医学信息，2014（38）：12.

[2] 张国辉. 浅谈医院财务报表分析 [J]. 现代医学，2008，9（8）：135-136.

[3] 宋常. 财务分析学 [M]. 3 版. 北京：中国人民大学出版社，2015.

[4] 医疗机构财务会计内部控制规定（试行）. 卫生部，2006.

[5] 卫生部. 医疗机构财务会计内部控制规定 （试行）： 卫规财发 〔2006〕 227 号 [A/OL]. （2006-06-21） [2019-03-15]. http://www.nhc.gov.cn/wjw/gfxwj/201304/046ff405e88a43b0a8d2911eaa2c798b.shtml

[6] 财政部，卫生部. 医院财务制度： 财社 〔2010〕 306 号 [A/OL]. （2010-12-28） 〔2019-03-15〕. http://sbs.mof.gov.cn/zhengwuxinxi/zhengcefabu/201101/t20110118_418577.html.

[7] 财政部. 行政事业单位内部控制规范 （试行）： 财会 〔2012〕 21 号 [A/OL]. （2012-11-29） [2019-03-15]. http://kjs.mof.gov.cn/zhengwuxinxi/zhengcefabu/201212/t20121212_713530.html.

[8] 余平，操礼庆，胡世莲. 集团化医院财务管理模式创新研究 [J]. 卫生经济研究，2015（8）：59-61.

[9] 陈勇. 新制度下医院财务管理思路的探讨 [J]. 中国卫生经济，2015，34（12）：105-107.

[10] 高彩兰. 基于公立医院改革背景下的医院财务集中管理探究 [J]. 上海医药，2017，38（3）：55-57.

[11] 李乐波，马建国，李慧媛，等. 现代医院管理制度下研究型医院财务管理探索 [J]. 现代医院，2017，17（7）：980-982.

[12] 石俊艾. 探析医院经济管理中财务分析的重要性 [J]. 中国卫生标准管理，2017，8（8）：15-17.

[13] 赵丽娟. 关于医院规范化管理的几点思考 [J]. 当代医学，2017，23（3）：22-23.

[14] 石丽. 医院资源管理系统在医院财务管理中的应用 [J]. 中国卫生产业，2017，14（21）：150-151.

[15] 高彩兰. 公立医院财务管理现状及对策探讨 [J]. 医院管理论坛，2017，34（2）：48-49.

[16] 石晓红. 医院财务管理信息化分析研究 [J]. 中国卫生产业，2012（35）：167.

[17] 王秋霞. 医疗卫生机构中的财务管理问题评价 [J]. 中国卫生产业，2017，14（8）：23-24.

[18] 石丽. 浅析会计制度下医院财务管理相关问题及对策 [J]. 中国卫生产业，2017，14（22）：136-137.

[19] 国家卫生健康委员会， 财政部， 国家中医药管理局. 关于做好 2018 年国家基本公共卫生服务项目工作的通知： 国卫基层发 〔2018〕 18 号 [A/OL]. （2018-06-13） [2019-03-15]. http://www.nhc.gov.cn/xxgk/pages/viewdocument.jsp?dispatchDate=&staticUrl=/jws/s3577/201806/acf4058c09d046b09addad8abd395e20.shtml&wenhao=%E5%9B%BD%E5%8D%AB%E5%9F%BA%E5%B1%82%E5%8F%91%E3%80%942018%E3%80%9518%E5%8F%B7&utitle=%E5%85%B3%E4%BA%8E%E5%81%9A%E5%A5%BD2018%E5%B9%B4%E5%9B%BD%E5%AE%B6%E5%9F%BA%E6%9C%AC%E5%85%AC%E5%85%B1%E5%8D%AB%E7%94%9F%E6%9C%8D%E5%8A%A1%E9%A1%B9%E7%9B%AE%E5%B7%A5%E4%BD%9C%E7%9A%84%E9%80%9A%E7%9F%A5&topictype=&topic=&publishedOrg=%E5%9F%BA%E5%B1%82%E5%8D%AB%E7%94%9F%E5%8F%B8&indexNum=000013610/2018-00187&manuscriptId=acf4058c09d046b09addad8-abd395e20.

第五章

社会责任

关于企业社会责任，我国《公司法》规定："公司从事经营活动，必须遵守法律、行政法规，遵守社会公德、商业道德，诚实守信，接受政府和社会公众的监督，承担社会责任。"

"企业社会责任"这一概念早在 19 世纪末 20 世纪初就由西方发达国家提出。自 20 世纪 80 年代开始，企业社会责任问题重新引起了西方企业界、理论界的广泛关注。

由美国学者卡罗尔提出的企业社会责任金字塔模型，将社会责任分为经济、法律、伦理和慈善 4 个责任，并将利益相关者一一对应每一项责任。卡罗尔认为，企业社会责任是指某一特定时期社会对组织机构的经济、法律、伦理和慈善的期望。他提出，企业社会责任是社会寄希望于企业履行之义务；社会不仅要求企业完成其经济使命，而且期望其能够遵守法度、重伦理、行公益，因此，完整的社会责任是企业经济责任、法律责任、伦理责任与慈善责任的总和。金字塔模型的最底部是企业的基本责任即经济责任；第二层是企业只能在法律的约束下进行活动的法律责任；第三层是要求企业避免或尽量减少对利益相关者利益损害的伦理责任；最高层是满足社会要求企业成为出色的社会公民愿望的慈善责任。

关于企业社会责任的具体内容，尽管在我国尚无明确的法律规定，但普遍认为应该包括对劳动者的责任、对消费者的责任、对自然资源和生态环境的责任、对企业债权人的责任、对社会福利和公共事业的责任及对非法行为的监控责任。

非公立医疗机构，无论是非营利性的，还是营利性的医疗机构，在资金来源、管理体制、经营方式等诸多方面，均有着根本区别。这也决定了非公立医疗机构的社会责任，除了作为医疗机构最基本的救死扶伤之外，更重要的是要与社会群体和服务环境之间建立一种诚信的服务形象，这包括在医院内部建立起一种公平竞争、规范服务、标准操作、合法经营的目标。明确了社会责任，将更有利于明确工作方向，提升市场竞争力，建设正面积极的企业文化。

第一节　公共管理与信用

非公立医疗机构对国家和社会公众负有的义务责任，就是指非公立医疗机构作为法人而存在的社会医疗组织，对国家和社会应该履行的社会公共义务。这一义务包括依法执业、诚信经营、规范医疗等。每一个在此行业中的非公立医疗机构，都肩负着在社会和广大人民群众中树立诚信形象的重大社会责任。

医疗机构相较其他行业，其特殊性在于关系到广大人民群众的生命和健康，同时具有非常高的专业性，因此，对医疗机构进行专业、透明、可靠的信用评价，开展医疗行业的信用监管，加强对失信机构的惩戒力度，打击虚假广告和骗医行为，将为促进整个非公立医疗行业的规范发展、科学管理和决策、社会信用环境的建设将起到至关重要的作用。

一、建设社会信用的有效措施

（一）健全医疗行业的信用监管机制

完善医疗行业监管的相关法律法规体系；加快出台对医疗机构信用监管政策；做好相关医疗资格和执业资质管理，提高对医疗机构的行政许可要求，建立起信用档案，用信用监管推动医疗行业发展步伐。

（二）加快构建政府主导、多部门参与的监管机制

以医疗卫生行政部门为主导，联合工商、原食药监局、公安等多部门协管的体系。

（三）完善信息化建设的功能，实行多部门联合监管

用先进的信息化手段实现对医疗机构多部门监管，实现信息共享和公开。将医疗机构的执业信息、服务质量、服务态度、价格水平、患者满意度等信息向社会披露，发挥信息对称和信息正确导向功能。

二、行政信息

（一）行政许可

非公立医疗机构作为具有独立法人资格的实体，首先，必须具备法人所构成的基本要件，

这是民营医院的前提义务责任，即持有合法有效的营业执照与生产经营必备的《医疗机构执业许可证》。其次，非公立医疗机构在经营过程中，必须接受主管部门的监督检查，严格遵照《医疗机构管理条例》，依法行医、合法经营、照章纳税、回报社会。因此，非公立医疗机构的职工、投资方和管理者，必须学习、贯彻党和国家的卫生工作方针政策，严格执行国家、相关部门的法律法规、规章制度，依法执业。保证医护人员从事临床业务工作持证上岗，坚决杜绝无证行医。对机构内员工和临床医务人员进行管理，加强技术、医德医风的培训教育。严格管理医疗质量，确保医疗安全。

同时，还应根据自身的经营情况，遵守国家、政府部门相关的法律法规，包括但不限于工商、质检、税务、海关、银行、卫生、原食药监局、证监、协会等监管部门。

（二）行政处罚

非公立医疗机构的一个重要社会责任就是不能侵害消费者和社会的权益。非公立医疗行业在我国还是一个新兴的行业，其行业规范、标准等仍在逐渐建立和加强管理中。

规范医疗是每家非公立医疗机构经营管理的准则。因为其从事的是与人们生命健康息息相关的事业，更需要在医疗服务过程中规范自己的行为，确保医疗质量，为患者提供优质的服务。依照国家的法律法规来经营，一切以患者为中心，处处体现为人民服务的社会责任理念。

各机构都应严格遵守国家卫生和计生委颁布的《医疗机构管理条例》，以及其他各政府机关颁布的相关法律法规，规范日常的医疗行为和业务运营。有些机构法律意识淡薄，为了取得短期效益，或因一些历史社会原因而采取了违规操作的行为，均应严格遵照相关法律法规予以严肃处理，坚决杜绝因此产生的扰乱医疗市场正常秩序和威胁人民生命健康的不良后果。其违规行为，也将在非公立医疗机构信用评级的审评中予以记录和扣分。

在众多违法违规行为中，常见且具有恶劣后果的违法行为有以下几种，各非公立医疗机构应在经营行为中予以杜绝：无《医疗机构执业许可证》经营；使用非卫生技术人员；违反消毒管理制度；诊疗科目超出登记范围；非法进行胎儿性别鉴定。

三、社会信用的建立与荣誉

（一）承担社会责任

社会责任意识是信用的理论基础，信用机制是履行社会责任的保障。信用产生于责任，没有社会责任，就没有医疗机构的信用；没有信用机制，社会责任将无法落实，社会责任制度的落实有待于我们信用机制的运行和完善，公共信用体系可以有效地促进医疗机构社会责任制度法律环境的形成。

（二）建立医疗卫生行业公共信用机制

作为规范医疗服务行为的新举措，建立医疗卫生行业公共信用机制，可以客观公正地记录医疗机构的执业行为，为卫生行政部门、协会等定期综合评价提供依据；公平公正的医院信用记录，不只是一个行业标尺，更是非公立医疗机构良性发展的促进剂，能够提升医疗机构自身形象和医疗服务水平，保证医疗机构和行业健康有序地持续运行，提高竞争力，推进医疗事业改革与发展。

非公立医疗协会和第三方信用机构将依照信用立法的规定收集、整理、保存医疗机构履行社会责任的信用信息，提供相关信用报告、信用评分、信用评级等，形成社会压力，以此激发、规范、引导非公立医疗机构自觉履行社会责任。其中非常重要的依据包括国务院印发的《社会信用体系建设规划纲要2014—2020年》（国发〔2014〕21号）、民政部等八部门联合印发的《关于推进行业协会商会诚信自律建设工作的意见》（民发〔2014〕225号）、商务部印发的《关于进一步做好行业信用评价工作的意见》（商信用字〔2015〕1号）等文件内容。医疗机构信用档案的范围主要为相关监管部门定期进行的医疗质量检查和其他专项检查的结果；群众投诉、上级转办的案件或新闻媒体报道的事件；卫生监督执法机构履行日常监督检查的结果；行政管理部门的意见、通报等；能够证明医疗机构资格、资质、资信和社会实践活动信用状况的基本依据材料；评价认定、奖励处罚的结论性文件等。

国务院印发的《社会信用体系建设规划纲要2014—2020年》（国发〔2014〕21号）中指出：社会信用体系是社会主义市场经济体制和社会治理体制的重要组成部分。它以法律、法规、标准和契约为依据，以健全覆盖社会成员的信用记录和信用基础设施网络为基础，以信用信息合规应用和信用服务体系为支撑，以树立诚信文化理念、弘扬诚信传统美德为内在要求，以守信激励和失信约束为奖惩机制，目的是提高全社会的诚信意识和信用水平。

（三）加强医疗卫生机构信用管理和行业诚信作风建设

加强医疗卫生机构信用管理和行业诚信作风建设，树立大医精诚的价值理念，坚持仁心仁术的执业操守。培育诚信执业、诚信采购、诚信诊疗、诚信收费、诚信医保理念，坚持合理检查、合理用药、合理治疗、合理收费等诚信医疗服务准则，全面建立药品价格、医疗服务价格公示制度，开展诚信医院、诚信药店创建活动，制定医疗机构和执业医师、药师、护士等医务人员信用评价指标标准，推进医院评审评价和医师定期考核，开展医务人员医德综合评价，惩戒收受贿赂、过度诊疗等违法和失信行为，建立诚信医疗服务体系。加快完善药品安全领域信用制度，建立药品研发、生产和流通企业信用档案。积极开展以"诚信至上，以质取胜"为主题的药品安全诚信承诺活动，切实提高药品安全信用监管水平，严厉打击制假贩假行为，保障人民群众用药安全有效。加强人口计生领域信用建设，开展人口和计划生育信用信息共享工作。

（四）建立行业信用信息数据库

建立行业信用信息数据库，各部门要以数据标准化和应用标准化为原则，依托国家各项重大信息化工程，整合行业内的信用信息资源，实现信用记录的电子化存储，加快建设信用信息系统，加快推进行业间信用信息互联互通。各行业分别负责本行业信用信息的组织与发布。

（五）设立奖励信息

非公立医疗机构的诊疗活动，具有社会性和复杂性，政府监管职能并非某个单一政府部门能够完成的，必须由一个相关政府部门组成的系统来共同完成，包括卫生计生、工商、税务、银行等多部门相互配合，协同监督。

构建政府主导、多部门参与的监管机制。以医疗卫生行政部门为主导，联合工商、公安等多部门协管的体系，有利于更加全面地规范医疗行业和个体医疗机构的行为。非公立医疗机构在其日常医疗和运营的行为表现，充分体现了其履行遵纪守法的责任义务的完成度，无论奖励和惩罚都将被纳入非公立医疗行业信用评价体系的评分中。

对于诚信的非公立医疗机构，应该给予一定的奖励，如政策上的倾斜、社会荣誉及新闻媒体的关注和支持等。以此倡导一种正面的主流价值观：公平正义、诚实守信，让更多的企业用这样的价值观激励机构、激励员工，从而形成良好的社会氛围，树立非公立医疗行业的正面形象。

（六）获得社会荣誉

凡是在依法执业、诚信经营、规范医疗等方面，做出突出贡献的，有关医疗科研项目、论文获得国家及行业奖励的，都充分反映了医疗机构的医疗实力，也是其有能力完成"治病救人"、乐于"推动行业医疗水平提高"、积极履行社会责任的有力佐证。

在各项工作和服务中取得优异成绩并受到国家、省部、地市上级部门、友好单位及社会知名人士的奖励、表彰，也都真实地反映了医疗机构所取得的正面社会效益、光荣传统和历史足迹。

对于这些具有积极意义的行业和社会认可，都将纳入非公医疗协会信用评价体系的综合评分中，以示鼓励。

（七）社会信用评价

社会评价主要是患者满意度、第三方调查和行业评价。

信用评价也称为信用评估、信用评级、资信评估、资信评级。信用评价是由专业的机构或部门，根据"公正、客观、科学"原则，是采用权威的资信考核标准、规范的指标体系和科学的评估方法，按照一定的方法和程序，在对医院全面了解、考察、调研和分析的基础上，对医院信用行为的可靠性、安全性程度，对医院履行的社会责任、公益活动和经济责任所承担的能力及其可信程度，对医院的基本素质、经营水平、财务状况、盈利能力、管理水平和发展前景，对医院与金融机构履行各种经济契约的能力和可信任程度等方面进行的综合分析和评价，以专用的方法表示其信用等级形式来表达的一种有组织的管理活动。

信用评价的结果通常以国际通用的符号来标明信用等级，并向社会公告。

第二节 履约信用

非公立医疗机构除了具有医疗机构所普遍具有的"救死扶伤、防病治病、提高生命质量、保障人民身心健康"的社会责任之外，还因其企业性质而同时拥有与其他企业相类似的社会责任。因此，在研究这一属性的社会责任时，我们可以借鉴现已相对成熟的"企业社会责任"研究理论，除前面章节提到的美国卡罗尔的"金字塔模型"，世界企业可持续发展委员的定义之外，目前全球取得共识的企业社会责任理念，是指公司不能仅仅以为股东们盈利或赚钱为自己存在的唯一目的，而应当最大限度地增进股东利益之外的其他所有社会利益，包括雇员利益、消费者利益、债权人利益、中小竞争者利益，涵盖遵守商业道德、生产安全、职业健康、保护员工合法权益、保护换证、捐助社会公益和慈善事业、保护弱势群体等。此类定义认为企业社会责任最基本的是企业的经济责任，同时提出企业不仅要对自身经济行为进行道德约束，更要遵守国家的各项法律，不违背商业道德，强调企业的法律责任。

一、融资信用

（一）融资信用记录

市场经济的基本特征是信用经济，一切经济活动的顺利进行都有赖于信用的保障。非公立医疗机构在其进行投资和发展建设的过程中，不可避免地需要通过与银行、保险、担保等各类金融机构合作，以期达到商业信用融资的目的。因此，非公立医疗机构对于债权人的社会责任，就是要按照债务合同的要求，按期如数地还本付息，为债权人提供借贷安全。

商业信用通常是指企业在商品或劳务交易中，以延期付款或预收货款方式进行购销活动而形成的借贷关系。商业信用筹资存在着成本高、期限短、还款压力大、受外部影响大等特点，对医疗机构自身的资本结构提出了较高的要求，如长期和经常地拖欠贷款，会造成医疗机构的信誉恶化，不利于机构的稳定和发展，后果极为严重。

（二）融资信用分析

为避免实施商业信用筹资而带来的过大压力和不良后果，应密切关注商业信用融资项目，定期对其进行分析，并对其可能带来的风险采取积极有效的应对措施；加强自身流动资金的管理，合理配置资本结构，提高自信运作效率，避免因不能按期付款而造成的信用损失；积极开拓筹资渠道，使得筹资渠道多样化；加强成本核算和成本管理。提高自己收益率，从根本上创造改善资金状况的条件。

信用是一种资源，是有价值的。只有信用状况良好的企业才给予授信，这就要求我们非公立医疗机构要强化信用意识，培植和积累信用资源；健全完善财务管理制度，杜绝弄虚作假，用实力打造信用；通过非公立医疗机构协会及其设立的信用评级体系，缓解信息不对称，提高信息披露的质量标准，确保数据资料的真实性，让大量信息快速集中、交流与传播，形成信息集聚效应，帮助非公立医疗行业内的机构建立真实、透明的形象，获得良好的融资信用。

二、合同履约

（一）合同纠纷

合同是信用经济的基础，是实现信用经济的重要途径。合同在维系经济社会的正常运转中，是必不可少的工具和纽带。每一个具体交易行为，都是通过合同的顺利履行来完成的，如果在市场交易中合同的履行发生问题，势必导致经济秩序的混乱。企业的合同履行状况，直接关系到市场交易安全和经济秩序，关系到市场经济能否正常顺利地运行。合同是企业信用的载体，合同履约是衡量企业信用的重要指标之一。合同履约程度是个人、企业、其他经济组织市场信誉的度量衡。合同履约率高的企业，标志着企业信用度高，也就拥有了一笔无形资产。例如，在合同履约过程中出现违规签约、无故违约、合同欺诈等现象，其直接后果就是企业的信誉发生危机，给国家和人民利益造成重大损失，严重浪费了有限的经济资源；损害了医疗机构本身的信誉和形象，也给整个非公立医疗行业带来了负面影响。

（二）提高合同履约

为提高非公立医疗机构的合同履约率，医疗机构本身和非公立医疗协会可以从以下几个方面着手，进行自律和监管，共同营造一个"重合同，守信用"的良好社会形象，为推动诚信社会的建设，贡献一分力量。

（1）加强合同法律宣传，提高企业的合同法律意识。以国家工商总局下发的《关于深入开展"守合同重信用"活动的若干意见》为基础，将企业内部的管理制度化、规范化。

（2）协会的信用评价体系，也将根据医疗行业的特性，设立"守合同重信用"企业的认定标准，遵循公开、公正、公平的原则，采用科学的评价系统，尽量将标准细化、量化，注重质量，严格把关。

（3）非公立医疗机构的合同履约信息收集，不仅要征求工商系统各职能部门的意见，也要征求各有关政府监管部门的意见，更要向社会公示，征求社会各界和利益相关方的意见。

（4）充分发挥协会的作用，引导企业加强自律。建立"守合同重信用"合同履约数据库，通过公正、透明的平台，实现对协会内各医疗机构的信用状况进行实时监管。

（5）合同履约是一个动态过程，因此，对授信企业要实行动态的监管，不能搞终身制（参见《非公立医疗机构信用评价管理暂行办法》第十六条[①]）。

（6）对于表现优异的医疗机构，获得由国家、省部、地市级别单位颁发的行业领域内、外的相关荣誉称号及获奖情况，将在下篇第十二章创新品牌加分标准第一节的评分中，予以加分。

三、患者满意度

企业最基本的责任，是为消费者提供产品与服务。保证产品的质量安全和消费者权益是企业必须完成的责任和义务。非公立医疗机构作为特殊企业，其消费者为前来就医的患者，最基本的社会责任就是向就医患者提供良好的医疗卫生服务，最大限度地满足不同层次人群的医疗保健需求，包括治疗和服务两个方面。患者是医疗机构服务产品的最终评判者，直接影响机构的经济效益。

非公立医疗机构，应坚持以患者为中心，依法维护患者的权利，尊重患者的知情权、隐私权和选择权；以良好的服务态度，规范文明的服务用语，开展诚信服务，构建和谐的医患关系；努力改进服务流程，营造良好的人文就医环境，提供高效便利的服务，最大限度地方便患者就医；严格遵循医疗原则，合理用药，合理检查，合理治疗，禁止诱导过度医疗。

在医疗服务过程中，规范自己的行为，确保医疗质量，为就医患者提供优质的服务；严

---

① 《非公立医疗机构信用评价管理暂行办法》第十六条规定："信用评价结果有效期内，医疗机构发生下列情形之一的，评价领导小组应当及时组织核查情况，经评价委员会讨论审议、确认事实，报经评价领导小组核准后，应当调降信用评价等级直至摘牌：（一）存在重大违约、欺诈，或者法定代表人及主要负责人涉嫌重大违法、违纪事项且经司法机关或相关行政机关裁定追究责任的。（二）法定代表人及主要负责人被司法和行政执法机构列入'失信被执行人名单'且不采取补救措施或未完全履行被执行人义务的。（三）被卫生计生行政部门认定发生医疗事故的。（四）其他违反信用重大事项。"

格药品、设备和耗材管理，保证所用药品、设备和耗材均由正规、合法渠道采购，坚决杜绝使用伪劣假冒药品、耗材；严禁以回购、医托等非法手段欺骗、招揽患者。

（一）调查项目的注意点

患者满意度是一种态度，患者对所经历的医疗服务的综合定位，包括认知和情感两个方面，与患者先前的医疗经验、期望与社交网络有关。第12届国际医疗质量保证大会提出，把患者满意度作为改进工作的标准，患者满意度调查结果可作为评价医疗机构管理水平的重要考核指标之一，能从一个侧面反映该医疗机构的社会形象。

国内现行的患者满意度测评，开始于20世纪90年代初，测评方法主要采取制定量表、发放问卷的方式。非公立医疗机构，也可参考原卫生部组织实施的三级医院评审中"患者对医院的综合满意度"作为评审指标之一，结合医疗机构自身实际情况，制定本院患者满意度测评表。在量表的设计过程中，应充分征求各相关科室医护人员及部分患者的意见，注重调查项目的全面性、客观性。

（1）量表中测评体系的各项指标是否基本覆盖了医疗服务工作的各个方面，能客观、整体地反映出每一个部门和科室的服务质量。

（2）所测评的指标是否为通过主观努力可以提高和改善，使考核指标合理量化、调查结果有的放矢、真正起到激励作用。

（3）问卷形式是否清晰明了，语言表达通俗易懂。

（4）对于被调查的患者而言，问卷中各项问题的排序是否符合患者就医流程设置，并覆盖医疗服务的各个接触点。

（5）问题应该切中要点，题量适当，保证能在15分钟左右完成，确保答题质量。

（二）设立联合投诉机制与投诉电话

投诉是患者及其家属在接受医疗服务过程中，对医疗机构或其工作人员所提供的服务不满意，而向医疗机构、有关监管部门反映情况，以期维护自身权益的具体表现。被患者投诉的问题主要有工作质量、服务态度、医德医风、医疗技术和医患沟通等。通常患者或家属会通过电话、客服中心及其负责人、投诉信函、传真、院长信箱、社会渠道等来进行投诉。医疗机构可以定期通过向机构内部的客服部门、外部监管部门、消费者协会等渠道了解患者投诉的基础数据，从而做出合理分析和应对措施。

任何一家医疗机构在医疗过程中，总是无法避免地会遇到一些患者抱怨和投诉，即使是最优秀的医院也不可能保证永远不发生失误或不引起患者投诉。从医院发展的战略角度审视，应正确认识和对待，妥善处理患者投诉。

首先，应该正确认识患者投诉。患者投诉为医疗机构提供了最真实和重要的信息资源，患者进行投诉的内容，多是医疗技术、医疗服务的不足之处，这正是可以帮助医疗机构完善服务细节，提高技术能力，改进医疗质量，避免缺陷，消除使更多患者遭受损失的潜在危险，拓展服务项目，最大限度地开拓医疗市场。同时，我们也应认识到，患者向我们提出投诉时，正是说明仍对我们心存信任，给予我们补救改正的机会，也是我们主动调整医患关系、维护医院信誉、塑造医院形象的机会。

其次，医疗机构应设立接受和处理患者投诉的专门部门，并有配套的处理体系和健全的管理制度，包括患者投诉种类确定、投诉渠道、处理的程序和方法、反馈机制、效果跟踪、奖惩制度等。接待人员依照制度，能够站在患者的立场上考虑问题，在合情合理的范围内给予患者适当补偿（包括精神上和物质上的）。

患者的问题，在医疗机构内部投诉，如无法及时得到回应或无法达成一致，患者则会继续向上级监管部门或社会渠道投诉。目前，有些省（区、市）政府部门，已经设立"联合投诉"机制和投诉电话，来帮助广大患者解决他们在就医过程中遇到的问题。这一机制的目的包括以下4个方面：一是通过建立快速的投诉处理机制，在各部门之间及时沟通协调，有效地解决投诉者的具体诉求；二是督促医疗机构认真落实相关文件规定，规范医疗服务行为，提高医疗服务质量；三是通过梳理投诉线索，认真查处损害参保人利益的各类违规行为；四是通过建立投诉信息分析机制，为完善相关政策提供依据。

在日常工作中，只有加强管理，提高医务人员的业务素质和技术，完善各项技术操作规范，做到有章可循，改善服务态度，加强各项医疗法律法规知识的学习，并做到以患者为中心，努力提高医疗和服务质量，这样才能从根本上减少医疗投诉的发生。同时，可建立投诉管理体系，广泛收集缺陷，整合投诉渠道，持续改进，从而达到降低医院风险、提高患者满意度的目的。

协会在做评审时，将参考各医疗机构内部、政府监管部门和行业协会等投诉记录及处理结果、患者反馈等情况做综合评分。

四、医疗服务收费合理性

着眼医疗机构的长远目标，保证长期稳定的生存和发展，也属于非公立医疗机构的基本社会责任范畴。要有良好的发展，依靠的是科学的经营管理理念及规范的服务体系。非公立医疗机构的医疗服务自主定价是践行党的十八届三中全会"市场在医院配置中起决定性作用"在医疗服务领域的举措。

（一）非公立医疗机构的医疗服务实行市场调节价

发展改革委在《关于非公立医疗机构医疗服务实行市场调节价有关问题的通知》中指出：

（1）"放开非公立医疗机构医疗服务价格后，非公立医疗机构将根据市场供求及竞争情况，按照公平、合法和诚实信用的原则自主制定价格，并保持一定时期内价格水平相对稳定，政府不进行不当干预。政府鼓励非公立医疗机构在提供基本医疗服务的同时，根据自身特点提供更多满足群众多元化、个性化需求的医疗服务，其收费方式可以灵活多样，可以按服务项目收费，可以按病种打包收费，也可以按服务人次等确定收费方式。"

（2）"放开价格的同时，要加强监管，既要通过价格杠杆促进非公立医疗机构发展，也要通过制定规则，规范其价格行为，防止滥用定价权。首先要求各地制定医疗机构服务价格行为规范，并要求非公立医疗机构建立健全内部价格管理制度，合理约束价格行为。同时，非公立医疗机构也要严格执行明码标价和医药费用明细清单制度。政府还将加强诊疗行为和医疗质量监管。"

（3）通知要求相关医疗机构应按照公平、合法和诚实信用的原则合理制定价格，并保持一定时期内价格水平相对稳定；要按规定执行明码标价和医药费用明细清单制度，通过多种方式向患者公示医疗服务和药品价格，自觉接受社会监督。一旦发生价格违法，将依法严肃处理。

非公立医疗机构的医疗服务定价，需依据3个原则，做到合理定价：目标人群的经济条件、医院的发展阶段和学科类型。在执行收费政策和操作中，必须严格按照有关规定，办理完善《收费许可证》及收费备案手续，明确收费项目、内涵及标准，并对外公示价格，保证公开、透明，杜绝分解项目、比照项目收费和重复收费。

随着社会经济的发展及人们对医疗服务需求的增加，医疗费用逐年增加是正常的，但必须控制在合理的范围。费用的增长是否合理应进行客观分析，如何科学、合理地测算，是值得我们持续、深入研究的课题。不能以"一刀切"的数字，限制医疗机构开展新技术、新项目，或迫使医疗机构人为地处理数据来迎合某些规定指标，但我们仍应做到"优质、高效、低耗"，不过度检查、不过度用药，树立医疗机构"以患者为中心"的真诚、守信的形象。

（二）医疗服务收费的合理与公平性

以下3个指标，能够相对客观地体现医疗机构定价策略和定位，通过合理性地判断和打分，将归入企业社会责任评分的组成部分。医疗服务具有极强的个体差异，因此，协会将根据参评医疗机构提供的"大数据"综合评估，体现评分的公平性。

1.门诊患者次均医药费

门诊患者次均医药费＝门诊总收入 ÷ 门诊就诊人次数＝门诊人均费用（门诊总收入包括

挂号费、诊疗费、药品费、手术费、检查治疗费等）。

门诊患者次均医药费，应充分考虑到医疗机构所处地域的经济状况、目标客户收入高低、医疗服务需求、就诊科室、检查方法和技术等不同因素。

2. 住院患者人均医药费

住院患者人均医疗费用 =（医疗住院收入 + 药品住院收入）÷ 出院人数。

住院患者人均医药费是指平均每出院人次花费的医疗费用，包括药费、检查费、耗材费、手术费、护理费、床位费、治疗费、输血费和放射费等。

影响这一费用指标的因素很多，主要有货币因素（当地整体经济水平），支付能力因素（居民收入水平、医保覆盖面和报销比例、医疗机构定位水平），医疗因素（医疗技术水平、疾病和手术种类、住院天数）及其他因素（医患关系）。只有医疗机构和医务人员全面努力，才可能在保证医疗质量的前提下，实现降低住院患者人均医药费，减轻患者的经济负担。

3. 药占比（药品收入占业务收入的比例）

药占比 = 药品收入 ÷（医疗收入 + 药品收入 + 其他收入）。

药占比作为一个管理概念，指药品费用占全部医药费用的比例，是各级卫生计生行政部门考核医疗机构的重要指标，是衡量医疗机构综合管理水平的核心要素。在医疗收入变化不大的情况下，药费越多，药占比就越大，则该院必须采取有效措施干预药费过快增长，降低药占比，减少药品支出，达到解决群众药品费用偏高问题的目的。

首先要强化合理用药意识，教育医务人员自觉控制药占比。通过医院合理用药体系，提供临床用药指南和患者用药教育，通过医嘱查询功能，对药物相互作用、注射配伍禁忌、重复用药、药物过敏史、禁忌证、不良反应、特殊人群用药和特殊管理药品剂量进行审查，以帮助医师合理用药。医疗机构和非公立医疗机构协会应建立相应的标准、规章制度及监督考核程序。

五、员工履约

医疗机构提供的产品以技术和服务为主，生产与消费具有同时性。产品的质量取决于职工素质和技术水平高低。职工是医疗机构的最大财富，其行为直接影响机构的生存与发展。因此，医疗机构具有对员工的履约的责任义务，也有义务对员工安全、福利、教育等方面承担责任，公平分配企业利润，保障医护人员合法的收入权益，创造良好的工作环境。

企业对员工的责任，主要包括保证实现劳动法意义上的劳动者的平等就业和择业权、报酬获取权、休息休假权、劳动安全卫生保障权、接受职业技能培训权、社会保险和社会福利待遇获取等劳动权利。要善待员工、关爱员工，以人为本，体察员工冷暖，保证员工安居乐业。

（一）员工满意度

满意度是组织行为学中的名词，反映出人们对组织或服务的实际感受与期望值比较的程度。在医院中，针对患者已经做了较多满意度的调查和研究，其实员工满意度的考察和改善，对医院良性运营也有着极其重要的作用。员工满意度与患者满意度水平彼此影响，紧密相连。如果没有全体员工的共同努力，纵有先进的技术、设备和科学管理，也发挥不出作用。如欲实现患者满意的目标，则内部员工的满意是基础和保证，要使内部员工充分体现他们的劳动价值。首先，医疗机构内各级领导要把全体员工作为"内部客户"，尊重和关心每一位员工，并始终维护他们的合法权益；其次，要对他们进行大量的意识教育和技能培训，并采取有效的激励措施，实现员工的高度归属感和强烈责任感。

员工满意度是考察员工对工作或岗位态度的重要指标，其对员工工作效率、医院管理水平、医院竞争力和"以患者为中心"的服务宗旨具有极其重要的影响。员工满意度是以员工的工作岗位为核心展开的一系列活动的态度与行为的反映。影响员工满意度的因素很多，通常包括薪酬、职业发展前景、领导风格、工作环境等。

提前做好员工满意度调查，是进一步做出改进措施的前提。调查步骤通常包括：①确定调查任务、调查方法、技术手段和测量目标；②制定调查方案：设计调查提纲，确定调查指标，列出调查问题，确定调查范围，选取调查对象；③收集调查资料；④处理调查结果；⑤提供改进方案；⑥对措施的实施实行跟踪调查。

为使调查结果能充分发挥作用，应注意以下几点：①定期进行调查，把它当作医院长期规划的一部分，保持调查的连续性；②调查前要加大宣传力度，使员工了解调查的目的及相关步骤；③调查结果需要严格保密，严禁外泄；④调查的安排应切实可行，不影响员工日常工作为准；⑤行程反馈机制，调查结果应及时反馈，并采取相应的改进措施。

（二）劳资纠纷

劳资关系就是劳动者和资本所有者、经营者之间的关系，是企业社会责任中最直接、最主要的内容。生产的社会化和资本私有制之间的矛盾，不再像资本原始积累极端时期那样通过使用暴力、革命的方式来解决，现在劳资双方更多的是通过协商的方式来解决劳资矛盾和缓和劳资关系。企业社会责任的出现正是缓和劳资关系的一种有效手段，促使企业主动履行自己的社会责任，致力于改善劳资关系。

目前，绝大多数劳资纠纷是企业未依照规定履行其社会责任所引发，主要集中在劳动者签订劳动合同或签订显失公平甚至违法的劳动合同、压低雇工工资、延长劳动时间、工作环境恶劣、职工身心健康受到侵害等。具体内容有两类：一类是社会保险待遇纠纷，归属于社会法范畴，由社会保险法调整，包括工伤、医疗、养老、失业、生育、死亡待遇；另一类是劳动合同纠纷，由劳动法调整，包括因开除、除名、辞退、解除劳动合同、减少劳动报酬、计算工作年限等而发生的争议。造成这些现象的原因较多，其中最主要的原因是企业经营者刻意回避履行其所负有的社会责任。个别企业把经济目标和社会目标看成是相互独立或相互排斥的，这种观点是错误的、短视的。事实上，企业的竞争力在很大程度上取决于其经营所在地的环境。从长远来看，企业妥善地履行了其社会责任，对形成一个和谐的社会环境至关重要，也将对企业长远发展起到不可忽视的促进作用。

非公立医疗机构因其具有企业的性质，也应参照以上内容，积极主动地树立"以人为本，依法经营"的理念，优化管理机制，为员工普法宣传教育并及时传达社会公共信息，双向推动，改善整体的劳工环境，建立和谐的劳资关系。充分落实医院所应承担的社会责任，树立良好的品牌形象，提升凝聚力，促进医院和谐发展。

（三）福利与社保

福利管理是医院人力资源管理流程的一个重要环节，它对提高医院员工的工作积极性和创造性具有重要意义，是医院对人才吸纳、维持和激励的前提。

我国《劳动法》及其他中央和地方性法律法规中，都明确列出多种职工权益，这些都是受到法律保护、必须执行的，包括但不限于以下方面。

（1）《劳动法》对职工依法享有法定权益做了原则性规定。

（2）《集体合同规定》（原劳动和社会保障部令第22号，自2004年5月1日起实施）第十三条规定：补充保险和福利主要包括补充保险、基本福利制度和福利设施、医疗期延长及其待遇、职工亲属福利制度。

其中规定必须缴纳"五险一金"。"五险"即养老、医疗、工伤、失业、生育，"一金"指住房公积金。

（3）《职工带薪休假条例》（2007年第514号国务院令，自2008年1月1日起实施）规定：职工连续工作满1年的，可享受带薪休年假；累计工作已满1年不满10年的年休假5天，已满10年不满20年的年休假10天，已满20年的年休假15天。

（4）一些单项法律法规，对特定群体职工也做出了法定权益的规定，如《教师法》中对教师住房、医疗、体检、休养等做出的专门规定。

从狭义角度理解，员工福利大多表现为非现金收入，通常采用间接支付的发放形式，几乎所有的员工都可得到，与劳动报酬、社会保险和法定的休息休假并列的一种权利，"享受福利"是劳动者的劳动权利之一。常见的企业福利主要包括补充医疗保险、补充养老保险、免费或低价食堂、上下班班车、额外休假、疗养、特殊群体福利等，以及针对职工家属设置的一些福利项目。

第三节　公益性

如何看待非公立医疗机构的公益性，目前业界还存在一些理解上的分歧，甚至还有若干认识上的误区。明确非公立医疗机构的公益性内涵及其要求，是一个必须应正视的问题。

关乎人民健康保障的医疗机构，无论其是营利性还是非营利性，都有其与生俱来的社会责任。非公立医疗机构，作为人民生活中的健康庇护所，在严格的行政管理框架下，其社会责任通过公用信用信息体现出来。社会责任，亦即非公立医疗机构与社会达成的"责任合约书"。在其运行中，融资过程中的融资信用、对各项合同的履约情况、为患者提供医疗后的患者满意度、医疗服务费用的合理性及所属员工的履约情况都将成为考核非公立医疗机构社会责任的指标。另外，医疗机构的天然属性是治病救人，而靠各类资本建立起来的非公立医疗机构，除了治病救人的公益属性外，还有其维持自身平稳发展的责任。如何在公益性与营利性之间创造出平衡点，关乎非公立医疗机构的前途命运。

评价指标对非公立医疗机构履行公益性的职责与义务提出了明确要求。标准条款重点评价非公立医疗机构履行社会责任，如何支持公益事业，开展公益慈善活动的情况。详见《非公立医疗机构信用评价指标体系（2017年版）》。

一、公益性内涵

要阐明非公立医疗机构的公益性，首先应厘清医疗机构的性质属性。

（一）医疗机构的性质

以医疗机构的主体为例。从医院最初描述的词汇"places of hospitality"即"好客的地方"来看，医院就是以"慈善"面目出现的。例如，1713年，由 William Penn 在美国费城（Philadelphia）修建的医院，其主要目的是为穷人提供住宿。人类医院起初是基于对病残者的"慈善"救济，其主要的发起者大都是宗教（寺院）组织；医院兴建的重要动因是防止瘟疫及传染病的流行，是为隔离与收容患者而兴办的，因而在相当长的时期内，医院实际上是作为临时收容或隔离患者的场所，不是社会医疗的主要形式。这种滋生于人道主义，抑或宗教思想的土壤之中，以奉献精神为象征，以惠民济世为情怀是医院的天然属性。

从医院组织特征来看，医院之所以能承担起救死扶伤、治病防病、以增进健康的职责，正是因为其有着明确的组织目标、精细的组织结构及职业化的专业人员。作为一种劳动组织，其产生与产出归根结底是起着保护社会生产力的作用。正如世界卫生组织（WHO）指出：医院是为人们提供完善的健康服务，包括医疗和预防两个方面的服务型组织。因此，医院是社会生产保障的子系统，是医学服务型组织，其医学科学技术隶属于生产力范畴，这是医院的社会属性。

"我国卫生事业是政府实行一定福利政策的社会公益事业。"这是《中共中央、国务院关于卫生改革与发展的决定》（中发〔1997〕3号）中明确界定的我国卫生事业的基本性质。

（二）公益性内涵的界定

公益性，即公共利益，是指体现社会全体或大多数成员利益需求，让他们共同受益，并保证他们可以公平享受社会公共利益，平等获得必要的公共产品或服务。因此，公众受益、公平受益是公益性的基本要求。界定医疗机构的公益性，主要指的是在保障医疗服务质量和效率的前提下，维护医疗服务可及性、公平性、适宜度的责任和义务。

关于公益性的内涵，在学术上将公益性分为"自然公益性"和"衍生公益性"两个层次。"自然公益性"是指通过医疗卫生服务提供促进了健康水平。医疗机构就其职责而言，是有别于社会其他组织的。例如，要履行救死扶伤实行人道主义精神，参与处置应对突发公共事件，提供重大活动的卫生安全保障，培养医学人才及发展医学科技等。从这个层面来看，各个医疗机构都有着自然公益性属性。理解了这一点，就不难理解公益性并不完全依赖公立医疗机构来体现和保障，任何所有制形式的医疗机构都具有公益性质。"衍生公益性"是指医疗机构在政府公共政策引导下能长期持久地发挥缓解居民看病就医经济风险的公共功能，例如，严格执行政府指导价格提供医疗服务，为低收入人群、弱势人群提供廉价 甚至是免费医疗服务等。本质上，医疗服务供给的公益性其核心要求主要体现在两点上。即供给价格低于市场价格及资源配置的均衡性。因此，公益性体现的核心是衍生公益性。这主要是针对公立医疗机构，以及部分非营利医疗机构的公益性要求。

按公共产品理论，医疗服务市场属于不完全竞争的市场，医疗产品应归属于准公共产品的范畴。尽管一个时代有一个时代的主题，但维护与保障人民群众的健康却是一代又一代人的永恒使命！

2016年8月19—20日召开的"全国卫生与健康大会"确立了我国新时期的卫生与健康工作方针，"以基层为重点，以改革创新为动力，预防为主，中西医并重，将健康融入所有政策，人民共建共享"，界定了我国5项基本医疗卫生制度，即分级诊疗制度、现代医院管理制度、全民医保制度、药品供应保障制度、综合监管制度。2017年7月25日国务院办公厅发布了《关于建立现代医院管理制度的指导意见》（国办发〔 2017 〕67号）也明确地提出了现代医院管理制度建设的主要目标："到2020年，基本形成维护公益性、调动积极性、保障可持续的公立医院运行新机制和决策、执行、监督相互协调、相互制衡、相互促进的治理机制，促进社会办医健康发展，推动各级各类医院管理规范化、精细化、科学化，基本建立权责清晰、管理科学、治理完善、运行高效、监督有力的现代医院管理制度。"不难理解，社会主义卫生事业的根本目的是最大限度地满足人民群众的卫生服务需求，保障人民群众的健康水平。卫生事业发展必须与国民经济和社会发展相协调，人民健康保障的福利水平必须与经济发展水平相适应。

当前，我国卫生事业发展的最大矛盾还是卫生服务难以满足人民群众日益增长的卫生服务需求。因此，坚持医院公益性，意味着要正视健康服务业（包括医疗护理、康复保健、健身养生等众多领域）。这是我国现代服务业的重要内容，也是薄弱环节。要认识医院经营，尤其是非营利性医院不是以盈利为目的，但它是国民经济中向社会提供医疗保健服务的一个非物质资料生产部门，要在国民经济中占有一定的比例，以期与国民经济的发展、与人民群众对医疗的需求相适应。

坚持医院公益性，意味着政府对医院建设与发展负有重要责任。改革的目的就是让广大人民受益。各级政府要认真履行政府职责，在切实保障人民群众基本医疗卫生服务需求的同时，鼓励和引导社会资本举办医疗机构，形成多元办医格局，加快发展内容丰富、层次多样的健康服务业，实现基本和非基本健康服务协调发展。

坚持医院的公益性，意味着医院在服务宗旨、发展规划、文化建设等方面要充分体现把维护人民群众健康权益放在第一位。具体来讲，医院要参加并完成各级卫生行政部门指定的社会公益项目，如各类扶贫、防病、促进基层医疗卫生事业项目（包括边远地区医疗服务援助项目）等；开展与举办多种形式的社会公益活动，如义诊、健康咨询、募捐等；遵守国家法律、法规，承担突发公共事件的紧急医疗救援任务和配合突发公共卫生事件防控工作等；与基层医疗机构对口协作等政府指令性任务。

坚持医院的公益性，意味着即使是营利性医院，也不能抹杀其医疗服务本身具有的公益色彩，因而不能完全以投资主体来判定医院是否具有公益性。

二、公益性的认识误区

目前，对医疗机构"公益性"的理解还存在若干认识误区，主要表现在以下几个方面。

（一）将"公益性"等同于"非营利性"

2009 年《中共中央国务院关于深化医药卫生体制的改革意见》中明确提出"政事分开、管办分开、医药分开、营利性和非营利分开"的总体要求。在实践过程中，"非营利性"有被解释为"公益性"的倾向，甚至有理解为医院运营只要是"非营利性"的，就是实现了公益性，将公益性和非营利性相混淆，认为公益性等同于非营利性。

"公益性"与"非营利性"存在着本质上的差异。

公益性是基于产品或服务的供给方式而言的，医疗产品或医疗服务供给关乎人民群众基本健康权的保障，政府将其纳入供给的范围，以免费或低价的方式提供。例如，计划免疫、预防与控制等公共卫生服务属于纯公共产品；妇幼保健、基本医疗等卫生服务项目属于准公共产品。

我国政府为提升人民群众的健康获得感，把人民群众的实惠作为卫生与健康事业发展的最终目标。凡是中华人民共和国公民，无论是城市或农村，户籍或非户籍的常住人口，都能享受到国家基本公共卫生服务。面向所有人群的公共卫生服务，诸如统一建立居民健康档案、健康教育服务、传染病及突发公共卫生事件报告和处理及卫生监督协管理服务等；面向特定年龄、性别、人群的公共卫生服务，如预防接种、孕产妇与儿童健康管理、老年人健康管理等；面向疾病患者的公共卫生服务，如高血压、2型糖尿病、重性精神疾病患者健康管理等，以及对某些特殊疾病提供免费诊疗，如结核、获得性免疫功能丧失综合征等，使得居民看病的就医负担逐步减轻。目前，个人卫生支出占卫生总费用比例降到30%以下（12类国家基本公共卫生服务项目参见表5-1）。

表5-1 国家基本公共卫生服务项目12类45项一览表

项目名称	服务对象	服务内容
一、建立居民健康档案	辖区内常住居民，包括居住半年以上非户籍	①建立健康档案：为城乡居民建立健康档案，尤其是为儿童、孕产妇、慢性病患者、老年人等重点人群建立健康档案
		②健康档案维护管理：由接诊医生及时更新保管健康档案
二、健康教育	辖区内居民	③提供健康教育资料：每年发放不少于12种内容的健康教育折页、健康教育处方和健康手册等印刷资料，每年播放不少于6种的视听传播资料
		④设置健康教育宣传栏：设置健康教育宣传栏，每2个月最少更换1次内容
		⑤开展公众健康咨询服务：利用各种健康主题日或针对辖区居民重点健康问题，开展健康咨询活动，每年至少9次
		⑥举办健康知识讲座：定期举办健康知识讲座
		⑦开展个体化健康教育：针对重点人群、服务对象开展有针对性的个体化健康知识和健康技能的教育
三、儿童保健	辖区内居住的0~6岁儿童	⑧新生儿家庭访视：新生儿出院后1周内到新生儿家中进行访问，同时进行产妇产后访视，建立《0~6岁儿童健康手册》
		⑨新生儿满月健康管理：新生儿满28天后，对其进行随访，开展体格检查、健康评估与指导
		⑩婴幼儿健康管理：在3、6、8、12、18、24、30、36月龄时分别进行一次健康管理服务，共8次
		⑪学龄前儿童健康管理：为4~6岁儿童每年提供1次健康管理服务

四、孕产妇保健	辖区内居住的孕产妇	⑫孕早期健康管理：孕 12 周前为孕妇建立《孕产妇保健手册》，进行第 1 次产前随访健康服务管理
		⑬孕中期健康管理：孕 16~20 周、21~24 周各进行 1 次健康管理服务
		⑭孕晚期健康管理：孕 28~36 周、37~40 周各进行 1 次健康管理服务
		⑮产后访视：产妇分娩后 3~7 天内到产妇家中进行产后访视，开展健康指导，同时进行新生儿访视
		⑯产生 42 天健康检查：为正常产妇做产后健康检查，进行相关的健康指导
五、老年人保健	辖区内 65 岁及以上常住居民	⑰生产方式和健康状况评估
		⑱体格检查：每年 1 次
		⑲辅助检查：包括血常规、尿常规、肝功能、肾功能、空腹血糖和心电图检测，每年 1 次
		⑳健康指导：有针对性地开展疾病预防、自我保健及伤害预防、自救等健康指导，每年 1 次
六、预防接种	辖区内 0~6 岁儿童和其他重点人群	㉑预防接种管理：为辖区内的 0~6 岁儿童开展预防接种，实行计算机管理
		㉒预防接种：根据国家免疫规划疫苗免疫程序，为适龄儿童进行常规接种，对重点人群有针对性地进行预防接种和强化免疫接种
		㉓疑似预防接种异常反应处理：对发现的疑似预防接种异常反应，按要求进行处理和报告
七、传染病和突发公共卫生事件报告和处理	辖区内服务人口	㉔传染病疫情和突发公共卫生事件风险管理：在上级指导下，协助开展传染病疫情和突发公共卫生事件风险排查、收集和提供风险信息，参与风险评估和应急预案制（修）订
		㉕传染病和突发公共卫生事件的发现和登记：发现传染病患者及疑似患者后，按要求填写《中华人民共和国传染病报告卡》；如发现或怀疑为突发公共卫生事件时，按要求填写《突发公共卫生事件相关信息报告卡》
		㉖传染病和突发公共卫生事件相关信息报告：按照规定的报告程序和方式，在报告时限内报告有关信息
		㉗传染病和突发公共卫生事件的处理：包括患者医疗救治和管理传染病密切接触者和健康危害暴露人员的管理和宣传教育等
八、高血压患者健康管理、2 型糖尿病患者健康管理	辖区内 35 岁及以上原发性高血压患者	㉘筛查：对辖区内 35 岁及以上人群实行门诊首诊测血压，开展高血压患者健康管理
		㉙随访评估和分类干预：对纳入管理的高血压患者每年进行至少 4 次面对面的随访，开展有针对性的分类指导和干预
		㉚健康体检：每年为高血压患者进行 1 次健康检查
	辖区内 35 岁及以上 2 型糖尿病患者	㉛筛查：发现 2 型糖尿病高危人群，进行有针对性的健康教育与指导，建议其每年至少测量 1 次空腹血糖
		㉜随访评估和分类干预：对纳入管理的糖尿病患者每年提供至少 4 次面对面的随访，进行分类指导和干预
		㉝健康体检：每年为糖尿病患者进行 1 次健康检查

续表

九、重性精神疾病患者管理	辖区内诊断明确，在家居住的重性精神疾病患者	㉞重性精神疾病患者信息管理：对发现的辖区内重性精神疾病患者进行登记、全面评估与管理
		㉟随访评估和分类干预：对应管理的重性精神疾病患者每年进行至少4次随访并进行评估、分类指导和干预
		㊱健康体检：每年为重性精神疾病患者进行1次健康检查
十、卫生监督协管	辖区内居民	㊲食品安全信息报告：发现或怀疑有食物安全危害的线索和事件，及时报告并协助调查
		㊳职业卫生咨询指导：发现从事接触或可能接触职业危害因素的服务对象，对其开展有针对性的职业病防治咨询，指导并报告
		㊴饮用水卫生安全巡查：协助卫生监督机构对农村集中式供水、学校供水进行巡查，协助开展居民家庭末梢水抽检，发现异常情况及时报告；协助开展业务培训
		㊵学校卫生服务：协助有关部门定期对学校传染病防控和饮用水安全开展巡访，发现问题隐患及时报告；指导学校开展健康教育和校医业务培训
		㊶非法行医和非法采供血信息报告：定期对辖区内非法行医、非法采供血开展巡访，发现相关信息及时向卫生监督机构报告
十一、中医药健康管理	辖区内65岁及以上常住居民和10~36个月儿童	㊷老年人中医体质辨识
		㊸儿童中医调养
十二、结核病患者健康管理	辖区内肺结核可疑者及诊断明确的患者（包括耐多药患者）	㊹可疑者推介转诊
		㊺患者随访管理：第1次入户随访；督导服药和随访管理；结案评估

资料来源：原国家卫生计生委《2016年国家基本公共卫生服务项目目录》，对内容有所整合。

　　非营利性则是基于产品或服务供给主体的经营属性。一个社会组织可以根据其所有权属性或经营目标选择成为非营利性组织或营利性组织的。2000年，原国家卫生部等部门下发的《关于城镇医疗机构分类管理的实施意见》指出，为了促进医疗机构之间公平、有序的竞争，我国医疗机构按性质划分为非营利性和营利性两类。划分的主要依据是医疗机构的经营目的、服务任务及执行不同的财政、税收、价格政策和财务会计制度。自此，目前我国医疗机构的经营模式主要分为两种类型，即非营利性经营和营利性经营。

　　事实上，公益性与营利性并不相悖。非营利性医疗机构能体现公益性，但实现公益性并不一定必须坚持医疗机构的非营利性。反之，一个不盈利的医疗机构也未必能保证其公益性质。一个医疗机构能为就医人群和（或）公众提供低于市场价格或免费的医疗产品与服务，同时也兼顾了医疗服务供给的公平性，那就应该界定这个医疗机构具有公益性质。因此，一个医疗机构是可以同时具有公益性和营利性的（非营利性与营利性医疗机构经营模式的区别参见表5-2）。

表 5-2　非营利性与营利性医疗机构经营模式的区别

项　目	非营利性医院	营利性医院
经营目的	为社会公众利益服务	追求投资者的经济回报
经营任务	主要提供基本医疗服务	自主确定医疗服务
收支结余	用于事业发展	投资者分红
资产处理	归社会有关管理部门（出资）	归投资者处理
国家政策	政府办的享受政府财政补助	没有政府财政补贴
	执行政府规定的指导价格	价格放开
	享受相应的税收优惠	依法照章纳税
	执行医院财务和会计制度	执行医院财务和会计制度

资料来源：《健康中国 2020 战略规划研究》课题报告。

注：为提高基本公共卫生服务均等化水平，我国政府免费向城乡居民提供 12 类国家基本公共卫生服务，财政投入由 2009 年人均 15 元提高到 2017 年人均 50 元。

（二）将"公益性"与"医务人员待遇的合理增长"对立起来

"让老百姓受实惠、管理监督人员好操作、医务人员受鼓舞"是新医改的总体要求。但在实践过程中，却出现了将"公益性"与医务人员经济收入相关联的观念，认为医务人员追求经济收入与公益性相违背。实际上这就混淆了医务人员运用适宜技术取得合理收入的增长与过度医疗等不规范医疗诊疗行为获取不当收入的关系。这种将"公益性"与"医务人员待遇的合理增长"对立起来的观念，是有违新医改初衷的。

我国新医改从解决"看病难""看病贵"两个切入点着手，其设计初衷之一，就是要通过分配体制的改革，激励医疗机构与医务人员，提升医疗服务的供给效率，最终达成新医改目标。习近平总书记在 2016 年"全国卫生与健康大会"上提出："允许医疗卫生机构突破现行事业单位工资调控水平，允许医疗服务收入扣除成本，并按规定提取各项基金后，主要用于人员奖励，同时实现同岗同薪同待遇，激发广大医务人员活力。"这"两个允许"着实让医务人员深受鼓舞，应该切切实实得到贯彻落实。国务院副总理刘延东也在 2017 年 16 期《求是》上撰文指出，"健康梦是中国梦的重要组成部分"，"要推进医疗卫生行业薪酬制度改革，体现医疗卫生行业特点，体现以知识价值为导向，让广大医务人员凭靠自己的聪明才智和辛勤付出，获得合理合法报酬"。这些都充分体现了以习近平总书记为核心的党中央"以人为本"的执政理念，将为健康中国的实现凝聚更加磅礴的力量。

目前，部分医务人员待遇水平偏低，与其劳动付出不相称，这是一个不争的事实。加之现阶段医患矛盾冲突等因素影响，社会上出现了一些优秀的学生不愿学医，部分医疗机构难以吸引优秀的人才，面临"人难招，人难留"的困扰。这些都迫切地呼唤要尊重医务人员的劳动与付出，尽快建立起科学长效的绩效运行增长补偿机制，允许医务人员光明正大地在医疗服务市场中勤劳致富，充分调动医务人员的积极性，保障卫生事业发展的可持续性，以便更好地维护医疗服务的公益性。

此外，还有一些诸如"基本医疗归公立医疗机构，非基本医疗归非公立医疗机构""公立医疗机构不盈利，非公立医疗机构只为逐利"及"鼓励非公立医疗机构发展，但只能走增量和高端之路"等说法。这些理念上的误解误读，如在实践过程中不予澄清，必将影响新医改目标的实现。

三、非公立医疗机构公益性的实现路径

综合文献与实践探索，公益性的实现路径主要体现在强化政府责任、建立健全公益性补偿机制、深化内部运行机制改革等方面。

（一）鼓励非公立医疗机构履行社会责任

我国非公立医疗机构是推进健康中国建设的一支重要力量。相比于公立医疗机构，非公立医疗机构发展具有体制机制灵活，决策效率与建设发展效率高；适应市场变化，服务模式多样化；顺应就医需求，重视患者体验；加之专科特色明显，注重成本效益等特点，从为公立医疗机构"拾遗补阙"，到成为我国医疗卫生事业服务体系中的重要组成部分，其发展势头良好。以民营医院为例，截至2015年年底，民营医院注册数量达到1.45万家，占全国医院总数的52.63%，一举超过了公立医院。近年来，我国非公立医疗机构快速发展，不仅得益于社会对医疗服务需求的增加，同时也反映了新医改制定的鼓励社会资本办医的各项利好政策起到了良好的促进作用。

"人命至重，有贵千金。"坚持卫生与健康事业公益性，毫不动摇地把公益性写在基本医疗卫生事业的旗帜上，牢牢守住这条底线，贯穿于改革发展的全过程。这是我国政府的庄严承诺。各级政府要出台相关政策与措施，鼓励非公立医疗机构在履行社会责任和公益性方面发挥应有作用。非公立医疗机构要把握好政策、市场及现代医院制度建设的机遇，积极履行社会责任，开展与举办多种形式的社会公益活动，通过义诊、健康咨询、减免相关医疗费用，以社区为中心开展健康教育、普及卫生知识等活动服务社会、回报社会。积极协助政府承担突发公共事件的紧急医疗救援任务和配合突发公共卫生事件开展防控工作。积极参与并完成卫生行政部门指定的社会公益项目，如防病、促进基层医疗卫生事业项目（包括边远地区医疗服务援助项目）等任务。

（二）将公益性与营利性经营活动分离

苛求非公立医疗机构像公立医疗机构那样履行公益性是不现实的。但正如前面所述，公益性与营利性并不相悖，公益性也不排斥市场化。为了避免医疗机构将公益服务的供给成本转嫁给一般医疗服务，将公益性与营利性经营活动分离是个不错的选择。

公益性供给服务与营利性经营活动分离的好处包括：①明晰了政府维护公益性主体责任

所承担的只是公益性服务供给成本的那一部分，而其他一般医疗服务则由医疗机构遵循市场规律提供；②平衡医疗机构体现公益性与追求效率不相矛盾，允许医疗机构对不要求公益性的产品供给以效率优先的原则决定资源配置；③有利于对医疗机构分类别的实施进行监管，如某医疗机构从政府的公益性要求剥离，那就可以按照市场机制对其资本使用效率进行监管。

（三）运用政府购买机制保障公益性医疗服务的供给效率

医疗机构提供公益性服务所导致的成本由谁来埋单？衍生公益性的概念已给出了回答——政府要承担起责任。衍生公益性主要体现在经济功能方面，必须通过政府公共财政政策予以实现和保障。一家医疗机构无论其性质是公立或非公立，如果所提供的公益性服务不能从正常的市场交换中获得成本的弥补，政府又不给予补偿，这家医疗机构是很难持续地发挥缓解居民看病就医经济风险的公共功能的。

运用政府购买机制保障公益性的好处在于：一方面维系了医疗机构的发展动力；另一方面还促使医疗机构在服务过程中，遵循投入产出的成本收益原则，优化内部资源配置，并借助市场化手段促进公益服务的供给效率。而政府要发挥好政策与经济的杠杆作用，努力务实的基础性工作就是根据公益性服务的类别制定富有竞争力的补偿标准，优胜劣汰，引导医疗机构能长期、稳定地提供公平、可及和有品质的公益性医疗产品与服务。

（四）实施第三方开展绩效测评

我国大部分非公立医疗机构是营利性质。资本的逐利性决定了非公立营利性医疗机构在经营发展中更加追求利润最大化与资源的合理配置。目前，一些消极的影响因素制约着非公立医疗机构的建设与发展。例如，普遍存在的信任危机效应、不当的营销行为、医疗纠纷、行业非有序竞争等。因此，实施第三方开展绩效测评，开展对非公立医疗机构的信用、能力评价就迫在眉睫。

评价医疗服务供给的公益性指标可综合考虑：医院公益性（公共卫生投入、完成政府指令性任务、费用合理性），政策任务及社会效益（公共卫生服务项目、公共卫生突发事件紧急医疗救援、城市医院支持社区和农村、支援边区等指令性任务），慈善服务（免费医疗救助情况、优惠减免项目），经济运行指标（财政补助收入比例、财政专项支出比例、药占比、技术性服务收入增长率），费用（门诊患者次均费用、住院患者次均费用、患者自付费用比例），社会满意度（门诊患者满意度、出院患者满意度），以及医疗服务质量，服务效率，机构发展能力（成本控制、学科建设、创新能力）等指标。评价结果可按《医疗机构管理条例》相关要求，为非公立医疗机构实施服务绩效测评准入与退出提供相关依据。

（王华　杨帆　杨有业）

练 习 题

【名词解释】

1. 公益性。

2. 信用评价。

3. 社会责任。

4. 商业信用。

【思考题】

1. 如何理解公益性内涵?

2. 建设社会信用的有效措施是什么?

3. 为什么说厘清公益性的认识误区对非公立医疗机构建设与发展至关重要?

参 考 文 献

[1] 国务院.社会信用体系建设规划纲要（2014—2020年）：国发〔2014〕21号 [A/OL].(2014-06-14)
[2019-03-15]. http://www.gov.cn/zhengce/content/2014-06/27/content_8913.htm.

[2] 民政部，中央编办，发展改革委，等.关于推进行业协会商会诚信自律建设工作的意见：民发〔2014〕
225号 [A/OL].（2014-10-31）[2019-03-15]. https://www.creditchina.gov.cn/hangyexinyong_824/faguiguifanbiaozhun/
zhongyangrenminzhengfu/201801/t20180125_107366.html.

[3] 商务部信用工作办公室，国资委行业协会联系办公室.关于进一步做好行业信用评价工作的意见：商信
用字〔2015〕1号 [A/OL].（2015-08-05）

[4] 刘薇，刘善玖，吴端亮.浅论民营医院的社会责任 [J].赣南医学院学报，2008，28（5）：784-786.

[5] 汪筱兰.我国民营医院的社会责任探讨 [J].卫生经济研究，2009（7）：11-12.

[6] 李斌，赵玉海，韩辉.公立医院社会责任研究综述及若干问题思考 [J].中国医院，2011，3（15）：
19-23.

[7] 陶雯，赵中星，李家勋.从魏则西事件看医疗行业的信用建设与监管 [J].中国医院管理，2016，6（18）：
134-136.

[8] 沈晓.115起医疗机构行政处罚案例分析 [J].江苏预防医学，2007，3（18）：78-80.

[9] 莫燕.谈医院信用档案建设 [J].兰台世界，2008（13）：10.

[10] 程莉.医院荣誉档案的管理与利用 [J].办公室业务，2008（9）：55-56.

[11] 李邢西.企业信用与企业社会责任 [J].中国流通经济，2012（12）：81-85.

[12] 陈曙光.浅析医院运用商业信用融资的利与弊 [J].科技创业，2013，26（10）：66-67.

[13] 刘晓英.论民营企业信用缺失对融资的影响 [J].中国民营科技与经济，2004（12）：78-79.

[14] 黎晓宽.提高合同履约率全面提升企业信用水平 [J].工商行政管理，2006（16）：12-15.

[15] 黄阳梅，孙振球.医院患者满意度调查的思考和措施 [J].中外医疗，2008，27（19）：159-160.

[16] 邵玺坤.从医院发展战略视角思考患者投诉处理 [J].中国医疗前沿，2008，3（1）：49.

[17] 彭四平.企业社会责任的核心是构建和谐劳资关系 [J].北方经济，2010（13）：50-51.

[18] 陆沈东，钱伟.劳动争议案件的新视角：企业的社会责任 [EB/OL].（2017-03-29）[2019-02-09].http://
www.doc88.com/p-050288424410.html.

[19] DONALD J. GRIFFIN. Hospital[M]. 4th Edition. Burlington：Jones & Learning, LLC.,2012.

[20] 刘延东.深化卫生与健康事业改变发展奋力开创健康中国建设新局面 [J].求是，2017（16）：3-13.

[21] 陈安民.现代医院核心管理 [M].北京：人民卫生出版社，2015.

[22] 雷海潮.公立医院公益性的概念与加强策略研究 [J].中国卫生经济，2012，31（1）：10-12.

[23] 段丁强，周靖.对医疗服务供给公益性若干认识误区的辨析 [J].医学与哲学，2016，37（2）：45-47.

[24] 刘舒宁，吴华章.我国公立医院公益性的研究综述 [J].国外医学：卫生经济分册，2016，33（3）:110-112

[25] 朱佳婕，吕键.公立医疗机构公益性探讨 [J].合作经济与科技，2016（22）：166-167.

[26] 张婷.公立医院政府补偿机制的公益性与效益性分析 [J].经济学研究，2016，32（6）:80-86

[27] 薛晓林.中国民营医院发展报告（2016）[M].北京：社会科学文献出版社，2017

[28] 国家卫生计生委，国家中医药管理局.关于印发进一步改善医疗服务行动计划（2018—2020 年）的通知：国卫医发〔2017〕73 号 [A/OL]．（2017-12-29）[2019-03-15]. http://www.nhc.gov.cn/yzygj/s 3594q/201801/9df87fced 4da 47b 0a 9f8e 1ce 9fbc 7520.shtml.

[29] 国家卫生健康委办公厅.进一步改善医疗服务行动计划（2018—2020 年）考核指标：国卫办医函〔2018〕894 号 [A/OL]．（2018-10-16）[2019-03-15]. http://www.nhc.gov.cn/yzygj/s 3594q/201810/1ba 1 0172ba 8c 4a 719f 812997ec 4209ff.shtml.

[30] 国家卫生健康委员会，国家中医药管理局.关于印发医疗联合体综合绩效考核工作方案（试行）的通知：国卫医发〔2018〕26 号 [A/OL]．（2018-07-26）[2019-03-15]. http://www.nhc.gov.cn/xxgk/ pages/viewdocument.jsp?dispatchDate=&staticUrl=/yzygj/s 3594q/201808/570358dbf 0af 41238f 46bb 89 e 4af 538b.shtml&wenhao=%E 5%9B%BD%E 5%8D%AB%E 5%8C%BB%E 5%8F%91%E 3%80%9420 18%E 3%80%9526%E 5%8F%B 7&utitle=%E 5%85%B 3%E 4%BA%8E%E 5%8D%B 0%E 5%8F%91%E 5%8C%B B%E 7%96%97%E 8%81%94%E 5%90%88%E 4%BD%93%E 7%BB%BC%E 5%90%88%E 7%BB%A 9%E 6%95%88%E 8%80%83%E 6%A 0%B 8%E 5%B 7%A 5%E 4%BD%9C%E 6%96%B 9%E 6%A 1%88%EF%BC% 88%E 8%AF%95%E 8%A 1%8C%EF%BC%89%E 7%9A%84%E 9%80%9A%E 7%9F%A 5&topictype =&topic=&publishedOrg=%E 5%8C%BB%E 6%94%BF%E 5%8C%BB%E 7%AE%A 1%E 5%B 1%80&indexN um=000013610/2018-00226&manuscriptId=570358dbf 0af 41238f 46bb 89e 4af 538b.

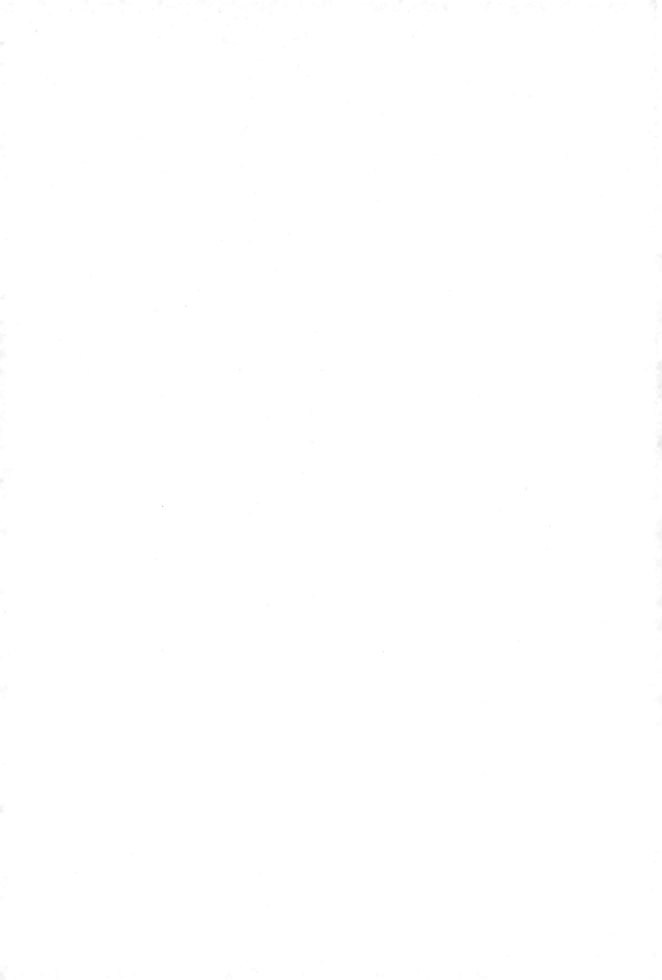

非公立医疗机构信用用与能力评价实用指南

（全两篇）

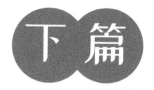

下篇

杨有业 李 岩 张振清◎主编

FEIGONGLI YILIAO JIGOU XINYONG
YU NENGLI PINGJIA SHIYONG ZHINAN

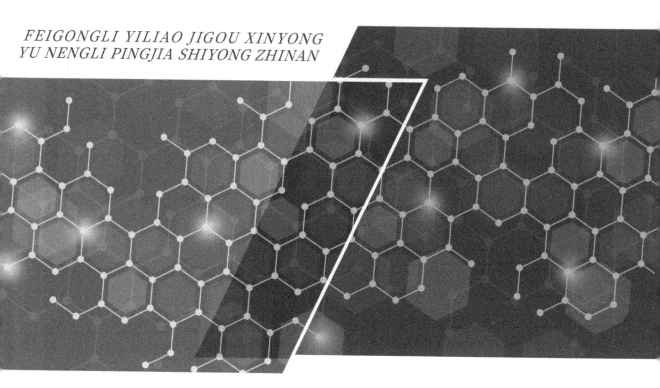

科学技术文献出版社
SCIENTIFIC AND TECHNICAL DOCUMENTATION PRESS
·北京·

图书在版编目（CIP）数据

非公立医疗机构信用与能力评价实用指南：全两篇 / 杨有业，李岩，张振清主编. —北京：科学技术文献出版社，2019.10（2020.12重印）

ISBN 978-7-5189-5695-1

Ⅰ.①非… Ⅱ.①杨… ②李… ③张… Ⅲ.①医药卫生组织机构—评价标准—中国—指南 Ⅳ.① R197.6-62

中国版本图书馆 CIP 数据核字（2019）第 128359 号

非公立医疗机构信用与能力评价实用指南（全两篇）

策划编辑：李 蕊　　　责任编辑：李 晴　　　责任校对：文 浩　　　责任出版：张志平

出 版 者	科学技术文献出版社	
地 址	北京市复兴路15号 邮编 100038	
编 务 部	(010) 58882938，58882087（传真）	
发 行 部	(010) 58882868，58882870（传真）	
邮 购 部	(010) 58882873	
官方网址	www.stdp.com.cn	
发 行 者	科学技术文献出版社发行 全国各地新华书店经销	
印 刷 者	北京虎彩文化传播有限公司	
版 次	2019 年 10 月第 1 版 2020 年 12 月第 2 次印刷	
开 本	787×1092 1/16	
字 数	1051千	
印 张	53.75	
书 号	ISBN 978-7-5189-5695-1	
定 价	216.00元（全两篇）	

参编单位（以拼音为序排列）

安徽六安世立医院

北京北亚骨科医院

北京朝阳中西医结合急诊抢救中心

北京三环肿瘤医院

北京市红十字会应急救护工作指导中心

北京燕化医院

重庆新桥医院

东莞市东华医院

东莞市康华医院

河北燕达医院

河南濮阳市油田总医院

河南省医学科学院

泉州德城医院

厦门弘爱医院

上海安达医院

上海德达医院

上海东方医院

上海国龙医院

上海嘉会国际医院

深圳龙城医院

首都医科大学三博脑科医院

腾湃健康产业集团

武汉市普仁医院

武汉亚洲心脏病医院

西安国际医学中心

新疆佳音医院

浙江绿城心血管病医院

浙江树兰（杭州）医院

中信医疗健康产业集团

序

"没有全民健康，就没有全面小康。要把人民健康放在优先发展的战略地位。"党的十八大以来，特别是全国卫生与健康大会以后，党中央国务院相继出台了《"健康中国2030"规划纲要》等一系列支持鼓励和加快社会资本举办医疗机构及健康产业的政策措施，各地也相继出台了相关配套政策，有力推进了我国非公立医疗行业的发展。据不完全统计，截至2017年6月全国非公立医疗机构数量达44.6万余家，占医疗机构总数的45%；其中非公立医院总数17 153家，占全国医院总数的57.7%，并以15%的速度递增，而服务量仅占整体服务量的比例不足20%；社会卫生支出已居各类卫生费用支出的首位，占到了全国卫生总费用的41.2%，呈现出非公立医疗机构发展速度快、社会信用不高、服务能力不强等特点。

我国非公立医疗机构协会抓住行业问题导向和需求导向，以信用评价和能力评价（以下简称"双评"）为行业自律的手段，结合我国非公立医疗行业的特点，研究制定了"双评"管理办法和标准体系，并组织专家依据"双评"管理办法和标准体系，编写了《非公立医疗机构信用与能力评价实用指南（全两篇）》（以下简称《指南》）。《指南》围绕评价指标体系，详细解读了指标要素的内涵，涵盖了依法行医、医疗质量与安全和医疗服务与文化等方方面面的内容，对于加强非公立医疗机构的内涵建设，提升其信用水平和服务能力等，都具有重要的理论指导价值。《指南》既是非公立医疗机构评价的重要参考，更是它们自律管理和持续改进的重要指导；既可作为医疗机构管理者、医务人员、评价师和培训师参考与使用，也可供政府有关部门的决策参考。相信《指南》的出版为建立具有中国特色的现代非公立医疗机构管理制度，促进非公立医疗机构规范管理、健康发展，推动我国医改向纵深发展都将发挥积极的建设性作用。

"上善若水，同舟共济。"我诚挚地希望全国非公立医疗行业的同人们不辱使命、不负重托，在新医改的大潮中"到中流击水"，为成就中华民族的"健康梦"努力奋斗。

殷大奎

2019年5月

前　言

随着我国经济社会的发展和新医改的深化，人们对医疗健康服务的品质和多样化需求日益增长。党中央、国务院高度重视发展社会办医，习近平总书记在党的十九大报告中提出"实施健康中国战略，要完善国家健康政策，为人民提供全方位、全周期健康服务"和"坚持社会办医，发展健康产业"的重要讲话精神，并出台了一系列鼓励引导、支持和加快社会办医发展的政策。社会办医疗机构（以下简称"社会办医"）已经成为我国卫生健康事业的重要组成部分，是满足不同人群医疗卫生服务需求并为全社会提供更多医疗服务供给的重要力量。

然而，从行业现状来看，目前社会办医还存在着社会整体信任度不高、执业不规范、服务质量和服务能力不够强等问题。中国非公立医疗机构协会（以下简称"协会"）以社会需求和行业问题为导向，以促进行业诚信自律和提高服务能力为抓手，借鉴国内外先进管理经验和理念，结合我国社会办医行业特点，经专项课题研究，并组织卫生管理专家、医疗专家、行业管理者等反复论证，研究制定了《非公立医疗机构信用评价管理暂行办法》《非公立医疗机构信用评价指标体系》《非公立医疗机构能力评价管理暂行办法》《非公立医疗机构能力评价标准》。该标准已被国家标准委员会列为国家级行业团体标准。这项工作得到了发展改革委、卫生健康委等政府有关部门的高度重视和积极评价，受到全行业和社会各界的欢迎和支持。

为了做好医疗机构评价工作，协会组织医院评审、卫生管理、临床医学等方面的科主任、院长、业内专家编写了这本《非公立医疗机构信用与能力评价实用指南（全两篇）》（以下简称《指南》）。《指南》是上述"两个管理办法"和"两个评价标准"或指标要素的诠释与解读，深入浅出地帮助读者更加深刻地理解医疗机构评价的重要意义，是为参评医疗机构铺路搭桥、持续改进的重要指导。《指南》既是医疗机构评价工作的解读与升华，也是社会办医与医疗机构管理的指导用书，对于加强医疗机构的内涵建设、提升信用等级和服务能力、强化建立健全现代医院管理制度、规范执业行为、保障医疗质量与安全、促进医疗机构自治与行业自律管理、促进医疗机构综合管理持续改进等具有重要的理论指导价值和行业引领作用。

《指南》严格按照《非公立医疗机构能力评价标准》的一、二级指标结构要素与顺序作为《指南》的章、节排序对应编写，教与学、学与用都有明确的指向和参照。为丰富《非公立医疗机构能力评价标准》的内容，使教材各章节的结构更科学、更完整，《指南》还扩展增加了《非公立医疗机构信用评价管理暂行办法》《非公立医疗机构能力评价管理暂行办法》《非公立医疗机构信用评价指标体系》《非公立医疗机构能力评价标准》以外的内容，融入了相关国家法规、标准和医院管理理论的要素、解读与论述，使得《指南》视角更广阔、内容更完善、价值更丰富。《指南》分为上下两篇，共12章86节。上篇详细介绍了《非公立医疗机构信用评价指标体系》中所包含的价值观、管理与服务能力、医疗服务能力评价、医院财务能力与管理、社会责任等。下篇按照《非公立医疗机构能力评价标准》，系统地介绍了诚信与信用建设、行政管理、医疗质量与安全、护理与医院感染控制管理、医院服务与医院文化、医院信息化建设、创新品牌加分标准等内容。读者通过对《指南》的研读、领会与掌握，必定能对医疗机构评价工作有更深层的了解和认识，深刻地领会评价工作精髓。这本《指南》对于改进工作方法、加强医院管理、完善运营机制、提升医院管理水平和服务能力等具有实际指导意义，也是一本社会办医的参考书籍。

《指南》主要面向全国社会办医投资者、合伙人、管理者、医务人员、培训师、评价师、医院内审员、医药院校专业师生、各级卫生健康行政部门业务主管人员，以及关心和有意愿了解我国社会办医评价工作的社会各界人士。

鉴于时间仓促和编者水平有限，书中难免有疏漏和不当之处，恳望读者批评指正。

编委会

2019年5月

C目 录
ontents

上 篇

下　篇

第九章 护理与医院感染控制管理

第十章 医院服务与医院文化

第十一章 医院信息化建设

第十二章　创新品牌加分标准

第六章

诚信与信用建设

诚信与信用建设是为了深入贯彻习近平总书记关于诚信建设的系列重要讲话精神，加快推进医疗诚信、服务诚信、政务诚信、商务诚信和社会诚信建设，进一步弘扬中华民族诚信传统美德和社会主义核心价值观，增强社会成员诚信意识，加强医院、个人诚信体系建设，提高全社会信用水平，营造讲诚信、守信用的良好环境，推进非公立医疗机构"信用与能力"评价工作深入开展的重要举措。

本章将对依法建院、依法执业与诚信自律、设备和耗材采购管理①、医疗技术的规范化管理、患者合法权益、社会监督与评价等方面的内容进行阐述。

第一节　依法建院

依法建院的基本内涵是指医院按照法规程序依法取得《医疗机构执业许可证》，按照卫生行政部门核定的诊疗科目执业，在国家医疗卫生法律、法规、规章、诊疗护理规范的框架内开展诊疗活动。医院及科室命名规范，加强质量与安全管理，规范执业行为。按照中国非公立医疗机构协会关于诚信与能力评价标准体系的要求，依法建院的重点评价内容一是规范医疗机构科室设置和管理，严禁出租承包科室、严禁使用非卫生技术人员、严禁超范围执业；二是加强医疗技术临床应用监管，加强医疗质量与安全管理，加强医院医疗技术临床应用的事中事后监管，将医疗技术临床应用列入日常监督工作重点；三是加强医疗广告管理，依法开展审查和出证工作；四是进一步规范医疗机构加强内审科室的命名管理等。

---

① 设备和耗材采购管理请详见上篇第二章管理与服务能力第八节医学装备管理。

一、卫生法

（一）卫生法的定义

卫生法是指由国家制订或认可的，有关食品卫生、医疗卫生、医疗事故、卫生防疫、药品药械管理、从业资格、突发性公共卫生事件的应急处理等方面的法律规范的总称，是行政法的组成部分，属于特殊行政法。

（二）卫生法的内容

目前我国没有专门的卫生法，只有以公共卫生与医政管理为主的单个法律法规构成的一个相对完整的卫生法体系。主要包括《中华人民共和国食品安全法》《中华人民共和国传染病防治法》《中华人民共和国国境卫生检疫法》《中华人民共和国执业医师法》《中华人民共和国精神卫生法》《中华人民共和国药品管理法》《中华人民共和国护士管理办法》《医疗事故处理条例》《医疗器械监督管理条例》《医疗机构管理条例》《突发性公共卫生事件应急条例》等，以及与上述法律法规相应的一系列配套规定。

二、医疗机构（医院）管理的法律与法规

国家对依法管理医疗机构（医院）历来十分重视，自中华人民共和国成立初期就着手制定相关的法律法规。1951 年 1 月 3 日，国务院批准印发了《医院诊所管理暂行条例》，这是我国第一个医疗机构方面的行政法规。随后，国务院及原卫生部等又相继制定了一系列医疗机构管理的行政法规和部门规章，如《县卫生院暂行组织通则》《县属区卫生所暂行组织通则》等。改革开放后，为适应新形势的需要，原国家卫生部先后制定了一些部门规章，如《全国城市街道卫生院工作条例》《综合医院组织编制原则（试行草案）》《全国医院工作条例》《医院工作制度》《医家分级管理办法》等。为了使医疗机构的管理有法可依，国务院于 1994 年 2 月 26 日发布了《医疗机构管理条例》，原国家卫生部印发了《医疗机构管理条例实施细则》《医疗机构设置规划指导原则》等。随着社会主义市场经济体制下卫生改革的深入和对外开放的需要，国务院办公厅于 2000 年 2 月转发了国务院体改办等部门印发的《关于城镇医药卫生体制改革的指导意见》。原卫生部等部委联合印发了《关于城镇医疗机构分类管理的实施意见》等，这些都是医疗机构（医院）管理的法律法规的重要组成部分，也是设置医院、治理医院和日常执业的法规依据。随着卫生立法的进一步完善，依法办院、依法治院、依法执业成为医院管理的重要内容。为此，强化法律意识，按法律法规管理医院，组织职工深入学习各项法规，懂法与守法将是医院管理者的重要职责。

三、医疗机构登记与校验

（一）医疗机构的登记

医疗机构执业必须进行登记，领取《医疗机构执业许可证》，由批准设置的人民政府卫生行政部门负责办理执业登记。床位在100张以上的医疗机构，每三年校验一次，其他医疗机构每一年校验一次。《医疗机构管理条例实施细则》第二十七条明确规定："申请医疗机构执业登记有下列情形之一的，不予登记：（一）不符合《设置医疗机构批准书》核准的事项；（二）不符合《医疗机构基本标准》；（三）投资不到位；（四）医疗机构用房不能满足诊疗服务功能；（五）通讯、供电、上下水道等公共设施不能满足医疗机构正常运转；（六）医疗机构规章制度不符合要求；（七）消毒、隔离和无菌操作等基本知识和技能的现场抽查考核不合格；（八）省、自治区、直辖市卫生行政部门规定的其他情形。"医疗机构改变名称、场所、主要负责人、诊疗科目、床位，必须向原登记机关办理变更登记。

（二）医疗机构的校验

为加强医疗机构监督管理，规范医疗机构执业行为，原卫生部在总结各地医疗机构校验管理经验的基础上，组织制定了《医疗机构校验管理办法（试行）》。明确要求各地方卫生行政部门建立医疗机构不良执业行为记分制度，对医疗机构的不良执业行为进行记录和评分，记录和评分结果作为医疗机构校验的依据。医疗机构不良执业行为记分以一年为一个周期。按照《医疗机构校验管理办法（试行）》第十九条的规定："医疗机构有下列情形之一的，登记机关应当做出'暂缓校验'结论，下达整改通知书，并根据情况，给予1~6个月的暂缓校验期：（一）校验审查所涉及的有关文件、病案和材料存在隐瞒、弄虚作假情况；（二）不符合医疗机构基本标准；（三）限期整改期间；（四）停业整顿期间；（五）省、自治区、直辖市人民政府卫生行政部门规定的其他情形。医疗机构在暂缓校验期内应当对存在的问题进行整改。"医疗机构应当于暂缓校验期满后5日内向卫生行政部门提出再次校验申请，由卫生行政部门再次进行校验。再次校验合格的，允许继续执业；再次校验不合格的，由登记机关注销其《医疗机构执业许可证》。

四、从业人员准入制度及管理

（一）医疗卫生机构从业人员的定义

医疗卫生机构从业人员主要指机构内全体卫生专业技术人员，主要包括执业（助理）医师、护士、医技人员和药学（剂）人员等。1999 年 5 月 1 日施行的《中华人民共和国执业医师法》对执业（助理）医师的考试、资格认定、执业注册等进行了明确的法律规定，未经许可批准，不得从事医师职业。与《执业医师法》相配套的文件有：《医师资格考试暂行办法》、《医师资格考试报名资格规定（2014 版）》和《外国医师来华短期行医暂行管理办法》（2016 年）等。

（二）医师执业管理要求

我国从 1999 年实施医师资格考试制度，每年举行一次考试。医师资格考试也是世界各国普遍采用的医师资格认可形式。医师资格考试是测试和评价从事医师工作的人员是否具备必需的基本知识、基本理论和基本技能，是一个职业资格和行业准入性质的考试。国家职业医师考试分为 2 个级别 4 个类别，即执业医师资格考试和执业助理医师资格考试 2 个级别，每级考试分为临床医师、口腔医师、公卫医师、中医师 4 个类别。医师资格认定和执业注册共 5 个环节，前 3 个环节的目的是为了获取执业资格，持有资格证书被合法的医疗机构拟聘用，并按分级管理原则向卫生行政部门申请注册，经批准后方可执业，开展规定范围的诊疗活动或其他卫生服务。

（三）护士执业管理要求

1993 年原卫生部印发了《中华人民共和国护士管理办法》，实行护士执业考试注册制度，1994 年 1 月 1 日起施行。护士执业考试每年一次，实行一次性考试注册，通过考试并注册后 2 年有效，2 年期满继续从事护士工作，须在期满前 60 日内进行校验注册（延续注册）。未通过护士考试注册者，一律不得从事护士工作。

五、大型医疗设备配置准入制度及管理

（一）大型医疗设备的定义

大型医用设备是指列入国务院卫生行政部门管理品目的医用设备，以及尚未列入管理品目、省级区域内首次配置的整套单价在 500 万元人民币及以上的医用设备。

（二）大型医疗设备的配置准入

大型医疗设备如伽马刀、医用加速器等，集中了高能物理、计算机、精密仪器、微电子等高新科技，其研制费用大、价格昂贵。因此，大型医用设备的研制生产能力已成为一个国家综合实力的体现。我国大型医疗设备的研制起步较晚，加之相关技术领域和基础工业水平有

限、长期以来科技投入不足等原因，研制水平远远落后于世界先进水平，依赖进口现象十分严重。为合理配置和有效使用大型医用设备，加强卫生资源配置宏观管理，调整和控制卫生资源的存量和增量，控制卫生费用过快增长，维护患者权益，2004 年原卫生部、发展改革委、财政部联合印发了《大型医用设备配置与使用管理办法》，适用于国内各级各类性质的医疗机构。

大型医疗设备管理品目分为甲、乙两类。资金投入量大、运行成本高、使用技术复杂、对卫生费用增长影响大的为甲类大型医用设备，由国务院卫生行政部门管理。管理品目中的其他大型医用设备为乙类大型医用设备，由省级卫生行政部门管理。

大型医用设备的管理实行配置规划和配置证制度。甲类大型医用设备的配置许可证由国务院卫生行政部门颁发；乙类大型医用设备的配置许可证由省级卫生行政部门颁发。医疗机构获得《大型医用设备配置许可证》后，方可购置大型医用设备。作为附则，《大型医用设备配置与使用管理办法》第三十五条规定："本办法颁布后，医疗机构需重新办理《大型医用设备配置许可证》。卫生行政部门依据本办法规定，按管理权限办理配置许可证。在本办法生效以前购置的大型医用设备，但因本地区配置总量限制仍不能取得《大型医用设备配置许可证》的医疗机构，发给《大型医用设备临时配置许可证》。具有《大型医用设备临时配置许可证》的医疗机构，其相应设备的诊疗收入按营利性机构纳税，该设备到期报废不得更新。"

（三）大型医疗设备使用管理

大型医用设备上岗人员（包括医师、操作人员、工程技术人员等）要接受岗位培训，取得相应的上岗资质。对违反《大型医用设备配置与使用管理办法》规定，聘用不具备资质人员操作、使用大型医用设备的医疗机构，卫生行政部门应及时封存其大型医用设备，并吊销《大型医用设备配置许可证》。

（四）新型大型医用设备管理规定

2013 年原卫生部在《大型医用设备配置与使用管理办法》基础上，研究制定了《新型大型医用设备配置管理规定》，明确新型大型医用设备概念为首次从境外引进或国内研发制造，经药品监督管理部门注册，单台（套）市场售价在 500 万元人民币及以上，尚未列入国家大型医用设备管理品目的医学装备。各级各类医疗机构利用各种来源资金购置新型大型医用设备，均应当按照《新型大型医用设备配置管理规定》实施管理。

国家卫生健康委员会每年 3 月和 9 月受理新型大型医用设备配置申请，受理申请材料之日起 60 个工作日内，组织专家委员会完成初步评估并提出意见。单台（套）市场售价在 500

万～3000万元的新型大型医用设备，经专家委员会评估认定，可以不进行配置试用。单台（套）市场售价在500万～3000万元，但运行成本高、配套使用材料昂贵，或属于应用技术难度大、临床风险高的新型大型医用设备，必须进行配置试用。单台（套）市场售价在3000万元以上的新型大型医用设备，必须进行配置试用。开展配置试用的公立医疗机构，应当是三级甲等综合医院或专科医院，临床、科研水平在国内领先。社会资本举办的医疗机构的相关学科临床诊疗能力应当达到三级甲等医疗机构同等水平。对违反《新型大型医用设备配置管理规定》，擅自购置使用新型大型医用设备的医疗机构，原卫生部予以通报批评，2年内停止该医疗机构大型医用设备配置审批，并责成其所在地省级卫生行政部门封存设备，停止使用，对相关责任人予以处分。

六、医院服务宣传与管理

（一）医疗广告的定义

医疗广告是指利用各种媒介或者形式直接或间接介绍医疗机构或医疗服务的广告。

（二）医疗广告的相关法律法规

医药是作用于人体且存在一定风险的特殊商品，必须如实、合法地进行宣传，科学指导消费者使用，在一定程度上减少医师与患者之间的信息不对称，才能起到促进医药经济发展的良性作用。2006年11月，由国家工商行政管理总局和原卫生部联合制定《医疗广告管理办法》，并于2007年1月1日起施行。《中华人民共和国广告法》自1995年2月1日起施行，并于2015年4月和2018年10月先后进行了两次修订。修订后的《广告法》涉及医药广告的条文主要有第15条、16条和17条，管理对象主要为医疗广告、药品广告和医疗器械广告。

1.特殊监管药品及处方药广告的禁止与限制

《广告法》第十五条规定："麻醉药品、精神药品、医疗用毒性药品、放射性药品等特殊药品，药品类易制毒化学品，以及戒毒治疗的药品、医疗器械和治疗方法，不得做广告。前款规定以外的处方药，只能在国务院卫生行政部门和国务院药品监督管理部门共同指定的医学、药学专业刊物上作广告。"原因是这些药品都属于特别管制药品，具有双重性，使用得当，可以治病救人；使用不当，将危害人民的生命健康。《中华人民共和国药品管理法》《麻醉药品和精神药品管理条例》《禁毒法》对这些药品的实验研究、生产、经营、使用、储存、运输等都做了特别规定。所以，《广告法》明确规定这些特殊药品、药品类易制毒化学品，以及戒毒治疗的药品、医疗器械和治疗方法，不得做广告。

2. 医药广告的禁止性规定

医疗服务、药品、医疗器械与人的身体健康和生命安全密切相关，世界各国都将其列入特殊商品和服务，并制定严格的广告发布标准，以确保这些商品和服务广告信息的真实、可靠，不误导消费者。1995 年版《广告法》虽然只规定了药品和医疗器械广告的准则，没有涉及医疗广告，但是修订后的政策新增了医疗广告准则，规定医疗服务、药品、医疗器械广告不得含有下列内容。

（1）表示功效、安全性的断言或者保证：医疗服务、药品、医疗器械均具有较强的专业性，对于患者和消费者而言，由于不具有相关的知识和技能，很难准确判断这些商品和服务的真实功效。因此，药品、医疗器械、医疗服务是典型的信息不对称广告，患者和消费者对广告内容的依赖性很强。在治病心切的情况下很容易受广告宣传的影响。在 1995 年版《广告法》和《药品广告审查发布标准》中使用的表述都是"含有不科学的表示功效的断言或者保证"。由于"科学"的标准本身也是模糊的，判断起来很困难，修订后的《广告法》中删除了"不科学"字样，同时在功效之外又增加了对商品和服务"安全性"的要求，最终形成了"表示功效、安全性的断言或者保证"。这样的表述不仅扩大了禁止范围，而且提高了标准，禁止所有表示功效或安全性的断言或者保证，有利于执法标准的掌握和判断。

（2）说明治愈率或有效率：由于患者和消费者个体差异的存在，同一种药物、医疗器械或者医疗服务，针对不同的患者和消费者可能会收到不同的效果。实验或临床试验中取得的所谓治愈率、有效率也是不能随意推广的。因此，在《广告法》中明确禁止在药品广告和医疗器械广告中"说明治愈率或者有效率"。《医疗广告管理办法》禁止在医疗广告中含有"宣传治愈率、有效率等诊疗效果"的情形。

（3）与其他药品、医疗器械的功效和安全性或者其他医疗机构比较：对一般性同类产品或服务进行间接比较的广告，必须有科学的依据和证据。如果法律允许在药品、医疗器械和医疗广告中将药品、医疗器械的功效和安全性或者医疗机构之间进行比较，很容易产生误导患者或消费者的后果，也容易滋生不正当竞争。因此，国家历来强调药品、医疗器械广告不得与其他药品、医疗器械进行比较。例如，1993 年国家工商行政管理局发布的《广告审查标准（试行）》规定，广告中的比较性内容，不得涉及具体的商品或服务或其他直接的比较方式。再如，《医疗器械广告审查发布标准》第十条规定，医疗器械广告中适用范围和功效等内容的宣传应当科学准确，不得出现"与其他医疗器械产品、药品或者其他治疗方法的功效和安全性对比"的情形；《广告法》第十六条也明确规定，药品、医疗器械广告不得有"与其他药品、医疗器械的功效和安全性或者其他医疗机构比较"的内容。

（4）利用广告代言人的名义或者形象作推荐、证明：近年来，广告代言的现象越来越普遍，有些代言人利用自身的名望诱导消费者对商品或服务产生信任并模仿着去消费同样的商品或服务，由此引发了不少虚假广告的纠纷。为加强对消费者权益的保护，规范广告代言行为，本次修订正式确立了广告代言制度，将广告代言人列入了《广告法》的主体范围。考虑到药品、医疗器械和医疗服务的特殊性及代言人的社会影响力，为保护患者和消费者不受虚假广告误导或欺骗，新修订的《广告法》明确规定禁止代言人在药品、医疗器械和医疗广告中进行推荐或证明。

3. 医疗广告发布程序与责任

为贯彻实施修订后的《广告法》，规范医疗广告市场秩序，2015 年国家工商总局对《医疗广告管理办法》进行修订，并于 9 月 1 日起施行。医疗机构发布医疗广告，应当在发布前申请医疗广告审查。未取得《医疗广告审查证明》，不得发布医疗广告。非医疗机构不得发布医疗广告，医疗机构不得以内部科室名义发布医疗广告。《医疗广告审查证明》的有效期为 1 年。到期后仍需继续发布医疗广告的，应重新提出审查申请。违反《医疗广告管理办法》规定发布广告，《广告法》及其他法律法规有规定的，依法予以处罚；没有具体法规规定的，对负有责任的广告主、广告经营者、广告发布者，处以 1 万元以下罚款；有违法所得的，处以违法所得 3 倍以下但不超过 3 万元的罚款。

七、义诊活动组织与管理

（一）义诊的定义

义诊是提供医疗、预防、保健等咨询服务的非商业性社会公益活动，对于防治疾病、宣传卫生知识、普及健康教育及卫生支农等均具有积极、重要的作用，是医务人员实践全心全意为人民服务宗旨的具体行动。

（二）义诊的组织与管理

为加强对单位组织义诊的管理，规范义诊行为，保障公民健康和合法权益，原卫生部 2001 年发出《关于组织义诊活动实行备案管理的通知》（卫医发〔2001〕365 号）。明确规定义诊备案和义诊管理实行属地化管理，各区卫生计生行政部门负责对辖区内义诊活动的备案、审查、监督和管理。义诊组织单位原则上应组织本地区的医务人员在本地区范围内举行义诊，在开展义诊活动前 15 日到义诊所在地县级以上卫生行政部门备案；需跨县（区）、市（地、州）或省（自治区、直辖市）组织义诊时，组织单位应在开展义诊活动前 15~30 日分别向其所在地和义诊所在地相应的县（区）、市（地、州）、省（自治区、直辖市）卫生行政部门备案。参加义诊的机构必须是经县级以上卫生行政部门核发《医疗机构执业许可证》的医疗机构或批准设置的预防、保健机构。参加义诊进行医疗、预防、保健咨询活动的人员必须具有医学专业技术职务任职资格，并经县级以上卫生行政部门执业注册的医务人员。组织非医疗、预防、保健机构或非医务人员参加义诊的视为非法行医，卫生行政部门可依照《执业医师法》《医疗机构管理条例》等有关法律法规对组织单位予以严肃处理；情节严重的，依法追究刑事责任。

八、医学证明制度及管理

（一）医学证明的定义

医学证明是包括疾病诊断、治疗、出生、死亡等的证明文件，是重要的法律依据。

（二）医学证明的相关法律法规

《医疗机构管理条例》第三十二条规定："未经医师（士）亲自诊查病人，医疗机构不得出具疾病诊断书、健康证明书或者死亡证明书等证明文件；未经医师（士）、助产人员亲自接产，医疗机构不得出具出生证明书或者死产报告书。"

《出生医学证明》是由原国家卫生与计划生育委员会统一印制，以省、自治区、直辖市为单位统一编号的医学证明。原国家卫生与计划生育委员会主管全国《出生医学证明》工作，委托各级卫生行政部门负责辖区内《出生医学证明》的具体事务管理工作。国家从1996年1月1日开始使用《出生医学证明》；2005年7月1日正式在全国范围内启用新版；自2014年1月1日起，我国启用第五版《出生医学证明》，旧版停止签发，但仍可使用。根据2013年12月27日原国家卫生计生委、公安部联合印发的《关于启用和规范管理新版〈出生医学证明〉的通知》，在具有助产技术服务资质的医疗保健机构内出生的新生儿，由该机构负责签发；在途中急产分娩并经具有助产技术服务资质的医疗保健机构处理的新生儿，由该机构负责签发；具有《家庭接生员技术合格证书》的人员接生的新生儿，由新生儿出生地县（区）级卫生计生行政部门指定机构负责签发；其他情形由新生儿出生地县（区）级卫生计生行政部门指定机构负责签发。

人口死亡医学证明和信息登记是研究人口死亡水平、死亡原因及变化规律和进行人口管理的一项基础性工作，也是制订社会经济发展规划、评价居民健康水平、优化卫生资源配置的重要依据。公安部、民政部、原卫生部1992年联合印发的《关于使用出生、死亡医学证明书和加强死因统计工作的通知》，对于规范人口死亡医学管理发挥了重要作用。随着社会经济和信息技术的发展，该文件部分内容已难以满足当前工作的需要，主要体现在：一是该文件仅要求具备条件的地区开展工作，尚未建立国家人口死亡信息库；二是对在家死亡的《死亡医学证明书》签发与报告要求较粗，存在死亡漏报现象；三是部门间信息共享与协作机制等有待完善。针对出现的新情况、新问题，原国家卫生计生委会同公安部、民政部对该文件进行修订，形成了《关于进一步规范人口死亡医学证明和信息登记管理工作的通知》。文件规定自2014年1月1日起，各地医疗卫生机构使用全国统一制定的新版《居民死亡医学证明（推断）书》（简称《死亡证》），同时要求原卫生计生部门建立正常死亡人口信息库，医疗卫生机构在签发证书15日内网络报告死亡信息。原国家卫生计生委、公安、民政部门建立人口死亡信息共享机制，开展信息校核工作，加强统计分析，确保数据质量。

九、医疗事故预防及报备

（一）医疗事故的定义

医疗事故是指医疗机构及其医务人员在医疗活动中，违反医疗卫生管理法律、行政法规、部门规章和诊疗护理规范、常规，过失造成患者人身损害的事故。主体是医疗机构及其医务人员，行为的违法是构成医疗事故的必备要素，医疗违法行为造成患者人身损害，而后果的造成是过失不是主观故意，过失行为与后果之间存在因果关系。

（二）医疗事故的预防与报告

由于医疗行为的高科技性、高风险性特征，做好医疗事故的预防十分重要，医疗机构及其医务人员首先要严格遵守国家法律法规，遵守相关卫生管理法律法规，遵守有关诊疗护理常规，这是医务人员的道德、义务和法律责任所决定的。一是自觉依法执业。由于医疗活动的复杂性和医疗行为的特殊性，决定了医疗行为所涉及的法律责任非常广泛。目前用以调整医患关系的法律有《执业医师法》《中华人民共和国民法通则》《医疗事故处理条例》《医疗机构管理条例》《中华人民共和国合同法》《中华人民共和国消费者权益保护法》等，都明确规定了医务人员在有关医疗活动中的责任。二是加强教育与监管。医疗机构应当对其医务人员进行医疗卫生管理法律、行政法规、部门规章和诊疗护理规范、常规的培训和医疗服务职业道德教育。应当设置医疗服务质量监控部门或者配备专（兼）职人员，具体负责监督本医疗机构医务人员的医疗服务工作，检查医务人员执业情况，接受患者对医疗服务的投诉，向其提供咨询服务。三是制订预案、完善制度。医疗机构应当制订防范、处理医疗事故的预案，预防医疗事故的发生，减轻医疗事故的损害。预案措施应包括报告制度、死亡病历讨论制度、病历封存和启封制度等。医务人员在医疗活动中发生或者发现医疗事故、可能引起医疗事故的医疗过失行为或者发生医疗事故争议的，应当立即向所在科室负责人报告，科室负责人应当及时向本医疗机构负责医疗服务质量监控的部门或者专（兼）职人员报告；负责医疗服务质量监控的部门或者专（兼）职人员接到报告后，应当立即进行调查、核实，将有关情况如实向本医疗机构的负责人报告，并向患者通报、解释。已发生医疗事故的，医疗机构应当按照规定向所在地卫生行政部门报告。发生重大医疗过失行为的，医疗机构应当在 12 小时内向所在地卫生行政部门报告。

十、医疗服务项目和价格管理

（一）医疗收费的属性

医疗收费的性质由医院服务的公共产品属性和公益性决定，而非完全放开由市场竞争决定，因此我国医疗服务价格实行政府指导价和市场调节价相结合的政策。加强医院医疗价格管理，完善价格监督机制，严格执行国家价格法规，加强医院收费管理是医院经济管理的一个重要组成部分。

（二）医疗服务价格管理基本政策

1. 取消政府定价，实行政府指导价和市场调节价

根据卫生事业发展的现状和总结过去医疗价格的管理经验，新的政策调整了医疗服务价格管理形式，按照国家宏观调控与市场调节相结合的原则，充分发挥市场竞争机制的作用，对非营利性医疗机构提供的医疗服务实行政府指导价，医疗机构按照价格主管部门指定的基准价并在其浮动范围内确定本单位的实际医疗服务价格。对营利性医疗机构提供的医疗服务实行市场调节价，医疗机构根据实际服务成本和市场供求情况自主制定价格。

2. 医疗服务价格管理权限下放

发展改革委会同原卫生部制定国家医疗服务价格的方针政策、作价原则，规范医疗服务价格项目名称和服务内容，制定医疗服务成本测算办法。省级价格主管部门会同同级卫生行政部门可只制定和调整主要医疗服务的指导价，其他医疗服务的指导价由地、市级价格主管部门会同卫生行政部门制定和调整。

3. 全国实行统一的医疗服务价格项目名称和服务内容

进一步规范医疗服务价格项目是促进价格管理体系改革的重要措施，在全国统一的医疗

服务价格项目之外，新增项目要由省级价格主管部门会同同级卫生行政部门审定后试行，并报发展改革委和原国家卫生计生委备案。发展改革委和原国家卫生计生委定期审核新增项目，确定统一规范的医疗服务项目名称和服务内容。

（三）医院价格管理措施

1. 加强医疗服务价格管理意识，落实岗位责任制

医院在建立健全医疗服务价格管理责任制度基础上，设立专职和兼职物价管理员，实行物价管理办公室、各临床科室、门诊、专职物价员、兼职物价员的物价管理网络。

2. 增强医疗服务收费透明度

完善价格公示和查询制度。医院要根据发展改革委、原国家卫生计生委、国家中医药管理局颁发的《医疗机构实行价格公示的规定》的要求严格落实医疗收费及药品价格公示和查询制度，做到诚信、守法管理。通过软件和硬件投入，应用计算机，克服人为因素对收费工作的影响；在门诊大厅安装触摸屏或显示屏，公布药品及医疗服务收费项目、名称、收费标准，设立物价投诉箱；在收据上为患者提供诊疗项目和药品收费明细清单；为住院患者提供住院费用查询系统，患者住院期间费用随时可查；为出院患者提供住院费用清单，使其对住院期间费用支出情况一目了然。

3. 建立内外部监督管理机制

医院要与全院所有临床科室负责人签订《医疗服务收费管理承诺书》，加强全院各科室负责人医药价格服务收费的管理意识及责任心，强化医院审计部门在物价收费管理中的监督作用。建立社会义务监督员对医院收费情况明察暗访的反馈及患者投诉的有关事例，接受行业管理监督部门的检查，促进医院物价工作及时改进、完善和提高。

十一、放射防护及安全管理

（一）放射防护的定义

放射防护是指为避免或减弱放射性物质及其辐射伤害人体而采取的措施。

（二）放射防护管理相关法律法规

我国的放射卫生防护工作起始于 20 世纪 50 年代，1960 年国务院颁布第一部放射卫生防护法规《放射性工作卫生防护暂行规定》。50 多年来，国家行政机关、卫生行政部门先后制定《中华人民共和国安全生产法》《中华人民共和国放射性污染防治法》《中华人民共和国职业病防治法》《放射性同位素与射线装置安全和防护条例》《放射性同位素与射线装置安全许可管理办法》《放射防护器材与含放射性产品卫生管理办法》《放射工作人员职业健康管理办法》《放射事故管理规定》，以及《放射卫生防护基本标准》（GB 4792—1984）等一系列卫生防护标准。在保证国家放射卫生工作方针、政策的贯彻执行及法规、标准的实施，控制辐射危害，预防放射事故，保障放射工作人员和公众的健康与安全方面做出了重要的贡献。

（三）放射性同位素与射线装置安全和防护管理

1. 分类管理

根据《放射性同位素与射线装置安全和防护条例》，国家对放射源和射线装置实行分类管理。根据放射源、射线装置对人体健康和环境的潜在危害程度，从高到低将放射源分为Ⅰ类、Ⅱ类、Ⅲ类、Ⅳ类、Ⅴ类，具体分类办法由国务院环境保护主管部门制定；将射线装置分为Ⅰ类、Ⅱ类、Ⅲ类，具体分类办法由国务院环境保护主管部门与国务院卫生主管部门制定。

2. 许可和备案

生产、销售、使用放射性同位素和射线装置的单位申请领取许可证，应当具备下列条件：①有与所从事的生产、销售、使用活动规模相适应的，具备相应专业知识和防护知识及健康条件的专业技术人员；②有符合国家环境保护标准、职业卫生标准和安全防护要求的场所、设施和设备；③有专门的安全和防护管理机构或者专职、兼职安全和防护管理人员，并配备必要的防护用品和监测仪器；④有健全的安全和防护管理规章制度、辐射事故应急措施；⑤产生放射性废气、废液、固体废物的，具有确保放射性废气、废液、固体废物达标排放的处理能力或者可行的处理方案。

3. 安全和防护

《放射性同位素与射线装置安全和防护条例》第二十七条明确规定，生产、销售、使用放射性同位素和射线装置的单位，应当对本单位的放射性同位素、射线装置的安全和防护工作负责，并依法对其造成的放射性危害承担责任。除此以外，应当对直接从事生产、销售、使用活动的工作人员进行安全和防护知识教育培训，并进行考核；考核不合格的，不得上岗。放射性同位素应当单独存放，不得与易燃、易爆、腐蚀性物品等一起存放，并指定专人负责保管。贮存、领取、使用、归还放射性同位素时，应当进行登记、检查，做到账物相符。对放射性同位素贮存场所应当采取防火、防水、防盗、防丢失、防破坏、防射线泄漏的安全措施。使用放射性同位素和射线装置进行放射诊疗的医疗卫生机构，应当依据国务院卫生主管部门有关规定和国家标准，制定与本单位从事的诊疗项目相适应的质量保证方案，遵守质量保证监测规范，按照医疗照射正当化和辐射防护最优化的原则，避免一切不必要的照射，并事先告知患者和受检者辐射对健康的潜在影响。

4. 辐射事故应急处理

生产、销售、使用放射性同位素和射线装置的单位，应当根据可能发生的辐射事故的风险，制定本单位的应急方案，做好应急准备。发生辐射事故时，生产、销售、使用放射性同位素和射线装置的单位应当立即启动本单位的应急方案，采取应急措施，并立即向当地环境保护主管部门、公安部门、卫生主管部门报告。

5. 监督检查

县级以上人民政府环境保护主管部门和其他有关部门应当按照各自职责对生产、销售、使用放射性同位素和射线装置的单位进行监督检查。被检查单位应当予以配合，如实反映情况，提供必要的资料，不得拒绝和阻碍。

十二、突发公共卫生事件报告与管理

（一）突发公共卫生事件的定义

突发公共卫生事件，是指突然发生，造成或者可能造成社会公众健康严重损害的重大传染病疫情、群体性不明原因疾病、重大食物和职业中毒及其他严重影响公众健康的事件。

（二）医院突发公共卫生事件管理

"非典"疫情暴发以来，建立反应灵敏、运转高效的突发公共卫生事件应急机制就成为国家着力强调的工作重点之一。2003 年 5 月，国务院颁发《突发公共卫生事件应急条例》，明确突发事件应急工作应当遵循预防为主、常备不懈的方针，贯彻统一领导、分级负责、反应及时、措施果断、依靠科学、加强合作的原则。

1. 预防与应急准备

各级医院按照《突发公共卫生事件应急条例》第十一条，制定各自的预防与应急预案。根据《突发公共卫生事件应急条例》要求，突发事件应急预案应当包括 7 个方面的内容：①突发事件应急处理指挥部的组成和相关部门的职责；②突发事件的监测与预警；③突发事件信息的收集、分析、报告、通报制度；④突发事件应急处理技术和监测机构及其任务；⑤突发事件的分级和应急处理工作方案；⑥突发事件预防、现场控制，应急设施、设备、救治药品和医疗器械及其他物资和技术的储备与调度；⑦突发事件应急处理专业队伍的建设和培训。

2. 报告与信息发布

国务院卫生行政主管部门建立重大、紧急疫情信息报告系统，严格限定了突发事件应急报告的时间，规定报告时限全部为 1~2 小时。按照条例规定，有下列情形之一的，省、自治区、直辖市人民政府应当在接到报告 1 小时内，向国务院卫生行政主管部门报告：发生或者可能发生传染病暴发、流行的；发生或者发现不明原因的群体性疾病的；发生传染病菌种、毒种丢失的；发生或者可能发生重大食物和职业中毒事件的。国务院卫生行政主管部门对可能造成重大社会影响的突发事件，应当立即向国务院报告。

《突发公共卫生事件应急条例》还确立了各级政府之间、上下级卫生部门之间多渠道的、快捷的、纵横协调的信息报告制度：突发公共卫生事件后，监测机构、医疗卫生机构和有关单位应当在 2 小时内向所在地县级政府卫生行政主管部门报告；接到报告的卫生部门应当在 2 小时内向本级政府报告，并同时向上级政府卫生部门和国务院卫生行政主管部门报告。接到报告的地方政府、卫生行政主管部门依照《突发公共卫生事件应急条例》规定报告的同时，应当立即组织力量对报告事项调查核实、确证，采取必要的控制措施，并及时报告调查情况。

3. 法律责任

任何单位和个人对突发事件，不得隐瞒、缓报、谎报或者授意他人隐瞒、缓报、谎报。县级以上地方政府及其卫生行政主管部门未按照条例的规定履行报告职责，对突发公共卫生事件隐瞒、缓报、谎报或者授意他人隐瞒、缓报、谎报的，对政府主要领导人及其卫生行政主管部门主要负责人，依法给予降级或者撤职的行政处分；造成传染病传播、流行或者对社会公众健康造成其他严重危害后果的，依法给予开除的行政处分；构成犯罪的，依法追究刑事责任。

4. 医疗机构应急处理

医疗卫生机构应当对因突发事件致病的人员提供医疗救护和现场救援，对就诊患者必须接诊治疗，并书写详细、完整的病历记录；对需要转送的患者，应当按照规定将患者及其病历记录的复印件转送至接诊的或者指定的医疗机构。医疗卫生机构内应当采取卫生防护措施，防止交叉感染和污染。医疗卫生机构应当对传染病患者密切接触者采取医学观察措施，传染病患者密切接触者应当予以配合。医疗机构收治传染病患者、疑似传染病患者，应当依法报告所在地的疾病预防控制机构。接到报告的疾病预防控制机构应当立即对可能受到危害的人员进行调查，根据需要采取必要的控制措施。

十三、现场评价主要内容与评价要点

（一）评价内容

医疗机构根据医疗执业许可范围向社会提供医疗服务情况、在院执业人员执业资格及执业登记手续、医疗技术的临床应用及管理、大型医用设备配置与使用管理、医疗服务宣传、义诊活动组织情况、医学证明制度及管理、医疗事故预防及报备、医疗服务项目和价格管理、放射防护及安全管理、在遇重大突发公共卫生事件时履行报告与管理、近3年内不良执业行为积分情况等内容。

（二）检查与评价要点

（1）《医疗机构执业许可证》核准的诊疗科目与实际情况相符；无擅自改变医疗机构地点、床位、名称、类别。医院无转让、出租《医疗机构执业许可证》；无对外出租、承包科室和仪器设备等情况。无逾期未校验，仍从事诊疗活动的情况。

（2）全院专业技术人员的资格、执业证书及聘用外来卫生技术人员的手续文书完备。

（3）根据《医疗技术临床应用管理办法》和《限制临床应用的医疗技术（2015版）》要求，医疗机构无未经卫生行政部门核准或备案擅自开展第二类和第三类医疗技术的临床应用情况。

（4）根据《大型医用设备配置与使用管理办法》，医疗机构整套单价在500万元人民币以上的医用设备要有《大型医用设备备配置许可证》或《大型医用设备临时配置许可证》，大型医用设备上岗人员（包括医生、操作人员、工程技术人员等）接受岗位培训，取得相应的上岗资质。

（5）根据《医疗广告管理办法》《互联网医疗保健信息服务管理办法》等法规要求，在户外、媒体、网络上发布成品样件医疗广告，依规取得《医疗广告审查证明》。

（6）根据原卫生部《关于组织义诊活动实行备案管理的通知》（卫医发〔2001〕365号）要求，向县级以上卫生行政部门申请备案并获批准后，组织各类义诊（含大型会诊、普查）活动。

（7）根据《医疗机构管理条例》等法规要求，未经医师（士）亲自诊查患者，医疗机构不得出具疾病诊断书、健康证明书或者死亡证明书等证明文件；未经医师（士）、助产人员亲自接产，医疗机构不得出具出生证明书或者死产报告书。

（8）根据《医疗事故处理条例》，医院有预防医疗事故的措施及处置要求，发生医疗事故的，医疗机构按照规定向所在地卫生行政部门报告。

（9）依据物价、卫生、医保等有关部门关于医疗服务项目收费要求，医疗机构应将医疗服务项目和价格标准进行备案并公示，非营利性医疗机构的医疗服务项目和价格标准严格执行属地《医疗服务价格项目规范》。

（10）依据物价、卫生、医保等有关部门关于医疗服务项目收费要求，医疗机构应将医疗服务项目和价格标准进行备案并公示，非营利性医疗机构的医疗服务项目和价格标准严格执行属地《医疗服务价格项目规范》。

（11）依据《放射卫生防护基本标准》及有关要求，有放射防护安全管理制度及应急管理办法；放射源管理安全可靠，无放射源泄漏；有专职或兼职人员负责放射防护工作，按有关规定上报防护监测数据或资料，接受属地放射卫生防护部门的监督与指导。

（12）建立遇重大传染病、群体性不明原因疾病及因自然灾害、事故灾难或社会安全等事件引起的突发公共卫生事件报告制度；上述报告登记本健全，履行报告义务记录翔实。

（13）核查医院近3年内不良执业行为积分情况。

第二节　依法执业与诚信自律

加强医疗机构内部管理，规范医疗执业行为，贯彻落实《执业医师法》《医疗机构管理条例》《医疗广告管理办法》等法律法规和标准要求，保障医疗质量和医疗安全，必须规范医疗机构执业行为，医疗机构要按照《医疗机构执业许可证》核准的内容开展诊疗活动，使用具有合法资质的医务人员依法开展诊疗活动，与医院的诚信自律有机地结合起来，规范医院的运营、诊疗活动和医务人员的执业活动，做到依法执业，诚信自律。

一、医院管理制度

（一）医院制度的定义

医院制度是在组织管理过程中借以约束全体员工行为、确定办事方法、规定工作程序的各种章程、条例、守则、规程、程序、标准、办法等的总称。作为一个复杂庞大的规范体系，医院制度由种类不同、数量不同、功能不同的规章、制度构成。

（二）医院制度的内涵

医院制度可以从广义和狭义两个层面予以分析说明。

1.广义的医院制度

指在医院组织管理过程中具有稳定性和约束力的体系化的标准和规程，如组织结构、计划和控制规范。其中许多内容涉及卫生法律、法规。

（1）国家法律：由全国人大及其常委会制定的有关卫生活动的行为规范，是我国现行法律体系中，法律效力仅次于宪法的法律形式。如《中华人民共和国执业医师法》《中华人民共和国传染病防治法》《中华人民共和国职业病防治法》等。

（2）行政法规：由国务院制定的有关国家卫生行政管理的法律规范性文件，其中包括卫生法规、法令、规则、条例等。如《医疗机构管理条例》《医疗事故处理条例》等。

（3）地方法规：由各省、自治区、直辖市人大及其委员会，结合本地实际情况而制定的医药卫生工作的规范性文件。

（4）规章：由原国家卫生计生委及相关部委根据宪法及卫生法律法规制定的有关卫生工作内容的规范性文件。如原国家卫生计生委制定的《医疗机构管理条例实施细则》《医院工作制度》《医院工作人员职责》《医院工作人员守则》等。

2.狭义的医院制度

指医院依据有关法律法规及上级文件精神，结合本单位实际情况制定，在医院内部用来约束和协调全体员工行为、规定活动程序和方法的制度规范。医院内部管理制度主要包括组织制度、人事制度、经济制度、管理制度、技术规范等，涉及权责利如何在医院各部门科室之间的分配，从而有效提高内部管理绩效。

（1）组织制度：主要是指医院的领导体制、机构编制、科室设置及其隶属关系和工作关系等相关制度，是规定医院基本框架及其运行规范的制度。

（2）人事制度：是以医院行政职务任免，工作人员设编定岗、聘用、退休、退职，优秀人才选拔任用，明确岗位职责，专业技术人员继续教育、培训、考核及专业技术职称的评审、晋升、聘任，绩效考核等为主要内容的相关规定、制度。

（3）经济制度：包括规定医院行为的药品价格制度、收费标准、财税制度、审计制度及政府对医院的经济补偿规定等。如《医疗收费标准》《医院财务管理制度》等。同时包括分配制度，分配制度是直接影响医院各项工作正常开展、关系到员工切身利益的重要制度之一。由于医院性质不一，其分配制度亦大有区别，非公立医院的分配制度自主性较大，其分配状况取决于医院市场运行状况。

（4）管理制度：管理制度是对医院管理各基本方面所做的规定。它是用来约束集体行为的规范，主要对集体的体系活动，而非针对个人的行为而制定的制度，体现在各部门、各专业和各层次间相互配合、协调等方面所做的规定。例如，病历书写、急危重症抢救、术前讨论、查房、会诊、疑难病例讨论、死亡病例讨论、不良事件报告制度等医疗护理制度；部门科室制度，如检验科、放射科、病理科、医务部等工作制度。

（5）技术规范：主要指医疗技术工作的程序、方法和治疗标准要求等方面所做的规定，是从事医疗活动的技术标准。大致可以分为以下两大类。

①各种疾病的诊疗、护理常规：主要是一些原则规定，如各种疾病的诊断要点、诊断标准、治疗处理原则等。

②各项技术操作常规和规程：主要包括医疗、护理、医技科室的各项技术操作的程序和方法。例如，一般诊疗技术常规，包括各种穿刺技术、插管技术、引流技术等；特殊诊疗技术常规，包括内窥镜、同位素、造影、超声检查等。

二、医院法人治理结构和授权管理履职

（一）法人的定义

法人是一种享有民事主体资格的组织，它和自然人一样，同属于民事主体的范围，而且是民事主体中的重要组成部分。《民法通则》第三十六条规定："法人是具有民事权利能力和民事行为能力，依法独立享有民事权利和承担民事义务的组织。"

（二）医院法人的特点

医院的法人实体，除具备基本的法人条件外，还必须满足医疗卫生行业的特殊要求。对此，国务院发布的《医疗机构管理条例》做了详细明确的规定。另外，《中共中央、国务院关于卫生改革与发展的决定》指出"我国卫生事业是政府实行一定福利政策的社会公益事业"，从而进一步明确了现阶段医院的性质，即我国医院是防病治病和保障人民健康的社会主义卫生事业单位，必须遵照党和国家的卫生工作方针、政策和政府法令，为人民健康服务，为社会主义现代化建设服务。

（三）医院法人的治理结构和授权管理

法人治理结构是现代医院管理制度的重要特征，建立法人治理结构，其核心是建立并完善决策、执行、监督相互分工、相互制衡的权力运行机制。非公立医院必须建立清晰的法人治理结构，对决策权、经营权、监督权有明确的授予对象和职责界定：经营权一般授予医院院长，决策权则应授予一个团队而非个人。团队的组成人员包括出资人、经营者和监督者。在建立团队的组织章程时要确保出资人的权益，如由出资人担任主任委员且具有一票否决权，同时也要限制出资人的比例，提升职业经理人比例，以确保决策的科学性。监督权的落实则是医院从松散式管理朝向紧密型管理转型的重要标志。

三、医院内部审计机制

（一）审计的定义

审计是指通过独立检查会计账目，监督财政，以保证财务收支真实、合法、有效的行为。

（二）医院内部审计工作的内涵

审计工作是一种评价活动，是对企业和单位进行审查与促进医院内部建设评价的服务体系。对于医院而言，内部审计的作用就是审计医院内部各项财务活动的收入与支出是否具有真实性、科学性、有效性及合法性。内部审计是相对于外部审计而言的，其对于医院的经营发展具有无可取代的重要作用。

（三）明确非公立医院在内部审计方面存在的问题

（1）思想上对于内部审计工作不理解、不了解及机构设置不完善的问题。

（2）审计工作者的总体素质难以适应现代化非公立医院对内部审计工作的实际需求，审计工作人员本身素质较低，难以履行审计职能。审计工作的开展可能形同虚设，不仅未能发挥作用，反而加重医院的管理成本。

（3）内审制度不完善，审计工作监督力度不够，缺乏独立性等。

（四）加强内部审计机构建立

1. 保证审计机构独立性

内部审计机构在很多非公立医院管理部门当中都已经设立，但有了机构不代表就能够很好地履行内部审计职能。内部审计机构由于是隶属于医院本身，在独立性方面存在许多不足，会受到医院领导、其他管理部门或人员的制约和影响，以至于不能很好地发挥其作用，所以不仅要加强内部审计机构的建立，还要加强内审部门的独立性和主动性。医院领导要加强内审部门权力下放，要给予内审机构足够的独立权利的行使，要在工作上加强对内审机构的重视与管理，对审计机构的工作要实行院长直接负责制，这样能够避免财务管理部门的干预，能够更好地实现内审作用。

2. 完善内审制度

有了内审机构还需要有相应的内审制度加以配合，在内审制度方面，要根据医院实际条件和情况制定相应的内审实施流程和准则、内审人员工作规范和岗位问责制度，要对内审部门的权利和义务进行更为详细地规定，减少其他部门的干预，让内审机构能够独立行使职权。

3. 提升内审工作人员总体素质

设立专职内审人员，加强内审人员队伍培养，注意人员总体素质的提升，加强对具有医学技术、工程技术、投资管理、金融知识、财会知识及现代计算机网络知识的复合人才的引进和培养。在人才管理方面，还要加强职业道德和专业素质的协调发展，提供与外界交流学习的机会，促使审计工作始终适应市场发展需要。

四、见习、实习人员带教管理

（一）医学教育的组成部分

医学是一门实践性很强的学科，医学教育具有社会性、实践性和服务性的特点。一般认为临床医学专业的教学由两个部分组成，即基础医学和临床医学。基础医学的教学主要在医学院校进行，临床医学的教学则在附属医院、教学医院内完成。对以培养合格的临床医师为目的的医学教育来说，临床教学是医学教育中必不可少的组成部分，是一个重要的阶段。这个阶段包括临床课程、见习和实习，整个教学过程必须在医院内进行，学生主要在医院获取临床知识与技能。

（二）医院教学工作的组织框架

根据国家教育委员会、原卫生部、国家中医药管理局颁发的《普通高等医学院校临床教学基地管理暂行规定》（1992 年），临床教学基地分为附属医院、教学医院和实习医院 3 种类型。高等医学院校的实习医院是学生临床见习、临床实习、毕业生实习和接受医药卫生国情教育的重要基地。实习医院是经学校与医院决定，与高等医学院校建立稳定教学协作关系的地方、部门、部门所属的医院，承担高等医学院校的部分学生临床见习、临床实习和毕业生实习任务。实习医院由学校分别向学校主管部门和医院主管部门备案。

（三）实习医院应具备的基本条件

（1）综合性实习医院一般应内外妇儿各科设备齐全，并有能适应各种实习需要的医技科室。专科性实习医院要具备适应学生实习所必需的床位、设备和相应的医技科室。

（2）有一支适应教学需要的较强的卫生技术队伍，能满足直接指导毕业实习生的住院医师以上人员配置要求。

（3）有健全的实习、带教管理制度，对带教老师的资格认定、职责等有明确的要求；依据《医疗机构管理条例》《医疗机构管理条例实施细则》，制定临床见习、临床实习和毕业生实习的行为规范、日常管理制度规范，明确临床见习生、实习生不能独立开展诊疗活动。

（4）具备必要的图书资料、食宿等教学和生活条件。

（四）医院教学的形式与要求

1.临床示教

临床示教是教学工作的一个重要环节，是医学生从课堂进病房的第一堂课。临床示教中，医学生第一次穿上白大衣、第一次进入病房或门诊、第一次接触患者，会对临床工作产生新鲜和好奇感。带教老师应抓住时机及时培养和引导，因此带（示）教教师知识水平、带教能力、医德医风尤为重要，这将对医学生今后的行医生涯产生很大影响。

（1）示教内容的安排：示教内容的安排要根据教学大纲的要求并结合医院的教学条件。内容编排上要与授课内容相辅相成，有利于理论知识的巩固和加强。

（2）病例的选择：根据教学内容选择典型病例，示教前要与患者进行沟通，取得患者的同意和配合。

（3）临床带教老师的安排：医德、临床思维和基本功构成了临床带教的三大要素。带教老师正确的言传身教是保证整个医学教育成功一个不可忽视的环节。

2. 临床见习

临床见习是临床实习的前奏，作为临床示教与毕业实习之间一个临床实践的过渡阶段。通过这一阶段的教学，使学生初步熟悉内外科实习医师的工作内容、工作方法和工作职责。熟悉医院的规章制度和医务人员的道德规范，为临床实习打好基础。

（1）见习的内容及要求：根据实习大纲，一般需掌握病史询问及体格检查方法；学会常用检查项目、病史、病情变化的分析；掌握医疗护理技术，如测量体温、测量血压、肌内注射等；学会书写基本的医疗文件，如完整病史、病程记录等；见习常见的诊疗技术，如骨髓穿刺、腰穿、伤口换药、拆线等；掌握消毒隔离等方法。

见习生在见习期间，要遵守医院的规章制度，在老师的带教下开展实习操作，不能独立开展诊疗活动；遵守医师道德规范，完成见习计划规定的内容，并接受带教老师的考核和评分。

（2）临床见习带教老师的安排：指定一名高年资住院医师负责具体的教学计划，病区内各级医务人员共同承担完成教学带教工作。

3. 临床实习

医学生的临床实习阶段是理论应用于实践并在实践中提升、全面训练临床能力的关键时期。实习教学质量对学生毕业后能否成为一名合格的临床医师及对其下一期能否接受更高、更深、更新的知识或技能均产生直接及潜在的影响。

（1）目的要求：毕业实习是医学教育过程中一个重要的学习阶段，要求学生完成各个学科的轮回实习，紧紧围绕临床实践能力这一目标，从复杂而广泛的临床工作中认定哪些是最常用、最基本、最具代表性的临床基本能力，巩固和掌握医学基础理论，掌握基本诊疗技术，培养良好的临床思维及独立工作能力。

（2）组织实施：①由医院分管教学的副院长领导，教学管理部门根据医学院校临床医学专业的教学计划及医院的教学条件，安排毕业实习。②由负责教学部门、分管学生工作的老师及病房的带教医师共同负责学生毕业实习期的实践工作和医德医风教育，制订结合实际工作的政治思想教育计划。③临床各教研室具体实施实习计划。带教老师按照医院规章制度要求，开展学生带教工作，过程实施监督考核，严禁出现实习生独立开展诊疗活动的现象。

五、医疗技术岗位管理

（一）医疗技术临床应用能力审核

对医务人员开展第一类医疗技术临床应用的能力技术审核，由医疗机构自行组织实施，也可以由省级卫生行政部门规定。第二类医疗技术和第三类医疗技术临床应用前实行第三方技术审核制度，其中省级卫生行政部门指定或者组建的技术审核机构负责第二类医疗技术临床应用能力技术审核工作。属于第三类的医疗技术首次应用于临床前，必须经过原国家卫生计生委组织的安全性、有效性临床试验研究、论证、伦理审查与准入许可批准，方可开展。

（二）医疗技术临床应用管理

医疗机构应当有专门的部门负责医疗技术临床应用管理和第一类医疗技术临床应用能力技术审核工作。医疗机构应当建立医疗技术分级管理制度和保障医疗技术临床应用质量、安全的规章制度，建立医疗技术档案，对医疗技术定期进行安全性、有效性和合理应用情况的评估。医疗机构应当对具有不同专业技术职务任职资格的医师开展不同级别的手术进行限定，并对其专业能力进行审核后授予相应的手术权限。为切实执行《医疗技术临床应用管理办法》相关规定，医疗机构应定期组织临床技术应用管理相关培训，尤其注意医师岗前培训。

六、现场评价的主要内容与要点

（一）评价内容

医院管理制度、医院法人治理结构和授权管理履职情况、医院内部审计机制、实习人员带教管理、见习人员临床工作管理、技术岗位人员培训和上岗管理等内容。

（二）检查与评价要点

（1）按照原卫生部颁发的《全国医院工作制度及各类人员职责》等管理制度要求，有完善的运行机制、管理机制、人事管理制度等，使医院能够提高运行效率，增加活力，提高治理能力。

（2）医院法人治理结构清晰，有授权管理制度，授权管理人员认真履行职责。

（3）医院内部审计制度和审计人员岗位职责健全。医院内部有明确的审计组织成员、实施流程，审计效果较好。

（4）有严格的实习人员管理和带教制度。有带教人员职责和资格论证备案。

（5）病历、处方无实习人员独立完成情况。科室排班表中，无实习人员独立值班情况。

（6）有相关科室岗位培训记录。有关技术岗位人员均持有上岗证。

第三节　医疗技术的规范化管理

医疗技术作为医疗机构的主要构成要素之一，在促进医学科学发展和维护人类健康方面发挥着越来越重要的作用。医疗技术是把"双刃剑"，如果规范合理应用医疗技术则会消除疾病、延长生命，有效地维护和促进健康；反之，则会造成人、财、物的大量损失，危害生命安全，带来伦理、社会等方面不可估量的负面影响。因此，不断加强医疗技术管理，提高医疗质量，保证医疗安全是每一所医疗机构必须面对的课题。

一、医疗技术的定义

医疗技术，是指医疗机构及其医务人员以诊断和治疗疾病为目的，对疾病作出判断和消除疾病、缓解病情、减轻痛苦、改善功能、延长生命、帮助患者恢复健康而采取的诊断、治疗措施。2009 年原卫生部医政司颁发《医疗技术临床应用管理办法》，要求医疗机构开展医疗技术临床应用应当遵守该办法。

二、医疗技术的监管历史

20 世纪 90 年代，我国在医疗卫生行业方面建立了准入管理制度。对"医疗机构准入"的管理制度有《医疗机构管理条例》（1994 年）；对"人员准入"的管理制度有《中华人民共和国执业医师法》（1998 年）、《中华人民共和国护士管理办法》（1994 年）。而对"医疗技术准入"只有《人类辅助生殖技术管理办法》（2001 年）、《人体器官移植条例》（2007 年）等几部针对专项技术的特别规定，并没有系统性的规定。直到 2006 年，原卫生部制定了《特殊医疗技术临床应用管理办法（征求意见稿）》，后又于 2007 年 7 月发布了《医疗技术临床应用管理办法（征求意见稿）》征求意见，经过修改，2009 年出台了《医疗技术临床应用管理办法》，建立了分类分级管理制度。目前，我国医疗技术监管还处于起步阶段，虽初步建立了医疗技术监管法律体系，但只有规范医疗技术临床应用的《医疗技术临床应用管理办法》，没有规范医疗新技术临床试验阶段的法律法规。2015年7月，原国家卫生计生委发布了《关于取消第三类医疗技术临床应用准入审批有关工作的通知》，取消第三类医疗技术临床应用准入审批后，医疗机构对本机构医疗技术临床应用和管理承担主体责任。因此，在目前的政策形势下，医疗机构对于医疗技术的临床应用管理承担了更大的责任。

三、现行医疗技术的管理模式及存在问题

（一）现行医疗技术的管理模式

1. 分类管理

国家建立医疗技术临床应用准入和管理制度，对医疗技术实行分类、分级管理。医疗技术分为三类：第一类医疗技术是指安全性、有效性确切，医疗机构通过常规管理在临床应用中能确保其安全性、有效性的技术。第二类医疗技术是指安全性、有效性确切，涉及一定伦理问题或者风险较高，卫生行政部门应当加以控制管理的医疗技术。第三类医疗技术是指具有下列情形之一，需要卫生行政部门加以严格控制管理的医疗技术：①涉及重大伦理问题；②高风险；③安全性、有效性尚需经规范的临床试验研究进一步验证；④需要使用稀缺资源；⑤原国家卫生计生委规定的其他需要特殊管理的医疗技术。

2. 分级制订医疗技术目录

第一类医疗技术的临床应用由医疗机构根据功能、任务、技术能力实施严格管理，确定技术目录。对医务人员开展第一类医疗技术临床应用的能力技术审核也由医疗机构自行组织实施。

第二、第三类医疗技术由省级卫生行政部门负责临床应用的管理，各省、市都已公布第二、第三类医疗技术目录，并报原卫生计生委备案。

3. 备案制管理

医疗机构开展第二、第三类医疗技术，通过卫生行政部门的技术审核并办理诊疗科目的登记，方可开展相应的医疗技术。未在医疗机构诊疗科目中登记，擅自开展的医疗技术，按照《医疗机构管理条例》的规定，给予相应处罚。

4. 准入制管理

医疗机构应建立医疗技术准入管理制度，准入管理内容包括人员资质的审核、科室资质和条件的评估、对技术本身的评价。

（1）人员资质的审核：医疗技术的负责人应是注册在本医疗机构的执业医师，项目的应用执业范围属于个人执业范围，不能跨专业和擅自开展本专业以外的其他项目。

（2）科室资质和条件的评估：科室开展医疗技术必须有相应的技术设备和保障设备做支撑，临时购置支撑设备往往难以满足临床技术创新要求，因为医疗技术的应用需要一个积累的过程。

（3）对技术本身的评价：①科学性：立项的科学依据是否充分，包括项目的理论基础和实施路径；②先进性：先进性是个相对的概念，指是否在相应的时间和地域内代表了该学科的先进水平，并能带动医疗机构相关学科的发展；③安全性：项目的实施不能给患者造成身体、心理及精神损伤，更不能危及生命，且并发症应在控制范围以内；④实用性：新技术与特色疗法主要是解决患者的实际需求，满足医疗服务需求，并能进行推广应用。

5.备案后的管理

（1）建立项目运行监管机制：获准立项的医疗技术在实施前应制定完善的诊疗规范和风险处置预案。获准开展的项目在实施过程中必须符合相关操作规范，如遇到有重大调整或不可抗力因素不能按计划实施，必须及时向医务部门提交书面报告，申请调整或终止该项目。项目实施过程中出现的不良反应，须及时上报医务部门进行备案，按相关程序积极处理。

（2）建立定期审查汇报制度：项目负责人每季度以书面形式向医务部门汇报项目的实施和进展情况。医务部门协助解决项目实施过程中存在的问题，并定期检查各项目的实施进展情况，组织专家对项目执行情况进行年度审核和评价，督促和保障项目按计划进行。

（3）建立项目经费专项管理制度：医疗机构根据项目开展的难易程度，对重点项目确定资助额度，分年度下发，并根据考核结果实施动态调节管理。项目经费实行专款专用、经费预算和审批制度，严格审核预算外开支，确保项目经费使用科学合理，保证项目顺利进行。

（4）建立评审评奖制度：项目实施完成后，负责人向医务部门提交项目评审申请书，申请书包括项目的完成情况、经济效益等内容。医务部门组织专家进行评审，根据专家的评审意见，决定是否转入临床常规技术，对于完成效果好的项目给予奖励。

（二）现行医疗技术管理存在的问题

（1）对医疗新技术的监管缺位。新技术主要指医院引进或自主研发的、在国内首次应用于临床的诊断和治疗技术。我国对新药、新器械都有明确的监管，但对医疗技术缺乏监管。

（2）医疗机构技术管理部门自律性差，监督管理不到位，技术操作方案及管理制度不健全。

（3）一类医疗技术无统一标准及管理流程，各医疗技术人员往往出于自身的"技术冲动"

和"利益冲动"而开展，但对是否应该应用此技术及应用何种技术更适合于个体缺乏思考，应加强监管。

（4）备案后的第二、第三类技术缺乏有效追踪管理。第二、第三类医疗技术备案后2年内需每年向卫生行政部门报告临床应用情况，但难以保证监管的有效性。医疗技术开展的真实情况只能通过查阅病历才能得到有效监管。

四、医疗机构加强医疗技术管理的对策探讨

（1）加强医务人员思想教育，树立依法依规管理的意识，强化思想教育，明确主体责任，提高重视程度。

（2）建立符合医疗机构自身实际的医疗技术临床应用管理模式，在《医疗技术临床应用管理办法》的指导下，建立专门的管理体系，明确管理部门，建立专家组，对人员和技术进行动态准入授权和考核，将新技术也一并纳入管理，制定技术管理方案，建立人员准入和退出机制，加强日常监管，将监管内容作为考核和管理的依据。

（3）编制本机构医疗技术目录，建立技术管理档案，并与人员建立对应关系。

（4）实施高风险诊疗技术动态授权管理。

（5）多种途径加强医疗技术的监管，管理部门检查、专家督查、上级卫生行政部门检查、学科评审评价、患者投诉或纠纷处理等多途径发现问题，记录至管理档案中，与年终技术评价、人员准入与退出建立关联机制。

（6）充分利用信息化手段，服务于医疗技术的管理，例如，建立电子化医师技术档案，利用信息系统监管医师资质，做到事前监管、备案后追踪管理。

五、学科带头人及技术梯队的建设

医疗机构学科带头人既是本专业的组织者，又常担任科室的行政领导，具有双重身份。学科带头人队伍是医疗机构人才队伍的中坚力量，是医疗机构综合实力的象征，也是竞争力的核心。

（一）加强重点学科建设

医疗机构根据自身实际情况，确定重点学科，并打造学科带头人及技术梯队。学科带头人不但有较高的学术水平，掌握核心的医疗技术，并具有一定的技术优势，还应具有综合性的知识结构及出色的组织管理能力。技术梯队的配备，应注意年龄结构的合理性，建立起一支

以中青年为主、掌握一定新技术与特色疗法的技术梯队。

（二）加强队伍建设，重点培养技术梯队

培养造就一代年轻的技术梯队，是医疗机构发展的当务之急。让更多的优秀年轻医师参与到新技术的实施中，提高自身医疗水平。一方面，为中青年骨干攻读硕士、博士学位提供有利条件；另一方面，密切观察中青年骨干在医疗技术临床应用中存在的缺陷，并及时纠正。医疗机构应尽快制订切实可行的遴选计划，采取特殊的政策和措施，使优秀的青年医疗骨干脱颖而出。此外，医疗机构应加大青年医疗骨干作为新技术主要负责人的奖励措施，调动技术梯队的工作积极性。

（三）建立学科带头人的考评体系

学科带头人在本专业的专业理论、医疗技术等方面具有很高的造诣，能够把握学科的发展方向，其水平直接影响医疗机构临床发展的方向。公正客观的考核体系，有利于激发学科带头人的潜能，提高技术梯队的素质，充分利用有限的资源，发掘学科带头人存在的缺陷，促进学科的快速发展。医疗新技术的应用在学科带头人的考核中应占有足够的分量，通过考核实行优胜劣汰竞争机制。

（四）形成新的技术特色优势，促进医疗机构服务能力发展

医疗新技术与特色疗法的开展是医疗机构的活力和特色所在，是增强核心竞争力、促进医疗机构可持续发展的重要动力和手段，也是衡量医疗机构综合能力的重要标志。学科带头人掌握关键性的技术，逐步培养技术梯队，以技术带动学科，提高学科建设的整体水平。

医疗新技术只有充分理解、科学管理、合理应用，才能造福百姓。对新技术的临床应用实施准入制度、实时监管，是医学发展的必然，更是开展新技术的有效保证，对实现医疗机构社会效益和经济效益稳步发展、提高医疗机构整体效能具有重要意义。

第四节　患者合法权益

在医患法律关系中，医患双方的权利义务是非常重要的，在《中华人民共和国执业医师法》《医疗机构管理条例》《医疗事故处理条例》《中华人民共和国侵权责任法》中对医患双方的权利和义务做了规定。

一、患者的权利和义务

在诊疗活动中，医务人员和患者都受法律保护，同时又受到法律的约束，但由于医师掌握医疗技术，患者处于弱势地位，医患之间是一种不平衡的关系，要使这种不平衡的关系变得平衡，作为医务人员，必须学法、懂法、知法、守法，尊重患者合法权益；作为医院，必须从制度上使患者的权利得到保证。

（一）患者的权利

患者享有的权利包括：生命权、身体权、健康权、平等的医疗权、隐私权、选择权、知情同意权、复印病历资料与及时得到抢救的权利等。医院需制定《尊重和维护患者权益制度》，重点要突出下列几个方面。

1.患者的隐私权

隐私权是公民一项重要的宪法权利。医疗活动的特殊性决定了其经常会涉及患者的各项隐私。为保障患者隐私权，医院应制定《患者个人信息和隐私保护制度》，医院及其工作人员必须注意保护患者的隐私，严禁利用医疗活动之便侵犯患者隐私。保证患者既往病史、家族史、接触史、身体隐秘部位、异常生理特征等个人生活秘密和自由权利不受侵犯。

2.患者的知情同意权

与医院的告知义务相对应的是患者的知情同意权。患者的知情同意权，可以分为密切关联的两个部分，即知情权和同意权。患者的知情同意权是现代医患关系中患者的一项重要权利，它体现了对患者主体地位的肯定和尊重，是保证医疗活动顺利进行的基础。医务人员应当尊重患者对自己病情、诊断、治疗的知情权利，应当如实向患者或家属介绍病情，包括患者所患疾病的诊断、治疗、预后和替代医疗方案；应当向患者提供有关医疗服务收费的资料，如费用清单。患者如对收费有疑问，应向患者详细解释。院方应该制作比较醒目的科室、医师、护士介绍栏，尽量比较详尽的介绍各级医务人员的情况，使患者对医务人员的服务项目和技术水平有进一步的了解。

3.患者的选择权

患者的选择权包括选择医院、选择医师及选择治疗方案的权利等。在患者完全清醒并能自主作出判断的时候，应充分尊重患者本人的意愿，在患者不能行使这些权利的时候，医务人员也应该征求家属的意见。患者有权根据自己对疾病的认知理解，比较诊疗方案的优劣，权衡诊疗效果的利弊，自主决定是否接受某项医学方案，尤其是有伤害、风险的医疗决策。

（二）患方的义务

患方在依法享有各项权利的同时，负有以下义务。

1. 说明的义务

为保证医师能在充分了解患者相关情况下做出准确的诊断，患者必须详细说明病情和病症，如实告知既往病史，不得隐瞒与欺骗。

2. 配合治疗的义务

医疗行为是一项复杂的活动，既需要医师的正确诊疗，也离不开患者的积极配合。一方面，患者必须严格遵守医师的医嘱；另一方面，医疗活动的最终落脚点在患者本身，这要求患者必须充分调动自身的潜力，积极主动配合医师进行诊疗。

3. 尊重医务人员的义务

患者在医疗活动中必须尊重医务人员及其劳动。治病救人是一项高尚的事业，许多医务人员为了解除他人疾苦，辛勤劳动，不辞劳苦，甚至牺牲自己的利益。患者及其家属对医务人员及其辛勤付出的劳动需表示应有的尊重。

4. 交费的义务

医患关系作为一种特殊的医疗服务合同关系，医院及其医务人员付出劳动为患者提供医疗服务。患者在接受医疗服务和药品时，应按规定或约定按时交纳医疗费、住院费和其他的合理开支。

二、患者知情权

知情权一词最早是美国联合通讯社（Associated Press，AP；1892 年成立于芝加哥）的专务理事肯特·库勃（Kent·Cooper）在 1945 年 1 月的一次演讲中提出来的。知情权一词逐渐从新闻界流传到法律界，并被写入宪法和法律。1993 年，全国人大常委会第四次会议通过的《消费者权益保护法》第一次明确规定了公民和社会组织以消费者身份所享有的对商品和服务的知情权。一般观点认为，知情权包括政治知情权、司法知情权、社会知情权、个人信息知情权。2002 年，国务院颁布的《医疗事故处理条例》中规定，患者知情权属于个人信息知情权的部分。

患者知情权又称知悉真相权、了解权，它是以特定的"知"的利益作为权利客体的权利，对于一般的事项，任何人都享有"知"的权利，所有的其他人都负有满足其"知"的义务；对于特定的事项，掌握情报来源的人负有告知的义务。因此，知情权具有具体人格权的特征，与隐私权等权利一样，具有独立的地位，并且可以对抗其他的具体人格权。

患者知情权的相关内容详见下篇第十章医院服务与医院文化第八节患者知情权益。

三、患者隐私权

互联网＋的新时代，各种信息技术给生活带来便利的同时，个人隐私的空间也受到了极大的挑战。患者在承受病痛之余还要提防个人信息泄露之后带来的各种风险。注意保护患者隐私，防止患者信息从医疗机构中流失的理念应当是每个医疗机构医务人员在为患者提供医疗服务时铭记于心的重要内容。

（一）隐私权的法律依据

隐私权就是自己个人私事、个人信息等个人生活领域内的事情，不为他人知悉，禁止他人干涉的权利。

（1）《中华人民共和国刑法》第二百五十三条规定："违反国家有关规定，向他人出售或者提供公民个人信息，情节严重的，处三年以下有期徒刑或者拘役，并处或者单处罚金；情节特别严重的，处三年以上七年以下有期徒刑，并处罚金。违反国家有关规定，将在履行职责或者提供服务过程中获得的公民个人信息，出售或者提供给他人的，依照前款的规定从重处罚。窃取或者以其他方法非法获取公民个人信息的，依照第一款的规定处罚。单位犯前三款罪的，对单位判处罚金，并对其直接负责的主管人员和其他直接责任人员，依照各款规定处罚。"

（2）《中华人民共和国传染病防治法》第十二条第一款规定："在中华人民共和国领域内的一切单位和个人，必须接受疾病预防控制机构、医疗机构有关传染病的调查、检验、采集样本、隔离治疗等预防、控制措施，如实提供有关情况。疾病预防控制机构、医疗机构不得泄露涉及个人隐私的有关信息、资料。"

（3）《中华人民共和国侵权责任法》第二条规定："侵害民事权益，应当依照本法承担侵权责任。本法所称民事权益，包括生命权、健康权、姓名权、名誉权、荣誉权、肖像权、隐私权、婚姻自主权、监护权、所有权、用益物权、担保物权、著作权、专利权、商标专用权、发现权、股权、继承权等人身、财产权益。"

（4）《中华人民共和国侵权责任法》第六十二条规定："医疗机构及其医务人员应当对患者的隐私保密。泄露患者隐私或者未经患者同意公开其病历资料，造成患者损害的，应当承担侵权责任。"

（5）《中华人民共和国执业医师法》第二十二条第三项规定："关心、爱护、尊重患者，保护患者的隐私。"

（6）《中华人民共和国精神卫生法》第四条第一、第三款规定："精神障碍患者的人格尊严、人身和财产安全不受侵犯。有关单位和个人应当对精神障碍患者的姓名、肖像、住址、工作单位、病历资料以及其他可能推断出其身份的信息予以保密；但是，依法履行职责需要公开的除外。"

（7）《中华人民共和国精神卫生法》第二十三条第四款规定："心理咨询人员应当尊重接受咨询人员的隐私，并为其保守秘密。"

（8）《护士条例》第十八条规定："护士应当尊重、关心、爱护患者，保护患者的隐私。"

（9）《医疗机构病历管理规定》第六条规定："医疗机构及其医务人员应当严格保护患者隐私，禁止以非医疗、教学、研究目的泄露患者的病历资料。"

（二）侵犯隐私权的范畴

（1）未经公民许可，公开其姓名、肖像、住址和电话号码。

（2）非法侵入、搜查他人住宅，或以其他方式破坏他人居住安宁。

（3）非法跟踪他人，监视他人住所，安装窃听设备，私拍他人私生活镜头，窥探他人室内情况。

（4）非法刺探他人财产状况或未经本人允许公布其财产状况。

（5）私拆他人信件，偷看他人日记，刺探他人私人文件内容，以及将它们公开。

（6）调查、刺探他人社会关系并非法公之于众。

（7）干扰他人夫妻性生活或对其进行调查、公布。

（8）将他人婚外性生活向社会公布。

（9）泄露公民的个人材料或公之于众或扩大公开范围。

（10）收集公民不愿向社会公开的纯属个人的情况等。

隐私权的主体应为自然人，隐私权的宗旨是保持自然人的心情舒畅、维护人格尊严。而且，隐私权是一种人格权，是存在于权利人自身人格上的权利，亦即以权利人自身的人格利益为标的之权利。

从逻辑上说，死者不应享有隐私权，但法律应对死者生前的隐私权继续给予保护。其理由是：①死者不是法律意义上的人，不能有任何权利，自然也包括隐私权；②对死者生前隐私的保护，是一种利益，是死者近亲属及利害关系人的感情和名誉利益。相对于死者而言，利益已没有意义，但死者生前的隐私与其近亲属及利害关系人密切关联，构成近亲属的感情因素或名誉利益的一部分，揭露死者的隐私，很可能使生存的近亲属及利害关系人遭受精神痛苦。对死者的隐私保护，也就是对生存者名誉的维护，这也是人类文明进步的体现。

（三）患者隐私权的概念与分类

1. 患者隐私权的概念

指在医疗活动中患者拥有的保护自身的隐私部位、病史、身体缺陷、特殊经历、遭遇等隐私，不受任何形式外来侵犯的权利。这种隐私权的内容除了患者的病情之外还包括患者就诊过程中只向医师公开的、不愿意让他人知道的个人信息、私人活动及其他缺陷或者隐情。

2. 患者隐私的分类

患者隐私通常分为 4 种类型。

（1）患者的疾病信息。患者的疾病信息主要包括：①病因信息，特别是一些特殊疾病及容易引起社会对其进行道德评价的疾病，如性病、艾滋病等；②既往史，包括患者的疾病史、家族遗传史、诊疗史、婚姻史、生育史等；③病历及各种特殊检查报告资料方面的信息，如住院记录、化验单、体检报告、血液检查报告单等能反映出患者隐私的资料。

（2）患者身体隐私部位。包括患者的生殖器官等敏感部位、生理缺陷及可能影响其社会形象和地位的特殊疾病，如奇特体征、器官异常等"难言之隐"。因非医疗目的产生的接触或者暴露容易引起患者生理及心理上的不适。

（3）患者私人生活活动空间。主要指住院患者在医疗机构住院期间不涉及医疗行为时的活动隐私。随着社会的进步，个人活动空间越来越受到人们的重视。许多医疗机构出于尊重患者私人生活活动空间的考虑专门设置了一批单人间甚至于套间，并提供烹饪及洗涤区域，尽管在价格上远高于普通病房，也无法享受医保的保险政策，但仍有相当的市场需求。

（4）患者的一般个人信息。患者到医院就医时会因治疗的需要，在医院留下一些必要的个人信息，如家庭情况、婚姻状况、工作单位、出生年龄、籍贯、经济状况及通信信息等私人信息。

患者出于种种考虑，可能不愿意让其他人（包括配偶及其家人）得知自己的上述信息，如果将患者的这些疾病资料信息擅自向患者之外的第三人披露，很可能会增加患者精神上的负担，影响患者正常的生活秩序，甚至带来经济损失。因此，只要患者所患疾病不会损害社会和他人利益，医务人员就应当尊重患者保护自己隐私的愿望。

（四）患者隐私权的内涵

患者隐私权是一种人格权，其主体应为自然人，该种权利是存在于权利人自身人格上的权利。患者隐私权表现为两个方面：一是患者希望保护自己的隐私，任何人未经同意不得以任何形式窃取、披露和利用其相关隐私；二是隐私权具有人格权益及财产权益双重属性。另外，虽然患者的病情和健康状况等信息被视作私人信息和秘密，受到隐私权的保障，但其保障的情形受公共利益的限制。

隐私是基于个人对自我的认知，存在于人与人之间的共同生活中。有社会生活自然存在"隐私"，而医疗行为又是社会活动的一部，患者当然需要"隐私"。"医疗隐私权"属于基本人权的一种，对患者隐私的保障，可谓对人表示尊重的具体表现。基于人性尊严的考量，应保障患者隐私。所以多数患者就医行为是基于个人对身体的自主控制，进而提供自身的医疗资料。保障患者隐私的另一层意义，是对个人行使自主权的尊重。从医患关系来看，医患之间的信赖是患者提供充分资讯的基本要件。患者期望医务人员对其资料绝对保密，同时认为法律会给予严密规范，因而在需要治疗时，愿意充分提供个人完整资讯。

（五）患者隐私权的特征

1.患者隐私权的特点

（1）人权性：隐私权属于一种具体人格权，而人格尊严是人格权客体即人格利益的基础，因此隐私权自然体现出人的尊严，保护隐私权即保护人的尊严。隐私权体现了现代文明的一种生存艺术，与此相联系，隐私权也就意味着对他人的尊重。如果法律不保护某些只属个人领域的利益，那么人格尊严将荡然无存。

（2）有限性：患者隐私权并非无限制的保密，而是基于公共卫生及国家和集体利益考量。因此，患者隐私权在一定的情况下，如涉及公共卫生利益、国家利益、集体利益的情况下，原则上视其利益何者较为重大而定，必须个别认定。医务人员诊治患者或医务人员、法医检验尸体，发现传染病或疑似传染病时，要根据实际情况立即采取必要的感染控制措施，并及时向政府有关行政部门进行报告。

（3）两重性：在诊疗护理活动中，医务人员既是患者隐私权的义务实施者，同时也是患者隐私权的保护者。保护患者的隐私权是对患者人格的尊重，是医务人员应尽的义务。

（4）易失性：在当前的大数据时代，网络搜索技术、数据挖掘、商业智能等技术的发展令相关行业能够利用信息和数据实现价值创造，谁掌握更多的数据和信息，谁就可以在竞争中获得更大的利益与话语权。出于对利益狂热的追求，不少商家为了实现精准广告，通过各种途径试图得到患者信息，加上医疗网站在数据保密方面软、硬件的不足，患者信息的泄露成为互联网医疗中患者隐私权的最大威胁。

2.患者隐私权的特定性

（1）权利的获得途径及权利的主体特定性。一般的权利主体是自然人或者法人。但患者隐私权的主体只是接受医疗服务的自然人。

（2）调整和保护的范围特定性。目前就患者隐私权我国法律及其相关的医疗机构没有明确而翔实的规定，但范围是指患者隐私部位、病史、身体缺陷、特殊经历、遭遇等。

（3）侵权主体的特定性。一般侵犯隐私权的主体有法人和个人。但是对于侵犯患者隐私权的侵权主体有特定性。因为患者隐私权存在于患者和医务人员及医院的合同中，故侵犯患者的隐私权主体只能是与患者诊断治疗有直接关系的医院及医务人员。

（六）侵犯患者隐私权的情形

医疗机构或者医务人员侵犯患者隐私权的行为表现为泄露或者使用患者隐私的行为没有征得患者或其家属的同意，主要有以下几种类型。

1.诊疗过程中侵犯患者的隐私权

在诊疗过程中患者往往被要求向医务人员暴露大量隐私，但受到医疗机构的管理制度、医疗条件、医务人员的意识等各种因素的制约，患者诊疗的全过程中都可能发生患者隐私权遭到侵犯的可能性。

（1）间接因素：医师对患者进行问诊检查时，可能会遇到之前的患者完成检查后返回或者后续等候患者提前进入诊室的情况。既往由于对患者隐私的重视程度不够，或因为主观、客观原因无法满足，医师在非主观意愿的状态下造成了患者在有第三方情况下陈述不愿被他人知道的病情，或者向患者说明病情，致使候诊的人也有意或无意地知道了被问诊患者隐私的情形，这往往令对方极为尴尬。虽然在这种情况下医师不是故意为之，但患者的隐私被泄露却是事实。

（2）条件因素：医疗机构由于医疗场地条件的限制，没有办法提供保护患者隐私的必要空间，致使患者隐私被泄露。对此，医疗机构在设计时就需要充分考虑到患者的隐私问题，利用空间上的隔离去保护患者的隐私权。

（3）人为因素：医务人员超出诊疗范围直接侵犯患者隐私。医务人员对患者的病因、病情、病史等个人信息享有必要的知情权，但个别缺乏职业道德的医务人员出于各种目的，超出诊疗需要刺探患者隐私或对患者身体的隐秘部位进行不适当的接触、窥视。

2.医院的广告宣传中泄露患者的隐私

医师在未经患者同意的情况下将患者的隐私资料用于营利或非营利目的，例如，为了宣传医院或者医师而在广告等宣传材料中将患者的真实姓名、病情及治疗经过等都和盘托出。

3.医务人员出卖患者个人信息

患者到医院就医时不得不向医师透露一些如工作单位、家庭住址、联系方式等必要的个人资料，患者的这些个人资料信息毫无疑问都属于患者的个人隐私范畴。有些医务人员私自将患有某种疾病的患者个人资料提供给生产相关产品的商家，从而导致一些商家直接给患者打电话、写信、寄广告资料，直至上门推销产品，引起许多患者的反感。

4. 以其他方式侵犯患者隐私权

除了以上3种情形，医务人员在医疗活动中侵犯患者隐私权的情形还有很多，包括：①泄露或公开传播患者个人隐私，特别是在患者明确要求医院对自己的病情进行保密时，医务人员仍违背患者意愿，将其病情告知其他人；②记载患者入院情况及住院期间各种诊断、检查、治疗基本情况的结算明细等资料有可能泄露患者的隐私；③医疗纠纷或医疗事故的分析处理及医疗案件的诉讼，可能使得更大范围内的人获悉患者隐私，因此导致使患者隐私不同程度被泄露；④与医疗相关的重要文件如检验单、病历等被丢失、错领或被他人私自复印、非法查阅、不合理使用，均构成对患者隐私权的侵害；⑤病房床头卡、一览表等载明患者姓名、年龄、性别、疾病名称等内容的资料也有可能成为泄露患者隐私的渠道。

（七）医院对患者隐私权保护的措施

1. 改良医疗设施和提升服务质量

不随意谈论患者病情，在体检、影像、心电图、注射室、内外科等检查治疗处须备有遮隔性保护措施，保护患者的隐私，实行"一人一诊室"，这是对医院及其医务人员的基本要求。

舒适的环境和人性化的诊疗，是医疗机构尤其是非公立医疗机构提升自身软实力的一部分。医疗机构可以根据实际情况和在已有的硬件设施基础上，采取措施加强对患者隐私权的保护，包括：①为问诊的医师设立单独的诊室及等候室，患者在接受问诊时，其家属可以根据实际情况在诊室陪同或者等候室等候，与诊疗无关的人员不得随意进入诊室，这样患者就不用担心自己的病情隐私被他人知晓；②在需要对患者的隐私部位进行检查的科室，如泌尿外科、乳腺外科等，设置屏风或隔帘等进行空间的隔离，防止患者隐私部位暴露于无关人员面前；③在儿科、妇产科、妇幼医院等设立专门的哺乳室，以方便妇女进行哺乳；④对住院患者的床头卡、一览表等文件所登记的患者真实姓名和所患疾病名称进行处理。

医院可以设计在各类设施方面从患者角度出发，"以患者为中心"，一切为患者着想，提供更多的人性化服务，最大限度地保障患者的隐私权。

2. 完善医院内部工作制度

医院在内部规章制度及诊疗流程上应有尊重患者隐私权的明确规定，并加强对医务人员的管理和约束，采取医德医风、诊疗与绩效考核的方式规范、约束医务人员的行为。

　　医院要从制度上明确区分正常介入患者隐私和利用职务之便侵犯患者隐私的界限，使医务人员在行使医疗行为时都能够严格按照技术操作规程办事。例如，在安排临床药物和医疗器械试验等需要征得患者同意的情形时，要耐心充分向患者说明情况及原因，并征得患者的同意，必要时可以签署相关法律协议，以及经过医院医学伦理委员会审查通过；男医师为女性患者检查时，要保证有第三者在场，以免患者感觉尴尬；医务人员进入患者的单人病房时，应先敲门示意再进入；等等。

　　加强病案管理与监督，提高病案使用者保护患者隐私权的意识，认真落实病案借阅制度、病案的外调、复印制度，病案保密制度，不得以口头形式或书面形式公开病案中的隐私；设立专人窗口和人员发放，患者须凭自己的病历和有关单据才能取到报告，如患者病情不允许可先签署授权委托书后由授权委托人代领。影像科、检验科不能把患者做的检测报告单随意放在科室门前的指定场所，让患者和家属自己去查找和领取等。

　　3. 加强医务人员的培训与教育

　　非公立医疗机构应当把加强医务人员法律意识和道德教育作为一项重要内容来抓，并把保护患者的隐私权作为医务工作的应有内容。通过建立定期培训考核制度，强化医务人员隐私意识，增强医务人员法制观念，提升宗教信仰及文化信念应有的尊重理念，使他们充分认识到自己肩负着尊重患者人格、保护患者隐私的义务和责任。

　　4. 保障医疗机构的信息安全

　　许多医院由于资金投入、技术支持等原因，其内部信息系统和互联网之间没有安装防病毒软件、防火墙，安全防护措施不到位，患者资料在遭受病毒侵袭时，会造成隐私信息丢失。为避免上述情况的发生，医疗机构需要构建安全的网络系统，将医疗网络与办公网络实施物理化隔断；安装防病毒软件及防火墙来防止病毒的侵袭；根据不同岗位人员设置电子病历的查看使用权限，适当封闭数据传输端口降低数据流失的风险。

　　5. 尊重民族风俗习惯和宗教信仰

　　医疗机构应尊重和重视患者的民族风俗习惯和宗教信仰，强化医务人员尊重意识，医师在询问病史过程中确认患者系少数民族或宗教信仰者后，应主动了解其在生活和饮食方面的习惯与禁忌，询问患者的需求，并在病历中做好相应记录。诊疗过程中，相关医务人员应做好交接工作，并通过各种途径进一步了解该民族的风俗习惯。医院应为住院患者提供适宜的饮食。患者在院期间进行的宗教和民族活动，凡属国家法律允许的，医务人员都要尊重和保护，在条件许可时，应主动提供相应的服务，不得嘲笑、歧视和在公共场所议论。如当患者的宗教和民族活动已经影响到医院工作秩序和其他患者的就医环境时，医务人员应及时做好劝导工作，劝导过程要注意方式方法，避免粗暴干涉，伤害患者的情感。

四、医院的权利和义务

（一）医院的权利

（1）医院的诊疗权：根据《执业医师法》的规定，执业医师享有诊疗权。要保证医师诊疗权的顺利行使，必须做到充分告知，让患者了解自己的病情、需支付的费用、医师的诊断及其疗效、疾病的转归及医院的诊疗秩序和规章制度等。只有在患者对自己的生命健康掌握了主动权的时候，才能充分保障医院诊疗权的实现。

（2）医院的医学研究权：所谓医学研究，指医院和医师为了发展医学科学事业，提高医疗技术水平，以研究为目的，在医疗过程中在人体上使用新药品、新技术、新方法、新器械等的行为和活动。医学的临床性、实践性等特点决定了许多重要的医学试验必须在特定患者身上进行。具体到特定的医患关系中，要求医院必须首先在充分告知的情况下获得患者的书面同意，在研究中必须保证对患者应有的尊重，要将研究可能造成的伤害尽量降低，对医学研究给患者造成的伤害给予充分补偿。

（3）收取患者医药费用的权利：医疗合同是双方有偿合同，院方应根据国家相关物价、财会管理条例、法规，建立医院各项收费管理制度。院方依据规章制度要求，收取挂号费、诊疗费、住院费、手术费是其合法权利。

（4）医疗机构的财产所有权、知识产权、名称权、名誉权、荣誉权等受法律保护，对侵犯其权利的行为，医院有权诉诸法律以维护自己的合法权益。

（5）为保障公民的身心健康，医疗机构有权采取一切合法手段保护正常的医疗秩序，以及有权维护医疗机构及医务人员自身合法权益的权利。

（二）医院的义务

（1）告知的义务：告知义务是医患关系中医院的一项基本义务。对医疗机构及其医务人员来说，告知应当做到全面、通俗、精确和真实。尊重患者的知情同意权，在实施检查和治疗前履行告知义务，在征得患者同意的前提下，实施检查和治疗。

（2）及时合理诊治患者的义务：医疗活动的特点决定了医院必须及时、合理地对患者实施救治。医院及其工作人员必须努力提高医疗技术水平和医疗服务的责任心，保证对患者进行及时合理的诊治。

（3）保护患者隐私的义务：患者在诊疗活动中常常需要将隐私暴露给医务人员，医务人员无论在诊治前或诊治后都应尊重并保护患者的隐私，否则就会侵犯患者的人身权。

（4）其他规定中明确的义务：在诊疗活动中，院方应严格遵守法律、法规、规章制度、诊疗护理规程、技术操作常规；应接受患者的意见和要求，建立医患沟通机制，健全《医院投诉管理制度》和《医院医疗纠纷处理制度》，完善相关处理流程；应为患者提供诊疗场所，就诊环境应尽量舒适；应该拥有良好的医德医风，热情的服务态度等。

五、工作落实与现场评价要求

（一）健全与落实制度，保障患者合法权益

医院有相关制度保障患者或其近亲属、授权委托人充分了解其权利。患者或其近亲属、授权委托人对病情、诊断、医疗措施和医疗风险等具有知情选择的权利。医院有相关制度保证医务人员履行告知义务。医院要有保障患者合法权益的相关制度并得到落实；医务人员尊重患者的知情选择权利，对患者或其近亲属、授权委托人进行病情、诊断、医疗措施和医疗风险告知的同时，能提供不同的诊疗方案；医务人员熟知并尊重患者的合法权益。

（二）认真履行告知义务

应向患者或其近亲属、授权委托人说明病情及治疗方式、特殊治疗及处置，并获得其同意，说明内容应有记录。医务人员在诊疗活动中应当向患者或其近亲属、授权委托人说明病情和医疗措施。需要实施手术、特殊检查、特殊治疗的，医务人员应当及时向患者说明医疗风险、替代医疗方案等情况，并取得其书面同意；不宜向患者说明的，应当向患者的近亲属或授权委托人说明，说明内容应有记录，并取得其书面同意。

（三）加强学习与培训

对医务人员进行知情同意和告知方面的培训，主管医师能够使用患者易懂的方式、语言与患者及其近亲属沟通，并履行书面同意手续。对医务人员进行维护患者合法权益、知情同意及告知方面的培训；医务人员掌握告知技巧，采用患者易懂的方式进行医患沟通；对实施手术、麻醉、高危诊疗操作、特殊诊疗（如化疗）或输血、使用血液制品、贵重药品、耗材等时应履行书面知情同意手续。

（四）评价的相关资料

（1）患者知情权制度文件及修订记录。

（2）人员培训考核相关记录。

（3）抽查涉及部门的病史记录。

（4）患者满意度调查记录。

（5）各类患者知情同意书模板。

（五）评价的具体方法

1. 患者询问

现场或电话随机询问患者或其家属，了解他们是否清楚患者的病情、诊断、治疗措施（包括其适应证、禁忌证、并发症、疗效、危险性、可能发生的其他情况）、治疗情况、医疗风险、医院和医师的基本情况、医师技术水平、医疗费用、有关医疗信息，以及进行特殊检查、特殊治疗、实验性临床医疗和手术应该履行的签字手续，发生医疗纠纷应当依法解决的相关程序等内容，所涉及的询问内容通常告知时间不超过 72 小时。

2. 现场抽查

现场随机抽查相关记录，包括人员培训考核相关记录、病历记录及患者满意度调查记录，进行内容比对。

3. 现场问答

随机抽查医院工作人员工作涉及的患者知情权、隐私权制度。

4. 公示核查

现场查看医院公示栏、影像科、病原微生物实验室、收费处等要求进行信息公示的场所，查看相关公示信息是否公开。

5. 问题示例

（1）您所了解的医院的患者知情权、隐私权制度有哪些？请列举 3 个。

（2）您是否参加过患者知情权、隐私权制度的培训，上岗前是否接受过培训，现在多久参加培训一次？

第五节　社会监督与评价

社会监督，通常是指由公民、法人或其他组织对行政机关及其工作人员的行政行为开展的一种没有法律效力的监督；同时也是指按照有关法律、行政法规规定，须经注册会计师进行审计的单位，应当向受委托的会计师事务所如实提供会计凭证、会计账簿、财务会计报告和其他资料及有关情况。对医疗机构的社会评价一般是指患者及其家属和社会各界对医疗机构的综合服务能力、服务质量、服务效果、就医环境、医院管理、服务监管、投诉管理、患者满意度和医德医风建设等方面的综合评价。

本节按照标准体系的内容，重点阐述社会监督和评价机制、医院质量与安全预警和防范措施等方面的内容。

一、社会监督与评价机制

（一）监督

1. 监督的含义

监督一词在各行各业的使用频率都非常高，它是人类社会在管理活动中时常出现的行为。古代对于监督的词义，督以监为基础和前提，监以督为结果和目的，前者可引申为了解权、观察权，后者发展为督促权、纠正权，从而构成了由观察纠正权为主要内容和特征的法律监督权力结构。监督指察看并加以管理，也指从事监督工作的人。具体地说，是对现场或某一特定环节、过程进行监视、督促和管理，使其结果能达到预定的目标。

2. 监督的起源

监督起源于社会生产和分配中的记事和契约活动。在西方，雅典城邦公元前 594 年至公元前 338 年采用"贝壳放逐法"等方法来防止执掌公共权力的人员滥用职权。在中国，西周时期由于实行分封、井田、宗法制度，对权力的监督应运而生：一是"言谏"监督官职调制并运作；二是百官监控急起；三是监察的重要内容是惩治官吏违法乱纪。进入封建社会历朝帝王将监督制度发挥到淋漓尽致的专制集权巅峰。

西方封建社会之末，马基雅维利从历史和现实的经验出发，提出"权力恶"的理念，并认为"权力和财富的共生性与有限性，同人的欲望的无限性之间造成的冲突，导致了人际关系的伪善。如果任凭人的欲望发展下去，必然造成社会的混乱和人们的欺诈与残害"。鉴于此，人们为了生命和财产的安全而放弃一部分权力给国家行使，就导致了政权的诞生。他在阐述君主如何夺权、窃权、用权和保权的同时，也把君主运用权力时所必须持有的卑鄙、狡诈、残忍等"恶"性，以及"狮子和狐狸"的角色转换，赤裸裸地宣讲出来。

这种权力恶的观念，让不少西方人领悟到权力的可恶和无奈，甚至认为类似基督教的"原罪"，也促使学者洛克、孟德斯鸠、卢梭等想方设法去规范、限制政治权力的行使，以便抑其恶扬其善。十七八世纪资产主义重新审视国家、政府、法律的功能，引发对权力的制约与监督的理性思索。先后有"主权在民论""分权制衡论""法治论""有限政府论"，由此产生了近代、现代的权力制衡和社会监督发生和形成的"自由主义监督观"。

3. 社会监督的实质

社会监督是行政监督的一种，即社会团体和舆论机关对行政机关及其工作人员遵守法律和国家纪律进行监督。社会监督主体不具有监督职权，因而不能采取最终处理办法，主要通过报刊、电视、广播等舆论工具向有关机关和公职人员提意见、进行批评，促使存在问题的主体单位进行自我改进、完善和提高。

4. 监督的功能

监督主要包括预防功能、纠偏功能、规范功能、制约功能和促进功能。

（二）对非公立医院监督管理的必要性

随着人民生活水平的不断提高，民众对于健康医疗的要求越来越高，原有的以公办医疗机构为主的体系已经无法满足数量越来越多、服务质量越来越高的巨大需求。在这种情况下，鼓励更多的社会力量创办医疗机构、提供多样化的医疗服务，就成为一件势在必行的事情。2017 年，国务院办公厅印发《关于支持社会力量提供多层次多样化医疗服务的意见》，明确提出到 2020 年社会力量办医能力明显增强，行业发展环境全面优化，打造一大批有较强服务竞争力的民办医疗机构，服务供给基本满足国内需求，逐步形成多层次多样化医疗服务新格局。

2017 年，原国家卫生计生委制订并印发了《"十三五"全国卫生计生监督工作规划》，提出要加强医疗服务监督，一级（含）以上医疗机构监督覆盖率每年不低于 95%。该规划主要任务中包括创新监督手段，推进社会共治，不断提高自律水平和社会服务能力，调动社会公众参与监督的积极性，拓宽渠道，方便社会监督。在目前医疗力量尚不能满足社会需求的背景下，社会资本举办医疗机构确需"进一步鼓励"，但鼓励并不意味着放松监管、对医疗机构违规网开一面，否则，忽视监管的"鼓励"越甚，积弊必然越深，最终将失信于民。因此，要想使非公立医疗机构得到更大的发展，必须紧紧围绕着诚信体系建设为中心环节，通过建设政府监管、加强行业自律监督和发挥社会监督相结合的监督管理体制，重新回归医疗本质、诚信经营才有可能得到健康发展，才能赢得民众的信任。

（三）医疗机构的社会监督评价机制

1. 社会监督评价的意义

医疗服务的对象是社会民众，理应接受社会和群众的监督。对于医疗服务的评价，群众最有发言权。社会监督评价制度的有效实施，可以在医院管理工作中起到很好的作用。注重发挥社会、群众的作用，听取各方面的意见和反映，一是能通过监督评价结果反映医院过去、当前质量和未来的努力方向；二是有助于医院决策者和管理者制定相应的政策；三是宣传医院和提高医院的知名度；四是为医院改进工作和进一步发展提供方向和依据；五是促进医院每位职工重视患者满意度，更好地为患者服务。

2. 社会监督评价的形式

社会监督包括群众监督、舆论监督及其他监督。如通过聘请社会监督员，不定时到医院暗访检查，在加强社会对医疗机构依法行医、规范行医、合理收费、临床治疗范围、诚信办医等方面进行监督；实施医疗服务入户调查制度，着重调查医疗护理治疗、医德医风、收费管理和后勤服务等；通过第三方社会化评估机构，对医院社会化满意度进行评估；公布投诉电话，主动接受群众监督，设立专门的投诉中心，及时认真受理、处理患者投诉；通过主动争取新闻媒体的监督，加大与外界的信息交流，认真听取新闻媒体的意见，增强群众的信任感等。

3. 社会监督的典型特征

社会监督的典型特征主要为自觉性、民主性、全面性和间接性。

4. 落实社会监督和评价机制

（1）医院设立社会监督电话和意见箱，并有专人负责管理。

（2）建立医院领导与所在地区联系制度，听取和了解所在地区群众的反映和意见。

（3）不定期向患者发放"征求意见卡"，开展患者满意度调查。

（4）聘请社会义务监督员，定期召开有关人员座谈会，征求意见。

5. 医院实施的公开制度

（1）上岗人员佩戴附有本人照片、姓名、科室、职称或职务等内容的胸卡。

（2）公开张贴原卫生部制定的医务人员医德规范。

（3）公开主要检查、治疗、手术、住院的收费项目及标准，公开常用药品价格和自费药品品种。

（4）对出院患者出具其费用结算凭证。

（5）公开专家门诊姓名、职称、专科、时间、挂号费标准等。

（6）公开重大检查和手术的时间安排。

（7）公开张贴致患者及家属的公开信，阐明医院服务宗旨，明确优质服务的有关规定。

（四）医疗机构要落实社会监督员制度

1. 社会监督员的条件

（1）具有与履行职责相适应的法律知识、政策水平和工作经验，热心医疗卫生事业。

（2）坚持原则，客观公正、实事求是地反映情况，提出合理化的意见和建议。

（3）具有良好的思想道德素质，公道、正派、保守秘密、自觉遵守法律法规和执行有关规章制度。

（4）身体健康，能胜任监督工作需要。

2. 社会监督员的职责

（1）了解宣传医院行风建设重点工作、重点任务及医疗卫生行业的相关政策。

（2）收集并向医院反馈患者及其家属、社会各界人士对医院医疗质量、服务态度、医德医风、医疗收费等方面的意见、建议。

（3）深入病房、门诊等窗口科室（岗位）调查了解医院的行风状况，将患者反映的意见或投诉及时向医院反馈，由医院调查核实，亦可在向医院反馈后自行安排必要的查访核实。

（4）根据医院的安排要求，参加行风评议、问卷调查、明察暗访等有关工作。每月定期开展若干次明察暗访、社会调查等工作，并及时向医院做出书面反馈，积极为医院行风建设建言献策。

（5）承办医院委托的其他有关事项。

3. 社会监督员的权利

（1）有权了解医院开展行风建设工作情况。

（2）接到群众对医务人员及其他职工违反规章制度情况的反映，有权向有关科室和个人咨询、核实情况，医务人员及其他职工不得推诿拒绝。

（3）对于在行风监督中发现的问题，有权向医院提出意见和建议，并可随时通过电话、信函、邮件或上门的方式向医院纪检监察室、纠风办反映。

（4）对所反映问题、提出意见和建议的处理结果有知情权。

（5）有权对全院干部职工履行职责和行风建设情况进行评议，任何人不得以任何方式进行打击报复。

4. 社会监督员的义务

（1）遵守医院有关规章制度，不以权谋私，不接受任何医院个人的吃请或收受好处。

（2）关心医院行风建设工作的开展情况，经常主动了解社会各界对本院医务工作的意见、建议和要求，发现问题第一时间向医院反映。

（3）监督检查中，未经医院同意，不向社会发表表态性处理意见、接受新闻媒体相关采访，不直接处理具体问题，不传播、不发布负面言论。

5. 日常管理

（1）社会监督员在聘期内因健康、迁居外地等原因不能胜任监督员工作的，医院予以解聘，公示作废其聘书，并择期补聘。

（2）社会监督员到医院开展行风建设明察暗访活动的，应事先与医院纠风办取得联系。

（3）建立医院与社会监督员沟通、联系机制，不定期召开座谈会，就医院近阶段行风建设情况与社会监督员进行交流，听取社会监督员的意见和建议。

（4）建立社会监督员反映问题的落实、反馈机制。医院纪检监察室、纠风办及时调查、核实监督员反映的问题，提出处理意见，并及时向监督员反馈。

（5）医院为社会监督员开展工作提供方便，监督员可凭行风监督证出入医院的有关部门进行了解调查，被访问的科室或个人应积极配合。

（6）若发现工作中有弄虚作假、损害医院形象等不良行为的，医院予以解聘。

二、医疗质量与安全预警和防范措施

（一）医疗质量与医疗质量管理

1. 医疗质量

《医疗质量管理办法》中指出，医疗质量是现有医疗技术水平及能力、条件下，医疗机构及其医务人员在临床诊断及治疗过程中，按照职业道德及诊疗规范要求，给予患者医疗照顾的程度。从广义角度来讲，它不仅涵盖诊疗质量的内容，还强调患者的满意度、医疗工作效率、医疗技术经济效果（投入产出关系）及医疗的连续性和系统性，又称医院（医疗）服务质量。医疗质量直接关系到人民群众的健康权益和对医疗服务的切身感受。持续改进质量，保障医疗安全，是卫生事业改革和发展的重要内容和基础，对当前构建分级诊疗体系等改革措施的落实和医改目标的实现具有重要意义。

2. 医疗质量管理

按照医疗质量形成的规律和有关法律、法规要求，运用现代科学管理方法，对医疗服务要素、过程和结果进行管理与控制，以实现医疗质量系统改进、持续改进的过程。

（二）医疗质量安全预警制度

1. 建立国家医疗质量管理相关制度

（1）建立国家医疗质量管理与控制制度。确定各级卫生计生行政部门依托专业组织开展医疗质量管控的工作机制，充分发挥信息化手段在医疗质量管理领域的重要作用。

（2）建立医疗机构医疗质量管理评估制度。完善评估机制和方法，将医疗质量管理情况纳入医疗机构考核指标体系。

（3）建立医疗机构医疗安全与风险管理制度。鼓励医疗机构和医务人员主动上报医疗质量（安全）不良事件，促进信息共享和持续改进。

（4）建立医疗质量安全核心制度体系。总结提炼了18项医疗质量安全核心制度，要求医疗机构及其医务人员在临床诊疗工作中严格执行。

2. 明确医疗质量管理的责任主体、组织形式、工作机制和重点环节

明确医疗机构是医疗质量的责任主体，医疗机构主要负责人是医疗质量管理第一责任人。要求医疗机构医疗质量管理实行院、科两级责任制，理顺工作机制。对门诊、急诊、药学、医技等重点部门和医疗技术、医院感染等重点环节的医疗质量管理提出明确要求。

3. 强化监督管理和法律责任

进一步明确各级卫生计生行政部门的医疗质量监管责任，提出医疗质量信息化监管的机制与方法。同时，在鼓励地方建立医疗质量管理激励机制的前提下，明确医疗机构及其医务人员涉及医疗质量问题的法律责任。

4. 医院质量管理的持续改进

（1）持续质量改进：在全面质量管理基础上发展起来的更注重过程管理、环节质量控制的一种新的质量管理理论。持续质量改进要求在全面质量管理基础上以患者需求为动力，改变传统事后管理的回顾性个案分析方式，而采用持续的针对具体过程问题的资料收集、质量评估方法进行质量改进，从而提高质量。同时，它强调医生、管理者、患者及其家属乃至社会均应共同参与质量控制活动。在日益激烈的国内国外医疗市场竞争环境中，医院竞争说到底是医院质量的竞争，进行医院持续质量改进，探索更有效的方法，使医院质量达到更优、更高标准，是新时期医院质量管理发展的重点。

（2）开展医疗质量实时控制：运用控制论和信息论的基本理论，采用决策技术、预测技术和模拟技术，把医院医疗质量管理与计算机技术结合起来，建立医疗质量实时控制的管理模式，即医疗过程前馈控制、反馈控制和现场控制的医疗质量实时控制系统，实现医院决策层、管理层和执行层对医疗质量实时信息的有效监测和控制。纠正了目前质量控制只注重"治"的缺点，而建立一个可"治"又可"防"的质控系统，通过加强过程管理、发挥"预防"作用，以期达到更有效地提高医疗质量水平的目的。

（3）发展临床路径：临床路径管理是一种新兴的临床诊疗规范化管理方式。实际上，临床路径是一种综合了多种临床干预措施的疾病诊疗计划标准。它由有关医院专家根据来自临床一线最好的临床病例证据制定，包括问病史、体格检查、初步诊断和最后诊断、实验室检查和其他器械检查等多方面的内容，因而可更加直观、清楚、具体、有效地指导临床工作，并可使医务人员、医院管理者对临床工作均能进行切实有效的检测、评价和判断预后。

（4）循证医学的应用：循证医学是近年来国际临床医学领域迅速兴起的新趋势。其中新思想是负责、明确、明智的利用自己已有最好的证据来决定每个患者的诊疗；其目的是要把最

新研究成果与临床实践相结合。循证思想的应用也将促进循证管理的产生，加快医院管理的科学化进程。

5. 医疗质量管理工作的重要性

医疗质量管理工作是医院管理工作的重点内容，医疗质量的高低直接涉及医院"两个效益"的发展，是医院的生命线。医疗质量管理是一个长期的、经常性的工作，永无尽头。必须坚持不懈，加强医疗质量管理，规范医疗服务行为，共筑医疗安全这道防火墙。国务院印发的《"健康中国2030"规划纲要》中明确指出，要建立与国际接轨、体现中国特色的医疗质量管理与控制体系，基本健全覆盖主要专业的国家、省、市三级医疗质量控制组织，推出一批国际化标准规范。建设医疗质量管理与控制信息化平台，实现全行业全方位精准、实时管理与控制，持续改进医疗质量和医疗安全，提升医疗服务同质化程度，再住院率、抗菌药物使用率等主要医疗服务质量指标达到或接近世界先进水平。全面实施临床路径管理，规范诊疗行为，优化诊疗流程，增强患者就医获得感。推进合理用药，保障临床用血安全，基本实现医疗机构检查、检验结果互认。加强医疗服务人文关怀，构建和谐医患关系。依法严厉打击涉医违法犯罪行为特别是伤害医务人员的暴力犯罪行为，保护医务人员安全。

（三）安全预警与核心制度

1. 安全预警的定义

《医疗质量管理办法》第三十三条明确规定，医疗机构应当对本机构医疗质量管理要求执行情况进行评估，对收集的医疗质量信息进行及时分析和反馈，对医疗质量问题和医疗安全风险进行预警，对存在的问题及时采取有效干预措施，并评估干预效果，促进医疗质量的持续改进。

2. 医疗安全核心制度和医疗质量管理工具

（1）医疗质量安全核心制度是指医疗机构及其医务人员在诊疗活动中应当严格遵守的相关制度，主要包括：首诊负责制度、三级查房制度、会诊制度、分级护理制度、值班和交接班制度、疑难病例讨论制度、急危重患者抢救制度、术前讨论制度、死亡病例讨论制度、查对制度、手术安全核查制度、手术分级管理制度、新技术和新项目准入制度、危急值报告制度、病历管理制度、抗菌药物分级管理制度、临床用血审核制度、信息安全管理制度等。

（2）医疗质量管理工具是指为实现医疗质量管理目标和持续改进所采用的措施、方法和手段，如全面质量管理（total quality management, TQM）、质量环（plan 计划, do 执行, check 检查, action 处理, PDCA 循环）、品管圈（quality control circle, QCC）、疾病诊断相关组（diagnosis related groups system, DRGs）绩效评价、单病种管理、临床路径管理等。

（四）安全防范措施

1.建立医院安全防范系统

以建设平安医院为总体目标，以"预防为主、安全第一"为工作方针，以人防为保障、物防为基础、技防为核心，通过增加人员、配置设备、改善条件、健全制度和严格管理等措施，逐步建立运转高效的安全防范系统，及时消除医院安全隐患，增强医院自防自护能力，预防和减少发生在医院内部的刑事案件和治安案件，维护正常诊疗秩序，创造良好就医环境，保护医患双方合法权益，促进卫生事业健康持续发展。

2.安全防范系统的具体内容

一是组织制度建设，包括健全组织领导，完善安全防范制度，建立应急处置机制，实现警医联动，确保恶性突发事件的及时有效处置。二是人防队伍建设，包括配备一定数量的保卫人员，对患者加强法制教育，引导患者合理维权，对医务人员加强安全宣传教育，加强医院出入口、停车场、门（急）诊、住院部、候诊区等人员活动密集场所的巡查守护管理，定期开展安全隐患和矛盾纠纷排查等。三是物防系统建设，提出了防护器械装备、安全防护设施和安全保险装备的配备要求。四是技防系统建设，包括建立完善的入侵报警系统、视频监控系统、出入口控制系统和电子巡查系统，设置安全监控中心，加强重点部位监控等。五是医患纠纷调处机制建设，包括做好投诉管理工作、定期梳理医患纠纷、建立涉医案事件防范联动机制。

3.安全防范系统的工作要求

一是要提高认识。各级卫生行政部门、公安机关和医院要将进一步加强医院安全防范系统建设作为保障群众安全有序就诊、构建和谐医患关系、服务经济社会发展、维护国家长治久安的重要民生工程来抓，努力创造更加和谐稳定的社会治安环境。二是要明确各相关部门及医院的责任。目前条件尚不能达到《关于加强医院安全防范系统建设的指导意见》要求的医院，应当参照《关于加强医院安全防范系统建设的指导意见》的要求，加强安全防范能力建设。三是明确文件适用范围。二级以上医院安全防范工作按照《关于加强医院安全防范系统建设的指导意见》执行，其他各级各类医疗机构参照执行。消防、信息、后勤等工作的安全管理内容和要求按照现行的法律法规及标准执行。

三、现场评价的主要内容与要点

（1）医院有社会监督评价机制。社会监督包括群众监督、舆论监督及其他监督。群众监督是指广大医务人员与患者直接或通过一定专门机构间接对医院各级工作人员制定和执行各项制度、方针政策及他们的工作进行监督、检查和督促的活动。拓宽群众对施政行为的监督渠道，健全民主制度，保证医务人员依法实行民主选举、民主决策、民主管理和民主监督。

（2）医院有社会监督的规章制度。设立有专人管理的监督投诉电话、意见箱；与社区联系制度；征求意见函（卡）；聘请社会义务监督员制度与定期沟通的会议制度；医院相关的公示制度等。

（3）医院有社会监督评价的制度、活动记录、工作总结及问题改进措施及其成效，资料完整、符合规范要求。

（王永晨　戴晓娜　栾枫　魏日胞　杨帆　杨有业）

练 习 题

【名词解释】

1. 卫生法。

2. 医疗卫生机构从业人员。

3. 大型医疗设备。

4. 医疗广告。

5. 医疗事故。

6. 知情权。

7. 隐私权。

【思考题】

1. 如何做好医疗事故的预防与报告？

2. 医院价格管理的措施有哪些？

3. 医疗服务价格管理基本政策有哪些？

4. 突发事件应急预案应当包括哪些内容？

5. 患者知情权的特点是什么？

6. 患者知情权的内容是什么？

7. 患者隐私权的特点是什么？

8. 医院对患者隐私权保护的措施是什么？

9. 满意度测评的指标包括哪些？

参 考 文 献

[1] 国务院. 医疗机构管理条例：国务院令第 149 号 [A/OL]. （1994-02-26）[2019-03-09]. http://www.gov.cn/banshi/2005-08/01/content_19113.htm.

[2] 原国家卫生计生委. 医疗机构管理条例实施细则（修订）：国家卫生计生委令第 12 号 [A/OL]. （2017-04-01）[2019-03-15]. http://www.nhc.gov.cn/fzs/s3576/201808/7a922e4803fa452f99d43a25ec0a3d77.shtml.

[3] 胡志. 卫生管理学教程 [M]. 合肥：安徽科学技术出版社，2003.

[4] 曹荣桂. 医院管理新编 [M]. 北京：北京大学医学出版社，2009.

[5] 曹荣桂. 医院管理学：概论分册 [M]. 北京：人民卫生出版社. 2003.

[6] 顾海. 现代医院管理学 [M]. 北京：中国医药科技出版社，2004.

[7] 曹建文，刘越泽. 医院管理学 [M]. 上海：复旦大学出版社，2010.

[8] 杨秉辉. 医院管理学：教学·科研管理分册 [M]. 北京：人民卫生出版社，2013.

[9] 胡志. 卫生管理学教程 [M]. 合肥：安徽科学技术出版社，2003.

[10] 周凤鸣，高金声. 医院管理学：医院文化分册 [M]. 北京：人民卫生出版社，2003.

[11] 医疗技术临床应用管理办法. 原卫生部. 2009.

[12] 卫生部. 医疗技术临床应用管理办法：卫医政发〔2009〕18 号 [A/OL]. （2009-03-02）[2019-03-15]. http://www.nhc.gov.cn/xxgk/pages/viewdocument.jsp?dispatchDate=&staticUrl=/zwgkzt/wsbysj/200903/39511.shtml&wenhao=%E6%97%A0&utitle=%E5%8D%AB%E7%94%9F%E9%83%A8%E5%85%B3%E4%BA%8E%E5%8D%B0%E5%8F%91%E3%80%8A%E5%8C%BB%E7%96%97%E6%8A%80%E6%9C%AF%E4%B8%B4%E5%BA%8A%E5%BA%94%E7%94%A8%E7%AE%A1%E7%90%86%E5%8A%9E%E6%B3%95%E3%80%8B%E7%9A%84%E9%80%9A%E7%9F%A5&topictype=&topic=&publishedOrg=%E5%8C%BB%E6%94%BF%E5%8F%B8&indexNum=000013610/2009-00235&manuscriptId=39511.

[13] 国家卫生计生委. 关于取消第三类医疗技术临床应用准入审批有关工作的通知：国卫医发〔2015〕71 号 [A/OL]. （2015-06-29）[2019-03-15]. http://www.nhc.gov.cn/yzygj/s3585/201507/c529dd6bb8084e09883ae417256b3c49.shtml.

[14] 于慧清. 建立监督评价制度，促进医院服务质量的提高 [J]. 现代医院管理，2006，4（1）：7-8.

[15] 肖婷，李刚，王乐陈. 对民营医院行业监管的思考 [J]. 卫生经济研究，2014（6）：8-10.

[16] 赵铮民，王世英. 简述医院质量管理新进展 [J]. 中国医院，2013，7（1）：29-31.

[17] 方小衡，李正直. 卫生事业管理学 [M]. 北京：科学出版社，2016.

第七章

行政管理

行政管理（administration management）是运用国家权力对社会事务的一种管理活动，也可泛指一切企业、事业单位的行政事务管理工作。广义的概念是指国家政治目标的执行，包括立法、行政、司法等，同时也包括一切社会组织、团体对有关事务的治理、管理和执行的社会活动；狭义的概念是指国家行政机关对社会公共事务的管理，又称为公共行政。

第一节　医院管理层组织架构及职能

本节所介绍的是评价标准中医院管理层组织架构及职能的内容，要求医院做到医院党团组织、工会组织建立健全；医院领导层结构调整变动合理，履职尽心尽责；医院办公会议议事规则明确，会议记录翔实；医院的管理组织架构及职能科学合理，符合设置要求，能完成医院的功能任务。

一、医院组织架构

确定组织的发展目标并使之体现为管理目标，是管理活动的首要任务。由于为实现组织目标而需开展的工作内容繁多，因此要求管理者对工作内容实行合理的划分和归类，即将完成组织目标的总任务划分为各类具体任务，然后将性质相似或具有密切关系的具体工作合并归类，建立起专门负责各类工作的相应管理部门，再将一定的职责和权限相应地赋予有关的单位或部门。工作内容划分、归类以至组织内各个部门的确立，体现了社会化生产专业分工协作的要求，是任何组织设计都不能回避的重要问题。这一过程称为部门化。在部门化的过程中，既应遵循合理分工的要求，又要保证各部门之间相互协调的工作，只有如此，才能保证顺利地实现组织的目标。划分部门的方法很多，但划分部门本身不是目的，它不过是为了促使组织目标的实现而对业务工作进行安排的一种方法而已。因此，在选择过程中必须对每种方法在每一级组织机构上运用的优缺点加以认真的考虑。

（一）医院组织架构的主要类型

1. 直线组织

医院组织中直线组织是最早、最简单的一种，其优点是结构简单、责任与权限明确、指挥统一、决策迅速、工作效率较高。缺点是要求医院承担政府责任，通晓多方面知识，具备各方面的工作能力，这往往不容易做到。这种组织适合于规模较小，管理层次较为简单的医院，如街道、社区卫生服务中心等一级医院。

2. 直线参谋组织

直线参谋组织是按照组织和管理职能划分医院部门和设置机构。其主要优点是保证医院内有统一的指挥和管理，避免多头指挥和无人负责的现象；有一套职能部门和人员作为直线指挥人员的参谋助手，对本组织的内部活动实行有效的管理。该组织将医院管理人员分为两类：直线指挥人员和参谋人员、智能管理人员。直线参谋组织的缺点是下一级部门的主动性和积极性受到一定限制，部门之间情况互通少，对新情况难以及时反映；其另一个内在矛盾是具有专业分工的各个职能部门如果协调不好，将妨碍工作的正常进行。直线参谋组织的形式比较适合于中等规模的医院，如各地的区、县中心医院等二级医院。

3. 矩阵组织

矩阵组织是在直线组织的基础上，又有横向的机构系统，如临床各科室与中心化辅助诊疗部门。矩阵组织使集权与分权有机结合，增强了医疗管理工作的科学性和灵活性，也有利于医院各学科的发展和专门人才的培养。该种组织形式对医疗任务重、业务情况复杂、辅助诊疗技术较高、科研任务较多的大型医疗单位是一种行之有效的组织形式。

4. 其他复合组织类型

随着社会的进步与医疗技术的发展，现有医院组织模式已经不能适应医院本身的发展需要，医院在不断发展中出现了许多复合的组织类型。我国从 20 世纪 80 年代初期开始尝试性地出现股份制医院，借鉴国外某些医院的做法建立医院集团。

（二）现代医院组织架构的发展趋势

1. 扁平化

医院组织架构的"扁平化"包括缩减管理层次，增加管理幅度，建立高效的信息传递与沟通渠道。随着政府医改的持续推进和社会资本不断涌入医疗行业，现代医院组织管理正朝着集团化、连锁化方向发展。医院之间不管是协作经营，还是连锁经营或兼并、托管经营，采用现代信息管理技术成为信息化组织已是大势所趋，其结果都将驱动医院组织层次减少，管理成本下降，管理幅度增宽，组织结构逐渐"扁平化"。

2. 弹性化

医院组织结构变化最大的是临床科室。随着社会环境的变迁，各地居民的疾病谱在逐渐演变。心脑血管病、肿瘤、老年病等发病率上升，给医院临床科室设置提出新的要求。与此同时，我国居民对医疗服务层次的需求呈现多样化，表现为基本医疗、特色医疗、特殊医学服务等形式。这都需要医院建立相应的组织架构来应对。随着电子技术、生物医学工程、基因工程等前沿科技的发展，各种医学新技术、新方法、新成果不断出现。为了加速医学科技成果的应用，促进科研与临床结合，促进医院对疑难杂症的研究和突破，医院组织架构必须体现出适时性、适宜性的弹性化特点。

3. 市场化

我国医疗市场的迅猛发展、快速变化和激烈竞争，已使越来越多的大型公立医院都感到业务压力。如果一家医院在医疗市场竞争中不能够与时俱进地关注患者需求，不注重服务，不讲求效率，被患者抛弃的事迟早会发生。传统医院组织设计中，追求"大而全，小而全""麻雀虽小，五脏俱全"的架构与运营模式，在医疗资源短缺时代，医院的业务收入还能得到保障。在当前的医疗市场环境中，就已经成为医院发展的瓶颈了。一些先知先觉的医院纷纷建立起了人力资源部、市场营销部、电子商务服务等新的部门，突破了医院原职能部门的功能。

4. 社会化

医院后勤部门往往是机构臃肿、人浮于事的"重灾区"。很多医院的后勤服务不仅让患者感到不满意，就连本院员工都感到不满意。推行后勤社会化，让专业的物业公司来提供医院的后勤服务，不但使得后勤服务质量有保障，还能够节约费用。更重要的是，医院可以全身心地投入到医疗业务中去，这是比较理想的社会分工模式。

（三）不同医院管理体制下的组织架构

1. 院长负责制

现在我国公立医院内部权力机构主要模式是党委领导下的院长负责制。

2. 法人治理结构

（1）法人治理结构：又译为公司治理（corporate governance），是现代企业制度中最重要的组织架构。狭义的公司治理主要指公司内部股东、董事、监事及经理层之间的关系，广义的公司治理还包括与利益相关者（如员工、客户、存款人和社会公众等）之间的关系。公司作为法人，也就是作为由法律赋予了人格的团体人、实体人，需要有相适应的组织体制和管理机构，使之具有决策能力、管理能力，以行使权利，承担责任，从而使公司法人能有效地行动起来。因此，法人治理结构很重要，是公司制度的核心。

（2）法人治理结构体制下的医院组织架构：法人治理结构体制下的医院决策机构称为理事会，理事会是医院法人治理结构的主体，行使医院的重大决策。理事会制度是医院法人治理结构的重要组成部分。通过理事会的建立，可以真正实现出资人和经营者之间的两权分离，实现医院内部权力机构的分权制衡，提高医院的效率和决策的科学性，有效避免出资者和经营者均越位的情况，其理事会是具有完全独立意志、代表医院产权所有人、社会利益的医院理事组成的权力机构。医院理事会具有对内治理和对外联络两大功能。理事会的理事人选来源于产权所有人、利益相关的群众和社会代表、独立理事、少数的医院经营者。理事会领导下的院长负责制是医院法人治理结构体制的具体表现形式，理事会、理事长、院长、副院长及相关管理职能部门，如财务部、人力资源部、经营管理办公室、医务部、公众关系部等有机结合，共同构成医院法人治理架构。

二、医院决策机制

（一）院长负责制下的医院决策机制

公立医院通常是采用院长负责制下的医院决策机制。院长全面负责医疗、教学、科研、行政管理工作。院长办公会议是公立医院行政、业务议事决策机构，对讨论研究事项做出决定。在决策程序上，公立医院发展规划、"三重一大"等重大事项，以及涉及医务人员切身利益的重要问题，要经医院党组织会议研究讨论同意，保证党组织意图在决策中得到充分体现。充分发挥专家作用，组建医疗质量安全管理、药事管理等专业委员会，对专业性、技术性强的决策事项提供技术咨询和可行性论证。资产多元化、实行托管的医院及医疗联合体等，可在医院层面成立理事会，把党的领导融入公立医院治理结构，医院党组织领导班子成员应当按章程进入医院管理层或通过法定程序进入理事会，医院管理层或理事会内部理事中的党员成员一般应当进入医院党组织领导班子。

（二）法人治理结构体制下的医院决策机制

法人治理结构体制下的医院领导机构包括理事会、理事长和院长。

1. 理事会的职能

（1）依据国家医疗卫生政策和法律法规确定医院战略和发展计划，行使医院重大事项的决策权。

（2）制订和批准医院基本管理制度。

（3）审议和批准院长工作报告，审查医院财务预决算。

（4）审议理事长提名的院长人选和院长提名的副院长人选，并按照干部管理权限呈报批准后做出聘任。

（5）审议批准并聘任理事长提名的理事会顾问人选、理事会各职能委员和理事会办公室组成人员及其负责人。

（6）审议批准并聘任院长提名的院长助理和总会计师的人选。

（7）确定医院管理层的组织机构设置及其岗位人员的编制。

（8）对医院行政领导班子的工作行使监督权、绩效评价权、工资报酬分配权。

2. 理事长的职能

（1）认真贯彻党和国家的卫生工作方针政策，提出医院发展战略和发展规划。

（2）提名院长人选和理事会顾问、理事会各职能委员和理事会办公室组成人员及其负责人人选。

（3）经理事会集体审议，对医院重大事项行使审批权。

（4）监督检查医院对理事会决议的执行情况。

3. 院长的职能

（1）院长可作为医院的法人代表。

（2）在理事会制度下行使医院经营管理权。

（3）在理事会工资总额控制下实施内部分配权。

（4）对职能科室主任、基层科室主任、护士长拥有任命权。

（5）对医院职工拥有招聘、辞退、奖惩权。

（6）对副院长、院长助理实施提名权。

三、医院党团、工会组织建设

国务院办公厅印发的《关于建立现代医院管理制度的指导意见》（国办发〔2017〕67号）明确指出："加强社会办医院党组织建设，加大社会办医院党组织组建力度，批准设立社会办医院时，要坚持党的建设同步谋划、党的组织同步设置、党的工作同步开展。实行属地管理与主管部门管理相结合，建立健全社会办医院党建工作管理体制，规范党组织隶属关系。社会办医院党组织要紧紧围绕党章赋予基层党组织的基本任务，结合实际开展工作，按照党的要求办医立院。"非公立医院必须按此要求，将党建工作落到实处。

（一）医院党团组织

1. 医院党团组织的作用

医院党团组织作为我国医院特有的组织机构，通过充分发挥党员组织在群众中的模范带头作用，能增强员工的服务意识，有利于构建和谐的就医环境，提升医院社会美誉度，促进医院的发展。

2. 加强医院党团组织建设

（1）加强党团组织建设的投入：加强医院党团组织的建设必须在人、财、物等方面给予必要的投入。当前，医疗改革正处于深入推进阶段，医疗市场竞争异常激烈，医院为了生存和发展，把主要人力、物力、财力投入到市场竞争中去。医院决策层必须提高思想认识，深刻认识到加强党团组织建设对推动医院全方位的发展所带来的重要作用。

（2）提升党团组织领导班子的建设水平：党团组织工作关键要靠支部班子的有力推动，因此加强支部班子建设，是做好党团组织工作组织保障的前提。加强班子建设要做到分工明确、职责清楚。以书记为中心，支部委员按照各自职责开展工作。书记要有凝聚力，工作中要认真贯彻好民主集中制，统领全局。

（3）加强教育培训和管理监督：党团组织首先要加强支部制度建设，根据支部所辖科室工作特点，灵活开展党组织生活，在做到以人为本的同时，加强制度的执行力度。另外，党员、团员的教育培训要结合医疗行业实际，创新形式，不断发现新的载体，使得教育培训富有针对性，具有吸引力。把业务学习、政治理论学习、党委决议、行政决策、医院工作、科室工作、岗位工作有机结合，引领党员和团员在思想、作风、业务等方面进一步提高，是教育培训的客观需求。

（二）医院工会组织

工会全称为工人联合会，其原意是指基于共同利益而自发组织的一个社会团体。工会组织是党联系群众的桥梁和纽带，医院工会发展得好坏直接影响医院整体建设的质量、进度、管理和构建和谐医院的时代要求。

1. 医院工会组织在医院建设发展中的重要作用

（1）增强医院的凝聚力：开展工会活动，丰富职工业余文化生活，加强职工间的沟通联系。通过医院工会举行职工活动，可以加强医院文化建设，增强医院的凝聚力与团队力量。

（2）提高医院专业水平：医院职工在工作中得到更多学习和成才的机会，医院工会在这个方面起到一个鼓励与推动的作用，能促进医院快速成为学习型医院，创建良好学习氛围，让医院的发展建设更具特色和专业性。

（3）增强职工服务意识：工会组织积极倡导"以人为本"的服务理念，时刻关注员工的工作状态和情绪变化，尽量及时解决员工的困难，让医院职工感受到单位对他们的温暖与关爱，在工作与服务中找到归属感，从个人的服务意识提高到整体的服务意识提高，促使医院的发展建设能更顺利进行。

2. 加强工会组织建设的建议

（1）完善工会组织建设，务实自身基础：①健全基层工会组织建设。建立健全工会组织是开展一切工会工作的前提。因此，我们应结合医院的实际情况，建立和完善工会委员会、女职工委员会、经费审查委员会、劳动争议调解委员会、劳动监督委员会和工会小组等一系列的合理组织，密切联系职工群众，履行工会职责。②提高工会干部的业务能力。医院应按照精干高效、德才兼备的标准，选拔年轻有为、热心工会工作的专业人才或复合人才充实到工会干部队伍中，通过全面的业务知识培训学习，增强他们的业务素质，使之成为业务精通、甘于奉献的高素质工会干部，为新形势下开展工会工作提供良好的人才保证。

（2）落实院务公开工作，推进民主管理：落实院务公开工作是坚持劳动者主人翁地位，建立和谐劳动关系，尊重全院职工知情权、参与权和监督权的具体体现。①做好"四规范"，即内容规范、形式规范、程序规范、管理规范。②落实院务公开制度。在贯彻落实院务公开制度的具体工作中，通过利用公示栏、院局域网和职工大会、中层干部会议、院周会、职代会等人员较为集中的时间，及时、灵活、准确地向医院职工公开公布党建、职业道德建设、医疗业务、人事管理、经济管理、基础建设、药品和设备购置等方面的情况，提高医院内部管理的透明度，让职工共同监督，共同参事议事，从而调动职工的积极性，增强职工的凝聚力和主人翁意识，促进医院各项事业的可持续发展。③搞好职工之家建设。通过职工之家建设，工会组织可以在实际工作中，经常向医院提出合理化建议，真心、诚心地为职工群众办实事好事，切实解决他们的实际困难，推进工会的群众化、民主化、法制化建设，使工会真正成为得人心、暖人心、稳人心、维权到位、工作规范、作用明显、职工信赖的职工之家。

（3）发挥工会文化作用，构建和谐医院文化：工会文化是以社会主义核心价值体系为主要内容，结合工会自身的性质和特点，经过工会组织和广大工会干部的积极参与和实践，在工会系统中形成的价值观念、道德理想、行为规范、管理制度、工作风格和传统习惯等方面的综合，主要体现维护职工权益、促进各项事业发展、建设和谐关系的需要。发挥工会文化的作用对推进医院文化和谐构建有不可忽视的作用。①发挥导向作用：充分发挥工会"大学校"的作用，结合医院发展实际，积极开展以"学政治理论、学科学知识、学业务技能"为主题的学习培训和实践活动，并配合医院各部门广泛开展岗位大练兵，在职工中广泛掀起敬业、乐业、勤业、精业的热潮，提高广大职工学技术、学业务的积极性和创造性。②发挥凝聚作用：工会组织要坚持"以人为本"和"群众利益无小事"的原则，把职工最关心、最直接、最现实的利益问题做细、做实、做好。③发挥维权作用：第一，从建立评价考核机制和维权保障机制入手，着力增强医院工会干部的维权能力；第二，要开展法律维权的宣传，从提高职工法律和政策水平入手，不断增强职工的法制观念和自我维权能力，以合法有序的方式表达其利益诉求；第三，工会应坚持"促进医院发展、维护职工利益"的工作原则，与医院相关部门一起推进医院开展非医务人员与干部人员的工资集体协商制度的落实，发展和谐稳定的劳资关系，建设利益共同体，从根本上维护医院和职工的利益双赢。

四、现场评价的主要内容与要点

（一）主要内容

（1）医院党团、工会组织建设。

（2）医院领导层履职情况。

（3）行政办公会议制度。

（二）评价要点

（1）医院党团组织、工会组织建立健全。

（2）医院领导层变动合理，履职尽心尽责。

（3）医院办公会议议事规则明确，会议记录翔实。

第二节 医院建设规划与落实

一个科学、合理、实际操作性强的发展战略是在医院发展目标的指引下，结合对医院外部环境（机遇与风险）和内部情况（优势和劣势）的全面分析，得出如何实现医院目标的策略和方法。战略解决的是医院内部思想一致、步调一致的问题。思想一致，才能有目标一致和行为一致，才能减少内耗，减少运营成本。战略的制定是一个严谨、细致的过程。战略是一个系统，除了医院整体的基本战略外，还包括市场战略、差异化战略、文化战略、人力资源战略、组织战略、营销战略、资本战略、品牌战略的制定与实施。

本节所介绍的内容重点要求医院要做到医院发展规划翔实，科学合理；医院年度工作计划目标明确，措施得力，切合实际；医院年度工作总结数据翔实，分析中肯，奖惩分明，对存在问题有持续改进的计划与措施。

一、医院战略规划

（一）基本概念

1. 战略

战略原为军事用语。在英文中，"战略"一词源于古希腊语"strategia"，意为"权力"，也有"军队""指挥"的意思。《辞海》对战略一词的定义是："战争的方略，泛指重大的、带全局性或决定全局的谋划。"在管理学中，战略是组织如何在其所从事的行业领域和市场中实现卓越绩效的理论。战略规划的本质特征有4个：整体性、长期性、基本性和计划性。战略包括竞争战略、发展战略、技术开发战略、市场营销战略、信息化战略、人才战略等体系。

2. 战略5P模型

战略5P模型提出战略是由5种规范的定义阐述，即计划（plan）、计策（ploy）、模式（pattern）、定位（position）和观念（perspective）。这5个定义共同构成了战略5P模型。

3. 战略管理

战略管理是一个让组织和机构内部资源和能力去适应它的内外部环境的过程；是对组织一定时期的全局、长远的发展方向和目标的谋划，以及相应工作任务和政策的设计；是为资源调配做出的决策和管理艺术，以及在战略实施过程中进行控制的一个动态的管理过程。战略管理包含战略分析、战略选择、战略实施3个关键要素。

4. 医院战略规划管理

医院战略规划管理是指医院为适应外部环境的变化，使之能健康可持续发展、实现既定的战略目标而展开的一系列事关医院全局的战略性谋划与活动。这种谋划立足于全局创造医院的未来，是在对医院的内外部环境进行正确分析的基础上，认清医院现有的优势、劣势及可能出现的机会和风险，选择并确定医院的总体目标和实现目标的方针与策略。

5. 医院核心竞争力

医院核心竞争力是医院在文化、制度、技术、管理的协同支持下，通过整合资源、知识和技能而获得的比竞争对手更好、更快地满足就医需求、获得持久竞争优势的一种能力。

（二）竞争战略类型

1980 年，由以迈克尔·波特为代表的哈佛学派提出了竞争战略理论，并逐渐成为当时企业战略管理的主流。竞争战略的类型主要有 3 种：成本领先战略、差异化战略、集中化战略。组织可以从这 3 种战略中选择 1 种，作为其主导战略。

1. 成本领先战略

（1）概念：成本领先战略也称为低成本战略，是指组织通过有效途径降低成本，使组织的全部成本低于竞争对手，甚至是在同行业中最低，从而获取竞争优势的一种战略。

（2）主要类型：包括简化产品型、改进设计型、材料节约型、人工费用降低型、生产创新及自动化型。

（3）外部条件：价格竞争非常激烈，产品标准化或者同质化，实现产品差异化的途径很少，多数服务对象使用产品的方式相同，消费者的转换成本很低，消费者具有较大的降价谈判能力。

（4）内部要求：持续的资本投资和获得资本的途径，生产加工工艺技能，认真的劳动监督，设计容易制造的产品，低成本的分销系统。

（5）战略优势：抵挡住现有竞争对手的对抗，抵御购买商讨价还价的能力，更灵活地处理供应商的提价行为，形成进入障碍，树立与替代品的竞争优势。

（6）潜在风险：降价过度引起利润率降低，新加入者可能后来居上，丧失对市场变化的预见能力，技术变化降低组织资源的效用，容易受外部环境的影响。

2. 差异化战略

（1）概念：差异化战略是指为使组织产品与竞争对手产品有明显的区别，形成与众不同的特点而采取的一种战略。差异化战略最重要的是能带给消费者极具价值的产品或者服务。打造品牌文化及形象，完善技术，提高服务能力，推出新的业务等，都可以实现差异化战略。要突出自己产品与竞争对手之间的差异性，主要有 4 种基本的途径。

（2）主要类型：产品差异化战略，服务差异化战略，人事差异化战略，形象差异化战略。

（3）外部条件：创造产品差异途径多，对产品的需求多样性，用类似差异化途径的对手很少，技术变革很快。

（4）内部要求：具有很强的研究开发能力，组织具有以其产品质量或技术领先的声望，组织在这一行业有悠久的历史或吸取其他组织的技能并自成一体，很强的市场营销能力，研究与产品开发及市场营销等职能部门之间要具有很强的协调性，组织要具备能吸引高级研究人员、创造性人才和高技能职员的物质设施，各种销售渠道强有力的合作。

（5）战略优势：建立起服务对象对组织的忠诚，形成强有力的产业进入障碍，增强了组织对供应商讨价还价的能力，削弱购买商讨价还价的能力，使得替代品无法在性能上与之竞争。

（6）潜在风险：可能丧失部分客户，用户所需的产品差异的因素下降，大量的模仿缩小了感觉得到的差异，过度差异化。

3. 集中化战略

（1）概念：集中化战略也称专一化战略、目标集中战略、目标聚集战略等，是指将组织的经营活动集中于某一特定的购买群体、产品线的某一部分或某一地域性市场，通过为这个小市场的购买者提供比竞争对手更好、更有效的服务来建立竞争优势的一种战略。其本质是指组织把目标放在某个特定的而又相对狭小的范围内，在局部市场获得成本领先或者差异化，从而确立竞争优势。

（2）主要类型：产品线型，服务对象型，地区型，低占有率型。

（3）外部条件：具有完全不同的用户群，在相同的目标市场群中，其他竞争对手不打算实行重点集中的战略，组织的资源不允许其追求广泛的细分市场，行业中各细分部分在规模、成长率、获得能力方面存在很大的差异。

（4）内部要求：具有很强的研究开发能力，组织具有以其产品质量或技术领先的声望，组织在这一行业有悠久的历史或吸取其他组织的技能并自成一体，要有很强的市场营销能力，研究与产品开发及市场营销等职能部门之间要具有很强的协调性，组织要具备能吸引高级研究人员、创造性人才和高技能职员的物质设施，各种销售渠道强有力的合作。

（5）战略优势：集中化战略便于集中使用整个组织的力量和资源，更好地服务于某一特定的目标，战略目标集中明确，经济效果易于评价，战略管理过程也容易控制。

（6）潜在风险：服务对象偏好发生变化、技术出现创新或有新的替代品出现时，这部分市场对产品或服务需求下降，组织就会受到很大的冲击。

二、医院建设发展规划的编制与实施

（一）医院建设发展规划的编制

医院战略规划管理过程是医院通过系统分析、发展定位和战略选择以达到卓越绩效实现办院目标的系列过程。

1. 环境分析

环境分析是对医院的外部环境和内部自身能力进行分析，包括研究宏观外部环境的一般环境分析，研究中观外部环境的竞争环境分析及研究微观环境的医院内部环境分析。环境分析的结果，使医院能够发现外部环境中存在的机遇和威胁、医院内部环境的优势和劣势。这一结果将帮助医院明确发展定位。医院环境分析的重点包括对政治环境、经济环境、法律环境、社会环境和竞争环境的分析。

（1）政治环境：政治环境主要包括政治制度、方针政策、政治团体、政治形势等，其影响具有直接性、难以预测性、不可逆转性等特点。因此，医院要密切关注政治动态，具有高度的政治敏锐性，及时掌握国家有关政策方针的调整和变化。

（2）经济环境：经济结构、经济发展水平、体制和经济政策直接制约和影响着医院的经济发展。医院既要注意外部经济环境，也要注重内部经济环境，把握经济发展趋势，制定适合自己发展的战略。

（3）法律环境：主要包括国家法律、法规、规章和制度，国家司法、执法机构及人们的法律意识等。医院战略的制定必须考虑法律环境，做到知法、懂法、研法、用法。

（4）社会环境：随着医改的深入，大量社会资本对医疗市场的投入，非公立医疗机构数量的快速增加，医保定点与医保项目、新农合付费的调整，药品耗材的差价调整、医联体、分级诊疗的深入推进等的一系列社会因素，给医院的建设与发展带来了新的问题和重大的挑战。

（5）竞争环境：主要指新进入者的威胁、现有医院间的竞争、替代品、供应商的威胁、来自患者的压力等。患者的需求就是市场需求，以患者为中心，是医院制定战略的出发点和根本归宿。

2. 提出愿景

愿景是医院对未来发展的共同期许。医院愿景的提出要有影响力、感召力，要体现医院的核心价值和核心文化，在院内形成共同的信念和支撑医院前进的强大力量。

3. 目标体系

医院战略目标是医院战略构成的基本内容，它是在医院战略期内欲达到的一个结果，为医院指明了未来的发展方向。医院战略目标是医院战略的前提和关键，是战略计划的核心内容，是制定和选择战略策略的判断标准。医院战略目标从不同侧面反映了医院的自我定位和发展框架。从总体来看，医院战略目标包括以下几个方面的内容。

（1）服务保障目标：医院的任务是满足人民的健康需求，提供卫生服务。

（2）社会目标：包括公共关系目标和社会责任目标。公共关系目标通过患者满意度和社会知名度作为保证和支持性目标。社会责任目标强调医院应承担和解决部分社会问题。

（3）创新目标：①资源创新目标，即对医院资源配置方式的改变与创新；②技术创新目标，即诊断技术和治疗技术的创新；③管理创新目标，即管理者思路、风格、手段和模式的创新。

4. 战略制定

目标是医院实施战略时所预期的成果，包括制定医院的发展规模、人力资源发展、医疗服务发展、医学教育与科研发展、学科建设和医院文化建设等。根据目标制定战略方案，尽可能多地列出可供选择的战略方案，根据一定的标准对它们进行评估，确定一个最有助于实现战略目标的方案。

5. 战略实施

将医院制定的战略加以应用，称为战略实施。战略实施中，要求医院的管理者正确处理实施新战略时医院出现的变化，同时，要求管理者必须拥有较高的管理技能。

6. 战略控制

战略控制是一种典型的组织控制行为，对战略实施的结果进行监测与评估。战略控制要求管理者必须懂得如何应用医院的信息管理系统。组织内部的战略管理过程完全取决于它所依赖的信息的准确性。

7. 规划调整

战略规划管理具有刚性，医院战略规划不应随意调整。但当医院的发展环境面临重大变化，或医院在发展过程中发现原有规划的部分目标、内容或举措不再适应需要时，应严格按照规定程序，进行规划调整。

8. 效果评估

规划实施的效果评估包括中期评估和期末评估。中期评估是在规划实施中期对实施进展进行评估，期末评估是在规划期末对总体实施效果进行全面评估。规划评估的重点是目标的实现情况、举措的落实情况、重点项目的推进情况，以及存在问题的分析和改进措施等。医院战略实施效果评估的重点包括：医院战略规划的先进性、可行性评估；医院战略规划的策略评估；医院战略规划的成效评估。

（二）医院建设发展规划与年度工作计划的关系

医院建设发展规划是指医院在一个较长时期内的发展目标和路径布置，这个时期可以是3年，也可以是5年，甚至更长时间。年度工作计划则是医院对某一年度的工作做出具体安排。规划和计划是既紧密联系又有显著区别的。

1. 规划与年度计划的联系

（1）所包含的基本要素相同：例如，都包括医院在一定时期内期望达成的目标、实现目标的路径、需要配置的资源等。

（2）计划是规划的子集：规划是战略性的，计划是战术性的，规划可以包含着一个或若干个计划。规划需要一个个年度计划来实现。这就是规划和计划的有机关系。

2.规划与计划的区别

（1）范围大小不同：规划是从宏观的角度，全面展望前景，依据医院发展战略，对医院在较长时期内的发展作原则性的谋划。规划的规模宏大、涉及面广、概括性强。年度计划是对医院在一个年度内的运行工作做出具体布置。计划的规模没有规划大，涉及面没有规划广，综合概括的程度也没有规划高。

（2）时限长短不同：规划是比较长远的发展计划，时间可以是 3 年、5 年，也可以是 10 年、20 年。规划的适用期较长，但时间性要求不严格。年度计划所规制的时间只有 1 年。

（3）内容具体程度不同：规划的内容庞杂概括，对医院的建设与发展往往是原则性地展示出蓝图。规划不作具体安排，主要是定目标、定规模、定前景，富有理想性和感召力。年度计划比规划在内容上要简单一些、具体一些，有强烈的约束性。计划主要是定任务、定指标、定时间。

三、现场评价的主要内容与要点

（一）评价内容

（1）医院 5 年或 3 年发展规划。

（2）医院年度工作计划。

（3）医院年度工作总结。

（二）评价要点

（1）医院发展规划翔实可行，科学合理。

（2）医院年度工作计划目标明确，措施得力，切合实际。

（3）医院年度工作总结数据翔实，分析中肯，奖惩分明。

第三节 院科二级管理

早在 20 世纪 80 年代，原卫生部就提出了在医院实行院科两级管理的体制。院科两级管理是指在一个医院内部，通过建立医院层面和科室层面两级管理体制，全院各级各类人员遵守国家的法律法规和各项规章制度，严格履行岗位职责，严格按操作规程办事，做到层级管理清晰，责权利明确，医院管理有章，活动有序，严格考核，以促进科室和医院健康发展。院科两级管理的内涵包括以下 3 层含义：①医院管理分为医院管理和科室管理 2 个层面；②医院管理和科室管理的职能和任务各不相同；③医院管理和科室管理必须与医院的总体目标和战略一致。

本节所介绍的内容要求医院的院科二级管理架构清晰、科室设置合理、职责明确、人员设置合理；职能部门设置及人员构成科学合理；工作制度、岗位职责健全；年度工作计划与总结翔实合理，能认真落实到位，富有成效。

一、院科二级机构的设置与职能

下列管理部门各医院可根据本院实际情况，灵活设置，整合职能，简化流程，以有效完成职能管理为前提。

（一）职能管理机构的设置和职能

医院除了健全治理结构的各层级组织，还应建立健全党、团和工会组织，党政管理的职能在于促进医院业务的发展与提高。

医院职能部门是医院设立的专门从事某方面行政业务的工作部门，有较明确的业务工作范围和相对独立的工作职权，既是职能科室，又是行政工作的办事机构，是医院管理的中坚力量，是医院管理指令畅通运行的枢纽，是保证医院持续稳定协调发展的关键环节。医院常见的职能管理部门设置及职能如下。

1. 医院党政办公室

负责医院的工作计划、工作总结，草拟相关文件，并负责督促其贯彻执行；负责协调各职能科室工作，审核各职能科室以医院名义发出的各种报告文件；做好印鉴、打字、车辆、外勤、通信联络、群众来信、来访处理、参观及外宾的接待工作；负责全院的文秘工作和行政公文的审核、收发、登记、传递传阅、立卷归案、保管、利用等工作；安排各种行政会议，做好会议记录。

2. 医务管理部门

拟定医疗工作计划和进行医疗工作总结，组织实施全院的医疗、预防工作，组织重大抢救和院外会诊；督促各种制度和常规的执行，定期检查，采取措施，提高医疗质量，严防差错事故；负责全院医疗技术人员的业务训练和技术考核，协助人事科做好卫生技术人员的晋升、奖惩、调配工作；负责组织实施临时性院外医疗任务和对基层的技术指导工作。

3. 医患关系调查处理管理部门、患者投诉接待室

接待医疗投诉，处理医疗纠纷。对重大医疗差错或事故进行调查，及时向院长、副院长

提出处理意见，必要时提交技术指导委员会鉴定。

4. 感染管理部门

负责医院感染管理，制订医院感染管理计划并组织实施；监督检查全院有关医院感染管理规章制度执行情况，定期对医院环境污染情况、消毒药械使用情况进行监测；调查、收集、整理、分析医院感染方面的监测资料并按要求上报。

5. 科教管理部门

组织实施全院的教学、科研、培训、继续教育工作。安排在职人员继续教育、外出进修、业余学习、专业培训等工作，安排下级医院进修人员；负责医学院（校）临床理论课、实习、见习教学的安排和检查；举办和外出学术活动的审批、管理工作。

6. 护理部

全面负责护理工作，拟定全院护理工作计划，检查护理工作质量。拟定和组织修改全院护理常规，严格督促执行；监督检查护理工作制度、护理技术操作常规及护理人员工作职责的贯彻执行，开展护理系统内部沟通的控制和管理，对护理系统质量记录进行总体控制；开展教育、培训和科研工作，组织考评护理人员的业务技术，抓好病房管理控制和院内护理人员的调配，组织领导全院护理科研工作及护理新技术的推广等。

7. 总务管理部门

负责全院的后勤工作，组织物资供应，制订并执行各类物资的年度和临时采购计划，满足医疗服务需要，保证医疗、教学、科研、预防工作的顺利进行。

8. 基建管理部门

负责医院基建工作。制定医院基建规划，进行项目可行性论证，及时向领导提供决策依据；严把基建工程质量，督促施工单位按工程进度施工，保证工程质量符合工程建设验收规范；协助设计、施工单位进行图纸设计、工程预算等工作；认真办理建筑定点、委托设计、申请施工执照等有关手续。负责基建财务、材料管理。

9. 膳食部门

负责职工食堂、患者食堂管理。合理安排工作，抓好窗口服务，实行优质服务，搞好个人及环境卫生，防止食物中毒；认真搞好成本核算，降低成本。

10. 门诊部

负责门诊医疗、护理、预防、教学和行政管理工作，组织检查门诊患者的诊治及急诊、危重、疑难病患者的会诊和抢救工作。领导和组织门诊医疗质量和病历文书质量的考核、评比工作，接待和处理门诊方面的群众来访、来信工作。

11. 药剂科

负责从可靠的渠道采购药品、试剂并进行验收，保证质量、保证安全，满足临床、医技科室的医疗使用，对药品贮存和库存量进行管理，及时对医院的药品质量进行检查。负责门诊处方和病房处方的调配及核对。

12. 设备管理部门

负责医疗设备的供应工作，拟订仪器设备的购置和更新计划，组织选购，满足全院医、教、研工作的需要。对医疗设备进行管理，按规定对设备进行维修、保养，保证仪器设备始终处于最佳技术状态。

13. 信息管理部门

负责医院业务信息的收集、整理、分类、分析、处理、传递的归口管理，研究医院信息开发和管理，负责医院内外有关信息的收集整理及图书馆、病案统计室的领导和管理工作，及时传递图书文献信息。组织全院信息网络，及时收集、传递院内外有关信息，为领导决策提供依据，为临床、医技科室提供医疗技术新进展情况。

14. 计算机中心

负责微机管理、做好计算机系统的维护保养工作，确保计算机的安全使用。负责组织检查落实微机网络正常运行，按时完成各种统计报表，回收、整理、保存、利用资料。

15. 人力资源管理部门

根据人事工作政策、制度和有关规定，负责人员的调出、调入，提出提拔、配备、使用意见。提出全院工作人员的考核、晋升、奖惩和调整工资的意见，做好工作人员的退职退休、离职休养工作；负责管理工作人员档案和收集、整理档案材料及全院的人事统计、人员鉴定工作，收集、整理技术人员的技术档案，建立健全技术档案制度。

16. 审计部门

负责全院的审计工作。制订可行的年度审计项目计划，确定内部审计工作重点和目标，负责有关的规章制度和内部审计实施细则的制定和检查。做好审计档案的整理、立卷和保管工作。

17. 监察室

负责日常监察工作。协助对监察对象进行遵纪守法、履行职责、为政清廉的教育；受理对监察对象违犯政纪行为的检举、控告，受理监察对象不服处罚的申诉；调查处理监察对象违犯国家法律、法规、政策及医院决议、规章制度的行为；配合纪委认真查处违法违纪案件，协助有关部门抓好医德医风和勤政廉政建设。

18. 财务、医保管理部门

负责财务、医保管理，认真贯彻有关财经政策、法令、制度，维护财经纪律。编制年度和季度的业务收支预算，合理组织业务收入，全面掌握和调配资金，按时清理债权债务，定期或不定期地对库存现金等进行检查，加强对财务报表的审查，做到及时、准确、全面地报送有关领导及相关部门。认真贯彻新的财务管理和会计核算制度，及时修订科内人员的职责考核制度。

19. 保卫管理部门

负责医院安全保卫工作，开展职工增强法制观念的教育工作，组织各项防范措施，发现和清除治安灾害事故隐患，保卫医院要害部门的安全。协助公安机关对医院发生的破坏、盗窃事故进行调查和侦破。负责门卫传达人员的管理工作，加强值班巡逻和门卫守护，搞好职工车辆管理和院内交通秩序的管理。负责维护病区及门诊的秩序，及时协助相关部门劝解及处理各种医疗纠纷。

20. 预防保健部门

落实突发公共卫生事件、应急处理预案和疫情报告制度，完成传染病报告、辖区内儿童计划免疫接种工作，进行健康宣传教育工作等。

22. 出入院管理部门

负责对医院住院费用的管理和结算。

23. 门诊收费挂号室

负责对门诊挂号、收费的管理。

24. 物价管理办公室

负责对全院收费的监管工作，申报价格项目，组织物价培训，完成医院信息系统（hospital information system，HIS）物价收费标准的认定，及时纠正乱收、少收情况的发生。

25. 工会

定期召开职工代表大会，督促职代会报告的落实，围绕医院中心工作开展业余文化活动和主题活动，完成计划生育各项工作。

（二）临床及医技科室的设置和职能

1. 临床科室设置

临床科室是医院的主要业务部门，也是实现医院功能的最基本单位。临床医疗科室的编设，在上级的统一规范下，根据医院的专科任务、床位数和业务技术发展的需要，有计划、按比例地均衡发展。既要突出重点，形成特色，又要注意成龙配套，特别要注意临床医疗与医技、实验医学、医学工程等专业的协调发展，提高医学科学技术整体水平。现代医院医疗技术专业划分的组织形式发生了很大的变化，分科越来越细。医院科室划分类型如表7-1所示。

表 7-1　医院科室划分类型

分科方法	科室设置
按诊疗手段分科	内科、外科、放射诊断、治疗类科室等
按治疗对象分科	妇产科、小儿科、老年病科等
按病种分科	肿瘤科、传染病科、结核病科、精神病科、遗传病科、糖尿病科、风湿病科等
按人体器官分科	眼科、耳鼻喉科、口腔科、神经科等
按系统综合分科	神经内科与神经外科组成神经科、消化等

目前，医院临床科室主要是按照临床医学专业学科分类目录进行设置。

（1）内科：呼吸内科、消化内科、神经内科、心血管内科、肾内科、血液内科、免疫科、内分泌科。

（2）外科：普通外科、神经外科、心胸外科、泌尿外科、心血管外科、乳腺外科、肝胆外科、器官移植外科、肛肠外科、烧伤科、骨外科。

（3）妇产科：妇科、产科、计划生育科、妇幼保健科、生殖中心。

（4）儿科：儿科综合、小儿内科、小儿外科、新生儿科、儿童营养保健科。

（5）五官科：耳鼻喉科、眼科、口腔科。

（6）肿瘤科：肿瘤内科、肿瘤外科、肿瘤妇科、骨肿瘤科、放疗科、肿瘤康复科、肿瘤综合科。

（7）皮肤性病科：皮肤科、性病科。

（8）中医科：中医全科、中医内科、中医外科、中医妇科、中医儿科、中医保健科、针灸按摩科、中医骨伤科、中医肿瘤科。

（9）传染科：肝病科、艾滋病科、结核病科、寄生虫病科。

（10）精神心理科：精神科、心理咨询科。

（11）麻醉医学科：麻醉科、疼痛科。

（12）营养科。

2. 医技科室设置

医技科室是指运用专门的诊疗技术和设备、协同临床科室诊断和治疗的医疗技术科室。医技科室与临床科室紧密相连、相辅相成。医技科室要紧紧围绕以患者为中心，牢固树立方便患者、方便临床科室的服务思想，根据患者的需要确定自身的业务工作内容、范畴，决定其新业务、新检查或治疗手段的开展及实施。随着医疗技术的发展和科学技术的进步，医技科室借助于仪器设备和技术发展，对一些疾病的诊断治疗水平已从参考和辅助进入确诊和特效的高层次。一个现代化医院的医技科室对临床科室诊疗工作的不断介入和对疾病诊疗指导水平的日益提高，不仅极大地提高了临床的疾病诊断质量，也使临床医师日趋依赖于医技科室。目前，我国各级各类医院医技科室的结构组成、学科专业设置不尽相同，没有固定统一的模式，大致分为以下4类（表7-2）。

表7-2　医院医技科室常见分类

分科方法	科室设置
为临床提供诊断依据为主的科室	检验科、生化科、微生物科、病理科、核医学科等
为临床提供治疗手段为主的科室	理疗科、针灸科、放疗科、激光科、体疗科、营养科等
为临床提供医疗物质保障为主的科室	消毒供应室、医疗仪器设备维修中心等
既能提供诊断又能对一些疾病独立完成治疗的科室	放射科、超声科等

二、院科二级机构的人员设置

医院人员设置要坚持按需设岗、精简高效的原则，充分考虑社会医疗卫生服务需求、医院自身发展需要及医院现有人才结构等因素。具体包括以下原则。

1. 按需设岗原则

按需设岗又叫因事设岗，是医院岗位设置的基本原则，是以医院的总目标和总任务为核心，从上至下层层分解为一些具体的分目标和分任务，直至将目标任务落实到每一个具体岗位。不同的医院，因其性质、规模、任务、设施、医务人员素质、医院性质等因素不同，其机构（科室）的设置、岗位的配备也不相同。各医院应根据自身的实际情况而定。

2. 精简高效原则

精简高效原则又叫最低职位数量原则，是指医院必须根据其目标和任务恰当地设置岗位。如果岗位设置过多，就会造成职位虚设、机构臃肿、人浮于事，从而增加医院运行成本；相反，如果岗位设置过少，则会造成职能不全、人力不足，从而影响医院整体任务的完成或整体目标的实现。

3. 系统原则

医院是一个系统组织，其目标或任务要由众多岗位的具体工作相互配合、协调一致才能实现。因此，每一具体岗位的设置都要坚持系统性原则，从总体上及机构之间、职位之间的联系来分析确定，做到合理的比例关系、合理的层次结构、合理的年龄结构、合理的知识结构。例如，医院的医疗技术人员、管理人员、工勤人员等不同工作单元岗位之间的比例，医疗、护理、药剂、医技等不同"职系"岗位之间的比例，以及初级、中级、副高级、正高级等不同"职级"岗位之间的比例，都应科学合理。做到"在整体规划下明确分工，在分工基础上有效合作"，从而确保医院整体目标的实现或整体任务的完成。

三、做好院科二级管理的建议

（一）院科二级管理要点

（1）按照能级原理，建立合理的人才层次结构和知识、智能结构，以适应临床医、教、研任务的需要。

（2）建立健全一整套严密的医疗护理常规、技术操作规程和业务工作制度。

（3）建立健全岗位责任制，各项规章制度、仪器设备使用及管理制度和后勤物资保障制度。

（4）不断完善人员之间、科室之间的协调与配合，如医师与医师、医师与护士、临床科室与医技部门和后勤保障部门之间要建立并形成一套行之有效的联系协作制度。

（5）做好各部门的年度工作计划与总结，明确每年的工作重点，实现医院及科室短期目标与中长期目标相统一。

（二）医院层面的管理

1. 正确认识医院管理的职能

从医院管理的职能性质上看，医院管理的职能主要有 4 种：领导、指导、监督与服务。

（1）领导职能：医院以院长为代表对科室以科室主任为代表的领导行为。

（2）指导职能：医院在各项管理业务上对科室的指导，如指导科室制订发展规划、工作计划、经营方法等。

（3）监督职能：主要是指依据法律法规及医院规章制度加强对科室的监管职能，如根据查房制度监督科室的查房行为。

（4）服务职能：主要是指由医院直接为科室提供的各种保障服务，如人、财、物的供应，安全保障，卫生保障，各种信息的提供等。医院对科室的管理就像市场经济条件下的政府对企业管理一样，一方面医院为科室提供各种服务保障，减轻科室经营负担；另一方面医院通过监管，建立公平竞争的环境，让科室自主经营。医院通过充分合理地运用领导、指导、监督、服务职能，让科室得以健康发展。

2. 合理使用医院管理的手段

政府管理市场通常采用行政、法律、经济 3 种手段，而市场经济条件下，政府管理市场采用的是"以经济和法律手段为主，以行政手段为辅"的原则。

对医院管理来说，经济手段就是运用经济杠杆来调控科室行为，达到管理目标；法律手段则是依据规章制度进行监管，纠正违规行为，保障科室间的公平竞争，以确保质量安全；行政手段则是上级对下级的行政领导行为，通过对科室进行年度目标及月度绩效考核来达到管理目标的行为。根据医院不同的发展阶段，可采取不同的重点管理手段。如在医院发展初期，可以行政手段与经济手段为主，辅助法律手段；在医院发展中期，可采取经济手段与法律手段为主，辅助行政手段；在医院发展后期，可采取法律手段为主，辅助经济手段与行政手段。

（三）科室层面的管理

1. 确立科室的相对独立地位，强化科室团队建设

院科两级管理的前提就是承认科室的独立性。科室作为医院这个大团队里的一个小组织，必须承认其独立性，才有利于发挥科室的功能和作用。一方面是要按照正式组织建立好科室。从组织形式上明确科室的名称、位置、功能任务、人员组成及分工、内部运行规则等，强化科室是医院内一个独立的团队，而非团体或团伙。这样有利于强化科室法定的独立地位。另一方面就是要强化科室团队建设。首先要明确科室团队目标责任，让科室成员从目标上统一起来；其次要注重科室制度建设，确保科室的规范与稳定；再次要注重科室团队文化建设，发挥文化在团队中的识别、约束、引导作用；最后要采取各种措施增强团队凝聚力，增强科室成员安全感和归属感。特别要提出的是，医院各职能部门要正确定位指导、监督和服务职能，而非领导职能，不能成为科室的直接上级领导，要避免插手科室内部事务，防止打破团队界线，破坏科室团队建设。确立科室的相对独立地位，强化科室团队建设是做好院科两级管理的根本。

2. 按照权责一致原则，赋予科室相应权力

按照权责一致的原则，设定好科室的责任和权力。很多医院把科室的人、财、物等全部包揽，医院各项制度和政策都直接管理到个人，让科室产生管理上的依赖，导致科室负责人只享受待遇，不承担责任。这样，不仅不能调动科室的管理积极性，加大医院管理的成本，而且更为严重的是由于科室负责人没有明确的管理责任，导致医院发现的问题不能得到及时纠正，甚至很多问题被科室隐瞒，造成许多隐患。医院要明确科室的经营管理至少有50%的责任是由科室承担的，医院最多只承担科室发展的50%的责任。也就是说，科室是内因，医院是外因，内因是根本，外因是条件。应该在法律、法规及规章制度的范围内给科室更多的经营自主权，尤其是科室人财物的支配权、部分经营价格及经营措施的决定权、主要成本的控制权、奖惩权等要下放给科室，发挥科室能动性和积极性，做到权责一致。医院则重点强化对科室的目标管理和过程监督，医院管理的对象是科室这个团队，而不是科室每个员工，同时要把领导行为更多地变为指导行为，帮助科室发展。

四、现场评价的主要内容与要点

（一）主要内容

（1）院科两级管理架构、科室设置、职责及人员构成。

（2）职能部门设置、工作制度、岗位职责、年度工作计划与总结。

（二）评价要点

（1）院科两级管理架构清晰、科室设置合理、职责明确、人员设置合理。

（2）职能部门设置及人员构成科学合理，工作制度、岗位职责健全，年度工作计划与总结翔实合理。

第四节 医务人员配备

医院管理学中的人员配备，是指对主管人员进行恰当而有效地选拔、培训和考评，其目的是为了配备合适的人员去充实组织机构中所规定的各项职务，以保证组织活动的正常进行，进而实现组织的既定目标。狭义的人员配备是按岗位需要选配好相关岗位的工作人员。广义的人员配备不但包括选人、评人、育人，而且还包括如何使用人员，以及如何增强组织凝聚力来留住人员。

本节主要阐述医院的医务人员配备的相关内容。

一、医院卫生专业技术人员队伍建设

（一）卫生专业技术人员的配置标准

1. 岗位设置原则

（1）按需设岗、因事设岗、因岗设人：医院内的岗位设置既要着眼于现实，又要着眼于未来发展，按照医院各部门的职责范围来划定岗位，然后根据工作岗位的需要配置相应人员，尽量做到人岗匹配，人尽其才。

（2）合理结构：岗位设置需要动静结合，对基础性的工作岗位宜采用静态分析，对变化较频繁的岗位宜采用动态分析。

岗位设置的一项基本任务就是保证每个岗位工作量的饱满和有效劳动时间的充分利用，

尽可能使工作定额和岗位定量科学合理化。

2. 岗位设置流程

管理人员需要对组织架构、部门岗位及互相关系进行调整或重新设置。首先需要对医院任务进行确定，包括内外环境分析、医院定位分析和任务分析；其次是确定任务部门，分析并改进业务流程，设计组织架构，确定部门工作任务；最后是岗位工作任务的确定阶段，设计部门内的岗位，界定岗位工作。

编制工作说明书是岗位设置的基础，而编制工作说明书需建立在工作分析的基础上。工作说明书包括工作描述和工作规范，工作描述主要涉及工作执行者实际在做什么、如何做及在什么条件下做的，而工作规范说明工作执行人员为了圆满完成工作所必须具备的知识、技术、能力等要求。

工作描述主要包括工作的名称、身份、目的、关系、职责、权限、绩效标准、环境等，其中工作职责在工作名称、身份、目的的基础上对职位内容加以细化，是工作描述的主体。

工作规范则是指任职者要胜任该项工作必须具备的资格和条件，它关注的是完成工作任务所需要的人的特质，一般包括身体素质、教育程度、知识、工作技能、心理品质、经历和道德等要求。

3. 卫生技术人员

卫生技术人员是指按照国家有关法律、法规和规章的规定取得卫生技术人员资格或者职称的人员。

4. 医院的卫生技术人员配置标准

根据国务院印发的《"十三五"卫生与健康规划》（国发〔2016〕77号）要求，到2020年，每千人口执业（助理）医师数达到2.5人，注册护士数达到3.14人，医护比达到1∶1.25，市办及以上医院床护比不低于1∶0.6，公共卫生人员数达到0.83人，人才规模与我国人民群众健康、服务需求相适应，城乡和区域医药卫生人才分布趋于合理，各类人才队伍统筹协调发展。

国家三级综合医院医务人员的配备要求：①卫生技术人员与实际开放床位之比≥1.2∶1；②卫生技术人员占全院总人数≥70%；③护理人员占卫生技术人员总人数≥50%；④医师与实际开放床位之比≥0.3∶1；⑤护理岗位人员与实际开放床位之比≥0.4∶1；⑥护理岗位人员与医师之比≥1.6∶1；⑦主要临床、医技科室均配备主任医师或正高职称的科室≥70%；⑧临床药师≥5名；⑨医院临床营养师≥2人；⑩医院工程技术人员占卫生技术人员总数的比例不低于1%。

医院要以执业（助理）医师和注册护士配置为重点，以居民卫生服务需求量和医师标准工作量为依据，结合服务人口、经济状况、自然条件等因素配置医师和护士的数量，合理确定医务人员比例。按照医院级别与功能任务的需要确定床位与人员配比，承担临床教学、带教实习、支援基层、援外医疗、应急救援、医学科研等任务的医疗卫生机构可以适当增加人员配置。未达到床护比标准的，原则上不允许扩大床位规模。

（二）定岗定编的基本原则

1. 尊重实际原则

目前，医院所形成的人员与岗位匹配情况与医院的社会文化背景、管理体制、员工的执业理念、长期的工作习惯有很大的关系。医院须尊重现有岗位和人员的实际，通过定岗定编合理调整人员结构，对工作负荷与压力进行合理评估与分解，对各岗位员工的工作数量、质量、效率进行合理评价，以增强各级管理人员和全院员工的人力成本控制意识和效率意识。

2. 工作需要原则

定岗定编必须以满足工作需要为根本原则，做到"以事定岗，以岗定人"。按照科室的职责范围和工作负荷合理确定岗位名称和编制数。

3. 精简高效原则

即坚持"因事设岗，因岗设人"的制度，精简冗员，使岗位与人员编制在配备上达到优化，在保证医院工作质量的前提下，用较少的人员完成较多的工作任务，从而提高医院工作效率，达到优质、高效、低耗的目的。

4. 结构合理原则

要保证各类人员合理的比例关系和合理的层次结构，使科室人员达到群体组合的最优化，以发挥人才群体的最大效能。

5. 定性与定量相结合原则

科室的大部分工作都是可以用数量指标来监测的，但有些工作是无法用数量来衡量的，因此，在定岗定编时必须要做到定性与定量相结合。

6. 动态调整原则

科室人员编制应该根据医院发展要求、学科建设、工作效率、经营管理水平等因时因地制宜，实施动态管理。

（三）卫生专业技术人员的管理策略

1. 坚持人尽其才

充分发挥各类聘用人员的特色专长，聘用制卫生专业技术队伍由地方院校应届毕业生、地方医院挖掘的优秀人才、本院离退休和自主择业返聘人员、外院离退休人员和特聘教授组成。不同类型的人员均各有所长，本院离退休人员是医院的宝贵财富，都有着丰富的专业经验，同时对医院有深入的了解和深厚的感情，返聘至现岗位工作，继续为医院的发展发挥余热，在工作和生活上都是新员工的榜样。特聘的外院高级职称专家、教授作为医院的学科学术带头人，解决了部分学科起步晚、综合能力不强的问题。互补的人员类型，使医院聘用制专业人员队伍的综合素质在稳步提高。

2. 坚持多法并举

积极拓宽聘用人员培养渠道，在聘用人员队伍的培养上采取最多的培训方式是继续学历教育和专题讲座，其次是科室轮转、到其他医院进修。一是抓好在职培训。医院注重利用院内集会、网上教育等机会，对聘用人员队伍进行适时教育、经常动员、新知识讲座，较好地转变了聘用人员的临时观念，强化其为医院发展做贡献的思想，逐步形成其在医院积极进取、谋求发展的良好局面。二是注重选送培养。提高聘用制卫生专业技术人员的技术水平，开阔学术视野。

3. 坚持搭好平台，为聘用人员成长营造良好环境

（1）重视聘用制卫生专业技术队伍建设：医院清醒地认识到建设一支高素质的聘用制卫生专业技术人才队伍是提高医疗服务水平的重要保证，全院人员统一思想，提高认识，把聘用制卫生专业技术队伍建设作为抓质量打基础的重中之重。医院之间的竞争归根到底还是人才的竞争，只要有了高素质人才，就能增强医院的竞争力和生存力，医院才能在激烈的医疗市场竞争中获得主动权，赢得发展优势。

（2）激发工作热情，提供良好发展空间：医院打造"只要想干就有机会，能干就有岗位，干好就有地位"的管理理念，对一些想干并能干事业的聘用制卫生专业技术人员，尽可能为他们创造机会，给予人力、医疗设备、科研经费等方面的支持，并及时对成绩给予认可。这样不仅能增加他们的工作热情和自信心、自豪感，充分发挥潜能，还能稳定聘用人员队伍。只有从心底认同所做的工作，使认同感、归属感和使命感倍增，他们才能全身心地投入最大能量，毫不保留地发挥最大实力。这样才能确保聘用制卫生专业技术人员在激烈的市场竞争中与医院共同成长。

二、医院的人力资源管理

医务人员配备是医院人力资源管理的主要内容。人力资源管理是指一个组织为了实现组织目标，提高效率，运用心理学、社会学、管理学和人类学等相关的科学知识，对组织中的人力资源进行规划、培训、考核激励和薪酬管理的计划、组织、控制和协调的活动过程。

（一）人力资源管理战略的实施

医院需要根据内外环境的变化来建立完善的人力资源管理的方法，提高医院绩效，有效控制人力成本。医务人员配备属于动态管理，是人力资源管理战略的一部分，医院人力资源

管理战略的实施，应分为以下 3 个阶段。

1. 制定阶段

制定人力资源管理战略虽然重要，但只有综合分析医院内外部影响人力资源的要素、确认所面临的境况，才能确定人力资源战略的方向。而要确定人力资源战略的方向，首先要确定人力资源战略目标，随后制订实施计划，最后协调人力资源战略与医院整体战略间的平衡，合理配置医院内的资源，从整体的角度出发，调整人力资源战略使之符合医院整体战略的需要。

2. 实施阶段

实施人力资源战略前，需先分解人力资源战略计划，化整为零，各部门明确自身的任务与作用，推动医院进入良性循环，实现医院目标。

3. 评估与调整阶段

在人力资源战略计划实施以后，对该战略的有效性进行评估，保证战略计划的正确实施，也及时校验优化战略计划。当发现现行的人力资源战略已不符合医院的内外部环境时，最好的措施就是当机立断找出差距，分析原因并进行整改。

因此，人力资源战略需要不断地进行调整和修改，以随时适应环境，为医院航向掌好舵。

（二）医院的人力成本与资源开发

1. 人力成本

（1）取得成本：指医院在招募和录取职工的过程中发生的成本。例如，广告宣传费用、各种安置新职工的行政管理费用、为新职工提供工作所需装备的费用等。

（2）开发成本：指医院为提高职工的技术能力，增加人力资源的价值而发生的费用。例如，上岗前教育成本、岗位培训成本、脱产培训成本等。

（3）使用成本：指医院在使用职工的过程中而发生的成本。例如，工资、奖金、津贴、福利等。

（4）保险成本：指按规定缴纳的各类社会保险费用。

（5）离职成本：指由于职工离开组织而产生的成本。例如，离职补偿成本、离职前低效成本、控制成本等。

2. 人力资源开发

对于员工来说，人力资源开发有 3 个方面（知识、技能和能力）及人岗匹配、知识共享、团结协作等。人力资源是所有资源中最本质、最重要、最有价值的资源，科学合理地加以管理开发，势必对医院整体绩效提升与目标实现有着至关重要的作用。

（三）医务人员配备中的人才梯队建设

1. 人才梯队建设的重要性

人才梯队建设，就是当现在的人才正在发挥作用时，未雨绸缪地培养该批人才的接班人，也就是做好人才储备，当这批人才变动后能及时补充和顶替上去，而这批接班人的接班人也在进行培训或锻炼，这样就形成了水平不同的人才，仿佛站在梯子上有高有低一样，形象地称为梯队，为的就是避免人才断层。医院人才梯队的建设，完善了可持续发展的人才政策，创造了良好的人才发展环境，能够使医院人力资源结构得到优化，有效改善和提高医院的工作效果。培养一批优秀的学科带头人、学术骨干能起到良好的领头作用，在科室形成一个人才磁场，将医院人才的个人素质和专业技能不断提高，使得整个梯队的结构发展趋向合理，从而推动医院的专业化发展。

2. 建立人才梯队建设规划

（1）加强和重视学科带头人的培养，同时积极引进高层次专业人才和学科带头人。医院的学科带头人不仅仅是医学专家，还应是某一医学领域的战略专家，有较强的学术管理能力、教学能力。制定引进高层次人才和学科带头人的政策，深入调查，保证人才引进的质量，并对引进的高层次人才给予优厚的工作待遇和生活待遇，优化高层次人才生活环境，如提供住所、安排配偶或家属就业等，使高层次人才能够安心、扎实在医院开展工作。同时做到及时吸收新的学科带头人，实行科室主任、学科教研室主任竞聘上岗，实行目标制，层层竞聘，优胜劣汰，使其在主动的竞争中不断进步，不断优化学科带头人队伍。

（2）注重人才年轻化和开拓性，加大中青年骨干力量的培养，不断增加后备人才的储备数量。全面分析医院中青年人才的专业特长、学历、医学基础理论和所从事的学科专业知识的掌握程度和实际工作能力，实事求是地分析其培养潜质及所从事的学科和专业的发展趋势，积极引导和激励培养对象树立正确的人生观，要求其明确自己的工作目标并树立终身学习的理念，并对培养对象进行医德医风、爱岗敬业、自觉自愿学习的教育，通过举办各种学术讲座、操作竞赛等活动调动中青年职工的积极性和上进心，形成"你追我赶"的学习、工作氛围，帮助职工相互促进、相互提高。

（3）建立健全用人机制，及时做好后备人才的甄选、使用及调整工作。综合分析医院各专业职工的年龄结构层次。第一层次培训对象应当是近5年新进职工，培训内容主要为基础技能及医院相关规章制度；第二层次培训主要针对30~45岁职工，培训内容主要涉及管理知识、新技术的开发等方面；第三层次培训针对45岁以上职工，培训内容主要涉及管理技能和知识技术方面的更新与提升。实行人才培养和选拔、工作跟踪及考核，一个季度或半年对人才进行评估，需要培训的及时安排培训，可以提升的及时予以提升，全力贯彻人才梯队建设制度。

（4）建立人才基金。为保留和培养人才骨干，促进医院全面建设，结合医院实际，从医疗创收积累中拿出一笔费用，建立医院人才奖励基金和培养基金，专门用于奖励或培养在临床和科研工作中取得显著成绩的技术人员，对承担基金课题人员、积极发表论文人员加大奖励力度，激发他们的工作热情。

（5）建立公平、竞争、择优的选人用人制度，选送优秀青年骨干进修学习。根据科室业务发展需求，确定关键岗位培养计划，选送青年骨干到推荐的医院进修培训，由专家直接或间接指导掌握某专项技术，使其获得更多的科技前沿新信息、新技术、新思路，为医院发展打好坚实的基础。

（6）建立有效的激励与考核制度。医院坚持把品德、能力和业绩作为人才评价的重点，通过政策倾斜、资金资助等方式进一步完善人才激励机制，引导和鼓励医务人员不断提高自身业务素质与水平，把培训、考核、使用与待遇相结合，充分调动人才的积极性，使其在创造价值中实现自身价值。例如，为优秀的人才提供力所能及的物质条件和工作环境，根据其能力水平聘任其担任一定的行政职务如副主任等，使其有积极向上、为医院倾力奉献的信心和动力。在利益分配上，向临床和特殊岗位、紧缺专业、高学历人才、高技术人才倾斜。对于优秀学科带头人和中青年骨干，给予一定的经济和物质奖励，特别是有突出贡献的专业人才，要按岗定酬、按任务定酬、按业绩定酬，全面实行岗位津贴、项目工资、年薪工资，将收入与岗位职责、工作业绩及成果转化产生的效益直接挂钩；在职称晋级方面放宽条件，对取得优秀业绩的职工优先晋级；同时，做到奖惩分明，对于工作总是不求上进甚至出现问题的科室或个人扣发奖金或处罚其承担一定的经济损失。

（7）跟踪、反馈与调整。制定人才梯队制度后，在人才继任与开发计划的实施过程中跟踪进程和效果，不断反馈，增进内部管理沟通，并根据实际情况采取调整措施，规划和调整下一步的行动，做到人才无断层，即医院的某个岗位由于医院的人事变动、前任提升、退休或辞职等种种原因出现空缺时，保证有 2~3 名的合适人选接替这个位置并能顺利开展工作。

三、现场评价的主要内容和要点

（1）医院规模、实际开放床位，按照相关规定与标准合理配备卫生技术人员。

（2）床工比、床护比、床医比、医护比、病房护士比。

（3）医务人员职称、学历结构比。

（4）卫生技术人员与管理岗位的资质要求。

（5）相关技术和行政管理岗位人员的资质符合标准要求。

第五节　继续教育管理

继续教育是面向学校教育之后所有社会成员特别是成人的教育活动，是终身学习体系的重要组成部分。在卫生行业，继续教育即继续医学教育。继续医学教育是继学校教育之后，以学习新理论、新知识、新技术、新方法为主的一种终身性医学教育。其目的是使卫生技术人员在医疗活动过程中，保持高尚的医德医风，更新专业知识，提高专业工作能力和业务水平，提高服务质量，适应医学科学发展和社会实际需要，更好地为广大人民群众的健康服务。

本节主要阐述评价标准体系中的继续教育管理的相关内容，其他继续医学教育的相关内容详见下篇第八章医疗质量与安全第六节继续医学教育。

一、对继续教育的要求

继续教育从教育的职能上看，属于成人教育的范畴，是专业教育的继续、补充和完善。

国务院办公厅印发的《关于深化医教协同进一步推进医学教育改革与发展的意见》（国办发〔2017〕63号）主要目标中提出，到2030年，医学教育改革与发展的政策环境更加完善，具有中国特色的标准化、规范化医学人才培养体系更加健全，医学人才队伍基本满足健康中国建设需要。该意见要求加快完善住院医师规范化培训制度，加强全员继续医学教育，健全终身教育学习体系，建立健全质量评估与认证制度，将人才培养工作纳入公立医院和院长考核的重要内容。强化全员继续医学教育，健全终身教育学习体系。将继续医学教育合格作为医疗卫生人员岗位聘用和定期考核的重要依据，作为聘任专业技术职务或申报评定上一级资格的重要条件。以基层为重点，以岗位胜任能力为核心，围绕各类人才职业发展需求，分层分类制定继续医学教育指南，遴选开发优质教材，健全继续医学教育基地网络，开展有针对性的教育培训活动，强化规范管理。大力发展远程教育，支持建立以国家健康医疗开放大学为基础、中国健康医学教育网络为支撑的健康教育培训云平台。

二、继续医学教育

为实施"科教兴国"战略，适应社会主义卫生事业发展需要，国家对卫生技术人员实行继续医学教育制度。依据《教育法》《执业医师法》《"健康中国2030"规划纲要》《全国医疗卫生服务体系规划纲要（2015—2020年）》《关于建立住院医师规范化培训制度的指导意见》

《关于医教协同深化临床医学人才培养改革的意见》《关于开展专科医师规范化培训制度试点的指导意见》《全国专业技术人员继续教育暂行规定》等法律法规要求，在我国继续医学教育是指完成基础医学教育和毕业后医学教育之后进行的以学习新理论、新知识、新技术和新方法为主的一种终生医学在职进修教育和训练活动。其目的是使卫生技术人员在整个职业生涯中，保持高尚的职业道德，不断提高专业工作能力和业务水平，提高服务质量，以适应医学科学技术和卫生事业的发展。

《"十三五"全国卫生计生专业技术人员培训规划》的发展目标强调："以问题和需求为导向，以岗位胜任力为核心，以急需紧缺专业为重点，建立健全适应行业特点的卫生计生专业技术人员培训制度，到 2020 年，基本建立住院医师规范化培训制度，初步建立专科医师规范化培训制度，形成完整的毕业后医学教育体系，完善继续医学教育，全面提升各级各类卫生计生专业技术人员的专业技术水平和职业综合素质。"

三、继续教育的定义、目的与特点

（一）定义

继续教育（continuing education）是指脱离正规教育，已参加工作和负有成人责任的人所接受的各种各样的教育，是接受一定层次教育后的一种多层追加型的教育。继续教育在社会办医中占有主要的位置，是对专业技术人员进行知识更新、技能拓展、素质提高和生活质量提升的重要途径，是终身学习体系的重要组成部分。

（二）目的

继续教育以学习新理论、新知识、新技术、新方法和补充、扩展、深化更新知识为主，同时注重提高人的素质和理解力，不断开发人的潜力和创造力。继续教育也是对专业技术人员进行知识更新、技能拓展、素质提高和生活质量提升的重要途径，是终身学习体系的重要组成部分。

（三）特点

（1）继续教育是面向成年人的教育，强调成年人为了丰富自己的知识结构，完善自己的职业需求，提升自身价值而进行的一种教育。

（2）继续教育主要培养应用型、专业性、技能型人才，是面向职业需要的教育，鲜明的职业岗位针对性是其显著特点。

（3）继续教育入学方式灵活多样，既可以参加相应的考试获得相应的文凭，又可以根据自己职业生涯规划参加岗位培训。任何人都可以进入，任何学历层次的人一生中（尤其是在自己的职业生涯中）都有参加继续教育的需要。

（4）继续教育分为学历继续教育和非学历继续教育两个部分。学历继续教育主要指成人高等学历教育，包括高等院校成人学历教育、现代远程继续教育、高等教育自学考试等多种形式；非学历继续教育则可以概括为各级各类的培训教育，在教育系统中的承担主体是各级各类学校，包括高等学校（含高职）、中等职业学校（机构）、职工技术培训学校、成人文化技术学校及其他学校。

（5）继续教育受益范围广，自身情况和学习条件各不相同，因此导致继续教育的模式、方法等与传统的学校教育有所差别，形成了更灵活、开放、多元的教育形式。

四、继续医学教育的定义和目的

（一）定义

继续医学教育（continuing medical education，CME）是指为保持、发展和增强卫生技术人员服务于患者、公众和同行所需要的知识、技能、专业工作能力及人际关系的各种教育活动。继续医学教育是继院校医学教育之后，以学习新理论、新知识、新技术、新方法为主的一种终身教育。医务人员通过阅读书籍和杂志、撰写论文、参加继续医学教育项目培训、学术会议及与同事交流，使用以提高技术为基础的教育方法完成继续医学教育义务，政府或医学界学术团体通过继续医学教育评估实行学分制来保证医务人员履行继续医学教育义务。

（二）目的

继续医学教育使卫生技术人员在整个职业生涯中，保持高尚的职业道德，不断提高专业工作能力和业务水平，提高服务质量，以适应医学新技术和卫生事业的发展。

五、继续医学教育的对象、内容、形式与职责

（一）对象

继续医学教育的对象是完成基础医学教育和毕业后医学教育之后的在职卫生技术人员。

（二）内容

继续医学教育内容十分广泛，应以现代医学科学技术发展中的新理论、新知识、新技术

和新方法为重点，注意针对性、实用性和先进性，重视卫生技术人员创造力的开发和创造性思维的培养，既可以是本专业的新理论、新技术，也可以是相关专业的新知识、新方法，其特点是符合学科发展实际和社会需求。

（三）形式

（1）学术会议、学术讲座、专题讲习班、进修班、研讨会、专题讨论会。

（2）新、高难度手术和技术的操作示范。

（3）国内外有关专业技术的考察和进修。

（4）发表论文、译文和出版著作。

（5）有计划、有考核地自学专业技术知识，为继续医学教育提供教学、学术报告，或承担和完成科研课题等。

（四）职责

专业技术人员所在单位应当履行下列职责。

（1）执行继续教育法律、法规、规章和政策，按照继续教育规划，制订本单位继续教育计划并组织实施。

（2）保证专业技术人员参加继续教育的时间，保障其工资、福利待遇，并提供必要的条件。

（3）依照有关规定自主选择继续教育施教机构，确定适合本单位需要的培训内容和方式。

（4）登记、考核专业技术人员接受继续教育情况，向相关行政部门报送有关统计资料。

（5）接受人力资源和社会保障主管部门与有关行政部门的指导及监督。

（6）从职工教育经费中列支继续教育经费，额度应不低于本单位专业技术人员工资总额的 1.5%。

六、继续医学教育的类型

目前，我国继续医学教育主要有以下几种类型。

（一）住院医师规范化培训

住院医师规范化培训是医学生毕业后教育的重要组成部分，对于培训临床高层次医师，提高医疗质量极为重要。占据了医学终生教育的承前（医学院校基本教育）启后（继续医学教育）的重要地位，是医学临床专家形成过程的关键所在。

住院医师规范化培训是指医学专业毕业生在完成医学院校教育之后，以住院医师的身份在认定的培训基地接受以提高临床能力为主的系统性、规范化培训。

1.培训内容

①按内科、外科、全科、儿科、精神科等不同专业方向进行，全科医师规范化培养是住院医师规范化培训的重要组成部分。②住院医师规范化培训属于毕业后教育，主要模式是"5+3"，即5年医学类专业本科教育后，进行3年住院医师规范化培训。

2.培训对象

①凡是准备从事临床医疗工作的高等院校医学类专业本科及以上学历毕业生，或已从事临床医疗工作并取得执业医师资格证书需要提高临床诊疗水平和相关业务能力的人员。②培训对象的身份有单位委派人员、面向社会招收人员和研究生3类。单位委派人员是指已与用人单位确立了人事（劳动）、工资关系，再参加住院医师规范化培训的人员。面向社会招收人员是指没与单位确立人事（劳动）、工资关系，而只是与培训基地签订培训协议的人员。研究生是指通过国家全日制医学硕士专业研究生考试而招录的，是院校的学生。

（二）专科医师规范化培训

专科医师规范化培训是毕业后医学教育的重要组成部分，是在住院医师规范化培训基础上，继续培养能够独立、规范地从事疾病专科诊疗工作临床医师的必经途径，在国际医学界有广泛共识和长期实践。目前处于探索和试点阶段。

1.培训内容

①以疾病诊疗需求为基础，根据临床专科人才培养规律和学科发展规律，借鉴国际有益经验，在对现行临床专业设置目录和住院医师规范化培训专业目录进行深入研究论证的基础上，统一设置专科医师规范化培训专科。②探索建立以岗位胜任力为导向的专科医师规范化培训质量控制体系。

2.培训对象

①完成住院医师规范化培训并取得合格证书，拟从事某一专科临床工作的医师或需要进一步整体提升专业水平的医师；②具备中级及以上医学专业技术资格，需要参加专科医师规范化培训的医师；③医学博士专业学位（指临床医学、口腔医学、中医）研究生。

（三）医学进修培训

进修教育是企事业单位、机关等系统为了提升员工素质举办的在职教育。进修教育一般是对那些对于本系统发展有过较大贡献的员工和骨干进行的提职前教育。属于非学历教育，不参加入学考试，实行在职不脱产教育，只有结业证明。进修教育是一项投入较大的社会教育。

1. 培训内容

①以提高岗位胜任能力为核心，多种形式的继续医学教育、岗位培训；②以紧缺专业为重点，通过"导师制"专科进修等方式，开展县级医院骨干医师培训，鼓励地方以欠发达地区为重点，加强薄弱学科领军人才、骨干人才培训。

2. 培训对象

①重点为基层卫生计生人员，包括城乡基层医疗卫生机构中的医、药、护、技等各类卫生计生专业技术人员；②急需紧缺专业人员。

（四）学分教育

参加继续医学教育是卫生技术人员应享有的权利和应履行的义务。

按照继续医学教育活动，学分分为Ⅰ类学分和Ⅱ类学分两类。

Ⅰ类学分：国家级继续医学教育项目和省市级继续医学教育项目授予Ⅰ类学分。

Ⅱ类学分：自学、发表论文、科研立项、单位组织的学术活动等其他形式的继续医学教育活动授予Ⅱ类学分。

培训对象：①完成毕业后医学教育培训或具有中级以上（含中级）专业技术职务从事卫生技术工作的人员；②拟从事临床医疗工作的高等院校医学类专业（指临床医学类、口腔医学类、中医学类和中西医结合类）本科及以上学历毕业生，或已从事临床医疗工作并取得执业医师资格证书，需要接受培训的人员。

（五）知识拓展

（1）在本专业领域内继续不断地掌握相关的新理论、新知识、新方法和新技术的终身教育。

（2）知识拓展是医学生完成了教育学、教育心理学和教学方法的训练，医学教育之后所进行的知识深化、拓宽，对掌握具体教学过程中的心理活动和更新知识的教育。

（3）其他法律法规、人文社会、伦理、流行病学、质量管理工具等与医疗质量和医疗安全密切相关的内容。

七、继续医学教育方法

继续医学教育是指对专业技术的知识、技能进行补充、增新、拓宽和提高的一种高层次的追加教育，其目的在于使专业技术人员能够跟上或适应科学技术日新月异的发展变化，以保证科研水平不断提高。

（一）教育形式

（1）从事卫生技术工作之后，再接受各种学习的一种教育，包括在职人员的学历教育、非学历补课教育、更换岗位的岗位培训教育，以及知识更新性质的医学教育。

（2）完成学校后教育的形式多种多样，如通过各种知识媒介进行的自学和知识更新、参观考察、研修、短训等，进一步完善和提高学校教育。

（二）共享课程

（1）医德医风是行风建设要求的重要内容。通过医德医风相关课程的培训，强化医务人员的工作责任心，提升服务态度，加强遵纪守法，改变工作作风，防范医疗风险，增强顾大局、识大体意识，倡导团结互助、廉洁行医和规范行医。

（2）医疗行业是高风险行业，进入行业的人员必须严格执行法律法规、诊疗操作规范，如《医疗质量管理办法》《病历书写基本规范》等。

（3）人际沟通交流是所有医务人员必须学习和掌握的技能，恰当、适宜的语言表达，对避免医患矛盾、改进医疗服务质量，发挥重大作用。

（三）通用技能

（1）急危重症患者抢救及心肺复苏。

（2）岗位职责和管理制度起草和修订。

（3）管理数据分析与管理工具使用。

（四）特定技能

（1）根据学科、岗位特点和医疗卫生服务需求，以岗位职责和胜任能力为核心，完善毕业后医学教育内容与标准，分层、分类制定继续医学教育培训指南。

（2）以全科和儿科、精神科及妇产科、病理科、麻醉科、康复科等急需紧缺专业为重点，统筹推进住院医师规范化培训。

（3）关注基层卫生计生人员能力提升，加强城乡基层医疗卫生机构中的医、药、护、技等各类卫生计生专业技术人员的专业技能培训，全面提高在职在岗卫生计生专业技术人员能力素质和工作水平。

（4）对紧缺专业通过"导师制"专科进修等方式，开展县级医院骨干医师培训，鼓励地方以欠发达地区为重点，加强薄弱学科领军人才、骨干人才培训。

（5）加强市县级产科、儿科危急重症救治能力培训和儿科、精神科医师及助产士转岗培训。

（6）大力加强其他各类紧缺专业人员岗位培训，适应人民群众多样化医疗卫生服务需求。

（7）加强药学人员培训，提升药事服务能力，促进合理用药。

（8）适应"互联网＋医疗健康"需求，进一步加大卫生信息化复合人才的培养力度。

（9）加强老年医学、老年护理、康复、临床营养、心理健康等适应健康服务业发展需要的各类人才培训。

（10）加大医用物理师、检验师、视觉师、听力师等医学技术人员培训力度。

八、继续医学教育项目与培训基地

（一）项目

1. 国家级

（1）类别：①经全国继续医学教育委员会评审、批准并公布的项目；②国家级继续医学教育基地申报，全国继续医学教育委员会公布的项目。

（2）内容：①本学科的国际发展前沿；②本学科的国内发展前沿；③边缘学科和交叉学科的新进展；④国外先进技术、成果的引进和推广，国内先进技术、成果的推广；⑤填补国内空白，有显著社会效益或经济效益的技术和方法。

（3）评定与管理：全国继续医学教育委员会评审国家级继续医学教育项目，此类项目按《国家级继续医学教育项目申报、认可办法》办理。

2. 省级

（1）类别：经省级继续医学教育委员会批准并公布的项目。

（2）内容：①本学科的国际、国内或省内发展前沿；②边缘学科和交叉学科的新进展；③获市级以上科技进步奖科研成果的应用与推广；④国内外先进技术、成果的引进与推广；⑤填补国内、省内空白，有显著社会效益或经济效益的新技术和新方法。

（3）评定与管理：省级继续医学教育委员会负责评审省级继续医学教育项目，此类项目按各省（自治区、直辖市）制定的省级继续医学教育项目申报、认可办法办理。

（二）培训基地

1. 国家级

经学科单位申请，省市级卫生行政部门推荐，全国继续医学教育委员会组织专家评审，委员会审查通过并公布的基地为国家级继续医学教育基地。

2. 省级

经学科单位申请，省级继续医学教育委员会组织专家评审，委员会审查通过并公布的基地为省级继续医学教育基地。

九、继续医学教育的学分管理

由医院科教管理部门负责本院卫生技术人员的继续医学教育管理。继续医学教育实行学分制。继续医学教育学分是岗位聘用、职务续聘和职称晋升的必备条件之一。学分分为 I 类学分和 II 类学分两类。

I 类学分：国家级、省市级继续医学教育项目，由中华医学会等一级学科学会举办，并向全国继续医学教育委员会备案，具有批准项目号的项目。参加以上项目学习可获取。

II 类学分：自学、发表论文、科研立项、单位组织的学术活动等其他形式的继续医学教育活动可授予 II 类学分。医院教学管理部门每年应组织各临床科室、医务处、科研处等部门申报继续医学教育计划，并拟定院内各项继续医学教育计划，组织实施。

每年年底进行学分年度验证。科室进行学分初步统计，由教学管理部门查验审核，总结登记后送上级主管部门。验证结果作为个人、科室年度考核的重要内容。

每年年中进行学分的合格验证，查验当年拟晋升高级职称者的学分完成情况。由管理部门将申报者当年度学分及历年学分验证结果汇总，报送上级主管部门验证，验证合格者可取得继续医学教育合格证书。此证书是晋升高级职称必备条件之一。

十、继续医学教育项目管理

继续医学教育项目应以现代医学科学技术发展的新理论、新知识、新技术和新方法为主要内容，注重项目的针对性、实用性和先进性。同时，应认真分析项目的培训需求。继续医学教育项目由医院科教部门负责管理。

每年由项目负责人申报，申报内容含项目名称、形式、举办地点、时间、授课内容、授课教师、学员人数等，经医院科教部门审核评审后上报。经国家继续教育委员会、地方继续教育委员批准获得项目编号，可授予 I 类学分。

项目负责人应做好办班的各项筹备工作，包括：预算、学员招录、课程安排、教师聘请、教材及试卷编写等。应按照批准的内容组织实施。项目结束后 10 天内应及时将项目的总结文字和音像教材、考试试题、日程安排、学员名册等上报科教部门，科教部门将上述材料、执行情况表和备案表上报国家或省市的继续教育委员会。

继续医学教育项目的申报、执行情况纳入科室的年度考核。

十一、医师进修管理

医疗机构每年从事医学专业人员的来院进修由科教管理部门负责管理，并制定相关管理规定。每年按照学科发展、规模、业务发展情况审核临床学科派出或接受进修人员的计划。

对医院同意后派出或接收的进修人员，科教管理部门应对照规定、计划，审核申请人资质资历、进修目的等，符合条件者征求相关科室意见，同意后发放进修介绍或报到通知，并告知相关手续及费用。

进修人员报到时，科教管理部门应有专人负责，进行岗前培训，告知各项规章制度。在进修人员临床进修期间，科教管理部门会同医务管理部门和所在科室共同管理。

各科室进修工作由科室主任负责，指定责任心强的医疗技术人员负责日常管理、指导进修。应结合进修人员的自身水平、进修目的，拟定进修培训计划，并具体落实。对进修人员的学习和工作情况，科室应及时向科教、医务部门汇报。

对进修期间表现突出者可给予奖励，并函告派出单位；对违反医院规章制度者应及时予以干预，必要时通报并函告派出单位，情节严重时立即停止进修，直至追究法律责任。

进修人员完成进修任务离院前，填写《进修鉴定表》，由带教科室进行考评，科教管理部门审批。审批通过后盖章交进修人员带回派出单位，并发放进修生结业证书。

十二、开展继续医学教育工作要求

（1）医院有继续医学教育管理组织、管理制度和继续医学教育规划、实施方案，提供培训条件及资金支持。

（2）有专门部门和专人对全院继续医学教育项目实施统一管理、质量监督。

（3）有完善的继续医学教育学分管理档案。

（4）继续医学教育与员工定期考核、晋职晋升挂钩。

（5）每年承担国家级、省级继续医学教育项目；继续医学教育学分完成率≥90%。

十三、做好继续医学教育的有效措施

（一）加强继续医学教育的宣传工作

每年年初召开全院继续医学教育项目培训会，通报本年度各科室的继续医学教育项目培训内容，以便受教育对象合理安排时间，有选择地学习本科室相关课程。医院通过内网提前发布相关培训信息，包括培训时间、地点、培训内容、授课老师、学分类别等，让临床医师提前安排好时间选择学习课程。

（二）做好继续医学教育的定期管理督促工作

制定继续医学教育学分半年审核制度有利于稳步推进继续医学教育学分管理工作。每年的5月进行科室学分管理半年审核，规定好科室学分半年合格要求。通过学分半年审核督促科室收集本科人员的业务学习记录、传染病学习记录、培训班学习证明、论文发表证明等相关材料，集中到科教管理部门录入相关信息并进行审核。有条件的医院可以将半年学分审核达标率与下半年科室绩效挂钩，未达标科室扣减相应绩效收入，从而调动科室继续医学教育学习的积极性。科教管理部门根据个人半年学分完成情况，指导科室业务人员的继续医学教育学习，争取年度学习期间内能够全面、系统、深入地学习本科室临床医疗需要的课程。

（三）加强与各科室的密切联系

继续医学教育工作日常管理事务繁多，需与各科室保持紧密联系。为保证继续医学教育工作的顺利完成，医院各科室可设立继续医学教育工作领导小组，由各科行政主任担任组长，设立专职继续医学教育干事。日常事务由科教管理部门负责人员传达给科室继续医学教育干事进行布置，学分审核、继续医学教育项目培训等重要活动由科室主任带领继续医学教育干事与科教管理部门配合完成。新入职人员继续医学教育由科教管理部门负责培训，以便更好地开展工作。医院可以结合实际情况试行科室继续医学教育干事在科室的职称晋升、工作培养、进修培训等方面在平等条件下享有优先权，该措施将进一步调动继续医学教育干事的主动性和学习热情。

（四）规范与创新继续医学教育的学分授予工作

1. 制定院级学分授予制度

对培训项目学分做到每年必查与定时抽查相结合。院级学分授分标准为3个科室以上联合参与、面向全院授课、授课教师应为副高以上职称。

2. 设立 OA 系统

为更好地提高工作效率，节约资源环境，继续医学教育工作要充分利用信息化手段，与信息部门联合设立继续医学教育学分电子办公流程。学分申请由科室继续教育干事通过 OA 系统填写学分申请相关内容，科室主任审批后由科教管理部门学分管理人员审批通过即可完成申请医院教学流程。

3. 帮助科室收集学分信息

作为继续医学教育的管理部门，继续教育管理人员要掌握全院继续医学教育相关信息，并了解外院培训项目安排情况，保证全院医学技术人员更好地掌握继续医学教育内容，帮助科室及时参加其他医院强势学科的培训教育内容，这将对业务提高有很大帮助。

4. 建立师资培训人员记录

医院要求科室主任和继续医学教育管理人员每年每人至少参加一次业务学习和师资培训，有效提升医院医生的临床技术水平和理论修养。

（五）设立继续医学教育项目专项基金

为确保继续医学教育的可持续发展，医院通过设立人才专项基金，资助优秀医务人员参与国内外进修、会议和交流学习，为医院带回、引进先进的前沿科学信息及诊疗实践技术，进行转化、推广应用，提升医院的诊疗服务水平。

十四、继续教育评价内容与现场检查的要点

（一）评价内容

（1）医院每年要有支持各级各类技术人员、管理人员参加医院外继续教育项目及其相关规定。

（2）医院每年有继续教育专项经费的预算与实际投入。

（3）院内继续教育有计划，有落实，有统计，有总结，有记录。

（二）评价要点

（1）查看继续教育管理制度，继续教育经费列支情况，有无相应制度和经费列支明细。

（2）查看院内继续教育项目，有无计划、有无登记。

（3）核查医院继续教育的预算与决算的符合率。

第六节　医疗收费管理

医院财务管理，是根据医院发展目标的需要，对医院资金的运用、分配进行科学有效的计划、组织和控制。主要任务是合理编制医院预算，如实反映财务状况；依法组织收入，努力节约支出；建立健全内部财务管理制度，加强经济核算，提高资金使用效益；加强国有资产

管理，防治国有资产流失；对医院经济活动进行财务控制和监督。

本节重点讨论医疗服务收费管理及价格管理。其他医院财务管理的相关内容详见上篇第二章管理与服务能力第五节医院价格管理。

一、医疗服务收费及价格管理机构设置和职能

（一）医疗服务收费及价格管理机构的设置

医疗服务收费及价格和财务管理岗位的合理优化设置可以为医疗机构营造科学有序的财务环境，也是医院经济活动正常运行的有力保障。为了适应近年来新医改的需要，保证医院的经济运行，提高会计信息的质量，防范财务风险，依据《会计法》《医疗机构财务会计内部控制规定》，并结合实际情况，构建统一领导，集中管理的财务管理体制。财务部门主要可划分为财务核算中心、财务管理中心和财务结算中心3类部门，在医院负责人的领导下，实现会计核算职能与财务管理职能的分离。非公立医疗机构应运用机制灵活的特点，按照董事会的要求，设立财务管理部门。

（二）财务管理的职能与运行机制

1. 机构职能

（1）财务核算中心：主要负责医疗机构的日常会计核算业务，依据既定的会计科目和要素，以权责发生制为基础，进行会计核算，并在日常核算中实施会计监督，同时提供真实可靠的会计基础，形成报表。

（2）财务管理中心：主要负责运用会计信息和医院的其他信息资料，对医疗机构的经济运行进行系统的预测、计划、控制和分析考核，为决策提供支持，强化医疗机构内部控制和监督，优化医疗机构的财务状况，控制财务风险，实现精细化管理。

（3）财务结算中心：主要负责医疗机构收费管理、医保结算等，保证资金安全，为医疗机构相关科室提供统计资料和管理信息。《会计法》《医疗机构财务会计内部控制规定》中明确规定了财务岗位的权限范围，确保不相容职能互相分离，加强岗位的制约和监督。核心是"内部牵制"，要求每项经济业务要经过2个或2个以上的部门或人员处理，确保不同部门和岗位之间权责分明，相互牵制，相互监督。

2. 财务管理的主要内容

财务管理涉及医院人、财、物各方面的经济活动，包括预算管理，通过预算的编制、审批、执行、控制、分析，对医院资金进行计划和管理。医院财务管理中，预算管理是中心，

收支管理是基础，财务分析是手段，控制监督是保证。开展医院财务管理，要制定管理计划、目标、重点和措施，保证社会效益和经济效益，促进医院健康发展。

预算管理主要通过预算的编制、审批和执行，对医院各项财务计划进行管理。国家对医院实行"核定收支、定额补助、超支不补、结余留用"的管理办法。收支管理主要是对医院收入和支出的项目、范围、标准等进行管理。资产管理包括净资产、流动资产、固定资产和无形资产的管理。负债管理主要是对医院借入款项、应付款项、暂存款项、应缴款项等进行管理。

3.财务管理的职能

医院财务管理职能，包括计划职能、组织职能、控制职能和监督职能。

（1）计划职能：是对医院未来经济活动进行的规划和安排，包括财务预算、财务决策和财务计划。财务预测是根据医院内外部各种财务信息，对医院财务活动发展趋势进行分析判断，建立恰当的财务目标，是编制计划、进行决策的前提。

财务决策是以财务预测为基础，对未来医院财务活动的方向做出决策，既是医院编制财务计划的依据，又是实施财务计划的前提。

财务计划是根据财务预测和决策编制具体的执行计划。

（2）组织职能：是医院为完成财务目标，组织规划财务活动中各个要素，保障医院的正常运转。

（3）控制职能：按照财务计划，对医院经济活动进行监督控制。

（4）监督职能：按照国家制定的方针政策、法律法规，由相关部门及医院自身对医院财务管理试行监督，保证医院经济活动的合理性、合法性、有效性。

二、医疗服务收费及价格管理

医疗机构提供的医疗服务，应按照公平、合法和诚实信用的原则，兼顾市场供求和支付方的承受能力自主合理制订价格，实行市场调节价政策。基本医保基金支付实行市场调节价的医疗服务，由医保经办机构综合考虑医疗服务成本及社会各方面承受能力等因素，与医疗机构谈判确定合理医保支付标准，引导价格合理形成。

（一）医疗服务收费及价格管理机构和职能

1.医疗服务收费及价格管理机构的设置

医疗机构应当建立由机构领导、收费管理部门（含机构内设收费管理岗位）和医药物资采购供应、医务、护理、财务等部门组成的医疗机构收费管理体系。

　　三级甲等医院或床位数超过 1000 张的医院应当成立由分管院长任主任的医药收费管理委员会，委员会成员由收费管理、医疗、护理、医技、药剂采购、卫生材料采购、试剂采购、财务、信息、纪检监察、审计、医保等部门组成，各部门按照职责分工对医药收费行为进行监督、检查和指导。

　　医疗机构应当设立专职收费管理岗位，有条件的医疗机构可以设立独立的收费管理部门。

　　医疗机构按照医院级别、实际开放床位数或年出院人次配备专职收费管理人员。设有床位且 500 张床位以下配备 1~2 名，501~1500 张床位或年出院超过 20 000 人次的至少配备 2 名，三级甲等医院或 1501~2000 张床位或年出院超过 40 000 人次的至少配备 3 名，2001 张床位以上或年出院超过 60 000 人次的至少配备 4 名。

　　医疗机构各临床、医技科室应当至少配备 1 名兼职收费管理人员。

　　2. 医疗服务收费及价格管理机构的职能

　　（1）医药收费管理委员会的主要职责：①根据国家、省有关医药收费管理规定，研究制定本机构的医药收费管理制度，包括新增、修订医疗服务价格项目申报制度、医药价格调价管理制度、医药价格公示制度、费用清单制度、医药价格及收费自查复核纠错制度、医药价格和收费投诉管理制度、医药价格和收费管理考核与责任追究制度等。②研究制定本机构医药收费管理和收费机制等重大事项。③对临床、医技科室收费行为进行指导、协调和监督。

　　（2）收费管理部门的主要职责：①执行有关医药价格政策，拟定本机构可开展的医疗服务价格项目清单，对本机构的医疗服务价格项目和收费行为进行管理。②测算医疗服务项目成本和单病种成本，建立真实、客观、可靠的医疗服务价格项目成本、单病种成本与价格、费用间的数据关系；三级甲等医院或床位数超过 1000 张的医院应当通过全国医疗服务价格和成本监测与上报网络报送相关监测数据。③收集本机构新增或修订医疗服务价格项目需求，向同级卫生计生行政部门申报。④指导各科室正确执行医药价格政策，对各科室的收费管理工作进行检查、指导。⑤根据医药价格政策的调整，及时调整价格管理信息系统的医疗服务项目内涵及价格标准等；尚未实施电子收费系统的，负责及时更新收费标准目录并通知各收费部门执行。⑥对医疗服务项目价格、药品价格及医用耗材价格进行公示，在医药价格调整时要及时调整公示内容。⑦拟定本机构开展的医疗服务价格项目中除外内容可单独收费的医用耗材目录和价格清单。⑧定期对门（急）诊、住院患者医药费用等进行检查，并将检查结果反馈科室，纠正不规范收费行为。⑨参与新技术、新疗法进入本机构前的收费许可审核，参与医疗设备、卫生材料采购前的收费许可审核。⑩对机构临床、医技等医务人员定期进行收费政策（业务）、费用核算培训和指导。⑪接受医药收费咨询，处理医药收费投诉。⑫协助、配合卫生计生行政部门开展医药收费检查，完成卫生计生行政部门交办的医疗服务项目成本、单病种费用调查和统计工作。⑬拟定本机构开展的特需医疗服务项目及价格，并对特需医疗服务项目及价格进行公示。

（3）医务管理部门的主要职责：①负责审核医疗服务项目组合的合理性。②协助收费管理部门测算医疗服务价格项目成本。③负责组织推进和实施临床路径管理，协助收费管理部门测算单病种成本。④协助收费管理部门申报本机构新增、修订医疗服务价格项目需求。⑤协助收费管理部门组织临床、医技科室兼职收费管理人员参加价格政策、收费管理和成本核算培训。⑥监督和纠正临床、医技科室不规范收费行为。⑦协助收费管理部门处理医药收费咨询及投诉。

（4）护理管理部门的主要职责：①负责审核护理操作项目材料使用的合理性。②协助收费管理部门测算医疗服务价格项目成本和单病种成本。③协助收费管理部门组织临床、医技科室兼职收费管理人员参加价格政策、收费管理和成本核算培训。④监督和纠正临床、医技科室不规范医疗护理行为。⑤协助收费管理部门组织护理人员做好可收费医用耗材的知情告知工作。⑥协助收费管理部门处理医药收费咨询及投诉。

（5）信息管理部门的主要职责：①负责维护医药价格和收费信息系统正常运行。②协助收费管理部门调整价格管理信息系统的相关信息。③负责维护公示医药价格的电子设备。

（6）药品、医用耗材等物资管理部门的主要职责：①协助收费管理部门维护药品、医用耗材的价格等相关信息。②协助收费管理部门审核医用耗材与医疗服务价格项目的对应关系。③协助收费管理部门答复有关药品、医用耗材收费咨询与投诉。

（7）兼职收费管理人员的主要职责：①熟悉本科室医疗服务的价格项目内涵、内涵一次性耗材、除外内容、技术难度、人力消耗和风险程度。②编制本科室开展的医疗服务价格项目清单。③向收费管理部门申报本科室拟开展的新增医疗服务价格项目或拟修订的医疗服务价格项目，协助测算本科室开展的医疗服务价格项目和单病种成本。④对医药收费管理工作提出建议，及时向收费管理部门反映、报告科室新技术、新疗法（新项目）开展情况。⑤参加医药收费政策培训，传达和解释医药收费政策，指导及培训本科室人员的收费行为。⑥自查和指导本科室医药收费项目工作。⑦协助收费管理部门接受卫生计生行政部门开展医药收费检查。⑧协助收费管理部门处理本科室的医药收费咨询与投诉。

（二）医疗服务收费及价格管理的运行要求

（1）医疗机构应当建立医疗服务费用控制制度。主要内容包括：①本机构规范诊疗行为，实施处方点评、住院病历评价的制度。②本机构合理检查、合理治疗和合理用药的相关指引。

（2）医疗机构应当建立医药价格调价管理制度。主要内容包括：①本机构调整医药价格决策、实施、复核的部门及责任。②调价决策、实施、复核的时效和流程。③医药价格调价痕迹记录。

（3）医疗机构应当建立医疗服务成本核算和成本控制制度。主要内容包括：①完善医疗机构的科室成本核算、诊次和床日成本核算、医疗服务项目成本核算。②医疗机构各科室在成本核算中的职责。③成本控制的责任措施。

（4）医疗机构应当建立医疗服务价格项目申报制度。主要内容包括：①开展医疗服务价格项目内部申报、审核、审批流程。②拟新增、修订医疗服务项目的申报流程和申报资料。

（5）医疗机构应当建立医药价格公示制度。主要内容包括：①价格公示的形式，如电子触摸屏、电子显示屏、宣传栏等。②价格公示的内容，包括医疗服务价格项目、药品、医用耗材的价格，以及价格行政部门的举报电话。③价格公示的依据。④部门在价格公示中的责任。

（6）医疗机构应当建立费用清单制度。主要内容包括：①提供费用清单的范围。②部门在费用清单中的责任。③费用清单内容，包括：项目编码、医疗服务项目及药品、医用耗材的名称、单价、数量、金额等。

（7）医疗机构应当建立医药收费自查制度。主要内容包括：①住院费用自查的比例。原则上，抽查比例每年不应低于年度出院人次的1%，年度出院人次超过7万的可适当降低比例，年度出院人次少于3万的，应当提高抽查比例；住院病历自查科室覆盖率每年不低于1/3的临床科室。②门诊费用自查的比例。原则上，抽查比例每年不应低于门急诊人次的0.01%，年度门急诊诊疗人次超过100万的可适当降低比例，年度门急诊诊疗人次少于50万的，应适当提高抽查比例。③自查的组织形式和部门责任。④规范医药收费行为的责任和整改。

（8）医疗机构应当建立医药收费投诉管理制度。主要内容包括：①医药收费投诉首问负责制及限时办结制。②医药收费投诉的记录、核查、报告和整改。③医药收费投诉的答复和回访。④医药收费投诉的责任处理。⑤对错误计价、计费的项目，应该立即纠正，多收取的费用要退还，并向投诉人道歉。

（9）医疗机构应当建立医药收费管理考核和责任追究制度。主要内容包括：①医药收费管理的日常考核及定期考核的内容和形式。②医药收费管理考核的主要指标（包括收费自查差错率、投诉率、投诉结果满意率等）。③医药收费管理的年度考核目标。④对造成收费差错相关责任人的责任追究和处罚办法。

（10）医疗机构应当建立医药收费政策文件资料档案管理制度。主要内容包括：①医药收费政策文件分类管理。资料档案要包括：医疗服务项目成本测算数据，开展的医疗服务价格项目目录和执行的收费标准，新项目或新技术申报立项资料，自查情况及整改，收费投诉与处理，国家和省、市有关医药价格的政策文件等。②医药收费政策文件资料要专卷保存，专人管理。③医药收费档案数据维护跟踪。完整记录和保存医药收费管理过程中的基础数据、专家意见、相关建议及内部会议纪要。

三、现场评价的主要内容与要点

（一）主要内容

（1）医院财务管理制度及落实。

（2）医疗收费管理。

（二）评价要点

（1）有医院预、决算管理制度并认真执行。

（2）收支管理台账清晰。

（3）无骗保、乱收费现象。

注：本章的设施设备管理内容详见上篇第二章管理与服务能力第八节医学装备管理。

第七节　医院安全管理

医院安全管理（hospital safety management）是医院管理科学的一个重要组成部分，是为实现医院安全目标而进行的有关决策、计划、组织和控制等方面的一系列管理活动；主要运用现代安全管理原理、方法和手段，分析和研究各种医院不安全因素，从技术上、组织上和管理上采取有力的措施，解决和消除各种医院不安全因素，防止事故发生的一系列过程。随着我国医疗事业的快速发展，医院安全管理对水、电、气设备安全管理及医院消防安全管理提出了越来越高的要求，然而医院安全管理中存在的"三多（流动人员多、设备接触人员多、设备运行情况多）"和"三少（专业专职人员少、行业标准少、停机停运时间少）"问题依然严峻，与之而生的"四难（人员疏散难、隐患掌控难、设备更换难、时间安排难）"问题的解决是医院安全管理中的关键，建立完善的日常管理机制及应急处置预案是当前行之有效的管理模式之一。

在安全管理中，首先是医院水、电、气的管理，它是安全管理的基础，它的正常运作与医院的正常运作息息相关；其次是医院的消防管理，医院的消防管理考验着医院对突发消防安全事件的应急处理能力，也是对医院消防安全意识能否深入于每个医院工作人员思想意识之中的考验。

医院的安全管理牵涉方方面面。医院的安全管理包括一般安全管理和医疗安全管理，其中医疗安全管理是医院安全管理的核心内容。

本节主要介绍后勤保障方面的安全管理与要求。

一、医院水、电、气的管理

（一）供电系统人员配备和职责

1. 供电人员配备

医院电力供应属于一级优先保障负荷，供配电投入大，设备齐全，普遍要求由市政双回路接入供应，且以配备应急电源进行供电保障。供电系统主要包含：总配电中心及各楼层配电房、配电箱。因为不同地区的要求不同及不同类型医院负荷容量不一致，国家在配电中心的值班人员配置数没有统一的标准。供电系统人员配备以配电房值班人员及配电系统维保人员为主，高、低压电工配备能满足正常排班与应急需求为原则。

2. 供电岗位职责

其职责主要如下：①负责配电设备的运行维护，执行倒闸操作和管理工作，确保配电设备的安全运行。②按照配电设备维修保养有关规定，进行日常维护和例行保养。③定时巡视检查配电运行仪表，抄录填写各种报表和运行记录。④做好配电房安全防范措施，严守配电房人员进出有关规定，除中心人员外，严禁其他人员进出。⑤当发生停电时，立即与供电部门联系，问明停电原因及时倒换电源，并做好准确记录。⑥发生事故时，值班人员应保持清醒头脑，按操作规程及时排除故障。

（二）配电系统维保人员配备和职责

1. 维保人员配备

不同类型、不同人员负载的医院其配电系统维保人员配置数总数差异较大，各医院应根据自身实际情况配备一定数量的配电维保人员。

2. 维保人员职责

①负责全院水电设施的检查、保养和维修工作。②定期检查供电设施的性能状况，发现问题及时排除，确保供电正常。③在完成维修任务的基础上，完成各类突发性故障维修任务。

（三）给排水系统人员配备及工作要求

医院给排水系统指的是院内的各种冷热水供应、污水排放系统的总称，主要包含：①医院给水系统，包括：生活给水系统、热水系统、中水系统、消防供水系统。②医院排水系统，包括：粪便污水系统、生活废水系统、雨水系统、特殊排水系统。

1. 人员配备

不同类型、不同人员负载的医院其给排水系统的人员配置数总数差异较大，各医院应根据自身实际情况进行人员合理配置。

2. 工作要求

医院给排水系统在管理上要求做到：①给水系统除了要求随时提供安全、充足的水之外，还应当满足部分区域提供特殊要求的用水要求。②排水系统应当根据不同类型的污水分开设置管道，定期检查管道完整性，并抽查水质。③特殊类型的污水处理要严格按照国家标准要求处置，并及时跟踪相关标准的修正，避免由此导致的排放不达标。

（四）蒸汽系统人员配备及职责

1. 人员配备

医院蒸汽系统主要包括产汽及送汽两大部分，其主要设施主要为：锅炉房、室外供汽网、室内供暖系统、蒸汽使用系统。人员配置主要集中在锅炉房的人员配备。根据锅炉蒸发量的不同，配置相应数量的司炉人员及水质化验人员。

2. 司炉人员主要职责

①负责执行锅炉房各项规章制度，精心操作，确保锅炉安全、经济的运行，满足全院用汽需要。②负责锅炉设备的定期巡回检查，并及时准确填写锅炉及附属设备的运行记录。③负责及时上报、处理锅炉设备事故，并做好相关记录。④负责锅炉设备的维护与保养。⑤负责消除锅炉设备的跑、冒、滴、漏现象。⑥负责锅炉设备、设施的卫生清洁工作。

3. 水质化验员主要职责

①负责执行锅炉房各项规章制度，确保连续稳定的向锅炉供应合格软水。②负责定期检测锅炉水质情况，并及时、准确填写锅炉用水检测记录。③负责水质检测设备及设施的卫生清洁工作。

（五）水、电、气工作安全操作规范

1. 供电系统工作人员安全操作规范

（1）工作前，必须检查工具，测量仪表和防护用具是否完好。

（2）任何电器设备未经验电，一律视为有电，不准用手触摸。

（3）电器设备不准在运转中拆卸修理。必须在停止后切断设备电源，取下熔断器，挂上"禁止合闸，有人工作"的警示牌，并反复确认无电后，方可进行工作。

（4）在配电盘及母线上进行工作时，在验明无电后应挂临时接地线。装拆接地线都必须有值班电工进行。

（5）临时工作结束后或每班开始工作前，都必须重新检查电源确已断开，并验明无电。

（6）每次维修结束时，必须清点所带工具、零件，以防遗失和留在设备内造成事故。

（7）由专门检修人员修理电气设备时，值班电工要进行登记。完工后要做好交代并共同检查，然后方可送电。

（8）低压设备上必须进行带电工作时，要经过上级批准，并有专人监护。工作时要戴工作帽、穿长袖衣服、戴绝缘手套，使用有绝缘柄的工具，并站在绝缘垫上进行。邻近相带电部分和接地金属部分应用绝缘板隔开。严禁使用锉刀、钢尺等进行工作。

（9）动力配电箱的闸刀开关，禁止带负荷拉开。

（10）带电装卸熔断器管时，要戴防护眼镜和绝缘手套，必要时使用绝缘夹钳，站在绝缘垫上。

（11）熔断器的容量要与设备和线路安装容量相适应。

（12）电气设备的金属外壳必须接地（接零）。接地线要符合标准。有电设备不准断开外壳接地线。

（13）电器或线路拆除后，可能来电的线头必须及时用绝缘胶布包扎好。

（14）安装灯头时，开关必须接在火线上，灯口螺纹必须接在零线上。

（15）临时装设的电气设备必须将金属外壳接地。严禁将电动工具的外壳接地线和工作零线拧在一起插入插座。必须使用两线带地或三线带地插座，或者将外壳接地线单独接到接地干线上，以防接触不良时引起外壳带电。用橡套软电缆连接移动设备时，专供保护接零的芯线上不许有工作电流通过。

（16）动力配电盘、配电箱、开关、变压器等各种电气设备附近，不准堆放各种易燃、易爆、潮湿和其他影响操作的物件。

（17）使用梯子时，梯子与地面之间的角度以60度为宜。在水泥地面上使用梯子时要有防滑措施。没有搭勾的梯子在工作中要有人扶住梯子。使用人字梯时拉绳必须牢固。

（18）使用喷灯时，油量不得超过容积的3/4。打气要适当。不得使用漏油、漏气的喷灯。不准在易燃物品附近将喷灯点火。

（19）使用电动工具时，要戴绝缘手套，并站在绝缘垫上工作。

（20）电气设备发生火灾时，应立刻切断电源，并使用四氯化碳或二氧化碳灭火器灭火，严禁用水灭火。

2. 锅炉司炉人员安全操作规范

（1）司炉人员必须经过专门训练，经有关部门考核合格，发给合格证，方准上岗操作，严禁无证人员操作锅炉。

（2）司炉人员必须对锅炉的受压容量及其所有附件，都要彻底熟悉和掌握。

（3）锅炉开火前，锅炉检修和清洗完毕后，锅炉的出汽管、给水管及排气管上的临时堵板和堵头，必须拆除。

（4）安装人孔和手孔盖前要彻底检查，炉内有无工具及杂物，同时要检查烟道，完全无误时再关严，螺丝必须紧固。

（5）所有安全阀及气压表要定期检验，保证有效。

（6）要经常检查排气管及池水管，必须保持畅通。

（7）输气管道要经常检查，发现漏气现象，要及时进行修理，严格禁止代气压操作。

（8）开火时，要对燃料进行细致的检查，发现爆炸物及时汇报上级处理。严禁加入炉内。

（9）开火时不可火力太猛，必须使锅炉墙和锅炉本体慢慢加热和均匀膨胀。

（10）水管锅炉必须保证膨胀水箱的正常状态。

（11）司炉人员在锅炉开火后，要经常检查水位表的水位，严禁水位超过标准线。

（12）锅炉在运行中，司炉人员严禁离开工作岗位，并禁止非司炉人员参加工作。

（13）司炉人员要严格根据气压规定标准进行工作，严禁超气压。

（14）锅炉每季度必须进行一次小修，每年必须进行一次大修，每周要进行一次试验。

（15）司炉人员必须在规定的值班时间内接班。

（16）如接班人员没到，在班人员严禁离开工作岗位。

（17）交班人员在交班前，应清炉、清除炉渣和炉灰，对锅炉附件设备进行检查，将发现的问题详细交代给接班人。

（18）锅炉房内严禁存放易燃物品，并要经常保持室内清洁。

3. 水质化验员安全操作规范

（1）水质化验员必须经过专业技术培训，取得锅炉压力容器安全检查机构颁发的操作证，持证上岗。

（2）水质化验员应认真贯彻执行国家有关法规和标准，严格遵守各项规章制度和操作规程。

（3）水质化验员应熟悉本地水源情况及锅炉水处理系统的工作原理和装备的技术性能；

应配合有关人员对水质进行定期检验，检查与评价水处理效果。

（4）按规定妥善保管各类化学药品和试剂。

（5）化验工作所需的量具、仪表等应按规定定期校验。

（6）根据项目的具体要求，备好适用的器具，使用前应认真洗涤，保证其清洁无污染。

（7）根据项目的具体要求，备齐所需的化学药品和试剂，并认真检查其成分、浓度、纯度等级、有效期等，品质参数应符合规定。

（8）备齐并检查化验所需的各种仪器、量具等，应标定合格，保证其准确可靠性。

（9）采集水样用的容器应是玻璃、陶瓷器皿。采水样时应先用水样冲洗 3 次后才能采集水样，采后迅速将瓶盖盖好。

（10）采集锅炉给水的水样时，应在水泵的出口处或给水的流动部位取样。

（11）采集锅炉水水样时，持有水样冷却器者，应调节冷却水量及取样阀门，使水样温度在 30~40 ℃范围内，流速稳定并控制在 500~700 mL/min 范围内；没有水样冷却器者，取样时应使用耐热器，并注意缓开取水阀门，取样人员应避开水流方向正面，防止烫伤。

（12）采集水样的数量应能满足试验和复核的要求。

（13）测定水样中的溶解氧等不稳定成分时，按规定的方法进行现场化验。

（14）各种水质化验分析的方法，应按《工业锅炉水质》（GB 1576—2008）"水质分析方法"执行。

（15）原水至少每年化验一次。化验的项目包括：硬度、碱度、pH、溶解固形物或氯根等，有条件时，可做水质全分析及相应增加化验次数。经过混凝、沉淀、过滤的原水，每日做一次化验，化验项目有：pH、悬浮物等。

（16）离子交换器输出的除盐水一般每 2 小时化验 1 次硬度；每 8 小时化验 1 次氯根。H–Na 系统离子交换器的软水还应增加对 pH、碱度、电导率的测定。除氧器的出水，每班做一次溶解氧的化验，当除氧器的负荷波动时，相应增加化验次数。向给水投加 Na_2SO_3 进行化学除氧时，还应化验炉水中的 SO_2^- 含量。

（17）炉水应每 2 小时化验一次。化验项目包括：全碱度、酚酞碱度、磷酸根、pH、溶解固形物。

（18）根据炉水化验结果，由化验员监督锅炉排污。

（六）水、电、气的应急处置

为加强医院水、电、气的管理，防止水、电、气等突发事件的发生，一旦发生能有条不紊地加以处置，使损失尽可能地减到最小，应制订水、电、气应急预案，提供紧急事件规范工作流程，提高应急处理的效率和水平，及时化解危机，尽可能减少突发事件对医院正常运转的负面影响，降低或避免事故或意外事件所产生的不良后果。

1. 预防措施

（1）成立由有关人员组成的检查队，对全院水、电、气设备每月至少检查一次，发现问题及时纠正。

（2）定期对维修队员工进行水、电、气安全的教育。

（3）医院有关人员值班时，要检查水、电、气情况，发现水、电、气隐患应及时采取措施。

2. 发生水、电、气险情时的措施

（1）发现险情后，迅速关掉水、电、气总阀。

（2）事故发生后，当值人员（现场目击者）要在第一时间以最便捷的方法立即将事故的发生情况，分别报告相关管理人员，力争把险情控制在初期阶段。

（3）据情报告科室、医院相关领导，尽快增加援助人手。

（4）相关责任负责人应在 24 小时内写出书面报告，报告后勤管理部门。

（5）如果险情发生在病房、职工宿舍或食堂等地，应一边控制险情，一边引导患者和医务人员、职工有序疏散。

3. 应急处理措施

收到特种设备安全事故报告后，由指挥小组根据发生事故的类别和应急救援工作需要，确定是否启动应急预案，确需启动应急预案的，立即按预案组织指挥应急救援工作。

（1）现场救援：应急救援指挥小组应立即派人赶赴事故现场，并迅速指示，调整必要的人员、车辆及机械设备。参加应急抢险救援的工作人员，应当按照应急预案的规定，装备齐全各种安全防护用品和安全设施、设备。在事故现场抢救伤员、维护秩序、保护事故现场等。

①对事故危害情况的初始评估：先期处置队伍赶到事故现场后，应当尽快对事故发生的基本情况做出初始评估，包括事故范围、事故类别、危害扩展趋势及人员伤亡和财产损失情况等。

②封锁事故现场：加强现场警戒保卫，防止故意破坏现场。严禁一切无关的人员、车辆和物品进入事故危险区域，疏通应急救援人员、车辆及物资进出的安全通道，维持事故现场的社会治安和交通秩序。

③控制次生危害：根据所发生事故的类别，确认危险类型和特性，制定抢险救援的技术方案，并在专业部门专业人员的指导下进行必要的技术处理。及时、有效地控制事故的扩大，消除事故危害和影响，并防止可能发生的次生危害。

④伤员抢救：在现场首先要及时抢救伤员或者安全转移，最大限度减少伤亡程度，减少事故所造成的财产损失，同时应立即与当地医院急救中心或邻近医院联系，请求出动急救车辆

并做好急救准备，确保伤员得到及时救治。

⑤控制事故的蔓延和扩大：协助、配合上级救援部门处理、疏散人群，维持现场秩序等。根据事故的类别、规模和危害程度，在必要时，果断、迅速地划定危险波及范围和区域，组织相关人员和物资安全撤离。

⑥保护事故现场：确认并保护事故现场，在救助行动中采取紧急措施和移动现场物件时应做出标志，绘制现场简图并写出书面记录，见证人员应签字，必要时应对事故现场和伤亡情况录像或者拍照。救灾时做好路线、方位、位置的选择，尽量保持好现场原始状况。不得随意改变事故现场的地形、地貌，不得移动或取走现场任何物品，不得改变现场设备、管子、管件、阀门、控制或保护装置、仪器仪表的位置、状态及显示数字或指针的位置等。对于破裂设备的断口，如果不影响事故原因分析，可以涂机油以保护断口不锈蚀和腐蚀。

（2）事故调查：善后处理组要主动与事故发生地安全监管部门联系，报告事故情况和组织救援工作，协助核实人员的伤亡情况，按照安全监管部门的有关规定和要求，配合、协助事故的现场勘察和调查取证。

（3）善后处理：组织有关部门和人员妥善做好伤亡人员的处置和身份确认，对伤亡人员的家属做好相应的招待和安抚解释工作。

（4）责任处理：按照实事求是、尊重科学的原则，在安全监管部门查明事故原因和责任，对事故进行处理的基础上，提出对事故责任者的处理意见，编写事故报告，总结事故教训，制定防范措施，并上报主管部门和安全监管部门。

二、医院的消防安全管理

医院的消防安全管理是指医院组织及个人自觉遵守消防法规，各负其责对本单位内部的消防安全工作进行计划、组织、协调、控制等一系列的管理活动，以达到维持医院正常工作秩序，保障人员及财务安全的目标。消防安全管理是医院安全管理工作的一个重要组成部分，关系到院内医务人员和广大患者的人身财产安全，并具有全方位、全天候、全过程、全员性、强制性的特征，医院领导必须予以高度重视。

（一）消防安全管理制度

消防安全管理制度就是指对各类消防事务进行管理的各项规定，其具体含义通常是指依照消防法律、法规及规章制度，遵循火灾发生、发展的规律及国民经济发展的规律，运用管理学的原理和方法，通过各种消防管理职能，合理有效地利用各种管理资源，为实现消防安全目标所进行的各种活动的总和。

按照国家有关规定，建立健全各项消防安全制度和保障消防安全的操作规程，并根据实际情况的变化及时修订，使单位消防管理工作做到有章可循，避免盲目管理。医院需根据自身实际情况建立消防安全制度。主要内容参考以下规定。

（1）实行逐级防火责任制，做到层层有专人负责。

（2）实行各部门岗位防火责任制，做到所有部门的消防工作，明确有专人负责管理。

（3）保卫部门设立防火档案、紧急灭火计划、消防培训、消防演习报告、各种消防宣传教育的资料备案，全面负责医院的消防管理、培训工作。各营运部门则须具备完整的防火检查报告和电器设备使用报告等资料。

（4）医院内需张贴各种消防标志，配备完备的消防器材与设施，做到有能力迅速扑灭初起火灾和有效地进行人员财产的疏散转移。

（5）设立和健全各项消防安全制度，包括巡逻、逐级防火检查，用火、用电安全管理，消防器材维护保养，以及火灾事故报告、调查、处理等制度。

（6）进行消防知识的普及，进行专门的消防训练和考核，做到经常化、制度化。所有员工要做到"三会"，即会使用灭火器材灭火，会电话报火警，会组织人员疏散。

（7）医院内所有区域全部禁止吸烟、动用明火，消防安全重点部位须设置明显的禁止烟火标志。

（8）医院内消防器材、消防栓必须按消防管理部门指定的明显位置放置。

（9）禁止私接电源插座、乱拉临时电线、私自拆修开关和更换灯管、灯泡、保险丝等。如需要，必须由工程人员、电工进行操作，所有临时电线都必须在现场有明确记录，并在限期内改装。

（10）医院内所有开关必须统一管理，每日的照明开关、电梯，统一由安全员开关，其他电力系统的控制由工程部负责。如因工作需要而改由部门负责，则部门的管理人员和实际操作人员必须对开关的正确使用接受培训。

（11）对于非24小时值守的部门和房间，要进行电源关闭检查，保证各种电器不带电过夜，各种该关闭的开关处于关闭状态。

（12）各种电器设备、专用设备的运行和操作，必须按规定进行操作，实行上岗证作业。

（13）医院的霓虹灯和广告灯，工作结束后必须关闭，以防温度过高引起火灾。

（14）库房内货架商品存放要与照明灯、整流器、射灯、装饰灯、火警报警器、消防喷淋头、监视头保持一定间隔（消防规定垂直距离不少于 50 cm）。

（15）使用易燃易爆物品、药品时，只能适量存放，便于通风，发现泄漏、挥发或溢出的现象要立即采取措施。

（16）医院内所有仓库的消防必须符合要求，包括照明、喷淋系统、消防器材的设施、通风、通道等设置。

（二）消防安全培训

消防安全教育培训是提高院内工作人员消防安全意识的基础，院内工作人员消防教育培训是构筑整个医院消防安全工作的重要环节和组成部分，有利于提高医院的消防安全教育培训水平。

（1）消防安全教育与培训由防火负责人负责组织，利用放录像、板报、宣传画、标语、授课等各种形式，根据不同季节、节假日的特点，结合各种火灾事故案例，积极主动、深入持久地开展宣传教育工作，使员工提高防火的警惕性，提高自防自救能力。

（2）把消防培训纳入职工培训计划中，对新职工、重点岗位人员、特殊工种人员，必须经过防火安全技术学习和实际操作培训，并经考试取得操作合格证和体检合格，方能上岗操作。未经消防安全教育、培训或消防安全责任心不强的职工不得上岗。

（3）对职工进行消防安全教育培训，各部门职工可根据工作情况分期分批参加，新职工上岗前应进行培训。培训的主要内容包括：①宣传《消防法》和有关消防工作的方针、政策、法规、制度。②交流和推广消防工作经验。③普及消防知识，使广大职工掌握报警的方法和内容，明确各自岗位的消防工作职责、本岗位安全操作规程和防火安全要求、应急情况的处理方法。④宣传本单位灭火预案的基本内容，使广大职工掌握灭火器材、灭火设备的使用方法和自救、互救、人员疏散的技能。

（三）消防安全应急演练

消防安全应急演习至少每年举行一次。消防安全应急演习是为了提高人员的安全防火意识，让医院工作人员进一步掌握火灾等突发事件的处理流程，以及在处理突发事件过程中的协调配合，同时也是对消防安全管理制度的可行性和有效性的检验，增强人员在火灾中互救、自救意识，明确防火负责人及义务消防队员在火灾中应尽的职责。定期组织各种形式和内容的演练，切实提高应对突发状况的能力。演练前应进行充分准备和动员，演练中应观察和记录各方反应和措施，演练后应进行总结和汇报。同时，应根据演练或实战情况，针对突发情况或涉及人员、工作流程的变化而不断补充和完善应急预案。

1. 预案制订原则

医院消防管理部门应根据人员集中、火灾危险性较大和重点部位的实际情况，制定可操作性强、切合实际、有针对性的灭火和应急疏散预案。

2. 预案内容

应包括演练目的、演练时间、演练对象、参加演练人数、演练组织机构、演练准备、事故预设、演练科目（火灾报警—人员疏散—火灾扑救—物资抢运—安全警戒—医疗救护—清理现场—演练总结）、演练进程、演练总结、演练要求及注意事项等 11 个环节。重点注意：①明确火灾现场通信联络、灭火、疏散、救护、保卫等任务的负责人。规模较大的人员密集场所应由专门机构负责，组建各职能小组，并明确负责人、组成人员及其职责。②火警处置程序。③应急疏散的组织程序和措施。④扑救初起火灾的程序和措施。⑤通信联络、安全防护和人员救护的组织与调度程序及保障措施。

3. 演练组织机构

（1）消防安全责任人或消防安全管理人担负消防队到达火灾现场之前的指挥职责，组织开展灭火和应急疏散等工作。规模较大的单位可以成立火灾事故应急指挥机构。

（2）灭火和应急疏散各项职责应由当班的消防安全管理人、部门主管人员、消防控制室值班人员、保安人员、义务消防队承担。规模较大的单位可以成立各职能小组，由消防安全管理人、部门主管人员、消防控制室值班人员、保安人员、义务消防队及其他在岗的从业人员组成。主要职责包括：①通信联络：负责与消防安全责任人和当地公安消防机构之间的通信和联络。②灭火：发生火灾立即利用消防器材、设施就地进行火灾扑救。③疏散：负责引导人员正确疏散、逃生。④救护：抢救、护送受伤人员。⑤保卫：阻止与场所无关人员进入现场，保护火灾现场，并协助消防机构开展火灾调查。⑥后勤：负责抢险物资、器材器具的供应及后勤保障。

4. 预案实施程序

当确认发生火灾后，应立即启动灭火和应急疏散预案，并同时开展下列工作：①向消防机构报火警。②当班人员执行预案中的相应职责。③组织和引导人员疏散，营救被困人员。④使用消火栓等消防器材、设施扑救初起火灾。⑤派专人接应消防车辆到达火灾现场。⑥保护火灾现场，维护现场秩序。

5. 预案的宣贯和完善

应定期组织员工熟悉灭火和应急疏散预案，并通过预案演练，逐步修改完善。

6. 消防演练注意事项

（1）检验各级消防安全责任人、各职能组和有关人员对灭火和应急疏散预案内容、职责的熟悉程度。

（2）检验人员安全疏散、初期火灾扑救、消防设施使用等情况。

（3）检验本单位在紧急情况下的组织、指挥、通信、救护等方面的能力。

（4）检验灭火应急疏散预案的实用性和可操作性。

（5）应至少每半年组织一次消防演练，其他场所应至少每年组织一次。

（6）宜选择人员集中、火灾危险性较大和重点部位作为消防演练的目标，根据实际情况，确定火灾模拟形式。

（7）消防演练方案可以报告当地公安消防机构，争取其业务指导。

（8）消防演练前，应通知场所内的从业人员和顾客或使用人员积极参与；消防演练时，应在建筑入口等显著位置设置"正在消防演练"的标志牌，进行公告。

（9）消防演练应按照灭火和应急疏散预案实施。

（10）模拟火灾演练中应落实火源及烟气的控制措施，防止造成人员伤害。

（11）演练结束后，应将消防设施恢复到正常运行状态，做好记录，并及时进行总结。

三、现场评价的主要内容与要点

（一）主要内容

（1）供电系统或设备。

（2）水、电、气、火等安全管理。

（3）消防和突发事件应急演练。

（二）评价要点

（1）供电设施完备。

（2）水、电、气、火等安全管理措施有效，责任明确。

（3）定期举行消防和突发事件应急演练。

（4）评价的支撑资料齐全、翔实。

（杨帆 吴汉森 王玉亭 杜丽华 胡玉芝 杨有业）

练 习 题

【名词解释】

1. 法人治理结构。

2. 战略管理。

3. 继续医学教育。

4. 医院安全管理。

5. 消防安全管理。

【思考题】

1. 试述现代医院组织架构的发展趋势。

2. 医院建设发展规划的编制应该包含哪些要素?

3. 医院医务人员定岗定编的基本原则是什么?

4. 消防应急演练方案应包括哪些内容?

参 考 文 献

[1] 国务院.医疗机构管理条例：国务院令第 149 号 [A/OL].（1994-02-26）［2019-03-15］.http://www.gov.cn/banshi/2005-08/01/content_19113.htm.

[2] 周生来.法人治理结构体制下的医院组织架构与职能 [J].中国医院，2011，15（6）：17-19.

[3] 卫生部.医疗机构管理条例实施细则：卫生部令第 35 号 [A/OL].（1994-08-29）［2019-03-15］.http://www.nhc.gov.cn/wjw/bmgz/201808/b3c6fd9020dc4d81a2d63036663ca118.shtml.

[4] 刘尚琪，鲍丙寅，李奕贵，等.去行政化背景下公立医院职能机构大部制改革研究 [J].中国医院管理，2017，37（7）：25-27.

[5] 谭清波.民营医院职业经理人机制构建研究：以济南某民营医院为例 [D].济南：山东师范大学，2015.

[6] 田丹，赵列宾，江忠仪，等.上海 20 家医院质量管理现况及对策研究 [J].中华医院管理杂志，2015，（8）：611-614.

[7] 卫生部.中华人民共和国执业医师法：国家主席令第 5 号 [A/OL].（1998-06-26）［2019-03-15］.http://www.gov.cn/banshi/2005-08/01/content_18970.htm.

[8] 国家卫生计生委，国家中医药管理局.医疗机构病历管理规定：国卫医发〔2013〕31 号 [A/OL].（2013-11-20）［2019-03-15］.http://www.nhc.gov.cn/xxgk/pages/viewdocument.jsp?dispatchDate=&staticUrl=/yzygj/s3593/201312/a84f3666d1be49f7a959d7912a978db7.shtml&wenhao=%E5%9B%BD%E5%8D%AB%E5%8C%BB%E5%8F%91%E3%80%942013%E3%80%9531%E5%8F%B7&utitle=%E5%85%B3%E4%BA%8E%E5%8D%B0%E5%8F%91%E3%80%8A%E5%8C%BB%E7%96%97%E6%9C%BA%E6%9E%84%E7%97%85%E5%8E%86%E7%AE%A1%E7%90%86%E8%A7%84%E5%AE%9A(2013%E5%B9%B4%E7%89%88%EF%BC%89%E3%80%8B%E7%9A%84%E9%80%9A%E7%9F%A5&topictype=&topic=&publishedOrg=%E5%8C%BB%E6%94%BF%E5%8C%BB%E7%AE%A1%E5%B1%80&indexNum=000013610/2013-00461&manuscriptId=a84f3666d1be49f7a959d7912a978db7.

[9] 国务院.医疗废物管理条例：国务院令第 380 号 [A/OL].（2003-06-16）［2019-03-15］.http://www.gov.cn/zhengce/content/2008-03/28/content_6387.htm.

[10] 国务院.国家教育事业发展"十三五"规划：国发〔2017〕4 号 [A/OL].（2017-01-10）［2019-03-15］.http://www.gov.cn/zhengce/content/2017-01/19/content_5161341.htm.

[11] 李俊霞，王玉华.继续医学教育的现状与展望 [J].中国社区医师，2017,33（22）：164,166.

[12] 国家卫生计生委，财政部，国家中医药管理局."十三五"全国卫生计生专业技术人员培训规划：国卫科教发〔2017〕8 号 [A/OL].（2017-01-20）［2019-03-15］.http://www.nhc.gov.cn/qjjys/s3593/201705/64deeb7370b74f7180221964e68fe5a7.shtml.

[13] 国家卫生计生委，国务院医改办，发展改革委，等.关于开展专科医师规范化培训制度试点的指导意见：国卫科教发〔2015〕97 号 [A/OL].（2015-12-14）［2019-03-15］.http://www.nhc.gov.cn/xxgk/pages/viewdocument.jsp?dispatchDate=&staticUrl=/qjjys/s3593/201601/0ae28a6282a34c4e93cd7bc576a51553.shtml&wenhao=%E5%9B%BD%E5%8D%AB%E7%A7%91%E6%95%99%E5%8F%91%E3%80%942015%E3%80%95

97%E 5%8F%B 7&utitle=%E 5%85%B 3%E 4%BA%8E%E 5%BC%80%E 5%B 1%95%E 4%B 8%93%E 7
%A 7%91%E 5%8C%BB%E 5%B 8%88%E 8%A 7%84%E 8%8C%83%E 5%8C%96%E 5%9F%B 9%E 8%AE%AD%E 5
%88%B 6%E 5%BA%A 6%E 8%AF%95%E 7%82%B 9%E 7%9A%84%E 6%8C%87%E 5%AF%BC%E 6%84%8F%E 8
%A 7%81&topictype=&topic=&publishedOrg=%E 7%A 7%91%E 6%8A%80%E 6%95%99%E 8%82%B 2%
E 5%8F%B 8&indexNum= 000013610/2016-00005&manuscriptId= 0ae 28a 6282a 34c 4e 93cd 7bc 576a 51553.

[14] 国务院办公厅. 关于深化医教协同进一步推进医学教育改革与发展的意见：国办发〔2017〕63 号 [A/OL].
（2017-07-03）［2019-03-15］. http://www.gov.cn/zhengce/content/2017-07/11/content_5209661.htm.

[15] 姚彩婷，张水娟. 浅谈如何提高护理健康教育效果 [J]. 国际护理学杂志，2017，36（8）：1094-1098.

[16] 郝秀兰. 医院后勤科学管理 [J]. 中国医院（在线出版），2013（11）.

[17] 曾耀莹. 医院后勤安全隐忧 [J]. 中国医院院长，2011（21）：32-33.

[18] 黄耀强. 医院后勤精细化管理现状与展望 [J]. 中国医院建筑与装备，2016（4）：90-92.

[19] 中华人民共和国消防法：主席令第 6 号 [A/OL].（2008-10-28）［2019-03-15］.http://www.gov.cn/
flfg/2008-10/29/content_1134208.htm.

[20] 尹庄. 医院后勤科学化管理的思考与建议 [J]. 现代医院管理，2016，14（5）：60-62.

[21] 国家卫生计生委. 医疗质量管理办法：国家卫生计生委令第 10 号 [A/OL].（2016-09-25）［2019-03-
15］.http://www.nhc.gov.cn/xxgk/pages/viewdocument.jsp?dispatchDate=&staticUrl=/fzs/s 3576/201610/ae
125f28eef24ca 7aac 57c 8ec 530c 6d 2.shtml&wenhao=%E 7%AC%AC 10%E 5%8F%B 7%E 5%A 7%94%E 4%
BB%A 4&utitle=%E 5%8C%BB%E 7%96%97%E 8%B 4%A 8%E 9%87%8F%E 7%AE%A 1%E 7%90%86%E 5%8A%
9E%E 6%B 3%95&topictype=&topic=&publishedOrg=%E 6%B 3%95%E 5%88%B 6%E 5%8F%B 8&indexN
um= 000013610/2016-00218&manuscriptId= ae 125f28eef24ca 7aac 57c 8ec 530c 6d 2.

[22] 国务院办公厅. 国务院办公厅关于建立现代医院管理制度的指导意见：国办发〔2017〕67 号 [A/OL].
（2017-07-14）［2019-03-15］.http://www.gov.cn/zhengce/content/2017-07/25/content_5213256.htm.

第八章

医疗质量与安全

医疗质量与安全是医院质量管理的核心内容，是可持续生存与发展的基础和源泉，是医院核心竞争力的体现。医疗质量管理直接关系到人民群众的健康权益和对医疗服务的切身感受。持续改进质量，保障医疗安全，是卫生事业改革和发展的重要内容和基础，对当前构建分级诊疗体系，提升医疗服务能力，建立现代医院管理制度等改革措施的落实和医改目标的实现具有重要的意义。

本章编写及所有释义，依据国家现行的法律法规、部门规定及行业标准，按照"结构、过程、结果"评估理论的基本思路，对非公立医院医疗的管理者如何通过制度建设、有效的信息采集及持续改进等一系列管理方式，达到改进质量、保证安全的目标提供思路。

第一节 医疗质量与安全管理体系

建立完善的医疗质量管理体系是医疗机构为患者提供卓越、高质量医疗服务的根本保证。建立健全各项医疗质量管理制度、计划，确保医疗质量和安全的持续改进是促进有效管理的核心基础，是促进社会办医健康发展，推动各级各类医院管理规范化、精细化、科学化，逐步建立权责清晰、管理科学、治理完善、运行高效、监督有力的现代医院管理制度的必由之路。《医疗质量管理办法》中明确指出了医疗质量管理的责任主体、组织形式、工作机制和重点环节。

一、医疗质量与医疗安全概论

第一，从国家层面来看，政府通过顶层制度设计，进一步建立完善医疗质量管理长效工作机制。近年来，原国家卫生计生委出台了《医疗质量管理办法》《进一步改善医疗服务行动计划（2018—2020年）》《三级综合医院评审标准实施细则（2011年版）》《三级综合医院医疗质量管理与控制指标（2011年版）》《三级综合医院医疗服务能力指南（2016年版）》等一系列规定或指南，为创新医疗质量持续改进方法奠定制度建设依据。同时，各级卫生计生行政部门充分发挥信息化管理的积极作用，不断提升医疗质量管理的科学化、精细化水平，提高不同地区、不同层级、不同类别、不同性质医疗机构间的医疗服务同质化程度，更好地保障广大人民群众的身体健康和生命安全。然而，医疗质量管理工作作为一项长期工作任务，需要从制度层面进一步加强保障和约束，强化公立医院引领带动作用，完善多元办医格局，实现国内全行业的诊疗技术规范与医疗质量监控基于统一标准、统一管理和统一评价标准的全覆盖。

医疗质量通常是指医院应用诊疗、护理、康复及其他各类各项医疗技术作用于患者机体所表现出来的质量特性反映的总和。医疗质量的定义从狭义角度看，主要是指医疗服务的及时性、有效性和安全性，也就是说，诊断是否正确、及时、全面；治疗是否及时、有效、彻底；诊疗时间的长短；有无因医、护、技和管理措施不当给患者带来不必要（心理或生理）的痛苦、损害、感染和差错事故，故又称诊疗质量。而从广义角度看，是指医疗机构对社会人群提供医疗服务的总体质量。它不仅涵盖诊疗质量的内容，还强调医疗安全与诊疗工作效率的高低；医疗技术使用与用血用药的合理程度；医疗资源的利用效率及其经济效益（投入与产出）；诊疗服务的文明程度与诊疗过程的舒适性；患者生命与生存质量的测量；患者的满意度（医疗服务与生活服务）等诸多方面的要素，故又称医院（医疗）服务质量。

关于医疗质量的概念，不同的组织机构和学者对它有不同的解释。世界卫生组织（World Health Organization，WHO）认为，医疗质量是指医疗卫生服务机构利用一定的医疗服务资源向居民提供医疗、预防、保健等医疗卫生服务，以满足居民明确或者潜在医疗服务需求的程度。医疗质量应该包括6个方面：①有效性：患者可以得到期望的和满意的效果；②效率：以最小的投入为患者提供最大的健康收益；③可及性：因时因地提供与医疗需求相适应的卫生服务；④适宜性：以患者为中心，根据患者需要和社会文化条件提供服务和干预；⑤公平性：医疗服务不受年龄、性别、种族、信仰、地理、社会经济状况等差别的影响，即一视同仁；⑥安全性：避免或减少医疗服务造成直接或潜在的伤害。

美国医疗机构评审联合委员会（Joint Commission on Accreditation of Health-care Organizations，JCAHO）认为，医疗质量是指在现今医学知识条件下，对患者提供医疗服务时，在有利于患者结果的同时，减少不利于患者结果可能性的程度。

美国技术评估局（Office of Technology Assessment，OTA）认为，医疗质量是指利用医学及相关健康科学的知识和技术，在现有的医疗条件下，医疗服务的过程增加患者期望结果和减少患者非期望结果所达到的程度。

美国医学研究所（Institute of Medicine，IOM）认为，医疗质量是指向个人和群体提供的医疗服务在提高预期健康水平方面的可能性，以及医疗服务与现有专业知识水平的一致程度。

美国医疗服务研究与质量局（The Agency for Healthcare Research and Quality，AHRQ）认为，高质量的医疗就是"在正确的时间，通过正确的手段，为正确的患者做正确的事情，以达到可能实现的最佳结局"。

中国台湾医策会认为，高质量的医疗是指在医疗过程中采取必要措施，避免或预防患者不良结果或伤害，包括预防错误（error）、偏误（bias）、意外（accident）。

美国著名医疗质量管理学者 Avedis Donabedian 认为，医疗服务质量是某个指定的服务项目的特征，并且是对该服务项目的一种评判，这种服务至少由两个部分构成：技术性和人际关系性。从最低限度上看，技术性服务的质量是在不增加风险的情况下使医学科学和技术的应用对健康产生最大的收益。因此，质量水平是所提供的服务在风险和收益之间所能达到的最佳平衡程度。人际关系性服务是通过对人与人之间关系的管理，使其必须符合社会公认的有关个人交往的一般价值观和特殊情形下的价值观。这些价值标准受到医疗职业伦理原则和患者期望值的影响。人际关系管理的质量可以用这些价值准则、期望值的符合程度来衡量。如果符合程度较高，社会和个人均受益，符合程度较低则均受损。人际关系性服务对技术性服务的成败不仅有影响，而且影响到这种服务的收益与风险之间的平衡。Donabedian 把医疗服务质量评估分为 3 个维度，即"结构—过程—结果"三维理论。结构是指医疗机构的基本情况，包括：人员配置、建筑和设备、组织管理（各类人员职责分工、制度建设等）；过程是指按照技术管理要求（诊疗常规、操作规程、工作制度等）开展医疗服务，过程管理通过现场观察、活动记录而实现；结果是指医疗服务效果，是质量评估沿用最久的方式，也是最终和最可靠的依据，通常结果管理是对已经完成的医疗活动效果进行回顾性检查，从中发现问题。

我国原国家卫生计生委在《医疗质量管理办法》中对医疗质量的定义是：医疗质量指在现有医疗技术水平、能力和条件下，医疗机构及其医务人员在临床诊断及治疗过程中，按照职业道德及诊疗规范要求，给予患者医疗照顾的程度。

第二，医疗安全通常是指没有意外损害的状态。德国学者库尔曼在其著作《安全科学导论》中指出："安全科学的最终目的是将应用现代技术所产生的任何损害后果控制在绝对的最低限度内，或者至少使其保持在可容许的限度内。"医疗安全属于技术安全的范畴，是指医疗机构在提供医疗服务过程中产生的安全保障问题，涉及就诊者、工作人员及其他来院人员的安全，是医疗质量管理的重要组成部分，不仅直接影响着医院的建设与发展，也关系到社会的安定。加强医疗服务全程的安全监督管理，保障医院正常执业活动，是实现优质医疗服务、提升医院服务水平的关键。医疗安全管理是评价医院医疗质量优劣、患者选择医院的重要指标，医疗安全工作的好坏直接关系到医院社会形象、社会信任度，是有关医院前途和命运的大事，可以带来无法预料的社会效益和经济效益。医疗安全与医疗质量管理密不可分，质量是安全的保证。

目前，国际上通行的医疗安全及患者安全的概念通常既包含严格的技术安全内容，也包含某些非技术性安全内容，如由管理和环境原因造成的火灾、患者跌倒等。以下所讨论的医疗安全为患者医疗安全 [简称患者安全（patient safety）]，一般是指患者在医院的诊疗过程中，没有发生因医疗机构及其医务人员责任心不强、技术过失、医疗设备问题、管理不善等单一或众多原因引起的医疗缺陷，造成患者病情、身体、心理和精神不利影响或损害等后果。其含义包括两个方面：患者在诊疗过程中不发生允许范围以外的心理、机体结构、组织器官功能障碍或死亡；患者在诊疗过程中，医疗机构由于医疗质量管理体系不健全、管理过失或医疗行为过失给患者造成允许范围以外的生理、机体结构或功能上的障碍、缺陷或死亡，属于不安全。美国国家患者安全基金会（National Patient Safety Foundation，NPSF）认为，"避免、预防及减少患者在医疗服务过程中所产生的不良反应与伤害"是患者安全管理的核心内容。

二、医院医疗质量管理体系设置与职责

医疗机构应当成立医疗质量与安全管理专门部门，负责本机构的医疗质量管理工作。

（一）医院医疗质量管理体系设置

（1）二级以上的医院、妇幼保健院及专科疾病防治机构（以下称二级以上医院）应当设立医疗质量与安全管理委员会。

（2）医院质量与安全管理委员会应包括但不限于以下专业委员会：医疗质量与安全管理、护理质量与安全管理、病案质量管理、药事管理与药物治疗学、医院感染管理、医学伦理、临床输血质量管理、医学装备、单病种与临床路径管理等委员会。

（3）委员会主任由医疗机构主要负责人担任，委员由医疗管理、质量控制、护理、医院感染管理、医学工程、信息、后勤等相关职能部门负责人及相关临床、药学、医技等科室负责人组成，指定或者成立专门部门具体负责日常管理工作。

（4）其他医疗机构应当设立医疗质量管理工作小组或者指定专（兼）职人员，负责医疗质量具体管理工作。

（5）委员会人员的调整 / 变更应纳入委员会、院级领导审批流程，形成相应文件，予以落实。

（二）医院医疗质量管理组织主要职责

医院医疗质量管理实行院、科两级责任制。

1. 医疗质量与安全管理委员会职责

医院的医疗质量与安全管理委员会是医院管理医疗质量与安全管理的最高组织机构。其主要职责包括以下方面。

（1）按照国家医疗质量管理的有关要求，制定本机构医疗质量管理制度并组织实施。

（2）组织开展本机构医疗质量监测、预警、分析、考核、评估及反馈工作，定期发布本机构质量管理信息，包括对医院层面的警讯事件、不良事件和近似失误事件资料的收集、分析与发布。

（3）制订本机构医疗质量持续改进计划、实施方案并组织实施。

（4）制定本机构临床新技术引进和医疗技术临床应用管理相关工作制度并组织实施。

（5）建立本机构医务人员医疗质量管理相关法律、法规、规章制度、技术规范的培训制度，制订培训计划并监督实施。

（6）医疗机构应当建立健全医疗质量管理人员的培养和考核制度，充分发挥专业人员在医疗质量管理工作中的作用。

（7）落实省级以上卫生计生行政部门规定的其他内容。

2. 医务质控等职能部门的管理与质控职责

（1）医务、质控等质量管理控制部门接受主管业务院长和医疗质量管理委员会的领导，对医院全程医疗质量进行监控。

（2）定期组织会议收集科室主任和质控小组反映的医疗质量问题，协调各科室质量控制过程中存在的问题和矛盾。

（3）抽查各科室住院环节质量，提出干预措施并向主管业务院长或医院医疗质量管理委员会汇报。

（4）收集门诊和病案质控组反馈的各科室终末医疗质量统计结果，分析、确认后，通报相应科室人员并提出整改意见。

（5）每季度向医院提出全程医疗质量量化考核结果，以便与绩效挂钩。

3. 临床及相关业务科室医疗质量管理工作小组职责

（1）贯彻执行医疗质量管理相关的法律、法规、规章、规范性文件和本科室医疗质量管理制度。

（2）制定本科室年度质量控制实施方案，组织开展科室医疗质量管理与控制工作。

（3）制定本科室医疗质量持续改进计划和具体落实措施。

（4）定期对科室医疗质量进行分析和评估，对医疗质量薄弱环节提出整改措施并组织实施。

（5）对本科室医务人员进行医疗质量管理相关法律、法规、规章制度、技术规范、标准、诊疗常规及指南的培训和宣传教育。

（6）按照有关要求报送本科室医疗质量管理相关信息。

三、院科两级质量管理人员配备与评价台账要求

（一）医院质量管理委员会

（1）医疗机构主要负责人是本机构医疗质量管理的第一责任人。

（2）委员会成员由相关职能部门负责人组成，指定或者成立专门部门具体负责日常管理工作。

（二）科室或部门质量管理人员

（1）二级以上医院各业务科室应当成立本科室医疗质量管理工作小组，组长由科室主要负责人担任，指定专人负责日常具体工作。

（2）临床科室及药学、护理、医技等部门（以下称业务科室）主要负责人是本科室医疗质量管理的第一责任人。

（3）临床科室还应健全护理、医院感染、临床路径等质控小组，组成科室的质量与安全管理团队。

（4）科室质量管理团队运行机制包括每周病历讨论制度、每周质量检查制度、每周质量点评制度、每月质量分析制度和定期学习培训制度。

（三）评价的文件或台账要求

（1）各专业质量与安全管理委员会（管理小组）应建立章程、制度、职责等书面文件。文件中应对管理机构的职权范围、管理职责和工作流程予以描述和体现。

（2）各专业质量与安全管理委员会（管理小组）应有年度工作计划、会议记录、年度总结；质量与安全管理周期内的项目指标、培训记录、实施方案、质量检查与质量评估数据、根本原因分析、持续改进措施等资料。

（3）医院各质量管理委员会至少每半年召开一次会议，应有工作会议记录、参会人员签到登记簿。

四、评价评估

（一）评价目标

本节将检查医院各层级质量与安全管理体系，了解如何制定用于衡量、评估及改进质量与安全的方法、标准，同时确定医院层面和科室层面管理机构针对协调、监控及问题改进的工作流程。

（二）时间和场地

（1）要求提供集中查看相关文件资料的房间。

（2）确定检查者走访部门、临床科室时停留或接待地点。

（三）参与人员

（1）院级领导。

（2）医务处、护理部、质量部等主管部门的负责人及相关人员。

（3）所查科室相关人员。

（四）资料准备

（1）管理机构的组织结构图。

（2）所需的政策、相关规定文件，规章制度和工作流程等资料。

（3）各委员会章程与职责、会议记录（如管理会议、感染控制会议及其他会议）。

（4）所需的工作计划、项目实施方案、工作总结。

（5）定期开展的风险评估，如失效模式和影响分析、危害易损性分析及改进措施与追踪结果。

（五）其他准备

1. 访谈对象

（1）院领导、科室领导、项目主管或负责人。

（2）科室或职能部门负责人、科室质控人员、医务人员等。

2. 问题模式

（1）医院如何健全医疗质量与安全的管理体系？

（2）在医疗质量与安全改进项目中，需要改进的参与业务科室对质量进行监管的部门有哪些？其各自的职责是什么？

（3）对医疗质量与安全管理的工作流程、评价标准的熟知情况。

（4）对本岗位职责的知晓率及工作参与情况等。

（王祎坪　李岩　李乃洋　杨有业）

第二节　医疗质量核心制度的落实与管理

医疗质量核心制度是广大医务工作者和医疗管理者在长期医疗服务中，基于无数教训和丰富实践经验的医疗风险管理结晶。严格遵守医疗质量核心制度，是各级各类医疗机构所有医务人员保障患者安全、提供高质量医疗服务的基础。

非公立医疗机构各级管理者需根据法律法规及相关标准，结合非公立医疗机构的特点制定和完善医疗质量核心制度，并探索出有效的落实和监管方法，以保证制度落实到整个医疗工作中，确保医疗质量和患者安全。

本节将对医疗质量核心制度的落实与管理，对评价方法和具体实施给予一些解释。医疗质量管理、核心制度落实是医疗机构所有工作的重中之重，而非公立医疗机构更应把它放在首要位置，通过制度建设、问题改进和不断完善，提高医疗服务质量，提升医疗机构竞争实力，最终实现长期可持续发展目标。

一、医疗质量核心制度建设

医疗质量核心制度是指医疗机构及其医务人员在诊疗活动中应当严格遵守的相关制度。

（一）医疗质量核心制度的制定

（1）根据《医疗质量管理办法》和国家相关法律、法规及各级卫生计生行政部门的要求，参照行业的相关规程，以原国家卫生计生委18项核心制度为基础，建立健全本医疗机构的医疗质量管理制度，并制定相应的培训、实施细则和医疗质量评价体系，以医院正式文件的形式下发执行，认真组织落实到位。杜绝盲目抄袭不适用的其他医疗机构规章制度。

（2）医疗管理职能部门负责牵头制定符合临床实际运用的医疗质量核心制度。制度制定中需保证做到：①医院应有形成制度的规范流程，应确定制定制度和发布制度的部门。②所制定的制度中必须涵盖18项核心制度。③所制定的制度内容必须遵循现行的相关法律法规内容。④制度所涉及的管理必须保证患者的医疗安全。⑤制度内容必须切实可行，必须符合临床中实际的流程。⑥制度制定过程必须有相关的记录文档体现。

（3）重点参考《医疗质量管理办法》中所规定的内容，做到医疗质量核心制度能够全面覆盖所有的医疗行为和诊疗规范，同时能够体现非公立医疗机构在医疗服务中的特点与优势。

（二）医疗质量核心制度的内容

原国家卫生计生委在《医疗质量管理办法》中明确规定了18项核心制度，即首诊医师负责制度、三级医师查房制度、疑难病例讨论制度、会诊制度、死亡病例讨论制度、危重患者抢救制度、查对制度、病历书写与管理制度、医师值班与交接班制度、分级护理制度、临床用血审核制度、手术分级分类管理制度、术前讨论制度、新技术和新项目准入制度、危急值报告制度、抗菌药物分级管理制度、手术安全核查制度、信息安全管理制度。

非公立医疗机构医务部门在制定核心制度时必须以法律法规的准绳为前提，不得越线，任何与《中华人民共和国卫生法典》的法律法规所明确的条款相悖的或有疑问的地方，以法律法规的明确条款为准，且在核心制度中需标明参考的法律法规。例如，制定病历书写与管理制度时，应关注相关法律法规和规范，参考《病历书写基本规范（试行）》《医疗机构病历管理办法》《电子病历基本规范（试行）》；制定临床用血审核制度，参考《医疗机构临床用血管理办法》；制定抗菌药物分级管理制度，参考《抗菌药物临床管理办法》《医院处方点评管理规范（试行）》等，同时应注意发布时间、使用现状和废止情况，以便及时修订，使其能够符合国家最新的要求，不断完善。

（三）医疗质量核心制度的管理

作为非公立医疗机构，在常规的医疗过程中更注重患者的体验和患者的感受，但医疗质量核心制度要求与医院的属性无关，所有医院必须严格遵守和执行核心制度，围绕核心制度建立相应的配套制度，严格按照院科两级责任制，加强医疗核心制度的规范化管理，使诊疗全程的实际工作能够充分体现和保障医疗质量核心制度的落实与规范管理。

二、医疗质量核心制度的贯彻与落实

《医疗质量管理办法》第一章第二条明确规定："本办法适用于各级卫生计生行政部门以及各级各类医疗机构医疗质量管理工作。"我国医疗质量和医疗安全管理与医院级别和属性无关，对公立与非公立医疗机构的卫生技术人员、诊疗设施、诊疗技术、诊疗质量及其质量持续改进的资质、条件、准入、执行、监管、评价的指标和标准是高度一致性的同质化要求。在诊疗全面的工作中，自始至终将医疗质量核心制度认真贯彻与落实到位，并对工作的全过程进行强有力的监管，是医院规范执业的重要保证。

（一）医疗质量核心制度要求同质性

非公立医疗机构虽然在运营模式和性质上有别于公立医疗机构，但医疗质量的要求和对患者安全的保障是一致的。因此，对于《医疗质量管理办法》中提出的18项核心制度需要严格遵守，落实到临床工作管理的全过程中。

例如，患者住院期间需施行三级医师查房制度、分级护理制度、查对制度、病历书写与管理制度；手术患者需进行术前讨论制度、手术安全核查制度；输血患者需执行临床用血审核制度等。因此，非公立医疗机构的医务部门需按18项核心制度配套相关的诊疗护理制度，并将制度落实的成效达到同质化的要求。

（二）医疗质量核心制度管理的特点

（1）公立医院是我国现阶段医疗服务体系的主体力量，无论是在体系管理、技术规范还是社会影响力等方面都有相当的经验和教训。

（2）非公立医疗机构随着国家医疗体制改革的不断深入，多元办医格局不断完善，医疗质量和医疗安全管理、技术规范、标准统一、医疗服务全行业共同有机结合与健康可持续发展是对各级管理者的巨大挑战。

（3）非公立医疗机构所从事的发展方向可能不同，有专心发展某一学科的专科医院；有走高端路线的大专科、小综合的综合性医院；有面向大众作为公立医院很好补充的综合医院；也有专注于某一疾病的连锁诊所等。制度制定者必须认清因医疗服务运营机制与经营模式上的不同，在医院管理规范化、精细化、科学化发展上存在巨大差异，一定要借鉴和汲取公立医院在技术、能力、诚信等方面的优势与经验，进行差异化的错位发展，不断提高非公立医疗机构服务质量，努力实现社会效益与运行效率的有机统一。

（4）从医疗质量管理18项核心制度建设入手，形成强有力的监管推动力。构建非公立医院质量安全文化是非公立医院进入我国医疗市场，成为竞争的主体力量的最基础工作。

（5）对医疗机构医疗质量管理中所涉及的18项核心制度，每项制度涵盖的具体内容，由于各级各类医院的专科、人员构成、服务内容差异，每个医疗机构的侧重专业、发展方向和运营模式不同，故在核心制度的内涵上必然会体现出部分个体差异，但规范管理的约束程度不能有差异，保证质量安全所需要的人员资质、设施设备、技术规范、环境要求等不能有妥协。所有医疗质量与安全的制度内容必须合法合规，落实与监管都要达到标准要求。

（三）医疗质量核心制度的有效监管

（1）要建立健全院科两级医疗质量核心制度管理的有效监管体系。

（2）建立切实可行的监督管理标准和检查落实情况的具体方法，设计有效的检查督导文件和表格。例如，医疗机构除制定核心制度外，还要配套制定出一些执行文件，包括医务部门的申请表、授权表、登记备案册等。

（3）根据国家相关法律法规，查看制度建设情况；根据制度要求，查看部门、科室和员工的执行情况、记录资料。

（四）文件或台账

（1）诊疗过程中的相关资料，有一部分不属于病历资料，也单独作为文档保存于临床科室。例如，患者归档的住院病历资料中会有疑难病例讨论记录、危重病例讨论记录、死亡病例讨论记录、术前小结和术前讨论记录；留存于科室的疑难病例讨论记录台账、危重病例讨论记录台账、死亡病例讨论记录台账。所有的讨论记录按照病历书写制度的具体要求和格式书写记录，符合《病历书写基本规范》及病历的质控标准。

（2）通过检查医务部留存的相关记录资料来体现医疗质量核心制度的实际执行与运用情况。例如，医务部门根据原国家卫生计生委相关的手术分级参考目录，结合非公立医疗机构自身优势学科的构成，制定出非公立医疗机构自己的手术分级分类的总目录。然后根据副主任医师职称以上医师等医师人才的构成，特别是参考医师的工作履历，由临床医师提出申请，医务部门对相关科室的临床医师进行手术的授权并备案，申请表和授权表需临床医师签名，在相关委员会上讨论授权并盖章留档。此过程中产生的相关资料即为手术分级管理的实际运用和体现。

（3）医疗质量核心制度在执行上要对具体细节有明确要求，设计各种执行配套文件，保留存档。例如，会诊制度落实多样性是非公立医疗机构的特点，特别是很多非公立医疗机构无法做到像公立综合三甲医院那样每个学科都有学科带头人，经常需要邀请院外的专家会诊，因此要设计出对邀请方医疗机构、被邀请的专家、诊疗全过程医疗活动的医疗文书的管理和责任问题、患者安全保障等一系列文字资料，并留存相关信息。既保证医疗活动有效开展，也保障医院、科室和专家在诊疗全过程中的医疗质量和医疗安全。

三、医疗质量核心制度的修订和完善

非公立医疗机构要密切关注国家现行出台的一系列法律法规，不断完善和修订医疗管理的各项规章制度。

（一）医疗质量核心制度修订和完善原则

（1）在医疗质量核心制度管理中，要根据《医疗质量管理办法》规定，结合最新出台的相关法规和行业规定，逐一修订本单位相关管理制度。在修订和完善制定过程中体现的医疗质量核心制度，要全面完整，缺一不可。

（2）非公立医疗机构管理者要密切关注各级政府和行业出台的各项法规要求和技术规范等信息，及时修订和完善医疗机构制度。非公立医疗机构外请专家是一种常见的工作模式，外请专家如果是公立医疗机构的，其所在医院的医务部门不愿出具派出同意函，那么此时专家来会诊的行为就变成了个人行为，导致拟请专家不能到位，在管理上消耗很多时间进行协调。要根据新版的《医师执业注册管理办法》（2017 年 4 月 1 日）的规定来解决。

（二）医疗质量核心制度的修订和完善程序

（1）非公立医疗机构医疗质量核心制度需由指定的管理部门负责制定，且制定的内容需在医院行政管理和各医疗质量管理委员会上审批通过，统一颁布实施。

（2）制度修订和完善过程涉及具体技术内容或数据，必须有卫生行政部门或行业公开颁布的规范、指南、标准等要求，或者基于本医疗机构的实际情况经过系统论证、委员会讨论通过等程序，方可作为制度修订和完善的依据。

（3）医疗质量核心制度的起草、审批、更改、修订、废止、发布都需有统一的规范固化流程，按流程进行制定工作。

（4）制度应有院级领导、主管部门批准、签发的文件，确保各项医疗规章制度的制定、修订或作废、批准、发布记录在案。

（5）相关委员会审批制度的相关会议的会议记录，要存留以便查询。

（6）所形成的制度需统一装订成册（或电子版光盘），并以统一格式存档保存，便于查阅。

四、医疗质量核心制度培训

由于非公立医疗机构有着自身的特点，且这些特点不同于公立医疗机构，所以非公立医疗机构的医疗质量核心制度在制定后，怎么真正地运用到临床实际工作中，实实在在的落到实处才是关键所在。加强对非公立医疗机构全体员工进行医疗质量核心制度培训、掌握制度内涵至关重要。

（一）制定有效的培训计划

（1）培训计划应涵盖所有医疗质量管理18项核心制度涉及的内容，使员工对制度要求、岗位职责及个人要求明确熟知。

（2）根据 18 项核心制度要求，要有院科两级具体的培训要求，科室层面主要结合专业特点对一些技术细节进行明确要求和培训。

（二）对参加培训人员要有明确要求

（1）对院科两级人员的培训时间、参加人员范围要有明确要求，定期组织临床科室进行医疗质量核心制度的学习、培训、考核、考试。

（2）新入职、新上岗、新提拔人员要有明确的培训具体要求和计划。

（三）及时评价和改进培训效果

（1）对于课程设计计划、师资、参与度要有管理和反馈。

（2）对培训参与度要有数字和人员总结分析、评价及改进。

（四）不断改进培训管理

（1）定期组织检查和考核，培训与考核结果作为医师年度绩效表现的评判指标。

（2）相关的培训与考核记录由相关管理部门存档留存。

五、评价评估

（一）评价目标

本节的评价是要求医疗机构和医务人员依据法律法规和相关规定，严格执行并落实医疗质量核心制度，保护患者隐私及其权利，确保其能得到专业、安全、高质量的医疗服务。

同时，评价后由相关人员负责指导临床工作的质量改进，持续有效地执行质量改进计划，确保医疗质量和医疗安全不断提高，减少意外和不良事件发生，保障患者和医务人员的安全。

（二）时间和场地

评价的时间一般为评价组所选择的特定时间或者特定一段时间，地点为申请评价的非公立医疗机构，主要评价区域为各临床相关部门，如临床科室、医务病案部门、相关资料存储部门、各病区等。

（三）参与人员

（1）医疗机构的院级领导。

（2）医务部、质量部、护理部等相关主管部门的负责人及相关人员。

（3）所有临床科室科室主任、质控负责人及相关人员等。

（四）资料准备

（1）医疗质量核心制度文件，装订成册。

（2）与医疗核心制度相关的所有制度文件、规定、流程文件等。

（3）抽取部分科室的部分病历资料。

（4）相关的培训记录、考试考核资料。

（5）相关的台账记录、留档记录、授权记录、存档记录等在执行医疗质量核心制度过程中所留存的文件及文件夹。

（6）质量部门相关的自查记录、检查记录、改进措施、不良事件报告等文件。

（五）具体方法

根据法律法规及相关标准，结合医疗机构实际，评价医疗机构质量管理规章制度是否覆盖医疗服务全过程，是否做到及时更新，以确保医疗质量和医疗安全；18项医疗核心制度制定和完善及制度的落实是评价重点；是否有医院和科室的培训记录，是否对医疗质量核心制度进行考核落实；了解医务人员掌握并遵循本岗位的相关制度情况。

1. 现场抽查

（1）查看18项核心制度。

（2）查看医院已建立的规章制度。

（3）查看制度制定的流程及相关文件。

（4）查看制度是否统一格式装订成册。

（5）通常抽查2个临床科室制度的培训情况，并与医务处培训记录核对。应有记录证实该科室医务人员接受过医疗质量管理制度（重点是核心制度）的年度培训。

（6）通常抽查2个临床科室的质量管理小组机构、制度与职责、质控检查记录，医务人员对核心制度的知晓率。

（7）现场查看核心制度落实情况。查看医师三级查房、术前讨论、疑难病例讨论相关记录是否完整、清晰。

（8）现场抽查在标本采集或给药前是否严格执行查对制度，患者的身份识别制度，以及住院患者使用"腕带"的落实情况。

2. 访谈内容

（1）现场通常询问院领导、科室领导、主管领导或负责人、普通员工对本岗位职责和相关制度的知晓度。

（2）现场通常询问院领导、科室领导、主管领导或负责人、普通员工对本岗位职责和相关制度的工作参与度。

（3）现场询问院领导、科室领导、主管领导或负责人、普通员工对医疗质量核心制度的一些工作流程、评价标准的熟知情况。

（4）现场询问院领导、科室领导、主管领导或负责人、普通员工对医疗质量核心制度的工作实际运用的情况。

3. 问题模式

（1）医疗核心制度有哪些？请举出5个常用的。

（2）您是否参加过医疗质量管理部门举办的医疗质量核心制度与保障患者安全的培训，一般多久参加一次？

（3）三级查房制度中对一般患者如何规定查房次数，怎么体现三级？

（4）死亡病例讨论一般是在患者死亡后多久进行？

（5）查对制度中，"三查七对"指的是什么，什么时候需要做？

（6）病历书写制度中，入院记录、抢救记录、手术记录的完成时限是多久？

（7）医院如何健全医疗质量与安全的管理体系？

（8）在医疗质量与安全改进项目中，需要改进的参与业务科室对质量进行监管的部门有哪些，其各自的职责是什么？

（9）对医疗质量与安全管理的工作流程、评价标准的熟知情况。

（10）对本岗位职责的知晓率及工作参与情况等。

4. 现场评价及文件与台账要求

（1）各专业质量与安全管理委员会（管理小组）应建立章程、制度、职责等书面文件。文件中应对管理机构的职权范围、管理职责和工作流程予以描述和体现。

（2）各专业质量与安全管理委员会（管理小组）应有年度工作计划、会议记录、年度总结；质量与安全管理周期内的项目指标、培训记录、实施方案、质量检查与质量评估数据、根本原因分析、持续改进措施等资料。

（3）医院各质量管理委员会至少每半年召开一次会议，应有工作会议记录、参会人员签到登记簿。

注：医疗质量与安全管理体系的相关内容详见上篇第二章管理与服务能力第二节质量与安全管理体系。

（翁晓俊　王国建　李岩　朱永华　杨有业）

第三节 医疗质量与安全相关数据管理

随着信息技术的飞速发展，医疗质量控制体系建设中，数据是最重要的、必需的内容。数据是按照一定规则排列组合的物理符号，可以表现为符号、文字、数字、语音、图像、视频等形式，是信息的表现形式和载体。高德纳咨询公司曾在一份研究报告中指出，人类社会数据爆炸从 3 个维度展开：一是同一类型的数据量在快速增大；二是数据增长的速度在加快；三是数据的来源和新的数据种类在不断增加。这些事实清楚地说明人类真正进入到了大数据时代，即满足规模性（volume）、多样性（variety）和高速性（velocity）的 3V 特点，或加上准确性（veracity）或价值性（value）的 4V 特点。大数据分析技术手段，为医疗机构数据与指标的深度挖掘提供了技术支持，能够更好地满足医疗服务评估项目的多样性和复杂性需求。

本节主要是通过对指标详细解读，使管理者根据工作内容选择合适的指标，进行相应的数据采集，并通过数据分析，达到改进质量的目的。

一、数据管理的现实要求

"十三五"时期是全面建成小康社会的决胜阶段，是信息通信技术变革实现新突破的发轫阶段，是数字红利充分释放的扩展阶段。信息化代表新的生产力和新的发展方向，已经成为引领创新和驱动转型的先导力量。

国务院办公厅印发的《关于促进和规范健康医疗大数据应用发展的指导意见》（国办发〔2016〕47 号）指出，健康医疗大数据是国家重要的基础性战略资源。健康医疗大数据应用发展将带来健康医疗模式的深刻变化，有利于激发深化医药卫生体制改革的动力和活力，提升健康医疗服务效率和质量，扩大资源供给，不断满足人民群众多层次、多样化的健康需求，有利于培育新的业态和经济增长点。健康医疗大数据应在"创新、协调、绿色、开放、共享"的发展理念指导下，发挥出强有力的决策支持作用。

国务院办公厅印发的《关于建立现代医院管理制度的指导意见》中的主要目标提出，到2020 年，基本形成维护公益性、调动积极性、保障可持续的公立医院运行新机制和决策、执行、监督相互协调、相互制衡、相互促进的治理机制，促进社会办医健康发展，推动各级各类医院管理规范化、精细化、科学化，基本建立权责清晰、管理科学、治理完善、运行高效、监督有力的现代医院管理制度。在健全绩效考核制度方面，要求医疗机构建立健全绩效考核指标体系，围绕办院方向、社会效益、医疗服务、经济管理、人才培养培训、可持续发展等方面，突出岗位职责履行、工作量、服务质量、行为规范、医疗质量安全、医疗费用控制、医德医风和患者满意度等指标。在医院健全信息管理制度方面，要求强化医院信息系统标准化和规范化建设，与医保、预算管理、药品电子监管等系统有效对接。完善医疗服务管理、医疗质量安全、药品耗材管理、绩效考核、财务运行、成本核算、内部审计、廉洁风险防控等功能。在政府、医院的监管职能方面，要求建立综合监管制度，重点加强对各级各类医院医疗质量安全、医疗费用及大处方、欺诈骗保、药品回扣等行为的监管，建立"黑名单"制度，形成全行业、多元化的长效监管机制。在社会监督和行业自律方面，要求加强医院信息公开，重点公开质量安全、价格、医疗费用、财务状况、绩效考核等信息。加强行业协会、学会等社会组织在行业自律和职业道德建设中的作用，引导医院依法经营、公平有序竞争。政府对现代医院管理模式及基于数据的行政管理提出了明确目标，精细化管理、绩效考核指标体系、政府和行业学会实施综合监管，均需要以精准、有效、可及的数据作为支撑。

　　《医疗质量管理办法》在第四章医疗质量持续改进第二十六条、第二十八至第三十、第三十二条对医疗机构医疗质量和安全相关的数据源、数据采集、上报及数据应用提出明确具体要求：①医疗机构应当按照有关要求，向卫生计生行政部门或者质控组织及时、准确地报送本机构医疗质量安全相关数据信息。②医疗机构应当熟练运用医疗质量管理工具开展医疗质量管理与自我评价，根据原卫生计生行政部门或者质控组织发布的质控指标和标准完善本机构医疗质量管理相关指标体系，及时收集相关信息，形成本机构医疗质量基础数据。③医疗机构应当加强单病种质量管理与控制工作，建立本机构单病种管理的指标体系，制定单病种医疗质量参考标准，促进医疗质量精细化管理。④医疗机构应当制定满意度监测指标并不断完善，定期开展患者和员工满意度监测，努力改善患者就医体验和员工执业感受。⑤医疗机构应当开展全过程成本精确管理，加强成本核算、过程控制、细节管理和量化分析，不断优化投入产出比，努力提高医疗资源利用效率。⑥医疗机构应当强化基于电子病历的医院信息平台建设，提高医院信息化工作的规范化水平，使信息化工作满足医疗质量管理与控制需要，充分利用信息化手段开展医疗质量管理与控制。建立完善医疗机构信息管理制度，保障信息安全。⑦医疗机构应当对本机构医疗质量管理要求执行情况进行评估，对收集的医疗质量信息进行及时分析和反馈，对医疗质量问题和医疗安全风险进行预警，对存在的问题及时采取有效干预措施，并评估干预效果，促进医疗质量的持续改进。

　　现代医疗质量保证体系建设已经进入基于数据的管理时代，随着医疗服务技术的发展和医疗机构管理要求的提高，需要降低服务提供者个性和自主行为，降低成本，于是大批质量管理专家通过对医疗服务过程大量的系统研究，逐步建立起客观、系统、科学的质量标准和监控体系，通过统计量化分析，对个体工作的结果进行有效评估和纠正。

为了对外取得社会对医疗机构质量的信任，对内满足医疗质量所提出的要求，我国公立医疗机构已经在信息系统建设、数据源管理、数据采集及数据发布上投入大量资源。而非公立医疗机构的信息建设投入及数据管理发展还不平衡，为了提升非公立医疗机构在整个医疗服务市场中的竞争能力，行业协会通常要对医疗机构内部管理体系中的信息系统建设、数据源管理、数据指标应用、基于数据的管理改进等有关要素不断进行评价和审核，以证实该机构具有持续稳定的服务能力和管理水平。

二、医疗数据源和指标

（一）数据管理平台

为了加快落实"五位一体"总体布局和"四个全面"战略布局，牢固树立创新、协调、绿色、开放、共享的发展理念，全面增强信息化发展能力，着力发挥信息化对经济社会发展的驱动引领作用，推动信息技术更好地服务于经济升级和民生改善，让信息化更好地造福国家和人民，为如期全面建成小康社会提供强大动力。目前，与医疗相关的信息平台有：①国家级人口健康信息平台；②区域人口健康信息平台；③依托原国家卫生计生委建立的全国医疗质量管理与控制信息系统；④依托省级卫生计生行政部门建立的本行政区域的医疗质量管理与控制信息系统。这些数据信息平台的建设成为国家对医疗机构监管的重要媒介，为基于数据的全国医疗机构监管、改进问题，提升决策能力和水平奠定基础。

（二）医疗管理数据评价指标

根据国家信息数据报送要求，医疗机构应该建立基本信息数据库。

（1）出院患者的基本信息：实际开放床位数、病床使用率、床位周转次数、出院患者平均住院日、住院人数、出院人数。

（2）门急诊患者的基本信息：门诊人次、急诊人次。

（3）患者安全管理相关指标：住院患者死亡率、住院危重抢救例数及死亡例数、急诊科危重抢救例数及死亡例数、年手术例数及死亡例数。

（4）医疗服务质量指标：临床与病理诊断符合率、手术前后诊断符合率、入出院诊断符合率、无菌切口甲级愈合率、无菌切口感染率；住院患者压疮发生率、住院患者跌倒或坠床发生率、医疗纠纷发生率；住院患者抗菌药物使用率（<60%）、门诊患者抗菌药物处方比例（<20%）、病历甲级率（>90%，不出现丙级病历）。

（5）医院运行指标：业务总收入、药品收入占业务收入比例、抗生素占药品收入比例、门诊人均诊疗费用、住院人均治疗费用等。

上述指标仅是最基本的指标项目，医院无论信息系统是否健全，都应该建立基本数据信息库，通过数据开展对质量和安全管理进行问题分析、动态监测改进等，为医疗机构管理与持续改进、医院领导决策、临床科室建设和发展提供基础数据。

三、医疗数据应用

《关于促进和规范健康医疗大数据应用发展的指导意见》（国办发〔2016〕47号）为医疗健康数据的应用提出了明确要求。

（一）实现国家健康发展战略目标

到2017年年底，实现国家和省级人口健康信息平台及全国药品招标采购业务应用平台互联互通，基本形成跨部门健康医疗数据资源共享共用格局。

到2020年，建成国家医疗卫生信息分级开放应用平台，实现人口、法人、空间地理等基础数据资源跨部门、跨区域共享，医疗、医药、医保和健康各相关领域数据融合应用取得明显成效；统筹区域布局，依托现有资源建成100个区域临床医学数据示范中心，基本实现城乡居民拥有规范化的电子健康档案和功能完备的健康卡，健康医疗大数据相关政策法规、安全防护、应用标准体系不断完善，适应国情的健康医疗大数据应用发展模式基本建立，健康医疗大数据产业体系初步形成、新业态蓬勃发展，人民群众得到更多实惠。

（二）实现健康医疗体系深入改革

1.推进健康医疗行业治理大数据应用

加强深化医药卫生体制改革评估监测，加强居民健康状况等重要数据精准统计和预测评价，有力支撑健康中国建设规划和决策。综合运用健康医疗大数据资源和信息技术手段，健全医院评价体系，推动深化公立医院改革，完善现代医院管理制度，优化医疗卫生资源布局。加强医疗机构监管，健全对医疗、药品、耗材等收入构成及变化趋势的监测机制，协同医疗服务价格、医保支付、药品招标采购、药品使用等业务信息，助推医疗、医保、医药联动改革。

2.推进健康医疗临床和科研大数据应用

依托现有资源建设一批心脑血管、肿瘤、老年病和儿科等临床医学数据示范中心，集成基因组学、蛋白质组学等国家医学大数据资源，构建临床决策支持系统。推进基因芯片与测序技术在遗传性疾病诊断、癌症早期诊断和疾病预防检测方面的应用，加强人口基因信息安全管理，推动精准医疗技术发展。围绕重大疾病临床用药研制、药物产业化共性关键技术等需求，建立药物不良反应预测、创新药物研发数据融合共享机制。充分利用优势资源，优化生物医学大数据布局，依托国家临床医学研究中心和协同研究网络，系统加强临床和科研数据资源整合共享，提升医学科研及应用效能，推动智慧医疗发展。

3. 推进公共卫生大数据应用

加强公共卫生业务信息系统建设，完善国家免疫规划、网络直报、网络化急救、职业病防控、口岸公共卫生风险预警决策等信息系统及移动应急业务平台应用功能，推进医疗机构、公共卫生机构和口岸检验检疫机构的信息共享和业务协同，全面提升公共卫生监测评估和决策管理能力。整合社会网络公共信息资源，完善疾病敏感信息预警机制，及时掌握和动态分析全人群疾病发生趋势及全球传染病疫情信息等国际公共卫生风险，提高突发公共卫生事件预警与应急响应能力。

（三）医疗机构内部管理

1. 制度建设

建立统一的疾病诊断编码、临床医学术语、检查检验规范、药品应用编码、信息数据接口和传输协议等相关标准，促进健康医疗大数据产品、服务流程标准化。

2. 绩效管理

（1）实行以服务质量和岗位工作量为主的综合绩效考核和岗位考核制，是当前公立医院改革中解决的关键性问题之一。大型公立医院绩效考核指标体系，将包括公益性与社会评价、医疗服务、财务管理与绩效、学科建设与人才培养等六大方面的内容。非公立医院管理者应关注这些指标设计维度，根据各级主管部门和行业管理机构要求，建立和完善符合非公立医院发展的绩效考核指标。另外，对医疗机构开展的绩效考核逐步扩大定量指标的含量。

（2）医疗机构根据管理目标要求，建立科室、部门及个人的绩效评估指标。以促进医疗机构与员工同步发展。

（四）医疗质量评估评价

医疗质量保证体系的根本目的是确保医疗服务产品的质量达到预先规定的测量标准，同时，形成全行业、系统、严谨的医疗指标体系，相应的质量监测与控制信息技术、信息使用与传递程序。

（五）医疗改进效果判定

医疗质量管理工具指为实现医疗质量管理目标和持续改进所采用的措施、方法和手段，如全面质量管理（total quality management, TQM）、质量环（plan 计划，do 执行，check 检查，action 处理，PDCA 循环）、品管圈（quality control circle, QCC）、疾病诊断相关组（diagnosis related groups system，DRGs）绩效评价、单病种管理、临床路径管理等。现代医院管理不仅有严格的质量安全保障体系，更重要的是建立一种由员工参与计划设计并实现持续改进的管理文化，这就是通常所说的持续质量改进（continuous quality improvement，CQI）。CQI 既是一种管理的哲学理念，又是一套系统的管理方法。它采用理性的、以数据为基础的、合作性的方式进行过程分析和变化调整，力图建立一种通过有计划、有组织的学习保证完成最好实践的机制。

（六）其他应用

医疗数据应用覆盖医疗机构内部管理所有部门和环节，如科研管理、后勤管理、资源调配、人才选拔和培养等各个方面，此处不一一赘述。

四、评价评估

（一）评价目标

本节的评价是查看医疗机构是否能建立以医疗质量和安全管理为核心的数据库，是否根据目前国家出台的相关制度、医院所提供的服务范围、服务内容、服务目标，建立和选择相关指标，并能够做到定期监测、动态分析、发现问题及时解决问题、持续改进管理、避免或减少管理风险等。

（二）时间与地点

评价的时间一般为评价组所选择的特定时间或者特定一段时间，地点为申请评价的非公立医疗机构内，主要评价区域为信息中心、病案室、医师和护理及相关数据源产生的终端部门，如医师护士工作站、医技科室、出入院处等。

（三）参与人员

（1）医疗机构的院级领导。

（2）信息中心、病案统计室、医务部、质量部、护理部、医院感染科等相关主管部门的负责人及相关人员。

（3）所有临床科室科室主任、质控负责人及相关人员等。

（四）相关资料

（1）医疗质量与安全管理数据相关制度、人员职责。

（2）医院现有医疗质量控制、安全管理信息数据。

（3）医疗质量控制和安全管理的指标、指标监测和评估方式、指标完善等。

（4）各类数据分析报告，内容包括统计分析的数据和缺陷、一个季度情况汇总、同期比较等具体数据分析；对目前数据结果或现状提出改进建议、改进措施（包括修订和完善现有的质量管理制度，确定持续改进的目标和整改措施及具体实施方法、责任人、时限等）；评价上次总结分析会议改进的效果，提出新的改进意见等。

（5）相关管理部门对数据指标监测、管理、分析及改进的效果记录。

（五）具体方法

结合医院数据的现场内容核查判定医院管理现状，是医院评价评估的重要方式方法，不仅大大提高现场检查效率和效果，而且使检查者对问题找得着、抓得准，能够透过数据看到医院发现问题的能力、解决问题的科学性、改进后管理显现的效果及成果的可持续性。

1. 核查数据源管理

（1）各种数据源产生的地点。

（2）医院是否能够收集管理需要的数据信息。

（3）管理部门对问题数据信息如何具体检查、分析和跟踪检查结果。

（4）数据源产生部门或科室是否对于这些问题数据质量能够及时改进。

2. 数据应用管理

（1）医疗质量管理部门是否能按月及时、准确、全面地收集医疗质量控制与安全管理信息数据，并进行统计分析与讲评。

（2）医院职能部门是否能够对这些指标结果做到跟踪评价，并评价这些管理行为显现的效果。

（3）医疗质量管理部门对门急诊和住院医疗质量、医疗过失行为等重点管理领域进行分析、评价，并对相关科室提出持续改进意见（至少应每季度召开一次全院医疗质量讲评会议，出席率应大于90%）。

（4）评价医疗质量讲评会议记录，参加人员应是多部门，临床科室出席率应达到90%或以上，一季度召开1次。

（5）走访数据问题科室或部门，确定医疗质量管理部门是否传达整改建议、落实问题整改，是否有新的问题反馈意见等相关记录。

3. 核查培训管理

（1）查看医院是否基于数据定期进行全院医疗质量和安全教育，牢固树立医疗质量和安全意识，提高全院医疗质量管理和改进的参与力度。

（2）查看评价周期内目前全院层面医疗质量和安全教育方面的业务学习培训是否做到至少每半年1次，每次培训学习率是否能够达到90%及以上。

（李岩）

第四节　医疗风险防范及患者安全管理

随着现代科学的飞速发展，医学技术也取得了长足的进步，各种新的检查方法和治疗手段不断应用到临床，有效提高了疾病的治愈率，人类的预期寿命不断延长。但医疗不安全事件的发生率却没有明显降低，这也引起了医学界及许多国家政府和国际组织的高度关注。了解和推行患者安全文化建设是医疗机构改进和提高患者安全状况的重要措施。确保"安全的人员"，在"安全的环境"中，执行"安全的医疗"，才能创造出高品质的安全医疗环境，从而让所有老百姓享受到"放心"的医疗服务。

2016年国家发布的《医疗质量管理办法》关于医疗安全风险防范用了3个条款（第三十四条、第三十五条、第三十六条）的内容进行明确规定。

（1）国家建立医疗质量（安全）不良事件报告制度，鼓励医疗机构和医务人员主动上报临床诊疗过程中的不良事件，促进信息共享和持续改进。

（2）医疗机构应做到：①建立医疗质量（安全）不良事件信息采集、记录和报告相关制度，并作为医疗机构持续改进医疗质量的重要基础工作。②建立药品不良反应、药品损害事件和医疗器械不良事件监测报告制度，并按照国家有关规定向相关部门报告。③提高医疗安全意识，建立医疗安全与风险管理体系，完善医疗安全管理相关工作制度、应急预案和工作流程，加强医疗质量重点部门和关键环节的安全与风险管理，落实患者安全目标。④医疗机构应提高风险防范意识，建立完善相关制度，利用医疗责任保险、医疗意外保险等风险分担形式，保障医患双方合法权益。⑤制定防范、处理医疗纠纷的预案，预防、减少医疗纠纷的发生。⑥完善投诉管理，及时化解和妥善处理医疗纠纷。

本节根据《医疗质量管理办法》要求，从医疗机构医疗风险产生根源，到医疗风险防范体系建设进行阐述，使管理者了解医疗机构医疗风险防范对避免风险、缓解矛盾、改进医患关系、提升医疗质量和医疗安全、构架医院质量安全文化的重要作用。

一、医疗风险类别

医疗风险对患者而言，是指存在于整个医疗服务过程中，可能会导致损害或伤残事件的不确定性，以及可能发生的一切不安全事情，主要包括五大类：医院因素、患者因素、医患关系因素、疾病因素及社会因素。

（一）医疗风险产生因素

1. 医院因素

医院因素指由于医务人员或医疗机构自身的问题，如道德修养、技术水平不足等直接导致医疗风险事件的发生。医院因素主要包括医务人员道德、责任心和服务意识，医务人员诊疗水平，制度、规范的执行与落实，新技术、新设备应用及医务人员风险意识。

2. 患者因素

患者因素指在医疗风险事件发生过程中，主要是患者自身问题引起的风险事件发生。例如，患者个体之间存在差异性，相同疾病在治疗时，不同个体反应会不同。由于患者对医疗知识的缺乏，对疾病预后等期望过高，当治疗未达到其期望效果时，引发医疗风险事件。随着医疗相关法律的颁布实施，患者的维权及自我保护意识增强，而诸如举证责任倒置使患者处于有利地位，往往会由于医师证据不足，导致医疗风险事件发生。患者因素主要包括患者维权及自我保护意识、患者期望值、患者个体差异、患者对医学知识的了解程度。

3. 医患关系因素

医患关系因素是指在医疗行为中，由于医务人员与患者间没有充分沟通，如医师对疾病可能出现的并发症未予以解释等，导致患者对医疗行为产生误解，进而引发医患矛盾，形成风险事件。

4. 疾病因素

由于各种疾病造成的风险包含诸多复杂的不稳定因素，是医疗风险的直接导致因素。

5. 社会因素

包括新闻媒体的不当宣传和社会舆论导向错误及社会体制、法律法规不健全等导致医疗风险发生，主要以社会舆论导向为主。

医院的各个工作部门、各个工作环节都存在潜在的医疗风险，可来自于医疗技术水平、医疗活动的特殊性、医疗管理系统漏洞、医务人员失误、患者对医疗的高期望等因素。为了提高医疗质量、保障医疗安全、防范医疗风险，国家已经出台了《中华人民共和国执业医师法》《中华人民共和国侵权责任法》《医疗机构管理条例》《医疗事故处理条例》《医院投诉管理办法（试行）》《病历书写基本规范》《医疗质量管理办法》等一系列法律法规，成为医院建立和完善管理制度的重要依据。医疗机构应根据其具体情况制定出符合机构特点的规章制度，如医疗安全管理办法、手术资格准入、有创操作准入、诊疗常规、手术风险告知书、突发紧急医疗安全事件的应急处理预案等；设计出不同类别的统计表格，建立风险防范的数据库，如医疗纠纷投诉登记表、医疗纠纷电子统计表格、医疗诉讼标准案卷等；根据纠纷发生的数量、赔偿金额、恶劣程度、患者满意度等信息分析，发现高医疗风险科室、高风险人员、高风险技术和高风险环节，以便确定管理重点。

（二）医疗不良事件

尽管有制度、有措施，医疗不良事件仍然不能完全避免。

美国医疗机构评审国际联合委员会（Joint Commission International，JCI）对医疗安全不良事件给出的定义是：临床诊疗活动中，由于医疗活动引起的预料之外的、不期望的或潜在的危险事件，这种伤害并不是因为疾病本身或患者自身情况所导致的。不良事件包括警讯事件（Ⅰ级事件或警告事件和Ⅱ级事件或不良后果事件）和险兆事件（Ⅲ级事件或未造成后果事件和Ⅳ级事件或隐患事件）。警讯事件是指与患者自然病程无关的，无法预料的意外死亡或永久性功能丧失的事件。险兆事件是指对患者或医务人员造成轻微后果，但可康复或及时发现错误未形成事实的隐患事件。与医疗失误不同，不良事件有时可以预防，有时则无法预防。

按照原国家卫生计生委之前的分类，我国一般将不良事件分为4种：

（1）Ⅰ级事件（警讯事件）：非预期的死亡，或是非疾病自然进展过程中造成永久性功能丧失。

（2）Ⅱ级事件（不良后果事件）：在疾病医疗过程中因诊疗活动而非疾病本身造成的患者机体与功能损害。

（3）Ⅲ级事件（未造成后果事件）：虽发生了错误事实，但未给患者机体与功能造成任何危害，或有轻微后果而不需要任何处理可完全康复。

（4）Ⅳ级事件（隐患事件或临界错误事件）：由于及时发现，错误在对患者实施之前被发现并得到纠正，患者最终没有得到错误的医疗护理服务。

原国家卫生计生委的分类中，Ⅰ级和Ⅱ级事件属于强制性上报事件，Ⅲ级事件和Ⅳ级事件的定义与险兆事件类似，属于鼓励上报事件。《三级综合医院评审标准实施细则（2011年版）》规定，每100张床位分别上报10次、15次和20次以上才能达到合格、良好和优秀。

对不良事件管理，世界卫生组织建议，在开展患者安全干预研究时必须遵循的关键原则之一就是：承认"人都会犯错"，应将重点放在系统和程序的改进上，而非针对个人的责备或惩罚——即"非惩罚性"原则，鼓励一线医务人员主动报告医疗安全（不良）事件，从系统和程序的根源上找出问题所在并进行根本性的改进。注重对已经发生的医疗差错中存在问题和经验进行总结，以预防类似事件的再发生。

（三）药物或医疗器械不良反应与药害事件

1. 药物不良反应（adverse drug reaction，ADR）

按照WHO国际药物监测合作中心的规定，药物不良反应系指正常剂量的药物用于预防、诊断、治疗疾病或调节生理机能时出现的有害的和与用药目的无关的反应。该定义排除有意的或意外的过量用药及用药不当引起的反应，指在使用常规剂量的药物防治或诊断疾病过程中，因药物本身的作用或药物间相互作用而产生的与用药目的无关而又不利于患者的各种反应。

2. 医疗器械不良事件

医疗器械作为近代科学技术的产品已广泛应用于疾病的预防、诊断、治疗、保健和康复过程中，成为现代医学领域中的重要诊疗手段。但是，与药品一样，使用医疗器械也具有一定的风险。因此，对医疗器械上市后不良事件的报告监测和管理，最大限度地控制医疗器械的潜在风险，保证安全有效地使用医疗器械是非常必要的。医疗器械不良事件是指获准上市的、合格的医疗器械在正常使用情况下，发生的导致或可能导致人体伤害的任何与医疗器械预期使用效果无关的有害事件。

3. 药害事件

药害事件泛指由药品使用导致的患者生命或身体健康受到损害的事件，包括药品不良反应及其他一切非预期药物作用导致的意外事件。相对于药品不良反应，药害事件概念的内涵和外延都被扩大。国际上将其定义为"any injury resulting from medical interventions related to a drug"，意即药害既包括非人为过失的不良药物反应，也包括人为过失导致的其他负面药物作用。

二、患者安全管理

（一）患者安全

患者安全是医疗服务的一项基本原则。医疗过程中的每个环节都包含一定程度的内在不安全性，这是当今世界各国卫生体系共同面临的重大议题之一。

（二）患者安全文化

（1）"患者安全"是医疗品质的基石，患者安全文化是指医疗机构为实现患者安全而形成的员工共同的态度、信念、价值观及行为方式。只有通过各项安全活动的规划及推动，逐步形成患者安全文化，才能确保"安全的人员"，在"安全的环境"中，执行"安全的医疗"，真正让所有老百姓感受到"安全"与"安心"，从而创造出高品质的医疗安全环境。

（2）美国医疗服务研究和质量局（Agency for Healthcare Research and Quality，AHRQ）对患者安全文化给出了具体内容：①管理者有关促进患者安全的期望和行为；②组织层面的学习；③部门内部的团队合作；④开放性的沟通；⑤有关医疗差错的反馈和沟通；⑥对医疗差错的非惩罚性反应；⑦人员配备；⑧对患者安全的管理支持；⑨跨部门的团队合作；⑩交接班和转诊。

（三）患者安全目标

1. 患者安全目标

世界卫生组织（WHO）多次呼吁各成员国密切关注患者安全，提出全球共同努力，开展保证患者安全的行动。我国原卫生部于2011年在《三级综合医院评审标准》中确定了患者安全的十大目标。

（1）确立查对制度，识别患者身份：①对就诊患者施行唯一标识（如医保卡、新型农村合作医疗卡编号、身份证号码、病历号等）管理。②在诊疗活动中，严格执行"查对制度"，至少同时使用姓名、年龄2项核对患者身份，确保对正确的患者实施正确的操作。③实施有创（包括介入）诊疗活动前，实施医师必须亲自向患者或其家属告知。④完善关键流程（急诊、病房、手术室、ICU、产房、新生儿室之间流程）的患者识别措施，建全转科交接登记制度。⑤使用"腕带"作为识别患者身份的标识，重点是ICU、新生儿科（室）、手术室、急诊室等部门，以及意识不清、抢救、输血、不同语种语言交流障碍的患者等；对传染病、药物过敏等特殊患者有识别标志（腕带与床头卡）。⑥职能部门要落实其督导职能，并有记录。

（2）确立在特殊情况下医务人员之间有效沟通的程序、步骤：①在住院患者的常规诊疗活动中，应当以书面方式下达医嘱。②在实施紧急抢救的情况下，必要时可口头下达临时医嘱；护士应当对口头临时医嘱完整重述确认，在执行时双人核查；事后及时补记。③接获非书面的患者"危急值"或其他重要的检查（验）结果时，接获者必须规范、完整、准确地记录患者识别信息、检查（验）结果和报告者的姓名与电话，复述确认无误后方可提供医师使用。

（3）确立手术安全核查制度，防止手术患者、手术部位及术式发生错误：①择期手术的各项术前检查与评估工作全部完成后方可下达手术医嘱。②有手术部位识别标示制度与工作流程。③有手术安全核查与手术风险评估制度与工作流程。

（4）执行手卫生规范，落实医院感染控制的基本要求：①按照手卫生规范，正确配置有效、便捷的手卫生设备和设施，为执行手卫生提供必需的保障与有效的监管措施。②医务人员在临床诊疗活动中应当严格遵循手卫生相关要求（手清洁、手消毒、外科洗手操作规程等）。

（5）特殊药物的管理，提高用药安全：①高浓度电解质、易混淆（听似、看似）药品有严格的贮存与使用要求，并严格执行麻醉药品、精神药品、放射性药品、医疗用毒性药品及药品类易制毒化学品等特殊管理药品的使用与管理规章制度。②处方或用药医嘱在转抄和执行时有严格的核对程序，并由转抄和执行者签名确认。

（6）临床"危急值"报告制度：①根据医院实际情况确定"危急值"项目，建立"危急值"评价制度。②有临床"危急值"报告制度与流程。

（7）防范与减少患者跌倒、坠床等意外事件发生：①评估有跌倒、坠床风险的高危患者，要主动告知跌倒、坠床危险，采取措施防止意外事件的发生。②有跌倒、坠床等意外事件报告制度、处理预案与工作流程。

（8）防范与减少患者压疮发生：①有压疮风险评估与报告制度，有压疮诊疗及护理规范。②实施预防压疮的护理措施。

（9）妥善处理医疗安全（不良）事件：①有报告医疗安全（不良）事件与隐患缺陷的制度与可执行的工作流程，并让医务人员充分了解。②有激励措施，鼓励不良事件呈报。③将安全信息与医院实际情况相结合，从医院管理体系、运行机制与规章制度上进行有针对性的持续改进。对重大不安全事件要有根本原因分析。

（10）鼓励患者参与医疗安全：①针对患者疾病诊疗，为患者及其家属提供相关的健康知识教育，协助患者对诊疗方案做出正确理解与选择。②主动邀请患者参与医疗安全活动，如身份识别、手术部位确认、药物使用等。

2. 患者安全目标管理

（1）围绕患者安全目标制定和完善相应的规章制度。

（2）制定患者安全实施方案。

（3）加强对患者安全意识培训和教育，培养患者安全意识，构建医疗机构、行业协会患者安全的文化。

（4）患者安全目标是动态管理，应建立信息数据库，追踪患者安全目标实施过程中医疗风险发生情况，定期评估，不断改进。

（5）建立医疗警讯事件报告系统，对各种有可能发生或已经发生的医疗安全事件进行及时汇报、跟踪与分析，并积极采取补救和改进措施，避免事件恶化或再次发生，保障患者安全，同时强化医院工作人员的风险防范意识和危机意识，控制并预防医疗纠纷和医疗事故的发生。

目前，患者安全意识已经在医疗服务行业深入人心，行业协会通过建立患者安全联盟、协作网等形式，大力宣传推进患者安全管理，以患者为中心，在全国普及患者安全文化，促进医疗服务系统的进一步完善，持续推进患者安全改进，构建患者安全文化。

三、医疗风险管理

（一）制度建设

建立和完善医疗风险防范、控制制度及工作流程；发挥医疗安全管理委员会作用，进行医疗安全情况分析，总结经验教训，提出整改措施。

（二）风险评估

提高风险评估能力，强化以事前防范为主，建立有效的预警机制，做到防患于未然。制定并完善医疗风险防范措施，预防医疗事故的发生，减轻医疗事故的损害。以下情况应当预警：①危重患者抢救；②急重危患者需特殊检查和处理，需要转运、转诊；③输液、药物异常反应；④需要多学科联合诊治、暂时难以确诊的重症患者；⑤对于有违反规章或操作规程的医疗行为；⑥对诊疗效果不满意，可能引起院内感染、可能发生严重并发症及治疗效果难以准确判断；⑦相关检查不全，各项指征与相关检查不一致、报告单不准确；⑧使用新技术、新开展的诊疗项目及临床实验性治疗；⑨一次性用品，药品材料，仪器设备使用前、中、后的评估与监测；⑩拖延急诊、会诊及抢救或因操作失当（粗暴），不负责任；⑪对患者服务态度不好，语言生硬或解释病情不恰当等。

（三）人员配置

设置医疗服务质量监控部门，配备专职人员，具体负责监督本单位医疗服务工作，检查医务人员执业情况，调查和处理医疗纠纷。建立相关专业的质量监控小组，负责各专业技术质量监督和管理，制定和完善相关操作规范，定期组织业务培训学习和检查评比活动。

（四）监督管理

医疗机构在医院医疗质量与安全管理委员会的指导下，建立科学的医疗质量监控体系和评价方法，指定责任部门和专职人员加强监督管理，保证责任落实到部门和个人，积极做好医疗风险防范与控制工作。

（五）培训教育

加强医德医风建设，教育医务人员在医疗活动中，严格遵守18项核心制度及医疗卫生管理法律、行政法规、部门规章和诊疗护理规范、常规。

四、评价评估

（一）评价目标

本节的评价是查看医疗机构对医疗风险防范的意识、预警管理、患者安全管理措施落实和文化教育等，通过资料和数据变化趋势，查看医院质量监管能力和水平及持续改进的效果。

（二）时间与地点

评价的时间一般为评价组所选择的特定时间或者特定一段时间，地点为申请评价的非公立医疗机构内，主要评价区域为医务处、护理部、医患办、医院感染管理部门、药学部门、临床科室等。

（三）参与人员

（1）医疗机构的院级领导。

（2）医务部、质量部、护理部、医患办等相关主管部门的负责人及相关人员。

（3）所有临床科室、药学部、医院感染科等科室主任、质控负责人及相关人员。

（四）相关资料

（1）医疗风险和评估管理数据相关制度、人员职责。

（2）医疗风险管理方案，制定针对主要风险的相应制度、流程和应急预案，并严格落实，防范不良事件的发生。

（3）医院现有医疗质量控制指标，医疗不良事件、药物不良反应等安全管理信息数据、分析报告。

（4）各类数据分析报告，内容包括统计分析的数据和年度情况汇总，同期比较等具体数据分析；对目前数据结果或现状提出改进建议、改进措施（包括修订和完善现有的质量管理制度，确定持续改进的目标及整改措施、具体实施方法、责任人、时限等）；评价上次总结分析会议改进的效果，提出新的改进意见等。

（5）相关管理部门对数据指标监测、管理、分析及改进效果记录。

（五）具体方法

（1）查看医院是否有医疗风险管理方案，其方案中是否包括医疗风险识别、评估、分析、处理和监控等内容。

（2）是否有针对容易出现的主要医疗风险制定相应的制度、流程和各类应急预案，如医疗纠纷或事故处理预案、心肺复苏抢救预案、大出血抢救预案等。

（3）针对18项核心制度选择临床科室查看是否落实，例如，"危急值"报告制度、工作流程，以及"危急值"报告发送和接获的相关记录，记录中应包括：接收信息的时间（精确到分钟）、相关科室危急值项目和数值、接收信息的人员名称等。

（4）医技部门（检验科、医学影像科、内窥镜及血药浓度监测等）应有"危急值"项目表，便于查阅。

（5）查看医院是否将实施"患者安全目标"作为推动患者安全管理的基本任务，组织培训，员工对患者安全目标知晓率是否能够达到100%，按规定报告医疗安全（不良）事件与隐患缺陷。

①查看医务部和护理部年度"患者安全目标"培训计划，以及培训记录。

②根据医务人员所从事的具体临床工作，可现场抽查医师、护士若干名，了解其对"患者安全目标"的知晓率。

③查看不良事件记录，不良记录中应包括是否主动上报的信息。

（李岩　郭永荣　何敏　杨有业）

第五节　病历（案）管理与持续改进

建立完善的病历（案）管理体系是非公立医疗机构为患者提供卓越、高质量医疗服务的根本保证。加强医疗机构病历管理，保障医疗质量与安全，维护医患双方的合法权益，建立健全病案管理制度、计划，确保医疗质量和安全的持续改进是促进有效医疗管理的基础。

病历（案）管理与持续改进反映了医师的基本素质和综合治疗水平，反映了非公立医疗机构的医疗、科研、教学服务质量和管理水平，且病历（案）作为医疗纠纷法院判决主要采信的证据，具有极其重要的作用。认真书写病历（案），提高病历（案）质量，既维护了患者利益，又保护了医师的合法权益。

本节将阐述病历（案）的管理与持续改进，并对评价方法和标准做了解释。病历（案）的书写、管理与改进是医疗质量工作的基本工作，而非公立医疗机构更应把它放在医疗质量管理的首要位置，通过病历（案）的改进和完善不断提高医疗服务质量。

一、病历及病历书写

（一）病历与病案的概念

1.病历

根据《医疗机构病历管理规定（2013 年版）》（国卫医发〔2013〕31 号）第二条规定，病历是指医务人员在医疗活动过程中形成的文字、符号、图表、影像、切片等资料的总和，包括门（急）诊病历和住院病历。

2.病案

病历归档以后形成病案。病案和病历的概念是有所区别的。广义的病历包括病案。患者在医院所有的病历最终归档都为病案，并按规定年限保存。

3.病历分类

按照病历记录形式不同，可分为纸质病历和电子病历。电子病历与纸质病历具有同等效力。

4.电子病历

根据《电子病历应用管理规范（试行）》（国卫办医〔2017〕8 号）第三条规定，电子病历是指医务人员在医疗活动过程中，使用信息系统生成的文字、符号、图表、图形、数字、影像等数字化信息，并能实现存储、管理、传输和重现的医疗记录，是病历的一种记录形式，包括门（急）诊病历和住院病历。第四条规定，电子病历系统是指医疗机构内部支持电子病历信息的采集、存储、访问和在线帮助，并围绕提高医疗质量、保障医疗安全、提高医疗效率而提供信息处理和智能化服务功能的计算机信息系统。

（二）病历书写

（1）病历书写是指医务人员通过问诊、查体、辅助检查、诊断、治疗、护理等医疗活动获得有关资料，并进行归纳、分析、整理形成医疗活动记录的行为。

（2）病历应当按照规定的内容书写，并由相应医务人员签名。实习医务人员、试用期医务人员书写的病历，应当经过在本医疗机构注册的经治医师审阅、修改并签名。进修医务人员应当由接收进修的医疗机构根据其胜任本专业工作的实际情况认定后书写病历。上级医务人员有审核修改下级医务人员书写病历的责任。凡是修改时，应当注明修改日期，修改人员签名，并保持原记录清楚、可辨。

（3）病历书写应当使用蓝黑墨水、碳素墨水，需复写的病历资料可以使用蓝或黑色油水的圆珠笔。计算机打印的病历应当符合病历保存的要求。

（4）电子病历录入应当使用中文和医学术语，要求表述准确，语句通顺，标点正确。通用的外文缩写和无正式中文译名的症状、体征、疾病名称等可以使用外文。

（5）医疗机构打印病历应当统一纸张、字体、字号及排版格式。打印字迹清楚易认，符合病历保存期限和复印的要求。

（6）病历书写及下达医嘱一律使用阿拉伯数字书写日期和时间，采用 24 小时制记录。

（三）病案管理

（1）病案管理是医疗质量管理的基础，提高病案管理的规范化和科学化水平，是医院医疗质量管理工作的重点。

（2）病案管理制度的建立是医疗质量的核心制度，病案质量的优劣直接贯穿着医师诊疗的指导思想及护理工作的全过程。一个标准化的病历，能够反映出对诊疗护理常规及医疗核心制度的执行落实情况。优质的病案可防范医疗纠纷，劣质的病案可引发医疗纠纷。病案可为医疗事故鉴定、医疗纠纷争议提供可靠的医疗行为事实与法律文书，使之成为保护患者、维护医院和医务人员合法权益的重要文档。

（3）病案管理是医疗机构根据国家相关法律法规，利用现代化的管理方法，对病案的形成、收集、整理、鉴定、保存、利用、质量检查和统计等实施的一系列方法手段。因此，加强病案管理、规范病案书写、提高非公立医疗机构医务人员的卫生法律意识，是确保医疗质量和安全的持续改进及促进有效管理的基础。

（4）病案管理的基本要求：任何人不得随意涂改病历，严禁伪造、隐匿、销毁、抢夺、窃取病历。真实性是病案管理的根本原则。

（5）病案应当按照一定顺序装订保存：住院病案首页、入院记录、病程记录、术前讨论记录、手术同意书、麻醉同意书、麻醉术前访视记录、手术安全核查记录、手术清点记录、麻醉记录、手术记录、麻醉术后访视记录、术后病程记录、出院记录、死亡记录、死亡病例讨论记录、输血治疗知情同意书、特殊检查（特殊治疗）同意书、会诊记录、病危（重）通知书、病理资料、辅助检查报告单、医学影像检查资料、体温单、医嘱单、病重（病危）患者护理记录。

二、病历（案）管理特点

（一）管理制度必须依法依规

医疗机构病历（案）管理制度需严格按照国家相关法律法规参考制定，必须严格按照原国家卫生计生委《病历书写基本规范》（2010 年 1 月 22 日修订）、《医疗机构病历管理规定（2013 年版）》（2013 年 11 月 20 日）、《电子病历应用管理规范（试行）》（2017 年 2 月 22 日）和其他医疗卫生相关的法律法规认真、规范执行。

由于病历（案）是具有法律效力的医疗文书，故非公立医疗机构在制定和落实病历（案）管理制度的时候与公立医疗机构一样，必须以法律法规为基本准绳，且应按照高标准、严要求来制定和执行。因为非公立医疗机构的自身特点决定了其对病案真实性、及时性、可靠性、质量的需求更高。

（二）病历书写必须标准规范

2010 年原卫生部颁发了《病历书写基本规范》，为了认真贯彻执行该规范，进一步提高医院的病历质量，各省市卫生计生行政管理部门又各自制定了各省市的《病历质控标准》。所有类别属性的医疗机构都应遵守当地的《病历质控标准》，临床医师按照要求和标准书写规范化的标准化病历。

（三）病历（案）服务管理规范高效

病历（案）除了是医疗质量的体现、法律文书方面的应用，在医学技术、诊疗过程、疾病诊断的总结和研究及对患者本人的使用方面也有着很多的作用。

非公立医疗机构的病历（案）管理在管理服务上要更加关注患者对服务的需求，在法律法规的大框架下，从患者的便捷与体验出发，优化服务流程，尽可能为患者及其家属提供优质、便捷、规范、高效的病历（案）管理服务。

三、病历（案）管理内容和制度

医疗机构病历（案）管理需建立健全管理工作流程、制度等书面文件。文件中应对管理部门的职权范围、管理职责和工作流程予以描述和体现。对病历（案）的书写、自查、归档保存、调阅复制、质量评价、统计上报等方面进行明确的规定。

（一）病历（案）书写与质量

加强病历书写质量管理，是医疗质量管理的重要内容，也是医疗数据获得真实可靠信息的基础。医疗机构应建立和完善相应管理制度，根据医院规模、特色增加不限于以下自身配套病历书写与质量管理制度。

（1）《医院病历书写规范制度》规范病案的书写，提高病历质量。

（2）《住院病案首页项目填写说明》规范病案首页内容的填写，方便统计、上报数据工作。

（3）《电子病历应用管理规范（试行）》规范电子病历的相关工作。

（4）《病历中相关文件完成时限规定》规范医疗工作，确保病历的及时性。

（5）《病历书写与质量评估制度》规范病历的书写，管理病历书写，对病历书写的质量进行评估来提高书写质量。

（6）《病历质量检查、分析及评价制度》规范病历质量的评价体系，并按照相关规定区分甲、乙、丙级病历。

（二）病历（案）管理与服务

病历（案）是患者在医疗机构接收诊疗服务期间，医务人员按规范记录患者疾病表现和诊疗情况的载体。它客观、完整、连续地记录了患者的病情变化、诊疗经过、治疗效果及最终转归，是医疗、教学、科研的基础资料，也是医学科学的原始档案材料。其已经成为患者再次就医的依据，成为公安、司法、人力资源社会保障、保险及负责医疗事故技术鉴定等部门办理案件、依法实施专业技术鉴定、医疗保险审核或仲裁、商业保险审核等重要依据的来源。因此，医疗机构需要通过建立和完善相关的工作制度，保障依法严格保护患者隐私，禁止以非医疗、教学、研究为目的泄露患者病历资料，提供各种合法合规的服务。现展示几项常用制度，医疗机构应根据自身规模、管理内容增加。

（1）《病案服务管理制度》明确工作流程及管理职责。

（2）《医疗机构病历管理规范》加强医疗机构病历管理，保障医疗质量与安全，维护医患双方的合法权益，是病历管理的最基础内容。

（3）《出院病案排列次序》规范病案管理，确保病案的完整性。

（4）《医疗质量指标数据的统计分析和上报制度》了解医疗机构医疗服务、效率和质量情况，为促进医院发展、加强医疗服务提供参考。

（5）《重点特殊病案管理规范》对特殊重点病案进行管理。

（6）《病案信息及统计保密规定》保护患者隐私，规范医疗机构所有人员。

（7）《病案借阅与复制制度》规范病案的借阅与复制，保护患者隐私。

（8）《保护病案及信息安全制度和应急预案》保障病案室在自然灾害、事故灾难、公共卫生等突发事件发生后各项救援工作迅速、高效、有序地进行，快速有效救援，减少损失，切实维护病案资料的实体安全，切实提高病案科工作人员预防和处置突发事件的能力。

四、病历（案）质量持续改进

（一）常见问题

1. 病历不按规定的内容和格式书写

这是最常见的错误，常常由于医师对于医疗行为习以为常而省略、简化造成。例如，入院记录中入院时的诊断错写成"入院诊断"，病历书写规范要求入院时的诊断一律书写为"初步诊断"；会诊单只写诊断，不写病史、体征；排列顺序颠倒，或将属于系统回顾的内容写到既往史的其他栏目中。

2. 项目或内容遗漏

这是病历书写中最常见的缺陷之一，可以出现在整个病历中。

（1）一般项目的漏填：如医嘱单、化验单的患者姓名、性别、年龄、住院号、页次等填写不全，整个眉栏空白也常有发生。

（2）病案首页：联系人及其住址、电话空白；血型、抢救次数和成功次数空白；诊断遗漏；缺医师签名。

（3）入院记录：一般资料中常被遗漏的有年龄、民族、职业、籍贯、住址，年龄漏写"岁"；现病史常遗漏主要阴性症状、疾病的发展、演变和一般状况；既往史常遗漏长期用药史、药物过敏史、性病冶游史、精神创伤史；缺漏某些条目（如预防接种史、输血史等）；体格检查中遗漏重要体征，遗漏某些条目，心、肺、腹四诊内容描述不全，缺漏数据单位。

（4）门诊资料中常遗漏检查单位及检查日期；诊断中常遗漏次要诊断。首次病程记录不写明书写时间；诊疗计划中只写辅助检查名称，不写检查部位。

（5）病程记录不客观，例如，早晨查房时仅问患者有无不适，患者较以往情况答"无不适"，住院医师仅在病程中记录患者夜休可，二便可，饮食佳，而对患者实际情况没有如实详细记录；记录不及时，危重患者1~2天无病程记录；病情急剧变化时只记录日期，未记录病情变化的时刻；只记录病情变化不分析引起变化的原因和诊断意见；重要检查结果无记录，重要医嘱更改未说明原因；死亡抢救记录遗漏心跳停止时间、死亡时间和参加抢救的人员；各种记录遗漏签名。

（6）未按规定时间完成病历的书写，包括病案已经归档但缺少某些记录，如病理报告、手术记录、出院记录、死亡记录。

3. 使用非医学术语

例如，症状的描述："发烧"（发热），"吐酸水"（反酸），"拉肚子"（腹泻），"心慌"（心悸），"睡不着觉"（失眠）等；体征的描述："皮肤发黄"（皮肤黄染），"疙瘩"（肿块），口唇或全身"发乌"（发绀），"虫牙"（龋齿）等；检查方法的描述："脑脊水""胸水"检查（脑脊液、胸腔积液），"验血"（应写具体的检查项目），"照光"（X线检查）；诊断的描述："痨病"（结核病），"盲肠炎"（阑尾炎），"血癌"（白血病）等；治疗的描述："打点滴"（静脉滴注），"打针"（注射），"开刀"（手术）等。

4. 书写内容的准确性不够

（1）主诉：描述不确切或不妥当，与现病史不一致或与诊断脱节，字数超过20字，使用了诊断名词，如乳腺肿物、颈部肿物、胸部外伤、踝扭伤、子宫肌瘤等。诊断名词只有在特殊情况下，疾病诊断与住院目的明确，如白血病入院化疗、乳癌术后化疗者主诉中才可以出现病名。

（2）现病史：发病诱因记录不当，主要症状未作详细的描述或描述失真，对伴随症状和主要阴性症状描述不系统或缺乏描述，院外诊疗经过、疾病发展演变记录错误。

（3）体格检查：体征描述矛盾，如肝颈静脉回流征阳性，肝肋下未触及；用词模棱两可，如描述心浊音界"扩大不明显"，表达含糊。体征与胸片、诊断不一致。

（4）辅助检查：只写"待查""待回报"，无具体记录，DR、CT、MRI、超声等与诊断、鉴别诊断有关的具体描述不明晰。

（5）诊断：诊断不够严密或准确，主要诊断与次要诊断排列顺序不合理，次要诊断未写全，未及时更正或补充诊断。

（6）病程记录：首次病程记录中主诉、某些体征与入院记录不符，诊断依据过简或前后不能呼应，鉴别诊断无具体内容仅有病名，诊疗计划过简和公式化，如只用"对症""支持"表述。病程内容前后矛盾，如住院医师所写的病史之间有矛盾，同一医师所写的病史前后不一致，几位医师之间所写的内容不一致。

（7）病情分析、诊疗操作、检查结果、上级医师查房、会诊等记录错误，如胸腔积液左、右侧记录错误，笔误将病程记录写在病情变化之前。

（8）死亡抢救记录：病情变化及处置时间记录不详，用语不规范，如用"心三联""呼三联"，应写明药名、剂量及用法。

（9）出院记录：内容不全面或太简单，有关病情的时间、治疗内容等与其他记录不一致，出院时情况描述含糊，出院医嘱不具体，带回药物无药名、剂量和用法。

（二）改进建议

（1）加强学习，提高非公立医疗机构医务人员的法律意识和自我保护意识。医务人员是病历的"制造者"，其行为直接影响病历的质量，医务人员必须充分认识病历的价值，把握好病历书写的各个环节，注意病历的形成质量。

（2）加强医务人员的职业道德教育、强化责任心、加强沟通。医务人员在执业过程中，诊治疾病是其重要工作，完成好病历书写提高病历质量也是其本职工作。

（3）加强病历质量管理，彻底改变病历质量终末控制模式，实行病历质量全程监控。病历质量不能只靠哪一个人，而是要树立集体观念，靠集体协作。抓病历质量要从病历建立的源头抓起，抓流程质量管理，抓环节质量管理，从上级医师开始严把环节质量关。

（4）病历（案）的改进是一个不断提高的过程，要通过日常不断地培训和每月病历质量的评价及考核，持续改进管理，这也是非公立医疗机构病历管理的重要工作。

五、评价评估

（一）评价目标

本节通过评价病案科（室）设施、查看设备与人员是否符合医疗机构运行的需要；病案管理的各项规章制度、岗位职责是否健全、落实，是否定期开展病案检查和质量评价活动。

（1）检查是否建立病案管理科（室），病案管理规章制度和岗位职责，病案管理人员的配置是否健全（非相关专业人员<50%）。

（2）检查病案管理流程，病历归档率和及时性（7个工作日内回归≥90%）；检查借阅与归还、复印的登记资料。

（3）病案室的病案质量检查的相关记录、问题病历向科室的反馈流程和记录。

（4）检查病案管理人员是否接受过病案管理培训，是否有参加继续教育的记录。

（5）现场检查病案科（室）是否有消防、防蛀、防潮等措施，以及相关管理记录。

（二）时间和地点

（1）时间为评价组制订的现场时间。

（2）地点为非公立医疗机构内提供集中查看相关文件资料的房间。

（3）深入相关部门（病案科）随机抽查出院归档病案。

（4）深入各临床部门（病房和诊室）查阅运行病历及门急诊病案。

（三）参与人员

（1）院级领导。

（2）病案科、医务科、护理部、质控办等主管部门的负责人及相关人员。

（3）所查科室相关医务人员等。

（四）相关资料

（1）病案科相关管理制度等书面文件。

（2）按要求准备出院病历20份，其中非手术病历、手术病历（术前病情评估与术前讨论记录、手术治疗计划与方案、患者知情同意书等）、大额病历、死亡病历各5份。抽查门诊病历、急诊病历各5份。

（3）病案科工作流程的相关表格、文件资料，包括出院患者登记表、出院患者复印病案登记表、出院患者客观病案复印签收表、病案借阅申请、保险公司病案调阅登记表等留档留存文件。

（4）病案科的病案质量检查的相关记录、问题病历向科室的反馈流程和记录，包括出院病案检查、病案整改签收表、运行病史自查表、出院未交病史自查表等相关文档。

（五）具体方法

按规定为门诊、急诊、住院患者书写符合《病历书写基本规范》要求的病历记录。

（1）通常抽查出院病历20份，查看、询问相关内容，其中，非手术病历、手术病历（术前病情评估与术前讨论记录、手术治疗计划与方案、患者知情同意书等）、大额病历、死亡病历各5份。检查病历书写制度落实情况。

（2）通常抽查门诊病历、急诊病历各5份，对内容逐一审查、检查，检查考核核心制度落实情况。

（3）现场询问相关医务人员对病案科的工作流程、病历书写规范的熟知情况。

（4）现场询问病案科工作人员对日常病案管理制度和工作的熟知程度。

（翁晓俊　王国建　李岩　郭永荣　何敏）

第六节 继续医学教育

继续医学教育是为实施"科教兴国"战略，适应社会主义卫生事业发展需要，国家对卫生技术人员实行的继续医学教育制度。

本节通过对我国现有继续医学教育在类型、课程建设、管理形式、评价评估等与医疗质量和医疗安全管理密切相关的内容进行简介，旨在管理者对继续医学教育在医务人员个人整个职业生涯发展、领军人才培养、员工获得新知识和新技能中重要作用高度重视，加强领导，健全组织，齐抓共管，规范管理，建立健全继续医学教育激励与约束机制，将继续医学教育合格作为医疗卫生人员岗位聘用和定期考核的重要依据，作为聘任专业技术职务的重要条件，形成强有力的继续毕业后教育和知识更新教育体系，为临床输送优秀的医学专业人才。

本节内容详见下篇第七章行政管理第五节继续教育管理。继续医学教育评价相关要点如下。

（一）评价目标

本节评价医疗机构内部有关继续医学教育管理体系、项目管理、员工参与度等，查看继续医学教育项目管理，卫生计生专业技术人员培训档案内容，参加培训学员结果是否纳入考核、聘用、执业再注册等管理中。

（二）时间和地点

（1）时间为评价组制定的现场时间。

（2）地点为非公利医疗机构内，提供集中查看相关文件资料的房间。

（3）深入相关部门（科教或医疗）随机抽查有关继续教育资料。

（4）深入各临床部门（病房和诊室）了解员工参加继续教育的情况和效果。

（三）参与人员

（1）院级领导。

（2）科教科、医务科、护理部、质控部等主管部门的负责人及相关人员。

（3）临床医务工作者、医技部门等科室相关医务人员等。

（四）相关资料

（1）继续医学教育相关管理制度、各种教育类型年度计划等书面文件。

（2）核查继续医学教育管理体系、人员配备、课程内容及培训计划。

（3）相关继续教育内容考核考试记录，讲座幻灯片及使用教材。

（4）继续教育管理档案（学分、考核）。

（5）"三基"培训记录和考核资料，包括培训时间、地点、参考人员名单、考卷、合格率统计等资料。

（五）具体方法

医院继续医学教育管理体系健全，有管理制度和年度继续医学教育规划，继续医学教育管理学分完成率90%以上。

1. 管理体系

（1）查看是否有继续医学管理部门、管理人员。

（2）对全院继续医学教育有统一的管理和规划。

（3）医院对医务人员的继续医学教育有经费支持。

（4）科室在时间上支持继续医学教育工作。

（5）有完善的继续医学教育管理学分管理档案。

2. 实施情况

（1）本院有继续医学教育学分项目，院内有继续医学教育讲座（每季度至少一次）。

（2）每年有对医务人员、前台工作人员开展急救技术培训的计划，有急救培训教材、教具（模拟人）、培训记录、考试考核记录。

（3）医务人员能熟练掌握心肺复苏技能。

（4）卫生技术人员"三基"培训计划、考试考核制度、工作总结。

（5）病历书写作为医师岗前培训的主要内容之一。

3. 管理结果

（1）继续医学教育管理学分完成率90%以上。

（2）《病历书写基本规范》实施文件发至每一名医师。

（3）在岗人员参加"三基"培训覆盖率达100%。

（4）在岗人员需每年参加"三基"考核合格率达100%。

（六）其他准备

1. 访谈对象

（1）院领导和部门管理负责人。

（2）档案管理人员。

（3）医务人员、前台工作人员。

2. 询问模式

（1）现场核查若干名卫生技术人员进行"三基"考核合格情况。

（2）现场核查若干员工心肺复苏基本技能。

（3）提出医学继续教育管理相关问题：

①如何管理医学继续教学？

②医学继续教学规划是什么？

③"三基"培训工作如何开展？试述您所在医院最近开展的急救培训内容。

（李岩　郭永荣　何敏）

第七节　手术治疗与麻醉质量管理及持续改进

随着医疗技术的突飞猛进，外科技术及监护技术有了迅猛发展，手术安全管理一直是全球持续关注和讨论的热点。有关手术患者的麻醉风险管理（risk management，RM）、质量保证（quality assurance，QA）和患者安全性（patient safety，PS）正受到前所未有的关注。

医学技术迅速发展，医疗科技与医疗管理水平不断提升，并未明显减少手术治疗所致的患者安全问题，甚至越来越引起人们的广泛关注。国内外大量报道显示，围术期安全问题时常发生。世界卫生组织、各级政府及医院为解决手术安全问题采取了诸多措施，但形势仍不容乐观。如何建立完善的手术和麻醉安全管理体系与模式来保障手术患者安全，尤其是围术期患者安全，是目前管理者们迫切希望解决的难题。

本节通过对手术治疗体系和麻醉质量管理体系建设、日常运行及指标体系构建等相关内容的阐述，使管理者及临床医务工作者重视手术患者管理，降低医疗风险发生，以保证患者医疗质量和医疗安全。

一、手术治疗质量安全管理体系

手术是指医师用医疗器械对患者身体进行的切除、缝合等治疗，以刀、剪、针等器械在人体局部进行的操作，来维持患者的健康。目的是医治或诊断疾病，如去除病变组织、修复损伤、移植器官、改善机体的功能和形态等。手术是一种破坏组织完整性（切开），或使完整性受到破坏的组织复原（缝合）的操作。随着外科学的发展，应用的器械也不断更新，如手术刀有电刀、微波刀、超声波刀及激光刀等多种，因而手术也有更广泛的含义。

手术室是实施手术治疗及抢救危重患者的重要场所，也是对患者实施开放性治疗数量最多、注意力最集中、消毒要求最严、配合度最紧密的科室。因此，决定了手术医师、手术室护理人员工作环境和工作性质的特殊性。手术医师、手术室护理人员的手术质量与操作规范既直接关系到患者手术进展、手术效果，也体现手术室医务人员素质、管理水平、业务技术和工作成效。

（一）手术治疗管理组织构架

（1）建立院科两级手术治疗管理监管体系。

（2）医院层：医院质量与安全管理委员会和职能部门（医务处、护理部、医院感染科）等管理部门。

（3）科室层面：手术室、麻醉科、手术科室、病理科（科室）和信息管理科（部门）等技术支持部门。

（二）质量管理人员配备及岗位职责

1. 人员配置

（1）医院有专职人员管理手术技术准入、授权、质量监测等相关工作。

（2）临床科室应建立科室主任、护士长与具备资质的人员组成质量与安全管理小组。

2. 岗位职责

（1）制定手术治疗相关质量与安全管理核心制度。

（2）确定操作规范与质量安全指标。

（3）确定管理重点（围术期）、关键指标（"非计划再次手术"与"手术并发症"）管理，保障患者安全，建立监测、原因分析、反馈、改进、控制体系。

（4）加强对手术医师、进修实习人员的管理。

（5）提升医务人员岗位技术能力，加强对手术室护士、专科护士、新入科护士的培养。

（三）手术治疗风险管理

对手术患者应实施全程风险管理，尤其是对围手术期患者。以手术患者运转为主线，系统梳理手术流程，将患者手术流程图及子流程逐一列出，并对高危风险环节进行逐项评估。

1. 术前管理

（1）手术指征与适应证控制：按照手术患者医疗质量管理程序，手术前，必须完成术前检查、术前准备、术前小结、术前讨论等相关工作。

（2）特殊越级、跨学科手术监管：运用信息化手段，从源头上保证对手术医师资质及手术能力确认。

（3）意外损伤风险管理：及时筛查压疮发生的高危患者与高危手术，实时实施预防干预，严格规范进行手术体位设计，适当使用防护用具，加大对护理人员的培训力度，提高压疮风险防范能力；严格执行电外科设备的标准操作，术中避免使用易燃、易爆气体、液体及其他物质，严格把握仪器使用的注意事项，避免潮湿、金属接触，注意把握输出功率量，专业人员定期对所有仪器设备进行检查与维护。

2. 术中管理

（1）手术患者身份和手术部位确认：核对被实施手术患者身份、手术部位标识、完成手术安全核查，运用清单管理方式逐步落实安全核查内容，保障正确的手术患者、正确的手术部位与正确的手术方式。

（2）感染控制预防措施：严格按照相关规定执行手卫生规范、使用抗生素和灭菌合格的器械敷料、预防低体温等。

（3）术中用药、输血的风险管理：术前预防性应用抗生素、药品规范管理，注意药品的标识与有效期，输血实施从血样采集、血标本送检到血液申请、交叉配血和发放、血制品输注和输血不良反应预防等全流程管理，严格执行查对制度。

（4）预防体腔内异物遗留：严格手术器械清点，规范器械包装，规范物品清点程序。严格落实术前、关体腔前、关体腔后、手术结束的4次清点，规范术中物品管理，确保实时、正确、规范记录，避免漏登、漏点。

3. 术后管理

（1）确保患者安全转运：加强病情观察，备好急救物品；注意保暖，预防低体温；全麻患者防止窒息；平稳转运、适当约束，防止坠床。

（2）严格交接工作：手术医师与麻醉医师或麻醉恢复医师、转运者与接受者有严格的书面交接。

（四）质量监测指标

各级各类医疗机构可参考原国家卫生计生委颁布的三级综合医院相关指标，建立符合医院功能任务的指标监测数据库，并能够定期分析监测结果，对存在的问题认真研究，提出可行的解决方案，持续改进医疗质量。手术相关指标包括以下几个。

（1）死亡率类：①住院患者死亡率；②住院手术死亡率；③围术期死亡率；④新生儿手术患者住院死亡率；⑤手术并发症患者住院死亡率；⑥特定手术住院死亡率等。

根据管理需要，以特定手术为基本评价单位，评价其住院死亡率，例如，冠状动脉旁路移植术（coronary artery bypass surgery，CABG）患者住院死亡率；经皮冠状动脉介入治疗（percutaneous coronary intervention，PCI）患者住院死亡率；脑血肿清除术患者住院死亡率；剖宫产手术产妇住院死亡率；髋关节置换术患者住院死亡率；心脏瓣膜置换术患者住院死亡率；恶性肿瘤手术患者住院死亡率等。

（2）医源性感染：①医院感染总发生率；②与手术相关医院感染发生率；③手术患者肺部感染发生率；④手术部位感染总发生率；⑤择期手术患者医院感染发生率。

（3）手术后并发症：①手术患者并发症发生率；②手术患者手术后肺栓塞发生率；③手术患者手术后深静脉血栓发生率；④手术患者手术后败血症发生率；⑤手术患者手术后出血或血肿发生率；⑥手术患者手术伤口裂开发生率；⑦手术患者手术后猝死发生率；⑧手术患者手术后呼吸衰竭发生率；⑨手术患者手术后生理或代谢紊乱发生率；⑩手术患者麻醉并发症发生率。

（4）手术过程中异物遗留情况。

（5）外科清洁手术预防用药指标。

二、麻醉质量安全管理体系

从现代医学角度看，麻醉医师的工作覆盖了患者的整个围手术期，从手术医师确定诊疗方案开始，麻醉质量管理从术前评估至术中实施的全身麻醉或局部麻醉，几乎包括了所有方面，如医院手术室、产科病房、急救中心、流动的外科诊所、治疗室、独立的外科中心、外科医师个人诊所和麻醉恢复室（post-anesthesia care unit，PACU）、重症监护室（intensive care unit，ICU）等。麻醉质量管理是整个医疗质量管理的重要组成部分，树立质量管理意识、建立有效的质量管理机构和不断完善质量管理体系是确保麻醉质量管理的基石。

（一）麻醉治疗管理组织构架

（1）建立院科两级麻醉质量管理监管体系。

（2）医院层面：医院质量与安全管理委员会和职能部门（医务处、护理部、医院感染）等管理部门。

（3）科室层面：麻醉科、手术室、手术科室、病理科（科室）、药学部门和信息管理科（部门）等技术支持部门。

（二）质量管理人员配备及岗位职责

1. 人员配置

（1）医院有专职人员管理麻醉技术准入、授权、质量监测等相关工作。

（2）麻醉科应建立科室主任、护士长与具备资质的人员组成质量与安全管理小组。

2. 医院层面岗位职责

（1）确定本医疗机构使用的诊疗常规、指南与标准，规范麻醉临床操作和用药，并及时予以审查和修订。

（2）制定麻醉专业的质控程序、质控考核方案，并具体组织实施。

（3）定期发布质控考核方案、质控指标和考核结果。

（4）建立并完善麻醉专业信息资料数据库和评价指标。

3. 科室层面质量管理职责

（1）落实和监督员工诊疗常规、指南与标准，规范麻醉临床操作和用药，并及时予以审查和修订。

（2）制定麻醉专业人才队伍的发展规划，以提高麻醉医师的专业能力和综合素质。

（3）科室医疗质量管理与持续改进方案，完成各项医疗指标的控制、分析工作，诊疗过程中质量问题的发现、整改工作。

（三）麻醉风险管理

麻醉科手术室既是医院各手术科室的运行枢纽，又是高强度、高节奏、高风险的科室，其专业特征主要包括以下方面。

（1）各种麻醉技术均为有创，存在一定的并发症、失误或失败的可能性。

（2）麻醉用药主要经静脉或椎管内给药，药物和麻醉方式会对呼吸、循环系统有一定的影响。

（3）麻醉期间患者失去自我保护能力或处于无意识状态，一旦外在环境发生改变，如麻醉机、监护仪出现机械或电路故障等而未及时发现，可造成严重的后果。

（4）高龄、肥胖及合并有高血压、冠心病、糖尿病等合并症手术患者的比例升高，增加了麻醉的技术难度和危险因素。

（5）外科系统的迅速发展，对麻醉提出了更高的要求。

（6）麻醉科手术室作为"高反应性"科室，面对突发意外情况较多。

（7）麻醉科手术室经常处于多科合作、连续工作的紧张状态，容易产生疲劳、麻痹或失误。

（8）麻醉访视。

①术前麻醉访视：麻醉医师应按要求进行术前访视，充分进行术前评估，确定适宜麻醉方案、签署麻醉知情同意书，并准备麻醉器械。

②术中管理：术中应监测患者生理状态，进行麻醉效果评定，发生意外情况及改变麻醉方式要按规定流程进行。

③术后随访：具有麻醉复苏室，并对患者术后麻醉复苏阶段的生理状态进行监测，对苏醒有基本判断标准；按规定时限去病区查看术后患者，防止发生麻醉并发症，并做记录。

（四）手术管理相关资料

（1）手术医师资格准入制度。

（2）手术分级授权管理制度与程序。

（3）急诊手术管理的规定与流程，多部门协调机制与程序。

（4）手术医疗废物、麻醉药品、危险品存放点。

（5）本医院重点开展的二、三级手术目录。

（6）手术医师定期每年业务能力评价与再授权的档案资料。

（7）患者病情评估、手术风险评估、术前讨论、会诊等规章制度与流程。

（8）手术知情同意管理制度与程序。

（9）重大手术报告审核、审批制度。

（10）手术后（肿瘤）标本的病理学检查规定与流程。

（11）术后患者管理，包括转运、护理、手术记录、术后并发症风险评估等规定与流程。

（12）手术室消毒隔离、空气培养制度。

（13）抢救器械、药品摆放、使用、监管制度。

（五）麻醉质量管理相关资料

（1）麻醉医师资格分级授权管理相关制度与程序。

（2）定期对麻醉医师执业能力评价与再授权的制度。

（3）麻醉质量管理与核心制度建设（会诊制度、病例讨论制度、麻醉管理制度、病历书写质量等工作制度）。

（4）麻醉医师资质管理及评价制度。

（5）合理使用麻醉药品的规范，有督查记录及处理措施。

（6）麻醉设备操作规程，有使用记录。

（7）对麻醉、精神性药品按国家有关规定进行管理与储存，做到"四专"管理（专人、专柜、专册、专用处方），有严格的使用管理规范与程序。

（8）制定科室"麻醉差错及事故报告处理制度"。

①对麻醉活动中发生的异常医疗信息要及时请示报告。

②建立科室"人员紧急替代制度"并保证通信工具畅通。

（9）制订全员培训计划，"三基""三严"质量培训规划、制度并实施。

（10）新业务、新技术的开展严格执行报告审批制度。

（六）质量监测指标

原国家卫生计生委 2015 年颁布了《麻醉专业医疗质量控制指标（2015 年版）》，对麻醉质量管理相关指标做了明确要求。

（1）麻醉科医患比。

（2）美国麻醉师协会（American Society of Anesthesiologists，ASA）分级麻醉患者比例。

（3）急诊非择期麻醉比例。

（4）各类麻醉方式比例。

（5）麻醉开始后手术取消率。

（6）麻醉后监测治疗室（postanesthesia care unit，PACU）转出延迟率。

（7）PACU 入室低体温率。

（8）非计划转入 ICU 率。

（9）非计划二次气管插管率。

（10）麻醉开始后 24 小时内死亡率。

（11）麻醉开始后 24 小时内心搏骤停率。

（12）术中自体血输注率。

（13）麻醉期间严重过敏反应发生率。

（14）椎管内麻醉后严重神经并发症发生率。

（15）中心静脉穿刺严重并发症发生率。

（16）全麻气管插管拔管后声音嘶哑发生率。

（17）麻醉后新发昏迷发生率。

三、文件或台账

（一）手术管理相关资料

（1）所有规章制度、职责与流程等要求装订成册（或电子版），统一格式存档，便于查询调阅。

①手术医师资格准入制度。

②手术分级授权管理制度。

（2）术前讨论记录、质量与安全管理周期内的项目指标、培训记录、实施方案、质量检查与质量评估数据、原因分析、持续改进措施等资料。

（3）本医院重点开展的各级别手术目录。

（4）医院层面对手术治疗管理至少每半年召开一次会议，应有工作会议记录、参会人员签到登记簿。

（二）麻醉管理相关资料

（1）所有规章制度、职责与流程等要求装订成册（或电子版），统一格式存档，便于查询调阅。

（2）科室质量控制小组人员架构、职责分工、资质授权、年度工作计划、会议记录、年度总结。

（3）质量与安全管理周期内的项目指标、培训记录、实施方案、质量检查与质量评估数据、原因分析、持续改进措施等资料。

（4）质量控制小组工作会议记录、参会人员签到登记簿。

（5）麻醉与术中生命监护系统定期保养，有记录，药品和器材有适度储备。

（6）各位麻醉医师资格与授权（表格式）。

（7）麻醉医师独立开展麻醉级别汇总表。

（8）各位麻醉医师技术资格证书复印件。

（9）麻醉医师定期执业能力评价与再授权的档案资料。

（10）麻醉医师执业能力评价表，包括学历、年资、职称、技术专长。

（11）各类培训（理论、技能、心肺脑复苏指南），包括名称、参加医师名单。

四、评价评估

（一）评价目标

本节评价医疗机构对手术治疗和麻醉质量管理情况，核查参与手术治疗的全体医务人员严格执行并落实有关规章制度、操作规范，提高手术和麻醉质量与安全，降低死亡率、术后并发症的发生率等相关工作。

（二）时间和场地

（1）时间为评价组制定的现场时间。

（2）地点为非公立医疗机构内，提供集中查看相关文件资料的房间。

（3）深入相关部门随机抽查有关资料，了解质量管理改进情况。

（4）深入麻醉科、手术室、手术相关科室了解各项规章制度、诊疗规范落实情况。

（三）参与人员

（1）参与手术治疗的全体医务人员，包括进修实习人员。

（2）麻醉科室主任及医师、护士。

（3）院领导、相关职能部门人员。

（四）资料准备

（1）人员管理的组织结构图。

（2）手术和麻醉管理相关资料（制度、规划、常规管理记录）。

（3）手术医疗废物、麻醉药品、危险品存放点目录。

（4）本医院重点开展的二、三级手术目录。

（5）手术和麻醉医师定期每年业务能力评价与再授权的档案资料。

（6）手术治疗和麻醉记录。

（7）各位麻醉医师资格与授权（表格式）。

（8）麻醉医师独立开展麻醉级别汇总表。

（9）各位麻醉医师技术资格证书复印件。

（10）麻醉医师执业能力评价表，包括学历、年资、职称、技术专长。

（11）培训资料（理论、技能、心肺脑复苏），包括名称、参加医师名单。

（12）医务科定期分析、反馈和整改措施记录资料。

（五）数据库指标

（1）麻醉死亡率。

（2）临床及药物试验、医疗器械试验、手术、麻醉、特殊检查、特殊治疗履行患者告知率。

（3）急危重症抢救成功率。

（4）院内急会诊到位时间。

（5）药品比例。

（6）重大医疗过失行为和医疗事故报告率。

（7）完成指令性任务比例。

（8）各种神经阻滞成功率。

（9）硬膜外阻滞成功率。

（10）严重麻醉并发症发生率。

（11）年医疗事故发生率。

（12）非危重患者死亡率。

（13）术前访视、术后随访率。

（14）椎管内麻醉后头痛发生率。

（15）麻醉"三基"考核合格率。

（16）麻醉记录单书写合格率。

（17）技术操作（实施麻醉操作和术中监护）合格率。

（18）硬膜穿破发生率。

（19）抢救设备完好率。

（20）消毒灭菌合格率。

（21）麻醉机性能完好率。

（22）麻醉效果评级。

（六）具体方法

1.手术管理相关现场抽查

（1）手术和麻醉各项管理制度是否整理成册，定点存放。

（2）抢救器械、药品摆放、清点与使用记录。

（3）手术治疗记录是否填写完整、字迹清晰。

（4）手术知情同意书是否对应齐全。

（5）医务科定期组织讨论、分析、反馈和整改措施是否记录在册。

2.麻醉管理相关现场抽查

（1）麻醉科人员材料表（包括姓名、年龄、学历、职称）。

（2）各级医师岗位职责。

（3）科室主任及护士长技术职务证书及复印件。

（4）麻醉、精神性药品管理与储存是否符合国家有关规定。

（5）麻醉差错及事故报告。

3. 访谈对象

临床手术医师、麻醉医师、仪器设备维护人员、医务处、护理部、医院感染管理相关工作人员等。

4. 问题示例

（1）手术室和麻醉科质量管理制度有哪些？

（2）您是否参加过医务科定期组织的相关培训？

（3）实行手术和麻醉分级授权管理制度与规范，具体流程是如何操作的？

（李岩　周苹　杨有业）

第八节　住院诊疗活动的规范管理

患者因病情诊治要求，需要住院接受治疗或观察。医疗机构对住院诊疗管理又称病房管理，是指对收入院接受诊疗的患者，通过提供良好的医疗服务，所实行的病房管理全过程活动，包括：住院诊疗组织结构建设、医疗质量监控、医务人员实施诊疗活动行为规范、诊疗技术的应用管理、提高住院诊疗整体水平的目标管理等。

为了保证医疗质量，保障患者生命安全，患者从进入医疗机构开始就能够得到客观科学规范的诊疗计划，医生能够根据规范的诊疗活动制度做出详细科学的治疗计划，同时当病情变化的时候能够及时调整修改治疗方法，使患者得到科学有效的治疗。非公立医疗机构应根据法律法规及相关标准，结合非公立医疗机构的特点和实际情况，制定针对住院诊疗活动的规范化、制度化的管理模式，并落实到整个医疗工作中，确保医疗质量和患者安全。

本节将对住院诊疗活动的规范化管理、评价方法和标准进行阐述，结合部分非公立医疗机构的实例对住院诊疗规范化活动的内容与评价内容做了一定的分析。医疗机构应持续改进，不断完善，把住院诊疗活动做成高标准、高规范化的医疗服务。

一、基本概念

（一）住院诊疗活动

住院诊疗活动是指患者到医疗机构就诊后，需从事住院治疗，在患者入院到患者出院整个时间段内，医疗机构的医护人员对患者实施的所有医疗行为、治疗操作等都定义为住院诊疗活动。

（二）住院诊疗活动规范化

住院诊疗活动的规范化是指根据《医疗质量管理办法》的相关规定，在原国家卫生计生委18项核心制度基础上，各非公立医疗机构结合自身的实际情况、重点学科的建设和发展情况，对各临床科室建立适用于本学科的规范化住院诊疗的制度，并按照制度的内容、实施细则和指南等进行诊疗常规操作，同时进行相关的记录，再通过各临床科室的医疗质量和安全管理的体系对每个患者的诊疗方案、过程和效果进行评价、总结、分析并改进的规范化管理。

住院诊疗活动的规范化管理是医疗质量安全管理体系及医疗质量核心制度在患者住院过程中的临床运用，是非公立医疗机构不断提高自身诊疗水平和医疗质量的重要体现。

二、住院诊疗活动规范化的内容

（一）临床医疗工作管理制度

非公立医疗机构各临床科室需建立临床医疗工作的管理制度，主要包含下列两个方面的内容。

（1）各临床科室医疗工作制度，明确本科室内住院诊疗工作的基本流程、基本制度和主要工作内容。

（2）各临床科室医务人员的岗位职责，明确本科室内各级医生、护理人员及医技人员的工作职责、岗位职责。

（二）医疗质量与安全评价制度体系

医疗质量与安全评价制度体系是围绕医疗质量核心制度，各临床科室或病区制定的质量自查、评价的制度和计划，需要有针对整个住院治疗过程中精准化、精细化的评价指标，能体现多维度的医疗质量评价。而通过总结与分析，建立持续改进的医疗质量咨询式评价体系，鼓励各临床科室或者病区以积极、主动的态度参与到医疗质量评价和改进的工作中。

医疗机构对临床科室和病区的医疗质量评价计划和自我评价中，可以借鉴"四常"评价体系。

（1）常组织：经常组织医疗诊疗指南和诊疗常规的学习，通过学习建立较完善的、系统的安全质量管理来改进工作、病房环境及医务人员的思想过程，对安全质量管理真正起到促进作用。

（2）常规范：对住院诊疗中所使用的药品、耗材、设备等进行规范检查，定期检查急救药品和抢救设备，要求物品齐全，功能良好，相关医务人员会使用。对所有物品、药品都张贴明显的标签，并标明类及名称，利用安全标记以提醒相关安全问题。

（3）常自律：要求医务人员依规定行事，养成遵守规章制度的好习惯。科室主任、病区护士长需以身作则，带头履行职责，不断指导科室人员。养成良好的行为习惯，自觉地遵守医疗工作标准、规章制度按职责做好诊疗服务。

（4）常整改：要求医务人员经常对单个患者或者一阶段的医疗效果、医疗质量做总结分析，主动积极的发现存在的问题和不足之处，并在科室主任、护士长的推动下不断完善，不断整改。

（三）患者病情评估制度

患者病情评估制度是为了保证医疗质量，保障患者生命安全，使患者能够得到客观科学的评估，医生能够做出详细科学的治疗计划，使患者得到科学有效的治疗而制定的管理制度。

患者评估是指通过病史询问、体格检查、辅助检查等手段，对患者的心理、生理、社会、经济条件、疾病严重程度等做综合评价。通过对患者的评估，全面了解患者的医疗需求，制定合理的诊疗方案，为患者提供满意的医疗服务。

患者病情评估制度有以下特点。

（1）明确规定对患者进行评估工作由非公立医疗机构注册的执业医师和护士，或者经授权的其他岗位的卫生技术人员实施。

（2）非公立医疗机构制定患者评估的项目、重点范围、评估标准与内容、时限要求、记录文件格式、评估操作规范与程序。

（3）对每位患者都应进行病情评估，重点是手术前、麻醉前、急危重患者的病情评估、危重患者的营养评估、住院患者再评估、手术后评估、出院前评估。

（4）患者评估的结果需要记录在住院病历中，用于指导对患者的诊疗活动。

（四）临床诊疗指南和诊疗规范

非公立医疗机构需根据国家颁发的《临床诊疗指南（全套）》中的指导性内容，结合自身从事的和重点发展的学科内容制定出相应的学科和疾病的临床诊疗指南和诊疗规范，旨在对非公立医疗机构的临床医务人员的医疗行为提出具体要求，使临床诊断与住院治疗做到科学化、规范化、标准化，使医务人员的临床诊疗工作做到有章可循、有据可依。指南和规范的制定将有利于提高医疗机构医务人员的综合素质和业务水平；有利于提高医疗质量和服务水平；有利于加强对医疗质量工作的管理；有利于所有患者提供同质化的服务。

临床诊疗指南和诊疗规范需涵盖相关重点学科和专业众多疾病的诊疗与技术操作规范，

以科学性、权威性、指导性、可操作性为主旨，供非公立医疗机构的医务人员在临床实践中遵循。同时，临床诊疗指南和诊疗规范应在查阅国内相关疾病指南及规范的基础上，结合非公立医疗机构特点和工作实际，积极讨论，反复修改，力求使指南和规范既能反映目前国内外医疗技术发展的水平，又能符合非公立医疗机构的具体情况，具有可操作性。

（五）单病种与临床路径规范

非公立医疗机构需按照国家相关要求，制定单病种和临床路径的相关规范制度。

1. 单病种

为进一步规范临床诊疗行为，促进医疗机构整体医疗安全、医疗质量、医疗工作效率及费用控制等医疗管理综合水平的提高，根据原国家卫生计生委制定的《单病种质量管理手册》等文件的要求，开展并制定以病种为管理单元的规范制度，运用在诊断、治疗、转归方面具有共性和某些重要的具有统计学特性的医疗质量指标，用数据进行质量管理评价。通过单病种质控，对疾病诊疗进行过程质量控制及终末质量控制，提高医疗诊治技术，评价医师诊疗行为是否符合规范合理，进行持续改进。

2. 临床路径

为了规范临床诊疗行为，提高医疗质量和保证医疗安全，减轻患者就医的费用，合理使用医疗资源，根据《卫生部关于印发〈临床路径管理指导原则（试行）〉的通知》等文件精神和要求，结合非公立医疗的实际，各非公立医疗机构应制定临床路径管理制度。

（1）临床路径的定义：针对无并发症单纯性疾病制定的，以患者及其疾病（或手术）为中心、以时间作为横轴，以患者入院、诊断、检查、用药、治疗、护理、饮食、教育、出院等医疗技术与服务的提供作为纵轴所做的最适当的、有顺序性、有时限要求的整体医疗计划和服务程序，是标准化诊疗与护理流程，是医院实施实时质量管理的最简单易行的方式和方法。

（2）临床路径的目的：通过明确病种的诊疗护理操作规程，使医务人员行为规范化、标准化，使患者获得最佳的、规范的医疗服务，减少康复的延迟，合理使用医疗资源，减轻患者负担，缓和医患关系。

（3）临床路径的主要内容：包括预期结果、评估、多学科的服务措施、患者与其家人的相关教育、会诊、营养、用药、活动、检验与检查、治疗和出院计划及变异的记录等内容。

三、住院诊疗活动规范管理的落实

作为非公立医疗机构，在住院诊疗活动中应突出非公立医疗机构"以服务患者为中心"

的特点，在住院诊疗活动的规范管理中同样照顾到患者的体验和患者的感受。可以参考公立医疗机构"三好一满意""医疗质量万里行"等标准，但不必全盘照搬，要将标准结合自己的制度灵活运用，落实到临床工作中。

（一）临床工作制度管理

建立完整的各临床科室和病区的工作制度、明确各岗位的工作职责，组织相关培训和相关考核，采用临床科室主任、病区护士长负责制对各科室、各病区、各岗位医务人员的工作管理落实到人。

（二）医疗机构台账管理

非公立医疗机构的临床科室和病区通过台账管理的方式将住院诊疗活动的过程和内容、诊疗方案、特殊治疗进行登记、记录，统一管理。台账种类和内容以医疗质量核心制度为基础，各临床科室和病区再根据各自所收治患者的疾病种类和治疗特点制定并落实，相关制度文件与台账首页需公示。

（1）病区科室人员管理情况一览本：记录病区医务人员、临床科室人员的基本情况、资质情况、医务授权等情况。

（2）病区科室业务学习记录本：记录医务人员学习、培训及相关考核情况。

（3）病区科室医师值班交接班记录本：记录医务人员值班内容和交接班内容。

（4）病区科室疑难病例讨论本：记录医务人员对疑难患者的病例讨论、诊疗计划情况。

（5）病区科室死亡病例讨论本：记录医务人员对死亡患者的病例讨论、总结分析情况。

（6）病区科室危重抢救登记本：记录医务人员对危重患者的救治、诊疗经过，对危重患者抢救时间、内容的登记情况。

（7）病区科室危重病例讨论本：记录医务人员对危重患者的病例讨论、诊疗计划情况。

（8）医疗质量管理与持续改进记录本：针对医院检查的整改通知书、科室自查的问题进行分析，找出原因，提出解决措施，整改效果的情况。内容包括病历、处方、查房、会诊转诊转科、各种讨论、输血、手术、抗生素使用、三合理、急危值、不良事件、临床路径、预约挂号回访及其他记录本的内容进行分析、总结，按照PDCA循环模式螺旋式上升，不断提高的过程。

（9）科室会诊记录本：记录科内会诊、科间会诊、全院会诊和院外会诊的基本内容；会诊制度贴在本上，按章执行。

（10）院内感染管理及学习记录本：记录医院感染事件，对定期医院感染学习培训进行记录。

（11）手术分级管理记录本：对每例手术时间、内容必须进行完整、无差错的记录（包括二次手术）。

（12）患者出院指导与随访登记本：对出院患者进行指导，以及患者出院后的门诊随访或电话回访进行登记。

（三）患者评估及沟通管理

非公立医疗机构通过对患者的评估，全面了解患者的医疗需求，制定合理的诊疗方案，为患者提供满意的医疗服务。在住院诊疗期间，需针对患者进行有效的规范的评估体系，并在和患者充分沟通的基础上制定方案、提供诊疗服务。

1. 医师初始评估管理

（1）患者入院后 24 小时内完成，评估记录内容至少包括患者一般情况、主诉、现病史、既往史、个人史、婚育史、家族史、体格检查、生命体征、疼痛评估与专科情况、辅助检查与初步诊断等。由患者或家属提供真实、准确、全面的健康信息，包括现病史、既往史，并由患者或家属确认并签名。通过初始医疗评估，24 小时内制订入院诊疗计划及出院计划，并与患者沟通。

（2）主治医师要在患者入院后 48 小时内评估并记录，内容包括补充的病史和体征、诊断依据、鉴别诊断的分析及诊疗计划。

（3）主任医师（或副主任医师）要在患者入院后 72 小时内评估并由管床医师完成记录，内容包括对病情的分析和诊疗意见等。

2. 医师再评估管理

在下列情况下，须对患者随时进行评估并记录。

（1）患者住院超过 30 天。

（2）患者的病情及症状变化。

（3）危重、抢救患者。

（4）术后 3 天以内的患者。

（5）患者需要紧急进行手术、特殊检查或治疗。

（6）患者转科、转院或出院。

（7）判断药物或其他治疗是否有效。

（8）患者手术前、麻醉前。

3. 护理评估管理

护理评估应能够确定患者的护理需求，通过评估筛查确定为高危、疼痛、特殊人群、跌倒/坠床高风险患者、活动能力障碍或存在肢体瘫痪时，护士应及时采取相应措施并告知医师。

责任护士按照护理级别所要求的频率对患者进行系统评估，一级护理每天评估，二、三级护理根据患者病情变化评估，并记录于护理记录单中。其他重点评估工作如测量生命体征按医嘱进行。

4. 医患沟通管理

所有的患者评估结果应告知患者或其病情委托人，患者不能知晓或无法知晓的，必须告知患者委托的家属或其直系亲属，并在相关的诊疗知情同意书上签字。

（四）临床诊疗活动规范化管理

非公立医疗机构对住院诊疗活动需有相对应的规范管理内容，这些管理内容还是以医疗质量安全为核心，各临床科室或病区进行统一的管理和落实。

（1）诊疗常规管理：对本科室疾病常规诊疗的规范。

（2）病历书写质量管理：对患者住院病历记录的规范。

（3）合理用药管理：对抗菌药等药品用药效果和合理性的规范。

（4）合理用血管理：对临床输血管理的规范。

（5）合理膳食营养管理：对患者住院饮食营养的规范。

（6）护理常规管理：对本病区护理操作的规范。

（五）非公立医疗机构单病种管理

非公立医疗机构应在医疗院长、分管院长的领导下，建立三级医疗质量控制体系负责开展单病种工作，并负责该工作的管理、督导。单病种开展应当遵循科学、安全、规范、有效、经济、符合伦理的原则，并与科室功能任务相适应，需具备符合资质的专业技术人员、相应的设备设施和质量控制体系；各级医务人员要严格执行相关病种的诊疗护理规范、常规，优化质量控制病种的诊断、治疗环节质量。

而在单病种质量控制的病种选择、单病种质量控制的指标、单病种质量控制的主要措施、单病种质量控制流程上更应在国家颁发的管理要求基础上，建立符合各自学科、各自医疗机构发展特点的单病种管理。

（六）非公立医疗机构临床路径管理

非公立医疗机构可以充分利用自身某一优势重点学科的特点开展临床路径管理，根据优势学科和本地区的实际情况，对原国家卫生计生委下发的标准化临床路径流程和表单进行小幅度修改，经医务部门和学科负责人确认后，提交医院管理委员会审批、讨论通过后，予以实施。

进入路径前，要对患者进行耐心的宣传、教育和指导，在征得患者及其家属同意后，方可施行。路径启动后，对于进入路径的病例各临床科室要严格按照最终确定的临床路径流程和表单执行。要建立临床路径病例登记本，记录患者姓名、住院号、性别、年龄、诊断、入出院时间、产生的费用、完成结果等项目。路径病例出院时，要将其病历标明路径病历，对其进行登记并妥善保管。同时，非公立医疗机构也可以对优势重点学科部分国家还未制定临床路径的病种进行临床路径研究和探索。

四、医疗质量监测指标

根据《医疗质量管理办法》，医疗机构应根据各级卫生行政部门发布的质量指标建立相应的数据库，促进医疗质量管理与控制工作的规范化、专业化、标准化、精细化，改善医疗服务，提高医疗质量，保障医疗安全。针对住院诊疗活动管理，《三级综合医院医疗质量管理与控制指标（2011 年版）》和《三级综合医院医疗服务能力指南（2016 年版）》相关指标是医疗机构建立本机构医疗质量管理数据库的重要参考依据。医疗质量监测指标如表 8-1 所示。

表 8-1 医疗质量监测指标

一级指标	二级指标	三级指标
1. 住院死亡类指标	（1）住院总死亡率	
	（2）新生儿患者住院死亡率	①新生儿患者总住院死亡率
		②新生儿手术患者住院死亡率
		③新生儿非手术患者住院死亡率
		④新生儿患者出生体重分级住院死亡率
	（3）手术患者住院死亡率	①手术患者总住院死亡率
		②手术患者围手术期住院死亡率
		③择期手术患者围手术期住院死亡率
		④麻醉分级（ASA 分级）围手术期住院死亡率
	（4）手术并发症患者住院死亡率	
	（5）重点手术住院死亡率	①冠状动脉旁路移植术（CABG）患者住院死亡率
		②经皮冠状动脉介入治疗（PCI）患者住院死亡率
		③脑血肿清除术患者住院死亡率
		④剖宫产手术产妇住院死亡率
		⑤髋关节置换术患者住院死亡率
		⑥心脏瓣膜置换术患者住院死亡率

续表

1. 住院死亡类 指标	（6）重点病种住院死亡率	①创伤性颅脑损伤患者住院死亡率 ②急性心肌梗死患者住院死亡率 ③脑出血患者住院死亡率 ④消化道出血患者住院死亡率 ⑤脑梗死患者住院死亡率 ⑥败血症患者住院死亡率
	（7）恶性肿瘤手术患者 住院死亡率	肾、肝、肺、胃、直肠、结肠、恶性肿瘤手术患者 住院死亡率
	（8）重返手术室再次手术患者 住院死亡率	
	（9）重点手术麻醉分级 （ASA 分级）住院死亡率	① ASA 分级冠状动脉旁路移植术患者住院死亡率 ② ASA 分级经皮冠状动脉介入治疗患者住院死亡率 ③ ASA 分级脑血肿清除术患者住院死亡率 ④ ASA 分级剖宫产手术产妇住院死亡率 ⑤ ASA 分级髋关节置换术患者住院死亡率 ⑥ ASA 分级心脏瓣膜置换术患者住院死亡率
2. 重返类指标	（1）住院患者出院 31 天内 再住院率	①住院患者出院当天再住院率 ②住院患者出院 2~15 天内再住院率 ③住院患者出院 16~31 天内再住院率 ④重点病种患者出院 31 天内再住院率 ⑤重点手术患者出院 31 天内再住院率
	（2）重返手术室再次手术发生率	①手术患者重返手术室再次手术总发生率 ②重点手术患者重返手术室再次手术发生率 ③择期手术患者重返手术室再次手术发生率
	（3）重症监护室患者转出后重返 重症监护室总发生率	
	（4）经皮冠状动脉腔内成形术后 同一天进行冠状动脉旁路移 植术手术率	
3. 医院感染 类指标	（1）医院感染总发生率	

3. 医院感染类指标	（2）与手术相关医院感染发生率	
	（3）手术患者肺部感染发生率	
	（4）新生儿患者医院感染发生率	
	（5）手术部位感染总发生率	
	（6）择期手术患者医院感染发生率	①择期手术患者医院感染发生率 ②择期手术患者肺部感染发生率
	（7）手术风险分级（NNIS分级）手术部位感染率	
	（8）重症监护室与中心静脉置管相关血液感染发生率	
	（9）重症监护室中与呼吸机相关肺部感染发生率	
	（10）重症监护室与导尿管相关泌尿系统感染发生率	
	（11）与血液透析相关血液感染发生率	
4. 手术并发症类指标	（1）手术患者并发症发生率	
	（2）手术患者手术后肺栓塞发生率	
	（3）手术患者手术后深静脉血栓发生率	
	（5）手术患者手术后出血或血肿发生率	
	（6）手术患者手术伤口裂开发生率	
	（7）手术患者手术后猝死发生率	
	（8）手术死亡患者手术并发症发生率	
	（9）手术患者手术后呼吸衰竭发生率	
	（10）手术患者手术后生理、代谢紊乱发生率	
	（11）手术患者麻醉并发症发生率	

续表

5. 患者安全类指标	（1）住院患者压疮发生率	
	（2）新生儿产伤发生率	
	（3）阴道分娩产妇产伤发生率	
	（4）输血输液反应发生率	①输血反应发生率 ②输液反应发生率
	（5）手术过程中异物遗留发生率	
	（6）医源性气胸发生率	
	（7）医源性意外穿刺伤或撕裂伤发生率	
	（8）医院内跌倒、坠床发生率及伤害严重程度	①医院内跌倒/坠床发生率 ②指定伤害严重程度发生率
	（9）剖宫产率	
6. 医疗机构合理用药指标	（1）处方指标	①每次就诊人均用药品种数 ②每次就诊人均药费 ③就诊使用抗菌药物百分比 ④就诊使用注射药物百分比 ⑤基本药物占处方用药百分比
	（2）抗菌药物用药指标	①住院患者人均使用抗菌药物品种数 ②住院患者人均使用抗菌药物费用 ③住院患者使用抗菌药物百分比 ④抗菌药物使用强度 ⑤抗菌药物费用占药费总额百分比 ⑥抗菌药物特殊品种使用量占抗菌药物使用量百分比 ⑦住院用抗菌药物患者病原学检查百分比
	（3）外科清洁手术预防用药指标	①清洁手术预防用抗菌药物百分比 ②清洁手术预防用抗菌药物人均用药天数 ③接受清洁手术者，术前0.5~2.0小时内给药百分比 ④重点外科手术前0.5~2.0小时内给药百分比 （髋关节置换术、膝关节手术、子宫肌瘤切除术）

五、评价评估

（一）评价目标

本节的评价是要求病房科室主任、护士长负责落实，开展住院医疗质量评价，确保医疗质量与安全。

（二）时间与地点

评价的时间一般为评价组所选择的特定时间或者特定一段时间，地点为申请评价的非公立医疗机构内，主要评价区域为各临床相关部门，如临床科室、医务病案部门、相关资料存储部门、各病区等。

（三）参与人员

（1）医疗机构的院级领导。

（2）医务部、质量部、护理部等相关主管部门的负责人及相关人员。

（3）所有临床科室科室主任、质控负责人及相关人员。

（四）相关资料

（1）各病区科室医疗工作管理制度和医务人员岗位职责。

（2）各病区科室管理台账。

（3）抽取各病区科室的部分病历资料。

（4）相关的培训记录、考试考核资料。

（5）相关诊疗参考指南、诊疗规范资料。

（6）质量部门相关的自查记录、检查记录、改进措施、不良事件报告等文件。

（五）具体方法

1. 评价内容

（1）评价科室主任、护士长负责制落实情况，是否制订本科室质量与安全管理计划，围绕医疗核心制度是否制定本科室的医疗工作管理制度，明确医务人员岗位职责。是否定期开展科室质量评价，促进持续改进。

（2）评价为患者提供规范服务的医务人员是否具有法定资质。如何应用疾病诊疗规范和药物临床应用指南，规范临床医疗行为，为患者制订最佳的住院诊疗计划或方案。是否由高级职称医师负责评价与核准住院诊疗计划及方案的适宜性，并记入病历。合理检查、合理用药、合理用血。

（3）评价是否按照《外科 10 个单病种区县医院版临床路径》要求，开展重点病种的临床路径和单病种管理，规范疾病诊疗行为。

2. 现场抽查

（1）查看 2 个病区的医疗工作管理制度和医务人员岗位职责。

（2）查看评价周期内，2 个病区的质量与安全管理年度计划、质量评价、总结分析、改进措施的有关资料。

（3）查看评价周期内 2 个病区的相关台账（包括医师值班交接班记录本、疑难病例讨论本、死亡病例讨论本、危重抢救登记本、业务学习记录本）。

（4）现场模拟会诊，查看是否在规定时间内到场，实操会诊流程、会诊记录。

（5）抽查 2 个病区，查看是否建立患者病情评估管理制度、操作规范与程序；评估人应具备法定资质。

（6）抽查 2 个病区，查看是否有适用的临床诊疗指南、疾病诊疗规范、药物临床应用指南；是否有对医务人员进行指南培训的记录。

（7）现场抽查 2 个病区的运行病历。根据患者的病情评估，制定适宜的诊疗方案，审核各种特殊检查、特殊用药、有创治疗或输血治疗的适应证及对患者充分说明，并征得同意后签字。所有诊疗活动由高级职称医师负责评价与核准签字，并在病历中体现。诊疗方案及时与患者沟通，患者出院时能做好出院指导。

（8）重点检查有单病种的临床路径、单病种管理的临床科室。医务部对相关科室人员进行有关临床路径与单病种质量管理的培训。检查实施的单病种目录、临床路径文本、单病种质量管理标准。

3. 现场询问

（1）现场病区科室医务人员对本岗位职责和相关制度的知晓度。

（2）现场病区科室医务人员对部分住院诊疗规范的知晓度、熟悉度。

（3）现场病区科室医务人员对住院诊疗规范的质量持续改进流程和评价体系的熟知情况。

4. 问题示例

（1）请说出您所在岗位的工作制度和岗位职责？

（2）您是否参加过科室组织的病例讨论、业务学习培训？举例说明其中一次病例讨论和业务学习内容。

（3）请说出您所在科室其中一个常见疾病的诊疗规范。

（4）举例说出本院实施的某一单病种和大致的临床路径。

（翁晓俊　王国建）

第九节　门诊管理

门诊是医疗预防机构为不需要或尚未住院的群众防治疾病的一种医疗服务方式，包括对患者的诊断治疗（必要时收进医院诊治）、健康检查和预防接种、孕妇的产前检查、出院患者的随访等工作。它是医师在医院或诊所里对患者进行诊疗、给予不住院的初步诊断和用药或者收住院治疗的行为。

随着医学技术发展和医院管理效率不断提升，缩短平均住院日已经成为提高医院管理效率的主要方式之一，加之高新医疗技术在临床诊断、治疗上的应用，使某些疾病逐渐不需要住院而在门诊就能得到有效治疗，使门诊的任务量大大增加。

门诊是医院重要的医疗服务窗口，承担着繁重的医疗任务，如何能将有限的资源发挥最大作用；如何在完成常规诊疗工作的同时，让患者感受到温馨、优质的服务；如何能在各级各类的检查与评审中脱颖而出，这是门诊管理所面临的重点问题。本节简要阐述门诊的管理、制度落实，诊疗活动的有序开展，医疗行为的规范和门诊诊疗质量安全可靠的监控等与评价相关的主要内容。

一、门诊管理

门诊作为医院医疗服务的前沿窗口，承担着越来越重要的作用，其服务质量和水平不仅影响患者的满意度，而且能反映医院的管理水平，关系到医院社会效益、经济效益和长远发展。非公立医院在体制和运行机制上，如何在门诊管理上通过规范管理发挥优势特点，是管理者需要更多探讨的内容。

（一）门诊管理内容

门诊管理包括：门诊收费及物价管理、门诊文化与门诊环境、医疗保险在门诊实施、门诊护理、门诊工作人员职责和工作制度、门诊人员的继续教育及医学科学研究、门诊突发事件和医疗纠纷的防范与处理、特殊门诊的设立与管理等。

（二）门诊管理要求

（1）优化门诊布局结构，规范清晰标识[符合《医疗机构内通用医疗服务场所的命名》（WS/T 527—2016）]，完善门诊管理制度，落实便民措施，减少就医等待，改善患者就医体验，有急危重症患者优先处置的制度与程序。

（2）公开出诊信息，保障医务人员按时出诊，医务人员出诊时间变更应当提前告知患者。

（3）提供咨询服务，帮助患者有效就诊。根据门诊就诊患者流量调配医疗资源，做好门诊和辅助科室之间的协调配合。

（4）建立改善门诊服务、方便患者就医的绩效考评和分配政策，支持医务人员从事晚间门诊和节假日门诊。

（5）建立健全制度与流程支持开展多学科综合门诊服务工作。

（三）门诊规章制度

医疗机构根据门诊规模制定相应管理制度，至少应包括门诊预约诊疗工作制度、首诊负责制度、门诊会诊制度、导诊制度、门诊医师出诊管理制度、门诊日志登记制度、门诊与医技沟通协调制度、门诊医疗资源调配方案、缩短门诊患者等候时间的措施、门诊突发事件应急预案等。

（四）管理台账

（1）所有门诊管理规章制度要求装订成册或以统一格式存档，便于查询。

（2）应有院级领导、主管部门批准、签发的文件，确保各项管理规章制度的制定、修订或作废、批准、发布记录在案。

（3）门诊办公室应有组织门诊医务人员学习门诊管理规章制度的培训计划、方案、考核资料及相关培训记录。

二、门诊管理指标

各医院根据管理需求可建立门诊管理数据库，通常包括以下几类。

（一）数量指标

（1）年门诊人次（初诊、复诊、专家门诊、专业门诊等）、年健康体检人次、年门诊手术例数。

（2）日均门诊人次、日健康体检人次、日门诊手术例数。

（3）预约诊疗率（预约挂号、预约检查和质量）。

（4）统计期内出门诊医师数量及各级医师数量。

（二）质量指标

（1）门诊医师职称比例数。

（2）每科医师诊治患者数量（统计期内）。

（3）门诊病历书写合格率。

（4）门诊处方书写合格率。

（5）门诊诊断与入院诊断符合率。

（6）门诊手术感染率。

（7）门诊突发医疗情况抢救成功率。

（8）门诊患者的满意度。

（三）效率指标

（1）每门诊人次费用（元）。

（2）药费（元）收入占门诊收入的百分比（药占比）。

（3）医院人均门诊收入。

（4）医院人均门诊人次。

三、评价评估

（一）评价目标

本节要求门诊医务人员严格执行并落实门诊管理规章制度，保证门诊医师按时出诊，提高门诊预约率、缩短门诊患者候诊时间，提高患者满意度，提高门诊突发事件快速反应及处理能力，确保医疗质量和医疗安全。

（二）评价地点

（1）要求提供集中查看相关文件资料的房间。

（2）深入各门诊诊室。

（三）参与人员

（1）院级领导。

（2）门诊办公室负责人。

（3）所查门诊各诊室医务人员。

（四）资料准备（书面文件）

（1）门诊管理规章制度、流程、应急预案等资料。

（2）各项培训计划、考试考核资料。

（3）定期开展的突发事件演练记录、总结分析，以及效果评价、改进措施。

（4）门诊质量管理工作计划、质控检查及持续改进记录。

（五）其他准备

1. 询问环节

（1）抽查门诊办公室主任、护士长及其他医务人员对本岗位职责的知晓率及工作参与度。

（2）现场询问门诊办公室主任对门诊管理的工作流程、评价标准的熟知情况。

2. 现场抽查

（1）抽查门诊管理规章制度（至少应包括首诊负责制度、门诊会诊制度、导诊制度、突发事件应急预案）的培训情况，有相应的培训记录、总结分析、效果评价、持续改进记录。

（2）抽查门诊管理人员及门诊医务人员岗位职责。抽查首诊负责制的落实情况。

（3）抽查门诊科室设置，设有导诊、分诊、轮椅/担架车、公开出诊信息。

（4）抽查门诊质量与安全管理小组架构、制度与职责、质控检查记录。抽查门诊医务人员对门诊管理制度和岗位职责的知晓度。

（5）抽查门诊医师执业资质是否符合规定。

（6）访谈患者门诊预约诊疗的落实情况。

（7）抽查3名医务人员医疗急救技术的掌握情况及对突发事件的应对能力。

（8）抽查3位患者门诊的就医经过、病历是否符合规范（包括问诊、体检、是否根据指南或规范开具合理的辅助检查和治疗措施）。

（9）抽查门诊日志的登记情况，患者信息填写是否完整。

（10）抽查改善门诊服务、方便患者就医的措施。

（11）抽查根据门诊患者流量，是否有调配医疗资源的措施。

（12）抽查门诊工作应有质量管理工作计划、质量检查记录。

3. 问题示例

（1）您所了解的门诊管理制度有哪些？

（2）您是否参加过医疗质量管理部门及门诊管理部门举办的医疗质量与安全的培训？

（3）您认为您所在科室在执行和落实门诊规章制度方面有哪些不足或亟待改进之处？

（4）在您的专业领域中，采用了哪些临床指南？是如何选择的？如何培训工作人员？

（5）您的科室对所采用的指南是如何评估的？您是否有数据表明指南的使用改善了资源使用情况或者治疗结果？

第十节　急诊绿色通道管理

急诊绿色通道是指医院为急危重症患者提供快捷高效的服务系统。急诊绿色通道的建立是救治危重症患者最有效的机制。急诊绿色通道的管理不仅体现医院的医疗技术水平，也是医院管理与服务的直观窗口，具有十分重要的意义。

本节主要阐述急诊绿色通道的管理落实，合理配置急诊资源和急救药品、设备，心肺复苏急救技术和提高抢救成功率的内容。

一、急诊科与急诊绿色通道管理

（一）急诊科

急诊科是医院急症诊疗的首诊场所，承担来院急诊患者的紧急诊疗服务，为患者及时获得后续的专科诊疗服务提供支持和保障，也是社会医疗服务体系的重要组成部分。

（二）急诊科设置

根据 2009 年原卫生部颁布的《急诊科建设与管理指南（试行）》，急诊科应当具备与医院级别、功能和任务相适应的场所、设施、设备、药品和技术力量。

（1）场地要求：便于急救车到达，邻近大型检查设备，设置无障碍通道。

（2）区域设置：划分医疗区和支持区。医疗区包括：分诊处、就诊室、治疗室、处置室、抢救室和观察室。支持区包括：挂号、各类辅助检查部门、药房、收费等部门。设计醒目的路标和标识。

（3）区域布局：尽量减少各区域间的距离，并满足控制院内感染要求。

（4）通信、信息保障：通畅的急诊通信装置（电话、传呼、对讲机）。有条件的医院可建立急诊临床信息系统，为医疗、护理、感染控制、医技、保障和保卫等部门及时提供信息，并逐步实现与卫生行政部门和院前急救信息系统的对接。

（三）人员配置

（1）根据每日就诊人次、病种配备数量足够、受过专门训练、掌握急诊医学的基本理论、基础知识和基本操作技能，并具备独立工作能力的医务人员。

（2）急诊医师要求：具有3年以上临床工作经验，具备独立处理常见急诊病症的基本能力，熟练掌握心肺复苏、气管插管、深静脉穿刺、动脉穿刺、心电复律、呼吸机及创伤急救等基本技能，并定期接受急救技能的再培训，再培训间隔时间原则上不超过2年。

（3）急诊护士要求：具有3年以上临床护理工作经验，经规范化培训合格，掌握急诊、危重症患者的急救护理技能，常见急救操作技术的配合及急诊护理工作内涵与流程，并定期接受急救技能的再培训，再培训间隔时间原则上不超过2年。

（4）急诊科室主任资质要求：三级综合医院急诊科室主任应由具备急诊医学副高以上专业技术职务任职资格的医师担任。二级综合医院的急诊科室主任应当由具备急诊医学中级以上专业技术职务任职资格的医师担任。急诊科室主任负责本科的医疗、教学和行政管理工作，是急诊科诊疗质量、患者安全管理和学科建设的第一责任人。

（15）急诊科护士长资质要求：三级综合医院急诊科护士长应当由具备主管护师以上任职资格和2年以上急诊临床护理工作经验的护士担任。二级综合医院的急诊科护士长应当由具备护师以上任职资格和1年以上急诊临床护理工作经验的护士担任。护士长负责本科的护理管理工作，是本科护理质量的第一责任人。

（6）急诊科应当有固定的急诊医师和护士，且不少于在岗医师和护士的75%，医师、护理梯队结构合理。

（四）设备及药品配置

（1）设备：心电图机、心脏起搏仪、心脏除颤仪、心脏复苏机、简易呼吸器、呼吸机、心电监护仪、负压吸引器（有中心负压吸引可不配备）、给氧设备（中心供氧的急诊科可配备便携式氧气瓶）、洗胃机。

（2）药品：心脏复苏药物，呼吸兴奋药，血管活性药，利尿及脱水药，抗心律失常药，镇静药，止痛、解热药，止血药，常见中毒的解毒药，平喘药，纠正水电解质酸碱失衡类药，各种静脉补液液体，局部麻醉药，激素类药物等。

（五）急诊绿色通道特点

为了保证急危重患者的抢救工作及时、准确、有效地进行，急诊科开设绿色生命安全通道，即"急救绿色通道"：对危急重患者一律实行优先抢救、优先检查和优先住院原则，医疗相关的手续按情补办。

（1）抢救范围：所有生命体征不稳定的患者或预见可能出现危及生命的各类危急重患者。

（2）"急救绿色通道"醒目标志。

（3）急危重患者入急诊，值班护士立即准备好所需的抢救设备和备用抢救药品。

（4）值班医师和护士必须坚守岗位，在5分钟内投入抢救，院内抢救会诊原则上10分钟内到达。

（5）重大抢救必须有畅通、清晰的报告流程和记录。

（6）经急救绿色通道抢救的患者医疗文书中要有"绿色通道"标志，保证救治顺利畅通。

（7）对绿色通道抢救的患者，按照相关法律法规，遵循生命权高于知情同意权原则，协助患者家属履行相关义务。

（8）建立急性创伤、急性心肌梗死、急性心力衰竭、急性脑卒中、急性颅脑损伤、急性呼吸衰竭等重点病种的急诊服务流程与规范。

（9）绿色通道工作范围：①心跳呼吸骤停；②休克；③急性心肌梗死；④致命性心律失常；⑤急性心力衰竭、脑卒中；⑥急性呼吸衰竭；⑦严重创伤、多发伤；⑧中毒；⑨溺水；⑩其他急性病引起的生命体征不稳定需要抢救者；⑪无人陪护患者等。

二、急诊医疗质量和安全管理

医疗机构应当完善急诊管理制度，规范急诊质量管理，加强急诊专业人员和技术力量配备，优化急诊服务流程，保证急诊医疗质量和医疗安全，并把急诊工作质量作为考核科室和医务人员的重要内容。

（一）质量管理组织体系

（1）建立院科两级急诊质量管理体系，完善各项规章制度、岗位职责和相关诊疗技术规范、操作规程，保证医疗服务质量及医疗安全。

（2）科室主任是科室医疗质量安全的第一责任人，急诊应组建由科室主任负责的质量控制小组，组员包括护士长、质量控制医师，完善落实相关制度和规范，利用医疗质量管理工具进行PDCA循环，保证医疗质量持续改进。

（二）管理制度建设

建立健全并严格遵守执行各项规章制度、岗位职责和相关诊疗技术规范、操作规程，保证医疗服务质量及医疗安全，至少要包括但不限于以下制度。

（1）首诊负责制：首诊医师对患者承担全部责任，不得以任何理由拒绝或推诿急诊患者。

（2）绿色通道制度：对急危重患者按照"先及时救治，后补交费用"的原则救治，确保急诊救治及时有效。

（3）分诊程序及分诊原则：按患者的疾病危险程度进行分诊，对可能危及生命安全的患者应当立即实施抢救。

（4）会诊制度：其他科室接到急诊科会诊申请后，应当在规定时间内进行急诊会诊。

（5）急危重症的抢救流程和处置预案：急诊科抢救关键措施及相关医技等科室支持配合有章可循。各类辅助检查部门应当按规定时间出具急诊检查报告，药剂等部门应当按有关规定优先向急诊患者提供服务。

（6）岗位责任和交接班制度：明确各岗位职责，保证患者诊疗的连续性和安全。

（7）疑难及死亡病例讨论制度：对疑难和死亡病例，及时组织讨论，以便发现诊疗过程中存在的问题，总结经验，汲取教训。

（8）急诊病历管理制度：按病历书写有关规定书写医疗文书，确保每一位急诊患者都有急诊病历，记录诊疗的全过程和患者转归。

（9）医院感染管理制度：遵循《医院感染管理办法》及相关法律法规的要求，加强医院感染管理，严格执行手卫生规范，并对特殊感染患者进行隔离。

（10）重大抢救及突发公共卫生事件应急反应预案：实施重大抢救时，特别是在应对突发公共卫生事件或群体灾害事件时，应当按规定及时报告医院相关部门，医院根据情况启动相应的处置程序。

（11）常备抢救设备和药品的定期检查和维护制度：常备的抢救药品应当定期检查和更换，保证药品在使用有效期内。麻醉药品和精神药品等特殊药品，应按照国家有关规定管理。抢救设备进行定期检查和维护，保证设备完好率达到100%，并合理摆放，有序管理。

（12）急诊患者优先收治制度：建立急诊患者优先住院的制度与机制，保证急诊处置后需住院治疗的患者能够及时收入相应病房。

（13）危机值报告制度：检验检查中发现直接或潜在致命风险的结果，需及时通报急诊负责医师，以便采取适当的干预措施。

（14）医疗纠纷防范和管理制度：制定符合法规的医疗纠纷防范处理流程和方案。

（三）急诊监测指标

建立急诊管理指标体系，运用医疗质量管理工具开展医疗质量管理与自我评价，根据《急诊专业医疗质量控制指标（2015 年版）》补充和完善本机构医疗质量基础数据。相关质量管理指标至少要包含以下指标：①急诊科医患比；②急诊科护患比；③抢救床位病患比与急诊各级各类患者比例；④抢救室滞留时间中位数；⑤急性心肌梗死（STEMI）患者的平均门药时间及门药时间达标率；⑥急性心肌梗死（STEMI）患者平均门球时间及门球时间达标率；⑦急诊抢救室患者死亡率；⑧急诊手术患者死亡率；⑨心肺复苏术后自主呼吸循环恢复（ROSC）成功率；⑩非计划重返抢救室率等。

（四）工作要求

（1）急诊科（室）布局合理，检验、检查、药房等区域距离急诊科的半径较短。院内紧急救治通道标识明显，绿色通道畅通。

（2）急诊管理的各项规章制度健全。各项技术规范、操作规程、急诊服务流程规范。

（3）各种抢救设备齐全、到位、存放合理，且处于随时备用状态，有设备维护记录。

（4）急诊医师、护士技术和技能要求。

①急诊医师应掌握的技术和技能：

a. 独立处理各种急症（如高热、胸痛、呼吸困难、咯血、休克、急腹症、消化道大出血、黄疸、血尿、抽搐、晕厥、头痛等）的初步诊断和处理原则；

b. 掌握下列心脏病和心律失常心电图诊断：室颤、宽 QRS 心动过速、房室传导阻滞、严重的心动过缓等；

c. 掌握创伤的初步诊断、处理原则和基本技能；

d. 掌握急性中毒的诊断和救治原则；

e. 掌握暂时未明确诊断急危重症的抢救治疗技能；

f. 能掌握心肺脑复苏术，气道开放技术，电除颤，溶栓术，动、静脉穿刺置管术，心、胸、腹腔穿刺术，腰椎穿刺术，胸腔闭式引流术，三腔管放置术等；

g. 熟练使用呼吸机，多种生理监护仪，快速床旁检验（POCT）技术、血糖、血气快速检测和分析等。

②急诊护士应掌握的技术和技能：

a. 掌握急诊护理工作内涵及流程，急诊分诊；

b. 掌握急诊科内的医院感染预防与控制原则；

c. 掌握常见危重症的急救护理；

d. 掌握创伤患者的急救护理；

e. 掌握急诊危重症患者的监护技术及急救护理操作技术；

f. 掌握急诊各种抢救设备、物品及药品的应用和管理；

g. 掌握急诊患者心理护理要点及沟通技巧；

h. 掌握突发事件和群伤的急诊急救配合、协调和管理。

三、评价评估

（一）评价目的

针对急诊布局、设施设备、人员配备、工作流程，查看急诊绿色通道的标识、环节、人员、管理及指标体系建设是否符合绿色通道要求。急诊管理的各项规章制度是否健全。各种抢救设备是否齐全、到位、存放合理，且处于随时备用状态，有设备维护记录。各项技术规范、操作规程、急诊服务流程规范。急诊医务人员资质和梯队结构合理。

（二）评价地点

（1）提供集中查看相关文件资料的房间。

（2）深入急诊各诊室、急诊检验、急诊影像、急诊药房、临床科室等。

（三）参与人员

（1）院级领导。

（2）医院急诊负责人、急诊相关医技科室等。

（3）急诊科各诊室医务人员等。

（四）资料准备

（1）急诊管理组织构架图、人员名单、岗位职责。

（2）急诊管理各项规章制度，至少应包括首诊负责制、急诊预检分诊制度、急会诊制度、值班及交接班等制度，转诊转接制度等（留观室还应制定三级查房制度、转科制度等）。

（3）心肺复苏、气管插管、动静脉穿刺、电复律、呼吸机使用等抢救技术规范。

（4）有创伤、急性中毒、急性心肌梗死、心力衰竭、呼吸衰竭、脑卒中等急、危、重症抢救流程与规范。

（5）全员心肺复苏急救技术培训讲义、签到表、考核表等相关资料。

（6）院科质量管理、数据分析、问题整改书面资料。

（五）具体方法

1. 环境管理

（1）检验、药房等区域距离急诊科的距离、标识、畅通性。

（2）现场模拟"120"送来急诊患者，启用绿色通道。

（3）查看分诊预检流程是否合理，能有效分流非急危重症患者。

（4）药房、检验、放射、心电图是否 7 天 × 24 小时提供服务。

2. 人员管理

（1）人员配置数量与资质，包括科室主任和护士长的资质。

（2）人员技能：①抽查 2 人心肺复苏急救技术技能；②抽查 2 位医务人员对抢救设备操作技能；③抽查当值急诊医师对本岗位急诊管理制度和岗位职责的知晓度。

3. 设施设备

（1）各种抢救设备及药品（抢救设备完好率为 100%）。

（2）担架车、除颤仪或自动体外除颤器（automated external defibrillator，AED）、呼吸机或简易呼吸器、监护仪或心电图机。

（3）各种抢救设备齐全、到位、存放合理，且处于随时备用状态，设备维护记录完整。

4. 药品管理

（1）急救药品是否在有效期内。

（2）麻醉药品和精神药品等特殊药品，应按照国家有关规定管理。

（鲁刚　李岩）

第十一节　超声科质量管理与持续改进

随着超声检查在临床广泛应用，设备不断更新与完善，不仅在识别脏器形态结构变化、观察运动器官的运动状态、判断病变部位的物理属性、评价脏器血流动力学、检测脏器功能等方面有着极其重要的诊断价值，而且与微创介入技术相结合，应用于某些疾病治疗的全过程，是临床医学实践中许多疾病诊断首选的检查方法。

超声检查被广泛应用的同时，管理难度也随之增加。近年来，围绕超声检查应用，国家出台了一系列管理规定，例如，《中华人民共和国人口与计划生育法》第三十五条规定，严禁利用超声技术和其他技术手段进行非医学需要的胎儿性别鉴定；严禁非医学需要的选择性别的人工终止妊娠。《卫生部关于严禁利用超声等技术手段进行非医学需要的胎儿性别鉴定和选择性别人工终止妊娠的通知》（卫办发〔2006〕284号）就严禁利用超声和染色体检查等技术手段进行非医学需要的胎儿性别鉴定和非医学需要的选择性别人工终止妊娠问题出台相应的管理意见。

一、超声科

（一）超声科设置

超声科设置、布局、设备设施符合《放射诊疗管理规定》，服务项目满足临床诊疗需要，提供24小时急诊超声服务。

（二）制度建设

（1）超声科要执行技术操作规范，实行质量控制，定期进行图像质量评价的工作，包括超声科仪器设备使用管理制度、超声报告单书写、签发制度、声像图阅读制度、影像重点病例随访制度、介入性超声术前告知制度、超声科与临床诊断的复核制度、报告审核制度、保护患者隐私制度、消毒隔离制度、常规操作规范、介入诊疗规范、超声影像与临床诊断符合率标准等。

（2）常规提供规范的医学超声诊断报告，有审核制度、疑难病例分析与读片制度、重点病例随访与反馈制度。

（3）有医学超声设备定期检测制度、受检者防护制度和措施，遵照实施并记录。

（三）人员管理

超声科室主任与具备资质的质量控制人员组成质量与安全管理团队，用质量与安全管理核心制度、岗位职责与质量安全指标，落实全面质量管理与改进制度，按照规定开展超声服务质量安全与改进控制活动，持续改进有成效并有规范记录。

（四）超声项目

医疗机构应当积极开展以下超声服务项目，以满足临床工作需求：①血管超声检查，包括四肢、颈部、腹部血管的检查；②腹部超声造影检查；③常规超声心动图及经食管超声心动图；④胎儿常规检查及系统筛查；⑤超声引导下介入穿刺；⑥术中超声等。

（五）文件或台账

（1）所有超声科规章制度、操作规范要求装订成册或以统一格式存档，便于查询。

（2）超声科质量与安全管理小组人员架构、分工、职责及活动记录。

（3）超声科组织科室医务人员学习规章制度、操作规范的培训计划、方案、考核资料及相关培训记录。

（4）超声科人员资质及授权档案资料。

二、超声质量管理指标

（一）超声诊疗前

（1）超声人员上岗符合资质比例。

（2）患者告知率。

（3）预约检查和治疗比例。

（4）试剂过敏发生比例。

（二）超声检查间

（1）检查部位与申请符合占比。

（2）图像满意占比。

（3）图像阳性占比。

（4）危急值处理。

（5）超声自检查开始到出具结果时间 ≤ 30 分钟（原国家卫生计生委参考值）。

（三）超声检查后

（1）诊断结果与临床病理结果符合占比。

（2）超声检查人员报告发布合格占比。

（3）结果随访占比。

（四）诊断报告

（1）报告书写规范。

（2）报告签发管理规范。

（3）报告诊断符合率。

三、评价评估

（一）评价目标

本节要求超声科医务人员严格执行并落实超声科规章制度、操作规范，提高超声科重点病例随访率及超声影像与临床诊断符合率，保证诊断报告规范、及时，随访工作到位，确保医疗质量与安全。

（二）评价场地

（1）提供集中查看相关文件资料的房间。

（2）深入 B 超室、心电图室、特殊检查室。

（三）参与人员

（1）超声科负责人、医院职能部门管理者。

（2）超声科各检查室医务人员。

（四）资料准备

（1）超声科规章制度、操作规范、应急预案等资料。

（2）各项培训计划、考试考核资料。

（3）超声科仪器设备维护记录。

（4）超声科质量管理工作计划、质控检查及持续改进记录。

（5）定期开展的突发事件演练记录、总结分析，以及效果评价、改进措施。

（五）其他准备

1. 询问环节

（1）抽查超声科负责人及其他医务人员对本岗位职责的知晓率及工作参与度。

（2）现场询问超声科负责人对科室质量与安全管理的工作流程、评价标准的熟知情况。

2. 现场抽查

（1）抽查超声科规章制度、操作规范的培训情况，有相应的培训记录、总结分析、效果评价、持续改进记录。

（2）抽查超声科质量与安全管理小组机构、制度与职责、质控检查记录，医务人员对超声科规章制度的知晓率。

（3）抽查 2 名医务人员医疗急救技术的掌握情况及对突发事件的应对能力。

3. 问题示例

（1）您所了解的超声科规章制度有哪些？

（2）您是否参加过医疗质量管理部门及超声科举办的医疗质量与安全的培训？

（3）您认为所在科室在执行和落实超声科规章制度方面有哪些不足或亟待改进之处？

（4）您最近一次参加的科室业务培训是何时，培训内容是什么？

（5）您的科室近期是否开展过突发事件演练活动？

（翟宝进　吴问汉　李岩）

第十二节　放射科质量管理与持续改进

放射科是医院重要的辅助检查科室，在现代医院建设中，放射科是一个集检查、诊断、治疗一体科室，临床各科许多疾病都须通过放射科设备检查达到明确诊断和辅助诊断。放射诊断的方法是医学影像分析。放射科的设备一般有普通 X 线拍片机、计算机 X 射线摄影系统（computed radiography，CR）、直接数字化 X 线摄影系统（digital radiography，DR）、计算机 X 线断层扫描（computed tomography，CT）、核磁共振（nuclear magnetic resonance imaging，MRI）、数字减影血管造影系统（digital subtraction angiography，DSA）等。随着放射设备的不断更新和检查内容的扩展，医学影像科必须实施整体管理，统一管理各种影像设备和诊疗业务内容，即传统 X 线、CT\MR、介入等均归到医学影像科。

本节主要阐述放射科质量管理、人员配备、人员资质管理，科室设置和服务管理，放射诊疗质量管理，医学影像诊断规范化管理，放射防护和职业安全的管理等内容。

一、放射科质量管理

（一）质量管理设置和职责

1. 科室设置

（1）部门设置、布局、设备设施符合《放射诊疗管理规定》，服务项目满足临床诊疗需要，提供 24 小时急诊影像服务。

（2）医学影像设备定期检测制度、受检者防护制度和措施，遵照实施并记录。

-423-

（3）环境保护及工作人员职业健康防护符合规定。

2.人员配置

（1）应当设置独立医疗质量安全管理部门或配备专职人员，负责质量管理与控制工作。

（2）医疗质量安全管理人员应当由具有中级以上职称的执业医师担任，具备相关专业知识和工作经验。

（3）所有医务人员必须熟练掌握心肺复苏等急救操作。

3.岗位职责

（1）对规章制度、技术规范、操作规程的落实情况进行检查。

（2）对医疗质量、医院感染管理、器械和设备管理、一次性使用医疗器具管理等方面进行检查。

（3）对重点环节和影响医疗安全的高危因素进行监测、分析和反馈，提出控制措施。

（4）对工作人员的职业安全防护和健康管理提供指导。

（5）监督、指导医学影像诊断中心的医院感染预防与控制，包括手卫生、消毒、一次性使用物品的管理和医疗废物的管理等，并提出质量控制改进意见和措施。

（6）对医学影像诊断报告书写、保存进行指导和检查；对影像病例的信息登记进行督查，并保障登记数据的真实性和及时性。

（7）对设置的影像诊断科、超声诊断科、信息科等部门进行指导和检查，并提出质量控制改进意见和措施。

（二）制度建设

（1）放射科质量管理与规章制度。

（2）明确操作规范，普通放射、CT、MRI、核素成像等部门医务人员应该严格执行技术操作规范，实行质量控制，定期进行图像质量评价。

（3）严格规范医学影像诊断报告，完善审核制度，有疑难病例分析与读片制度和重点病例随访与反馈制度。

（4）完善放射科查对制度、交接班制度、集体阅片制度、重点病例随访与反馈制度、疑难病例分析讨论制度、报告审核制度、报告签审制度、辐射损伤的处置规范、医学影像设备、场所定期检测制度、放射安全管理制度等。

（三）服务范围

放射科应该积极开展以下放射服务项目，以满足临床工作需求。

1．基本项目

（1）X 线摄片与造影、乳腺钼靶 X 线、数字胃肠透视。

（2）计算机断层扫描（CT）平扫、计算机断层扫描（CT）增强、计算机断层扫描（CT）特殊三维成像。

（3）磁共振（MRI）平扫、磁共振（MRI）增强、MRI 水成像及血管成像、特殊 MRI 检查。

（4）血管造影等。

2．介入项目

按照《综合介入诊疗技术管理规范》《神经血管介入诊疗技术管理规范》《心血管疾病介入诊疗技术管理规范（2011 年版）》《外周血管介入诊疗技术管理规范》的要求，在相应的科室开展介入技术项目。

（1）动脉造影：主动脉造影术，四肢动脉造影术，腹腔干、肝、脾动脉造影术，肠系膜上、下动脉造影术，肾动脉造影术，肺动脉造影术。

（2）间接性门静脉造影术，上、下腔静脉造影术，四肢静脉造影术，肝、肾静脉造影术，透视下深静脉穿刺置管术。

（3）选择性脏器动脉造影术及药物灌注，经皮体表一般畸形血管硬化术，经皮经肝（脾）门静脉、肝静脉造影术，肺动脉经导管溶栓术、血栓清除术。

（4）颈、椎动脉造影术，脑血管造影、颅内动脉瘤栓塞术，颅内动静脉瘘栓塞术，脊髓动脉造影等。

（四）质控管理

（1）科室主任与具备资质的质量控制人员组成质量与安全管理团队。

（2）能够用质量与安全管理核心制度、岗位职责与质量安全指标进行管理。

（3）落实全面质量管理与改进制度，按照规定开展质控活动，并有记录。

（五）文件或台账

（1）所有放射科规章制度、操作规范要求装订成册或以统一格式存档，便于查询。

（2）放射科质量与安全管理小组人员架构、分工、职责及活动记录。

（3）放射科组织科室医务人员学习规章制度、操作规范的培训计划及方案、考核资料及相关培训记录。

（4）放射科人员资质及授权档案资料。

（5）放射工作人员体检、培训相关证明材料。

二、放射科质量指标管理

目前，对放射科质量指标主要包括：符合三级医院质控指标，出报告时间符合三级医院要求。

（1）影像诊断与手术、病理或出院诊断随访对比，统计影像诊断与临床诊断的符合率。

（2）大型设备检查项目包括：①自开具检查申请单到出具检查结果时间 ≤ 48 小时。② CT 检查阳性率 ≥ 70%。③ MRI 检查阳性率 ≥ 70%。④大型 X 光机检查阳性率 ≥ 70%。⑤设备的运行完好率 > 95%。

注：原卫生部《三级综合医院评审标准实施细则（2011 年版）》的规定是：大型影像设备检查阳性率统计与分析，大型 X 线设备检查阳性率 ≥ 50%，CT、MRI 检查阳性率 ≥ 60%，医学影像诊断与手术后符合率统计与分析，符合率 ≥ 90%。

（3）医疗机构是否可以提供方便快捷的检查结果查询服务。除向患者提供纸质检查检验结果报告单外，还可提供现场、电话、短信、网络查询至少 1 项查询方式。

（4）X 光片图像质量：建立各 X 射线检查系统的评片标准和严格的评片制度，废片及重拍片要有记录，并做出原因分析，提出改进措施。

（5）X 射线诊断报告书写的内容和格式由医疗机构制定出一定的规范，并有审定和签发制度。

（6）X 射线诊断科应有质量保证工作的各种记录、质量控制检测胶片等资料。至少保存 5 年，并定期进行分析和评价。

三、工作要求

（1）根据医院的等级要求，科室主任应为具有主治医师或副高以上职称的全职医生；拥有 CT 或 MRI 等大型医学影像设备的科室主任要具有副主任医师以上职称；开展放射诊疗工作的科室人员配备须符合《放射诊疗管理规定》，满足临床需要；放射工作岗位人员需办理《放射工作人员证》，定期参加放射专项培训并取得相应资质。

（2）建立健全科室各项规章制度、岗位职责、操作常规和技术操作规范，并定期更新。建立科室质量管理小组，开展质量管理工作，有质量评价和分析记录（每季度 1 次）。

（3）医学影像科应取得《放射诊疗许可证》。服务项目应满足临床诊疗需求。

（4）影像报告时间符合相关规定的时限要求。由具有资质的医学影像诊断专业医师书写医学影像诊断报告。医学影像诊断报告书写应规范，并标注报告时间（精确到分钟）。制定疑难病例分析与读片制度，有落实。建立阳性病例随访制度，有落实。

（5）制定临床"危急值"报告制度和工作流程。

（6）定期校验放射诊疗及相关设备的技术指标和安全防护性能。开展图像质量评价活动，有评价结果与持续改进记录。制定患者身份标识的相关制度，严格执行各类查对制度，准确识别患者身份。提供保护患者隐私的诊疗环境。

（7）定期对放射诊疗工作场所、设备进行放射防护监测。放射工作场所安全防护装置和检测仪器符合相关要求。

四、评价评估

（一）评价目标

本节要求放射科医务人员严格执行并落实放射科规章制度、操作规范，增强放射诊疗防护意识，积极开展图像质量评价活动，提高放射科 CT、MRI 检查阳性率及影像诊断与临床诊断符合率，保证诊断报告规范、及时，随访工作到位。

（二）评价场地

（1）提供集中查看相关文件资料的房间。

（2）深入普通放射室、CT 室、MRI 室。

（三）参与人员

（1）放射科负责人。

（2）放射科医师、护士、技师。

（3）职能部门负责放射管理人员。

（四）资料准备

（1）放射科规章制度、操作规范、应急预案等资料。

（2）各项培训计划、考试考核资料。

（3）放射科仪器设备维护记录。

（4）放射科质量管理工作计划、质控检查及持续改进记录。

（5）放射安全事件演练记录、总结分析、效果评价、改进措施。

（五）其他准备

1. 询问环节

（1）抽查放射科负责人、医师、护士、技师对本岗位职责的知晓率及工作参与度。

（2）现场询问放射科负责人对科室医疗质量与安全管理的工作流程、评价标准的熟知情况。

2. 现场抽查

（1）抽查放射科规章制度、操作规范的培训情况，有相应的培训记录、总结分析、效果评价、持续改进记录。

（2）抽查放射科质量与安全管理小组机构、制度与职责、质控检查记录，医务人员对放射科规章制度的知晓率。

（3）抽查 2 名医务人员医疗急救技术的掌握情况及对放射安全事件的应对能力。

3. 问题示例

（1）您所了解的放射科规章制度有哪些？

（2）您是否参加过医疗质量管理部门及放射科举办的医疗质量与安全培训？

（3）您认为所在科室在执行和落实放射科规章制度方面有哪些不足或亟待改进之处？

（4）您最近一次放射安全与防护培训及职业健康体检是何时？

（5）您最近参与的一次放射安全事件应急演练是何时，您在其中担任何种角色？

（翟宝进　吴问汉　李岩）

第十三节　药事管理质量与持续改进

药事管理是一门新兴专业，目的是为了保证公民用药安全、有效、经济、合理、方便、及时。宏观上指国家依照宪法通过立法，政府依法通过施行相关法律，制定并施行相关法规、规章；微观上指药事组织依法通过施行相关的管理措施，对药事活动施行必要的管理，其中也包括职业道德范畴的自律性管理。

药事管理的目的是保证公民用药安全、有效、经济、合理、方便、及时，不断提高国民的健康水平，不断提高药事组织的经济效益和社会效益。对公众而言，药事管理是保障公民用药安全、有效、经济、合理、方便、及时和生命健康的必要和有效手段。对国家而言，药事管理保护公民健康是宪法规定的国家责任。

对于药事组织的意义，宏观药事管理为药事组织的微观药事管理提供了法律依据、法定标准和程序。宏观药事管理包括：①药品监督；②基本药物；③药品储备；④药品价格；⑤医疗保险用药与定点药店。微观药事管理包括：①药品研究与开发质量；②药品生产质量；③药品经营质量；④药学服务质量；⑤药品储备；⑥药品价格；⑦医疗保险用药销售。

药物的不合理使用已经成为威胁人类健康的全球问题。以合理用药为核心的药事服务是医疗服务的重要内容。医疗机构促进药品的合理使用已成为国家卫生改革的重要目标，目前国家已经出台的药事管理相关的法律法规有《药品管理法》《医疗机构药事管理规定》《抗菌药物临床应用管理办法》《处方管理办法》《医院处方点评管理规范（试行）》《抗菌药物临床应用指导原则》《抗菌药物临床应用管理办法》《全国抗菌药物临床应用专项整治活动方案》等。2017年，原国家卫生计生委针对药事管理印发《关于加强药事管理转变药学服务模式的通知》，旨在通过改善药学服务模式，实现合理用药、保障医疗质量与安全，从而提升服务能力、加强药师队伍建设，最终提高药学服务水平、保障人民群众健康。

加强药事管理，推进药学服务模式的转变，必须做到：各级管理部门高度重视，建立健全有效的工作机制，在服务能力、临床药师队伍、临床用药行为、药师激励机制、处方审核调剂、处方点评、用药监测、信息化管理、静脉用药集中调配、特色中药服务等药学服务的全过程加强管理。

本节主要涉及医院药事管理组织体系及其工作、科室管理和人员资质、科室质量管理小组及其开展质量管理工作、药品管理、处方管理和用药安全与加强用药核对程序、药物不良反应与药害事件监测报告、合理应用抗菌药物、临床药师制度和特殊管理药品的使用与管理等方面的内容。

一、药事管理体系

药学人员是医疗机构医疗质量管理委员会的重要成员。《医疗质量管理办法》第十八条规定："医疗机构应当加强药学部门建设和药事质量管理，提升临床药学服务能力，推行临床药师制，发挥药师在处方审核、处方点评、药学监护等合理用药管理方面的作用。临床诊断、预防和治疗疾病用药应当遵循安全、有效、经济的合理用药原则，尊重患者对药品使用的知情权。"第三十五条规定："医疗机构应当建立药品不良反应、药品损害事件和医疗器械不良事件监测报告制度，并按照国家有关规定向相关部门报告。"

（一）药事管理组织

（1）医疗机构应按照《医疗机构药事管理规定》的相关要求，设立药事管理与药物治疗学委员会及若干相关的药事管理小组，职责明确，有相应工作制度，日常工作由药学部门负责。

（2）根据本机构功能、任务、规模设置相应的药学部门。

（3）药学部门负责药品管理、药学专业技术服务和药事管理及临床药学工作。

（4）医务部门指定专人，负责与医疗机构药物治疗相关的行政事务管理工作。

（5）药事管理组织要由药事管理人员与药物治疗学、临床医疗专家等相关人员共同组成，成员资质必须符合相关规定，药事管理组织的副主任中必须有1名药学专业的药学部主任担任。

（6）各组员要有明确的职责和工作制度。药剂科室主任应为药事管理组织副主任委员或以上职务。

（7）药事管理与药物治疗学委员会人员组成符合规范，定期召开专题会议，研究药事管理工作，每年2~4次，出席人数大于全体成员的3/4，有会议记录，有完整的相关资料。

（8）应设专人负责医院药品质量管理、麻醉精神药品管理、处方点评管理、药品不良反应监测管理及抗菌药物临床应用管理，供现场查阅。

（二）科室管理和人员资质

二级医院应建立质量管理体系，医院药学部门应建立科室质量管理小组，开展质量管理工作，有质量评价和分析记录（每季度1次）。制定科室各项规章制度、岗位职责。

1.人员资质

（1）药学部门负责人，具备药学专业专科以上学历、中级以上职称。

（2）处方审核和调配人员，药库采购验收工作人员为经资格认定的药学技术人员。

（3）如有中药房，负责中药饮片临方炮制工作的，应当是具有3年以上炮制经验的中药学专业技术人员。

（4）临床药师应当具有高等学校临床药学专业或者药学专业本科毕业以上学历，并应当经过规范化培训；应当全职参与临床药物治疗工作，对患者进行用药教育，指导患者安全用药。

2.技能要求

（1）对药学技术人员进行岗位培训、继续教育。

（2）中药饮片煎煮工作应当由中药学专业技术人员负责，具体操作人员应当经过相应的专业技术培训。

（3）临床药师负责对本机构抗菌药物临床应用提供技术支持，指导患者合理使用抗菌药物，参与抗菌药物临床应用管理工作。二级以上医院应当配备抗菌药物等相关专业的临床药师。

3.知识要求

（1）医疗、药学管理部门、临床科室负责人及全体医务人员知晓相关药事法律、法规和规章。

（2）院科两级质量管理人均应能够熟练运用医疗质量管理工具开展医疗质量管理与自我评价，根据卫生计生行政部门或者质控组织发布的质控指标和标准完善本机构医疗质量管理相关指标体系，及时收集相关信息，形成本机构医疗质量基础数据。

（三）制度建设

根据《二、三级综合医院药学部门基本标准（试行）》（卫医政发〔2010〕99号）和《关于加强药事管理转变药学服务模式的通知》（国卫办医发〔2017〕26号）要求相关制度至少包括但不限于下列内容。

1. 资质管理

（1）人员资质及岗位职责管理制度。

（2）直接接触药品人员健康体检管理制度。

2. 药品供应管理

（1）药品质量管理制度。

（2）药品供应管理制度。

（3）采购药品，适量贮备制度。

（4）首次供货企业合法资质审核管理制度。

（5）新药引进制度。

（6）药品入库验收制度。

3. 药品使用管理

（1）制定本院"用药供应目录"或"药品处方集"，实行遴选和动态管理，每年调整1次。

（2）高危药品管理制度。

（3）药品购进、验收、储存、养护、出库等环节管理制度。

（4）静脉用药集中调配管理制度。

（5）药品使用差错制度。

（6）药品效期管理制度。

（7）不合格药品和退货药品的管理制度。

（8）药品召回管理制度。

（9）药品质量监督管理制度。

4. 处方管理

（1）处方调剂管理制度。

（2）处方审核管理制度。

5. 药品安全管理

（1）设施与设备管理制度。

（2）信息安全管理制度。

（3）退药管理制度。

（4）事故报告与管理制度。

（5）突发与危急事件处置管理制度。

（6）药学研究管理、药学教育管理相关制度。

6. 临床药师制度

制定临床药师工作制度；建立临床药师制，二级医院配备 1~2 名，三级医院配备 3~5 名符合资质的临床药师从事临床药学服务；临床药师职责明确。参加临床重点科室如 ICU、血液病、肿瘤化疗、危重患者的诊疗活动，并提供咨询和临床药学服务；临床药师为医务人员、患者提供合理用药的知识，做好药物信息，药物不良反应，治疗药物检测等咨询服务。

（四）文件或台账

（1）药品质量监督管理监控记录。

（2）对假、劣药品及药品批准注册、过期、变质、失效处理记录。

（3）对有疑问的药品及假、劣药品实行药品召回制度及相关记录。

（4）药品入库验收单，有药品质量监控系统和质量问题报告途径。

二、药品管理

（一）药品遴选管理

（1）根据原卫生部规定，制定本院"用药供应目录"或"药品处方集"，实行遴选和动态管理，每年调整 1 次。

（2）通过正规渠道采购药品，适量贮备。

（3）制定药品质量监督管理制度，并有监控记录。对退药进行有效管理。不使用假、劣药品及未经批准注册、过期、变质、失效药品。对有疑问的药品及假、劣药品实行药品召回制度。

（二）药品贮存管理

（1）药库布局合理，远离污染区，温湿度和照明亮度适宜；中药房应当远离各种污染源。中药饮片调剂室、中成药调剂室、中药煎药室应当宽敞、明亮，地面、墙面、屋顶应当平整、洁净、无污染、易清洁，应当有有效的通风、除尘、防积水及消防等设施。

（2）所有贮存药品须标明失效日期和注意事项。

（3）静脉用药调配和制剂在符合规定环境中进行。

（4）有完备的药品出入库管理信息系统，与 HIS 联网运行。

（三）处方和用药

（1）处方管理和用药安全：处方项目齐全，字迹清晰，使用药品通用名，给药途经、用法和剂量正确。

（2）制定处方（包括用药医嘱）管理制度，规范处方（用药医嘱）开具、抄录、审核等行为。

（3）医师和药师签名或签章式样在药学部门留样备案。

（4）药师对处方或医嘱用药应进行适宜性审核，对不合理处方及时进行干预；对严重不合理用药或者用药错误，拒绝调配并记录。

（5）开展药物咨询服务，并进行安全用药指导。

（6）制定处方点评制度，定期开展处方点评。

（7）处方或用药医嘱在转抄和执行时有严格的双核对程序，并由转抄、执行者和双核查者签名确认，患者对所有用药加强核对，确保安全。

（四）抗菌药物专项管理

（1）制定本院抗菌药物临床应用和管理实施细则。

（2）成立抗菌药物管理小组，制定抗菌药物分级管理制度，实施抗菌药物三级管理，进行动态监控与评价，每季度至少有 1 次工作记录。

（3）定期向全院临床科室公布有关抗菌药物临床应用情况分析，每半年至少 1 次。

（4）有本院检验、医院感染、药学三方联合完成的细菌耐药情况分析与对策报告，至少每 6 个月 1 次。

（5）对医务人员进行合理应用抗菌药物知识培训与教育，每年至少 1 次。

（五）特殊管理药品的使用与管理

（1）对高浓度电解质、易混淆（听似、看似）的药品有严格的贮存要求，并严格执行麻醉药品、精神药品、放射性药品、医疗用毒性药品及药品类易制毒化学品及高危药品等特殊药品的使用与管理制度，以及存放区域、标识和贮存方法的相关规定。

（2）医疗机构毒麻药印鉴卡记录翔实，医院授予麻醉处方权人员均有参加专项培训的记录并取得资格认可。

（六）监测与报告

（1）医疗机构应当建立药品不良反应、药品损害事件和医疗器械不良事件监测报告制度，并按照国家有关规定向相关部门报告。

（2）制定药品不良反应监测和药害事件监测报告制度。

（3）医师、药师、护士及其他医务人员相互配合对患者用药情况进行监测。重点监测非预期（新发现）的、严重的药物不良反应。保留有原始记录。

（4）发生严重药品不良反应或药害事件，积极进行临床救治，做好医疗记录，保存好相关药品、物品的留样，并对事件进行及时调查、分析，按规定上报卫生行政部门和药品监督管理部门。

三、药事质量管理相关指标

根据《药品管理法》《医疗机构药事管理规定》等有关文件和相关医院工作质量管理考核的要求，结合本科工作实际，可制定相关的质量与安全管理考核指标，以下指标从不同方面对药事质量进行监管，供读者参考。

（一）医疗机构合理用药指标

参阅《三级综合医院医疗质量管理与控制指标（2011年版）》。

1. 处方指标

（1）每次就诊人均用药品种数。

（2）每次就诊人均药费。

（3）就诊使用抗菌药物的百分率。

（4）就诊使用注射药物的百分率。

（5）基本药物占处方用药的百分率。

2. 抗菌药物用药指标

（1）住院患者人均使用抗菌药物品种数。

（2）住院患者人均使用抗菌药物费用。

（3）住院患者使用抗菌药物的百分率。

（4）抗菌药物使用强度。

（5）抗菌药物费用占药费总额的百分率。

（6）抗菌药物特殊品种使用量占抗菌药物使用量的百分率。

（7）住院用抗菌药物患者病原学检查百分率。

3. 外科清洁手术预防用药指标

（1）清洁手术预防用抗菌药物百分率。

（2）清洁手术预防用抗菌药物人均用药天数。

（3）接受清洁手术者，术前 0.5~2.0 小时内给药百分率。

（4）重点外科手术前 0.5~2.0 小时内给药百分率。

（二）调剂工作相关指标

（1）门诊处方总数复核率。

（2）门诊处方合格率。

（3）住院处方复核率，处方双签字率。

（4）药房划价准确率，误差处方平均金额。

（5）发药复核率。

（6）发出药品质量合格率。

（7）发药出门差错率。

（8）中药饮品误差。

（9）称量误差率（指一张处方的总称量重量）。

（10）饮片分包误差率。

（11）抗菌药的金额占总药品金额。

（12）抗菌药使用率（住院、急诊、普通门诊）。

（13）药品收入占总收入的百分比。

（14）取药窗口等候时间。

（15）患者、临床和护理满意率。

（三）药库管理指标

（1）库存药品总金额。

（2）药品每个月报损率（门诊、饮片）、年报损率。

（3）药品供应满足率。

（4）中药院内配合率。

（5）每季度盘点账物相符情况（中西成药盘点误差、饮片盘点误差）。

（6）药库盘点账物相符率（特殊药品账物相符率）。

（7）药品储存合理，药品完好率（西药、中药饮片）。

（8）药库库存药品合格率。

（9）药库出库药品合格率。

（10）药品价格正确率。

（11）药房85%以上药品库存周转率。

四、评价评估

（一）评价目标

本节通过对医院药事管理体系建设、制度完善、日常工作运行情况，拟评价医院在合理用药、药事管理和临床药学服务方面的管理现状，旨在通过现场核查，找到问题，指导医疗机构科学、规范管药，合理用药，建立动态指标监测体系，保障质量和安全，更好地服务临床，为患者提供服务。

（二）评价场地

（1）提供集中查看相关文件资料的房间。

（2）深入药剂科、门诊和病区药房、药库、静脉配液中心、麻醉科、手术室、临床科室。

（3）医疗管理职能部门、护理部、药事委员会、医院感染等管理部门。

（三）参与人员

（1）院领导、科负责人。

（2）医师、护士、药师、药事部门人员等。

（四）资料准备

（1）药事委员会管理文件。

（2）药事管理相关规章制度、工作职责、操作规范、应急预案等资料。

（3）各项培训计划、考试考核资料。

（4）院科两级质量管理工作计划、质控检查及持续改进记录。

（5）安全事件演练记录、总结分析、效果评价、改进措施。

（6）会议相关资料：①会议要有签到表、会议记录等原始文件，产生的决议有记录；②对药品质量管理、麻醉精神药品管理、处方点评管理、药品不良反应监测管理及抗菌药物临床应用管理要有相关记录。

（7）监测资料：①非预期（新发现）的、严重的药物不良反应全程管理资料（包括原始记录、管理干预、问题分析、整改结果）。②重点监测非预期（新发现）的、严重的药物不良反应。保留有原始记录。③发生严重药品不良反应或药害事件的医疗记录，相关药品、物品的留样，并对事件进行及时的调查、分析等资料，以及按规定上报卫生行政部门和药品监督管理部门的备案资料。

（五）具体方法

1. 核查制度建设和落实

（1）各项规章制度、岗位职责内容是否具体，并具有可操作性。

（2）查看"用药供应目录"或"药品处方集"每年更新情况。

（3）查看药品采购及入库验收的资料。

（4）查看中药饮片管理（中药房和煎药室实行外包服务的，应有服务质量保证的条款）。

2. 核查人员资质

（1）核查药剂科室主任资质与各级人员资质。

（2）核查各种岗位培训、继续教育资料、上年度全体医务人员参加有关药事培训记录（每年至少1次）。

（3）核查直接接触药品人员健康体检证明。

3. 核查药品贮存管理

（1）查看药库布局，是否有防潮、防湿、防高温、防鼠虫和防火、防盗设施，是否有相对温度、湿度、冰箱温度记录。

（2）查看药品贮存和效期管理情况。查看近效期药品预警管理。

（3）查看静脉用药配置的环境和配置范围。

4. 核查药品管理信息系统

查看与HIS联网运行情况。

5. 核查处方管理和用药安全

（1）处方项目齐全，字迹清晰，使用药品通用名，给药途经、用法和剂量是否正确。

（2）医师和药师签名或签章式样在药学部门留样备案。

（3）抽查50张当天处方书写规范情况、医师签字或签章与留样是否一致。

（4）查看药师用药审核和处方干预的记录。

（5）查看定期开展处方点评和及时进行干预的相关资料。

（6）对严重不合理用药或者用药错误拒绝调配的记录。

6. 用药核对程序

（1）核查 2 份病史中医嘱转抄，有无转抄者、执行者与双核查者的签名确认。

（2）考查 2 个病区的口服药、注射用药管理流程和核对程序是否规范。

7. **核查药物不良反应与药害事件监测工作**

（1）查看监测非预期（新发现）的、严重的药物不良反应原始记录。

（2）查看药物不良反应和药害事件监测分析记录。

（3）查看严重药物不良事件是否按规定上报卫生行政管理部门。

8. **核查合理应用抗菌药物管理**

（1）查看抗菌药物分级管理制度与目录，每季度至少有 1 次工作记录。

（2）定期向全院临床科室公布有关抗菌药物临床应用情况分析，每半年至少 1 次。

（3）有本院检验、医院感染、药学三方联合完成的细菌耐药情况分析与对策报告，至少每 6 个月 1 次。

（4）对医务人员进行合理应用抗菌药物知识培训与教育，每年至少 1 次。

（5）查看抗菌药物临床分级应用监督、分析、评价和抗菌药物临床应用分析的内部公示资料。

（6）查看门诊处方 50 张，查看是否符合抗菌药物分级管理规定，有无越级使用抗菌药物的情况及使用比例。

（7）查看抗菌药物合理使用培训记录。

9. **核查临床药师制度落实**

（1）查看临床药师工作制度和职责；抽查 1 名临床药师工作职责的知晓情况。

（2）查看临床药师配备、药师资质，临床药师从事临床药学服务记录。

（3）参加临床重点科室如 ICU、血液病、肿瘤化疗、危重患者的诊疗活动，并提供咨询和临床药学服务记录。

（4）查看 5 份相关病历，考评临床药师参与临床工作情况。每周至少参加 1 次临床查房并有临床药学服务记录，比如药物重整和处方干预记录。

10. **核查特殊管理药品使用与管理**

（1）对高浓度电解质、易混淆（听似、看似）的药品存放区域、标识和贮存方法的相关规定。

（2）医疗机构毒麻药印鉴卡记录翔实，医院授予麻醉处方权人员均有参加专项培训的记录并取得资格认可。

（3）查看特殊药品（"毒、麻、精、放""高危"等）使用管理相关制度。

（4）核查"毒、麻、精、放"药品和易制毒化学品的三级管理（药库、药房、病区）、"五专"管理情况（专人、专柜加锁、专用账册、专用处方、专册登记）。

（5）查看高浓度电解质和易混淆药品等特殊药品的存放和警示标识。

（6）查看医院有"麻、精"特殊药品处方权限的医师、药师名单，查看相关人员培训合格证明文件。

（7）查看"麻、精"药品处方20张，查看处方用法、用量、适应证及书写规范，残余量记录规范。

（8）查看门诊"麻、精"药品使用病历，查看病历记录、患者身份备案资料及知情同意书。

（9）查看医院麻醉药品、第一类精神药品销毁记录。

11. 查看科室质量管理小组的质量评价和分析记录

每季度至少有1次质量相关活动记录。

（六）其他准备

1. 询问环节

（1）抽查药事委员会成员、药剂部门人员、临床医师、护士对职责的知晓率及工作参与度。

（2）现场询问药学部门负责人对科室医疗质量与安全管理的工作流程、评价标准的熟知情况。

2. 现场抽查

（1）抽查药学规章制度、操作规范的培训情况，有相应的培训记录、总结分析、效果评价、持续改进记录。

（2）抽查药学部门质量与安全管理小组机构、制度与职责、质控检查记录，医务人员对规章制度的知晓率。

（3）抽查2名临床药师临床工作记录。

（李岩　吴问汉　郭永荣　赵伟国）

第十四节　实验室质量管理

医疗机构临床实验室是指对取自人体的各种标本进行生物学、微生物学、免疫学、化学、血液免疫学、血液学、生物物理学、细胞学等检验，为临床提供医学检验服务并出具检验报告的实验室。 其主要职责是对各种标本检验并将检验结果准确地提供给申请者，为疾病诊断、管理、预防、治疗或健康评估提供相关信息。 临床实验室主要包括医学检验科、输血科、病理科、核医学科等（下称实验室），各实验室应根据相关的法律法规及《医疗机构临床实验室管理办法》，结合实际情况，从以下几个方面加强临床实验室的建设与管理，提高临床检验水平，保证医疗质量和医疗安全。

本节所阐述的实验室质量管理包括医学检验科、血库、输血科和病理科管理等内容。

一、临床实验室常规要求

（一）依法执业

医院医疗执业许可证在有效期内使用，诊疗科目中有医学检验科、输血科和病理科，并有相关的亚专业，实验室在执业范围内开展相关工作。 实验室的检验工作流程、生物安全、医疗垃圾的处理、危险化学品的管理、技术规范等工作活动及工作人员资质符合法律法规要求。

（二）实验室的组织结构和质量管理体系

实验室应有清晰的组织结构，标明实验室与医院管理层、医院各部门之间的联系，以及实验室与卫生行政管理部门如上级临床检验质量控制中心、卫生计生局、血液中心、病理质控中心、疾病控制与预防中心等的工作关系，并有相应的工作记录。

实验室应建立有比较完善的质量控制体系，对外来文件如法律法规、国标行标、规程指南等有控制和登记，内部文件有质量手册、程序文件、各专业作业标准操作程序（standard operating procedure，SOP）和相关的质量和技术记录。 有明确的质量方针和质量目标，质量目标能量化考核，并定期监测、统计分析，体现持续改进和实验室能力水平。 实验室通过文件控制、咨询服务、人员培训、质量控制、质量评估等活动证实实验室的质量体系能有效运行。

（三）咨询服务和投诉的管理

实验室应建立咨询服务程序或流程，通过电话沟通、网络交流、召开与临床医务人员联席会议、参与临床查房或会诊、定期召开相关学术会议、新项目新技术讲座等多种方式为临床提供咨询服务，临床医务人员满意度高。

实验室应建立投诉的管理制度，及时、正确处理来自患者、临床科室、员工的投诉，对投诉的受理到处理全过程有完整的记录，处理结果反馈给投诉人；定期对投诉进行总结分析，能体现持续改进。 对重大投诉进行案例分享，教育员工提高服务意识和检验质量。

（四）实验室的服务能力和人员配备

实验室具有较高的服务能力。开展的检验项目能满足临床需求，有项目总目录、每年开展的新项目目录、临床要求开展项目的申请目录、外包检验的项目目录，定期评审实验室开展的检验能否满足临床需求。有新项目、新技术申请和开展流程，并得到有关部门批准。

实验室人员配备合理，能满足相应检验工作的要求。有员工个人技术档案，记录员工基本信息、工作经历、教育培训经历、学习进修经历、学分登记、学术和科研登记，并有相关证件的复本等。对员工特别是新员工岗位能力有评估、考核和授权记录。

（五）实验室设施和环境条件

实验室布局基本合理，不同功能区相对隔离，符合生物安全和医院感染要求。设置有标本采集区、标本前处理区、实验室操作区、标本后处理和消毒区、员工生活区等功能区，各区整洁有序，符合 6S 要求。特殊标本的处理、操作和保存符合法律法规的要求，如 HIV 标本、感染标本、输血标本、组织病理标本等。

实验室对环境温、湿度有监测记录，对贮存冰箱、水浴箱、温箱等的温度有监测记录，对实验用水的质量有要求时有水质监测记录，有失控报警机制和失控时的处理记录。

（六）实验室设备管理

实验室有设备管理制度，对设备的申请、采购流程进行规定；法定检定设备如加样枪、分析天平、移液器、温度计、离心机等经法定计量单位进行检定，有检定证书；对大型仪器设备须进行内部校准，有校准报告；设备按要求进行维护保养，有维护保养记录；设备在投入使用前实验室应证实其性能满足临床要求。实验室有每台设备的 SOP 文件，操作人员经培训考核合格后方可授权操作，大型医疗设备应有操作资质证书。现场考核工作人员能对设备的 SOP 文件、设备的维护保养、设备的操作熟知和掌握。实验室使用的仪器、试剂和耗材符合国家有关规定，不使用未经国家食品药品监督局批准的检验试剂或过期试剂。

（七）检验前质量控制

标本质量是检验前质量控制的关键环节。实验室应制定检验前质量控制程序，对患者准备、标本采集、标本运输、标本核收、标本处理、标本贮存的全过程进行质量控制，确保标本的质量。实验室应制定不合格标本的判断标准和处理程序，设定不合格标本的控制目标和标本周围时间的控制目标，定期分析监测、分析和评价，有分析评价记录，不合格标本率、标本周转时间有降低和缩短的趋势，体现质量改进。实验室信息系统能对标本的流动进行全过程监控。

检验申请单填写信息完整，对申请单的合格率有统计分析，并做到持续改进。

（八）检验过程质量控制

实验室应选择国际公认、法规规定或同行认可的检验程序，检验程序在投入临床应用前应进行性能验证或确认，证实其能够满足临床需要或标准要求时方可检测患者标本。有检验过程质量控制指标，并定期监测与评价，有数据体现持续改进。

实验室积极参加卫生行政管理部门组织的能力验证（PT）或实验室间比对，有参加证书或合适证书，对不满意或不合格的项目有原因和采取纠正措施的记录，必要时导出预防措施。有相应的质量指标并定期分析和评价，有评价记录和持续改进的证据。

（九）检验后过程质量管理

实验室有检验后标本的管理程序，对检验后标本的处理和保存时间有明确规定。检验后标本的处理应符合医院感染要求和有关管理法规的要求。

实验室有检验结果的报告程序，通过与历史数据比对、与临床的符合性、各参数间的逻辑关系等系统评审发布检验报告。明确每个检验的报告周期，在规定的时间周期内发出检验报告，定期评审检验报告发布的及时率。有临床危急值报告制度，明确危急值的项目、范围和报告方式，规定危急值报告的及时率并定期评审，临床医师及时处理临床危急值。临床实验室发出的检验报告应实行双签名制。

同一检验项目由不同人员、不同设备或使用不同的检测系统进行检验应定期进行人员或设备比对，有可比性的判断标准，不可比时采取纠正措施，有比对方案和比对报告，记录完整。

（十）标本及结果质量管理

（1）制定患者准备、标本采集、标本储存、标本运送、标本接收等标准操作规程，保证分析前质量。

（2）加强临床实验室质量控制和管理。

①制定并严格执行临床检验项目标准操作规程和检验仪器的标准操作、维护规程。

②使用的仪器、试剂和耗材应当符合国家有关规定。

③保证检测系统的完整性和有效性，对需要校准的检验仪器、检验项目和对临床检验结果有影响的辅助设备定期进行校准。

④对开展的临床检验项目进行室内质量控制，绘制质量控制图。对质量失控现象及时查

找原因并纠正，并有详细记录。

⑤实验室室内质量控制：质控品选择、质控品数量、质控频度、质控方法、失控判断规则、失控时原因分析及处理措施、质控数据管理等严格按照国家或行业相关要求执行。

⑥医疗机构临床实验室定量测定项目的室内质量控制标准按照《临床实验室定量测定室内质量控制指南》（GB/20032302-T-361）执行。

⑦参加卫生行政部门指定的室间质量评价机构组织的临床检验室间质量评价。

⑧室间质量评价标准按照《临床实验室室间质量评价要求》（GB/20032301-T-361）执行。

（十一）报告或信息质量管理

（1）建立临床检验报告发放制度，保证临床检验报告的准确、及时和信息完整，保护患者隐私。

（2）临床检验报告内容应当包括：①实验室名称，患者姓名、性别、年龄、住院病历或者门诊病历号。②检验项目、检验结果和单位、参考范围、异常结果提示。③操作者姓名、审核者姓名、标本接收时间、报告时间；④其他需要报告的内容。

（3）临床检验报告应当使用中文或者国际通用的、规范的缩写。

（4）诊断性临床检验报告应当由执业医师出具。

（5）医疗机构临床实验室应当建立质量管理记录，包括标本接收、标本储存、标本处理、仪器和试剂及耗材使用情况、校准、室内质控、室间质评、检验结果、报告发放等内容。质量管理记录保存期限至少为2年。

（十二）临床生物安全管理

1. 生物安全管理制度与安全操作规程的建立和遵守

临床实验室应当建立并严格遵守生物安全管理制度与安全操作规程。基本制度和安全操作规程请参考《医疗机构临床实验室管理办法实施细则（修正后）》第四章第三十四条的规定进行建立。

2. 实验室人员生物安全防护知识培训

医疗机构应当对临床实验室工作人员进行上岗前安全教育，每年进行生物安全防护知识培训。安全防护教育实施情况应有记录，并进行考核。

3. 临床实验室的建筑设计

临床实验室的建筑设计应当符合有关标准，并与其生物安全防护级别相适应。临床实验室应当按照有关规定，根据生物危害风险，保证生物安全防护水平达到相应的生物安全防护级别。

4. 安全设备和个人防护用品的配备

临床实验室应当根据不同生物防护级别按《实验室生物安全通用要求》《微生物和生物医学实验室生物安全通用准则》的规定配备安全设备及个人防护用品。对实验室工作人员正确使用安全设备和个人防护用品进行必要的培训。

5. 病原微生物样本的采集、运输、储存和送检

医疗机构病原微生物样本的采集、运输、储存严格按照《病原微生物实验室生物安全管理条例》等有关规定执行。临床实验室应当严格管理实验标本及实验所需的菌（毒）种,高致病性病原微生物应当按照《病原微生物实验室生物安全管理条例》规定,送至相应级别的生物安全实验室进行检验。临床实验室应当按照卫生部有关规定加强医院感染预防与控制工作。

6. 医疗废物的管理和处理

医疗机构临床实验室应当按照《医疗废物管理条例》和《医疗卫生机构医疗废物管理办法》的相关规定妥善处理医疗废物。

7. 生物安全事故的预防和应急预案

临床实验室应当制定生物安全事故和危险品等意外事故的预防措施和应急预案。

（十三）实验室质量指标监测与持续改进

实验室应制定质量指标的管理程序,根据有关的管理法规和行业标准确定实验室的质量监测指标,有质量指标的定义、意义、计算公式、数据采集方法和监控周期。定期对质量指标进行监测、分析与评价,用数据证明各项质量指标得到了持续改进。实验室的质量指标能体现持续改进的过程和实验室的能力水平。

（十四）应急预案与应急演练

实验室应制定消防安全管理制度、实验室信息安全管理制度、设备安全管理制度、危化品管理制度等。有信息系统故障和大型设备故障应急预案和应急演练,有消防安全和危化品意外应急演练,有演练效果分析。

二、医学检验科管理

（一）医学检验科诊疗专业科目

医学检验科诊疗专业科目包括临床化学检验、临床免疫学检验、临床微生物学检验、临床血液学和体液学检验、临床分子生物学检验、细胞遗传学检验等。实验室按照卫生行政部门核

准登记的医学检验科下设临床检验亚专业，提供临床检验服务。聚合酶链式反应（polymerase chain reaction,PCR）、人类免疫缺陷病毒（human immunodeficiency virus,HIV）、放免分析需实行准入的临床检验技术按有关规定通过验收合格后方可开展检测工作，相关工作人员须持证上岗。

（二）临床检验服务和临床实验室设置

临床实验室所提供的临床检验服务满足临床工作需要，在规定范围内可适当增加检测项目，保证临床检验工作客观、公正，不使用未经原国家卫生计生委发布或公布停止临床应用的检验项目和检验方法开展检验工作。

医疗机构临床实验室应当集中设置，统一管理，资源共享。同一检验项目不得在临床科室设立的实验室进行检验。综合性医院应有独立设置的急诊检验室，并保证 24 小时提供急诊检测服务。

实验室至少具备与其临床检验工作相适应的专业技术人员、场所、基础设施和环境条件、仪器设备等，以满足临床检验需要。专业技术人员应当具有相应的专业学历，并有专（兼）职人员负责临床检验质量和临床实验室安全管理。

（三）检验项目和检验仪器标准操作规程的制定

检验项目操作规程应包括实验原理或检验目的、标本种类及收集要求、使用试剂、使用仪器、操作步骤、质控品的使用水平和频率、计算方法、参考范围、操作性能概要、超出可报告范围的处理、危急值、方法的局限性、参考文献及其他必需的内容。仪器操作的操作规程应包括仪器名称及型号，生产厂家，检测范围，检测原理，参数设置，开、关机程序，校准程序，常规操作程序，使用、保养、维护程序，仪器的基本技术性能，运行环境，常见故障与处理及其他事项。

（四）室内质量控制

对开展的检验项目应进行室内质量控制，绘制质量控制图，否则不得出具检验报告。当室内质控出现失控现象时，应当及时查找原因，采取纠正措施并详细记录。室内质量控制主要包括质控品的选择、质控品的数量、质控频度、质控方法、失控的判断规则、失控时原因分析和处理措施及质控数据管理要求等。临床实验室定量测定项目的室内质量控制标准应按照《临床实验室定量测定室内质量控制指南》（GB/20032302-T-361）执行并有具体措施落实到位。

（五）室间质量评价和方法学比对

临床实验室每年必须参加国家或省市临床检验中心组织的室间质量评价，并按照常规检验方法与检验标本同时进行，不得另选检测系统，以保证检验结果的真实性。对于不合格的项目，应当及时查找原因，采取纠正措施，并将各专业参加室间质量评价项目的原始数据保存归档。室间质量评价标准按照《临床实验室室间质量评价要求》（GB/20032301-T-361）执行，并有具体措施落实到位。临床实验室应对开展的所有检测项目结果的可靠性进行验证。

三、输血科（血库）管理

输血科是提供医疗用血服务的科室，负责血液接收、贮存、发放、输血相关检测，并对临床用血进行技术指导，对临床成分用血进行规范化管理，配合临床开展输血及血液治疗，指导临床合理用血，推广成分输血、自身输血和输血新技术，宣传现代输血知识等工作，集试验、诊断、治疗、供应为一体的医技科室。输血科应根据《医疗机构临床实验室管理办法》《医疗机构临床用血管理办法》《临床输血技术规范》和相关医疗机构输血科（血库）质量管理规范的要求，结合实际情况，从以下几个方面加强临床实验室的建设与管理，提高临床检验水平，保证医疗质量和安全。

（一）输血科管理一般规定

1. 管理职责

医疗机构应加强输血管理委员会、临床输血科的建设和管理，规范输血科执业行为，保证科学、合理、安全的开展临床输血工作；保证输血科具备与临床输血业务相适应的专业人员、场所、设施、设备等条件。

2. 组织与人员

输血科是提供医疗用血服务的科室，负责血液接收、贮存、发放、输血相关检测；参与输血相关疾病诊断与治疗；指导临床输血；开展输血质量管理、教学、科研等工作。输血科医学检验专业人员须具有国家认可的卫生专业技术资格证书，并经过输血专业相关理论和实践技能的培训和考核。

3. 场所、设施和设备

输血科工作场所布局应满足业务需求，流程合理，采光明亮、空气流通、远离污染源，应单独设置生活区和工作区，且符合卫生学要求，便于手术取血。根据科室职能配置相应设施和设备，并能提供设备的生产商或供应商具有国家法律法规所规定的资质，满足其任务、功能需求与预期使用要求。

4. 输血科规章制度与技术规范

为确保患者在输血过程中的安全，应按相关要求制定输血科规章制度和技术规范。规章制度包含临床输血管理制度、急诊输血管理制度、临床用血申请审核和用血报批制度、血液发放和输血核对制度、紧急抢救配合性输血管理制度等。技术规范包含输血申请、受血者血样采集与送检、交叉配血、血液入库、核对、贮存、发血、输血等，确保贮血、配血和其他科学、合理用血措施的执行。

（二）输血科质量管理

1. 输血科项目标准操作规程的制定

输血科应制定实验室检测项目和仪器操作规程，内容应包括：目的，职责，适用范围，原理，所需设备、试剂，检测环境条件，步骤与方法，结果的判断、分析和报告，质量控制，记录和支持性文件等要素。

2. 仪器、试剂和耗材的规范使用

建立和实施实验仪器、试剂和耗材的管理程序，包括生产商和供应商资质评估，试剂与材料的评估、选购、确认、保存、使用、监控及库存管理，保证仪器、设备符合预期使用要求。计量器具应符合检定要求，有明显的定期检定合格标识。

3. 血液库存和发放管理

建立血液入库、核对，血液贮存和血液发放的管理程序，对血液信息完整性进行认真核对，合格后签收入库。按不同血液成分分开贮存，有明显标识，并对血液保存持续的温度进行检测和记录。血液发放前应检查血液质量、血型、有效期等，异常血液不得发放。

4. 室内质量控制与室间质量评价

建立和实施与检测项目相适应的室内质量控制程序，以保证检验结果达到预期的质量标准。建立和实验室间质量评价管理程序，参与经原卫生部认定的室间质量评价机构组织的输血前相关血液检测室间质量评价。

5. 输血信息与记录管理

建立和实施血液输注、护理监护、记录管理程序，包括医务人员输注核对和血液输注过程管理、输血严重危害监控管理、输血后管理等相关内容。记录包括输血科记录和临床输血病历记录，使临床输血具有可追溯性。

四、病理科管理

病理科是疾病诊断的重要科室，负责对取自人体的各种器官、组织、细胞、体液及分泌物等标本，通过大体和显微镜观察，运用免疫组织化学、分子生物学、特殊染色及电子显微镜等技术进行分析，结合患者的临床资料，做出疾病的病理诊断。具备条件的病理科还应开展尸体病理检查。实验室应根据《病理科建设与管理指南（试行）》和关于病理科医疗质量管理的相关要求，结合实际情况，从以下几个方面加强病理科的管理，提高病理诊断水平，保证医疗质量和医疗安全。

（一）病理科管理一般规定

1. 病理科的业务范围

病理科应当按照卫生行政部门核准登记的检查项目和技术方法开展病理诊断。为了满足医院临床工作的需要，病理科应能开展：①活检标本病理组织学诊断。②手术切除标本的病理诊断。③细胞病理学诊断，包括脱落细胞学和穿刺细胞学诊断。④开展免疫组化染色和组织化学染色，两者的种类在三级医院分别为 60 种和 10 种以上，在二级医院分别为 30 种和 5 种以上。三级医院病理科应能开展术中快速诊断和病理会诊工作，有条件者应开展分子病理检测和开展科研、教学工作。

2. 病理科检查实验室设置

病理学检查实验室应设置相应的功能区，至少包括样品接收、取材、组织处理、制片、染色、免疫组织化学、病理诊断、病理档案、样品存放等区域。三级医院病理还应设冷冻切片室、组织化学染色室、分子病理室、会诊室、电脑管理室、资料室、学术活动室、库房等；教学基地应有独立的进修医师学习工作室。

3. 病理科的人员配备和岗位设置

专业技术人员应当具有相应的专业学历，并取得相应专业技术职务任职资格。病理科负责人、病理医师、病理医师和病理技师资质、岗位职责和数量均有专业要求。

4. 场所、设施和设备

病理科应具有与其功能和任务相适应的工作场所，配备与其危险化学品、放射、物理及生物安全防护级别相适应的设施，具有相匹配的诊断用设备和技术设备。

5. 病理科规章制度

建立与完善相关制度，如病理室制度，技术室制度，室内质控制度，各级人员岗位责任，科内切片复核和科内会诊制度，病理档案的保存和管理制度，病理切片、涂片等的借阅和会诊制度等。

6. 病理科诊断报告管理

（1）病理诊断报告正副本应当使用中文或者国际通用的规范术语。保存期限按照病历管理有关规定执行。仅授权专人可发送病理检查报告。

（2）病理报告书中通用要求包括：病理号、送检标本的科室、患者姓名、性别、年龄、标本取材部位、门诊号和 / 或住院号。病理报告还应包括以下内容：大体描述；镜下描述（适用时）；最终诊断；与以前的细胞、针吸样品和/或冰冻切片结果不一致的解释；特殊检查（如免疫组织化学、电镜、分子病理）的结果（适用时）。科内会诊结果应包含在患者的最终诊断报告中，并制定相应的要求。流式细胞检测/诊断报告应包括异常细胞群（如确定）的百分率、免疫表型信息，并提供可能的诊断。

（3）病理检查报告应结合患者的临床信息，当与临床诊断明显不符合，特别是涉及病变部位或病变性质时，应有文件规定如何报告结果。

（4）建立病理诊断差错的识别、报告、调查和处理程序，及时发现差错，分析产生的原因，防止再次发生。

（二）病理科质量管理

1.病理科工作质量控制规程

按照公认程序，如《临床技术操作规范·病理学分册》及国际权威专著制定病理学检查程序，应包括从大体样品检查、取材直至病理报告发出的过程。例如，标本送检及组织固定规范，病理申请单填写规范、病理标本检查和取材规范，常规病理制片规范，病理诊断规范、复查制度、科内会诊制度，病理诊断报告书写规范，细胞学诊断的规范，术中快速冰冻切片（含快速石蜡）诊断的规范，尸体剖验病理诊断的规范，组织化学染色操作的规范，免疫组织化学染色的规范和仪器、试剂和耗材的质控管理等。

2.室内质量控制

组织化学染色、免疫组织化学染色或者荧光染色应设立每批次阳性和阴性对照；更换新的染色试剂，需要有用阳性和阴性组织进行有效性验证，并有相应的文字记录和染色切片档案。流式细胞检测应为每一种荧光抗体及标记方法设立相应的对照。需定期随机抽取病理报告进行内部人员比对复阅。

（三）病理科安全管理

病理科应建立完善的危险化学品和生物安全管理制度，制定生物安全事故和危险品、危险设施等意外事故的预防措施和应急预案。实验室排风及消毒设备等符合生物安全等级二级（biosafety level-2，BSL-2）的要求，且需配备相应安全防护水平所需个人防护用品，定期检测甲醛、二甲苯浓度，保证有害气体浓度在规定许可的范围。应按《医疗卫生机构医疗废物管理办法》制定医疗废物管理制度并妥善处理实验活动产生的医疗废物，尤其是废弃二甲苯、甲醛等液体的处理。

（王伟佳　张秀明　杨帆　杨有业）

练 习 题

【名词解释】

1. 医疗质量。

2. 医疗安全。

3. 医疗质量安全核心制度。

4. 药物不良反应。

5. 药害事件。

6. 病历。

7. 病案。

8. 手术。

9. 住院诊疗活动。

10. 患者评估。

11. 急诊绿色通道。

12. 医疗安全不良事件。

【思考题】

1. 医院医疗质量与安全管理委员会应该由哪些人组成，职责是什么？院科两级管理谁是第一责任人？

2. 非公立医疗机构在制定和完善医疗质量核心制度时需注意哪些问题？

3. 医院医疗质量和安全管理相关的数据库应该至少包含哪些内容？

4. 医疗风险的影响因素有哪些？患者安全目标管理要点是什么？

5. 病历（案）管理的难点有哪些？

6. 医学继续教育都包括哪些类型？什么情况下的课程可以给予国家级或省级学分？

7. 给予手术和麻醉质量管理，您了解哪些数据评价指标？您是否熟悉提升手术和麻醉质量与安全管理工具？

8. 针对住院患者规范医师诊疗行为，通过哪些方式进行管理？

9. 开展门诊质量管理的难点是什么？

10. 急诊绿色通道管理特点是什么？工作范围是什么？

11. 超声诊断部门的质控如何进行？

12. 放射科室的应急演练应包含哪些内容？

13. 医疗机构药学管理体系设置是什么？临床药师在药学药事管理中的作用是什么？

14. 临床医学检验项目互认的基础是什么？

15. 医学检验科管理的主要内容是什么？

参 考 文 献

[1] 国家卫生计生委. 医疗质量管理办法: 国家卫生计生委令第 10 号 [A/OL]. （2016-09-25）［2019-03-09］. http://www.nhc.gov.cn/xxgk/pages/viewdocument.jsp?dispatchDate=&staticUrl=/fzs/s3576/201610/ae125f28eef24ca7aac57c8ec530c6d2.shtml&wenhao=%E7%AC%AC10%E5%8F%B7%E5%A7%94%E4%BB%A4&utitle=%E5%8C%BB%E7%96%97%E8%B4%A8%E9%87%8F%E7%AE%A1%E7%90%86%E5%8A%9E%E6%B3%95&topictype=&topic=&publishedOrg=%E6%B3%95%E5%88%B6%E5%8F%B8&indexNum=000013610/2016-00218&manuscriptId=ae125f28eef24ca7aac57c8ec530c6d2.

[2] 卫生部办公厅. 三级综合医院评审标准实施细则（2011 版）: 卫办医管发〔2011〕148 号 [A/OL]. （2011-11-25）［2019-03-09］. http://www.nhc.gov.cn/wjw/gfxwj/201304/0404f9cd71764ab29b2365e069cfbf2d.shtml.

[3] 国家卫生计生委办公厅. 关于印发三级综合医院医疗服务能力指南（2016 年版）的通知: 国卫办医函〔2016〕936 号 [A/OL]. （2016-08-29）［2019-03-09］. http://www.nhc.gov.cn/xxgk/pages/viewdocument.jsp?dispatchDate=&staticUrl=/yzygj/s3594q/201610/6e6780e8b7c24c57bf386d35e9f952df.shtml&wenhao=%E5%9B%BD%E5%8D%AB%E5%8A%9E%E5%8C%BB%E5%87%BD%E3%80%942016%E3%80%95936%E5%8F%B7&utitle=%E5%9B%BD%E5%AE%B6%E5%8D%AB%E7%94%9F%E8%AE%A1%E7%94%9F%E7%94%94%E5%8A%9E%E5%85%AC%E5%8E%85%E5%85%B3%E4%BA%8E%E5%8D%B0%E5%8F%91%E4%B8%89%E7%BA%A7%E7%BB%BC%E5%90%88%E5%8C%BB%E9%99%A2%E5%8C%BB%E7%96%97%E6%9C%8D%E5%8A%A1%E8%83%BD%E5%8A%9B%E6%8C%87%E5%8D%97%EF%BC%882016%E5%B9%B4%E7%89%88%EF%BC%89%E7%9A%84%E9%80%9A%E7%9F%A5&topictype=&topic=&publishedOrg=%E5%8C%BB%E6%94%BF%E5%8C%BB%E7%AE%A1%E5%B1%80&indexNum=000013610/2016-00222&manuscriptId=6e6780e8b7c24c57bf386d35e9f952df.

[4] 国务院办公厅. 关于建立现代医院管理制度的指导意见: 国办发〔2017〕67 号 [A/OL]. （2017-07-14）［2019-03-15］. http://www.gov.cn/zhengce/content/2017-07/25/content_5213256.htm.

[5] 卫生部. 医疗机构管理条例实施细则: 卫生部令第 35 号 [A/OL]. （1994-08-29）［2019-03-15］. http://www.nhc.gov.cn/wjw/bmgz/201808/b3c6fd9020dc4d81a2d63036663ca118.shtml.

[6] 卫生部. 医院感染管理办法: 卫生部令第 48 号 [A/OL]. （2006-06-15）［2019-03-09］. http://www.nhc.gov.cn/xxgk/pages/viewdocument.jsp?dispatchDate=&staticUrl=/fzs/s3576/201808/185161dcd46d4ffca7a6cc95bf0232ca.shtml&wenhao=%E5%8D%AB%E7%94%9F%E9%83%A8%E4%BB%A4%EF%BC%88%E7%AC%AC48%E5%8F%B7%EF%BC%89&utitle=%E5%8C%BB%E9%99%A2%E6%84%9F%E6%9F%93%E7%AE%A1%E7%90%86%E5%8A%9E%E6%B3%95&topictype=&topic=&publishedOrg=%E6%B3%95%E8%A7%84%E5%8F%B8&indexNum=000013610/2018-00340&manuscriptId=185161dcd46d4ffca7a6cc95b-f0232ca.

[7] 卫生部. 国家中医院管理局. 医院感染暴发报告及处置管理规范: 卫医政发〔2009〕73 号 [A/OL]. （2009-07-20）［2019-03-09］. http://www.nhc.gov.cn/xxgk/pages/viewdocument.jsp?dispatchDate=&staticUrl=/zwgkzt/wsbysj/200907/41962.shtml&wenhao=%E6%97%A0&utitle=%E5%85%B3%E4%BA%8E%E5%8D%B0%

E5%8F%91%E3%80%8A%E5%8C%BB%E9%99%A2%E6%84%9F%E6%9F%93%E6%9A%B4%E5%8F%91%E6%8A%A5%E5%91%8A%E5%8F%8A%E5%A4%84%E7%BD%AE%E7%AE%A1%E7%90%86%E8%A7%84%E8%8C%83%E3%80%8B%E7%9A%84%E9%80%9A%E7%9F%A5&topictype=&topic=&publishedOrg=%E5%8C%BB%E6%94%BF%E5%8F%B8&indexNum=000013610/2009-00339&manuscriptId=41962.

[8] 国家卫生计生委.医院感染暴发控制指南:WS/T 524—2016[S/OL].（2016-08-02）[2019-03-09]. http://www.nhc.gov.cn/ewebeditor/uploadfile/2016/09/20160913093310393.pdf.

[9] 国家卫生计生委办公厅.医院感染管理质量控制指标（2015年版）:国卫办医函〔2015〕252号[A/OL].（2015-03-31）[2019-03-15]. http://www.nhc.gov.cn/wjw/pyzl/201504/5fa7461c3d044cb6a93eb6cc6eece087.shtml.

[10] 国务院.国家教育事业发展"十三五"规划:国发〔2017〕4号[A/OL].（2017-01-10）[2019-03-15]. http://www.gov.cn/zhengce/content/2017-01/19/content_5161341.htm.

[11] 国务院.医疗机构管理条例:国务院令第149号[A/OL].（1994-02-26）[2019-03-09]. http://www.gov.cn/banshi/2005-08/01/content_19113.htm.

[12] 卫生部,国家中医药管理局.医院投诉管理办法（试行）:卫医管发〔2009〕111号[A/OL].（2009-11-26）[2019-03-15]. http://www.nhc.gov.cn/xxgk/pages/viewdocument.jsp?dispatchDate=&staticUrl=/zwgkzt/wsbysj/200912/44756.shtml&wenhao=%E6%97%A0&utitle=%E5%85%B3%E4%BA%8E%E5%8D%B0%E5%8F%91%E3%80%8A%E5%8C%BB%E9%99%A2%E6%8A%95%E8%AF%89%E7%AE%A1%E7%90%86%E5%8A%9E%E6%B3%95%EF%BC%88%E8%AF%95%E8%A1%8C%EF%BC%89%E3%80%8B%E7%9A%84%E9%80%9A%E7%9F%A5&topictype=&topic=&publishedOrg=%E5%8C%BB%E7%96%97%E6%9C%8D%E5%8A%A1%E7%9B%91%E7%AE%A1%E5%8F%B8&indexNum=000013610/2009-02763&manuscriptId=44756.

[13] 卫生部.放射诊疗管理规定:卫生部令第46号[A/OL].（2006-01-24）[2019-03-15]. http://www.nhc.gov.cn/xxgk/pages/viewdocument.jsp?dispatchDate=&staticUrl=/zwgk/wlwl/200804/4b8e9fcccc04d7099442409557c63b4.shtml&wenhao=%E5%8D%AB%E7%94%9F%E9%83%A8%E4%BB%A4%E7%AC%AC46%E5%8F%B7&utitle=%E6%94%BE%E5%B0%84%E8%AF%8A%E7%96%97%E7%AE%A1%E7%90%86%E8%A7%84%E5%AE%9A%EF%BC%88%E5%8D%AB%E7%94%9F%E9%83%A8%E4%BB%A4%E7%AC%AC46%E5%8F%B7%EF%BC%89&topictype=&topic=&publishedOrg=%E6%B3%95%E5%88%B6%E5%8F%B8&indexNum=000013610/2013-00168&manuscriptId=4b8e9fcccc04d7099442409557c63b4.

[14] 卫生部办公厅.综合介入诊疗技术管理规范:卫办医政发〔2012〕87号[A/OL].（2012-07-09）[2019-03-15]. http://www.nhc.gov.cn/wjw/ywfw/201306/41b48737cecc4205b7cb8f0a579c01cb.shtml.

[15] 卫生部办公厅.神经血管介入诊疗技术管理规范（2012年版）:卫办医政发〔2012〕89号[A/OL].（2012-07-09）[2019-03-15]. http://www.nhc.gov.cn/wjw/gfxwj/201304/b564f861bdf4475a9c482405be25cbb4.shtml.

[16] 卫生部办公厅.心血管疾病介入诊疗技术管理规范（2011年版）:卫办医政发〔2011〕107号[A/OL].（2011-08-12）[2019-03-15]. http://www.nhc.gov.cn/wjw/ywfw/201306/c9a5fe1614134d25aa762ede3dda0ffc.shtml.

[17] 卫生部办公厅.国家中医药管理局办公室.国家基本药物处方集（基层部分）:卫办药政发〔2009〕232号[A/OL].（2009-12-29）[2019-03-15]. http://www.nhc.gov.cn/xxgk/pages/viewdocument.jsp?dispatchDate=&staticUrl=/zwgkzt/wsbysj/201005/47420.shtml&wenhao=%E6%97%A0&utitle=%E5%

85%B3%E4%BA%8E%E5%8D%B0%E5%8F%91%E3%80%8A%E5%9B%BD%E5%AE%B6%E5%9F%BA%E6%9C%AC%E8%8D%AF%E7%89%A9%E4%B8%B4%E5%BA%8A%E5%BA%94%E7%94%A8%E6%8C%87%E5%8D%97%E3%80%8B%E5%92%8C%E3%80%8A%E5%9B%BD%E5%AE%B6%E5%9F%BA%E6%9C%AC%E8%8D%AF%E7%89%A9%E5%A4%84%E6%96%B9%E9%9B%86%E3%80%8B%E7%9A%84%E9%80%9A%E7%9F%A5&topictype=&topic=&publishedOrg=%E8%8D%AF%E7%89%A9%E6%94%BF%E7%AD%96%E4%B8%8E%E5%9F%BA%E6%9C%AC%E8%8D%AF%E7%89%A9%E5%88%B6%E5%BA%A6%E5%8F%B8&indexNum=000013610/2010-03065&manuscriptId=47420.

[18] 卫生部办公厅, 国家中医药管理局办公室. 国家基本药物临床应用指南（基层部分）：卫办药政发〔2009〕232号 [A/OL]. （2009-12-29）[2019-03-15]. http://www.nhc.gov.cn/xxgk/pages/viewdocument.jsp?dispatchDate=&staticUrl=/zwgkzt/wsbysj/201005/47420.shtml&wenhao=%E6%97%A0&utitle=%E5%85%B3%E4%BA%8E%E5%8D%B0%E5%8F%91%E3%80%8A%E5%9B%BD%E5%AE%B6%E5%9F%BA%E6%9C%AC%E8%8D%AF%E7%89%A9%E4%B8%B4%E5%BA%8A%E5%BA%94%E7%94%A8%E6%8C%87%E5%8D%97%E3%80%8B%E5%92%8C%E3%80%8A%E5%9B%BD%E5%AE%B6%E5%9F%BA%E6%9C%AC%E8%8D%AF%E7%89%A9%E5%A4%84%E6%96%B9%E9%9B%86%E3%80%8B%E7%9A%84%E9%80%9A%E7%9F%A5&topictype=&topic=&publishedOrg=%E8%8D%AF%E7%89%A9%E6%94%BF%E7%AD%96%E4%B8%8E%E5%9F%BA%E6%9C%AC%E8%8D%AF%E7%89%A9%E5%88%B6%E5%BA%A6%E5%8F%B8&indexNum=000013610/2010-03065&manuscriptId=47420.

[19] 卫生部. 抗菌药物临床应用管理办法：卫生部令第84号 [A/OL]. （2012-04-24）[2019-03-15]. http://www.nhc.gov.cn/xxgk/pages/viewdocument.jsp?dispatchDate=&staticUrl=/zwgkzt/wsbysj/201205/54645.shtml&wenhao=%E5%8D%AB%E7%94%9F%E9%83%A8%E4%BB%A4%E7%AC%AC84%E5%8F%B7&utitle=%E3%80%8A%E6%8A%97%E8%8F%8C%E8%8D%AF%E7%89%A9%E4%B8%B4%E5%BA%8A%E5%BA%94%E7%94%A8%E7%AE%A1%E7%90%86%E5%8A%9E%E6%B3%95%E3%80%8B%EF%BC%88%E5%8D%AB%E7%94%9F%E9%83%A8%E4%BB%A4%E7%AC%AC84%E5%8F%B7%EF%BC%89&topictype=&topic=&publishedOrg=%E6%94%BF%E6%B3%95%E5%8F%B8&indexNum=000013610/2012-00796&manuscriptId=54645.

[20] 卫生部, 国家中医药管理局. 抗菌药物临床应用指导原则：卫医发〔2004〕285号 [A/OL]. （2004-08-19）[2019-03-15]. http://www.nhc.gov.cn/wjw/zcjd/201304/2da63e01325e4df8a235590112321403.shtml.

[21] 国家卫生计生委, 国家中医药管理局. 医疗机构病历管理规定（2013年版）：国卫医发〔2013〕31号 [A/OL]. （2013-11-20）[2019-03-15]. http://www.nhc.gov.cn/xxgk/pages/viewdocument.jsp?dispatchDate=&staticUrl=/yzygj/s3593/201312/a84f3666d1be49f7a959d7912a978db7.shtml&wenhao=%E5%9B%BD%E5%8D%AB%E5%8C%BB%E5%8F%91%E3%80%942013%E3%80%9531%E5%8F%B7&utitle=%E5%85%B3%E4%BA%8E%E5%8D%B0%E5%8F%91%E3%80%8A%E5%8C%BB%E7%96%97%E6%9C%BA%E6%9E%84%E7%97%85%E5%8E%86%E7%AE%A1%E7%90%86%E8%A7%84%E5%AE%9A(2013%E5%B9%B4%E7%89%88%EF%BC%89%E3%80%8B%E7%9A%84%E9%80%9A%E7%9F%A5&topictype=&topic=&publishedOrg=%E5%8C%BB%E6%94%BF%E5%8C%BB%E7%AE%A1%E5%B1%80&indexN

um=000013610/2013-00461&manuscriptId=a84f3666d1be49f7a959d7912a978db7.

[22] 国家卫生计生委办公厅,国家中医药管理局办公室.电子病历应用管理规范(试行):国卫办医发〔2017〕8号[A/OL].(2017-02-15)[2019-03-15].http://www.nhc.gov.cn/xxgk/pages/viewdocument.jsp?dispatchDate=&staticUrl=/yzygj/s3593/201702/22bb2525318f496f846e8566754876a1.shtml&wenhao=%E5%9B%BD%E5%8D%AB%E5%8A%9E%E5%8C%BB%E5%8F%91%E3%80%942017%E3%80%958%E5%8F%B7&utitle=%E5%85%B3%E4%BA%8E%E5%8D%B0%E5%8F%91%E7%94%B5%E5%AD%90%E7%97%85%E5%8E%86%E5%BA%94%E7%94%A8%E7%AE%A1%E7%90%86%E8%A7%84%E8%8C%83%EF%BC%88%E8%AF%95%E8%A1%8C%EF%BC%89%E7%9A%84%E9%80%9A%E7%9F%A5&topictype=&topic=&publishedOrg=%E5%8C%BB%E6%94%BF%E5%8C%BB%E7%AE%A1%E5%B1%80&indexNum=000013610/2017-00052&manuscriptId=22bb2525318f496f846e8566754876a1.

[23] 国家卫生计生委,国家中医药管理局.医疗机构临床路径管理指导原则:国卫医发〔2017〕49号[A/OL].(2017-08-30)[2019-03-15].http://www.nhc.gov.cn/xxgk/pages/viewdocument.jsp?dispatchDate=&staticUrl=/yzygj/s7659/201709/fd506f531bd14756acffa441ea8a06b9.shtml&wenhao=%E5%9B%BD%E5%8D%AB%E5%8C%BB%E5%8F%91%E3%80%942017%E3%80%9549%E5%8F%B7&utitle=%E5%85%B3%E4%BA%8E%E5%8D%B0%E5%8F%91%E5%8C%BB%E7%96%97%E6%9C%BA%E6%9E%84%E4%B8%B4%E5%BA%8A%E8%B7%AF%E5%BE%84%E7%AE%A1%E7%90%86%E6%8C%87%E5%AF%BC%E5%8E%9F%E5%88%99%E7%9A%84%E9%80%9A%E7%9F%A5&topictype=&topic=&publishedOrg=%E5%8C%BB%E6%94%BF%E5%8C%BB%E7%AE%A1%E5%B1%80&indexNum=000013610/2017-00327&manuscriptId=fd506f531bd14756acffa441ea8a06b9.

[24] 国务院办公厅.关于深化医教协同进一步推进医学教育改革与发展的意见:国办发〔2017〕63号[A/OL].(2017-07-03)[2019-03-15].http://www.nhc.gov.cn/xxgk/pages/viewdocument.jsp?dispatchDate=&staticUrl=/bgt/gwywj2/201707/c041198e888f439399e786e823fcfc3c.shtml&wenhao=%E5%9B%BD%E5%8A%9E%E5%8F%91%E3%80%942017%E3%80%9563%E5%8F%B7&utitle=%E5%9B%BD%E5%8A%A1%E9%99%A2%E5%8A%9E%E5%85%AC%E5%8E%85%E5%85%B3%E4%BA%8E%E6%B7%B1%E5%8C%96%E5%8C%BB%E6%95%99%E5%8D%8F%E5%90%8C%E8%BF%9B%E4%B8%80%E6%AD%A5%E6%8E%A8%E8%BF%9B%E5%8C%BB%E5%AD%A6%E6%95%99%E8%82%B2%E6%94%B9%E9%9D%A9%E4%B8%8E%E5%8F%91%E5%B1%95%E7%9A%84%E6%84%8F%E8%A7%81&topictype=&topic=&publishedOrg=%E5%8A%9E%E5%85%AC%E5%8E%85&indexNum=000013610/2017-00243&manuscriptId=c041198e888f439399e786e823fcfc3c.

[25] 国家卫生计生委,财政部,国家中医药管理局."十三五"全国卫生计生专业技术人员培训规划:国卫科教发〔2017〕8号[A/OL].(2017-01-20)[2019-03-15].http://www.nhc.gov.cn/qjjys/s3593/201705/64deeb7370b74f7180221964e68fe5a7.shtml.

[26] 国家卫生计生委,国务院医改办,发展改革委,等.关于开展专科医师规范化培训制度试点的指导意见:国卫科教发〔2015〕97号[A/OL].(2015-12-14)[2019-03-15].http://www.nhc.gov.cn/xxgk/pages/viewdocument.jsp?dispatchDate=&staticUrl=/qjjys/s3593/201601/0ae28a6282a34c4e93cd7bc576a51553.shtml&wenhao=%E5%9B%BD%E5%8D%AB%E7%A7%91%E6%95%99%E5%8F%91%E3%80%

80%942015%E3%80%9597%E5%8F%B7&utitle=%E5%85%B3%E4%BA%8E%E5%BC%80%E5%B1%95%E4%B8%93%E7%A7%91%E5%8C%BB%E5%B8%88%E8%A7%84%E8%8C%83%E5%8C%96%E5%9F%B9%E8%AE%AD%E5%88%B6%E5%BA%A6%E8%AF%95%E7%82%B9%E7%9A%84%E6%8C%87%E5%AF%BC%E6%84%8F%E8%A7%81&topictype=&topic=&publishedOrg=%E7%A7%91%E6%8A%80%E6%95%99%E8%82%B2%E5%8F%B8&indexNum=000013610/2016-00005&manuscriptId=0ae28a6282a34c4e93cd7bc576a51553.

[27] 殷杰，廖家智，秦仁义.基于前馈控制的围手术期安全管理模式研究 [J].中国医院杂志，2016（3）：4-6.

[28] 国家卫生计生委办公厅.关于印发麻醉等6个专业质控指标（2015年版）的通知:国卫办医函〔2015〕252号 [A/OL].（2015-03-31）〔2019-03-15〕.http://www.nhc.gov.cn/wjw/pyzl/201504/5fa7461c3d044cb6a93eb6cc6eece087.shtml.

[29] 庄心良，曾因明，陈伯銮.现代麻醉学 [M].3版.北京：人民卫生出版社，2004.

[30] RONALD D MILLER.米勒麻醉学 [M].6版.曾因明，邓小明，等译.北京：北京大学医学出版社，2006.

[31] 王春亭，王可富.现代重症抢救技术 [M].北京：人民卫生出版社，2007.

[32] 李敬平，邓贵锋，郑金平，等.麻醉安全与质量管理 [M].武汉：湖北科学技术出版社，2012.

[33] 卫生部.急诊科建设与管理指南（试行）:卫医政发〔2009〕50号 [A/OL].（2009-05-25）〔2019-03-15〕.http://www.nhc.gov.cn/bgt/s9509/200906/1239a65af0d04b64af703e9704cf856e.shtml.

[34] 叶军平.急诊科急救绿色通道的建设与管理 [J].实用医技杂志，2007，14（24）：3341-3342.

[35] 国务院办公厅.关于深化医教协同进一步推进医学教育改革与发展的意见:国办发〔2017〕63号 [A/OL].（2017-07-03）〔2019-03-15〕.http://www.gov.cn/zhengce/content/2017-07/11/content_5209661.htm.

[36] 谢青路，李秀珍，徐霞.手术安全管理指标体系构建研究 [J].实用中医药杂志，2017（4）：457-459.

[37] 王刚.强化手术病人安全防护的措施 [J].中医药管理杂志，2015（22）：149-150.

[38] 赵静.手术患者护理风险预案上报制度在手术室安全管理中的应用 [J].齐鲁护理杂志，2013（16）：31-33.

[39] 陆小敏.患者手术安全管理 [J].中外妇儿健康，2011（8）：454.

[40] 詹莎莎，刘炳信.围术期手术麻醉管理安全体系的构建 [J].中国卫生产业，2016，13（9）：184-186.

[41] 朱斌.加强麻醉学科建设 构建围术期医疗安全体系 [J].医学与哲学（B），2016（5）：13-15.

[42] 陈睿，林春荣.麻醉不良事件报告分析与麻醉安全管理分析 [J].中外医学研究，2014（26）：150-151.

[43] 孙成夫.麻醉的安全风险管理研究 [J].中国卫生产业，2012（34）：178.

[44] 蔡鲤香.老年人临床麻醉安全管理探讨 [J].医院管理论坛，2011（10）：40-41.

[45] 张伟.如何加强麻醉安全管理 [J].医院管理论坛，2010（4）：27.

[46] 王洁.围麻醉期麻醉意外原因及措施探讨 [J].临床合理用药杂志，2010（12）：92-93.

[47] 徐永清.对麻醉安全管理中易被忽视问题的探讨 [J].中医药管理杂志，2010（12）：1130-1131.

[48] 国家卫生计生委.医疗机构内通用医疗服务场所的命名:国卫通〔2016〕20号 [A/OL].（2016-11-30）〔2019-03-15〕.http://www.nhc.gov.cn/fzs/s7852d/201612/4003e1f301cf446aa7b3e4030efe6ecc.shtml.

[49] 卫生部.二、三级综合医院药学部门基本标准（试行）:卫医政发〔2010〕99号 [A/OL].（2010-12-03）

〔2019-03-15〕. http://www.nhc.gov.cn/yzygj/s 3577/201103/ab 90366a 02fa 4869953ad 8c 129f 1f 88d. shtml.

[50] 李森, 白玉民, 郝晓梅. 人均门诊人次统计指标的分析 [J]. 中华今日医学杂志, 2003 (19): 91-92.

[51] 卫生部. 关于严禁利用超声等技术手段进行非医学需要的胎儿性别鉴定和选择性别人工终止妊娠的通知: 卫办发〔2006〕284 号 [A/OL]. (2006-07-21) 〔2019-03-15〕. http://www.nhc.gov.cn/bgt/pw 10608/200702/ b 89fac 11b 0644a 1795717d 6db 8905c 5d.shtml.

[52] 国家卫生计生委. 关于印发医学影像诊断中心基本标准和管理规范（试行）的通知: 国卫医发〔2016〕36 号 [A/OL]. (2016-07-20) 〔2019-03-15〕. http://www.nhc.gov.cn/yzygj/s 3593g/201608/6622dba 2c 35f 4c 88ac 05c 09ee 29f 877f.shtml.

[53] 卫生部. 医用 X 射线诊断放射卫生防护及影像质量保证管理规定: 卫生部令第 34 号 [A/OL]. (1993-10-13) 〔2019-03-15〕. http://www.nhc.gov.cn/wjw/bmgz/201305/6c 5c 9a 96793140fe 95537b 74be 446195.shtml.

[54] 卫生部. 医用常规 X 射线诊断设备影像质量控制检测规范: 卫通〔2011〕4 号 [A/OL]. (2011-04-06) 〔2019-03-15〕. http://www.nhc.gov.cn/fzs/s 7852d/201104/fffb 2a 16de 3e 43718df 9fe 4edb 6fe 23a.shtml.

[55] 放射事故医学应急预案编制规范: WS/T—328-2011[A/OL]. (2011-04-06) 〔2019-03-15〕. http://www. nhc.gov.cn/wjw/pcrb/201301/f 195d 770594242b 2bcfe 32c 191b 8a 790.shtml.

[56] 卫生部. 医疗器械临床使用安全管理规范（试行）: 卫医管发〔2010〕4 号 [A/OL]. (2010-01-18) 〔2019-03-15〕. http://www.nhc.gov.cn/wjw/ywfw/201306/0ef 2d 182eb 0447fca 6bbf 60c 3e 3f 17a 9.shtml.

[57] 卫生部, 国家中医药管理局, 总后勤部卫生部. 关于印发《医疗机构药事管理规定》的通知: 卫医政发〔2011〕11 号 [A/OL]. (2011-01-30) 〔2019-03-15〕. http://www.nhc.gov.cn/yzygj/s 3593/201103/4119b 5 de 252d 45ac 916d 420e 0d 30fda 7.shtml.

[58] 卫生部. 医疗机构临床实验室管理办法: 卫医发〔2006〕73 号 [A/OL]. (2006-02-27) 〔2019-03-15〕 .http://www.nhc.gov.cn/wjw/gfxwj/201304/f 4d 5cbc 861fd 43bb 928d 6ea 124f 87a 19.shtml.

[59] 卫生部. 医疗机构临床用血管理办法: 卫生部令第 85 号 [A/OL]. (2012-06-07) 〔2019-03-15〕 .http://www.nhc.gov.cn/fzs/s 3576/201808/c 62ef 981584e 4705bbc 072748ad 4966b.shtml.

[60] 国务院. 病原微生物实验室生物安全管理条例: 国院令第 424 号 [A/OL]. (2004-11-12) 〔2019-03-15〕. http://www.gov.cn/zhengce/content/2008-03/28/content_6264.htm.

[61] 卫生部办公厅. 病理科建设与管理指南（试行）: 卫办医政发〔2009〕31 号 [A/OL]. (2009-03-06) 〔2019-03-15〕. http://www.nhc.gov.cn/xxgk/pages/viewdocument.jsp?dispatchDate=&staticUrl=/zwgkzt/ wsbysj/200903/39513.shtml&wenhao=%E 6%97%A 0&utitle=%E 5%8D%AB%E 7%94%9F%E 9%83% A 8%E 5%8A%9E%E 5%85%AC%E 5%8E%85%E 5%85%B 3%E 4%BA%8E%E 5%8D%B 0%E 5%8F%91 %E 3%80%8A%E 7%97%85%E 7%90%86%E 7%A 7%91%E 5%BB%BA%E 8%AE%BE%E 4% B 8%8E%E 7%AE%A 1%E 7%90%86%E 6%8C%87%E 5%8D%97%EF%BC%88%E 8%AF%95%E 8%A 1 %8C%EF%BC%89%E 3%80%8B%E 7%9A%84%E 9%80%9A%E 7%9F%A 5&topictype=&to pic=&publishedOrg=%E 5%8C%BB%E 6%94%BF%E 5%8F%B 8&indexNum=000013610/2009- 00106&manuscriptId=39513.

[62] 卫生部. 医疗技术临床应用管理办法: 卫医政发〔2009〕18 号 [A/OL]. (2009-03-02) 〔2019-03-15〕. http:// www.nhc.gov.cn/xxgk/pages/viewdocument.jsp?dispatchDate=&staticUrl=/zwgkzt/wsbysj/200903/39511.

shtml&wenhao=%E6%97%A0&utitle=%E5%8D%AB%E7%94%9F%E9%83%A8%E5%85%B3%E4%BA%8E%E5%8D%B0%E5%8F%91%E3%80%8A%E5%8C%BB%E7%96%97%E6%8A%80%E6%9C%AF%E4%B8%B4%E5%BA%8A%E5%BA%94%E7%94%A8%E7%AE%A1%E7%90%86%E5%8A%9E%E6%B3%95%E3%80%8B%E7%9A%84%E9%80%9A%E7%9F%A5&topictype=&topic=&publishedOrg=%E5%8C%BB%E6%94%BF%E5%8F%B8&indexNum=000013610/2009-00235&manuscriptId=39511.

第九章

护理与医院感染控制管理

护理工作贯穿于预防医院感染的各个环节。预防和控制医院感染，是保证医疗质量和医疗安全的一项非常重要的工作，医院感染与护理工作息息相关，渗透到护理工作的各个环节。而护士与患者接触最为密切，是预防控制医院感染的重要人员，护士所担负的消毒、隔离、无菌操作、医疗废物管理、标准预防等工作是保障医院正常医疗护理活动的基础。一旦发生医院感染，将会给个人、家庭、医院和社会造成严重的损失，甚至引起医疗纠纷。不断加强护理与医院感染管理，进一步提高护理人员无菌意识，从根本上降低医院感染的发生，具有十分重要的意义。

本章就护理管理、护理人力资源管理、护理质量管理与持续改进、护理安全管理与持续改进、特殊护理单元质量管理与监测和医院感染管理与持续改进等进行阐述。

第一节 护理管理

护理管理是医院管理的一个重要组成部分，护理管理是为了提高人群健康水平，系统地利用护士的潜在能力和相关人员或设备、环境及社会活动的过程。医院要以加强护士队伍建设，促进护理服务"贴近患者、贴近临床、贴近社会"为重点，健全制度体系，加强科学管理，提高服务能力。

本节重点介绍院长履行对护理工作的领导责任和实施目标管理、护理管理组织体系、工作制度和岗位职责等内容。

一、院长履行对护理工作的领导责任和目标管理

护理在患者的治疗过程中是一个重要的环节，护士即是医疗的提供者又是医疗的协调者。

护理管理是护理人员为患者提供照顾、关怀和舒适的工作过程，护理管理的任务是通过计划、组织，以及对人力、物力、财力资源进行指导和控制，以达到为患者提供有效而经济的护理服务的目的。

为推动护理工作持续发展，进一步规范护理质量与安全管理工作，保障护理质量、患者安全和广大护理工作者合法权益，减少护理缺陷和医疗纠纷发生，促进护理工作高质量运行，应成立护理质量管理委员会（以下简称委员会），委员会由护理部主任、副主任、科护士长、护理质控员组成，在主管院领导和护理部的领导下开展工作，负责监控护理质量及护理安全，为持续改进护理质量、保证护理安全、减少护理缺陷和医疗纠纷进行参议和提供咨询，协调与落实全院各部门对护理工作的支持与配合。

院长应履行对护理工作的领导责任，对护理工作实施目标管理。医院应建立健全在院长（或副院长）领导下的护理组织管理体系，定期专题研究护理管理工作，实施目标管理，按照标准配置各层次护理管理岗位和人员，岗位职责明确；有护理常规和操作规范并及时修订；对护理核心制度（分级护理、查对、交接班、安全输血等制度）和岗位职责进行培训、考核；护理工作中长期规划、年度计划与医院总体规划和护理发展方向一致，相关人员熟悉知晓规划、计划的主要内容。

二、护理质量管理委员会工作职责

负责制定护理质量管理规划及年计划。参与护理质量规章制度的修订和审校工作。负责调查分析护理缺陷的原因，判定缺陷的性质，制定改进或控制措施。参议和审定护理缺陷和医疗纠纷问题，提供处罚意见。处理应急突发事件，启动应急预案，最大限度地保护患者的安全。负责监控和督导各护理单元护理质量的落实。负责组织与护理质量相关的教育和培训工作。负责组织每年护士的理论和技术操作考核。定期召开护理质量工作会议，每月至少一次，分析护理工作的运行情况，提出改进措施，做好记录。负责护理安全事件的上报、汇总、原因分析、提出改进意见、督导落实等工作。定期进行护理质量评价，负责护理质量和护理意外事件的年度总结汇报。

三、护理管理组织体系

在院长（或副院长）领导下的护理组织管理体系，要定期专题研究护理管理工作，实施目标管理。按照标准配置各层次护理管理岗位和人员，岗位职责明确。落实岗位职责和管理目标，对各层次护理管理者有考核。医院要建立责权统一、能级合理、职责明确、管理到位、监管有力的护理管理组织。医院护理管理组织包括行政管理组织和专业管理组织。

　　医院护理行政管理组织架构，是在主管院领导的领导下，以护理部为核心，形成从护理部主任、科护士长到区护士长的三级管理体系。为了加强临床科室护理管理，实现管理重心前移，医院应在各临床科室增设护理组长或专科护士。

　　医院护理专业管理组织，是在医院或护理部成立护理管理委员会，下设护理质量管理委员会、专科护理发展管理委员会、护理教育科研管理委员会、护士职业安全管理委员会。医院根据实际情况在各个委员会内部设立相应的职能小组。

　　按照《护士条例》的规定，三级医院要建立护理垂直管理体系，执行三级（护理部—科护士长—护士长）护理管理组织体系，实行护理目标管理，岗位职责明确，实施护理管理工作。根据分级护理的原则和要求，落实责任制、护理常规、操作规程等，明确临床护理内涵及工作规范，对患者提供全面、全程的责任制护理，有相应的监督与协调机制。培养日常监管及相关数据的获取能力，以及应用管理工具的能力。掌握委员会工作职责，提高委员会解决问题的能力和运作方式。体现以评促改、以评促建、评建结合、重在内涵的建设方针，对检查出的问题和不足及时有效地进行持续改进。

　　建立医院护理行政管理组织，设计组织结构，设置岗位设置（包括层级岗位和专业岗位），配备人力配备，为组织内部各级人员设定职位、职数，并明确其职责、职权及各职位关系。

（一）护理行政管理组织及其主管

　　医院要按章设置护理部。护理部是护理行政管理组织，是负责全院护理行政管理和业务管理的指挥调度机构。医院护理管理实行院长—主管护理副院长领导下的护理部主任（总护士长）负责制。三级医院实行护理部主任—科护士长—区护士长三级管理；二级医院实行护理部主任（总护士长）—护士长两级管理。

　　护理部的职责职权范围是负责拟定护理工作的全面规划并组织实施；制定护理工作的规章制度、护士行为规范、护理质量评价标准，负责全院护理人员的教育培训，负责护理人员的考核、调配、奖惩等。护理人员的调入、调出、招聘、选拔、提级、晋升及护理专业毕业生的院内分配，由护理部先提出意见，会同人事部门决定；组织护理科研和新技术的推广等。

　　（1）护理部主任：护理部主任（副主任）或总护士长采取公开选拔，竞争上岗的方式，由医院院长、党委聘任。护理部主任、副主任应选拔精通护理专业技术、管理经验丰富、德才兼备、年富力强的科护士长或护士长担任。

（2）大科护士长：条件成熟的医院，按照护士长的聘用条件和程序公开选拔大科护士长。大科护士长在护理部和科室主任的领导下，全面负责本科室的护理管理。大科护士长有权根据本科室人力资源使用情况，在本科室范围内临时调配护理人员。

（3）临床科室（或病区）护士长：临床科室（或病区）或护理单元的管理实行护士长负责制。护士长在科护士长和科室主任领导下工作，与临床科室医务人员共同配合，做好病房管理工作。助理护士、护理员、文员等在病房的业务工作中，接受护士和护士长的指导和管理。

（二）护理专业管理组织

护理管理委员会是医院护理管理体系中的最高护理管理组织，对护理部实施护理管理、护理教育、护理服务、护理技术四大领域的决策职能，具有顾问、咨询、执行、推动、协调功能，护理管理委员会在护理部领导下开展工作。

护理质量管理委员会可设置患者安全管理小组、病房管理小组、护理文书小组、护理服务品质管理小组等。

医院专科护理发展委员会可根据临床护理需要及医院专科护理发展进程，设立危重病护理小组、造口及慢性伤口护理小组（或压疮护理小组）、糖尿病护理小组、老年护理小组、中风护理小组、感染控制小组、静脉治疗管理小组等。

护理教育科研管理委员会下设护理科研管理小组、护理规范化培训小组、特殊岗位专业护士核心能力培训小组、岗前培训小组等。

护士职业安全管理委员会要根据《护士条例》的要求，保障护士在执业活动中通过建立制度、改善工作环境和条件，减少职业伤害；同时也要为保障患者安全服务。

（三）护理管理组织体系的类型

1. 实行三级（医院—科室—病区）护理管理组织体系

严格执行三级（医院—科室—病区）护理管理组织体系，逐步建立护理垂直管理体系，按照《护士条例》的规定，实施护理管理工作。医院有建立护理垂直管理体系的工作方案，逐步实行三级（医院—科室—病区）护理管理；按照《护士条例》的规定，制定相关制度，实施护理管理工作，依法执行护理人员准入管理。

2. 实施护理人员分级管理

病房实施责任制整体护理工作模式，落实责任制，明确临床护理内涵及工作规范，对患者提供全面、全程的责任制护理措施。实施护理人员分级管理落实岗位责任制，制定与落实护理岗位职责，明确临床护理内涵及工作规范；护理人员知晓本部门、本岗位的职责要求，有统一管理的护理人员分级管理档案。

3. 实行护理目标管理责任制

实行护理目标管理责任制、岗位职责明确，落实护理常规、操作规程等，有相应的监督与协调机制；有全院护理管理目标及各项护理标准并实施，相关人员知晓上述内容并履行职责；有护理常规和操作规范并及时修订，对护理核心制度（分级护理、查对、交接班、安全输血等制度）和岗位职责进行培训、考核，相关护理人员掌握相关内容并认真执行到位；各护理单元有能体现专业性和适用性的专科护理常规，护理人员掌握本专业的专科护理常规并执行；有修订制度、职责、常规等相关文件的规定与程序，修订后的文件，有试行—修改—批准—培训—执行的程序，并有修订标识；定期开展护理管理制度的培训，有培训记录，有护理管理制度培训计划并落实，护理人员掌握相关护理管理制度。

（四）目标管理

护理部、科护士长、病区应制定 5 年发展规划，内容应同质化，并有创新。每年应有实现和完成发展规划的工作计划、工作目标、具体分工、完成的时限、阶段总结和评价结果。护士长应有月、周、日工作重点和完成的记录。有未完成工作的分析和整改记录。

四、护理管理组织体制

医院的护理管理体制要坚持"以人为本""以患者为中心"的科学发展观，坚持贴近临床、贴近患者、贴近社会的指导思想，坚持护理管理服务于临床、服务于患者、服务于护士的指导思想，坚持护理管理为专业发展服务的原则。

（一）垂直管理体制

医院要逐步建立垂直管理的护理管理体制。在垂直管理体系中，护理部负责医院护理队伍的建设和管理，护理部主任对科护士长、区护士长为直线领导。护理部负责医院护理队伍的建设和管理，在人事部门的配合下，负责科、区护士长的推荐、考核等组织工作。医院要保障足够的资金用于护士的岗位进修、培训等。护理部负责与护理工作有关的财务预算、科研预算、护理设备预算等工作。全院护士的绩效工资或奖金分配可由护理部进行单列计划管理。病床单元和护理设备的更换、添置由护理部统一审核。科、区护士长在护理部主任和科室主任领导下，全面负责本临床科室或本病区的护理管理工作。

（二）层级管理体制

医院要建立临床护士分层级管理制度，用机制和政策引导高年资、高职称、高学历护士进入临床一线直接服务于与患者的岗位，充分发挥高职称护士在应急和急危重病护理、查房会诊、患者安全、质量管理、健康教育、临床带教和指导低年资护士工作等方面的经验和优势。

在临床科室设立专科护士、高级责任护士、初级责任护士、助理护士等不同层级护理岗位，明确不同岗位的学历、职称、资历、专业学习背景、岗位任务、能力、能级和彼此的角色关系。不同层级岗位护士的工作任务重新分解、组合；同时根据护理人员的专业性岗位、层级岗位和绩效岗位的要求，建立与其职称职位相对应的岗位职责、职权，履行不同的岗位任务，给予不同的工作权限和待遇。

层级管理体制要求与整体护理责任制和连续性排班相结合，才能保证责任制护理的延续、完整、无缝隙。在层级管理体制中，护理人员结构形成梯队，专业分布合理，不同职称、不同能力和经验的护士组成责任制护理小组，共同护理患者，通过优化组合、优势互补，充分满足不同患者、不同疾病及病情的需要，满足等级护理、基础护理的要求，共同抵御风险，提高抗风险能力。在一段时间内相对固定的责任制小组来实施层级管理，才能建立临床培训导师制，高年资护士指导低年资护士的工作，以利于低年资护士有专业成长的空间和时间。

五、护理管理工作制度

医院要建立护理管理制度、工作制度、工作流程指引、技术操作流程指引、护理常规等，完善内部管理，规范工作流程，提高工作质量，保障医疗安全。

（一）医院管理工作制度

主要包括护士管理工作制度，临床护士分层级管理制度，临床护士工作制度，护理部工作制度，护理工作会议制度（护理部例会、科护士长例会、护士长例会、护士大会、临床科室护理例会），病房护理工作制度，优质护理服务目标内涵，优质护理服务保障制度，临床护理教学管理制度，护理科研管理制度，护理电子文书质量评价标准，患者入出院制度，护理健康教育制度，住院患者护理巡视制度，护理文件修订管理制度，医疗护理工作电话沟通记录管理制度，护理疑难病例讨论制度，护理评估制度，医护晨交班制度，急救设备器材管理制度和急救药品管理制度等。

（二）护理工作核心制度

主要包括查对制度（医嘱查对制度，给药、注射、输液查对制度，手术患者查对制度，输血查对制度、交叉配血标本采集查对制度），医嘱执行制度，护理分级管理制度，护理交接班制度，护理查房制度（护理行政查房制度、三级护理业务查房制度、护理教学查房制度），护理会诊制度，危急重患者抢救制度，患者告知制度，护理安全（不良）事件报告制度等。

六、护理工作岗位职责和管理内涵

（一）护理工作岗位职责

1. 护理部主任岗位职责

医院要设置护理部。护理部是护理行政管理组织，负责全院护理行政管理和业务管理的指挥调度机构。

护理部主任在院长或副院长领导下全面负责全院的护理工作，制定全年护理工作计划，并组织实施，督导护理工作质量，按期总结汇报。负责组织修改护理工作制度、护理常规、护理技术规范，参与检查督导各科室基础护理、专科护理、危重患者的护理等。负责组织制定在职护士培训计划并督导落实和考核。合理调配护理人力资源，保证临床护理工作顺利进行。掌握护理人员的动态，提出护理人员升、调、奖、惩的意见，对于护理人员发生的差错、事故与各科室共同研究处理。审查各科室有关护理用品的申报和使用情况。主持召开护士长会议，分析护理工作情况。组织并督导护理教学、护理科研工作及护理新技术的推广。

2. 质量控制人员岗位职责

在护理部主任领导下，负责各护理单元的护理质量控制工作。负责制定年度护理质量控制工作计划及年终总结。及时发现问题并上报。负责按月、季度、年度归纳、分析、总结护理质量，并向护理部提供书面报告。负责压疮、护理意外事件、护理缺陷的汇总。负责护理文件的检查工作。负责满意度调查统计分析。负责年度护士技术操作考核及理论考核。负责各项护理质量数据收集、记录、统计和保管。协助护理部进行定期的质量专项督导工作。协助护理部制定、完善护理规章制度、护理常规、工作流程等。完成护理部交办的各项工作。

3. 科护士长岗位职责

在护理部主任领导下，负责制定本科护理工作计划，并组织实施。掌握护士长及护士的工作情况，督导各护理单元护理工作的落实，保证护理安全。参与护理质量控制。深入分管的各护理单元参加晨会交接班，检查护士岗位职责的落实情况。及时调配人力。组织业务学习，开展学术讲座，做好护理查房及疑难危重护理病例讨论、护理会诊等，促进临床护理、科研、教学、管理等方面不断发展。有计划地培养护理人才梯队。

4. 病房护士长岗位职责

在护理部和科护士长的领导下，在科室主任的业务指导下，负责本病房行政和业务管理，负责护理人员的分工、排班。根据护理部对全院护理工作的要求，制定年度护理工作计划并组织实施和年终总结。有计划地安排病房重点工作。组织、参加并指导危重患者的抢救工作，随同科室主任查房并参加病例讨论。负责检查、督促病房各项护理质量。参加大查对医嘱。组织护理查房、护士业务学习，定期检查护生临床教学计划的落实，积极开展新技术、新业务和护理科研。了解患者病情并征求意见，保证患者安全。负责病房医疗设备、仪器、急救物品、日常用品的请领、报销、保管。督促检查保洁员、配膳员做好清洁卫生和消毒隔离工作。

5. 门诊护士长岗位职责

在护理部、科护士长的领导下，负责门诊的护理行政管理和业务管理，制定工作计划，负责门诊护理人员分工排班。检查门诊护理质量，严防差错事故，检查指导各诊室做好开诊准备及卫生宣教工作。经常巡视候诊患者，有病情变化，及时通知医生给予响应处理。组织护士业务学习，开展护理科学研究。负责病房医疗设备、仪器、急救物品、日常用品的请领、报销、保管。督促做好消毒隔离工作。严格执行安全、保卫、消防措施。督促检查保洁员、配膳员做好清洁卫生、消毒隔离和膳食调配工作。

6. 急诊护士长岗位职责

在护理部、科护士长及科室主任领导下，负责急诊室的行政管理和护理业务管理，制定工作计划，组织实施并总结。负责护理人员的排班和人力调配。配合医生做好急诊抢救工作。负责护理质量督导，严防差错事故的发生。按照各项突发事件的应急预案，组织处理突发事件，及时上报有关部门。组织护理人员进行业务学习、护理查房、抢救技术培训等。开展新业务、新技术及护理科研工作。负责急诊医疗设备、仪器、急救物品、日常用品的请领、报销、保管。督促做好消毒隔离工作。严格执行安全、保卫、消防措施。督促检查保洁员、配膳员做好清洁卫生和消毒隔离工作。

7. 消毒供应中心护士长岗位职责

在护理部和科护士长的领导下，负责消毒供应中心的行政管理和护理业务管理，制定工作计划，组织实施并总结。负责组织医疗器械、敷料的制备、消毒、供应工作。负责护理质量督导，严防医院感染和差错事故的发生。定期检查清洗消毒机、压力蒸汽灭菌器、环氧乙烷灭菌器的性能，发现异常，立即上报检修。检查各种消毒液的浓度、有效期，定期鉴定器械和敷料的消毒效果。负责一次性无菌物品质量监测的督导，确保使用安全。深入临床科室，实行下送下收。征求科室意见，不断改进工作。定期组织开展新技术、新业务学习及技术考核，不断提高工作效率。

8.手术室护士长岗位职责

在护理部及科护士长领导下，负责本科室的行政管理和业务管理，制定工作计划，组织实施并总结。根据手术室任务和护理人员情况，合理安排人员。负责护理质量督导，严防差错事故。按规定进行空气和手的细菌培养，鉴定消毒效果。组织业务学习和考核。负责手术室医疗设备、仪器、急救物品、日常用品的请领、报销、保管。督促做好消毒隔离工作。严格执行安全、保卫、消防措施。督促检查保洁员、配膳员做好清洁卫生和消毒隔离工作。检查急诊手术用品的准备情况及贵重器械的保管情况。督促手术标本的保留和及时送检。

9.重症监护室护士长岗位职责

在护理部、科护士长及科室主任的领导下，负责监护病房的护理行政和业务的管理。组织并参与危重患者的抢救工作。根据监护病房工作情况，合理安排人力资源。负责护理质量督导，严格执行探视管理制度，预防差错事故和院内感染的发生。遇有重大突发事件立即上报有关部门，及时协调解决。负责手术室医疗设备、仪器、急救物品、日常用品的请领、报销、保管。督促做好消毒隔离工作，保证抢救设备、仪器性能完好，处于备用状态。负责组织业务学习、教学、科研活动。

10.临床护士岗位职责

（1）主班护士岗位职责：参与病区交接班，核对夜间医嘱，清点基数药品。了解患者病情及患者流动情况，上、下午巡视病房至少各1次。负责接收、处理、核对医嘱，及时打印相关执行单并通知责任护士执行有关医嘱。负责药品请领核对。每日检查无菌药品，消毒灭菌日期。每日重点检查医嘱处理和执行情况，每周与护士长总查对医嘱。整理医疗护理文件，督促护士正确填写各种护理记录和表格。负责准备各种检查所需物品，督促各班及时留取标本，并通知外送人员及时送检。联系各种检查，通知外送人员接送患者。办理出入院转科手续及有关登记和统计工作。护士长不在时，代办亟须处理的临时工作。做好交接班工作，与接班护士共同清点毒麻药品并签字。保持治疗室、检查室、护士站干净、整洁。

（2）责任护士岗位职责：实施责任制护理，负责所管患者的一切治疗和护理。参加交接班及床旁交接班，评估患者的健康状况及不安全因素，了解患者的诊断、治疗、护理、饮食、心理等，负责健康教育，包括治疗、饮食、用药、手术、特殊检查及患者的心理指导。负责接待入院患者并完成入院介绍。做好出院患者的健康指导。按护理级别进行晨午间护理，做好基础护理工作。负责所管患者医嘱的核对，药物的核对、发放与护理工作。监测患者生命体征，严密观察患者病情变化，发现异常及时通知医生并做好抢救工作。提供预防跌倒、坠床、管路滑脱、压疮等的安全护理措施。完成护理记录，总结日间液体出入量。督促患者及家属执行医院各项规章制度。

（3）夜班护士岗位职责：听取交班报告，与交班护士进行床头交接班，接班后巡视病房。与交班护士共同清点毒麻药并签字。管理陪住人员，督促探视者离院，做好病房的安全管理。负责值班期间患者的一切治疗和护理工作，根据病情定时巡视并观察患者病情变化及睡眠情况，做好护理记录，发现问题及时通知医生，遵医嘱给予处理。做好危重症不能自理患者的基础护理（包括洗漱、口腔护理、会阴护理、泡脚等），协助患者进食。准确记录 24 小时出入量，定时倾倒、更换各种引流袋。负责手术前、特殊检查前、标本采集前的准备工作，按时协助留取各类标本。阅读、核对日间医嘱，处理夜间医嘱。准备、核对次日的输液和注射药品。按时、准确书写交班报告，与下一班次做好交接。负责紫外线灯的擦拭与保养，更换消毒液，体温表检测，空气培养等工作。

（4）急诊护士岗位职责：在科室主任及护士长的领导下，做好各项急救护理工作。负责患者的分诊，与各专科医生联系。急症患者应立即通知医师，准备各项急救所需的药品、物品、仪器、敷料等，迅速而准确地协助医师完成抢救工作。负责检查、补充各种药品、物品、保持急救医疗器械处于完好备用状态。熟练掌握急救技术。按时完成日常治疗及护理工作，严密观察记录患者的病情变化，发现异常及时报告。做好查对和交接班工作，严防差错事故，确保患者安全。协助护士长做好急诊科的管理。遇有重大突发事件立即上报护士长及有关部门，及时协调解决。护送急诊危重患者及手术患者到病房或手术室。

（5）手术室护士岗位职责：在护士长的领导下担任器械或巡回护士并负责手术前的准备和手术后的整理工作。督促参加手术人员的无菌操作，严防差错事故。熟练掌握专科护理技术操作，完成所承担的各项工作。负责术前对患者的健康教育及术后的访视工作。负责手术后患者的包扎、保暖及手术标本的保管和送检。负责器械、敷料的打包消毒和药品、物品的保管，做好登记统计工作。负责危重患者及大手术患者的护送工作。协助医生开展新业务、新技术。完成手术室护理教学任务。指导保洁员进行手术间的清洁和消毒工作，保持手术室整洁、安静。

（6）重症监护室护士岗位职责：在科室主任、护士长领导下，做好重症监护病房患者的护理工作。掌握患者病情及治疗、护理重点，密切观察患者的病情变化，配合医生做好危重患者的抢救工作，熟练掌握各种仪器的使用与维护，掌握各种血流动力学监测等，做好基础护理，严格床头交接班，完成护理记录，保证患者的医疗护理安全，预防护理并发症的发生。配合医生开展新技术、新业务，提高护理技能。完成监护室护理教学任务。遇有重大突发事件立即上报护士长及有关部门，及时协调解决。

（7）助产士岗位职责：在科室主任、护士长领导下，负责正常产妇接产工作，协助医生进行难产接产工作。遇产妇发生并发症或婴儿窒息时，立即采取紧急处理并报告医生。负责观察产程进展，发现异常产程及时报告医生，并采取相应的处理措施。负责催产素引产、胎心监护和急诊患者的接待安排。了解产妇分娩前后的健康状况，确保母婴安全。做好产程观察、分娩记录及各种资料登记，并妥善保管。严密观察产妇分娩后的情况并详细记录；负责向产科护士交代产妇分娩情况。负责到手术室接回新生儿。负责产妇的基础护理和心理护理，进行妇婴保健的教育指导工作。负责管理产房的药品、各类手术器械、无菌物品等，使之处于使用和功能状态。

（8）消毒供应中心护士岗位职责：在护理部、护士长领导下，负责医疗器械、敷料的回收、清洗、消毒、包装、灭菌、储存、登记、发放工作，并按要求下收下送。负责检查医疗器械质量，经常与临床科室联系，征求意见，不断改进工作。协助护士长领取各种医疗器械、敷料和物品，配合临床积极开展新业务、新技术，不断提高消毒供应工作质量。

（二）临床护理管理内涵

明确临床护理内涵及工作规范。制修订护理工作制度并遵守相关法律、法规和规章，定期开展护理管理制度的培训并有记录。实行护理目标管理责任制，岗位职责明确，有相应的监督与协调机制。质量有监督考核评价并有记录。实施护理人员分级管理，落实岗位责任制，根据收住患者特点、护理等级比例、床位使用率，合理配置人力资源，一般情况下病房护理人员总数与实际床位比为 0.4:1，如床位使用率 ≥ 93% 时，病房护理人员总数与实际床位比不低于 0.5:1。落实基础护理常规、操作规程、专科护理常规。各护理单元应围绕 5 年护理发展规划，落实每年的工作计划。护理部、科护士长、护士长应根据卫生健康委对护理工作的要求，梳理各项指标的达标情况，如护理工作制度及落实、护理工作制度、护理核心制度、护理分级规定等。

七、护理常规与技术操作规范

护理是一门技术性很强的综合性应用科学。护理部应根据医学、护理学的发展，制修订护理常规。护理常规应体现护理的基础理论、基本知识、基本技能；应具有思想性、科学性、先进性、启发性、适用性。护理常规要适应社会经济发展和人群健康需求变化；适应科学技术的发展；适应医学模式的转变；适应医学教育的改革与发展。护理常规涵盖内科、外科、运动医学科、急重症科、皮肤科、儿科、妇产科等，护理部组织护理骨干编写护理常规。内容要结合临床工作，条目简明扼要，指导性强，是护理教学活动遵循的规范和标准。

护理技术操作规范应体现传统技术与新技术相结合、基础操作与专科操作相结合、西医护理技术与中医护理技术相结合的特点。按照原卫生部的《临床护理实践指南》等要求编写护理技术操作规范。护理技术操作规范应包括基础护理操作、专科护理操作等。每项操作编写内容包括操作步骤、评分标准及理论知识，使护理技术操作标准化、规范化和程序化，护理操作要严谨，以患者为中心，使护理人员的临床工作有章可循，为护理管理者提供考核标准，以达到操作的同质化。

八、护理管理的落实与现场评价要点

护理工作制度、护理常规、护理操作规范等内容应根据时间顺序排列目录，并存有文本，及时更新、完善。护士长定期开展相关内容的培训，并有培训记录和参加人员的签名。要求护士及时掌握制修订的内容，知晓率达到 100%，并落实到临床工作中。三级管理者追踪临床工作的落实情况，做到知信行合一。

现场评价的要点主要是查看院长履行对护理工作领导责任，实施目标管理中成立护理质量管理委员会与定期召开会议明确职责与条例与否；护理管理组织体系中建立垂直护理管理体系、职责明确、目标管理制定计划、临床护理内涵及工作规范、质量有监督考核评价并有记录；工作制度和岗位职责中护理常规、操作规程、护理制度及时更新、完善和定期开展护理护士岗位技术能力培训及其培训记录的完整性。

第二节　护理人力资源管理

护理人力资源管理是医院护理部和人力资源管理的主要工作之一。护理的人力资源配备要与医院的功能和任务相一致，有护理单元护士的配置原则，有紧急状态下调配护理人力资源的预案。护理人力资源管理评价的内容主要以临床护理工作量为基础，根据收住患者的特点、护理等级比例、床位使用率对护理人力资源实行弹性调配。建立基于护理工作量、质量、患者满意度并结合护理难度、技术要求等要素的绩效考核制度，并将考核结果与护士的评优、晋升、薪酬分配相结合，实现优劳优得，多劳多得，调动护士积极性。护士在职继续教育计划、保障措施到位，并有实施记录。

本节按照评价标准的要素主要介绍护士资质和岗位技术能力、护士执业与岗位技术能力的准入管理、护理人员配置、护理人力资源调配与管理、护士在职培训等内容。

一、护士资质和岗位技术能力

护理部应加强对护士的资质与使用管理，加强护理岗位技术能力的培训与提升，明确护理人员岗位职责和工作标准，有考评和监督。对各级护理人员资质进行严格审核。应有聘用护理人员资质、岗位技术能力及要求、薪酬的相关规定，并有执行记录。有全院护理人员的名册、薪酬、享有福利待遇、参加社会保险等信息，落实同工同酬。体现多劳多得，优绩优酬。护理人员应享有医疗防护与医疗保健服务。制定护理人员人力资源配置的依据和原则。有各级护理管理部门紧急护理人力资源调配的规定及应急预案。根据收住患者特点、护理等级比例、床位使用率，合理配置人力资源。对护理人力资源实行弹性调配。建立基于护理工作量、质量、患者满意度、护理难度及技术要求的绩效考核办法，与评优、晋升、薪酬挂钩。

（一）护士资质

为了进一步规范各级护理人员资质审核，加强对各级人员的准入管理，制定各级护理人员资质审核规定。从事护理工作的人员包括护理实习生、正式聘用护士、合同护士和进修护士。护理部审核实习护生所在学校提供相关证明，符合标准后反馈实习接收函，确定实习时间、实习计划等。在带教老师的指导下，完成学校教学计划，在指定实习时间内进行临床护理相关工作。护理部审核进修护士的护士执业证书、学历证书、从事过护理工作等相关证明材料。按进修护士管理规定完成进修内容。审核正式聘任护士及合同护士参考人事处人员聘任相关规定，同工同酬。根据《护理人员分层级管理制度》要求，护理部应对各级别护理人员学历、年资、专业技术职称、能力考核等方面进行审核，确定护理人员级别。护士应有参加培训、外出学习、进修机会，有职业防护、健康体检方面的规定。护士应了解绩效分配、福利待遇、职称评聘等规定。

（二）岗位技术能力与职责

（1）主任（副主任）护师职责：在护理部主任、科护士长领导下，指导本科护理专业技术、科研和教学工作。参与护理会诊工作。参与质量控制工作。了解国内外护理专业发展动态，开展护理技术创新，提高护理质量，发展护理学科。组织并指导护理大查房。指导下级护士撰写论文并开展科研工作。承担护理实习学生、进修护士带教和授课工作。协助护理部做好主管护师、护师晋升的业务考核工作。负责指导护理科研、技术创新的实施。参与审定、评价护理论文和科研、技术创新成果。负责组织护理学术讲座和护理病例讨论。

（2）主管护师职责：在科室主任、护士长的领导下，负责监督检查护理工作质量，发现问题及时解决，对护理差错及事故进行分析、讨论，并提出防范措施，协助护士长做好病房管理工作。指导危重、疑难患者护理措施的制定及实施。协助主任（副主任）完成护理查房和护理会诊。组织护师、护士的业务学习，参与制定培训计划及讲课。做好护理实习学生、进修护士的临床带教工作。指导下级护士开展科研工作和撰写论文。

（3）护师职责：在护士长和主管护师的领导下，完成各项护理工作。参与病房管理工作。参与质量管理，对护理差错及事故进行分析，提出改进方案。参与新业务、新技术临床护理实践，指导护士正确执行医嘱及各项护理技术操作规程，发现问题及时解决。参与危重、疑难患者的护理工作。参加护理查房、会诊和病例讨论。参与对护士、实习生和进修护士的讲课和技术考核。参与并实施科研、技术创新计划。

（4）护士职责：在护士长的领导和护师的指导下，做好患者基础护理、专科护理工作。认真执行各项规章制度和护理技术操作规程，及时完成各项治疗、护理工作。积极配合医生做好危重患者的抢救、护理工作。做好有关护理文件的书写和登记工作。做好患者的出、入院指导和健康宣教。加强护理理论学习，参与护理教学及护理科研工作。协助护士长做好病房管理、消毒隔离、终末处理和物资、药品、仪器的领取、保管、维护工作。

（5）未取得护士执业证书护士职责：未取得护士执业证书护士是指正规护理院校应届毕业，通过执业护士资格考试，尚未取得护士执业证书的护士。在注册护士的指导下从事临床护理工作。熟悉临床工作，注重基础知识、基本理论和基本技能的学习。参加新护士规范化培训并按时完成计划。

（6）护理员岗位职责：在护士长及责任护士的指导下进行患者的基础护理工作。做好患者生活护理、晨间、午间、晚间护理，保持床单清洁和病房环境整洁。检查督促患者及家属执行医院各种规章制度。协助责任护士负责患者的护理安全，防止发生意外事件和护理并发症。协助责任护士做好患者入院、出院、转入与转科工作。负责出院患者床单位终末消毒处理。负责科室交办的其他工作。

二、护理人员配置

（一）总体配置

护理部根据收住患者特点、护理等级比例、床位使用率，合理配置人力资源。建立基于护理工作量、质量、患者满意度、护理难度及技术要求的绩效考核办法，与评优、晋升、薪酬挂钩。护理人员配置应达到原国家卫生计生委的要求：护理人员占卫生技术人员的总数≥50%；临床护理岗位护士数量占全院护士的总数≥90%；护理岗位人员与医师之比≥1.6:1；临床护士配置与实际收治患者总数之比例符合 1 名责任护士负责 ≤ 8 名患者；新生儿室 1 名护理人员负责 ≤ 6 名普通患儿或 ≤ 3 名重症患儿；全院护士数量与实际开放床位比 ≥ 0.4∶1；ICU 在岗护士与实际开放床位比 ≥ 2.5~3∶1；儿科在岗护士与实际开放床位比 ≥ 1.5~1.8∶1；新生儿科护士数与床位数之比 ≥ 0.6∶1；手术室在岗护士与开放手术间之比 ≥ 3∶1，手术室工作经历 2 年以内的护理人员数占总数的比例 ≤ 20%；合理配置护理员，护理员数量、培训、管理符合有关规定。

（二）各护理工作岗位设置

护理工作岗位包括从事临床护理、护理行政管理和社区护理等岗位的专业性工作。

临床护士，指在医疗卫生保健机构中从事护理工作的卫生专业技术人员。

护理行政管理者，指在医疗卫生保健机构护理部担任护士长以上行政职务或各级卫生行政主管部门从事护理管理人员。

医院护理工作岗位包括专业护士岗位和专科护士岗位。

护理工作岗位包括普通病区工作岗位、特殊科室护理岗位和其他非临床科室护理岗位。临床科室护士岗位中包括普通外科、胸外科、骨科、颅脑外科、肝胆外科、头颈颌面外科、泌尿外科、小儿外科等，内科包括心血管内科、呼吸内科、内分泌科、消化内科、神经内科等，儿科、妇产科护理岗位。特殊科室护理岗位包括急诊科，产科，重症监护病房（ICU、NICU、CCU），血液透析中心，手术部（室），以及消毒供应中心、门诊、医技科室、各职能科室等非临床科室护理岗位。医院对全院护士岗位进行分类有利于量化不同专业岗位的技术、风险、工作强度，便于绩效工资分配。护理部根据收入住患者特点、护理等级比例、床位使用率，合理配置人力资源。建立基于护理工作量、质量、患者满意度、护理难度及技术要求的绩效考核办法，与评优、晋升、薪酬挂钩。

（三）医院各层级护士岗位名称及配置标准

医院护士岗位有行政管理岗位和专业层级岗位。

行政管理岗位包括护理部主任、副主任、科（区）护士长等岗位。

护理专业层级岗位包括专科护士、组长、高级责任护士、初级责任护士、助理护士护理员、文员等。护士层级岗位与护士职称、学历、专业能力、接受专科护理教育经历等相关。护理专业技术职称包括主任护师、副主任护师、护师、护士等不同职称。

护理专业岗位与护理行政岗位呈不完全平行关系。专科护士、高级责任护士任职一定年限后可以晋升护士长以上的行政管理岗位。

1. 护理行政管理岗位名称及配置标准

（1）护理部主任（副主任）：二、三级医院（包括 100 张床位以上的医院）应设护理部主任 1 名，副主任 1~2 名。其他 100 张床位以下医院，可设总护士长 1 名。

（2）护理部干事：根据护理部工作需要可以设置若干名。

护理部可建立行政助理工作制度。行政助理由病区护士长轮值，周期 3~6 个月。选拔优秀护士长在任职期间担任行政助理，可以使护士长了解医院护理部的工作，培养护士长的全局意识、沟通协调能力和处理复杂问题的能力。

护理部可建立行政文员岗位，负责办公室文秘工作。

（3）科护士长：300 张床位以上医院应设科护士长。医院通常设立内科护士长、外科护士长、妇产科护士长、儿科护士长、耳鼻咽喉科护士长、眼科护士长等。

任务繁重或服务半径宽的手术室（部）、消毒供应中心（室）、综合 ICU、血液净化中心、产科、门诊部、急诊科也应设科护士长。

3 个护理单元以上的临床科室或 100 张床位以上的大专科可以设置科护士长，如创伤骨科、脊柱骨科、关节骨科可以整合成大骨科编制，设科护士长。

（4）区护士长（区副护士长）：30 张床位以上临床科室，或床位虽不足 30 张，但业务特殊的临床科室，设区护士长 1 名。临床科室床位数超过 60 张或有两个以上护理单元的，应在区护士长下配置区副护士长 1 名，协助区护士长展开护理管理工作。

在急诊，重症监护病房（包括综合 ICU、NICU、PICU、CCU、SICU 等），助产等高风险专科应建立代班护士长制。

2. 护理专业层级岗位名称及配置标准

护理专业岗位与护理行政岗位有职级对等关系。

（1）专科护士：岗位设置在相关临床科室，行政上归属于护理部管理。专科护士参加护理部领导的专科护士发展委员会，主管本医院专科护理小组的工作。专科护士岗位独立设置。原则上一个医院专科护理领域只设置一个专科护士管理岗位。专科护士岗位与行政管理岗位有职级对等关系。专科护士、高级助产士应具有与临床科室护士长相当的职称，主要承担专业管理、患者管理和专科护理质量的责任。专科护士享有相当于护士长的岗位津贴。

专科护士又称为高级实践护士（adervanced practice nurse，APN），是指具有经过专科护理课程教育，具有高级护理实践能力的护士。获得高级护理实践能力认证的专科护士，即使承担护士长以上护理行政岗位职务，仍然需要组织开展高级护理实践。

（2）组长：每个护理单元设置组长。临床每班工作应设立护理组长负责制。护理组长必须由高级责任护士以上人员担任，包括日班组长和夜班组长。

（3）高级责任护士：原则上占护士专业岗位的 30%~40%。医院各临床科室可根据本专科人力资源的现状设定高级责任护士的任职条件、职责任务和名额。

（4）责任护士：也称初级责任护士。初级责任护士占护理单元护士比例的 60%~70%。原则上责任护士应具备初级责任护士资格和能力。

3. 辅助护理人员岗位名称及配置标准

（1）助理护士：受过高等或中等护理教育，暂时未取得护士执业资格或未经注册，医院聘用在助理护士岗位的人员。临床科室配置助理护士条件包括如下。

①医院聘用的助理护士数量应以基本满足患者生活服务为标准。

②产房不配置助理护士。重症监护病房可配置助理护士协助责任护士执行临床检查、治疗、护理程序。

③助理护士总数不得超过护士总数的 20%。

（2）护理员：开展整体护理体责任制，协助护士分管患者，实行床边工作制，或护士编制未达到卫生行政部门规定的最低标准，医院可以根据实际情况聘用护理员。

护理员的配备标准，根据护理单位元床位数计算，以 10~12 张床配 1 名护理员为宜。护理员属于医院临时工作人员，可以由护理部统一选聘。

三、护士执业与岗位技术能力的准入管理

（一）护士执业准入管理

（1）护士执业应当经执业注册取得护士执业证书。

（2）护士注册条件：在中等执业学校、高等学校完成国内教育主管部门和国务院卫生主管部门规定的普通全日制 3 年以上的护理、助产专业课程学习，包括在教学、综合医院完成 8 个月以上护理临床实习，并取得相应学历证书；通过国务院卫生行政主管部门组织的护士执业资格考试；符合国务院卫生行政主管部门规定的健康标准。

（3）申请护士职业注册，应当向执业地的省市卫生行政主管部门提出申请。

（4）符合当地省卫生行政部门的规定。

（5）护士在其执业注册有效期内变更执业地点，应当向当地省市卫生行政主管部门报告，办理变更手续。

（6）注册护士必须经过聘用医疗卫生机构岗前培训，考核合格后方可上岗。在受聘医疗卫生机构从事护理技术工作，包括基础护理工作和专科护理工作。

（7）护士执业准入还应参照各省市卫生行政部门的有关规定执行。

（二）护士执业二级准入管理

护士执业二级准入制度包括夜班护士准入制度、专科护士准入制度、特殊护理岗位专业护士准入制度。其中，建立特殊护理岗位专业护士准入制度的目的是在医院部分高风险、高技术、高专业内涵的护理岗位设立专业护士教育训练和管理制度，确保从事该专科的专业护士具备胜任本岗位的核心能力，保证护理工作安全和护理工作的质量。

1. 夜班护士准入制度

（1）在医院护理部领导下，由护理教育科研委员会、护士管理委员会制定夜班护士培训计划，确定培训目标、内容、方式、学时数等，并监督实施和评价。

（2）由临床科室组织实施，上报护理部。

（3）由医院护理部及护理质量管理委员会、护士管理委员会确定夜班护士准入条件：①注册护士。②在聘用医疗卫生机构从事护理专业技术工作 3 个月以上，在上级护士指导下参加夜班不得少于 10 次。③具有夜班岗位需要的专业技术能力，独立完成急危重症抢救配合工作的能力；具有病情观察和应急处理能力；具有规范、准确、及时、客观书写护理文书能力。④具有良好的职业精神。⑤在护理部领导下组织进行相关理论、专业技术和夜班能力考核，成绩合格者，经护士管理委员会、护理部批准后，方可独立从事夜班护士工作。⑥遵照执行卫生行政主管部门规定的其他条件。

（4）夜班护士享受夜班劳务津贴。

2. 急诊专业护士准入制度

（1）经过院前急救及急诊专科培训合格的注册护士，并有 2 年以上临床护理工作经验。

（2）完成《专业护士核心能力指南》急诊专业部分训练。

（3）已经过院内重点科室轮转，能够正确、迅速、安全有效地从事各项护理工作，具有分析、判断、预测和应对急危重症患者的应急处理能力。

（4）具有较强的团队协作精神，能与相关人员同心协力，做好院前急救工作。

（5）掌握急诊室工作制度，急诊科护士工作职责；熟练掌握各种急救仪器及急救药物的放置、使用和保养方法；掌握常见急症的护理常规。

（6）熟悉各项抢救仪器的工作原理、性能、作用、正确的操作方法，使用后的消毒、保养，以及使用抢救仪器的相关护理内容。

（7）掌握徒手心肺复苏术、气管插管术、吸痰术、洗胃术等急救技术及止血、包扎、止血带的使用、复合伤的处理等专科急救技能。

（8）每年获得规定的专科继续教育学分数。

（9）在医院护理部领导下，由护士管理委员会的护士层级与特殊岗位培训小组制定急诊专业护士培训制度，确定培训计划、内容、方式、教学、时数等，并组织实施。

（10）按照急诊专业护士准入条件，护理部组织进行相关理论、专业技术和院前急救能力考核。成绩合格者，经该护士管理委员会、护理部审核准入后，方可独立从事急诊专业护士工作，并享受急诊专业护士的有关待遇。

（11）遵照执行卫生行政主管部门规定的其他条件。

3. ICU 专业护士准入制度

（1）接受 3~6 个月专业培训合格的注册护士，并有 2 年以上临床护理工作经验。

（2）完成《专业护士核心能力指南》ICU 专业部分训练：①经过严格的专业理论和技术培训并考核合格。②掌握重症监护的专业技术，包括输液泵的临床应用和护理、外科各类导管的护理、给氧治疗、气道管理和人工呼吸机监护技术、循环系统血流动力学监测、心电监测及除颤技术、血液净化技术、水、电解质及酸碱平衡检测技术、胸部物理治疗技术、重症患者营养支持技术、危重症患者抢救配合技术等。

（3）除掌握重症监护的专业技术外，应具备以下能力：各系统疾病重症患者的护理、重症医学科的医院感染预防与控制、重症患者的疼痛管理、重症护理的心理护理等。掌握本专科相应的医学基础理论知识、病理生理学知识及多专科护理知识和实践经验，具有一定的病情分析综合能力。

（4）熟练掌握心、肺、脑复苏及血流动力学监测，人工气道的应用及管理，常用急救与监护仪器的使用和管理，包括除颤仪、呼吸机、心电监护仪、降温机、血气分析仪和各种微量输液泵等。

（5）掌握常见急危重症患者的抢救与护理、休克患者的观察与护理、器官移植术后监护、危重患者的营养支持。

（6）每年获得规定的专科继续教育分数。

（7）护理部制定 ICU 专业护士培训制度，确定培训计划、内容、方式、教学、时数等，并组织实施。

（8）按照 ICU 专业护士准入条件，护理部组织进行相关理论、专业技术和院前重症监护能力考核。成绩合格者，经护士管理委员会、护理部审核准入后，方可独立从事 ICU 专业护士工作，并享受 ICU 专业护士的有关待遇。

（9）遵照执行卫生行政主管部门规定的其他条件。

4. 血液净化专业护士准入制度

（1）在血液净化中心实习满 3 个月，经过血液净化的基本治疗操作培训考试合格并有 5 年及以上临床护理工作经验。

（2）完成《专业护士核心能力指南》血液净化专业部分训练。

（3）掌握肾病及血液透析理论知识、血液透析机的基本性能，完全掌握透析治疗流程及应急措施。

（4）每年获得规定的专科继续教育学分。

（5）在医院护理部领导下，由护士管理委员会的护士层级与特殊岗位培训小组制定 ICU 专业护士培训制度，确定培训计划、内容、方式、教学、课时数等，并组织实施。

（6）按照血液净化专业护士准入条件，护理部组织进行相关理论、专业技能考核。成绩合格者，经护士管理委员会、护理部审核准入后，方可独立从事血液净化专业护士工作，并享受血液净化专业护士的有关待遇。

（7）遵照执行卫生行政主管部门规定的其他条件。

5. 手术室专业护士准入制度

（1）经过不少于 3 个月的手术室专业培训合格的注册护士。应有较强的综合业务技术能力，敏锐精细的观察能力和突出的应变能力，会运用肢体语言与患者交流，并会对自我情绪进行调节和控制。

（2）完成《专业护士核心能力指南》手术室专业部分训练。

（3）掌握无菌、消毒和隔离的概念，并熟悉相关护理操作规程。掌握感染手术期的护理。

（4）了解层流病房的性能，能根据要求调节病室的温、湿度和层流室的风速，熟悉手术室环境、布局及基本设备、物品的定位，特别是急救物品的定位和使用。

（5）熟练掌握手术室各项基本操作（包括展开无菌台、穿脱无菌手术衣和手套、洗手方法等）及专科手术的配合。

（6）掌握手术标本的固定、登记及固定液的配置；能客观、准确地填写各类护理记录单（接送患者记录、术中护理记录单）。

（7）每年获得规定的专科继续教育分数。

（8）在医院护理部领导下，由护士管理委员会的护士层级与特殊岗位培训小组制定手术室专业护士培训制度，确定培训计划、内容、方式、教学、时数等，并组织实施。

（9）按照手术室专业护士准入条件，在护理部领导下进行相关理论、专业技能考核。成绩合格者，经护士管理委员会、护理部审核准入后，方可独立从事手术室专业护士工作，并享受手术室专业护士的有关待遇。

（10）遵照执行卫生行政主管部门规定的其他条件。

6. 产科助产士准入制度

（1）取得助产专业专科以上学历；取得护士执业证书并注册。

（2）参加产科专业技术培训合格，取得县级卫生行政主管部门认可的母婴保健技术考试合格证书。

（3）完成《专业护士核心能力指南》助产专业部分训练。

（4）掌握围产期助产技术、围产期生理解剖学基础、正常及异常护理产程常规、新生儿护理常规、母婴保健知识。

（5）护理部负责制定助产专业护士培训制度，确定培训计划、内容、方式、教学、课时数等并组织实施。

（6）有医院专科护理管理委员会助产专业护士准入条件，并在护理部领导下组织进行相关理论、专业技能考核。成绩合格者，经护士管理委员会、护理部审核准入后，方可独立从事助产专业护士工作，并享受助产专业护士的有关待遇。

（7）每年获得规定的专科继续教育学分。

（8）遵照执行卫生行政主管部门规定的其他条件。

四、护理人力资源调配与管理

建立基于临床护理工作量的全院护理人力调配制度，人力资源部、护理部根据护理工作量、工作难度、技术含量、风险因素等情况实行全院护理人力资源逐层、灵活、动态调配，解决高峰时段人力资源问题和节假日、平时大科内工作量忙闲不均的问题，确保全院护理工作安全良好运行。

护理部应有护理人员人力配置的依据和原则。负责全院护理岗位设置和人力总体调配。各级护理单元应制定紧急人力资源调配制度和方案，对护理人力资源实行弹性调配。设立护理部应急医疗队，应对紧急突发事件，并有应急演练和记录资料。以患者为中心，依据患者病情变化调配护士。护理人力调配原则：护士长、科护士长、护理部逐级进行调配。节假日、夜间或遇紧急突发事件，需进行人力调配时，由护士长在其管辖范围内进行调配并记录，如不能满足需要，由值班护士长在全院范围内进行调配并上报护理部主任。

（一）护理人力资源调配

1. 调配原则

（1）设立全院机动护士库和大科系统内机动护士库。

（2）依据护理工作量和患者病情实行病区护士长、科护士长、人力资源部和护理部逐层调配护理人力，符合护士分层级使用原则。①科护士长、病区护士长制定大科系统内及本病区内护理人员调配方案；②科室护理人力资源相对短缺（如科室突然接收大量急诊患者，或科室在短期内护理人员大量减员等）影响科室工作正常开展时，病区护士长启动本病区护理人员调配方案；③病区内不能协调解决时，病区护士长上报科护士长，科护士长启动大科系统内护理人员调配方案，在大科系统内进行人力资源调配，并报医院人力资源部、护理部备案；④当大科系统内调整仍不能解决问题时，大科护士长向医院人力资源部提出申请，由人力资源部启动全院护理人力调配方案，安排全院机动护士库中的机动护士对繁忙科室进行支援。

2. 调配方案

（1）进行人力资源分配时，需保障各科室护士人力资源结构合理，同时应向危重患者多、基础护理量大、风险高、患者对护士依赖程度高的科室倾斜。

（2）各病区内实施各层级护士弹性排班。若病区床位使用率低于90%，病区护士长上报1名机动护士录入科内机动护士库，参加大科系统内护士人力资源调配。

（3）科护士长做好本系统内护理人力资源分析，产假、哺乳期护士先在大科内进行适当调配，避免产假、哺乳期护士过分集中在一个科室，使科室无法运转。

（4）3天或以上法定节假日人力调配：①为保障临床一线护士在长假期间能合理连续休息，护士长在长假期间适当值班，保障临床一线护士能安排休息；②门诊部的各专科门诊及医技部门、内镜中心、体检中心的护士，根据医院门诊部节假日开诊的安排，确保护士排班能满足本专科门诊的正常诊疗工作。

（二）护士工作排班

1. 护士排班原则

要坚持持续性排班的临床效能原则。

（1）以患者为中心原则，以连续、层级、均衡、责任为原则。

①连续：护士尽量在一段个时间段内完成全日工作量，减少频繁交接班，保持护理工作的连续性，保证6：00—8：00、11：00—13：00、16：00—21：00等高峰工作段、薄弱时间段护士人力。

②层级：同一班次有不同层级的护士，各班次都有不同层级的护士，以保障不同班次之间护士人力和能力，以团队的综合实力满足患者不同层次的需要。

③均衡：各班次，特别是日夜班的护士人力、技术力量要均衡，提高各班次服务和应急处理能力。

④责任：连续性排班要与整体护理责任制相结合。

（2）弹力排班原则：在护士每日工作时间连续不间断、护理工作24小时不间断的前提下，按照临床实际护理工作需要，合理安排并增加高峰时段的护士人力，合理安排人力衔接，保证患者能得到及时、正确的治疗和护理。手术室（部）、消毒供应中心都应该根据手术和临床工作需要弹性安排护士工作时间。

（3）人性化原则：尽量满足个体需要，提高护士接受度。建立排班需要登记本，力求排班本公开公正管理。护士可根据自己家庭、学习、工作等个人情况，对排班提出要求，护士长根据科室情况，在保证护理工作质量的前提下尽量满足护理人员的要求。满足每周工作时数（以《劳动法》为根据），避免超负荷工作，保证护士有足够的休息时间。

（4）合理搭配原则：充分发挥高年资护士的作用，根据患者人数、病情及护士的工作能力合理搭配。一般情况下，资历高、经验丰富的护士分管危重患者；夜班患者多，护理任务繁重的护理单元，夜班护士人数应不少于2人。

2.排班方法（各医院可结合实际情况参照执行）

（1）连续性排班：重点把握连续性排班的原则和具体排班方法。

原则：连续性排班的原则是通过新的模式使护理人力足量均衡，提高工作连续性，减少交接班缝隙，新老合理配置，满足患者和医疗活动的需求；同时通过减少无效在班时间，调整和前移晚、夜班交接时间减少护士夜班次数，实现人力资源的最大化。重新定岗、定编、定酬；确保高技术、高层级、高风险、直接服务患者的岗位是高级护士；确保高技术、高层级、高风险和高劳动强度的岗位有高回报。

（2）传统式排班：按传统的三班制排班。

（3）手术室排班：可以根据手术室时间过长或工作人员特殊要求采用弹性排班。护士周工作时数控制在35~40小时。安全施行全日制手术制度，提高手术间使用率。合理分配，资源共享。实行连续性排班。简化例行交班，把时间让给患者。弹性排班，弥补人员配置不足的缺陷。工作紧凑，注重细节。

（4）门诊排班方法：按季节指数法计算出门诊各科就诊人次数、不同月份的分布指数、门诊各科就诊人数在一周7天的分布指数、一天内24小时门诊内科人数流量变化规律。根据患者流量规律建立科学合理的医务人员排班制度，调整该类人员的工作时间和工作班次，保证患者的需要。

季节指数=同月（或季）平均数/各年份月（或季）平均数。

（5）急诊科排班方法：在三级医院急诊科建立护士长带班制。将年龄大或有特殊情况的护士（3~4人）固定在门急诊输液室，其余护士建成4个护理组，每组5~6人，每组设组长1人。以护理组为单元，24小时内两班制排班，每天两组上班，两组休息。每4天一轮转。在单元时间段（18：00—8：00）5人上班，由带班护士长或组长安排人力，分设到分诊，抢救治疗（含手术、出诊），输液室和观察室各1人，护理组长负责其中一个岗位。根据患者的多少、轻重，实行弹性排班。遇有抢救、手术、出诊人手不足时，先通知负责抢救治疗护士参与，然后是二线值班护士（简称二值护士）参与。遇有疑难问题需解决时，应随叫随到。

（三）护士值班

1. 一线值班

医院各护理单元均实行8小时排班、24小时值班制。门诊及医技科室的护理人员可根据实际工作需要合理安排值班。要求当值责任护士做到：

（1）按照排班表安排进行值班。

（2）按照医院统一要求着装上岗，坚守护理岗位，认真履行岗位职责，遵守劳动纪律，不擅自脱岗、离岗。

（3）负责自己分管患者的全面护理工作。充分掌握本科患者数、病种、病情轻重，准确评估及了解分管患者需求，按照风险和危重程度，分轻重缓急，全面安排，使护理工作既保证重点，又能照顾一般；有利于医疗、护理及预防等工作的顺利进行。

（4）按照分级护理要求做好临床护理工作，认真执行床边查对制度，按时、准确完成各项治疗护理措施，密切观察、记录危重患者病情变化，做好抢救准备和抢救配合，如实记录抢救过程。

（5）认真履行临床科室管理制度，做好患者和陪伴人员管理，维持好病房秩序，保证临床科室安全，创造有利于患者治疗和修养的良好环境。

（6）应将本班内患者的主要情况记入护理记录，班班交接。遇有特殊情况逐级上报。

（7）护士调班须经护士长同意，并在排班表上注明，未经护士长同意不得擅自调换班次。

2. 二线值班

二线值班可由大科设置，也可以在本临床科室设置。

（1）二值护士必须由具备夜班护士资格、护师以上专业技术职称、高级责任护士以上护士担任。二值护士白天正常上班，24小时二线值班。

（2）二值护士必须具备丰富的业务知识和较强的工作责任心，参与正常责任护士排班。晚上轮流上二线，保证接到呼叫后10分钟内到位。

1）二值护士接班前应到科室巡视病室，了解危重患者情况，遇特殊情况或科室工作较忙时到病房指导或参与护理工作，组织或协助抢救；解决护理疑难问题；处理护理纠纷等。发现问题及时解决，并在护理二线值班登记本上做好二值记录。

2）二值护士解决不了的护理问题，应及时向护理总值班汇报，使问题得到妥善解决。

（3）要求：护士长应每月总结二值护士工作情况，讨论并分析存在的问题，提出改进措施并落实。为使二值护士能有效发挥其作用，应对其进行培训。

3. 三线值班

三线值班参考护理总值班制度执行。

（四）加强绩效考核，不断提高护理人员的劳动待遇

医院要建立全院护理人员的绩效考核机制，完善护理人员的薪酬待遇、福利待遇、参加社会保险等待遇，落实同工同酬。薪酬向临床一线和关键岗位倾斜，体现多劳多得、优绩优酬。有保障护理人员实行同工同酬，并享有相同的福利待遇和社会保险（医疗、养老、失业保险）制度。护理人员每年离职率≤ 10%。

五、护士在职培训

（一）护理人员分层继续教育管理与考核规定

护理部依据护士年资、职称不同等因素，分层次制定护理人员的继续教育计划和考核标准，制定护理人员分层继续教育实施细则。各科护理单元制定适合本专业特点的专科护理人员继续教育计划，并按计划实施。护理人员应参加相关培训，接受考核。护理人员分层继续教育实行学分制管理，护理部对护理人员参加继续教育的学分获得情况、护士的理论、操作考核成绩等进行登记备案。制定护士继续教育学分管理规定办法。护理部负责培训的实施及考核工作。注重护理人员"三基三严"的培训，各级人员按照不同要求必须认真参加护理部及科室组织的培训和考核。护理部对各级护士长及不同层次护士进行理论或操作考核，1 次 / 年。护理部依据《医疗事故处理条例》《护理文件书写要求》及护理工作中常见的法律问题等，每年定期组织相关法律法规培训，并纳入年度护理人员继续教育培训计划，各层级护理人员必须认真参加医院及护理部组织的法律法规培训及考核。护理部每年定期组织护理人员进行急救知识与急救技术培训，并纳入年度护理人员继续教育培训计划。培训内容包括急救知识、急救技能（如心肺复苏等），做好全员的 CPR 考核工作。应制定护理人才培养计划并实施。专科护士包括重症监护、急诊、手术室、肿瘤、血液净化、静脉治疗、PICC 置管与造口护理等专科护士。制定专科护士准入制度，参加卫生行政部门、护理学会等专业学术组织的专科护士培训，并取得专科护士资格证书。建立完善的专业技术档案，做好评估、培训、考核等相关内容。有护理管理人员培训，包括护士长、科护士长和护理部主任等护理管理人员。每年

度护理部组织的定期培训，根据培训内容对护士长进行考核。选派优秀护理管理人员赴国内外参观和进修。

（二）护理人员继续教育学分管理规定

护理人员每年继续教育学分为 25 学分，其中，护师及以上职称者 I 类 ≥ 10 学分，II 类 15 分；院内自管项目最多不超过 10 学分，I 类、II 类学分不可互相替代；高级职称 5 年内获国家级继续护理学教育项目 5~10 学分；护士 I、II 类不做具体要求。

（三）临床护理教学管理规定

护理部应制定临床护理教学管理规定，设教学管理人员。护理单元应设负责临床教学的护士。护理部应进行临床教学老师的聘任及管理。护理部根据各学校实习大纲要求和临床实践情况，制定教学计划。各临床护理单元制定带教计划并实施。护理部定期组织专人对各临床实习科室进行教学质量评估，了解各科带教情况。护理部随时与临床实习科室及护理学院沟通，征求其意见及要求，解决临床教学中出现的问题。定期召开临床教学老师和实习生座谈会，总结临床教学经验，探索及研究临床护理教学中遇到的问题，以及教学的新方法和新思路。

（四）临床教学老师管理规定

为不断提高护理临床教学质量，更好地培养护理人才，护理部应制定临床教学老师聘任规定。临床教学老师聘任条件：热爱护理事业，具有良好的护士素质，对工作认真负责、有责任心。在护理教学工作中能以身作则，能严格管理并爱护学生。具有丰富的临床工作经验和娴熟的专业技能。有较强的语言表达能力，能胜任临床护理授课任务。具有大专以上学历，护师以上职称。护理部应制定临床教学老师职责。护理部定期督导检查新护士、实习学生、进修生临床教学计划完成情况。掌握临床教学的进度。协调教学过程中出现的问题并及时解决。护理部应制定临床教学老师奖惩办法。

六、现场评价要点

重点查看医院和护理部对护士资质和岗位技术能力、制定各级护士培训制度；参加国家、省市 I 类继续教育项目；护理研究课题论文和著作；护理人员配置定；紧急人力资源调配制度和方案、实行弹性调配；在职培训和专科岗位培训等符合标准的具体情况。

第三节　护理质量管理与持续改进

根据临床护理质量管理的原则和要求，依据《护士条例》《护士守则》《综合医院分级护理指导原则》《基础护理服务工作规范》与《常用临床护理技术服务规范》等要求，规范临床护理行为，将优质护理服务落实到位；严格临床护理人员的护理患者责任制，与患者沟通交流，为患者提供连续、全程的基础护理和专业技术服务；按照危重患者护理常规，密切观察患者的生命体征和病情变化，护理措施到位，安全措施有效，记录规范；为患者提供心理与健康指导服务和出院指导。实施护理措施和护理质量评价标准，建立护理质量可追溯机制，不断开展临床护理质量管理与持续改进，提高临床护理质量，保障医疗安全。

本节重点讨论护理质量评价，重点部门和重点护理环节管理，开展优质护理、落实分级护理，危重患者护理常规，护理文件书写要求及落实，提供心理和健康指导服务，仪器、设备和抢救药品有效使用，临床护理质量管理与持续改进的落实和现场评价方法等内容。

一、护理质量评价

建立医疗质量管理责任体系，院长为医疗质量管理第一责任人，建立护理质量管理委员会，有明确的护理质量与安全管理委员会的工作职责，执行护理质量与护理安全管理和持续改进相关任务；定期研究护理质量管理等相关问题，记录质量管理活动过程，为护理部决策提供支持；制定护理质量评价标准，对护理质量标准进行学习和培训并有记录；依据监测指标，在一定时间和条件下进行结构、过程、结果质量评价和质量指标数值的收集；通过使用数据管理，对可能存在的不安全因素、质量缺陷建立有效的监测防范机制，达到持续改进质量的目的；通过实施持续性的护理质量评价监测，促进护理质量持续改进，开展护理质量与安全的教育与培训。护理质量管理由护理部统一负责，护理部主任是护理质量管理的领导者，护理质控工作人员、各科护士长、病房护士长对全院护理质量进行分级管理。护理质量管理的内容包括临床护理的技术操作、基础护理、危重患者护理、用药安全、消毒隔离、急救管理、患者健康教育、患者对护理工作满意度、病房综合管理、优质护理服务、护理文件管理和临床教学等方面。根据各时期护理工作特点或科室工作特点抓住薄弱环节进行专项检查，将检查情况及时记录，定期进行公布或反馈。发生护理意外、差错或投诉时，按规定及时上报科室及护理部，并认真分析原因，提出改进措施。按病区护理质量评价标准进行自查和督导，对存在的质量问题，应有持续改进的措施并有落实的记录，每年应有质量分析与总结。

二、重点部门和重点护理环节管理

医院要加强重点部门和重点护理环节管理，制定重点部门护理管理制度及流程并完善关键流程（急诊、病房、手术室、ICU、产房、新生儿室之间流程）的患者识别措施，健全转科交接登记制度。制定重点部门护理管理制度及流程并监督、转入（出）患者交接护理记录、提供输血治疗服务、制定化验标本采集与运送规范、"危急值"报告和处理流程，护士知晓率为100%。

（一）安全输血工作规定

为保证临床用血安全，应规范临床用血。接到配血医嘱后，护士持输血申请单和试管，当面核对患者姓名、性别、年龄、病案号、病室、床号、血型和诊断，贴好标签后采集血样。外送人员持患者血样连同输血申请单、知情同意书复写页送达输血科。接到输血科电话，护士持《取血单》到输血科取血。取血与发血双方必须共同查对患者姓名、性别、病历号、床号、血型、RH因子、血量、血液成分、条形编码、血液有效期、配血有无凝集反应及保存血的外观等。输血前由两名护士核对交叉配血报告单及血袋标签各项内容，检查血袋有无破损渗漏。输血时，由两名护士共同核对患者姓名、性别、病历号、床号、血型、RH因子、血量、血液成分、条形编码、血液有效期、配血有无凝集反应等。取回的血液成分应尽快输用，临床科室不得自行贮血。输血前后用静脉注射生理盐水冲洗输血管道。连续输用不同供血者的血液时，应用静脉注射用生理盐水冲洗输血器。输血过程中应先慢后快，再根据病情和年龄调整输注速度，并严密观察受血者有无输血不良反应。输血完毕，在血袋上注明输血时间，血袋保存24小时。提供输血治疗服务、落实《中华人民共和国输血法》《医疗机构临床用血管理办法》和《临床输血技术规范》等有关法律和规范。定期开展输血知识的教育与培训并有记录。输血前向患者及其家属告知输血的目的和风险，并签署"输血治疗同意书"。有临床用血前评估和用血后效果评价制度。落实《中华人民共和国献血法》《医疗机构临床用血管理办法》和《临床输血技术规范》等有关法律规范。建立紧急抢救配合性输血管理制度。

（二）手术患者交接的安全管理规定

确立手术安全核查、手术风险评估及手术部位识别标识制度与工作流程，防止手术患者、手术部位及术式发生错误。术前病房护士与手术室人员要共同依照病历和手术通知单，认真核对患者床号、姓名、手术名称并交接术中带药（名称及数量）后，持病历到患者床旁双人共同核查手术部位标记。病房护士在患者接往手术室前，检查、确认准备工作完成后，填写交接单。术后病房护士与手术室人员共同确认患者床号、姓名、手术名称后安置患者。病房护士及时评估患者生命体征、麻醉恢复情况、静脉输液通路及各种引流管情况。病房护士与手术室人员共同评估、确认患者术中受压部位皮肤情况，填写交接单由手术室保存。

（三）病区标本采集错误应急处理预案

制定化验标本采集与运送规范。标本采集意外事件包括标本采集错误、标本溶血、标本洒漏、标本容器破损等事件。护士接到采集标本发生意外事件通知，应详细询问、确认事件的具体情况，记录标本采集发生意外事件的患者床号、姓名、意外事件的具体情况，立即查对医嘱，与相关责任人核实。事件核实后，护士应立即报告护士长，若为标本溶血、标本洒漏、标本容器破损等情况，向患者及家属做好耐心解释工作，取得配合，重新留取标本。若为标本采集错误，按护理差错管理规定逐级上报进行处理。护士长组织相关人员进行原因分析，找出存在问题，采取措施改进。

（四）危急值报告管理规定

建立"危急值"评价及报告制度。"危急值"是指当此种检验结果出现时，表明患者可能正处于生命危险的边缘状态，临床医生医师需要及时得到检验信息，迅速给予患者有效的干预措施或治疗，及时挽救患者生命，否则可能会出现严重后果。当临床护士接到"危急值"报告的电话时，经复述无误后，接听护士须进行详细记录并立即通知主管医师或值班医师。记录内容包括日期、时间、患者姓名、床号、住院号、检查项目、检查结果、报告者及电话、通知医生医师时间、被通知医生医师姓名、护士签名等项目。护士应及时执行医嘱；必要时做好护理记录，应进行交接班。护士在接到"危急值"报告后，如果认为该结果与患者的临床病情不符，应与报告人进行核实，确认无误后再通知医师。

三、开展优质护理，落实分级护理

（一）优质护理服务工作的内涵

优质护理服务实现由功能制全面转向责任制整体护理，实施以患者为中心的优质护理服务。依据护士的工作能力、技术水平、工作年限、职称等要素进行分层管理，分管不同病情的患者。细化工作标准，规范护理行为，落实护理人员岗位职责。责任护士应全面、延续、扁平化实施患者所有的评估、治疗、观察、护理工作。建立基于护理工作数量、质量、技术难度、患者满意程度等指标的绩效考核制度，并将绩效考核结果与护士的收入分配、职称晋升、学习进修、奖励评优等结合。医院、护理部等相关处室，为实施优质护理服务建立支持系统，促进优质护理服务的深入。

（二）优质护理服务工作的目标

以患者满意、社会满意、政府满意为宗旨，全面推进优质护理服务。开展责任制优质护理服务的护理单元应达到 50%~100%。住院期间，满足患者的基本生活需要，保障患者的安全与舒适，落实各项医疗护理措施。提高患者对护理工作的满意度。

1. 责任制护理管理规定

按照卫生主管部门的要求配置护理人员，各护理单元按照床位使用率及患者实际情况配置护理人员。护士长依据护士的能力分配护士的岗位，保证责任到人；每名护士平均负责 6~8 名患者。依据护士的工作能力、技术水平、工作年限、职称等要素进行分层管理，分管不同病情的患者。责任护士全面负责患者的治疗、护理、病情观察、健康指导等。护士长对责任制护理质量、患者满意度进行跟踪评价，并持续改进护理质量。护理部对科室责任制护理落实情况跟踪评价。

2. 分级护理制度及落实

依据《护士条例》《护士守则》《综合医院分级护理指导原则》《临床护理服务工作规范》与《常用临床护理技术服务规范》，实施分级护理，规范护理行为。分级护理制度及标准如下。

（1）特级护理：对危重症患者实施监护、抢救工作。密切观察患者的生命体征和病情变化，执行护理交接班流程。抢救仪器、器械、药物呈备用状态，能满足抢救患者需求。遵医嘱落实各项治疗。书写护理记录。根据疾病的专科特点，实施护理措施，预防各种并发症。给予患者基础护理和生活护理，保持患者的舒适和功能体位，做到"六洁"，即患者面部、头发、手足、皮肤、会阴、床单位清洁。

（2）一级护理：对病情趋向稳定的重症患者、病情不稳定或随时可能发生变化的患者、手术后或者治疗期间需要严格卧床的患者、自理能力重度依赖的患者实施护理。要求每小时巡视患者一次，观察患者的病情变化。遵医嘱落实各项治疗。根据疾病的专科特点，实施护理措施，预防各种并发症。给予或帮助患者基础护理和生活护理，保持患者的舒适和功能体位，做到"六洁"，即患者面部、头发、手足、皮肤、会阴、床单位清洁。预防压疮、坠床、管路滑脱等意外事件。给予必要的心理护理和疏导，履行相关告知制度，给予相关健康教育。

（3）二级护理：对病情趋于稳定但未明确诊断仍需观察的患者、病情稳定仍需卧床且自理能力轻度依赖的患者、病情稳定或处于康复期且自理能力中度依赖的患者实施护理。每 2 小时巡视患者一次，观察患者病情变化。

（4）三级护理：对病情稳定或处于康复期，且自理能力轻度依赖或无须依赖的患者实施护理。每 3 小时巡视患者一次，观察患者病情变化。遵医嘱落实各项治疗。指导患者自我护理，确保安全。做到"六洁"，即患者面部、头发、手足、皮肤、会阴、床单位清洁。履行相关告知制度，给予相关健康教育。

3.分级护理制度的落实

护理级别与患者病情相符，有相应级别标识，护士掌握患者的护理级别及对应的护理内容。护理措施及时、准确，并有记录。各级护理管理部门对分级护理执行情况进行定期检查、反馈，提出改进措施并有记录。护士分工明确，实施责任制护理。护士知晓不同患者的护理要点和观察重点。

四、危重患者护理常规

制定危重患者护理常规，开展（护理）新技术、新项目应及时修订护理常规。密切观察患者的生命体征和病情变化，护理措施到位，患者安全措施有效，书写危重患者护理记录。备好抢救物品、药品，定期对抢救物品进行检查及更换，确保患者的抢救顺利实施。定期进行抢救技能的培训、考核并有记录。抢救患者执行口头医嘱时，应复述药名、剂量、给药途径，核对无误后执行。及时书写抢救记录，记录抢救开始时间、病情、给药、治疗、抢救过程等并签名。未及时记录的须在抢救结束后 6 小时内据实补记。及时补充抢救药品及物品。严格执行交接班制度。

五、护理文件书写要求及落实

（一）护理文件书写要求

护理文件是用于记录各项护理活动及对患者病情观察的客观记录。书写护理文件时应文字工整，字迹清晰，表达准确，语句通顺，标点正确，使用规范医学术语。内容应客观、真实、准确、及时、完整，不得有空项、漏项，书写完毕必须签署全名。在书写过程中不得采用刀刮、粘、涂等方法掩盖或去除原来的字迹，出现错字时，应当用双横线划在错字上，保留原记录清楚、可辨，在其后或上方正确书写，并注明修改者姓名。护理文件中使用的度量单位，一律采用中华人民共和国法定计量单位。实习生、试用期护士书写的护理文件，必须双人签字。护理文件书写中，通用的外文缩写和无正式中文译名的症状、体征、疾病名称等可以使用外文。

（二）护理文件书写督导落实

护理文件是法律依据，根据国务院《医疗事故处理条例》的相关要求和卫计委《医疗机构病历管理规定》《病历书写基本规范》等要求，制定护理文件书写要求。护理文件的内容包括体温单、医嘱单、病重（病危）患者护理记录单、手术清点记录等。应对护士进行护理文件书写培训并有记录。依据护理文件书写要求，对护理文件质量进行监控，每月对运行的护理文件进行质量评价并有检查记录，对存在问题进行原因分析、提出整改措施、督导实施、效果评价的持续改进并有记录。保存护理文件资料，加强安全管理。严格执行借阅、复印或复制护理文件资料制度。防止丢失、损毁、篡改、非法借阅及使用，避免患者隐私的泄露。推进电子病历，制定电子病历基本规范。

六、提供心理和健康指导服务

健康教育要以患者为中心，针对患者及其家属所实施的健康教育活动。健康教育可以采取面对面指导、文字展板、健康教育手册等多种形式。健康教育对患者身心健康具有指导价值，根据各科室疾病特点，建立患者健康指导手册（资料）。教育展板定期更换。护士应根据患者的病情特点，实施专科特色的健康指导，包括入院介绍、出院指导、饮食、用药、治疗、安全教育、特殊检查和手术前后的指导等。病区健康教育覆盖率达到100%。

（一）成立健康教育小组
病区成立健康教育小组，由高级责任护士以上的人员负责实施。

（二）健康教育内容
住院患者健康教育内容主要包括以下方面。

（1）介绍医院规章制度：如查房时间、探视时间、陪床制度、膳食制度等。

（2）介绍病室环境：作息时间、卫生间使用、贵重物品的保管及安全注意事项、呼叫器的使用等。

（3）疾病相关知识宣教：相关检查、治疗、用药知识介绍指导，术前教育、术后指导、康复指导。

（4）疾病相关重点及患者自我护理知识指导：如饮食、功能锻炼等。

（5）出院患者健康指导：营养饮食、伤口观察及就诊、医师复查、出院带药、专科指导等。

（三）健康教育形式

（1）个别指导：在护理查房时，由高级责任护士结合病情、家庭情况和生活条件进行具体指导。

（2）集体讲解：确定主题，门诊利用患者候诊时间，病房则根据工作情况及患者作息制度选择时间集体讲解。讲解同时可配合幻灯、模型、图片等，以加深印象。

（3）文字宣传：利用黑板报、宣传栏编写短文、图画或诗词等，标题要醒目，内容要通俗易懂。

（4）座谈会：在患者病情允许的情况下，护理人员组织患者对主题进行讨论并回答患者提出的问题。

（5）展览：如图片或实物展览，内容应定期更换。

（6）视听教材：利用幻灯、投影、录像、广播等视听设备在候诊大厅及住院患者活动区域进行宣教。

（7）健康教育程序：①评估健康教育对象的学习需要及接受能力。②制定相适应的目标。③拟定适宜的健康教育内容。④根据教育对象选择健康教育的形式。⑤实施健康教育计划。⑥对健康教育结果进行评价。⑦有针对性地派发宣传资料。

七、仪器、设备和抢救药品有效使用

医院要加强对诊疗设备的配置与管理，抢救仪器、设备要齐全，备用状态良好，抢救药品保证在有效期内。

（一）制定医疗仪器、设备、物品管理制度

护士长负责请领、保管、报损各类物品，按要求建立账目，分类保管，定期检查，做到账物相符。掌握各类仪器、设备的性能，严格遵守操作规程，注意保养。借出物品必须有登记手续、经手人要签名，重要物品要经护士长同意，方可借出。抢救仪器一般不予外借。贵

重仪器，必须指定专人保管，建立使用卡片。各病房根据床位，确定被服基数，符合被服管理规定。患者出院时，护士应清点收回被服。更换下来的被服送洗衣房清洗。一次性使用无菌医疗用品必须统一采购。一次性使用无菌医疗用品不能重复使用。锐器物统一放置在利器盒中，使用中确保产品质量和安全。

（二）制定药品管理规定

根据药品的种类和性质，分别放置。各护理单元备用药品设定基数，每日检查、补充、登记并签字。保证药品质量，发现沉淀、变色、过期、瓶签药品与瓶内药品不符或瓶签字迹模糊、有涂改，不得使用。抢救药品应置于急救车内，不常使用时加封有时间、签名的封条。每次用后要检查补充，补充药品时需双人核对方可放入急救车。贵重药、特殊药应注明床号、姓名，单独存放。备用的毒麻药品需加锁，固定基数，建立账册，每班双人清点并登记。有毒麻药使用和残量处理登记本，凭专用处方和安瓿领药。高危药品、二精药品、看似、听似、多规药品，应有醒目标识及贮存要求。

八、临床护理质量管理与持续改进的落实和现场评价方法

（一）护理质量管理与持续改进的落实

通过运用护理质量控制标准，将在不同的科室和服务领域，跟踪对患者的服务流程，评价是否为患者提供同质化服务。质量评价督导的问题应进行根本原因分析、进行潜在风险评价，提出改进措施，效果的评价。相关制度及规定护士知晓率为100%。优质护理服务，如护理模式、岗位管理、责任护士职责落实、整体护理实施、护士弹性调配、护士排班、护士培训、激励机制、同工同酬、个性化服务、心理护理、健康指导、出院指导等，要求落实到位。

（二）现场评价方法

（1）采样地点：到医院相关部门，如院长办公室、护理部、人力资源部、后勤处、财务处、医工处和临床科室。

（2）采样内容：病区实施责任制整体护理分工模式，以患者为中心的弹性排班，责任护士全面履行职责，依据患者不同的病情提供个性化护理服务。有工作量、工作质量与工作效果相挂钩的激励机制，绩效考核与薪酬分配、晋升、评优等相结合。

（3）具体方法：访谈分管护理院长、护理部主任、人力资源部、后勤处、财务处、医工处的负责人。临床科室现场查看实施责任制护理工作模式，责任护士全面履行护士职责，落

实基础护理、病请观察、治疗、沟通和健康指导等护理工作。为患者提供的护理措施是否安全、全面、全程、连续。查看护士分配方案，访谈护士长、护士对优质护理服务的知晓率、分配方案、医院的支持系统及护士的满意度。

第四节　护理安全管理与持续改进

临床护理安全管理与持续改进关系到医疗质量与患者安全。临床护理质量重在保障临床护理安全。本节主要从要求医院要建立的护理质量与安全管理组织并且职责明确，到有监管措施、有主动报告护理安全（不良）事件与隐患信息的制度，改进措施到位；有护理安全（不良）事件成因分析及改进机制；有护理风险防范措施，按照患者安全目标的评价要求执行；有临床护理技术操作常见并发症的预防与处理规范；有紧急意外情况的应急预案和处理流程，有培训与演练；有临床护理安全管理与持续改进措施等方面进行阐述。

一、护理安全管理组织和监管

为推动护理工作持续发展，规范护理质量与安全管理工作，应成立护理质量与安全管理委员会（以下简称委员会），并在主管院领导和护理部的领导下开展工作，负责监控护理质量及护理安全，为持续改进护理质量、保证护理安全、减少护理缺陷和医疗纠纷进行参议和提供咨询。委员会工作职责：负责制定全院的护理质量管理规划、质量目标和主要措施；负责调查、分析、审定护理缺陷的原因、性质，并制定改进或控制措施，提供处罚意见；做好突发事件前的防备工作，一旦发生突发事件，启动应急预案，最大限度地保护患者的安全；负责督导各护理单元护理工作的落实，负责组织与护理质量相关的教育和培训工作；负责组织全院护士进行理论和护理技术操作考核；定期召开护理质量工作会议，分析护理工作的运行情况，提出改进措施，做好记录；负责护理不良事件的上报、汇总、分析、提出改进意见，督导措施的落实；做好护理质量和护理意外事件的年度总结汇报；定期召开护理安全委员会工作会议，重大护理质量、安全事件、特殊任务安排时随时召开会议；参议和审定议题，重大议题在充分讨论的基础上由委员投票表决。委员会会议决议应经参加会议的一半以上的委员同意方可通过并执行。护理安全监管：有管理制度，监管、记录；有查对制度，核对患者采用两种以上身份识别方法。追踪护士在临床工作的执行情况。有药品安全管理规定，护士掌握高危药品、二精药品、看似、听似、多规药品、特殊药品的管理规定。提高用药安全。临床有药品严格贮存与使用要求，并严格执行药品管理、使用及贮存规定。严格执行查对制度，医嘱在转抄和执行时有严格的核对程序及执行者签名确认。护士掌握特殊检查和治疗后的观察及处理措施。有预防不良事件的工作指南或应急预案，追踪护士在临床工作的执行情况。减少不良事件的发生。

二、主动报告护理质量安全事件

（一）住院患者意外事件报告规定

意外事件包括烫伤、跌倒、坠床、管路意外滑脱、输血反应、药物不良反应、可疑医疗器械不良事件等。发生上述意外事件后，当班护士应立即采取相应护理措施，并在第一时间上报护士长。护士长在调查核实后立即口头上报科护士长，科护士长上报护理部。节假日、夜间应上报护理总值班。当班护士应填写"意外事件报告表"上交护理部，科室针对发生的意外事件组织讨论，分析原因，提出改进措施。输血不良反应，应填写"输血不良反应回报单"，报输血科；药物不良反应，填写"药品不良反应报告表"，上报药品不良反应监测中心；可疑医疗器械不良事件，填写"可疑医疗器械不良事件报告表"，上报医务处。

（二）护理人员主动上报护理意外事件激励管理规定

护理意外事件应鼓励主动上报。遵循无责上报、主动报告的原则。护理部采取多种渠道方便护士上报不良事件。凡发生意外事件但隐瞒不报的科室或个人一经查实，根据事件具体情况给予相应的处理，资料归档。护理部应组织护理人员培训。护士知晓率为100%。

（1）护理不良事件是指患者在医院就诊过程、治疗期间发生的跌倒、走失、用药错误、误吸或窒息、烫伤及其他与患者安全相关、非正常的护理意外事件。

（2）发生护理不良事件与安全隐患，当事人立即报告护士长，护士长了解情况后在2小时内向病区总护士长汇报，48小时内向护理部汇报。3天内病区组织召开护理缺陷分析会，分析发生原因和管理上的漏洞，吸取教训，制定整改措施。1周内护士长填写《护理不良事件报告表》，与不良事件分析会记录一并发邮件至护理部。逾期未按上述程序处置，做隐匿不报处理，凡经举报查实，将追究科室领导及当事人的责任。

（3）发生护理事故时，当事人应立即向本科室领导及护理部报告，护理部应及时逐级报告。一经确定为护理事故，科室应在1周内填写好《医疗事故报告表》报护理部。对隐匿事故不报或不按时报告者，追究科室主任或护士长及当事人责任。

（4）根据《医疗事故处理条例》，发生下列重大医疗过失行为的，应当在12小时内向所在地卫生行政部门报告：①导致患者死亡或者可能为二级以上的医疗事故；②导致3人以上人身损害后果；③国务院卫生行政部门和省、自治区、直辖市人民政府卫生行政部门规定的其他情形。

（5）发生严重护理不良事件的各种有关记录、检验报告及造成事故的药品、器械等均应在医患双方共同在场时封存，妥善保管。有关可疑药物和输液、输血、手术等器具、器械现场实物封存；对疑难病例讨论记录、上级医师查房记录、会诊记录、病程记录等资料进行封存和启封，不得擅自涂改、销毁，以备鉴定。因抢救患者未能及时书写病例的，应在抢救结束后6小时内据实补记，并注明。

（6）病区建立护理不良事件登记本，对护理工作中发生的护理不良事件与安全隐患如实登记，护士长每月做分析、讲评和护理安全教育。对护理缺陷堵塞者和发生者酌情奖惩，并记入个人护理工作与业务考核档案。每月以书面形式将护理缺陷的发生和堵塞情况上报护理部。

（7）护理部建立全院护理不良事件患者登记档案，并设专人管理。根据护理缺陷发生的情节、性质与后果的严重程度，全面分析，既要注意责任因素，又要考虑技术因素和难以预料的意外情况，实事求是地提出定性和处理意见，并纳入病区护理单元及护士长综合绩效考评。

（8）护理部建立护理安全教育与护理不良事件与安全隐患分析会制度，每季度分析讲评一次，及时提出整改措施。每年对年度护理安全情况进行全面汇总分析，找出薄弱环节，进一步加强教育，完善管理。

三、护理风险防范

（一）护理风险管理规定

（1）护理差错、护理缺点管理规定：凡在护理工作中，对患者产生直接或间接影响而未造成严重不良后果，但已增加患者痛苦、浪费国家财产，带来一定的影响的事件统称为护理差错。发生差错被及时纠正，而未造成影响，经讨论未定为护理差错的问题，按护理缺点处理。

（2）患者身份识别规定：严格执行查对制度。护士在采血、给药、输液、输血、手术及实施各种介入与有创治疗等工作时，必须严格执行"三查七对"制度，至少同时使用两种患者识别的方法。逐步建立使用"腕带"作为识别方式，对实施手术、昏迷、神志不清、无自主能力的重症患者、新生儿等在诊疗活动中使用"腕带"识别患者。护士在给患者使用"腕带"标识时，应双人核对。

（3）压疮护理管理规定：制定压疮护理管理规定。可根据国际通用压疮评估表评估患者，分级预防。对于高危人群护士长及时上报护理部备案。可双方建表追随。高危人群每班评估患者皮肤状况并记录。院内发生的皮肤压疮包括院内发生压疮及带入压疮。因为采取的护理措施不到位、不得当；不能客观反映皮肤变化及实施的护理措施；皮肤状况发生变化时未及时发现、未交接清楚、未上报者，应给予相应处理。患者入院或转入科室时发现有压疮，经护士及护士长确定后，应及时通知护理部备案。对于院外带入压疮治愈，应给予奖励。质控人员或专科护士应给予护理措施的指导和记录。

（4）护理投诉管理规定：凡在医疗护理工作中，因服务态度、服务质量及自身技术原因而发生的护理工作缺陷，引起患者或家属不满，并以口头或书面方式反映到护理部或以上部门，均为护理投诉。护理部应及时处理投诉，认真倾听投诉者意见，耐心安抚投诉者，做好投诉记录。护理部接到投诉后，及时反馈到科护士长，科内应认真核实事情经过，分析事发原因，总结经验，接受教训，制定整改措施。根据事件情节严重程度，给予当事人相应的处理，并向投诉者诚意赔礼道歉，取得谅解。如患者、家属提出申请封存病历或复印病历，护士应及时向科室主任、护士长及医务处汇报，若发生在节假日或夜间，直接通知总值班。封存病历前护士应完善护理记录，内容完整、准确、及时，与医疗记录一致。在各种证件齐全的情况下，病案室人员、患者家属双方在场的情况下封存病历（可封存复印件），患者或家属可复印的护理文件包括体温单、医嘱单、护理记录单。封存后的资料由医务处指定专职人员保管。

（5）临床常见管路标注规定：使用微量泵输液时，注明管路开始使用的日期、时间。外周静脉留置针标注穿刺日期、时间。颈内静脉、锁骨下静脉、股静脉、PICC及动脉导管等留置管路，应注明更换敷料的日期、时间。尿管、胃管标注放置的日期。各种引流袋标记更换日期。一次性负压吸引器注明开始使用的日期、时间。日期、时间标注应清晰可见，模糊不清视为未标注。

（6）防范跌倒/坠床：护理人员应及时对患者入院、手术、病情发生变化、意识障碍、老年患者进行跌倒、坠床危险因素的评估，高危人群应有标识，并制定相应的预防措施。向患者介绍医院的环境，避免乱置杂物，减少障碍物。夜间有照明。卫生间、浴室设置防滑垫。病床、轮椅、平车应有制动装置和护栏。应关注服用镇静剂、止痛剂、泻药及利尿药的患者，给予健康宣教，观察患者用药后的不良反应。建议患者穿防滑鞋，高危患者行走时应有人陪伴。指导高危患者上床或坐椅子要缓慢，根据情况加床档，使用轮椅用安全带。卧床患者将呼叫器及日常用物放置能够取到的位置。告知家属或陪护预防措施。指导辅助用具使用正确。搬运患者时，评估其合作能力，给予必要的帮助。有跌倒、坠床等意外事件报告制度、处理预案与工作流程。

（7）防范压疮：制定压疮风险评估与报告制度，制定压疮诊疗及护理规范并实施预防压疮的护理措施。护士应根据患者的个体情况，全面评估患者患压疮的危险因素，并制定预防措施。预防压疮不要按摩。使用皮肤柔软剂让干燥的皮肤保湿，以减少皮肤损伤的风险。大小便失禁时，应及时清洁，使用有隔离功能的产品来保护皮肤，防止皮肤暴露在过度潮湿的环境中，及时更换床单，保持床单位清洁、平整透气，防止潮湿，褶皱，以降低压疮发生的危险。对于骨突部位：足跟、足趾、骶尾、坐骨、肘、双肩、枕后，以及假肢、矫形器、皮肤牵引器、氧气设备、静脉导管等接触皮肤的下面或周围等，可选用各种敷料（半透膜、水胶体、泡沫敷料）进行局部皮肤的保护。鼓励和协助患者按时翻身，每 2~3 小时翻身 1 次，有压红时缩短翻身时间。定期评估患者的皮肤状况和基本舒适度。避免与管路或其他设备接触部位的皮肤长时间受压。提供定位装置及在骨隆突部位减轻压力的装置。保持床头抬高的最小的角度以避免剪切力，平卧位抬高床头时不应超过 30°。翻身时借助移动辅助器具以减低摩擦力和剪切力。翻身时尽量将患者身体抬起，避免拖、拉、拽，以防擦伤皮肤。定期检查足跟部位的皮肤，应把足跟完全抬起，避免受压。

（二）护理操作及常见并发症的预防与处理

（1）口腔护理操作常见并发症预防及处理：口腔护理操作会造成窒息并发症。当患者出现呼吸困难、缺氧、面色发绀，严重者出现面色苍白、四肢厥冷、大小便失禁、抽搐、昏迷，甚至呼吸停止症状时，应考虑发生窒息。护士应及时采取预防和处理措施，为昏迷、吞咽功能障碍的患者进行口腔护理时，应采取侧卧位，并在操作前、后清点棉球数量，防止棉球遗留在口腔内。询问及检查患者有无义齿，如为活动义齿，操作前取下。对于兴奋、躁动、行为紊乱的患者尽量在其较安静的情况下进行口腔护理操作。如患者出现窒息应迅速有效清除吸入的异物，及时解除呼吸道梗阻。如果异物已进入气管，患者出现呛咳或呼吸受阻，配合医生行环甲膜穿刺或气管切开术解除呼吸困难，后期在纤维支气管镜下取出异物。

（2）鼻饲护理操作常见并发症预防及处理：鼻饲护理操作会造成误吸并发症。在鼻饲过程中，患者出现呛咳、气喘、呼吸困难、心动过速，咳出或经气管吸出鼻饲液等现象，应考虑发生误吸。护士应及时采取预防和处理措施，立即停止鼻饲，及时抽吸胃内容物，防止进一步反流。卧床患者鼻饲前应抬高床头 30°~45°。翻身、吸痰。鼻饲量应从少到多，鼻饲速度不宜过快，避免反流现象发生。鼻饲后不宜翻身、吸痰和降低床头。有持续泵入鼻饲患者，设置速度不宜过快，在做翻身、吸痰等操作时，应暂停鼻饲泵。

（3）皮内注射法操作并发症预防及处理：皮内注射护理操作会出现过敏性休克并发症。注射时出现胸闷、气急、呼吸困难，发生喉头水肿和肺水肿症状，应考虑发生过敏性休克。护士应及时采取急救措施，立即停药，协助患者平卧、保暖，立即皮下注射 0.1% 肾上腺素 1mL，小儿剂量酌减。给予氧气吸入，呼吸受困难时，立即进行人工呼吸，必要时给予气管插管或气管切开。若心搏骤停，则立即进行体外心脏按压。配合医生做好抢救工作。密切观察病情，记录患者呼吸、脉搏、血压、神志和尿量等变化；不断评价治疗与护理的效果，为进一步处理提供依据。为预防过敏性休克并发症的发生，皮内注射前必须仔细询问患者有无药物过敏史，在皮试观察期间，嘱患者不可随意离开。注意观察患者有无异常不适反应，正确判断皮试结果，结果为阳性者不可使用。注射盘内备有0.1%的盐酸肾上腺素，另备氧气、吸痰机等急救用品。

（4）皮下注射法操作并发症预防及处理：皮下注射护理操作会出现低血糖反应并发症。注射后突然出现饥饿感、头晕、心悸、出冷汗、软弱无力、心率加快，重者虚脱、昏迷甚至死亡，应考虑发生低血糖反应。护士应及时采取急救措施，立即监测血糖，同时口服糖水、馒头等易吸收的糖类（碳水化合物）。严重者可静脉推注50%的葡萄糖40~60 mL。预防低血糖反应发生，应严格掌握给药剂量、时间、方法，对使用胰岛素的患者进行有关糖尿病知识、胰岛素注射的宣教。注射后勿剧烈运动、按摩、热敷、日光浴、洗热水澡等。密切观察患者情况。

（5）静脉输液法操作并发症预防及处理：静脉输液护理操作会出现静脉炎并发症。出现沿静脉走向出现条索状红线，局部组织发红、肿胀、灼热、疼痛，有时伴有畏寒、发热等全身症状，应考虑发生静脉炎。护士应及时采取预防和处理措施，严格执行无菌操作，输入高渗药液时，应与其他液体混合输入，并且输入速度要慢。控制药物的浓度和输液速度。尽量避免选择下肢静脉留置针，出现静脉炎后，应将患肢抬高并制动，局部湿热敷，用药物局部治疗，超短波物理疗法。合并全身感染症状，根据医嘱给予抗生素治疗。

（6）静脉输血操作并发症预防及处理：静脉输血护理操作会出现过敏反应并发症。出现皮肤瘙痒、荨麻疹、轻度血管性水肿（表现为眼睑、口唇水肿）；重者因喉头水肿出现呼吸困难，两肺闻及哮鸣音，甚至发生过敏性休克，可危及生命。应考虑发生过敏反应。护士应及时采取急救措施，立即停止输血，通知医生，遵医嘱给予0.1%的肾上腺素0.5~1 mL，皮下注射，或给予抗过敏药物和激素等。过敏反应严重者，注意保持呼吸道通畅，立即给予高流量吸氧；有呼吸困难或喉头水肿时，应及时做气管插管或气管切开，以防窒息。循环衰竭者应给予抗休克治疗。预防过敏反应发生，输血前详细询问患者过敏史，输血过程中加强巡视。遵医嘱输血前给予抗过敏药物。

（7）导尿术操作常见并发症预防及处理：导尿护理操作会出现尿路感染并发症，出现尿频、尿急、尿痛。尿常规结果显示有红细胞、白细胞，尿培养可有阳性。严重者可伴有寒战、发热等全身症状。应考虑发生尿路感染。护士应及时采取预防和处理措施，严格执行无菌技术操作原则，避免引起尿道黏膜损伤，误入阴道时应拔出导尿管更换新尿管，重新行导尿术。发生尿路感染时，尽可能拔除导尿管，根据病情运用相应的抗菌药物进行治疗。

（8）大量不保留灌肠操作常见并发症预防及处理：大量不保留灌肠护理操作会出现肠黏膜损伤并发症。患者出现下腹部疼痛，肠道有少量出血。应考虑发生肠黏膜损伤。护士应及时采取预防和处理措施，操作前选择粗细合适、质地软的肛管，先用液状石蜡油润滑导管，插管时动作要轻柔缓慢，遇有阻力时，要回抽导管或轻转导管，插管时要注意直肠在矢状面上的2个弯曲，即骶曲和会阴曲，同时也要注意在冠状面的3个弯曲。对于兴奋、躁动、行为紊乱的患者尽量在其较安静的情况下进行灌肠操作。如患者出现肠黏膜损伤应立即停止操作，及时通知医生，配合医生进行止血等抢救。

（9）吸痰法操作常见并发症预防及处理：吸痰护理操作会出现低氧血症并发症。患者出现发绀、呼吸困难，严重者神志淡漠、反应迟钝，或烦躁不安，甚至意识丧失。血氧饱和度下降，应考虑发生低氧血症。护士应及时采取预防和处理措施，吸痰时，选择合适的吸痰管型号，每次吸引时间<15 s，人工气道吸痰时插管遇到阻力或患者咳嗽时，往外提出1 cm。避免吸痰管深入至支气管处，从而造成呼吸道阻塞。持续机械通气患者吸痰，吸痰前后可给予纯氧2分钟，以提高血氧浓度。吸痰时注意观察患者面色、血氧饱和度、心率、心律、血压等变化。发生低氧血症者，立即给予高流量吸氧或机械通气。

四、紧急意外事件的护理应急预案和处置流程

（一）使用呼吸机过程中突遇断电应急处理预案

使用呼吸机患者床旁备有简易呼吸器，每日检查确保处于功能状态。病房备有应急灯，定期检查充电并有登记。发生突然断电时，护士立即脱开呼吸机，判断患者自主呼吸情况，给予简易呼吸器辅助呼吸。做好患者安抚工作，及时通知医生和其他护士。根据患者的病情，立即准备好相应的抢救物品及药品，配合医生进行抢救。密切观察患者病情变化，做好记录。通知电工班，上报护理部、总值班。

（二）住院患者发生猝死应急处理预案

住院患者发生猝死，护士应及时采取抢救措施。快速、准确评估患者意识、呼吸、大动脉搏动。呼叫医生、护士。同时给予紧急处理措施，如心肺复苏、给氧、心电监护、建立静脉通路。合理安排呼吸机、除颤仪、急救车等各种仪器的位置，利于抢救。医生到场后，积极配合医生执行抢救措施。密切观察病情变化，准确、详细记录抢救过程。

（三）药物引起的过敏性休克应急处理预案

患者在接触药品后，如发生突然胸闷、气促、面色苍白、发绀、嗜睡、肢体湿冷、意识丧失、血压下降，护士应及时采取措施。切断过敏源，保留输液通路，更换输液器及液体。立即通知医生和其他护士。协助患者平卧位，给予吸氧、保暖，安慰患者。备齐各种抢救仪器和抢救药品。医生到场后，积极配合医生执行抢救措施。密切观察病情变化，准确、详细记录抢救过程。保留发生不良反应的药物和治疗用具，填报药物不良反应监测表。需要补充血容量时，可同时建立两条静脉通路。发生心搏骤停时，立即实施心肺复苏。

（四）用药错误应急处理预案

发现用药错误时，立即停止给药，报告医生，评估对患者造成不良后果的程度，并遵医嘱迅速采取补救措施。观察患者对症处理的疗效。发生给药错误后，及时报告护士长、科护士长、护理部。

（五）输血错误应急处理预案

发现输血错误时，立即停止输血，报告医生及护士长。做好病情观察和抢救准备。根据输入血量的多少及患者的不良反应程度，配合医生进行抢救并做好记录。保留未输完的血袋，给予患者重新抽取血样进行交叉配血，查找出现错误的环节。及时逐级上报。

（六）发生火灾应急处理预案

发生火灾，立刻报告消防科及相关科室。集中现有的灭火器材和人员积极扑救。做好组织疏散工作，使用安全通道撤离，切勿乘电梯，将患者撤离疏散到安全地带。尽可能撤出易燃易爆物品并抢救贵重仪器设备和科技资料。发现火情无法补救，马上拨打"119"报警，并告之火灾的准确方位。

五、护理安全管理与持续改进的落实和现场评价要点

（一）管理与改进的落实

医院应有紧急意外事件的护理应急预案及处理流程，并组织学习和演练，护士能够掌握相关内容。每年应有演练和考核记录。护士长应有计划地进行检查落实情况，有持续改进的问题分析，整改措施，有成效，督导实施及效果评价并有记录。

（二）现场评价要点

（1）护理安全管理组织和监管：护理安全管理体系完善，职责明确；有管理制度，监管，记录；制定查对制度，核对患者（两种以上方法）；药品安全管理措施，护士掌握处理措施；护士掌握特殊检查和治疗后的观察及处理措施。

（2）主动报告护理质量安全事件：制定制度。护理人员接受培训。科室有登记本，改进记录。

（3）护理风险防范：制定制度与流程；检查落实情况，有记录；防范跌倒/坠床、压疮。

（4）护理操作及常见并发症预防与处理：临床护士掌握操作与处理措施。预防和处理常见并发症。

（5）紧急意外事件的护理应急预案和处置流程：应急预案和处理流程。培训方案并实施。

第五节　特殊护理单元质量管理与监测

特殊护理单元质量管理与监测主要是对手术室、消毒供应中心、新生儿室、重症监护室等的护理质量管理与监测。这些科室的患者与供应物品是医院医护工作、院内感染的质控重点，直接关系到患者住院时间的长短、手术患者术后恢复的好坏、院内感染发生的概率、医疗质量的高低。

本节主要对医院特殊护理单元的质量管理与质量监测要点进行阐述。

一、手术室护理质量管理与监测

凡在手术室工作的人员必须严格遵循无菌操作原则。进入手术室时必须穿戴手术室的鞋、帽、隔离衣及口罩。手术室内应设无菌手术间、一般手术间、隔离手术间，每一手术间限置一张手术台，隔离手术间应靠近手术室的入口处。无菌手术与非无菌手术应分室进行，或先做无菌手术，后做非无菌手术。手术室负责手术的统一安排。手术前后手术室护士应详细清点手术器械、敷料等数目，并应及时处理被血液污染的器械和敷料。手术室应定期彻底清洗消毒，每月做细菌培养，包括空气、外科刷手后、消毒后的物品。手术室的药品、器材、敷料，均应有专人负责管理，固定放置。仪器、设备应经常检查，以保证手术正常进行。严格执行手术查对制度。手术室护士在手术通知当日及手术后 7 日内访视患者。向手术患者介绍手术室情况，对手术患者进行评估，认真填写手术患者访视单。手术后访视患者，进行术后评估，填写手术室护理访视单。手术室人员要详细查对并确认患者姓名，床号，手术部位及标识、生化检查，术前带药等，应询问患者有无假牙及贵重物品，将贵重物品交给患者家属。嘱患者术前排尿。与病房护士交接清楚，按手术所排定的时间提前将患者接至手术室。将病历及手术所需物品带至手术室。术后与病房护士交接术中情况，各种管路、皮肤、体位等事项。接送隔离患者的平车应专车专用，用后严格消毒。手术室在夜间及节假日设专人值班，以便随时进行各种急症手术。手术室对施行手术的患者做详细登记，按月统计上报。

（一）手术室设置与管理规范

（1）布局合理，管理规范：医院能按照《医院手术部（室）管理规范》有手术部（室）护理质量管理与监测的有关规定及措施，护理部有监测改进效果的记录。手术室建筑布局合理，分区明确，标识清楚，符合功能流程合理和洁污区域分开的基本原则，各工作区域功能与实际工作内容保持一致，护理人员知晓各工作区域功能及要求并有效执行；手术室有工作制度、岗位职责及操作常规，有培训，有手术室各级各类人员的相关培训。

（2）工作人员配备合理，资质符合要求：根据手术量及工作需要，配备护理人员、辅助工作人员和设备技术人员，手术室护理人员与手术间之比不低于 3：1。明确各级人员的资质及岗位技术能力要求，手术室工作经历 2 年以内护理人员数占总数 ≤ 20%。手术室护士长具备主管护师及以上专业技术职务任职资格和 5 年及以上手术室工作经验，相关护理人员知晓手术室工作制度和岗位职责，按照《专科护理领域护士培训大纲》等要求，有手术室护理人员培训方案和培养计划。

（3）手术安全核查制度落实到位：手术室执行《手术安全核查》制度，有患者交接核查、安全用药、手术物品清点、标本管理等安全制度并执行，遵医嘱正确用药，有突发事件的应急预案。执行《手术安全核查》制度，医师、麻醉师、护理人员对手术患者、部位、术式和用物等相关信息核查制度及相关落实情况记录。手术中安全用药制度和麻醉及精神药品、高危药品等特殊药品管理制度，有实施记录。手术患者标本管理制度，规范标本的保存、登记、送检等流程，有实施记录。正确为手术患者实施术前与术中用药（包含使用预防性抗菌药）和治疗服务。有突发事件的应急预案、有演练记录。护理人员知晓手术室安全管理方面的主要内容与履职要求。

（4）消毒隔离制度，各项措施落实到位：医院有手术室感染预防与控制管理制度及质量控制标准，并对工作人员进行培训、考核及监督，有记录。定期对感染、空气质量、环境等进行监测，有记录。有医疗设备、手术器械及物品的清洁、消毒、灭菌及存放规定，手术室自行消毒的手术器械及物品应有标识及有效日期，使用者知其义守其规。手术室工作区域，每 24 小时清洁消毒 1 次。连台手术之间、当天手术全部完毕后，对手术间及时进行清洁、消毒处理。医务人员对手卫生规范和医疗废物管理制度认真执行到位。有医务人员职业卫生安全防护制度及必要防护用品。护理人员知晓手术室感染预防管理方面的主要内容与履职要求。医务人员手卫生执行率达 100%。对感染控制制度的执行有监管，记录存在的问题与缺陷。

（二）健全制度，落实到位

建立手术室核心工作制度，包括人员进出管理制度（参观制度等）、消毒隔离制度、手术安全核查制度、标本处理制度、手术器械管理制度、交接班制度、感染手术管理制度、接台手术管理制度、手术登记记录制度、麻醉物品管理制度、复苏室管理制度等，并组织实施、检查与总结。患者术前安排安全舒适，严格执行术前核对制度。

（三）人员管理

（1）严格岗位责任制，专科护士、高级责任护士、初级责任护士，助理护士、工人分工明确，能体现层级护理，各班工作有流程及指引。

（2）建立手术室各专业小组，并有专业小组工作流程及质量评价标准，落实专科核心能力培训计划，专业小组成员相对固定，定期轮换轮岗。

①巡回护士工作质量评估：患者交接、术前评估、术前准备及患者核对；术中环境维持及术中配合护理质量；手术过程与患者有交流及人文关怀；术后评估、麻醉复苏护理质量；护理文件书写质量等。

②器械护士工作质量评估：外科刷手质量、器械台准备质量、术中配合质量、术后器械物品处理质量等。

（3）手术室排班要体现连续性，原则上每台手术的巡回或器械护士完成同台手术。尽量避免或减少同台手术交接班，保证手术配合质量及患者安全。

（4）合理安排手术时间，控制手术开台时间和缩短接台时间，提高手术间运作效率，减少护士加班时间。

（5）建立并严格执行手术安全核查制度，做好手术安全核查记录。

（6）建立并严格执行手术器械清点制度，做好手术清点及记录。

（7）严格遵守输血、用药安全管理制度，严格执行输血安全查对制度。输血前，麻醉医师和巡回护士共同仔细核对患者和供血者的姓名、住院号、血型、血瓶号、RH 因子、交叉配血试验结果和采血日期，并检查血液质量；输血时，每人一次只能拿去一名患者的血液，输血过程中必须严密观察患者反应，发现异常立即停止输血，及时处理。血袋在手术间保留至患者离开，注明科室、患者姓名及时间并送血库存放24小时。

手术台上下所有药物、盛药物的容器（如注射器、杯子、碗）必须有明确标签，标签上应注明药物的名称、浓度、质量等。

（8）严格执行手术室护理十大安全质量目标。护士对患者在围术期潜在的医疗及护理风险具有良好的评估能力及预计性，制定有效的护理措施，保证手术期间患者安全。

（9）严格遵守手术室无菌原则和无菌技术操作规范，严格执行消毒隔离制度。

（10）熟练掌握停水停电、紧急手术绿色通道、急用手术器械处理、多台急诊手术等各种突发事件的应急处理方法。

（四）环境管理

（1）手术期间要保持门窗关闭，温度为22~25 ℃，湿度为40%~60%。

（2）接触患者皮肤、黏膜的麻醉器械、器具及物品，应一人一用一消毒。

（3）保洁制度实施落实。清洁工人分工明确，有工作质量的要求、培训及质量评价的记录，必须遵守由污到洁的清洁原则。

①不同区域的清洁工具不能混用，需有明显标志。

②室内环境卫生彻底清洁，包括天花板、窗户、墙壁、空调机滤网等每周清洁擦拭一次。洁净手术室回风口滤网每周清洁一次，必要时更换，终极滤网每年更换一次。粗效、中效、高效过滤器有更换记录。

③手术室清洁工作应在每天手术结束后及净化空调系统运行前进行。清洁项目包括壁柜、无影灯、仪器、器械车、手术床、操作台面、地面墙壁等；在无明显污染情况下，物体表面用清水擦拭，手术室各通道、辅助间地面每天湿式拖抹两次；可疑被患者血液体液污染的环境及物品先用乙醇类或含氯消毒液进行处理，然后再清洁擦拭。当天手术结束后进行彻底消毒。

（4）术中医疗废物直接放入黄色垃圾袋，感染性废物术后有效封口并注明疾病名称送出手术室。

（5）建立环境空气质量监测制度。每月对手术间空气、物体表面进行生物监测一次；工作人员洗手效果每月一次，取样数量、结果符合要求；洁净手术部综合性能指标测定（静压差、截面风速、换气次数、自净时间、温湿度、噪声、照度、新风量、洁净度级别和细菌浓度等技术指标）医院每年进行一次，结果符合相关规定要求并有记录。

（6）加强手术室出入管理，控制手术室流动人员，保持室内洁净度，严格无菌操作技术，防止院内感染。

（7）保证应急电源、气源处于紧急启动状态，确保危重症患者救治所需的基本设备及其他诊疗设备性能良好，处于安全状态。准备各种急救药品、器材，做到定量、定点、定放位置，并经常检查补充。

（8）严格工作区域的划分与管理，临床科室内的物品、器材定点分类摆放，严格限制无关人员出入，控制人员流动，严格消毒隔离制度，减少院内感染。

二、消毒供应中心护理质量管理与监测

（一）设置合理，管理规范

医院按照《消毒供应中心管理规范》的要求，制定和执行消毒供应中心（室）护理质量管理与监测的有关规定及措施，护理部有监测改进效果的记录。消毒供应中心建筑布局合理，设施、设备完善，符合规范要求，工作区域划分符合消毒隔离要求。医院应根据消毒供应中心的工作量及岗位需求，科学、合理配置具有执业资格的护士、消毒员和其他工作人员，合理配备工作人员，建立与其相适应的管理体制，符合规范要求。建立健全岗位职责、操作规程、消毒隔离、质量管理、监测、设备管理、器械管理（包括外来医疗器械）及职业安全防护等管理制度和突发事件的应急预案，建立完善的规章制度、工作职责、工作流程，符合规范要求。医院的继续教育制度有岗位培训计划，体现消毒供应工作特点。

（二）集中管理，统一标准

消毒供应中心对所有需要消毒或灭菌后重复使用的诊疗器械、器具和物品由 CSSD 回收，集中清洗、消毒、灭菌和供应。在主管院长或护理部的直接领导下开展工作，医院感染管理部门及其他相关职能科室履行相应的职责。

（三）追溯质控，完善监管

建立完善的监测制度，完善质量控制过程的相关记录，符合可追溯要求，保证供应的物品安全。对清洗、消毒、灭菌质量的日常监测和定期检测进行记录，记录的保存期应不少于 6 个月，灭菌质量监测资料和记录的保留期应不少于 3 年。

（四）召回制度，保障安全

医院要建立持续质量改进制度及措施，发现问题及时处理，并应建立灭菌物品召回制度。

（1）生物监测不合格时，立即上报主管部门及医院感染办公室，并通知使用部门停止使

用，召回上次监测合格以来尚未使用的所有灭菌物品。同时应书面报告相关管理部门，说明召回的原因。

（2）相关管理部门应通知使用部门对该期间已使用无菌物品的患者进行密切观察。

（3）检查灭菌过程的各个环节，查找灭菌失败的可能原因，在采取相应的改进措施后，重新进行生物监测，合格后该灭菌器方可正常使用。

（4）应对该事件的处理情况进行总结，并向相关管理部门汇报。

（五）严格程序，规范流程

落实清洗后消毒技术操作规范，严格执行回收、分类、清洗、消毒、干燥、组合检查、包装、灭菌、储存、发放等操作规范，建立相应的操作规程，做好器械清洗消毒效果日常和定期监测。

（1）遵循先清洗后消毒的处理程序。被朊毒体、气性坏疽及突发原因不明的传染病病原体污染的诊疗器械、器具和物品应按照标准要求进行处理。

（2）耐湿、耐热的器械器具和物品，应首选物理消毒或灭菌方法。

（3）遵循标准的预防原则进行清洗、消毒、灭菌。

（六）遵循标准，严密监测

遵循清洗消毒灭菌效果监测标准，对灭菌质量采用物理监测法、化学监测法和生物监测法进行，监测结果应符合标准要求。

（1）物理监测不合格的灭菌物品不得发放，并应分析原因进行改进，直至监测结果符合要求。

（2）包外化学监测不合格的灭菌物品不得发放，包内化学监测不合格的无菌物品不得使用。并应分析原因进行修改，直至监测符合要求。

（3）生物监测不合格时，应尽快召回上次生物监测合格以来所有尚未使用的灭菌物品，并重新处理；应分析不合格的原因，并在改进后生物监测连续3次合格后方可使用。

（4）灭菌植入型器械应每批次进行生物监测。生物监测合格后方可发放。

（七）层级责任，形成体系

在院内健全质控管理体系，各区域建立组长或质量管理员层级责任制，落实操作规程，及时发现问题，做好质量控制工作。做好耗材管理工作，消毒剂、清洁剂、包装材料及监测材料等有专人负责，做好质量检查及出入库记录。

（八）联系制度，确保及时

消毒供应中心应建立与相关科室的联系制度。主动了解各科室专业特点、常见的医药感染及原因，掌握专业器械、用品的结构、材质特点和处理要点。科室关于灭菌物品的意见有调查、有反馈、落实持续改进，并有记录、备案。消毒供应中心负责下收下送，主动征求各科室意见，工作质量有评价分析及改进措施和成效。

（九）资质准入，严格管理

建立设备操作管理制度。做到安全使用设备，做好日常维修，完善设备维修管理制度，健全各项设备操作规程及应急预案指引，并督导操作人员严格遵守，防止操作不当造成的安全事故。设备操作人员必须经过相关理论与技能培训，合格后方可操作。压力容器操作人员需持有有效的"压力容器上岗证"。工作人员应接受与其岗位职责相应的岗位培训，正确掌握符合工作岗位需要的知识与技能。

三、新生儿室护理质量管理与监测

（一）新生儿临床科室的护理人力资源配置及培训

（1）新生儿临床科室应当根据床位数配备足够数量的护士，床护比不低于 0.6:1，人员梯队结构合理。

（2）新生儿临床科室护士要相对固定，定期参加新生儿专业知识的培训。掌握新生儿常见疾病的护理技能，熟悉新生儿急救操作技术和新生儿病室医院感染控制技术。

（二）新生儿室护理人力配备合理，护理人员经过专业理论与技术培训及考核合格，实施责任制护理

新生儿室护理人员通过专业理论与技术培训，考核合格，新生儿室实施责任制护理。1 名护理人员负责 ≤ 6 名普通患儿或 ≤ 3 名重症患儿。有护理专项质量管理，分级护理措施到位，患儿安全制度落实到位。有重症新生儿护理规范、新生儿室护理质量专项考核标准，有培训。有新生儿安全管理制度，有培训，100% 使用腕带识别新生儿身份。新生儿室环境适宜，符合新生儿护理要求。护理人员知晓质量与安全管理主要内容与履职要求。

（三）实施质量管理与感染防控

医院有医务人员手卫生规范的培训。洗手正确率达 100%。有新生儿暖箱、奶瓶、奶嘴

清洁消毒规范。有传染病患儿消毒隔离制度。制定新生儿室工作制度、流程、护理常规及操作规程。制定新生儿重症监护病房工作规定。工作人员需经培训合格后方可上岗。工作人员应定期进行体检，凡有皮肤化脓或其他感染性疾病或传染病者，应暂时调离工作岗位。工作人员必须遵守入室和消毒隔离制度，严格执行操作规程，严禁带入私人用品，与工作无关的人员不得入内。室内环境需保持整洁、安静、阳光充足和空气新鲜，室内温度应维持在24~26℃，湿度保持在55%~65%。一婴一床，床间应保持一定距离。应设隔离婴儿室（床）、高危重症监护婴儿室、配奶间、浴室、治疗室。配奶间应有操作台、冰箱、加热消毒装置，婴儿奶瓶应一婴一用一消毒，新生儿暖箱、奶瓶、奶嘴有消毒规范。患儿入室后需立即向家属交代病情，一般情况谢绝探视。各种仪器和抢救物品设专人保管，建立档案。对高危、疑似传染病的新生儿采取单间隔离措施并明确标识，有专人护理。新生儿室护理人力资源配备合理，定期进行专业理论、技术培训和考核。有护理专项质量管理考核标准、培训及记录。安全措施落实到位。

四、重症监护室护理质量管理与监测

（一）设置符合规范要求

重症医学科布局、设备设施、专业人员设置及医院感染控制符合《重症医学科建设与管理指南（试行）》的基本要求。重症医学科内布局设置应该便于医务人员观察，并在必要时能尽快转运患者。应具备良好的通风、采光条件。医疗区域内的温度应维持在（24±1.5）℃。有合理的人流和物流通道，有条件的医院可以设置不同的进出通道。

（二）人员配置合理

重症监护病房必须配备足够数量、受过专门训练，掌握重症医学的基本理念、基础知识和基本技术，具备独立工作能力的医务人员。其中，护士人数与床位数之比应为2.5~3∶1；可以根据需要配备适当数量的医疗辅助人员，有条件的医院还可配备相关的设备技术与维修人员。

（三）护士专业能力要求

掌握重症监护的专业技术：输液泵的临床应用和护理，外科各类导管的护理，给氧治疗、气道管理和人工呼吸机监护技术和循环系统血流动力学监测，心电监测及除颤技术，血液净化技术，水、电解质及酸碱平衡监测技术，胸部物理治疗技术，重症患者营养支持技术和危重症患者抢救配合技术等。掌握各系统疾病重症患者的护理，重症患者的疼痛管理、心理护理等，以及重症医学科的医院感染预防与控制。

监护病房患者一律给予特级护理，免陪住。护士应具备危重症患者的抢救及护理技术，熟练掌握各项监测技术，严密观察病情，准确记录，发现异常及时处理；熟悉各种抢救药物的作用、剂量、浓度、用法，严格执行查对制度及床头交接班规定；严格执行无菌技术操作规范及消毒隔离制度；严格执行监护室探视制度，限制人员出入，防止交叉感染；加强气道、管路、压疮管理和基础护理；开展新技术、新业务，不断提高护理质量。

五、血液净化室护理质量管理与监测

（一）血透室建设符合规范要求

建立并执行严格而齐全的规章制度、技术规范和操作规程，明确岗位职责，保证工作各环节紧密联系、工作环节有记录、质量监控有规范。血透室的专业设置、人员配备及其设备、设施合理，符合国家法律、法规及原卫生部《血液透析室基本标准》《血液净化标准操作规程（2010 版）》《血液透析室管理规范》的要求，满足医院功能任务要求。

（二）合理配置护理人员

根据透析机和患者数量及透析环境布局，合理安排护士，每台血液透析机至少配备 0.4 名护士；血液透析室护士长或护理组长应由具备一定透析护理工作经验的中级以上专业技术职务任职资格的注册护士担任。每名护士每班负责治疗和护理的患者相对集中，且数量不超过 5 名透析患者。护士长和护理组长应具备相关资质，负责血液透析室的日常管理，以及对血液透析室的重点环节和影响医疗护理安全的风险因素进行持续监测、分析和整改。从事血液透析人员应有准入制度。严格按照《血液净化常规》进行操作，熟练掌握血透仪器操作步骤。

（三）履行合理职责

血液透析室护士应协助医师实施患者透析治疗方案，观察患者情况及机器运行状况，严格执行核对制度、消毒隔离制度和各项技术操作规程，保障透析安全。血液透析室应当建立良好的医患沟通机制，实行患者实名管理，按照规定对患者履行各类告知义务，维护患者权益。

（四）规范执业

透析室使用的水处理系统、透析机、中空纤维透析器、透析管路、动静脉穿刺针等应当按照国家公布的Ⅲ类医疗器械（血液净化设备和血液净化器具，编号 6845-04）和原卫生部《血液净化标准操作规程（2010 版）》相关要求进行维护、保养和管理。血液透析室应当建立透析液和透析用水质量检测管理制度，符合原卫生部《血液净化标准操作规程》相关标准，确保透析液和透析用水的质量和安全，符合透析器和滤器复用的操作规范。有透析液和透析用水质量监测制度与执行的流程，有完整的水质量监测记录。透析液配制符合要求。有设备的操作规范与设备维护制度。有紧急意外情况与并发症的紧急处理预案。为保证患者获得充分透析，减少并发症，提高患者的生存率，应常规进行生化和特殊检查，定期评估患者的健康状况和透析情况。按照《医院感染管理规范》的相关要求，贯彻落实血液透析室各项医源性感染的预防和控制措施。垃圾按要求分类处理。每月做透析间空气培养并记录。血液透析中必须建立规范、完整的血液透析患者的登记和文件、有血液透析患者登记及病历管理制度。透析机使用后按常规进行热消毒和化学消毒，应符合《医院消毒卫生标准》，有预防交叉感染的措施。有评价分析及改进措施。

六、急诊科护理质量管理与监测

（一）科室设置规范

医院要合理配置急诊资源，人力配备经过专业培训、胜任急诊工作的医务人员，物资配置包括急救设备和药品。符合《急诊科建设与管理指南（试行）》的基本要求。急诊医学科必须为全年每天 24 小时开诊。

（二）人员配置合理

急诊科固定的急诊医师不少于在岗医师的 75%，医师梯队结构合理。急诊科固定的急诊护理人员不少于在岗护理人员的 75%，急诊护理人员以护师以上职称为主体（在岗 ≥ 70%），急诊科护士长由具备主管护师及以上任职资格和 5 年以上急诊临床护理工作经验的护理人员担任。护理人员梯队结构合理。急诊护士应有准入制度，定期培训，对急诊室护理质量有评价分析及改进措施。

（三）规章制度健全

急诊科医务人员必须明确急诊工作的性质和任务，严格执行首诊负责制和抢救规则、程序、职责、制度及技术操作常规，掌握急诊医学基本理论和基本技能，实施急救措施，遵守抢救制度、分诊制度、交接班制度、查对制度、治疗护理制度、观察室工作制度、监护室与抢救室工作制度、病历书写制度、查房会诊制度和消毒隔离制度等，严格履行各级各类人员职责。

（四）规范执业

急诊科的护理工作及其工作质量监控包括急诊分诊岗位职责，根据患者主诉、临床表现、查体，进行分析鉴定，按轻重缓急安排就诊。维护就诊秩序，做好口头宣传。根据病情做必要的检查，如试体温，测血压，数心率及血、尿、大便常规化验。及时处理特殊情况，危重患者立即送抢救室，并通知医师进行抢救。重大工伤事故、集体中毒、意外灾害患者集中到达时，通知急诊科医师进行抢救并及时报告上级领导，组织人力、物力，妥善处理。有急诊观察室工作职责，按急诊观察护理常规进行护理并做好记录。对可能发生的病情变化做到心中有数，做到早发现、早治疗，特殊情况随时巡视。有急诊抢救室护理工作职责，随时做好抢救危重患者的准备工作，熟练掌握各种抢救仪器和抢救技术。

急诊医学科各类抢救药品、器材要准备完善，由专人管理，放置固定位置，经常检查，及时补充更新、修理和消毒，保证抢救需要。抢救药品、器材、仪器齐全处于备用状态，抢救室物品要定位定点存放，做好登记记录。抢救结束及时清点物品。按消毒隔离常规进行各种物品、仪器和环境消毒，及时补齐备好各种抢救药品及用物。

七、导管室护理质量管理与监测

（一）科室设置规范

专业设置、人员配备及其设备、设施符合《放射诊疗管理规定》等相关要求和医院功能任务要求，满足临床需要，能提供 24 小时诊疗服务，布局合理、标识清晰。

（二）人员配置合理

有医师、医技和护理人员准入制度。护理人员配置的数量应以血管造影机的数量、介入治疗项目、工作量为依据。原则上每班每台血管造影机配备 2~3 名护士。配备健康服务助理 1 名，清洁工人 1 名。要求有 3 年以上临床护理工作经验的注册护士，有良好的职业道德，热爱本职工作，具有高度的责任心，娴熟的技术，动作迅速。介入治疗在 X 线下工作，护理人员需持岗上证，定期接受放射防护培训和体格检查。

（三）执业技能水平与质量监控

制定导管室诊疗工作制度及规程。执行卫生行政部门制定的介入诊疗技术管理规范。护士须熟练掌握导管室多功能监护仪、多导心电生理记录仪、心电除颤仪、临时起搏器、呼吸机及主动脉球囊反搏器等仪器的设备性能、操作程序、一般故障判断和排除方法及设备维护措施等。 根据开展手术的种类和数量，适时适量地准备好各种器械和设备，以保证各种手术能按期完成。 能熟练配合医师抢救术中呼吸、循环及中枢神经系统意外，甚至呼吸心搏骤停。 各种药品管理符合规定，消毒隔离符合规定。 各种抢救仪器呈备用状态，有专人管理。 履行知情同意，保障患者安全。 开展质量控制，定期质量评价。 有消毒隔离制度。 工作人员职业健康防护符合规定。

第六节 医院感染管理与持续改进

医院感染管理是各级卫生行政部门、医疗机构及医务人员针对诊疗活动中存在的医院感染、医源性感染及相关的危险因素进行的预防、诊断和控制活动的过程。 医院感染与传染病管理与持续改进是医院风险控制的重要环节，是医疗质量与医疗安全的重要保证。 医院应当建立医院感染管理责任制，制定并落实医院感染管理的规章制度和工作规范，确保医疗质量，提高诊疗水平。

本节重点对建立完善的医院感染管理组织与三级监控网络体系；医院感染管理委员会会议制度；围术期抗菌药物预防性应用；规范医疗废物管理；医务人员严格执行无菌技术操作、消毒隔离工作制度、手卫生规范等内容进行阐述。

一、建立完善的医院感染管理组织与三级监控网络体系

医院感染与传染病管理是医院风险控制的重要环节，是医疗质量与医疗安全的重要保证。 各级各类医疗机构应当建立医院感染管理责任制，制定并落实医院感染管理的规章制度和工作规范，严格执行有关技术操作规范和工作标准，有效预防和控制医院感染，防止传染病病原体、耐药菌、条件致病菌及其他病原微生物的传播。 医院感染管理体系由组织结构、管理制度、防控技术、监测上报、应急预案等内容组成。

（一）医院感染管理部门的设置
（1）住院床位总数在 100 张以上的医院应当设立医院感染管理委员会和独立的医院感染管理部门。

（2）住院床位总数在 100 张以下的医院应当指定分管医院感染管理工作的部门。

（3）其他医疗机构应当有医院感染管理专（兼）职人员。

（二）医院感染管理体系的建立

在主管院领导的领导下，由医院感染管理委员会、各科室医院感染管理小组、医院感染监测员组成三级医院感染管理体系。医院感染管理部门负责落实医院感染管理委员会做出的决策，组织开展各项医院感染管理工作。

（三）医院感染管理委员会的组成及工作职责

医院感染管理委员会由医院感染管理部门、医务部门、护理部门、临床科室、消毒供应室、手术室、临床检验部门、药事管理部门、设备管理部门、后勤管理部门及其他有关部门的主要负责人组成，主任委员由医院院长或者主管医疗工作的副院长担任。

（1）认真贯彻医院感染管理方面的法律法规及技术规范、标准，制定本医院预防和控制医院感染的规章制度、医院感染诊断标准并监督实施。

（2）根据预防医院感染和卫生学要求，对医院建筑设计、重点科室建设的基本标准、基本设施和工作流程进行审查并提出意见。

（3）研究并确定医院感染管理工作计划，并对计划的实施进行考核和评价。

（4）研究并确定医院感染重点部门、重点环节、重点流程、危险因素及采取的干预措施，明确各有关部门、人员在预防和控制医院感染工作中的责任。

（5）研究并制定发生医院感染暴发及出现不明原因传染性疾病或者特殊病原体感染病例等事件时的控制预案。

（6）建立会议制度，定期研究、协调和解决有关医院感染管理方面的问题。

（7）根据医疗机构病原体特点和耐药现状，配合药事管理委员会提出合理使用抗菌药物的指导意见。

（8）讨论研究其他有关医院感染管理的重要事宜。

（四）业务科室医院感染管理小组及其职责

根据《医院感染管理办法》（2006年）和《医院感染监测规范》（WS/T 312—2009）的要求，各临床科室均应建立由科室主任、护士长、住院总医师、医院感染（兼职）监测医师及护士组成的医院感染管理小组，负责本病区医院感染监控措施的制定与实施，其主要职责如下。

（1）负责本科室医院感染管理的各项具体工作，认真学习医院感染管理相关的法律法规及规章制度，根据实际情况制定本科室切实可行的医院感染管理制度并组织实施。

（2）对本科室医院感染病例（包括可疑病例）、可能存在的感染环节进行监测，并采取有效的防控措施。应特别加强特殊感染患者（如呼吸道传染病、多重耐药菌感染或定植者）的管理，防止发生医院内播散。

（3）对医院感染散发病例按要求登记报告；发现有医院感染流行趋势时应立即向医院感染管理部门报告，积极采取各项措施并协助医院感染管理部门进行调查。

（4）按要求对医院感染确诊或疑似病例留取标本，进行病原学检查和药敏试验。

（5）对科室高危人员或重点环节有针对性地进行目标性监测，采取有效措施，降低本科室医院感染发病率。

（6）监督检查本科室抗菌药物的使用情况，对医院感染管理部门提出的不规范用药病例进行讨论并提出改进意见。

（7）对本科室一次性无菌物品及器械的使用进行监督管理。

（8）监督本科室人员严格执行无菌操作技术及消毒隔离制度。

（19）积极推进科室手卫生工作，提高手卫生依从性。

（10）切实做好对保洁员、护工、配膳员、陪住人员及探视者的卫生学管理。

（11）按要求报告本科室内发现的传染病例，并及时、有效地组织本科室相关人员做好消毒隔离工作。

（12）积极参加医院组织的各项医院感染及传染病防控知识培训，并负责组织本科室人员接受相关知识培训。

（13）监督本科室人员严格执行医院关于医疗废物管理的各项规章制度。

（五）医院感染兼职监测员职责

医院感染兼职监测员应在本科室科室主任、护士长的领导下及医院感染管理部门的督导下完成各项医院感染管理工作。有条件的医疗机构可以设置医院感染兼职监测护士、医生，根据岗位不同设置工作职责。

（1）协助科室主任及护士长制定本病区医院感染管理相关的制度，督导医务人员严格落实消毒隔离等医院感染防控措施。

（2）组织开展本病区的医院感染管理培训。

（3）完成医院感染病例的信息收集及表格上报工作，与医院感染专职人员共同研究制定本病区的医院感染防控改进措施。

（4）负责疑似病例的追踪监测工作，及时完成相关信息数据的收集整理。

（5）负责本病区消毒灭菌效果及环境卫生监测，并将监测结果整理归档，及时将监测中发现的问题反馈给医院感染管理部门。

（6）督导本病区工作人员职业防护及职业暴露上报。

（7）完成科室主任、护士长或医院感染管理部门交办的其他医院感染管理工作。

二、医院感染管理委员会会议制度

（1）每年至少召开两次常规工作会议，总结前阶段医院感染管理工作，商讨并制定下阶段工作方向及重点，对新制定或修订的规定、制度及其他重要事项进行讨论和决议；遇紧急的医院感染管理问题应随时召开会议。

（2）全体会议：主任委员及至少2/3的委员参会；扩大会议：在全体会议基础上，邀请其他相关人员参会。

（3）遇需要表决的议题，参会人员的2/3及以上赞同方可通过。

（4）主任委员负责召集会议，医院感染管理部门负责会议的组织、筹备、记录及资料的整理、归档。

（5）各委员应按时出席工作会议，若确实因公不能出席，应至少提前一天向负责会议组织的医院感染管理部门请假。若一年内参会次数少于实际会议次数的一半，报主任委员批准后取消其委员资格。

（6）每次工作会后需形成会议纪要，经委员会讨论通过的重要决议需报院长办公会。医院感染管理部门负责落实会议形成的决议，并及时向主任委员和委员会反馈落实情况。

三、制定规章制度与规范流程

医疗机构应根据国家颁布的医院感染管理规范性文件，结合本医疗机构实际情况，不断修订和完善医院感染的预防与控制制度及工作流程。严格遵循规章制度和工作流程，落实医院感染预防与控制最佳临床实践。不断持续改进医院感染质量，2年内无重大院内感染暴发责任事件。

（一）医院感染管理制度

应涵盖医院感染管理组织结构与职责、医院感染管理总则与科室制度、医院感染监测与上报管理、医疗废物与污水处理、抗菌药物临床预防性应用、职业暴露处理与其他医院感染管理制度等。

（二）医院感染管理相关工作／操作规程

应针对手术、侵入性操作、多重耐药菌及特殊病原体医院感染防控重点、危险因素制定相应的工作／操作规程。包括手术部位感染预防与控制、导尿管相关尿路感染预防与控制、导管相关血流感染预防与控制、呼吸机相关肺炎预防与控制、隔离技术标准操作规程、职业暴露处理及上报流程等。

四、医院感染专职人员培训

根据《医院感染管理办法》《医院感染管理专业人员培训指南》（WS/T 525—2016）的要求，通过对医院感染管理专业人员进行系统的医院感染理论、知识、技能和相关法律、法规、标准、规范等培训，完善制度，制定控制制度与 SOP 并装订成册，便于学习与应用。医院感染专业人员应当具备医院感染预防与控制工作的专业知识，并能够承担医院感染管理和业务技术工作。

（一）培训要求

（1）医疗机构应制定医院感染管理专业人员岗位培训计划，课程设置应符合专业人员岗位要求，并有培训记录及考核结果。

（2）医院感染管理专业人员应参加所在地区卫生行政部门组织的岗位培训。

（3）医院感染专业人员培训分为 3 个阶段，应根据不同培训阶段和培训目标采取不同的培训方式。

（二）培训阶段

（1）第一阶段（基础培训）：新上岗、转岗医务人员、在医院感染管理岗位工作不满 2 年的专业人员宜参加基础培训。此阶段培训以基本理论、基本知识、基本技能、相关法律法规等培训为主。培训以集中式讲授为主，自学和网络学习为辅。

（2）第二阶段（实践培训）：从事医院感染管理工作 2 年以上 5 年以下的专业人员宜参加实践培训。在掌握第一阶段知识的基础上应以了解医院感染暴发的识别、调查和防控、医院感染目标性监测，以及重点部门、重点环节的医院感染防控等内容为主。培训以集中式讲授为主，自学和网络学习为辅。

（3）第三阶段（提高培训）：对从事医院感染管理工作 5 年以上专业人员的培训宜以医院感染新理论、新知识、新技术为主。使其能够应用所学知识培训医疗机构医务人员，开展与医院感染相关的科研工作。培训形式可以是自学、参加医院感染管理及相关学科继续医学教育培训班或参加专业学术交流会等。

（三）培训内容

（1）医院感染管理相关法律、法规。

（2）医院感染管理相关标准和规范。

（3）医院感染管理专业理论、知识与技能。

五、新职工岗前医院感染知识培训

根据《医院感染管理办法》（2006年），结合医疗机构实际情况制定新职工岗前医院感染知识培训制度

（一）培训要求

（1）新上岗人员、进修人员及实习生上岗前应接受医院感染管理及传染病预防控制知识的岗位培训，培训时间不少于3学时，并接受相应的考核，考核合格者方可上岗。

（2）医疗机构应制定新职工岗位培训计划，课程设置应符合岗位要求，并有培训记录及考核结果。

（二）培训内容

（1）管理知识：医院感染管理及传染病相关法律、法规、部门规章、标准、本院制度等。

（2）专业知识：医院感染概念；医院感染暴发的处置与报告；医院感染管理的进展与展望；医院感染管理学的基本理论；医院感染诊断标准及医院感染监测；医院感染的流行病学调查方法；预防和控制医院感染的基本理论与方法；手卫生与医院感染防控；医院感染病原学的特点；耐药菌基本知识及防控要点；抗菌药物的合理应用；消毒、灭菌的基本理论与方法；环境卫生学监测的基本理论与方法；消毒药品器械的合理应用；职业防护知识；传染病相关知识；传染病的监测与管理等。

六、普通职工医院感染知识培训

应根据《医院感染管理办法》，结合医疗机构实际情况，制定医疗机构的普通职工医院感染知识培训制度。

（一）培训要求

（1）年继续教育和学术活动不少于 6 学时，并接受相应的考核，培训后的医务人员医院感染预防与控制知识与技能达到岗位要求。

（2）医疗机构应根据不同岗位医院感染管理重点、风险环节，制定普通职工岗位培训计划，课程设置应符合岗位要求，并有培训记录及考核结果。

（二）培训内容

（1）全员必修课：医院感染管理及传染病相关法律、法规；医院感染暴发的处置与报告；手卫生与标准预防；职业暴露处置与上报；多重耐药菌预防与控制；抗菌药物合理应用。

（2）临床医师：在全员必修课的基础上，临床医师应重点掌握医院感染诊断标准及医院感染监测；医院感染病原学的特点；手术部位及侵入性操作相关感染的预防与控制；医院感染的流行病学调查方法；预防和控制医院感染的基本理论与方法。

（3）临床护士：在全员必修课的基础上，临床护士应重点掌握消毒、灭菌的基本理论与方法；环境卫生学监测的基本理论与方法；消毒药品器械的合理应用；医院感染的流行病学调查方法；预防和控制医院感染的基本理论与方法；医疗废物管理。

（4）工勤人员：在全员必修课的基础上，工勤人员应重点掌握环境卫生清洁方法；医疗废物管理。

七、医院感染暴发处置与报告

根据《医院感染暴发报告及处置管理规范》《医院感染暴发控制指南》（WS/T 524—2016）制定本医疗机构的医院感染暴发处置与报告规章制度与工作流程。

（一）管理要求

（1）医疗机构应建立医院感染暴发报告责任制，明确法定代表人或主要负责人为第一责任人，制定并落实医院感染监测、医院感染暴发报告、调查和处置过程中的规章制度、工作程序和处置工作预案，明确医院感染管理委员会、医院感染管理部门及各相关部门在医院感染暴发报告及处置工作中的职责。

（2）医疗机构应建立医院感染管理部门牵头、多部门协作的医院感染暴发管理工作机制，成立医院感染应急处置专家组，指导医院感染暴发调查及处置工作。医疗机构应确保实施医院感染暴发调查处置的人员、设施和经费。

（3）医疗机构发现疑似医院感染暴发时，应遵循"边救治、边调查、边控制、妥善处置"的基本原则，分析感染源、感染途径，及时采取有效的控制措施，积极实施医疗救治，控制传染源，切断传播途径，并及时开展或协助相关部门开展现场流行病学调查、环境卫生学检测及有关标本采集、病原学检测等工作。按照《医院感染管理办法》《医院感染暴发报告及处置管理规范》的要求，按时限上报。报告包括初次报告和订正报告，订正报告应在暴发终止后1周内完成。如果医院感染暴发为突发公共卫生事件，应按照《突发公共卫生事件应急条例》处理。

（4）医疗机构在医院感染暴发调查与控制过程中，医院感染管理专职人员、临床医务人员、微生物实验室人员及医院管理人员等应及时进行信息的交流、更新、分析与反馈，必要时应向社会公布暴发调查的进展、感染人员的现况及最终的调查结果等内容。

（二）医院感染暴发报告

（1）医院发现以下情形时，应当于12小时内向所在地县级卫生行政部门报告，并同时向所在地疾病预防控制机构报告。

①5例以上疑似医院感染暴发。

②3例以上医院感染暴发。

（2）发生下列情况时，病房必须立即向医院感染管理部门上报；医院感染管理部门负责核实疫情并上报主管院长；医院于2小时内向所在地县级卫生行政部门报告，并同时向辖区疾病预防控制机构报告。

①涉及10例以上患者的医院感染暴发。

②发生特殊病原体或新发病原体的医院感染。

③可能造成重大公共卫生影响或严重后果的医院感染。

（3）若所发生的医院感染为传染病，应同时按照《中华人民共和国传染病防治法》等有关规定进行报告。

（三）医院感染暴发处置

（1）医院发生疑似或者确认医院感染暴发时，应当及时开展现场流行病学调查、环境卫生学检测及有关的标本采集、病原学检查等工作。

（2）医院发生疑似医院感染暴发或者医院感染暴发，应当及时采取有效处理措施，控制感染源，切断传播途径，积极实施医疗救治，保障医疗安全。

①积极救治感染患者，对其他可能的感染患者要做到早发现、早诊断、早隔离、早治疗，

做好消毒隔离工作。

②对与感染患者密切接触的其他患者、医院工作人员、陪护、探视人员等进行医学观察，观察至该病的最长潜伏期或无新发感染病例出现为止。停止使用可疑污染的物品，或经严格消毒与灭菌处理及检测合格后方能使用。

③根据发生医院感染暴发的特点，切断其传播途径，其措施应遵循《医院隔离技术规范》（WS/T 311）的要求。

④对免疫功能低下、有严重疾病或有多种基础疾病的患者应采取保护性隔离措施，在需要的情况下可实施特异性预防保护措施，如接种疫苗、预防性用药等。医务人员也应按照相关要求做好个人防护。

（3）评价控制措施的效果

①1周内不继续发生新发同类感染病例，或发病率恢复到医院感染暴发前的平均水平，说明已采取的控制措施有效。

②若医院感染新发感染病例持续发生，应分析控制措施无效的原因，评估可能导致感染暴发的其他危险因素，并调整控制措施，如暂时关闭发生暴发的部门或区域，停止接收新入院患者；对现住院患者应采取针对防控措施。情况特别严重的，应自行采取或报其主管卫生计生行政部门后采取停止接诊的措施。

八、开展耐药菌株监测，指导合理选用抗菌药物，协助抗菌药物临床应用监测与管理

（一）医疗机构建立抗菌药物临床应用管理体系

各级医疗机构应建立抗菌药物临床应用管理体系，制定符合本机构实际情况的抗菌药物临床合理应用的管理制度。制度应明确医疗机构负责人和各临床科室负责人在抗菌药物临床应用管理的责任，并将其作为医院评审、科室管理和医疗质量评估的考核指标，确保抗菌药物临床应用管理得到有效的行政支持。

（1）设立抗菌药物管理工作组：医疗机构应由医务、感染、药学、临床微生物、医院感染管理、信息、质量控制、护理等多学科专家组成抗菌药物管理工作组，多部门、多学科共同合作，各部门职责、分工明确，并明确管理工作的牵头单位。

（2）建设抗菌药物临床应用管理专业技术团队：医疗机构应建立包括感染性疾病、药学（尤其临床药学）、临床微生物、医院感染管理等相关专业人员组成的专业技术团队，为抗菌药物临床应用管理提供专业技术支持，对临床科室抗菌药物临床应用进行技术指导和咨询，为

医务人员和下级医疗机构提供抗菌药物临床应用相关专业培训。不具备条件的医疗机构应与邻近医院合作，通过聘请兼职感染科医师、临床药师，共享微生物诊断平台等措施，弥补抗菌药物临床应用管理专业技术力量的不足。

（3）制定抗菌药物供应目录和处方集：医疗机构应按照《抗菌药物临床应用管理办法》的要求，严格控制抗菌药物供应目录的品种、品规数量。抗菌药物购用品种遴选应以"优化结构、确保临床合理需要"为目标，保证抗菌药物类别多元化，在同类产品中择优选择抗菌活性强、药动学特性好、不良反应少、性价比优、循证医学证据多和权威指南推荐的品种。同时应建立对抗菌药物供应目录定期评估、调整制度，及时清退存在安全隐患、疗效不确定、耐药严重、性价比差和频发违规使用的抗菌药物品种或品规。临时采购抗菌药物供应目录之外的品种应有充分理由，并按相关制度和程序备案。

（4）制定感染性疾病诊治指南：各临床科室应结合本地区、本医疗机构病原构成及细菌耐药监测数据，制定或选用适合本机构感染性疾病诊治与抗菌药物应用指南，并定期更新，科学引导抗菌药物临床合理应用。

（5）抗菌药物临床应用监测

①抗菌药物临床应用基本情况调查：医疗机构应每月对院、科两级抗菌药物临床应用情况开展调查。项目包括住院患者抗菌药物使用率、使用强度和特殊使用级抗菌药物使用率、使用强度；Ⅰ类切口手术抗菌药物预防使用率和品种选择，给药时机和使用疗程合理率；门诊抗菌药物处方比例、急诊抗菌药物处方比例；抗菌药物联合应用情况；感染患者微生物标本送检率；抗菌药物品种、剂型、规格、使用量、使用金额，抗菌药物占药品总费用的比例；分级管理制度的执行情况；其他反映抗菌药物使用情况的指标；临床医师抗菌药物使用合理性评价。

②医疗机构应按原国家卫生计生委抗菌药物临床应用监测技术方案，定期向全国抗菌药物临床应用监测网报送本机构相关抗菌药物临床应用数据信息。

（6）信息化管理：医疗机构应当充分利用信息化管理手段，通过信息技术实施抗菌药物临床应用管理，抗菌药物临床应用的信息化管理体现在以下几方面。

①抗菌药物管理制度、各类临床指南、监测数据等相关信息的发布。

②抗菌药物合理应用与管理的网络培训与考核。

③实现医师抗菌药物处方权限和药师抗菌药物处方调剂资格管理。

④对处方者提供科学的实时更新的药品信息。

⑤通过实施电子处方系统，整合患者病史、临床微生物检查报告、肝肾功能检查结果、药物处方信息和临床诊治指南等形成电子化抗菌药物处方系统，根据条件自动过滤出不合理使用的处方、医嘱；临床药师按照《处方管理办法》进行处方、医嘱的审核，促进合理用药。

⑥加强医嘱管理，实现抗菌药物临床应用全过程控制。控制抗菌药物使用的品种、时机和疗程等，做到抗菌药物处方开具和执行的动态监测。

⑦实现院科两级抗菌药物使用率、使用强度等指标信息化手段实时统计、分析、评估和预警。

（二）抗菌药物临床应用实行分级管理

抗菌药物临床应用的分级管理是抗菌药物管理的核心策略，有助于减少抗菌药物过度使用，降低抗菌药物选择性压力，延缓细菌耐药性上升趋势。医疗机构应当建立健全抗菌药物临床应用分级管理制度，按照"非限制使用级""限制使用级"和"特殊使用级"的分级原则，明确各级抗菌药物临床应用的指征，落实各级医师使用抗菌药物的处方权限。

（1）抗菌药物分级管理原则：根据安全性、疗效、细菌耐药性、价格等因素，将抗菌药物分为三级。

①非限制使用级：经长期临床应用证明安全、有效，对病原菌耐药性影响较小，价格相对较低的抗菌药物。应是已列入基本药物目录、《国家处方集》和《国家基本医疗保险、工伤保险和生育保险药品目录》收录的抗菌药物品种。

②限制使用级：经长期临床应用证明安全、有效，对病原菌耐药性影响较大，或者价格相对较高的抗菌药物。

③特殊使用级：具有明显或者严重不良反应，不宜随意使用；抗菌作用较强、抗菌谱广，经常或过度使用会使病原菌过快产生耐药的；疗效、安全性方面的临床资料较少，不优于现用药物的；新上市的，在适应证、疗效或安全性方面尚需进一步考证的、价格昂贵的抗菌药物。

（2）抗菌药物分级管理目录的制定：医疗机构应根据疾病谱、细菌耐药性的差异制定本医疗机构的抗菌药物供应目录。

（3）处方权限与临床应用

①根据《抗菌药物临床应用管理办法》规定，医疗机构按年度对医师和药师进行抗菌药物临床应用知识和规范化管理的培训，按专业技术职称授予医师相应处方权和药师抗菌药物处方调剂资格。

②临床应用抗菌药物应遵循本《指导原则》，根据感染部位、严重程度、致病菌种类及细菌耐药情况、患者病理生理特点、药物价格等因素综合考虑，参照"各类细菌性感染的治疗原则及病原治疗"，对轻度与局部感染患者应首先选用非限制使用级抗菌药物进行治疗；严重感染、免疫功能低下者合并感染或病原菌只对限制使用级或特殊使用级抗菌药物敏感时，可选用

限制使用级或特殊使用级抗菌药物治疗。

③特殊使用级抗菌药物的选用应从严控制。临床应用特殊使用级抗菌药物应当严格掌握用药指征，经抗菌药物管理工作机构指定的专业技术人员会诊同意后，按程序由具有相应处方权医师开具处方。

a. 特殊使用级抗菌药物会诊人员应由医疗机构内部授权，具有抗菌药物临床应用经验的感染性疾病科、呼吸科、重症医学科、微生物检验科、药学部门等具有高级专业技术职务任职资格的医师和抗菌药物等相关专业临床药师担任。

b. 特殊使用级抗菌药物不得在门诊使用。

c. 有下列情况之一可考虑越级应用特殊使用级抗菌药物：感染病情严重者；免疫功能低下患者发生感染时；已有证据表明病原菌只对特殊使用级抗菌药物敏感的感染。使用时间限定在 24 小时之内，其后需要补办审办手续并由具有处方权限的医师完善处方手续。

（三）病原微生物检测

（1）加强病原微生物检测工作，提高病原学诊断水平。医师应根据临床微生物标本检测结果合理选用抗菌药物，因此，需要不断提高微生物标本尤其无菌部位标本的送检率和标本合格率，重视临床微生物（科）室规范化建设，提高病原学诊断的能力、效率和准确性。促进目标治疗、减少经验治疗，以达到更有针对性的治疗目的。符合质量管理标准的临床微生物（科）室，应具备以下条件：

①检测项目涵盖细菌、真菌、病毒、非典型病原体、寄生虫等。

②配备相应设备及专业技术人员。

③制定临床微生物检验标本采集、细菌鉴定和药敏试验等环节的质量控制流程规范。

④正确开展病原微生物的形态学检查、分离、培养、鉴定和抗菌药物敏感性试验，采用先进技术，做好病原微生物快速检测和鉴定工作，及时报告结果并加以正确解释。

⑤定期参加国家或省、市级临床检验中心组织的微生物室间质控。

⑥符合生物安全管理有关规定。

（2）细菌耐药监测。医疗机构的临床微生物（科）室应对本医疗机构常见病原微生物（重点为细菌）的耐药性进行动态监测，在机构内定期（如每季度）公布监测数据并检测数据，定期报送地区和全国细菌耐药监测网。临床微生物（科）室应按照所在机构细菌耐药情况，设定重点监测耐药菌，定期向临床科室发布耐药警示信息，并与抗菌药物管理工作组和医院感染管理科协作开展预防控制工作。抗菌药物临床应用管理工作组应根据本机构监测结果提出各类病原菌感染治疗的抗菌药物品种选择建议，优化临床抗菌药物治疗方案。

（四）注重综合措施，预防医院感染

医院感染是影响抗菌药物过度使用与细菌耐药性增长恶性循环的重要因素。抗菌药物管理工作组应与医院感染管理科密切合作，制定手术部位感染、导管相关血流感染、呼吸机相关肺炎、导尿管相关尿路感染等各类医院感染的预防制度，纠正过度依赖抗菌药物预防感染的理念和医疗行为。通过加强全院控制感染的环节管理，如手卫生管理、加强无菌操作、消毒隔离和耐药菌防控、缩短术前住院时间、控制基础疾病、纠正营养不良和低蛋白血症、控制患者术中血糖水平、重视手术中患者保温等综合措施，降低医院感染的发生率，减少抗菌药物过度的预防应用。

（五）多重耐药菌的预防与控制

由多重耐药菌引起的感染呈现复杂性、难治性等特点，主要感染类型包括泌尿道感染、外科手术部位感染、医院获得性肺炎、导管相关血流感染等。近年来，多重耐药菌已经成为医院感染重要的病原菌。为进一步加强多重耐药菌医院感染预防与控制，指导各级各类医疗机构做好多重耐药菌医院感染预防与控制工作，降低发生医院感染的风险，保障医疗质量和医疗安全，根据《医院感染管理办法》及有关规定，多重耐药菌防控技术要求如下。

1. 加强多重耐药菌医院感染管理

（1）重视多重耐药菌医院感染管理：医疗机构应当高度重视多重耐药菌医院感染的预防和控制，针对多重耐药菌医院感染的诊断、监测、预防和控制等各个环节，结合本机构实际工作，制定并落实多重耐药菌感染管理的规章制度和防控措施。

（2）加强重点环节管理：医疗机构要采取有效措施，预防和控制多重耐药菌的医院感染。特别要加大对重症监护病房（ICU）、新生儿室、血液科病房、呼吸科病房、神经科病房、烧伤病房等重点部门及长期收治在ICU的患者，或接受过广谱抗菌药物治疗或抗菌药物治疗效果不佳的患者，留置各种管道及合并慢性基础疾病的患者等重点人群的管理力度，落实各项防控措施。

（3）加大人员培训力度：医疗机构要加强对医务人员医院感染预防与控制知识的教育和培训。提高医务人员对多重耐药菌医院感染预防与控制认识，强化多重耐药菌感染危险因素、流行病学及预防与控制措施等知识培训，确保医务人员掌握正确、有效的多重耐药菌感染预防和控制措施。

2. 强化预防与控制措施

（1）加强医务人员手卫生：严格执行《医务人员手卫生规范》（WS/T 313—2009）。医疗机构应当提供有效、便捷的手卫生设施，特别是在ICU、新生儿室、血液科病房、呼吸科病房、神经科病房、烧伤病房等多重耐药菌医院感染重点部门，应当配备充足的洗手设施和速干

手消毒剂，提高医务人员手卫生依从性。医务人员在直接接触患者前后进行无菌技术操作和侵入性操作前，接触患者使用的物品或处理其分泌物、排泄物后，必须洗手或使用速干手消毒剂进行手消毒。

（2）严格实施隔离措施：医疗机构应当对所有患者实施标准预防措施，对确定或高度疑似多重耐药菌感染患者或定植患者，应当在标准预防的基础上，实施接触隔离措施，预防多重耐药菌传播。

①尽量选择单间隔离，也可以将同类多重耐药菌感染患者或定植患者安置在同一房间。隔离房间应当有隔离标识。不宜将多重耐药菌感染或者定植患者与留置各种管道、有开放伤口或者免疫功能低下的患者安置在同一房间。多重耐药菌感染或者定植患者转诊之前应当通知接诊的科室，采取相应隔离措施。没有条件实施单间隔离时，应当进行床旁隔离。

②与患者直接接触的相关医疗器械、器具及物品，如听诊器、血压计、体温表、输液架等要专人专用，并及时消毒处理。轮椅、担架、床旁心电图机等不能专人专用的医疗器械、器具及物品要在每次使用后擦拭消毒。

③医务人员对患者实施诊疗护理操作时，应当将高度疑似或确诊多重耐药菌感染患者或定植患者安排在最后进行。接触多重耐药菌感染患者或定植患者的伤口、溃烂面、黏膜、血液、体液、引流液、分泌物、排泄物时，应当戴手套，必要时穿隔离衣，完成诊疗护理操作后，要及时脱去手套和隔离衣，并进行手卫生。

（3）遵守无菌技术操作规程：医务人员应严格遵守无菌技术操作规程，特别是在实施各种侵入性操作时，应当严格执行无菌技术操作和标准操作规程，避免污染，有效预防多重耐药菌感染。

（4）加强清洁和消毒工作：医疗机构要加强多重耐药菌感染患者或定植患者诊疗环境的清洁、消毒工作，特别要做好 ICU、新生儿室、血液科病房、呼吸科病房、神经科病房、烧伤病房等重点部门物体表面的清洁、消毒。要使用专用的抹布等物品进行清洁和消毒。对医务人员和患者频繁接触的物体表面（如心电监护仪、微量输液泵、呼吸机等医疗器械的面板或旋钮表面、听诊器、计算机键盘和鼠标、电话机、患者床栏杆和床头桌、门把手、水龙头开关等），采用适宜的消毒剂进行擦拭、消毒。被患者血液、体液污染时应当立即消毒。出现多重耐药菌感染暴发或者疑似暴发时，应当增加清洁、消毒频次。在多重耐药菌感染患者或定植患者诊疗过程中产生的医疗废物，应当按照医疗废物有关规定进行处置和管理。

3. 合理使用抗菌药物

（1）医疗机构应当认真落实抗菌药物临床合理使用的有关规定，严格执行抗菌药物临床使用的基本原则，切实落实抗菌药物的分级管理，正确、合理地实施个体化抗菌药物给药方案，根据临床微生物检测结果，合理选择抗菌药物，严格执行围术期抗菌药物预防性使用的相关规定，避免因抗菌药物使用不当导致细菌耐药的发生。

（2）医疗机构要建立和完善临床抗菌药物处方审核制度，定期向临床医师提供最新的抗菌药物敏感性总结报告和趋势分析，正确指导临床合理使用抗菌药物，提高抗菌药物处方水平。

4. 建立和完善对多重耐药菌的监测

（1）加强多重耐药菌监测工作：医疗机构应当重视医院感染管理部门的建设，积极开展常见多重耐药菌的监测。对多重耐药菌感染患者或定植高危患者要进行监测，及时采集有关标本送检，必要时开展主动筛查，以及时发现、早期诊断多重耐药菌感染患者和定植患者。

（2）提高临床微生物实验室的检测能力：医疗机构应当加强临床微生物实验室的能力建设，提高其对多重耐药菌检测及抗菌药物敏感性、耐药模式的监测水平。临床微生物实验室发现多重耐药菌感染患者和定植患者后，应当及时反馈医院感染管理部门及相关临床科室，以便采取有效的治疗和感染控制措施。患者隔离期间要定期监测多重耐药菌感染情况，直至临床感染症状好转或治愈方可解除隔离。临床微生物实验室应当至少每半年向全院公布一次临床常见分离细菌菌株及其药敏情况，包括全院和重点部门多重耐药菌的检出变化情况和感染趋势等。

九、围手术期抗菌药物预防性应用

（一）预防性用药目的

主要是预防手术部位感染，包括浅表切口感染、深部切口感染和手术所涉及的器官或腔隙感染，但不包括与手术无直接关系的、术后可能发生的其他部位感染。

（二）预防性用药原则

围手术期抗菌药物预防用药，应根据手术切口类别、手术创伤程度、可能的污染细菌种类、手术持续时间、感染发生机会和后果严重程度、抗菌药物预防效果的循证医学证据、对细菌耐药性的影响和经济学评估等因素，综合考虑决定是否预防性应用抗菌药物。但抗菌药物的预防性应用并不能代替严格的消毒、灭菌技术和精细的无菌操作，也不能代替术中保温和血糖控制等其他预防措施。

（1）清洁手术（Ⅰ类切口）：手术脏器为人体无菌部位，局部无炎症、无损伤，也不涉及呼吸道、消化道、泌尿生殖道等人体与外界相通的器官。手术部位无污染，通常不需预防用抗菌药物。但在下列情况时可考虑预防用药：

①手术范围大、手术时间长、污染机会增加。

②手术涉及重要脏器，一旦发生感染将造成严重后果者，如头颅手术、心脏手术等。

③异物植入手术，如人工心瓣膜植入、永久性心脏起搏器放置、人工关节置换等。

④有感染高危因素如高龄、糖尿病、免疫功能低下（尤其是接受器官移植者）、营养不良等患者。

（2）清洁—污染手术（Ⅱ类切口）：手术部位存在大量人体寄殖菌群，手术时可能污染手术部位引致感染，故此类手术通常需预防用抗菌药物。

（3）污染手术（Ⅲ类切口）：已造成手术部位严重污染的手术。此类手术需预防用抗菌药物。

（4）污秽—感染手术（Ⅳ类切口）：在手术前即已开始治疗性应用抗菌药物，术中、术后继续，此不属预防性应用范畴。

（三）抗菌药物品种选择

（1）根据手术切口类别、可能的污染菌种类及其对抗菌药物敏感性、药物能否在手术部位达到有效浓度等综合考虑。

（2）选用对可能的污染菌针对性强、有充分的预防有效的循证医学证据、安全、使用方便及价格适当的品种。

（3）应尽量选择单一抗菌药物预防用药，避免不必要的联合使用。预防用药应针对手术路径中可能存在的污染菌。如心血管、头颈、胸腹壁、四肢软组织手术和骨科手术等经皮肤的手术，通常选择针对金黄色葡萄球菌的抗菌药物。结肠、直肠和盆腔手术，应选用针对肠道革兰阴性菌和脆弱拟杆菌等厌氧菌的抗菌药物。

（4）头孢菌素过敏者，针对革兰阳性菌可用万古霉素、去甲万古霉素、克林霉素；针对革兰阴性杆菌可用氨曲南、磷霉素或氨基糖苷类抗生素。

（5）对某些手术部位感染会引起严重后果者，如心脏人工瓣膜置换术、人工关节置换术等，若术前发现有耐甲氧西林金黄色葡萄球菌（methicillin-resistant staphylococcus aureus, MRSA）定植的可能或者该机构 MRSA 发生率高，可选用万古霉素、去甲万古霉素预防感染，但应严格控制用药持续时间。

（6）不应随意选用广谱抗菌药物作为围手术期预防用药。鉴于国内大肠埃希菌对氟喹诺酮类药物耐药率高，应严格控制氟喹诺酮类药物作为外科围手术期预防用药。

（四）给药方案

（1）给药方法：给药途径大部分为静脉输注，仅有少数为口服给药。静脉输注应在皮肤、黏膜切开前 0.5~1 小时内或麻醉开始时给药，在输注完毕后开始手术，保证手术部位暴露时局部组织中抗菌药物已达到足以杀灭手术过程中沾染细菌的药物浓度。万古霉素或氟喹诺酮类等由于需输注较长时间，应在手术前 1~2 小时开始给药。

（2）预防用药维持时间：抗菌药物的有效覆盖时间应包括整个手术程。手术时间较短（＜2 小时）的清洁手术术前给药一次即可。如手术时间超过 3 小时或超过所用药物半衰期的 2 倍以上，或成人出血量超过 1500 mL，术中应追加一次。清洁手术的预防用药时间不超过 24 小时，心脏手术可视情况延长至 48 小时。清洁—污染手术和污染手术的预防用药时间亦为 24 小时，污染手术必要时延长至 48 小时。过度延长用药时间并不能进一步提高预防效果，且预防用药时间超过 48 小时，耐药菌感染机会增加。

十、监测数据的反馈

医院感染监测是指长期、系统、连续地收集、分析医院感染在一定人群中的发生、分布及其影响因素，并将监测结果报送和反馈给有关部门和科室，为医院感染的预防、控制和管理提供科学依据。包括全院综合性监测和目标性监测。全院综合性监测是指连续不断地对所有临床科室的全部住院患者和医务人员进行医院感染及其有关危险因素的监测。目标性监测是指针对高危人群、高发感染部位等开展的医院感染及其危险因素的监测，如重症监护病房医院感染监测、新生儿病房医院感染监测、手术部位感染监测、抗菌药物临床应用与细菌耐药性监测等。

（一）监测的管理与要求

（1）医院应建立有效的医院感染监测与通报制度，及时诊断医院感染病例，分析发生医院感染的危险因素，采取针对性的预防与控制措施。并应将医院感染监测控制质量纳入医疗质量管理考核体系。

（2）医院应培养医院感染控制专职人员和临床医务人员识别医院感染暴发的意识与能力。发生暴发时应分析感染源、感染途径，采取有效的控制措施。

（3）医院感染管理部门对每月感染病例进行统计分析，及时填报有关医院感染监测汇总表，定期（至少每季度）向全院医务人员反馈医院感染监测信息，为医院感染防控措施的持续改进提供依据。

（4）医院应制定切实可行的医院感染监测计划，如年计划、季度计划等。监测计划内容主要包括人员、方法、对象、时间等。

（5）医院应按以下要求开展医院感染监测：

①新建或开展过医院感染监测的医疗机构，应先开展全院综合性监测。监测时间应不少于2年。

②已经开展2年以上全院综合性监测的医院应开展目标性监测。目标性监测持续时间应连续6个月以上。

③医院感染患病率调查应每年至少开展1次。

（二）人员与设施

（1）人员要求：医院应按每200~250张实际使用病床，配备1名医院感染专职人员；专职人员接受监测与感染控制知识、技能的培训并熟练掌握。

（2）设施要求：医院应在医院信息系统建设中，完善医院感染监测系统与基础设施；医院感染监测设施运转正常。

十一、医院建筑布局、设施和工作流

（一）医院建筑布局、设施总体要求

按照不同的医疗机构级别，达到《医疗机构基本标准（试行）》（1994年）、《诊所基本标准》（2010年）中对建筑面积、布局的要求，医院布局应具备隔离预防的功能，区域划分应明确、标识清楚。医院改建、扩建与新建设施时，布局应参照《综合医院建筑设计规范》（GB 51039—2014）、《医院隔离技术规范》（2009年），并通过审核。医疗机构总体平面设计应符合下列要求：

（1）应合理进行功能分区，洁污、医患、人车等流线组织清晰，避免院内感染风险。

（2）建筑布局紧凑，交通便捷，并应方便管理、减少能耗。

（3）应保证住院、手术、功能检查和教学科研等用房环境安静。

（4）病房宜能获得良好朝向和景观。

（5）宜留有可发展或改、扩建用地。

（6）应有完整的绿化规划。

（7）对废弃物的处理，应做出妥善的安排，并应符合有关环境保护法令、法规的规定。

（二）总体建筑设计要求

（1）医院建筑区域根据患者获得感染危险性的程度分为低、中、高、极高危险区4个区域。

（2）明确服务流程，保证洁、污分开，防止因人员流程、物品流程交叉导致污染。

（3）根据建筑分区要求，同一等级分区的科室相对集中，高危险区科室相对独立，宜与普通病区和生活区分开。

（4）设置具有引导、管理功能的标识系统。电梯的设置应符合下列规定：

①供患者使用的电梯和污物梯，应采用病床梯。

②医院住院部宜增设供医务人员专用的客梯、送餐和污物专用货梯。

（5）通风系统应区域化，防止区域间空气交叉污染。门诊、急诊和病房应充分利用自然通风和天然采光。

（6）应按照 WS/T 313 的要求，配置合适的手卫生设施。

（7）医疗废物和生活垃圾应分别处置。

（三）门诊部用房布局、设施要求

（1）门诊部应设在靠近医院交通入口处，与急诊和医技用房邻近，并应处理好门诊内各部门的相互关系，流程应合理并避免院内感染。

①普通门诊应单独设立出入口，设置挂号、问讯、病历、预检分诊、记账、收费、药房、候诊、采血、检验、输液、注射、门诊办公、卫生间等区域，流程清楚、路程便捷。

②普通门诊、儿科门诊、感染疾病科门诊分开挂号、候诊。

③诊室应通风良好，配备适量的流动水洗手设施和 / 或配备速干手消毒剂。

④建议预检分诊制度，发现传染病患者或疑似传染病患者，应道专用隔离诊室或引导至感染疾病科门诊诊治，可能污染的区域应及时消毒。

（2）妇科、产科和计划生育用房设置应符合下列要求：

①应自成一区，可设单独出入口。

②妇科应增设隔离诊室、妇科检查室及专用卫生间，宜采用不多于 2 个诊室合用一个妇科检查室的组合方式。

（3）儿科用房设置应符合下列要求：

①应自成一区，出入方便，可设单独出入口。

②应增设预检、候诊、儿科专用卫生间、隔离诊查和隔离卫生间等用房。隔离区宜有单独对外出口。

③可单独设置挂号、药房、注射、检验和输液等用房。

④候诊处面积每患儿应不小于 1.50 m^2。

（4）耳鼻喉科用房设置应符合下列要求：

①应增设内镜检查（包括食管镜等）、治疗的用房。

②可设置手术，测听，前庭功能，内镜检查（包括气管镜、食管镜等）等用房。

（5）眼科用房设置应符合下列要求：

①应增设初检（视力、眼压、屈光），诊查，治疗，检查，暗室等用房。

②初检室和诊查室宜具备明暗转换装置。

③宜设置专用手术室。

（6）口腔科用房设置应符合下列要求：

①应增设 X 线检查、镶复、消毒洗涤、矫形等用房。

②诊查单元每椅中距不应小于 1.80 m，椅中心距墙不应小于 1.20 m。

③镶复室宜考虑有良好的通风。

④可设资料室。

（7）门诊手术用房设置应符合下列要求：

①门诊手术用房可与手术部合并设置。

②门诊手术用房由手术室、准备室、更衣室、术后休息室和污物室组成。手术室平面尺寸宜不小于 3.60 m × 4.80 m（17.28 m²）。

（四）急诊部布局、设施要求

（1）急诊部设置应符合下列要求：

①自成一区，应单独设置出入口，便于急救车、担架车、轮椅车的停放。

②急诊、急救应分区设置。

③急诊部与门诊部、医技部、手术部应有便捷的联系。

④如设置直升机停机坪，应与急诊部有快捷的通道。

（2）急诊部用房设置应符合下列要求：

①应设接诊分诊、诊查室、隔离诊查室、抢救室、治疗室、观察室。

②急救部分应设抢救、抢救监护等用房。

③急诊部分应设诊查、治疗、清创、换药等用房。

④有条件的医院，可独立设挂号、收费、病历、药房、检验、X 线检查、功能检查、手术、重症监护等。

⑤输液室应由治疗间和输液间组成。

（3）当门厅兼用于分诊功能时，其面积应不小于 24.00 m²。

（4）抢救用房设置应符合下列要求：

①抢救室应直通门厅，有条件时宜直通急救车停车位，面积应不小于每床 30.00 m²，门的

净宽应不小于1.40 m。

②宜设氧气、吸引等医疗气体的管道系统终端。

（5）抢救监护室内平行排列的观察床净距应不小于1.20 m，有吊帘分隔的应不小于1.40 m，床沿与墙面的净距应不小于1.00 m。

（6）观察用房设置应符合下列要求：

①平行排列的观察床净距应不小于1.20 m、有吊帘分隔者应不小于1.40 m，床沿与墙面的净距应不小于1.00 m。

②可设置隔离观察室或隔离单元，并应设单独出入口，入口处应设缓冲区及就地消毒设施。

③宜设氧气、吸引等医疗气体的管道系统终端。

（7）隔离要求：

①严格预检分诊制度，及时发现传染病患者及疑似患者，及时采取隔离措施。

②各诊室内应配置非手触式开关的流动水洗手设施和（或）配备速干手消毒剂。

（五）住院部布局、设施要求

（1）住院部应自成一区，设置单独或共用出入口，并应设在医院环境安静、交通方便处，与医技部、手术部和急诊部应有便捷的联系。同时靠近医院的能源中心、营养厨房、洗衣房等辅助设施。

（2）出入院用房设置应符合下列要求：

①应设登记、结算、探望患者管理用房。

②可设为患者服务的公共设施。

（3）设传染病房，应单独设置，且自成一区。

（4）护理单元用房设置应符合下列要求：

①应设病房、抢救、患者和医务人员卫生间、盥洗、浴室、护士站、医生办公、处置、治疗、更衣、值班、配餐、库房、污洗等用房。

②可设患者就餐、活动、换药、患者家属谈话、探视、示教等用房。

（5）病房设置应符合下列要求：

①病床的排列应平行于采光窗墙面。单排不宜超过3床，双排不宜超过6床。

②平行二床的净距应不小于0.80 m，靠墙病床床沿与墙面的净距应不小于0.60 m。

③单排病床通道净宽应不小于1.10 m，双排病床（床端）通道净宽应不小于1.40 m。

④病房门应直接开向走道。

⑤抢救室宜靠近护士站。

⑥病房门净宽应不小于1.10m，门扇宜设观察窗。

⑦病房走道两侧墙面应设置靠墙扶手及防撞设施。儿科病房走道的扶手应符合儿童使用要求。

（6）护士站宜以开敞空间与护理单元走道连通，并应与治疗室以门相连，护士站宜通视护理单元走廊，到最远病房门口的距离不宜超过30m。

（7）污洗室应邻近污物出口处，并应设倒便设施和便盆、痰杯的洗涤消毒设施。

（8）病房不应设置开敞式垃圾井道。

（9）感染性疾病病区布局、设置应符合以下要求：

①应设在医院相对独立的区域，远离儿科病房、重症监护病房和生活区。中小型医院可在建筑物的一端设立感染性疾病病区。

②分区明确，标识清楚。

③不同种类的感染性疾病患者应分室安置；每间病室不超过4人，床间距不小于1.1m。

④病房通风良好，自然通风或安装通风设施，以保证病房内空气清新。

⑤应配置适量非接触开关的流动水洗手设施。

（10）监护用房设置应符合下列要求，参考《重症监护病房医院感染预防与控制规范》（WS/T 509—2016）。

①重症监护病房（ICU）宜与手术部、急诊部邻近，并有快捷联系。

②心血管监护病房（CCU）宜与急诊部、介入治疗科室邻近，并有快捷联系。

③整体布局以洁污分开为原则，医疗区域、医疗辅助用房区域、污物处理区域等应相对独立。

④护士站的位置宜便于直视观察患者。

⑤单床间不应小于15 m^2，监护病床的床间净距应大于1 m。

⑥ICU内应至少配置1个单间病房，使用面积应不小于18 m^2。

⑦应具备良好的通风、采光条件。医疗区域内温度维持在（24±1.5）℃，相对湿度维持在30%~60%。

⑧装饰应遵循不产尘、不积尘、耐腐蚀、防潮防霉、防静电、容易清洁消毒的原则。

（11）儿科病房用房设置应符合下列要求：

①应设配奶、奶具消毒、隔离病房和专用卫生间等用房。

②根据具体情况，可设监护病房、新生儿病房、儿童活动室。

③每间隔离病房不应多于2床。

④浴室、卫生间设施应适合儿童使用。

⑤窗和散热器等设施应采取安全防护措施。

（12）妇产科病房用房设置应符合下列要求：

①妇科应设检查和治疗用房。

②产科应设产前检查、待产、分娩、隔离待产、隔离分娩、产期监护、产休室等用房。

③隔离待产和隔离分娩用房可兼用。

④妇科、产科两科合为1个单元时，妇科的病房、治疗室、浴室、卫生间应与产科的产休室、产前检查室、浴室、卫生间应分别设置。

⑤产科宜设手术室。

⑥产房应自成一区，入口处应设卫生通过和浴室、卫生间。

⑦待产室应邻近分娩室，宜设专用卫生间。

⑧分娩室平面净尺寸宜为 4.20 m × 4.80 m（20.16 m²），剖宫产手术室宜为 5.40m × 4.80m（25.92 m²）。

⑨洗手池的位置应使医务人员在洗手时能观察临产产妇的动态。

⑩母婴同室或家庭产房应增设家属卫生通过，并与其他区域适当分隔。

⑪家庭产房的病床宜采用可转换为产床的病床。

（13）婴儿室设置应符合下列要求，参考《新生儿病室建设与管理指南（试行）》（2009 年）。

①宜设置在相对独立的区域，邻近分娩室、新生儿重症监护病房。

②应做到洁污区域分开，功能流程合理。

③应设婴儿间、洗婴池、配奶室、奶具消毒室、隔离婴儿、隔离洗婴池、护士室等用房。

④婴儿间宜朝南，应设观察窗，并应有防鼠、防蚊蝇等措施。

⑤洗婴池应贴邻婴儿间，水龙头离地面高度宜为 1.20 m，并应有防止蒸汽窜入婴儿间的措施。

⑥应配备必要的清洁和消毒措施，每个房间内至少设置 1 套非手触式洗手设施、干手设施或干手物品。

⑦配奶室与奶具消毒室不应与护士室合用。

（14）血液病房用房设置应符合下列要求：

①血液病房可设于内科护理单元内，亦可自成一区。可根据需要设置洁净病房，洁净病房应自成一区。

②洁净病区应设准备、患者浴室和卫生间、护士室、洗涤消毒用房、净化设备机房。

③入口处应设包括换鞋、更衣、卫生间和淋浴的医务人员卫生通过。

④患者浴室和卫生间可单独设置，并应同时设有淋浴器和浴盆。

⑤洁净病房仅供一位患者使用，并在入口处设第二次换鞋、更衣。

⑥洁净病房应设观察窗，并应设家属探视窗及对讲设备。

（15）血液透析室用房设置应符合下列要求，参考《医疗机构血液透析室管理规范》（2010年）。

①可设于门诊部或住院部内，应自成一区。

②应分为辅助区域和工作区域。工作区域应达到《医院消毒卫生标准》中规定的Ⅲ类环境要求。

③应设患者换鞋与更衣、透析、隔离透析治疗、治疗、复洗、污物处理、配药、水处理设备等用房。

④应设有隔离透析治疗件或独立的隔离透析区域，配备专门治疗用品和相对固定人员。

⑤入口处应设包括换鞋、更衣的医务人员卫生通过通道。

⑥治疗床（椅）之间的净距不宜小于1.20 m，通道净距不宜小于1.30 m。

（六）手术部布局、设施要求

手术部的环境要求，应符合现行《医院消毒卫生标准》（GB 15982—2016）的有关规定，手术部分应为一般手术部和洁净手术部，洁净手术部应按现行《医院洁净手术部建筑技术规范》（GB 50333—2013）有关规定设计。手术部用房位置和平面布置，应符合下列要求：

（1）（手术部应自成一区，宜与外科护理单元邻近，并宜与相关的急诊、介入治疗科、重症监护科（ICU）、病理科、中心（消毒）供应室、血库等路径便捷。不宜设在首层。

（2）应做到布局合理、分区明确、标识清楚，符合功能流程合理和洁污区域分开的原则。

（3）应设有工作人员出入通道、患者出入通道，物流做到洁污分开，流向合理。

（4）入口处应设医务人员卫生通过，且换鞋处应采取防止洁污交叉的措施。

（5）通往外部的门应采用弹簧门或自动启闭门。

（6）应根据需要，选用手术室平面尺寸，平面尺寸不应小于表9-1规定。

表 9-1　手术室平面净面积要求

手术室类型	平面净面积／m²
特大型	7.50 × 5.70=42.75
大型	5.70 × 5.40=30.78
中型	5.40 × 4.80=25.92
小型	4.80 × 4.20=20.16

（7）每 2~4 间手术室宜单独设立 1 间刷手间，可设于清洁区走廊内。 刷手间不应设门。 洁净手术室的刷手间不得和普通手术室共用。 每间手术室不得少于 2 个洗手水龙头，并应采用非手动开关。

（8）推床通过的手术室门，净宽不宜小于 1.40 m，且宜设置自动启闭装置。 手术室可采用天然光源或人工照明，当采用天然光源时，窗洞口面积与地板面积之比不得大于 1/7，并应采取有效遮阳措施。

（9）手术室内基本设施设置应符合下列规定：

①观片灯联数可按手术室大小类型配置，观片灯应设置在手术医生对面墙上。

②手术台长向宜沿手术室长轴布置，台面中心点宜与手术室地面中心点相对应。 头部不宜置于手术室门一侧。

③净高宜为 2.80~3.00 m。

④设置医用气体终端装置。

⑤采取防静电措施。

⑥不应有明露管线。

⑦吊顶及吊挂件应采取牢固的固定措施，吊顶上不应开设人孔。

⑧手术室内不应设地漏。

（七）放射科布局、设施要求

（1）宜在底层设置，并应自成一区，且与门、急诊部、住院部邻近布置，并有便捷联系。

（2）有条件时，患者通道与医护工作人员通道宜分开。

（3）磁共振诊断室的墙身、楼地面、门窗、洞口、嵌入体等所采用的材料、构造均应按设备要求和屏蔽专门规定，采取可靠的屏蔽措施。 机房选址后，确定屏蔽措施前，应测定自然场强。

（4）介入治疗用房应与急诊部、手术部、心血管监护病房（CCU）有便捷联系。 洁净区、非洁净区应分设置。

（5）防护设计应符合国家标准现行有关医用 X 射线诊断卫生防护标准的规定。

（八）检验科布局、设施要求

（1）应自成一区，微生物学检验应与其他检验分区布置。 微生物学检验室应设于检验科的尽端。

（2）检验科应设通风柜、仪器室（柜）、试剂室（柜）、防振天平台，并应有贮藏贵重药物和剧毒药品的设施。

（3）细菌检验的接种室与培养室之间应设传递窗。

（4）检验科应设洗涤设施，细菌检验应设专用洗涤、消毒设施，每个检验室应装有非手动开关的洗涤池。检验标本应设废弃消毒处理设施。

（5）危险化学试剂附近应设有紧急洗眼处和淋浴。

（6）实验室工作台间通道宽度应不小于 1.20 m。

（九）内镜科布局、设施要求

（1）应自成一区，与门诊部有便捷联系。

（2）各检查室宜分别设置。上、下消化道检查室应分开设置。下消化道检查应设置卫生间、灌肠室。

（3）可设观察室。

（4）内镜科区域内应设置内镜洗涤消毒设施，且上、下消化道镜分别设置。

（十）药剂科布局、设施要求

（1）门诊、急诊药房与住院部药房应分别设置。

（2）药库和中药煎药处均应单独设置房间。

（3）儿科和各传染病科门诊宜设单独发药处。

（4）中药房应设置中成药库、中草药库和煎药室。

（5）发药窗口的中距应不小于 1.20 m。

（6）贵重药、剧毒药、麻醉药、限量药的库房，以及易燃、易爆药物的贮藏处应有安全设施。

（十一）中心（消毒）供应室布局、设施要求

（1）应自成一区，宜与手术部、重症监护和介入治疗等功能用房区域建立便捷联系。

（2）应按照污染区、清洁区、无菌区三区布置，并应按单向流程布置，工作人员辅助用房自成一区。

（3）进入污染区、清洁区和无菌区的人员均应卫生通过。

（4）中心（消毒）供应室应满足清洗、消毒、灭菌、设备安装、室内环境要求。

（十二）重点部门、科室制定工作流程，工作流程需符合医院感染预防和防控的要求

根据相关法律、法规、规范，制定各个部门、科室管理制度和工作流程。特别是重点科

室，应制度完善，定期检查，持续质量改进。重点科室包括手术科、急诊科、重症监护病房、新生儿室、内镜室、产房和血液透析室等。

十二、消毒药械和一次性使用医疗器械、器具的监管

（一）建立消毒药械、一次性无菌医疗卫生用品管理制度

医疗机构要保证消毒药械和一次性无菌医疗卫生用品的安全、有效，保障人体健康和生命安全。医院感染管理部门需要根据《医院感染管理办法》（2006 年）、《医疗器械监督管理条例》（2014 年）、《医疗器械使用质量监督管理办法》（2015 年）制订医院消毒药械、一次性无菌医疗卫生用品管理制度。鼓励医疗器械使用单位采用信息化技术手段进行医疗器械质量管理。

1. 消毒药械管理要求

（1）医院管理委员会负责对全院使用的消毒药械进行监督。

（2）医院感染管理处对医院消毒剂、消毒机械的储存和使用进行监督和指导，对存在问题及时向医院感染管理委员会汇报。

（3）医院感染管理处负责检查消毒剂、消毒器械的生产销售资质是否合乎相关法规及是否在有效期使用。

（4）药学部、器材处应根据临床需要和医院感染管理处对消毒剂、消毒器械的审定意见，按照国家政策和医院规定进行采购，查验必要证件，按有关要求对所采购消毒剂、消毒器械的相关资质进行登记并监督其质量，进行不良事件监测。

（5）医院自配消毒剂，应严格执行国家技术标准，按照技术规范和所需要浓度准确配制，并按要求记录配制浓度、配制日期、有效期等，以备查验和溯源。

（6）使用部门应准确掌握消毒药械的使用范围、方法、注意事项；掌握消毒药剂的使用浓度、配制方法、更换时间、影响消毒灭菌效果的因素、贮存方法等，发现问题及时报告医院感染管理处及相关科室，共同解决。

2. 一次性无菌医疗卫生用品管理要求

（1）医院所用一次性无菌医疗用品必须统一采购，临床科室不得自行购入和试用。

（2）医院感染管理处负责审查医院采购的一次性使用无菌医疗用品、监督临床应用和回收处理的情况。

（3）医院所购入一次性使用医疗卫生用品的生产厂家应具有中华人民共和国《医疗器械产品注册证》《生产企业营业执照》及《医疗器械生产 / 经营企业许可证》等相关证件。

（4）建立一次性使用医疗卫生用品的采购登记制度。采购部门负责对每次购置的一次性无菌医疗用品进行验收。真实、完整、准确地记录进货查验情况。进货查验记录应当保存至医疗器械规定使用期限届满后2年或者使用终止后2年。大型医疗器械进货查验记录应当保存至医疗器械规定使用期限届满后5年或者使用终止后5年；植入性医疗器械进货查验记录应当永久保存。

（5）严格保管，设置专用的一次性使用无菌医疗用品库，建立出入库登记制度，按失效期的先后存放于阴凉干燥、通风良好的物架上，距地面≥20 cm，距墙壁≤35 cm。禁止与其他物品混放，不得将标识不清、包装破损、失效、霉变的产品发放到使用部门。临床科室存放一次性无菌医疗用品的要求同上。

（6）临床科室使用一次性无菌医疗用品前应认真检查，若发现包装标识不符合标准，包装有破损、超过有效期和产品有不洁等不得使用；使用时若发生热原反应、感染或其他异常情况时，应立即停止使用，必须及时留取标本送检，按规定登记发生时间、种类、临床表现、处理结果；记录所涉及的一次性使用医疗卫生用品的生产单位、产品名称、生产日期、批号及供货单位、供货日期等，及时报告医院感染管理处、药剂科及该产品采购部门。

（7）医院发现不合格产品或质量可疑产品时，应立即停止使用，并及时报告药品监督管理部门，不得自行做退换货处理。

（8）一次性无菌医疗用品使用后按医疗废物处置，严禁重复使用和回流市场。

（9）对骨科内固定器材、心脏起搏器、血管内导管、支架等植入物或介入性医疗器械，必须建立详细的使用记录。记录必要的产品跟踪信息，使产品具有可追溯性。器材条形码应贴在病例相关记录上。

（二）消毒药械、一次性无菌医疗卫生用品管理人员配置

医疗器械使用单位应当按照《医院感染管理办法》（2006年）、《医疗器械监督管理条例》（2014年）、《医疗器械使用质量监督管理办法》（2015年），配备与其规模相适应的医疗器械质量管理机构或者质量管理人员，建立覆盖质量管理全过程的质量管理制度，承担本单位使用医疗器械的质量管理责任。

（三）消毒药械、一次性无菌医疗卫生用品监督自查

医疗机构每年对医疗器械质量管理工作进行全面自查，并形成自查报告，以备食品药品监督管理部门监督检查。医疗机构需配合食品药品监督管理部门的监督检查，如实提供有关情况和资料，不得拒绝和隐瞒。

十三、医疗器械严格消毒或者灭菌

（一）制定消毒灭菌管理制度

1.制定全院的医疗器械消毒灭菌管理制度

根据《消毒管理办法》规定，医疗卫生机构应制定消毒管理制度，执行国家有关规范、标准和规定，定期开展消毒与灭菌效果检测工作。按照《医疗机构消毒技术规范》（WS/T 367—2012）、《医院消毒供应中心 第2部分：清洗消毒及灭菌技术操作规范》（WS 310.2—2016）、《医院消毒供应中心 第3部分：清洗消毒及灭菌效果监测标准》（WS 310.3—2016），全院医疗器械消毒灭菌管理要求如下。

（1）进入人体组织或无菌器官的医疗用品必须达到灭菌要求。凡是接触皮肤、黏膜的器械和用品必须达到消毒要求。

（2）使用过的医疗器械或用品，必须先去污、彻底清洗干净，方可进行消毒或灭菌；对于感染患者使用过的医疗器械或用品，应先消毒，再彻底清洗、消毒或灭菌。所有医疗器械在检修前应消毒或灭菌。

（3）医疗器械和用品消毒灭菌方法参照《医疗机构消毒技术规范》（WS/T 367—2012）。

（4）手术器械、器具和物品的清洗与灭菌：严格参照《医疗机构消毒技术规范》（WS/T 367—2012）和《医院消毒供应中心 第2部分：清洗消毒及灭菌技术操作规范》（WS 310.2—2016）相关要求执行。

（5）各类消毒剂的配制和使用遵循《医疗机构消毒技术规范》（WS/T 367—2012）的相关要求，并按生产厂家提供的说明书进行。

（6）消毒灭菌效果监测要求

①压力蒸汽灭菌效果监测：a.进行物理监测（程序监测）、化学监测（包括 B-D 试验）、生物监测。b.物理监测、化学监测若不合格应暂停使用该灭菌设备，查找并解决问题，待监测合格后使用；若生物监测不合格，需在解决问题后连续3次生物监测合格方可继续使用。c.物理监测（程序监测），每灭菌批次进行。化学监测，每灭菌包用指示卡或指示胶带等监测。B-D 试验在每日灭菌运行前进行一次。生物监测：每周一次。d.设备新安装、移动、大修后，需行物理监测（程序监测）、化学监测（包括 B-D 试验）、生物监测，连续3次合格后方可使用。

②干热灭菌效果监测：进行物理（程序监测）、化学和生物监测，具体方法参照上述做法。

③低温灭菌监测：a.包括环氧乙烷灭菌法、过氧化氢等离子灭菌法、低温甲醛蒸汽灭菌法

等。b.应行物理监测（程序监测）、化学监测、生物监测。其中，对于生物监测，环氧乙烷灭菌法每灭菌批次一次；过氧化氢等离子灭菌法每日至少一次；低温甲醛蒸汽灭菌法每周一次。c.设备新安装、移动、大修后，需行物理监测（程序监测）、化学监测（包括B-D试验）、生物监测，连续3次合格后方可使用。

④使用中的消毒液和无菌器械保存液监测：a.使用中消毒剂、灭菌剂应进行生物和化学监测；使用中的消毒液每个季度监测一次，细菌菌落数应≤100 cfu/mL，不得检出致病菌。含氯消毒剂、过氧乙酸等应每日监测，戊二醛应每周监测。b.使用中的无菌液每个月监测一次，应无菌生长。c.无菌器械保存液每个月监测一次，应无菌生长。d.消毒效果监测：包括湿热消毒、化学消毒等，需定期检测设备性能或消毒剂浓度；消毒后直接使用的物品，应每季度监测一次，每次抽取5件进行培养，细菌菌落数应<20 cfu/件，不得检出致病菌。e.灭菌物品灭菌效果监测：每个月按大小、种类随机抽取5~10件进行监测，应无菌生长。

（7）对消毒灭菌过程进行质量控制，建立追溯流程，有执行的记录。

（8）定期对消毒、灭菌效果进行监测并记录。

（9）科室和主管职能部门应定期对监测资料进行总结分析，对存在问题和缺陷进行改进，并对改进情况进行追踪与成效评价，做到持续质量改进。

2. 制定不同部门医疗器械消毒灭菌制度

各科室在全院消毒灭菌制度基础上，根据自身情况，相关行业标准和规范，制订符合自身需要的医疗器械消毒灭菌制度、操作流程。遵照执行，有执行记录，并接受主管部门监管。

（二）人员安排

科室应配备专职或兼职器械消毒灭菌工作人员。消毒灭菌的工作人员应参照参加岗前培训和继续教育。相关人员要知晓本部门、本岗位的履职要求。医疗机构应为专职或兼职器械消毒灭菌工作人员提供参加技术培训机会，培训应有文字记录或证明。

（三）质量控制过程的记录与可追溯性要求

（1）应建立清洗、消毒、灭菌操作的过程记录。

（2）应对清洗、消毒、灭菌质量的日常监测和定期监测进行记录。

（3）记录应具有可追溯性，清洗、消毒监测资料和记录的保存期应≥6个月，灭菌质量监测资料和记录保留期应≥3年。

（4）灭菌标识的要求

①灭菌包外应有标识，内容包括物品名称、检查打包者姓名或代号、灭菌器编号、批次

号、灭菌日期和失效日期；或含有上述内容的信息标识。

②使用者应检查并确认包内化学指示物是否合格、器械是否干燥、洁净等，合格方可使用。同时将手术器械包的包外标识留存或记录于手术护理记录单上。

③如采用信息系统，手术器械包的标识使用后应随器械回到 CSSD 进行追溯记录。

（5）应建立持续质量改进制度及措施，发现问题及时处理，并建立灭菌物品召回制度。

（四）口腔器械消毒灭菌管理

（1）根据口腔诊疗器械的危险程度及材质特点，选择适宜的消毒或灭菌方法，并遵循以下原则。

①进入患者口腔内的所有诊疗器械，必须达到一人一用一消毒或灭菌。

②凡接触患者伤口、血液、破损黏膜，或穿破口腔软组织、骨组织的机械及辅料等必须达到灭菌水平，尽量采用压力蒸汽灭菌。

③接触患者完整黏膜、皮肤的口腔诊疗器械，使用前必须达到消毒水平。

④控制照相室拍片过程的交叉污染，夹片器应一用一消毒，干燥保存备用。

⑤凡接触患者体液、血液的修复、正畸模型等物品，操作前必须进行消毒。

⑥综合治疗台及其配套设备每日清洁、消毒，遇到污染应及时清洁，并用 500 mg/L 含氯消毒剂消毒。

（2）应配备污物回收器具、手工清洗池、工作台、超声清洗器及压力蒸汽灭菌器或干热灭菌器，宜配备机械清洗消毒设备、牙科手机专用自动注油养护机、医用热封机、干燥设备等，正确使用并维护上述设备。

（3）严格执行《医疗机构口腔诊疗器械消毒技术操作规范》，包括清洗、器械维护和保养、消毒或者灭菌、贮存等工作程序。重复使用的医疗器械先清洗，用多酶浸泡，再清洗保养、干燥、注油、消毒或灭菌，结构复杂、缝隙多的器械须加超声清洗。传染性病原体污染的器械应单独处置，先高水平消毒后再进行清洗、消毒灭菌等程序。

（4）对口腔诊疗器械消毒与灭菌的效果进行监测，监测方法与频次参照《医疗机构消毒技术规范》（WS/T 367—2012）等相关技术规范要求执行。

（5）使用中的化学消毒剂监测方法、频次，参照全院医疗器械消毒灭菌管理要求。

十四、职业暴露

医务人员职业暴露是指劳动者在医疗活动中，通过眼、口、鼻及其他黏膜、破损皮肤或非胃肠道接触含血源性病原体的血液或其他潜在传染性物质的状态。医疗机构应根据《医院感染管理办法》《中华人民共和国传染病防治法》《血源性病原体职业接触防护导则》《医务人员艾滋病病毒职业暴露防护工作指导原则（试行）》，依据自身实际情况制定职业暴露报告及处理制度。

（一）组织管理

（1）医院感染管理组织负责全院医务人员职业暴露伤的监测、随访和职业卫生安全防护的指导、培训工作。

（2）医院感染管理处、医务处、护理部共同对医务人员职业暴露伤级别评估和对暴露源进行评估和确定。

（3）医务处、财务处负责对职业暴露相关处理进行监督及费用审核、报销。

（4）各科室医务人员应严格遵守职业操作规程，避免违规操作导致职业暴露的发生。

（二）报告流程

医务人员发生职业暴露后，立即应急处理，并报告所在部门或科室负责人（医师向科室主任报告，护士或工勤人员向护士长报告）及医院感染管理处以便及时采取补救措施，夜班及法定节假日报总值班。暴露者于 24 小时内填写《职业暴露登记表》，上报医院感染管理处。

（三）暴露后应急处理

发生血源性病原体意外职业暴露后应立即进行局部处理，包括以下方面。

（1）用肥皂液和流动水清洗被污染的皮肤，用生理盐水冲洗被污染的黏膜。

（2）如有伤口：应当由近心端向远心端轻轻挤压，尽可能挤出损伤处的血液，避免挤压伤口局部，再用肥皂水和流动水进行冲洗。

（3）受伤部位的伤口冲洗后，应当用消毒液，如用 75% 的乙醇溶液或者 0.5% 的聚维酮碘溶液进行消毒，并包扎伤口；被接触的黏膜，应当反复用生理盐水冲洗干净。

（4）衣物污染：尽快脱掉污染衣物，进行冲洗、消毒处理。

（5）污染物泼溅：发生小范围污染物泼溅事故时，应立即进行冲洗、消毒处理。发生大范围污染物泼溅事故时，应立即通知医院感染管理处，现场查清情况，确定消毒的程序。

（6）医务人员血清学检测

①乙型肝炎病毒暴露者：检测 HBV-DNA、HBsAg、抗 -HBs、HBeAg、抗 -HBc、ALT 和 AST。

②丙型肝炎病毒暴露者：检查抗 -HCV 和丙氨酸转移酶（ALT）。

③艾滋病病毒暴露者：检测 HIV。

④梅毒暴露者，在当时及第 4 周做梅毒血清学检查。

⑤感染源不明确的情况下，需抽血检测 HIV、梅毒血清、HBsAg、HCV 两次（当时及 1 个月后），并予以备案。

（7）患者血清学检测：若暴露与患者相关，应立即完善患者的感染相关血清学检测。

（8）暴露后预防措施

①乙型肝炎病毒暴露者，暴露后预防措施与接种疫苗的状态相关。

a. 未接种疫苗者，应注射乙肝免疫球蛋白（HBIG）和接种乙肝疫苗。

b. 以前接种过疫苗，已知有保护性抗体者，无须处理。

c. 以前接种过疫苗，已知没有保护性抗体者，应注射乙肝免疫球蛋白和接种乙肝疫苗。

d. 如乙肝病毒感染状况不明确，应在一周内、最好在 48 小时内注射乙肝免疫球蛋白并接种乙肝疫苗，同时进行乙肝病毒血清检测，根据结果确认是否接种第 2、第 3 针乙肝疫苗。

②艾滋病病毒暴露者：在发生艾滋病病毒职业暴露后 4 小时内实施预防性用药，最迟不得超过 24 小时。但即使超过 24 小时，也应积极实施预防性用药。

③丙型肝炎病毒暴露者：不推荐采用暴露后预防措施。若暴露源抗 HCV（+），3 个月后取血查抗 –HCV、HCV、RNA 及肝功能，必要时可用干扰素。

④其他病原体暴露后的干预措施应咨询相关临床科室或专家。

（四）暴露后的随访与咨询

建议暴露者在随访期间发生的任何急症都应向相关处室及领导请求进行医学评估。

1. 乙型肝炎病毒暴露者

对接种乙型肝炎疫苗的暴露者开展跟踪监测。

①在最后一剂疫苗接种 1~2 个月之后进行病毒抗体追踪检测。

②如果 3~4 个月前注射过乙肝免疫球蛋白，则抗原抗体反应不能确定为接种疫苗后产生的免疫反应。

2. 艾滋病病毒暴露者

（1）接触后应于 6 个月内开展 HIV 追踪监测，包括在接触后的第 4、第 8、第 12 周及 6 个月对 HIV 抗体进行检测，对服用药物的毒性进行监测和处理，观察并记录 HIV 感染的早期症状等。

（2）如果疾病伴随反复出现的急性症状，则开展 HIV 抗体检测。

（3）接触者应采取预防措施防止随访期间的再次传染。

（4）在接触后 72 小时内评估接触后预防水平，并进行至少 2 周的药品毒性监测。

3. 丙型肝炎病毒暴露者

（1）接触 4~6 个月之后进行丙型肝炎抗体和丙氨酸转氨酶基线检测和追踪检测。

（2）如想早期诊断 HCV 感染，应在接触 4~6 周后检测 HCV-RNA。

（3）通过补充检测，反复确认 HCV 抗体酶免疫水平。

（五）注意

（1）医院感染管理部门依据以上各项向暴露者提供帮助和预防措施建议，暴露者自愿接受医学观察和后期的处理。

（2）医院有关知情人应为职业暴露当事人严格保密，不得向无关人员泄露职业暴露当事人的情况。

十五、规范医疗废物管理

医疗废物是指医疗卫生机构在医疗、预防、保健及其他相关活动中产生的具有直接或者间接感染性、毒性及其他危害性的废物。医疗卫生机构收治的传染病患者或者疑似传染病患者产生的生活垃圾，按照医疗废物进行管理和处置。医疗卫生机构废弃的麻醉、精神、放射性、毒性等药品及其相关废物的管理，依照有关法律、行政法规和国家有关规定、标准执行。医疗机构应根据《医疗废物管理条例》《医疗卫生机构医疗废物管理办法》，对医疗废物的收集、运送、贮存和处置进行监督管理。

（一）应建立医疗废物管理责任制

医疗卫生机构，应当建立、健全医疗废物管理责任制，其法定代表人为第一责任人，切实履行职责，防止因医疗废物导致传染病传播和环境污染事故。

（二）必须设置医疗废物监控部门或人员

医疗卫生机构，应设置监控部门（如医院感染管理处）或者专（兼）职人员，职责包括以下方面。

（1）负责指导、检查医疗废物分类收集、运送、暂时贮存及机构内处置过程中各项工作的落实情况。

（2）负责指导、检查医疗废物分类收集、运送、暂时贮存及机构内处置过程中的职业卫生安全防护工作。

（3）负责组织医疗废物流失、泄漏、扩散和意外事故发生时的紧急处理工作。

（4）负责组织有关医疗废物管理的培训工作。

（5）负责有关医疗废物登记和档案资料的管理。

（6）负责及时分析和处理医疗废物管理中的其他问题。

（三）必须建立医疗废物管理制度和应急方案

医疗卫生机构应当依据国家有关法律、行政法规、部门规章和规范性文件的规定，制定并落实医疗废物管理的规章制度、工作流程和要求、有关人员的工作职责。内容包括以下方面。

（1）医疗卫生机构内医疗废物各产生地点对医疗废物分类收集方法和工作要求。

（2）医疗卫生机构内医疗废物的产生地点、暂时贮存地点的工作制度及从产生地点运送至暂时贮存地点的工作要求。

（3）医疗废物在医疗卫生机构内部运送及将医疗废物交由医疗废物处置单位的有关交接、登记的规定。

（4）医疗废物管理过程中的特殊操作程序及发生医疗废物流失、泄漏、扩散和意外事故的紧急处理措施。

（5）医疗废物分类收集、运送、暂时贮存过程中有关工作人员的职业卫生安全防护。

（6）制定并落实发生医疗卫生机构内医疗废物流失、泄漏、扩散和意外事故的应急方案，发生医疗废物流失、泄漏、扩散时，应当在 48 小时内向所在地的县级人民政府卫生行政主管部门、环境保护行政主管部门报告。应急处理措施要求如下。

①确定流失、泄漏、扩散的医疗废物的类别、数量、发生时间、影响范围及严重程度。

②组织有关人员尽快按照应急方案，对发生医疗废物泄漏、扩散的现场进行处理。

③对被医疗废物污染的区域进行处理时，应当尽可能减少对患者、医务人员、其他现场人员及环境的影响。

④采取适当的安全处置措施，对泄漏物及受污染的区域、物品进行消毒或者其他无害化处置，必要时封锁污染区域，以防扩大污染。

⑤对感染性废物污染区域进行消毒时，消毒工作从污染最轻区域向污染最严重区域进行，对可能被污染的所有使用过的工具也应当进行消毒。

⑥工作人员应当做好卫生安全防护后进行工作。

⑦处理工作结束后，医疗卫生机构应当对事件的起因进行调查，并采取有效的防范措施预防类似事件的发生。调查处理工作结束后，医疗卫生机构应当将调查处理结果向所在地的县级人民政府卫生行政主管部门、环境保护行政主管部门报告。

（四）对全体员工进行医疗废物管理培训

医疗卫生机构，应当对本单位从事医疗废物收集、运送、贮存、处置等工作的人员和管理人员，进行相关法律和专业技术、安全防护及紧急处理等知识的培训。医疗废物相关工作人员和管理人员应当达到以下要求。

（1）掌握国家相关法律、法规、规章和有关规范性文件的规定，熟悉本机构制订的医疗废物管理的规章制度、工作流程和各项工作要求。

（2）掌握医疗废物分类收集、运送、暂时贮存的正确方法和操作程序。

（3）掌握医疗废物分类中的安全知识、专业技术、职业卫生安全防护等知识。

（4）掌握在医疗废物分类收集、运送、暂时贮存及处置过程中预防被医疗废物刺伤、擦伤等伤害的措施及发生后的处理措施。

（5）掌握发生医疗废物流失、泄漏、扩散和意外事故情况时的紧急处理措施。

（五）医疗废物处置过程中做好职业卫生安全防护

（1）医疗卫生机构应当根据接触医疗废物种类及风险大小的不同，采取适宜、有效的职业卫生防护措施，为机构内从事医疗废物分类收集、运送、暂时贮存和处置等工作的人员和管理人员配备必要的防护用品。

（2）从事医疗废物收集、运送、贮存等的工作人员应当穿戴工作服、帽、口罩、手套等防护用品，进行近距离操作或可能有液体溅出时佩戴护目镜。

（3）每次作业结束后应当立即洗手并进行手消毒，并及时对污染的、非一次性使用的防护用品进行清洗和消毒。使用后的一次性防护物品不得随意丢弃或重复使用，应与医疗废物一同处置。作业过程中若防护用品发生破损应及时更换。

（4）每年对从事医疗废物收集、运送、贮存、管理等的工作人员进行一次体检。必要时，对有关人员进行免疫接种，防止其受到健康损害。

（六）分类收集、运送与暂时贮存要求

1. 分类收集

（1）各科室应将各类医疗废物置于统一规格的垃圾桶内，遇特殊情况可置于不易破损、渗漏并可密封的其他容器内，并明确标示。

（2）分类收集原则：生活垃圾装黑色垃圾袋；一般医疗废物装黄色垃圾袋；感染性医疗废物装双层黄色垃圾袋，消毒后装袋；锐器装利器盒。各类废弃物严禁混装，日产日清；盛装废弃物的容器或包装袋满3/4、利器盒满3/4或使用达48小时，应予以封口被运送人员回

收；病理性或感染性医疗废弃物装入容器或包装袋后不得取出。特殊的化学制剂或毒性药品等，送专门的单位进行无害化处理。部分科室废弃的放射性、麻醉性或精神类药品，按照其相关法律法规进行回收处理。

（3）收集医疗废弃物的袋子和容器，须确保其无破损、渗漏或其他缺陷。

（4）将废弃物移交运送人员前，须将收集废弃物所用袋子或容器密封好，确保无泄漏，并在其上标明废弃物的类别、产生科室、时间、重量及其他需说明的事项。

（5）科室必须备有医疗废物交接登记本，专人接收医疗废物时，应登记医疗废物来源、类别、重量、交接时间，交、接双方签字；登记本保存3年备查。

2. 运送

（1）运送人员每天从医疗废物产生地点将分类包装的医疗废物按照规定的时间和路线运送至内部指定的暂时贮存地点。运送医疗废物前，应当检查包装物或者容器的标识、标签及封口是否符合要求，不得将不符合要求的医疗废物运送至暂时贮存地点。

（2）运送人员在运送医疗废物时，应当防止造成包装物或容器破损和医疗废物的流失、泄漏和扩散，并防止医疗废物直接接触身体。

（3）运送医疗废物应当使用防渗漏、防遗撒、无锐利边角、易于装卸和清洁的专用运送工具。每天运送工作结束后，应当对运送工具及时进行清洁和消毒。

3. 暂存和处理

（1）应当建立医疗废物暂时贮存设施、设备，不得露天存放医疗废物。医疗废物暂时贮存时间最长不得超过48小时，病理性医疗废物冷冻贮存时间不得超过7天。

（2）医疗废物暂存处应设有明显的医疗废物警示标识和"禁止吸烟、饮食"的标识，严禁无关人员进入，有防鼠、防蚊蝇、防蟑螂的设备或措施，应当防渗漏和雨水冲刷，避免阳光直射。

（3）病理性医疗废物应置于专用冷藏设备中暂时贮存，冷藏设备需保证不间断工作。

（4）每日清运医疗废物后用1000 mg/L含氯消毒液消毒地面及各种设备、设施，每日应用紫外线照射消毒，清洁消毒应有记录；定期进行喷药防止蚊蝇滋生。

（5）对医疗废物进行登记，登记内容应当包括医疗废物的来源、种类、重量或者数量、交接时间、最终去向以及经办人签名等项目。登记资料至少保存3年。

十六、医务人员严格执行无菌技术操作、消毒隔离工作制度和手卫生规范

（一）制定具体措施、操作规范

医疗机构应根据《医院感染管理办法》、《医疗机构消毒技术规范》（WST 367—2012）、

《医院隔离技术规范》（WS/T 311—2009）、《医务人员手卫生规范》（WS/T 313—2009）、《手消毒剂卫生要求》（GB 27950—2011）、《外科手术部位感染预防与控制技术指南（试行）》（卫办医政发〔2010〕187号）、《导尿管相关尿路感染预防与控制技术指南（试行）》（卫办医政发〔2010〕187号）、《导管相关血流感染预防与控制技术指南（试行）》（卫办医政发〔2010〕187号）、《血液净化标准操作规程》（2010年）等要求制定相关无菌技术操作医院感染防控标准操作规程、全院消毒隔离制度、相应消毒隔离技术操作规范和手卫生规范。保证医务人员的手卫生、无菌操作技术和职业卫生防护工作符合规定要求，对医院感染的危险因素进行控制。

（二）确保医务人员严格执行无菌技术操作、消毒隔离工作制度、手卫生规范

主管职能部门（医务处、护理部、感染管理处等）对相关制度的落实情况进行监督，对医务人员无菌技术操作、隔离措施实施情况、手卫生规范执行情况定期督查。结果有反馈，并有改进措施。有监督、反馈、持续改进的记录。

科室结合各自工作特点制定本科室无菌技术操作规范、消毒隔离工作制度和手卫生制度并落实相关检查、治疗操作流程；能进行自查并记录；对存在的问题提出改进措施、落实改进措施并评价效果。医院要安装洗手设备（开关采用脚踏式、肘式或感应式），肥皂应保持清洁、干燥，有条件的医院用液体皂。不便于洗手时，应配备快速手消毒剂。进入病室的治疗车、换药车也要进行规范的清洁消毒。

全院落实手卫生规范。医院要为执行手卫生提供必需的保障与有效的监管措施。医院感染管理部门要加强对本单位员工手卫生依从性的培训、执行、监管与自查、整改与提高。全面执行手卫生规范，实施依从性监管与改进活动。定期开展手卫生知识与技能的培训，并有记录；手卫生设施种类、数量、安置的位置、手卫生用品等符合《医务人员手卫生规范》要求；医务人员手卫生知识知晓率达到100%，医院员工手卫生的依从性≥95%，医务人员的洗手方法正确率≥95%，重点科室（手术室、新生儿室等）医务人员手卫生正确率达100%；有院科两级对手卫生规范执行情况的监督检查，有整改措施、持续改进与成效。

十七、现场评价内容与要点

现场评价与检查的主要内容包括医院要建立完善的医院感染管理组织与三级监控网络体系、医院感染管理委员会会议制度；制定规章制度与规范流程；是否制定了控制制度与SOP及制度管理；新职工岗前医院感染知识培训和普通职工医院感染知识培训；医院感染暴发处置与报告；开展耐药菌株监测，指导合理选用抗菌药物，协助抗菌药物临床应用监测与管理；围术期抗菌药物预防性应用；监测数据的反馈；医院的布局、设施和工作流程符合要求；对消毒药械和一次性使用医疗器械、器具的监管；对医疗器械严格消毒或者灭菌；职业暴露；规范医疗废物管理；医务人员严格执行无菌技术操作、消毒隔离工作制度、手卫生规范等内容。

附：手卫生管理制度

手卫生为洗手、卫生手消毒和外科手消毒的总称。医疗机构应根据《医务人员手卫生规范》（WS/T 313—2009）、《手消毒剂卫生要求》（GB 27950—2011），制定并落实手卫生管理制度，实施依从性监管与改进活动。

一、配制有效、便捷的手卫生设施

（一）洗手与卫生手消毒设施

（1）设置流动水洗手设施。

（2）手术室、产房、导管室、重症监护病房等重点部门应配备非手触式水龙头。

（3）洗手池旁必须配备肥皂、皂液等适宜的清洁剂。肥皂需保持干燥与清洁；洗手液的容器应每周至少清洁、消毒一次，皂液有浑浊变色时需及时更换并清洁消毒容器，禁止将新皂液直接添加到未使用完的皂液中，必须在清洁、消毒容器后再添加皂液。建议采用一次性包装的皂液。

（4）每个洗手池旁必须配备适宜的干手设备或用品，并避免二次污染。建议使用一次性擦手纸巾。

（5）每个洗手池旁均应张贴洗手流程图。

（6）不便于洗手时，应使用医院统一购入的速干手消毒剂。各病房、诊室、治疗室、检查室及治疗车上均应配备速干手消毒剂，并放置在医务人员方便取用的位置；需隔离的患者床旁或病房门口并单独配备速干手消毒剂。

（二）外科手消毒设施

（1）洗手池应每日清洁与消毒。

（2）使用医院统一购入的一次性包装洗手皂液和外科手消毒剂，并在有效期内使用。

（3）配备清洁指甲用品。

（4）应配备无菌干手毛巾，应每人一用，用后清洁、灭菌，盛装毛巾的容器每次用后清洁灭菌。

（5）每组洗手池旁均应配备计时装置及外科洗手流程图。

二、洗手与卫生手消毒应遵循的原则

（1）当手部有血液或其他体液等肉眼可见的污染时，应用肥皂（皂液）和流动水洗手。

（2）手部没有肉眼可见污染时，宜使用速干手消毒剂消毒双手代替洗手。

三、洗手与卫生手消毒的指征

（1）与患者接触以前。

（2）为患者清洁、消毒以前。

（3）与患者有关的体液接触以后。

（4）与患者接触以后。

（5）接触患者周围环境及物品以后。

四、要求医务人员掌握正确的洗手方法

（一）流动水洗手（以手触式水龙头为例）

（1）在流动水下，使双手充分淋湿。

（2）取适量肥皂（皂液），均匀涂抹至整个手掌、手背、手指和指缝。

（3）认真揉搓双手至少 20~40 秒钟，应注意清洗双手所有皮肤，包括指背、指尖和指缝，具体揉搓步骤为：

①掌心相对，手指并拢，相互揉搓。

②手心对手背沿指缝相互揉搓，交换进行。

③掌心相对，双手交叉指缝相互揉搓。

④弯曲手指使关节在另一手掌心旋揉搓，交换进行。

⑤右手握住左手大拇指旋转揉搓，交换进行。

⑥将 5 个手指尖并拢放在另一手掌心旋转揉搓，交换进行。

（4）用流动水将双手彻底冲洗干净。

（5）用一次性毛巾或纸巾彻底擦干双手。

（6）借助干手后的毛巾或纸巾关闭水龙头。

（二）卫生手消毒遵循方法

（1）取适量速干手消毒剂于掌心。

（2）严格按照上述医务人员流动水洗手方法第（3）步中各个环节进行揉搓。

（3）揉搓时保证手消毒剂完全覆盖手部皮肤，直至手部干燥。

五、外科手消毒

（一）外科手消毒应遵循的原则

（1）先洗手，后消毒。

（2）不同患者手术之间、手套破损或手被污染时，应重新进行外科手消毒。

（二）洗手方法与要求

（1）洗手之前应先摘除手部饰物，并修剪指甲，长度应不超过指尖。

（2）取适量的清洁剂清洁双手、前臂和上臂下 1/3，并认真揉搓。清洁双手时，应注意清洁指甲下的污垢和手部皮肤皱褶处。

（3）流动水冲洗双手、前臂和上臂下 1/3。

（4）使用干手物品擦干双手、前臂和上臂下 1/3。

（三）外科手消毒方法

（1）冲洗手消毒方法：取适量外科手消毒剂涂抹双手全部皮肤表面、前臂和上臂下 1/3，并认真揉搓 2~6 分钟，用流动水冲净双手、前臂和上臂下 1/3，使用无菌巾彻底擦干。

（2）免冲洗手消毒：取适量外科手消毒剂涂抹双手全部皮肤表面、前臂和上臂下 1/3，并认真揉搓直至消毒剂干燥。取液量、揉搓时间及使用方法遵循产品使用说明。

六、对手卫生的规范管理

医院要有对手卫生的效果进行监测，定期反馈，有改进措施，使医务人员手卫生依从性不断提高，有监督、反馈和持续改进的记录，如有条件进行追踪与成效评价。

（一）监测要求

（1）重点部门应每季度对医务人员及工勤人员进行手卫生效果的监测。

（2）当怀疑医院感染暴发与医务人员手卫生有关时，应及时进行监测，并进行相应致病性微生物的检测。

（二）监测方法

（1）被检者手消毒后五指并拢，用浸有含相应中和剂的无菌洗脱液浸湿的棉拭子在双手指屈面从指跟到指端往返涂擦 2 次，一只手涂擦面积约 30 cm²，涂擦过程中转动棉拭子。

（2）将棉拭子接触操作者的部分剪去，接触被检者部分投入 10 mL 含相应中和剂的无菌洗脱液试管内，及时送检。

（三）手卫生合格的判断标准

不同环境下的手合格标准为：

（1）卫生手消毒监测的细菌菌落总数应 ≤ 10 cfu/cm²。

（2）外科手消毒监测的细菌菌落总数应 ≤ 5 cfu/cm²，且未检出致病微生物。

（陈彤　张建华　邹琪　杨有业）

练 习 题

【名词解释】

1. 优质护理。

2. 压疮。

3. 医院感染。

4. 医院感染暴发。

5. 疑似医院感染暴发。

6. 手卫生。

7. 感染源。

8. 传播途径。

9. 隔离。

10. 多重耐药菌。

11. 消毒。

12. 灭菌。

【思考题】

1. 优质护理服务的工作内涵是什么？

2. 分级护理的内容是什么？

3. 医院感染暴发的处置流程与报告内容是什么？

4. 重点部门和重点护理环节管理的内容包括哪些？

5. 危急值报告管理的规定有哪些？

6. 手术期抗菌药物预防性应用原则是什么？

参 考 文 献

[1] 卫生部 . 医院感染管理办法：卫生部〔2006〕48 号 [A/OL]. （2006-06-15）〔2019-03-09〕.http://www.nhc. gov.cn/xxgk/pages/viewdocument.jsp?dispatchDate=&staticUrl=/fzs/s3576/201808/185161dcd46d4ffca7a6cc95b f0232ca.shtml&wenhao=%E5%8D%AB%E7%94%9F%E9%83%A8%E4%BB%A4%EF%BC%88%E7%AC% AC48%E5%8F%B7%EF%BC%89&utitle=%E5%8C%BB%E9%99%A2%E6%84%9F%E6%9F%93%E7%AE%A1 %E7%90%86%E5%8A%9E%E6%B3%95&topictype=&topic=&publishedOrg=%E6%B3%95%E8%A7%8 4%E5%8F%B8&indexNum=000013610/2018-00340&manuscriptId=185161dcd46d4ffca7a6cc95bf0232ca.

[2] 卫生部，国家中医药管理局 . 医院感染暴发报告及处置管理规范：卫医政发〔2009〕73 号 [A/OL]. （2009-07-20）〔2019-03-09〕.http://www.nhc.gov.cn/xxgk/pages/viewdocument.jsp?dispatchDate=&staticUrl=/zwgkzt/ wsbysj/200907/41962.shtml&wenhao=%E6%97%A0&utitle=%E5%85%B3%E4%BA%8E%E5%8D%B0%E 5%8F%91%E3%80%8A%E5%8C%BB%E9%99%A2%E6%84%9F%E6%9F%93%E6%9A%B4%E5%8F%91%E6%8 A%A5%E5%91%8A%E5%8F%8A%E5%A4%84%E7%BD%AE%E7%AE%A1%E7%90%86%E8%A7%8 4%E8%8C%83%E3%80%8B%E7%9A%84%E9%80%9A%E7%9F%A5&topictype=&topic=&publishedOrg=%E5%8 C%BB%E6%94%BF%E5%8F%B8&indexNum=000013610/2009-00339&manuscriptId=41962.

[3] 国家卫生计生委 . 中国卫生行业标准 - 医院感染暴发控制指南：WS/T 524—2016[S/OL]. （2016-08-02）〔2019-03-09〕.http://www.nhc.gov.cn/ewebeditor/uploadfile/2016/09/20160913093310393.pdf.

[4] 国家卫生计生委办公厅 . 医院感染管理质量控制指标：国卫办医函〔2015〕252 号 [A/OL]. （2015-03-31）http://www.nhc.gov.cn/wjw/pyzl/201504/5fa7461c3d044cb6a93eb6cc6eece087.shtml.

[5] 李西英 . 扁平化模式对护理管理工作效果及护理质量的提升作用分析 [J]. 实用临床护理学电子杂志，2017，2（8）：148-150.

[6] 罗建萍 . 浅析护理管理在医院感染控制中的应用 [J]. 实用临床护理学电子杂志，2017，2（4）：189-92.

[7] 李燕燕 . 完善强化消毒供应室管理方案对于降低医院感染发生率的研究 [J]. 临床合理用药杂志，2017，10（14）：154-155.

[8] 黄海燕，刘军 . 护理管理在医院感染控制方面中的作用 [J]. 检验医学与临床，2017(Z1)：190-191.

[9] 卫生部 . 病历书写基本规范 . 卫医政发〔2010〕11 号 [A/OL]. （2010-01-22）[2019-03-15].http://www. nhc.gov.cn/xxgk/pages/viewdocument.jsp?dispatchDate=&staticUrl=/zwgkzt/wsbysj/201002/45871.shtm l&wenhao=%E6%97%A0&utitle=%E5%8D%AB%E7%94%9F%E9%83%A8%E5%85%B3%E4%BA%8E%E5%8D %B0%E5%8F%91%E3%80%8A%E7%97%85%E5%8E%86%E4%B9%A6%E5%86%99%E5%9F%BA %E6%9C%AC%E8%A7%84%E8%8C%83%E3%80%8B%E7%9A%84%E9%80%9A%E7%9F%A5&topictype =&topic=&publishedOrg=%E5%8C%BB%E6%94%BF%E5%8F%B8&indexNum=000013610/2010-0-3263&manuscriptId=45871.

[10] 卫生部 . 医院感染暴发报告及处置管理规范：卫医政发〔2009〕73 号 [A/OL]. （2009-07-20）〔2019-03-09〕 .http://www.nhc.gov.cn/xxgk/pages/viewdocument.jsp?dispatchDate=&staticUrl=/zwgkzt/wsbysj/200907/41962.shtml&

wenhao=%E6%97%A0&utitle=%E5%85%B3%E4%BA%8E%E5%8D%B0%E5%8F%91%E3%80%8A%E5%8C%BB
%E9%99%A2%E6%84%9F%E6%9F%93%E6%9A%B4%E5%8F%91%E6%8A%A5%E5%91%8A%E5%
8F%8A%E5%A4%84%E7%BD%AE%E7%AE%A1%E7%90%86%E8%A7%84%E8%8C%83%E3%80%8B%E7%9
A%84%E9%80%9A%E7%9F%A5&topictype=&topic=&publishedOrg=%E5%8C%BB%E6%94%BF%E5
%8F%B8&indexNum=000013610/2009-00339&manuscriptId=41962.

[11] 卫生部. 医务人员手卫生规范: WS/T 313—2009[S/OL]. (2009-04-01) [2019-03-09].http://www.nhc.
gov.cn/cmsresources/mohyzs/cmsrsdocument/doc5839.pdf.

[12] 卫生部. 医疗机构消毒技术规范: WS/T 367—2012 [S/OL]. (2012-04-05) [2019-03-09].http://www.
nhc.gov.cn/xxgk/pages/viewdocument.jsp?dispatchDate=&staticUrl=/zwgkzt/wsbysj/201204/54506.shtml&wen
hao=%E5%8D%AB%E9%80%9A%E3%80%942012%E3%80%956%E5%8F%B7&utitle=%E5%85%B3%E4%BA%
8E%E5%8F%91%E5%B8%83%E3%80%8A%E5%8C%BB%E7%96%97%E6%9C%BA%E6%9E%84%E
6%B6%88%E6%AF%92%E6%8A%80%E6%9C%AF%E8%A7%84%E8%8C%83%E3%80%8B%E7%AD%892%E9%
A1%B9%E6%8E%A8%E8%8D%90%E6%80%A7%E5%8D%AB%E7%94%9F%E8%A1%8C%E4%B8%-
9A%E6%A0%87%E5%87%86%E7%9A%84%E9%80%9A%E5%91%8A&topictype=&topic=&publish
edOrg=%E6%94%BF%E6%B3%95%E5%8F%B8&indexNum=000013610/2012-00660&manuscriptId=-
54506.

[13] 卫生部. 预防与控制医院感染行动计划 (2012—2015 年): 卫医政发〔2012〕63 号 [A/OL]. (2012-
09-25) [2019-03-09].http://www.nhc.gov.cn/wjw/gfxwj/201304/89b998c3025e4e41b0a0607250c432
7d.shtml.

[14] 卫生部办公厅, 国家中医药管理局, 总后勤部卫生部, 等. 关于加强抗菌药物临床应用和细菌耐药
监测工作的通知: 卫办医政发〔2012〕72 号 [A/OL]. (2012-06-01) [2019-03-09].http://www.nhc.
gov.cn/xxgk/pages/viewdocument.jsp?dispatchDate=&staticUrl=/zwgkzt/wsbysj/201206/55062.shtml&w
enhao=%E5%8D%AB%E5%8A%9E%E5%8C%BB%E6%94%BF%E5%8F%91%E3%80%942012%E3%80%957
2%E5%8F%B7&utitle=%E5%85%B3%E4%BA%8E%E5%8A%A0%E5%BC%BA%E6%8A%97%E8
%8F%8C%E8%8D%AF%E7%89%A9%E4%B8%B4%E5%BA%8A%E5%BA%94%E7%94%A8%E5%92%8C%E7%
BB%86%E8%8F%8C%E8%80%90%E8%8D%AF%E7%9B%91%E6%B5%8B%E5%B7%A5%E4%BD%9C%E7%
9A%84%E9%80%9A%E7%9F%A5&topictype=&topic=&publishedOrg=%E5%8C%BB%E6%94%BF%E5
%8F%B8&indexNum=000013610/2012-01179&manuscriptId=55062.

[15] 彭刚艺, 陈伟菊. 实用护理工作标准作业流程 [M]. 广州: 广东科技出版社, 2014.

[16] 卫生部. 中华人民共和国护士管理办法: 卫生部令第 31 号 [A/OL]. (1993-03-26) [2019-03-09].
http://www.gov.cn/banshi/2005-08/02/content_19268.htm.

[17] 国务院. 护士条例: 国令〔2008〕517 号 [A/OL]. (2008-01-31) [2019-03-09]. http://www.gov.cn/
zhengce/content/2008-03/28/content_6169.htm.

[18] 国务院. 医疗事故处理条例. 国务院令第 351 号 [A/OL]. (2002-04-04) [2019-03-15]. http://www.gov.
cn/banshi/2005-08/02/content_19167.htm.

[19] 广东省卫生厅. 临床护理技术规范 [M]. 广州: 广东科技出版社, 2015.

[20] 中华人民共和国国家卫生和计划生育委员会. 综合医院医疗质量管理与控制指标 [Z]. 2011.

[21] 林平冬，董少良. 三级甲等医院护理评审手册 [M]. 北京：人民军医出版社，2016.

[22] 潘瑞红. 专科护理技术操作规范 [M]. 武汉：华中科技大学出版社，2016.

[23] 吴惠平，罗伟香. 护理技术操作并发症的预防及处理 [M]. 北京：人民卫生出版社，2014.

[24] 成守珍. ICU 临床护理指引 [M]. 北京：人民军医出版社，2013.

[25] 田永明，廖燕. ICU 实用护理手册 [M]. 北京：科学出版社，2016.

[26] 卫生部办公厅. 三级综合医院评审标准实施细则（2011 版）：卫办医管发〔2011〕148 号 [A/OL].（2011-11-25）〔2019-03-09〕.http://www.nhc.gov.cn/wjw/gfxwj/201304/0404f9cd71764ab29b2365e069cfbf2d.shtml.

[27] 国家卫生计生委. 全国护理事业发展规划（2016—2020 年）：国卫医发〔2016〕64 号 [A/OL].（2016-11-18）〔2019-03-09〕.http://www.nhc.gov.cn/xxgk/pages/viewdocument.jsp?dispatchDate=&staticUrl=/yzygj/s3593/201611/92b2e8f8cc644a899e9d0fd572aefef3.shtml&wenhao=%E5%9B%BD%E5%8D%AB%E5%8C%BB%E5%8F%91%E3%80%942016%E3%80%9564%E5%8F%B7&utitle=%E5%9B%BD%E5%AE%B6%E5%8D%AB%E7%94%9F%E8%AE%A1%E7%94%9F%E5%A7%94%E5%85%B3%E4%BA%8E%E5%8D%B0%E5%8F%91%E5%85%A8%E5%9B%BD%E6%8A%A4%E7%90%86%E4%BA%8B%E4%B8%9A%E5%8F%91%E5%B1%95%E8%A7%84%E5%88%92%EF%BC%882016-2020%E5%B9%B4%EF%BC%89%E7%9A%84%E9%80%9A%E7%9F%A5&topictype=&topic=&publishedOrg=%E5%8C%BB%E6%94%BF%E5%8C%BB%E7%AE%A1%E5%B1%80&indexNum=000013610/2016-00261&manuscriptId=92b2e8f8cc644a899e9d0fd572aefef3.

[28] 国家卫生计生委. 医疗质量管理办法：国卫医发〔2016〕10 号 [A/OL].（2016-09-25）〔2019-03-09〕.http://www.nhc.gov.cn/xxgk/pages/viewdocument.jsp?dispatchDate=&staticUrl=/fzs/s3576/201610/ae125f28eef24ca7aac57c8ec530c6d2.shtml&wenhao=%E7%AC%AC10%E5%8F%B7%E5%A7%94%E4%BB%A4&utitle=%E5%8C%BB%E7%96%97%E8%B4%A8%E9%87%8F%E7%AE%A1%E7%90%86%E5%8A%9E%E6%B3%95&topictype=&topic=&publishedOrg=%E6%B3%95%E5%88%B6%E5%8F%B8&indexNum=000013610/2016-00218&manuscriptId=ae125f28eef24ca7aac57c8ec530c6d2.

[29] 国家卫生计生委办公厅. 关于印发三级综合医院医疗服务能力指南（2016 年版）的通知：国卫办医函〔2016〕936 号 [A/OL].（2016-08-29）〔2019-03-09〕.http://www.nhc.gov.cn/xxgk/pages/viewdocument.jsp?dispatchDate=&staticUrl=/yzygj/s3594q/201610/6e6780e8b7c24c57bf386d35e9f952df.shtml&wenhao=%E5%9B%BD%E5%8D%AB%E5%8A%9E%E5%8C%BB%E5%87%BD%E3%80%942016%E3%80%95936%E5%8F%B7&utitle=%E5%9B%BD%E5%AE%B6%E5%8D%AB%E7%94%9F%E8%AE%A1-%E7%94%9F%E5%A7%94%E5%8A%9E%E5%85%AC%E5%8E%85%E5%85%B3%E4%BA%8E%E5%8D%B0%E5%8F%91%E4%B8%89%E7%BA%A7%E7%BB%BC%E5%90%88%E5%8C%BB%E9%99%A2%E5%8C%BB%E7%96%97%E6%9C%8D%E5%8A%A1%E8%83%BD%E5%8A%9B%E6%8C%87%E5%8D%97%EF%BC%882016%E5%B9%B4%E7%89%88%EF%BC%89%E7%9A%84%E9%80%9A%E7%9F%A5&topictype=&topic=&publishedOrg=%E5%8C%BB%E6%94%BF%E5%8C%BB%E7%AE%A1%E5%B1%80&indexNum=000013610/2016-00222&manuscriptId=6e6780e8b7c24c57bf386d35e9f952df.

第十章

医院服务与医院文化

医疗是一个特殊的服务行业，关系到人民群众的生命安全问题。医院服务的主要对象是患者，医院服务包括医院为患者、社会、政府、行业与内部员工等方方面面的综合服务。通常医院服务的质量包括诊疗质量和服务质量。诊疗质量是有形的，包括医疗技术水平的高低、设备的新旧、药品的优劣等；服务质量则是无形的，表现为整个诊疗过程中各岗位、各环节、各流程的服务质量。医院文化泛指医院主体和客体在长期的医学实践中创造的特定的物质财富和精神财富的总和。医院的服务理念强调"以人为本"，应以满足患者的需求为出发点，患者的需求就是医院始终努力不懈的追求目标。

本章主要是评价与讨论创星工作落实、医院内涵持续发展、医院环境建设与管理、医院工作人员礼仪与行为规范、医院便民服务、医院信息公开管理、健康教育、医院投诉与信访管理、患者隐私权益、满意度测评管理、人文关怀等方面的内容。

第一节　创星工作与内涵建设发展

为贯彻落实国家医药卫生体制改革精神，建立健全中国非公立医疗机构综合评价体系与机制，推进非公立医疗行业自律和持续改进，提升医疗服务能力和管理水平，切实保障人民群众医疗安全，依据国务院《医疗机构管理条例》（国务院令第 149 号）等法规，中国非公立医疗机构协会决定对非公立医疗机构推行能力星级评价工作，对申报的非公立医疗机构的诚信、服务、建设、管理等进行专业性、技术性综合评价活动。

本节将对创星工作落实和内涵建设持续发展的内容进行阐述。

一、概述

内涵通常被定义为主体内在的隐魂、气质、个性、精神，被人们用情感的概念创作出来的一切属性之和。内涵是人对某人或某事的一种抽象的认知感觉，是局限在某一特定人对待某一人或某一事的看法。内涵不是表面上的东西，而是内在的，隐藏在事物深处的东西，需要探索、挖掘才可以看到。

（一）内涵

《现代汉语词典》指出，内涵有两层意思：一层是指一个概念所反映的事物的本质，即概念的内容；另一层是指内在的涵养。外延式发展强调的是数量增长、规模扩大、空间拓展，主要是适应外部需求表现出的外形扩张；而内涵式发展则强调结构优化、质量提高、实力增强，是一种相对的自然历史发展过程，发展更多是出自内在需求。

（二）医院内涵发展

医院内涵包括医院的各个方面，贯穿于医院诊疗、服务、管理等整个活动中，涵盖医院服务功能的所有内在组成内容。内涵建设是医院服务功能的所有内在组成内容和各个要素的医院质量管理的重要内容，对提高医疗质量、改善医患关系、打造医院品牌具有重要意义。医院内涵建设是由量变到质变而进行的自我更新、自我提高，与外延式发展相比，内涵式发展更具根本性和长期性；与外延式建设相比，内涵建设更具有复杂性和困难性。因此，面对国家医疗卫生体制改革的新形势，医院要确保整体实力和竞争力，必须立足于内涵建设。

医院内涵建设，主要表现为创新管理理念，引进新技术、新项目，增加新设施，充实新精神，建立新局面。相对于规模扩张和数量增加的外延式发展而言，内涵建设是注重医疗质量、提升管理和服务水平的自我更新和自我提高过程，具有根本性和长期性。

医院内涵发展的关键是端正工作指导思想，重在谋长远、打基础，做的通常是慢功细活，艰苦、繁杂、时效长，又往往看不见、摸不着，不像铺摊子、上规模那样生动直观、有声有色、立竿见影。而且许多工作成效的显现常常有一个过程，有的甚至需要几届领导班子的连续努力才能达到预想目标，不能指望一蹴而就。因此，树立正确的事业观、工作观和政绩观，摆脱名缰利锁、急功近利的缠绕，对于推进医院内涵持续发展至关重要。

（三）医院文化建设内涵

医学是一门具有丰富人文内涵的综合学科，与人的健康和生命息息相关，将医学科学与人文精神融合起来，是 21 世纪医学发展的主旋律。现代医院的主要竞争之一是医院文化的竞争，所以医院文化建设也是目前非公立医院建设不可或缺的重要组成部分。

医院文化包括医院硬文化和医院软文化两大方面。医院硬文化的主体是物，是指医院内的物质状态：包括医疗设备、医院建筑、医院环境、医疗技术水平和医院效益等有形的东西。医院软文化的主体是人，是指医院在历史发展和长期医疗活动中逐渐形成的、具有本院特色的、以人为核心的文化理论、价值观念、生活方式、行为准则、思想、意识和观念等意识形态和行为模式及与之相适应的制度和组织结构。

医院硬文化是医院软文化形成和发展的基础；而医院软文化一旦形成则对医院硬文化具有加强与改良作用。两者是彼此相互制约，又互相转换的有机整体。

医院文化是医院精神、道德文化、思维文化、心理文化、科技文化、管理文化、制度文化、环境文化、组织文化和安全文化的总和。医院文化建设管理分为科学化管理和人性化管理，前者主要是指服务制度、质量安全、职业道德、团队精神、医院形象建设；后者反映在医院文化建设层面上就是决策民主化、落实个性化和奖惩计量化。

（四）医院文化载体

医院文化载体是指以各种物化和精神的形式承载、传播文化的医院媒介体和传播工具，它是医院文化得以形成与扩散的重要途径与手段，是医院文化的重要组成部分，在医院文化建设中具有举足轻重的作用。

医院内部文化载体主要是对员工进行医院文化宣传教育的各类医院文化的载体，具体又可分为物质文化载体和行为文化载体两种。物质文化载体包括医院的文化室、俱乐部、图书馆、医院刊物、医院网站、医院制服、医院宣传栏和医院宣传标语等。行为文化载体包括文体活动、文艺晚会、培训、学术研讨与论坛、表彰会、员工沙龙、医院领导接待日和医院内部组织的各种协会和研究会等。

医院外部文化载体则是向外部公众进行医院形象与口碑宣传的医院文化载体。如医院创新形象网络、新闻发布会、新建设、新项目、新成果发布会、公益帮扶活动和撰写新闻报道。

（五）医院内涵发展的指导思想

医疗卫生体制改革的深入发展，对各级医疗机构的建设发展产生深刻影响，也促使各类医院必须重新审视自身的发展定位和建设思路。面对新的形势和挑战，非公立医院的内涵建设必须坚持以科学发展观和习总书记重要系列讲话为指导，顺应形势、统筹兼顾，在医院建设的谋划、运行和管理中只有充分落实以人为本的思想，建立现代医院管理制度，加强内涵建设，才能实现更好、更快的发展；同时，按照"双评"的评价指标体系内容，细化分解落实到各部门、各科室，准备好各项迎评工作，并积极探索非公立医院在新形势下新的发展思路并付诸行动，才能有效地提升医院综合竞争力与服务能力，实现非公立医院在新形势下的全面、协调和可持续发展。

长期以来，非公立医疗机构和公立医疗机构的广大医务人员一起，始终牢记使命，弘扬"敬佑生命、救死扶伤、甘于奉献、大爱无疆"的精神，全心全意为人民服务，特别是在面对重大传染病威胁和抗击重大自然灾害面前，临危不惧、义无反顾、勇往直前、舍己救人，赢得了全社会的广泛赞誉。

二、医院内涵发展的具体措施

（一）加强医院全员教育和人才队伍建设

1. 注重抓好员工的思想政治工作

无论公立还是非公立医疗卫生机构，都是国家医疗卫生事业的重要基石，这一性质决定了在努力实现伟大中国"健康梦"的征途中，在新的市场经济条件下，都要承担社会主义国家医疗机构的社会责任与历史责任，积极开展公益性活动，坚持全心全意为人民服务的宗旨，这也是医院内涵建设与发展的根本。

抓好职工的思想政治工作主要从以下几个方面着手。

（1）提高医院管理队伍的政治素质。提高医院管理者的政治素质，做好思想政治工作，要树立"四种意识"。

一是要树立大局意识。医院领导和中层管理人员要有博大的胸怀和宽阔的视野，自觉站在高于员工、科室、部门和医院的层面上观察、分析和处理问题。要有整体与行业观念，局部要服从全局，部门要服从医院，个人要服从部门。

二是要树立服务意识。全心全意为人民服务是党的宗旨。医院的管理工作者务必树立领导就是服务的意识，将服务工作前移、下沉到医院的一线工作科室与部门，深入一线，为医务人员办实事，办好事，及时解决广大医务人员关心和碰到的热点、难点问题。

三是要树立创新意识。医院的管理者与经营者要不断解放思想，更新观念，与时俱进，开拓创新。要跳出旧的思维模式，发挥非公立医疗机构体制灵活的优势作用，打破固有的条条框框，创新工作机制、工作思路、工作措施和工作方法，提高工作效率，开创非公立医院各项工作的新局面。

四是要树立奉献意识。医院的管理者要严格按照"责、权、利"的岗位责任制与工作目标责任制的原则，率先垂范，多做奉献，以良好的工作作风和人格魅力影响和感染医院员工，完成好各项工作。

毛主席曾经说过："正确的政治路线确定之后，干部就是决定的因素。"医院的举办者与管理者要努力培养一支政治强、业务精、纪律严和作风正的管理队伍，团结一致，振奋精神，勤奋工作，加强学习，与时俱进，开拓创新，努力开创医院"双评"工作的新局面。

（2）提高医院管理队伍的业务素质，提高管理水平。医院管理工作者，一要打好理论路线根底，保持坚定正确的政治立场和政治方向；二要打好政策法规根底，严格依法执业，依法行医；三要打好为患者和员工服务的意识根底，要树立牢固的群众观点，同广大医务人员同呼吸共命运，使广大医务人员紧密团结在医院领导班子周围，同心同德搞好医院建设；四要打好理论知识根底，努力学习掌握与自己业务工作直接相关的理论知识，努力成为既懂政治、又学识渊博的医院领导者；五要打好岗位业务根底，要有很强的业务能力和良好的文学修养，经常写一些思想政治工作和行政管理方面的高素质的论文，用于发表、交流，以提升医院与自我的服务能力。

（3）做好广大医务人员的思想政治工作，就要发扬医务工作者的"八种优良作风"。①爱岗敬业、献身医学事业的优良作风；②患者至上，"以患者为中心"，全心全意为人民服务的优良作风；③科学严谨、认真负责，精益求精、实事求是的优良作风；④努力攀登、艰苦奋斗的优良作风；⑤吃苦耐劳，甘于奉献的优良作风；⑥恪守职业道德，保持廉洁行医的优良作风；⑦团结协作、同心同德的优良作风；⑧勇于创新，开拓进取，不断攻破难关、攀登医学高峰的优良作风。

（4）加强非公立医疗机构的人才队伍建设，特别是要高度重视"领军式"科室带头人的引进和培养。名医建名科，名科建名院。一个优秀的学科带头人在学科建设，乃至医院的建设中，具有举足轻重的决定性作用。原卫生部在2011年就已经要求各级卫生行政部门和行业学会、协会在组建专家委员会、质量控制组织及医院评价组织时，应当从依法执业、诚信服务、规范管理的非公立医疗机构中吸收相关专家参与。在制定行业标准、技术规范等工作时，也应当吸收非公立医疗机构的医师参加。非公立医疗机构也要积极主动推荐优秀的专家参加各级质控、评价组织，发挥非公立医疗机构在行业中的应有作用。

2. 非公立医疗机构要加强人才培养，以人才为本，加快人才队伍建设

人才队伍建设，一是筑巢引凤，吸引外来的优秀人才，让他们在本单位生根开花。二是有计划地就地培养、选拔学科带头人和有发展前途的业务骨干进修学习。三是鼓励全体医务人员认真学习业务，吸收新理念、新知识、新技术，鼓励早出人才、多出人才。同时，还要善于运用平台、政策、感情、待遇等手段留住人才，善用人才。四是重视人才流失频发的现

象，稳定人才队伍，确保优势人才群体。打破论资排辈传统观念，大胆启用中青年拔尖人才，让其在关键岗位上发挥作用，保证医院特色医疗技术持续发展的潜力和后劲。

（二）加强医疗技术的规范实施与管理，严格规范医院和医师的诊疗行为

严格执行临床诊疗技术规范、护理常规和《抗菌药物临床应用指导原则》等有关规定，规范医务人员的诊疗行为，促使医务人员因病施治，合理检查，合理用药，防止滥检查、大处方。开展"以患者为中心，以提高医疗服务质量为主题"的医院管理技术活动，加强诊疗技术管理，规范诊疗行为，改善医疗服务，提高医疗质量。

（三）加强技术特色、技术品牌建设

非公立医疗机构应加强对具有科学性、先进性、时效性、地域性、动态性的医疗技术的特色建设，充分发挥医疗技术品牌的辐射作用和引领作用。医院要加大组织工作的力度，坚持思想观念先行的原则，通过有效的政策引导和宣传手段，统一思想，强化"特色立院，专科兴院"的意识，结合医院的自身实际，选择有基础的、难度适当的技术发展特色医疗并列入医院工作的长远规划加以建设；医院还要有计划、有步骤地根据疾病谱的变化和医疗市场需求选择、确定、发展自己的特色医疗技术，满足对医疗服务的需求。

（四）严格质量管理，提高服务质量

认真贯彻执行《医院管理评价指南（试行）》的规定，建立医疗质量评价制度，健全医疗质量管理组织，严格执行医疗质量规章制度和技术操作规范，保证和巩固基础医疗和护理质量，提高医疗服务能力，为患者提供优质、安全的医疗服务。

（五）严格执行价格规定，合理准确收费

严格执行《全国医疗服务价格项目规范》，禁止在国家规定之外设立新的收费项目、分解项目、比照项目收费和重复收费。健全医院内部价格管理和约束机制，改革内部财务管理，由财务部门统一管理各科室收费和核算，提高医疗服务收费透明度，完善价格公示制、查询制及费用清单制等制度，向社会公开收费项目和标准，主动接受社会和患者对医疗费用的监督，并及时处理医疗收费投诉。

（六）改善服务态度，转变服务作风，加强服务建设，创建服务品牌

改善医院环境，优化服务流程，为患者提供清洁舒适的就医环境和便捷的服务措施。改

善服务态度，充分尊重并自觉维护患者的知情权、选择权和隐私权等合法权利，杜绝生、冷、硬、顶、推等不良现象。加强与患者的沟通，倾听患者意见，主动改进工作。及时受理、妥善处理患者的投诉，减少医患纠纷的发生，构建和谐的医患关系。要高度重视，抓巩固、促提高、创品牌，努力使"三好一满意"活动成效深入持久地开展下去。抓巩固，就是努力使活动氛围更加浓厚、机制更加顺畅、效果更加明显；促提高，就是在原有基础上拓展活动覆盖面，使"三好一满意"的要求落实到实处，加强制度体系建设，把解决当前突出问题与完善制度结合起来；创品牌，就是树立良好的公众形象和社会声誉，营造代表医疗卫生先进价值取向、承载"三好一满意"丰富内涵的品牌文化，推出一批便民、利民措施，打造一批人文服务亮点，培养一批先进典型。出成效，就是通过活动深化，使队伍整体素质明显提高、服务水平明显提升、医疗质量明显改进、行业作风明显改观，让群众更加满意。

医院要牢固树立"以患者为中心"的服务理念，从方便医院管理到方便患者就医，全方位满足患者需求，努力做到"一切为了患者，为了患者的一切，为了一切的患者"，以患者的需求为标准，简化就医流程，降低医疗成本，改善就医环境，并将服务延伸至院前的预防、健康指导、健康体检、日常保健和院后的随访、健康指导、心理咨询；坚持社会效益与经济效益并重，组织职工学习经济学理论，全面建立长期利润观念，实施全成本核算，走质量效益型发展的道路。

（七）加强开展理想、社会公德、职业道德和个人品德教育活动，提高医德修养，强化监督检查，严肃行业纪律

（1）开展理想信念教育。党的十八大和全国卫生与健康大会以来，医疗卫生行业系统认真学习贯彻落实习近平总书记系列重要讲话精神，以培育和践行社会主义核心价值观为根本，深化中国特色社会主义和中国梦宣传教育，扎实推进公民道德建设，引导人们崇德向善、爱国敬业，坚定理想信念。

（2）加强社会公德教育。社会公德是社会生活中最简单、最起码、最普通的行为准则，是维持社会公共生活正常、有序、健康进行的最基本条件。因此，社会公德是全体公民在社会交往和公共生活中应该遵循的行为准则，也是作为公民应有的品德操守。《公民道德建设实施纲要》用"文明礼貌、助人为乐、爱护公物、保护环境、遵纪守法"20个字，对社会公德的主要内容和要求做了明确规范。

（3）加强职业道德、职业纪律、职业责任、职业技能、职业安全教育，注重教育的针对性、有效性，增强广大医务工作者自我教育、自我管理、自我约束的自觉性，增强职业责任感和荣誉感，提高诊疗水平。强化医德医风教育和建设，使广大医务工作者牢记全心全意为人

民服务的宗旨，做白求恩式的医务工作者，树立忠于职守、爱岗敬业、乐于奉献、文明行医的非公立医疗行业新风尚。

（4）加强个人品德教育。《大学》里开宗明义："大学之道，在明明德，在亲民，在止于至善。"指出治国安邦平天下学说的道理，在于净化自己光明的德行，在于用这种德行去使民众自新，在于使人们达到善的最高境界。"古之欲明明德于天下者，先治其国；欲治其国者，先齐其家；欲齐其家者，先修其身。""自天子以至于庶人，壹是皆以修身为本。其本乱而未治者否矣。其所厚者薄，而其所薄者厚，未之有也！"特别地强调了个人品德修养的重要性和源泉性。"生命短促，只有美德能将它传到辽远的后世"（莎士比亚）。每一个人，上至领导干部，下至平民百姓，都必须要加强个人品德修养。

个人品德，就是平常人们所说的道德品质。它是一定社会的道德原则、规范在个人身上的体现和凝结，是在处理个人与他人、个人与社会关系的一系列行为中所表现出来的比较稳定的特征和倾向。正直善良是高贵品德的根本，克己奉公是基本准则，见义勇为是血性。个人品德的存在，构成了职业道德、社会公德与家庭美德的基础。

医院应定期开展关于人生理想、社会公德、职业道德和个人品德的教育活动，在活动中职工可交流思想、畅所欲言，实现思想间的碰撞和共鸣，使所有医务人员更加深入地理解社会主义核心价值观，更加明确自己的人生理想及作为医务工作者的伟大使命。这些活动的开展，把职工凝聚在医院文化的阵地上，使职工在高品位的文化氛围中，增强了使命感、荣誉感、自豪感和归属感。完善并落实职代会等民主管理制度，设立职工之家，丰富职工的业余文化生活。

（八）抓好医院文化建设

文化理念的建立是文化建设进程中的一个重要里程碑。医院文化建设本质上就是医院文化载体在医院文化的具体体现。其通过整合医院现有的文化，提炼出了医院精神及医院愿景。在每年的新职工岗前培训中，设立医院文化教育课，参观院史展及荣誉史，培养新职工正确的价值观及职工对医院的自豪感和荣誉感。

医院在全面培养职工主人翁意识的同时，在全院营造民主和谐的文化氛围，号召广大员工参与管理、献计献策、爱岗敬业，举办公益活动。医院应有较为完善的医院文化载体（院报、院刊、网站等），具有本单位文化特征，有亮点或品牌栏目宣传。充分利用网络资源，荟萃医院文化、人文情怀、工作理念、医德医风建设等内容，向全社会传播医学人文，强化内涵建设，创建医院文化品牌，提升医院软实力，从而进一步修炼医务人员职业道德情操，进一步深化医院文化底蕴，将科学精神与医学人文相融合，建立一种适应时代发展、特色鲜明的新型非公立医院文化。

三、双评的主要内容与现场评价要求

（1）创建星级医疗机构的工作，有计划、有活动、有考核、有总结。

（2）定期开展理想、社会公德、职业道德和个人品德教育活动。组织学习法律、经济、管理等知识，提高职工的综合素质。

①医务人员医德评价标准，定期开展医德评价考核，提高医务人员职业道德素质。职工的医德规范知晓率≥95%以上。

②医德医风管理评价的主要内容包括：a. 执行《关于建立医务人员医德考评制度的指导意见（试行）》，尊重、关爱患者，主动、热情、周到、文明地为患者服务，严禁推诿、拒诊患者；b. 建立医德医风建设制度、奖惩措施并认真落实；c. 建立制度与相关措施对医院及其工作人员不得通过职务便利谋取不正当利益的情况进行监控与约束。

（3）重视医院文化建设，完善并落实职代会等民主管理制度，设立职工之家，丰富职工的业余文化生活。

（4）有载体（院报、院刊、网站等），具有本单位文化特征，有亮点或品牌栏目。

医院文化建设主要是逐步建立起以患者需求为导向的、根植于本院理念并不断物化的特色价值趋向和行为标准。真正的医院文化建设是具有医院特色的群众艺术，是所有工作人员认同的行为准则和奉行的价值观，在做得好的同时还要与众不同，追求"差异化"，这样才能树立起医院良好的品牌。医院是体现社会主义精神文明的服务窗口，医务人员的职业道德素养、医德医风是医院形象的集中反映，也是医院文化的重要组成部分，更是展示医院内涵的直接途径。

（戴晓娜　杨帆　杨有业）

第二节　医院环境建设与管理

医院要坚持以科学、和谐发展观为建设理念，按照"因地制宜，整体推进，突出特色，注重实效"的原则，坚持高起点规划、高标准建设、高效能管理，全面完成硬化、绿化、亮化、美化、净化"五化"的各项任务，美化净化医院环境，培育特色医院文化，维护良好医院秩序，努力打造绿化美化、优美整洁、规范有序、文明高效、品位高雅的医院形象。做到以环境带作风、树形象、优服务、提效率、促发展，提升医院形象，提高医院品位，努力为患者提供一个优美整洁、干净舒适、温馨优雅的医疗环境。

原国家卫生计生委于 2015 年 1 月 28 日发布的《关于印发进一步改善医疗服务行动计划的通知》中指出："改善人民群众看病就医体验，是深化医药卫生体制改革的必然要求，也是医疗卫生系统党的群众路线教育实践活动的重要内容，对于提高社会满意度，和谐医患关系等具有重要意义。"其通知要求自 2015 年起，在全国医疗系统开展进一步改善医疗服务行动，大力推进深化改革和改善服务，通过改善环境、优化流程、提升质量、保障安全、促进沟通、建立机制、科技支撑等措施，为人民群众提供安全、有效、方便、价廉的基本医疗服务。

医院建筑环境与功能，不仅能使患者就医方便，也有助于改善患者的心境，产生良好的生理、心理效应，利于疾病痊愈。完善并统合院区空间环境，把"以患者为中心、以人为本"、满足医疗流程、保障患者就医安全和构建优美的就医环境作为环境建设的指导思想。

本节主要对"双评"标准内容涵盖的相关医院环境建设与控烟工作绩效等进行论述。

一、医院环境的概念

医院环境是指影响、制约医院经营活动的各种内部和外部环境所渗透的物质和精神因素，包括物质（非人文）环境和精神（人文）环境。

物质环境是表层的、有形的、看得见的、具体的物态，包括视听环境、嗅觉环境、温度、湿度状况、自然景色、院容院貌、实施设备、工作现场、后勤生活服务、文化娱乐设施等，其状况如何会直接影响医院的发展。

人文环境是深层次的、无形的、内在的、抽象的，包括领导作风、经营理念、管理理念、民主氛围、精神风貌、人际关系、心理状态、诚实守信、价值观念等，其状况如何，将从根本上制约着医院的运作与发展。

（一）医院环境的本质

医院环境是医院运行和发展的物质载体和人际关系的总和。医院环境的本质是指隐藏在一切构成医院环境因素背后的、决定一切美好医院环境之所以为和美的那些共同因素、原因或根源，也就是医院的主体——人的思想、情感、意志、智慧、创造力在医院物质基础和精神文明中的具体实现。主要包括以下方面。

（1）物质要素：包括医疗设备、医疗服务、地理位置、建筑设施、院容院貌、工作环境、经济效益等，是医院生存与发展的必要条件。

（2）品质要素：是由人的要素表现出来的。医院员工的品质素质构成了医院环境的内因动力与要素。

（3）思想要素：是医院的核心精神，包括医院的宗旨、价值观念、道德理念、精神风貌等。

（4）规范要素：包括医院体制、组织机构、管理制度、行为规范等，以强制性为特征。

（5）行为要素：是医院员工在经营和人际关系中所产生的活动。包括医院的经营方式和人际关系等内容。

（6）主体要素：是指医院员工对本院、本科室的印象与评价。

（7）个性要素：是指通过形象化的手段使社会公众对医院产生的印象和评价。其主要特征是直观、形象、鲜明。如院徽、院歌、仪式和各种标识等。

（8）社会因素：是指医院除了本院员工之外在社会公众中所获得的印象和评价。

（二）医院环境的特征

医院环境的特征是指有形象性、感染性、效益性、客观性。由医院的环境主体、物质、技术和服务等组合而成。

（三）医院环境的作用

医院环境的作用主要是医院价值观的直接体现；是员工凝聚力的直接体现；是医院形象的直接体现。它有助于医院构建新时期的职业道德建设和促进医院社会效益、经济效益和文化建设的同步发展。

二、医院环境要整洁优美、布局合理、流程便捷

（一）环境整洁优美

（1）加强原有绿化的管理，及时补栽死亡枯萎的花木。选择合适的树木花草，因地制宜地植树、栽花、种草，提升绿化质量。做好日常绿化养护，及时进行修剪、浇水、施肥，清除树池花坛内的垃圾、余土和杂草。

（2）要按照安定、沉静、平和、亲切的用色原则，合理确定医院色彩的主色调，遵循"统一中有变化、变化中有统一"的原则，从外墙、内墙、地面、办公家具、标识牌、职业服装等方面选好色彩，体现医院与众不同的风格，彰显品牌服务理念。

（3）加强医院文化建设，门诊、病房走廊及房间内的宣传版面要突出特色，做到用料考究、装裱高雅、内容真实。各类健康教育宣传栏要合理设置，内容及时更新。各类上墙的制度职责保持尺寸、悬挂高度的统一，背景颜色要与医院整体色调相统一。

（4）引导职工养成着制服、戴胸牌、衣冠整洁上岗的仪表习惯，养成物品摆放整齐、干净利索的室内环境习惯，禁止乱摆乱放、杂乱无章的脏、乱、差现象发生。

（5）加强医疗设备保管和维护，规范医疗设备线路布局和附属物的设置，定期擦拭设备，对出现剥漆的应及时进行复新。办公桌椅、诊疗用桌椅、病床等尽量统一标准，定期进行擦拭和复新，残缺不全的给予淘汰。

（6）划定车位停放线，明确专人引导外来车辆按照指定的停放区域停放车辆，杜绝乱停乱放。加强挂号、药房、候诊、缴费区域的秩序维护。

（7）完善清扫保洁制度，门诊、病房实行全天候保洁。门诊、病房通风良好，空气清新，温度适宜。患者用被褥、床单、枕套、枕巾等要经常洗换，保持洁净。

（8）加强厕所管理，做到无积粪、无污垢，基本无蝇、无臭；地面无污物。坚持开展除四害活动，定期对厕所、垃圾箱、下水道等蚊蝇滋生地实施药物消杀；有防鼠、灭鼠设施；无蚊蝇滋生地，四害密度低。垃圾箱密闭，做到日产日清。

（9）全面清理建筑外立面、建筑墙体、厕所内部墙壁、走廊、电线杆、电梯内等各个部位非法张贴、涂写、刻画的"垃圾广告"和过期、损毁、褪色的宣传画、纸等。清理空中零乱管线和吊挂物。

（二）布局合理

医疗建筑的设计应跟上现代医学的发展步伐，从更高层次体现出对患者的关怀，从人的心理、生理等角度出发，创造出更为人性化的空间环境。

医院布局与功能应考虑对患者心理影响和行为因素，注重患者隐私权利的保护。充分考虑在非诊疗空间环境建设中，不同使用者使用过程、生理条件、心理条件不同，对非诊疗公共空间的使用时间、频度不同，医院应提供个性化的软硬件支持条件。营造舒适的空间环境，尽可能减少空间环境中相互交叉环节和部位，使门诊和病房各非诊疗区域环境设置契合患者对医院总体空间的使用需求，符合就医流程，保持非诊疗公共空间环境设置上的序列性和连续性。

医院还应根据患者年龄结构、生理、认知、行为和情感的全方位心理需求的特点及患者对环境的响应度，在门诊、病房不同公共空间区域，建设具有不同特点的候诊区、休闲区、阅读区、交流区、游艺区等；并通过空间的设置和管理，为患者活动提供各项支持，减少患者焦躁和不安，营造被接待空间环境的氛围。在门诊部、住院部底层大厅不仅仅设立鲜花礼品小卖店等设施，而且要将银行取款机、公用电话、住院消费查询机、商店、休息厅、儿童娱乐设施、问询、健康咨询、网络查询等公共服务设施引进医院公共空间中，更要将人工喷泉水线、景观小品、绿色植物、楼顶休闲花园、阳光观景台、医疗主街等引入医院环境建设和布局中。

（三）流程便捷

医院流程通常可分为行政管理流程、医疗服务流程和后勤保障流程。其中，医疗服务流程是医院向服务对象提供各种医疗和其他相关服务的先后次序，是医院的核心流程，是与患者关系最直接、最密切的流程，包括挂号、住院、就医、付费、检查、取药等。加强对医院核心服务流程的管理，对整个医院的运行效率具有决定性的意义。

（1）门急诊服务流程：医院可以通过建立"电子就诊卡"系统、网络实名预约、开通网上就医咨询服务、自动化药房管理等方式进行流程优化。

（2）住院服务流程：医院可以通过简化患者入院出院手续办理程序、在地上增设病区导引线、入院处信息集中录入等方式进行流程优化。

（3）收费取药流程：在门诊、病房不同区域采用计算机网络系统进行网上开药、划价、交款、取药，减少收费等待时间，提高收费查询准确性，不同区域如儿科、传染、综合急诊开设药局与收费。实现医保、银行联网，方便医保患者结算。

（四）各种指示标识规范清晰、醒目易懂

急诊与门诊候诊区、医技部门、住院病区等均有各种指示标识明显规范清晰、醒目易懂的标识。

（1）重点做好医院标志（或院徽）、医院名称、夜间导医标识、文化标语等部位的亮化工作；加强亮化设施的日常维修保养，及时开启亮化设施，楼顶霓虹灯、院落照明灯要通宵开启。

（2）有明显的识别与路径标识，尤其与急救相关的科室与路径。

（3）标识用字规范、清楚、醒目，导向易懂的诊疗区域指示标识（包括夜标识）和路标，并责成专人负责管理。

（4）重点注意与安全有关的防滑倒、防烫伤、消防通道等标识，制定相应的防滑倒措施。

（5）所用标识要规范统一，美观大方。通用标识应答按国家惯例进行绘制，卫生系统通用标识按卫生部统一规定制作。

（6）医院内部标识设立部位，要根据医院环境，统一规划，不准随意乱设。

（7）所有标识的色彩、图形、比例、字体均应当严格按医院提供版图制作，以示严肃；字体应当统一规范，不用繁体字。

（8）院内已经陈旧的标识，应当及时修整更换，已经过时的标识应当及时清除。

（9）所有标识的语言文字应当符合国家语言文字规范的规定要求。

（10）工作人员佩戴的胸牌，至少应当有姓名、职称、所在科室等项目，进修、实习人员与本院工作人员应当有区别。

（11）有指定部门监管。

三、为患者提供就诊接待、引导、咨询服务

（一）提供的设施与资料

（1）有医院就诊指南，有医院建筑平面图。

（2）有清晰、易懂的医院服务标识。

（3）有说明患者权利的图文介绍资料。

（4）有残疾人无障碍设施及辅助用轮椅、推车等设备，标识醒目。

（5）有提供饮水、电话、健康教育宣传等服务的设施。

（6）有卫生、清洁、无味、防滑的卫生间，包括专供残疾人使用的卫生设施。

（7）有适宜的供患者停放车辆的区域。

（8）有通畅无障碍的救护车通道。

（9）有预防意外事件的措施与警示标识。

（二）服务与管理

（1）医院的门急诊部设有就医咨询服务台，专人服务，相关人员应熟知各服务流程，严格执行实行"首问负责制"。

（2）有为老年人、有困难的患者提供导医和帮助的服务。

（3）有经过培训合格获得相应资质的电梯专业服务管理人员。

（4）医院工作人员佩戴标识规范，易于患者识别。

（5）职能部门应该定期对门急诊的上述工作进行督导、检查、总结、反馈，有改进措施。

（6）根据服务区域功能或路径变化，及时变更标识。

四、就诊、住院的环境清洁、舒适、安全

（一）提供的设施与功能

（1）医院建筑布局符合患者就诊流程要求和医院感染管理需要。

（2）门诊工作区满足患者就诊需要，有配备适宜座椅的等候休息区。

（3）有候诊排队提示系统。

（4）有整洁宁静的住院病房，实际占地面积满足住院诊疗要求。

（5）有卫生洗浴设施，并配备应急呼叫及防滑扶手装置。

（6）有安全、舒适的病房床单元设施和适宜危重患者使用的可移动病床。

（7）有安全管理、保洁管理措施。

（二）服务与管理要求

医院要设立医院环境管理的组织部门和完善的概论制度，配备相应数量与能够履职的工作人员，按照相关要求与医院的规章制度，加强对医院环境的管理、维护与建设，对医院环境状况有巡查、维护措施，保障就诊住院环境处于良好状态。

五、有保护患者的隐私设施和管理措施

医院建设的布局与功能应充分考虑对患者心理影响和行为活动需求，注重患者隐私权利的保护，各疗区要设有私密性良好的诊疗环境，在患者进行暴露躯体检查时提供保护隐私的措施，多人病室各病床之间要有间隔设施。各病区要设有私密性良好的医患沟通及知情告知场所。

相关的职能部门对上述工作进行督导、检查、总结、反馈，有改进措施。

六、创建无烟医院，确保成效显著

联合国世界卫生组织定于每年 5 月 31 日为"世界无烟日"。宣传吸烟有害，呼吁吸烟者在这一天主动停止或放弃吸烟，香烟推销单位和个人在这一天停止经营活动。

医院严格执行《无烟医疗卫生机构标准（试行）》及《关于 2011 年起全国医疗卫生系统全面禁烟的决定（试行）》，《公共场所控制吸烟条例》得到有效落实，医院实行全面禁烟，建立禁烟组织，有禁烟奖惩规定，公共场所有醒目禁烟标识。成立禁烟组织、制定禁烟奖惩措施、设立禁烟标识、医院的控烟成效符合相关要求。

（一）医院成立控烟组织机构，完善组织管理

（1）成立医院无烟环境建设工作领导小组及其办公室。领导小组成员为医院院长、党委书记任组长，副院长任副组长，各部门负责人、各大科室主任为成员；领导小组下设办公室，专司全院的控烟工作。

（2）办公室负责控烟实施方案的组织、实施、协调和管理，并负责控烟工作的宣传、教育工作；院党总支办公室和医院办公室协助负责控烟工作的宣传工作；保卫科及后勤科负责日常公共场所内吸烟人员的巡查劝阻工作；院长办公室负责沟通协调工作。

（3）实行科室主任负责制，成立以科室主任为组长，护士长和控烟骨干为组员的控烟管理小组，各科室控烟管理小组负责制定本科室控烟管理制度，根据医院工作计划开展控烟管理工作。

（4）设立控烟监督员和督导员。控烟监督员由医院控烟领导小组成员和科室控烟管理小

组成员组成，负责指导和监督控烟工作；控烟巡查员由医院保安、保洁人员等组成，负责加强公共区域的巡视和规劝。

（二）控烟计划和实施方案

（1）落实《公共场所控制吸烟条例》，制定控烟领导小组的工作制度及职责，负责实施方案的执行情况。

（2）医院建设纳入医院的发展计划，将创建工作结合到医院的日常管理和医疗工作中，实行院、科两级管理。

（3）制定控烟考核办法与奖罚制度。

（4）制定控烟监督员及巡查员的工作制度及职责，定期检查记录执行情况。

（5）制定医务人员简短戒烟劝导规定，明确医院全体员工劝阻吸烟的责任和义务，将就诊者吸烟情况纳入问诊内容，并在病历中记录。

（6）制定室外吸烟区设置和管理办法。

（三）开展控烟宣传，创建无烟环境

（1）医院楼内所有场所均为禁烟区域。在重点区域张贴、悬挂、放置禁烟标识。

（2）医院无条件设立室外吸烟区，医院全体职工有劝阻、引导吸烟者到室外吸烟的义务。

（3）在医院入口处树立"无烟医院，禁止吸烟"的提示牌。

（4）利用大厅电子屏幕、宣传栏等向职工宣传无烟环境建设相关管理规定和控烟知识等。

（5）在服务台摆放医院宣传手册和控烟宣传资料，供免费取阅。

（四）进行控烟干预活动

1. 对员工进行控烟培训

医院要加强对全体员工关于控烟知识理论与规章制度的培训。

（1）培训目的：加强员工控烟能力，了解烟草对健康的危害和医生对控烟的责任；掌握戒烟方法和技巧，降低医院员工吸烟率，提高控烟参与意识。

（2）培训形式：①一级培训，医院控烟负责人组织控烟专家对医院控烟领导小组成员、科室主任、护士长和控烟骨干进行培训；②二级培训，由科室主任、护士长或经过培训合格的控烟骨干对科室医生、护士进行培训。

（3）培训对象与内容：全院员工都要进行培训。

①医院员工培训内容：医院控烟计划、政策、奖罚制度和有关管理规定等。

②控烟负责部门工作人员培训内容：吸烟者数据库的建立和管理，如何指导、监督、检查各科室的控烟工作。

③医务人员培训内容：控烟知识，对吸烟者提供简短的劝阻指导（包括吸烟的危害、评估吸烟的程度、戒烟的益处及戒断症状的处理）。

④戒烟医生及重点科室的医生培训内容：戒烟方法和技巧（包括如何进行询问、评估吸烟程度、建议和制定戒烟计划、提供尼古丁成瘾性知识、药物治疗方法、戒断症状的处理、防止复吸方法的技术指导和安排随访），培养控烟学科带头人。

⑤控烟监督员培训内容：以检查要点培训为主。

⑥控烟巡查员培训内容：重点是规劝技巧的培训。

（4）培训方法：实行院、科两级集中或分散培训。利用晨会、业务学习、继续教育，采取面对面交流、课堂讲授、网络、同伴宣传等方式进行培训；将控烟知识培训纳入新职工上岗培训内容和继续教育学分管理。

2. 进行控烟干预

①向医务人员发放控烟知识材料。②开展其他多种形式的控烟活动，如控烟知识讲座、知识竞赛、文化论坛、征文、征集控烟短信、绘画等，促进医务人员掌握控烟知识、戒烟方法和技巧。③帮助吸烟员工设计戒烟方案，进行药物治疗，消除因戒断症状而出现的恐惧心理，提供防止复吸的技术指导，最大限度地减少戒烟带来的不良反应。④对门诊、住院患者、家属和来访者进行控烟宣传。提供宣传材料或在患者就诊手册中加入控烟宣传内容，进行吸烟有害的健康宣传和促进。⑤医务人员对门诊及住院患者要询问吸烟情况，进行简短的劝阻和指导，提出戒烟建议，并在病历中记录。

（五）监督管理措施

（1）控烟监督小组组织人员进行每月检查，重点检查科室控烟落实情况，季度末将检查结果在院务会上通报。

（2）科室控烟工作小组须认真贯彻医院控烟制度，负责所属区域内的禁烟工作，加强巡查，发现患者或家属吸烟，及时劝阻，保证禁烟区内无人吸烟、无烟头。

（3）禁烟区实行包干负责，各科室负责范围内发生吸烟现象，科室负监管失职之责。

（4）控烟目标责任制，若科室当年管辖范围内多次发生违反禁烟规定的现象，则该科室不得参加本年度科室评优工作。

（5）总务科组织人员进行院内日常巡管，及时劝阻吸烟患者或家属。全院职工有责任制止所发现的吸烟行为。

（六）奖惩措施

（1）医院全体职工（包括进修和其他临时工作人员）应带头禁烟，不得在禁烟区内吸烟，违者一经发现，控烟监督小组及时记录，按医院的相关制度进行扣罚。

（2）鼓励和帮助吸烟职工积极戒烟，对成功戒烟和创建无烟医院工作中成绩突出的职工给予表彰和奖励。

七、现场评价内容与要点

（1）要求医院环境整洁优美、布局合理、流程便捷。各种指示标识规范清晰、醒目易懂。

（2）检查挂号、付费、就医、检查、取药、治疗等流程。

（3）检查防滑倒措施及标识，检查厕所有无异味。

（4）检查《公共场所控制吸烟条例》落实情况，在院内实行全面禁烟。建立禁烟组织，有禁烟奖惩规定，公共场所有醒目禁烟标识。

（5）检查成立禁烟组织、制定禁烟奖惩措施、设立禁烟标识、禁烟区域内烟蒂的情况。

（戴晓娜　杨帆　杨有业）

第三节　医务人员礼仪与行为规范

面对日益增长的医疗护理保健的高需求和高标准，要求广大医务工作者，不仅需要有高超的医术，更需要有高尚的医德医风和人性化的服务规范。

在人际交往中，以规定的或约定俗成的程序和方式来表现的律己敬人的完整行为，谓之礼仪。礼仪的原则是律己、敬人、宽容、平等、真诚、自信、从容、适度；"律己"是基础和出发点；"敬人"是重点与核心。礼仪、礼节、礼貌内容丰富多样，但它有自身的规律性，其基本的礼仪原则有：一是敬人的原则；二是自律的原则，就是在交往过程中要克己奉礼、慎重、积极主动、自觉自愿、礼貌待人、表里如一，自我对照，自我约束，不妄自尊大、口是心非；三是适度的原则，适度得体，掌握分寸；四是真诚守信的原则，诚心诚意，以诚待人，不逢场作戏、言行不一。礼仪的表现形式有：仪容、仪表、礼节、礼貌、语言、仪式、器物、服饰、标志、象征等。

本节主要对评价标准中的医务工作人员礼仪与行为规范进行阐述。

一、礼仪和行为规范的重要性

《礼记》说："夫礼者，所以定亲疏，决嫌疑，别同异，明是非；人有礼则安，无礼则危；故曰：礼者不可不学也。"

礼仪是在社会生活中约定俗成的，符合礼的要求，维护礼的精神，指导、协调人际关系的行为方式和活动形式的总和，是人们为维系社会正常生活而要求人们共同遵守的最起码的道德规范，它是人们在长期共同生活和相互交往中逐渐形成的，并且以风俗、习惯和传统等方式固定下来。对于一个人来说，礼仪是一个人的思想道德水平、文化修养、交际能力的外在表现；对于一个医院来说，礼仪是一个医院在社会交往中的文明程序、道德风尚和生活习惯的反映。

医务人员的礼仪与行为规范是遵循医学伦理和医学道德的需要；是适应现代医学模式的需要；是塑造医院形象的需要；是构建和谐医患关系的需要；是完善医务人员个人形象的需要；是提升医疗质量和保障医疗安全的需要；是依法执业和防范医患纠纷的需要。

二、礼仪与行为规范的内涵与外表特征

（一）仪容与仪表美

仪容仪表是指一个人呈现出来的外观，通常是指这个人的外部轮廓、容貌、表情、服饰和举止的总和。一个人的仪容仪表礼仪是由静态礼仪和动态礼仪构成的，静态礼仪指的是一个人静止状态下所展现的整体外观礼仪，而动态礼仪指的是一个人的举止和表情礼仪。

仪容通常指人的外观、外貌。其中的重点，则是指人的容貌。在人际交往中，每个人的仪容都会引起交往对象的特别关注，并将影响到对方对自己的整体评价。在个人的仪表问题之中，仪容是重点之中的重点。

仪表是指人的容貌，是一个人精神面貌的外观体现，包括人的体态、容貌、健康状况、姿态、举止、服饰、风度等方面，是人举止风度的外在体现。风度是指举止行为、接人待物时，一个人的德才学识等各方面的内在修养的外在表现。风度是构成仪表的核心要素。

仪容美是职业形象的最基本要求。首先是要求仪容自然美；其次是要求仪容修饰美。它是指依照规范与个人条件，对仪容实行必要的修饰，扬其长，避其短，设计、塑造出美好的个人形象，在人际交往中尽量令自己显得有备而来，自尊自爱；最后是要求仪容的内在美，它是指通过努力学习，不断提高个人的文化、艺术素养和思想、道德水准，培养出自己高雅的气质与美好的心灵，使自己秀外慧中，表里如一。修饰仪容的基本规则是美观、整洁、卫生、得体。

1. 仪容修饰要求

在维护自我形象，修饰仪容方面要注重以下方面。

（1）干净：清洁卫生是仪容美的关键，是礼仪的基本要求。

（2）整洁：即整齐洁净、清爽。要使仪容整洁，重在持之以恒，这一条与自我形象的优劣关系极大。

（3）卫生：讲究卫生，是公民的义务，注意口腔卫生，刷牙、漱口、剪指甲、理头发都应当自觉做好。

（4）简约：仪容既要修饰，又忌讳标新立异，简练、朴素为宜。

（5）端庄：仪容庄重大方，斯文雅气，不仅会给人以美感，而且易于使自己赢得他人的信任。

生活中人们的仪表非常重要，它反映出一个人的精神状态和礼仪素养，是人们交往中的"第一形象"。

2. 仪表修饰原则

（1）适体性原则：仪表修饰与自身的性别、年龄、容貌、肤色、身材、体形、个性、气质及职业身份等相适宜和相协调。

（2）协调性原则：仪表修饰要因时间、地点、场合的变化而相应变化，使仪表与时间、环境氛围、特定场合相协调。

（3）整体性原则：仪表修饰先着眼于人的整体，再考虑各个局部的修饰，促成修饰与人自身的诸多因素之间协调一致，使之浑然一体，营造出整体风采。

（4）适度性原则：仪表修饰无论是修饰程度，还是在饰品数量和修饰技巧上，都应把握分寸，自然适度。追求"虽刻意雕琢而又不露痕迹"的效果。

（二）言谈

言谈作为一门沟通与表达艺术，也是医务人员个人礼仪的重要组成部分。

（1）文明礼貌：态度要诚恳、亲切；声音大小要适宜，语调要平和沉稳；尊重他人。文明礼貌是精神文明的具体表现之一，是人与人之间和谐关系的"润滑剂"。

（2）文明用语：敬语，表示尊敬和礼貌的词语，如日常使用的"请""谢谢""对不起"，第二人称中的"您"字等。初次见面为"久仰"；很久不见为"久违"；请人批评为"指教"；麻烦别人称"打扰"；求给方便为"借光"；托人办事为"拜托"；等等。要努力养成使用敬语的习惯。提倡的礼貌用语是10个字："您好""请""谢谢""对不起""再见"。这10个字体现了说话文明的基本语言形式。

三、医务人员仪容仪表的具体要求

医务人员的容貌适当地加以修饰是十分必要的，既能体现自尊、自爱及严谨的风格，又表示对患者及他人的尊重，更体现医务人员良好的精神面貌和积极向上的工作态度。对医务人员仪容仪表的总体要求是美观、整洁、卫生、简单和得体。

（一）发型发式要求

医务人员的头发要适时梳理、经常清洗，保持头发的干净、卫生，不能有明显的头皮屑和异味。发型要朴实大方。男士鬓角不能盖过耳部，头发前帘不触及眉眼、后脑不触及衣领。女士若烫发则不宜过于夸张，戴帽时应把头发盘于脑后并罩住，前额刘海不遮眉眼，不使用过于鲜艳的发饰。

（二）面容要求

医务人员要注意面部清洁和适当修饰。健康、积极、自然的淡妆，会给患者以美的感受，增进患者的亲近和信任感。浓妆艳抹或不修边幅，不仅有损于自身形象，还会对患者造成不良感受。男士每天都需要剔净胡须，并及时修剪鼻毛避免长出鼻孔外来。在工作场合，女士可以适当化淡妆，但不宜使用过浓的眼影和睫毛膏。

（三）肢体要求

（1）经常修剪和清理指甲，保持指甲的清洁，不可留长指甲，也不宜涂抹鲜艳的指甲油。保持手的润滑细腻，适当涂抹护手霜。

（2）注意腿脚修饰，工作时间不允许赤脚穿鞋，不穿露出脚趾或脚后跟的凉鞋或拖鞋，并保持鞋面的清洁。鉴于医务工作的特殊性，工作场合不提倡佩戴首饰，尤其在特殊岗位如手术室、抢救室，不宜佩戴任何饰件。

（四）着装要求

医务人员在岗期间，必须按规定统一着装。根据不同的岗位穿戴相应的服装。醒目的制服不仅是对患者的尊重，也便于相互辨认和交流。制服要注意整齐、清洁、大方、规范。衣帽整洁，衣扣齐全。制服的美观整洁既突出了医务人员的精神面貌，也反映了医院的管理水平和卫生状况。袜子鞋子要洁净、颜色应和谐。医疗工作时间不穿拖鞋、高跟鞋、响底鞋，护士统一穿工作鞋，戴护士帽。离开工作岗位后，不穿岗位工作服去食堂就餐、会议室、外出办事、逛商店等。

（五）佩戴工牌要求

医务人员上岗工作，必须佩戴载有本人姓名、职务或职称的标牌。穿制服要佩戴工牌，这样可使医务人员更积极主动地为患者服务，认真约束自己的言行，同时也便于患者辨认。

（六）化妆要求

"清水出芙蓉，天然去雕饰。"化妆是美化自己容颜的手段，化妆要自然、协调，不当众化妆。

（1）自然：在日常生活中，应当化淡妆，力求化妆之后自然而然，没有痕迹，给别人造成天生丽质的感觉。

（2）协调：主要是指自身整体的协调、与环境的协调和与身份的协调。①使用的化妆品最好要成系列，因为不同品牌化妆品的香型往往不一样，有时会造成冲突，达不到好的效果；②化妆的各个部位也要协调，不同部位的颜色要过渡好；③要与自己的服饰相协调。

（3）不在公共场合化妆：在公共场所，众目睽睽之下修饰面容是没有教养的行为。如真有必要化妆或补妆，一定要到洗手间去完成。

四、仪态与举止得体

（一）体态语言

体态语言是医务人员用各种表情、动作、姿态等表示特定含义传递给患者的一种无声语言，它是从完全有意识到下意识的除自然语言之外的情感传递。

（1）眼神：在人的面部表情中，眼神和笑容最能表达人们的内心情感。懂得合理、适当地运用眼神来帮助表达情感，能促进与患者之间的交流与沟通。

第一，不同场合，眼睛注视的部位是不同的。第二，应了解不同眼神投放方式的含义。正视是基本礼貌，表示重视对方且不卑不亢。第三，应避免使用禁忌的眼神对患者上上下下反复进行打量扫视的做法，冷漠、傲慢、狡黠、轻视，左顾右盼等眼神都是工作过程中忌用的。

（2）微笑：不仅在外观上给人美的感受，而且能够带给人们愉快的信息和友善的情感，有效地减少医患之间的陌生感，是一种卓有成效的经营手段和优质服务的衡量标准。

微笑是服务窗口单位最基本的礼仪要求和一种基本职业修养。在实际工作中如何运用好微笑，一方面要靠必要的礼貌修养；另一方面靠技巧和训练，才能把最美的微笑奉献给患者。

微笑时，一是掌握好微笑要领；二是注意整体配合；三是力求表里如一，面含微笑，发自内心；四是适当借助技术、环境帮助；五是注意场合；六是得体，恰如其分。

（3）手势：手是传情达意最有力的工具。手势是必不可少的一种体态语言。

要注意手势与面部表情和身体其他部位动作的配合，才能真正体现出尊重和礼貌。

（二）身姿仪态

（1）正确的站姿：它是一种静态的造型，是优雅举止的基础。对站姿的基本要求是：端正、挺拔、优美、典雅。

（2）端庄的坐姿：坐姿是静态的，但也有美与不美，优雅与粗俗之分。端庄优美的坐姿会给人以文雅、稳重、自然大方的美感。

（3）优雅的蹲姿：有两种标准蹲姿是常用的：高低式蹲姿和交叉式蹲姿。蹲的时候，速度勿过快，下蹲时与人保持一定的距离，在他人身边下蹲时，最好与之侧身相向。正对或背对都是不礼貌的，尤其是身着裙装的女性，一定要避免个人隐私暴露在外。

（4）雅致的走姿：正确的走姿要以端正的站姿为基础，其基本要领是：上体正直不低头，眼平视，面带笑容，两臂自然前后摆动，肩部放松。重心稍向前，神采奕奕。女士的姿态应轻捷、蕴蓄、优雅、飘逸，展示出柔和、娇巧的阴柔之美。

（三）握手礼仪

握手是在相见、离别、恭贺或致谢时相互表示情谊、致意的一种礼节，双方往往是先打招呼，后握手致意。

1. 握手的顺序

握手的一般顺序是：主人、长辈、上司、女士主动伸出手，客人、晚辈、下属、男士再相迎握手。长辈和晚辈之间，长辈伸手后，晚辈才能伸手相握，上下级之间，上级伸手后，下级才能接握；男女之间，女方伸手后，男方才能伸手相握。握手时要讲究先后次序，由尊而卑，即先年长者后年幼者，先长辈再晚辈；先女士后男士；先已婚者后未婚者；先上级后下级。在公务场合，握手时伸手的先后次序主要取决于职位、身份。而在社交、休闲场合，它主要取决于年龄、性别、婚否。

2. 握手的方法

行握手礼时上身应稍稍前倾，两足立正，伸出右手，距离受礼者约一步，四指并拢，拇指张开，向受礼者握手。不能戴着手套握手，握手时必须是上下摆动，而不能左右摇动。一定要用右手握手。握手时双目应注视对方，微笑致意或问好，多人同时握手时应顺序进行，切忌交叉握手。在任何情况拒绝对方主动要求握手的举动都是无礼的，但手上有水或不干净时，应谢绝握手，同时必须解释并致歉。

礼仪是服务规范的基础，要做到仪容美、仪态正、衣着雅、谈吐文明、举止得体；诚信守法，遵守法律法规，遵守社会公德，遵守诊疗规范，遵守医院的规章制度，关爱患者和同事，规范工作言行，提高服务质量，保障医患安全。

五、医务人员的行为规范

古代"五礼"是指：祭祀之事为吉礼；冠婚之事为嘉礼；宾客之事为宾礼；军旅之事为军礼；丧葬之事为凶礼。

为通过遵纪守法、遵守社会公德、遵守医院规章制度等途径，进一步规范医疗机构从业人员行为，原卫生部、国家食品药品监督管理局和国家中医药管理局组织制定了《医疗机构从业人员行为规范》，要求全国医务人员严格遵照执行。

（一）医疗机构从业人员基本行为规范

（1）以人为本，践行宗旨。坚持救死扶伤、防病治病的宗旨，发扬大医精诚理念和人道主义精神，以患者为中心，全心全意为人民健康服务。

（2）遵纪守法，依法执业。自觉遵守国家法律法规，遵守医疗卫生行业规章和纪律，严格执行所在医疗机构各项制度规定。

（3）尊重患者，关爱生命。遵守医学伦理道德，尊重患者的知情同意权和隐私权，为患者保守医疗秘密和健康隐私，维护患者合法权益；尊重患者被救治的权利，不因种族、宗教、地域、贫富、地位、残疾、疾病等歧视患者。

（4）优质服务，医患和谐。言语文明，举止端庄，认真践行医疗服务承诺，加强与患者的交流与沟通，积极带头控烟，自觉维护行业形象。

（5）廉洁自律，恪守医德。弘扬高尚医德，严格自律，不索取和非法收受患者财物，不利用执业之便谋取不正当利益；不收受医疗器械、药品、试剂等生产、经营企业或人员以各种名义、形式给予的回扣、提成，不参加其安排、组织或支付费用的营业性娱乐活动；不骗取、套取基本医疗保障资金或为他人骗取、套取提供便利；不违规参与医疗广告宣传和药品医疗器械促销，不倒卖号源。

（6）严谨求实，精益求精。热爱学习，钻研业务，努力提高专业素养，诚实守信，抵制学术不端行为。

（7）爱岗敬业，团结协作。忠诚职业，尽职尽责，正确处理同行同事间关系，互相尊重，互相配合，和谐共事。

（8）乐于奉献，热心公益。积极参加上级安排的指令性医疗任务和社会公益性的扶贫、义诊、助残、支农、援外等活动，主动开展公众健康教育。

（二）管理人员行为规范

（1）牢固树立科学的发展观和正确的业绩观，加强制度建设和文化建设，与时俱进，创新进取，努力提升医疗质量、保障医疗安全、提高服务水平。

（2）认真履行管理职责，努力提高管理能力，依法承担管理责任，不断改进工作作风，切实服务临床一线。

（3）坚持依法、科学、民主决策，正确行使权力，遵守决策程序，充分发挥职工代表大会作用，推进院务公开，自觉接受监督，尊重员工民主权利。

（4）遵循公平、公正、公开原则，严格人事招录、评审、聘任制度，不在人事工作中谋取不正当利益。

（5）严格落实医疗机构各项内控制度，加强财物管理，合理调配资源，遵守国家采购政策，不违反规定干预和插手药品、医疗器械采购和基本建设等工作。

（6）加强医疗、护理质量管理，建立健全医疗风险管理机制。

（7）尊重人才，鼓励公平竞争和学术创新，建立完善科学的人员考核、激励、惩戒制度，不从事或包庇学术造假等违规违纪行为。

（8）恪尽职守，勤勉高效，严格自律，发挥表率作用。

（三）医师行为规范

（1）遵循医学科学规律，不断更新医学理念和知识，保证医疗技术应用的科学性、合理性。

（2）规范行医，严格遵循临床诊疗和技术规范，使用适宜诊疗技术和药物，因病施治，合理医疗，不隐瞒、误导或夸大病情，不过度医疗。

（3）学习掌握人文医学知识，提高人文素质，对患者实行人文关怀，真诚、耐心与患者沟通。

（4）认真执行医疗文书书写与管理制度，规范书写、妥善保存病历材料，不隐匿、伪造或违规涂改、销毁医学文书及有关资料，不违规签署医学证明文件。

（5）依法履行医疗质量安全事件、传染病疫情、药品不良反应、食源性疾病和涉嫌伤害事件或非正常死亡等法定报告职责。

（6）认真履行医师职责，积极救治，尽职尽责为患者服务，增强责任安全意识，努力防范和控制医疗责任差错事件。

（7）严格遵守医疗技术临床应用管理规范和单位内部规定的医师执业等级权限，开展临床新技术必须按规定程序报批。

（8）严格遵守药物和医疗技术临床试验有关规定，进行实验性临床医疗，应充分保障患者本人或其家属的知情同意权。

（四）护士行为规范

（1）不断更新知识，提高专业技术能力和综合素质，尊重关心爱护患者，保护患者的隐私，注重沟通，体现人文关怀，维护患者的健康权益。

（2）严格落实各项规章制度，正确执行临床护理实践和护理技术规范，全面履行医学照顾、病情观察、协助诊疗、心理支持、健康教育和康复指导等护理职责，为患者提供安全优质的护理服务。

（3）工作严谨、慎独，对执业行为负责。发现患者病情危急，应立即通知医师；在紧急情况下为抢救垂危患者生命，应及时实施必要的紧急救护。

（4）严格执行医嘱，发现医嘱违反法律、法规、规章或者临床诊疗技术规范，应及时与医师沟通或按规定报告。

（5）按照要求及时准确、完整规范书写病历，认真管理，不伪造、隐匿或违规涂改、销毁病历。

（五）药学技术人员行为规范

（1）严格执行药品管理法律法规，科学指导合理用药，保障用药安全、有效。

（2）认真履行处方调剂职责，坚持查对制度，按照操作规程调剂处方药品，不对处方所列药品擅自更改或代用。

（3）严格履行处方合法性和用药适宜性审核职责。对用药不适宜的处方，及时告知处方医师确认或者重新开具；对严重不合理用药或者用药错误的，拒绝调剂。

（4）协同医师做好药物使用遴选和患者用药适应证、使用禁忌、不良反应、注意事项和使用方法的解释说明，详尽解答用药疑问。

（5）严格执行药品采购、验收、保管、供应等各项制度规定，不私自销售、使用非正常途径采购的药品，不违规为商业目的统方。

（6）加强药品不良反应监测，自觉执行药品不良反应报告制度。

（六）医技人员行为规范

（1）认真履行职责，积极配合临床诊疗，实施人文关怀，尊重患者，保护患者隐私。

（2）爱护仪器设备，遵守各类操作规范，发现患者的检查项目不符合医学常规的，应及时与医师沟通。

（3）正确运用医学术语，及时、准确出具检查、检验报告，提高准确率，不谎报数据，不伪造报告。 发现检查检验结果达到危急值时，应及时提示医师注意。

（4）指导和帮助患者配合检查，耐心帮助患者查询结果，对接触传染性物质或放射性物质的相关人员，进行告知并给予必要的防护。

（5）合理采集、使用、保护、处置标本，不违规买卖标本，谋取不正当利益。

（七）其他人员行为规范

（1）热爱本职工作，认真履行岗位职责，增强为临床服务的意识，保障医疗机构正常运营。

（2）刻苦学习，钻研技术，熟练掌握本职业务技能，认真执行各项具体工作制度和技术操作常规。

（3）严格执行财务、物资、采购等管理制度，认真做好设备和物资的计划、采购、保管、报废等工作，廉洁奉公，不谋私利。

（4）严格执行临床教学、科研有关管理规定，保证患者医疗安全和合法权益，指导实习及进修人员严格遵守服务范围，不越权越级行医。

（5）严格执行医疗废物处理规定，不随意丢弃、倾倒、堆放、使用、买卖医疗废物。

（6）严格执行信息安全和医疗数据保密制度，加强医院信息系统药品、高值耗材统计功能管理，不随意泄露、买卖医学信息。

（7）勤俭节约，爱护公物，落实安全生产管理措施，保持医疗机构环境卫生，为患者提供安全整洁、舒适便捷、秩序良好的就医环境。

（八）提高医务人员行为规范的途径

（1）提升医务人员的职业素养。 职业素养是人类在社会活动中需要遵守的行为规范。 职业信念是职业素养的核心。

（2）加强医务人员的教育培训。 一是加强医疗规范教育。 二是开展医务人员的人文素养培训。 三是加强医德医风的培训工作。

（3）不断完善医疗机构的管理和监督体系。 依法设置医疗机构原则。 依法执业原则。 有关部门认真监督原则。

（4）建立健全和贯彻落实医疗行业法律法规。

医务人员的仪容仪表和行为举止要规范得体，接待患者用语文明规范；倡导"微笑服务"，推广首句使用普通话；实行首问负责制，对需要的患者提供陪诊送检引路导诊服务；诊疗过程集中精力，专注工作，不做与工作无关的事，提高医务人员的敬业度与职业化素养，不断改善医院的服务质量，使医院的形象与影响力得以不断提升。

六、现场评价的主要内容与要点

（1）要求医院工作人员仪容仪表端庄大方，按规定统一着装，挂牌上岗。上班时不戴下垂式耳环、不化浓妆、不涂彩色指甲油、不穿拖式时装鞋。做到"四轻"：走路轻、说话轻、操作轻、动作轻。

（2）观察工作人员的着装、工作期间的行为举止等情况。

（3）医院工作人员行为举止规范得体，接待患者用语文明规范。倡导"微笑服务"，推广使用普通话。实行首问负责制，对需要的患者提供陪诊送检引路导诊服务。诊疗过程集中精力，专注工作，不做与工作无关的事。

（4）观察职工是否有生、冷、硬、顶、推现象，是否使用服务忌语，上班时间是否玩手机。

（戴晓娜　杨帆　杨有业）

第四节　医院便民服务

医疗服务事关人民群众切身利益，事关国计民生及医药卫生体制改革成效。2005—2011年，原国家卫生部在全国范围内先后开展了医院管理年活动和医疗质量万里行活动，2015年年初又部署实施《进一步改善医疗服务行动计划》。从国家层面而言，持续改善医疗服务工作俨然已从阶段性活动步入制度化和规范化的常态管理轨道。

医院的便民服务措施主要体现在预约诊疗服务，门诊流程管理，急诊绿色通道管理，检查检验，住院、转诊、转科服务流程管理，基本医疗保障服务管理，投诉管理和就诊环境管理等诊疗的过程之中。

本节重点对双评标准的便民措施及其落实进行阐述。

一、医院便民服务的总体要求

加强预约和分诊管理，合理安排患者门诊、检查和住院时间，可以应用现代信息技术进行挂号、收费等管理。要持续优化医疗服务流程，减少患者等候，努力缓解群众挂号难、检查难、住院难等问题，为老年人、残疾人、烈属等人群提供绿色通道，在急诊、住院等方面给予适当优待倾斜。

二、预约诊疗服务

原卫生部在《关于在公立医院施行预约诊疗服务工作的意见》（卫医管发〔2009〕95号）和《关于改进公立医院服务管理方便群众看病就医的若干意见》（卫医管发〔2010〕14号）中，提出了要坚持推进预约诊疗服务的要求；2011年原卫生部办公厅《关于进一步推进预约诊疗服务工作的通知》中提出要通过规范预约诊疗服务平台、扩大开放门诊挂号预约号源、开展分时段预约、推进"预约优先"等方式进一步方便和引导群众预约就诊，通过推广实名制预约、切实加强医务人员出诊管理、有效降低患者爽约比例、注意隐私保护等途径保障预约诊疗服务顺利开展，同时实行三级医院预约诊疗服务信息月报制度。

（一）预约诊疗意义

（1）通过开展预约诊疗服务，帮助患者提前安排就医计划，减少患者等候时间。

（2）通过实施预约挂号，医院可以合理安排门诊人力资源，减少医院门诊高峰期人流量，利于医院提升管理水平、提高医疗服务水平和降低医疗安全风险。

（3）逐步开展医学检查项目集中平台预约，可以有效利用医疗资源，切实提升医院医疗服务内涵。

（4）通过实施各种预约诊疗服务，不断提高患者对医疗服务的满意度。

（二）预约诊疗形式

医院实施多种形式的预约诊疗与分时段服务，对门诊和出院复诊患者实行中长期预约。

（1）电话预约：患者可以通过拨打预约诊疗服务电话，人工服务选择就诊时间和医师，就诊当日持预约时提供的身份证、就诊卡或凭预约短信或预约回执单按挂号时间提前到院预约专窗挂号就诊。

（2）现场窗口预约：患者直接到医院门诊预约服务台提前预约门诊号，就诊当日持预约时提供的身份证、就诊卡或凭预约短信或预约回执单按挂号时间提前到院预约专窗挂号就诊。

（3）网上预约：通过登录网站或手机终端进行网上预约挂号，24小时开放。

（4）诊间预约：患者就诊结束→医师按需点击复诊预约→显示本周及下周的门诊时间→完成预约→各楼层分诊护士台领取预约号→就诊当日持预约时提供的身份证、就诊卡或凭预约短信或预约回执单按指定时间到院预约专窗挂号就诊。

（5）自助机预约　通过设在医院门诊大厅的自助服务一体机进行自助预约。

（三）预约诊疗管理制度

有预约诊疗工作制度和规范，有操作流程，逐步提高患者预约就诊比例。

（1）推广实名制预约：鼓励患者通过身份证明进行实名预约，对实名预约者进一步简化就诊环节。对于用同一身份证明短时间内频繁进行预约者，预约平台要对其是否属于恶意预约进行甄别并做出干预。充分发挥医院信息系统支撑作用，做好实名预约患者身份标识与流程优化工作。

（2）推行"分时段预约"机制：患者预约就诊时间精确到某天的某个时间点，并且以此预约时间作为患者就诊顺序安排的依据。方便患者就医、缩短患者排队等候时间，有效理顺医院现场的就医秩序。

（3）切实加强医务人员出诊管理：加强对门诊医师的管理，通过网站、电子显示屏、公告栏等方式公示医师出诊安排。对可能出现的出诊时间变更情况，要及早安排资历相当的人员做好替诊准备。要规定医师可以变更出诊时间的比例或最多次数，并定期对医师出诊情况进行考评奖惩。

（4）扩大开放门诊挂号预约号源：凡可在门诊窗口挂号的号源均应提供预约挂号服务，逐步提升预约诊疗率：医院门诊普通号源要全部开放预约，专家号源开放预约率≥50%，月平均实际预约率（所有号源）≥40%，月平均复诊预约率≥60%，口腔、产前检查月平均复诊预约率达到80%。

（5）降低患者爽约比例：向社会公众告知关于爽约的约定，制定取消预约的程序。对于连续或间断爽约超过一定次数的人员，预约平台可以进行提示、阶段性锁定。

（6）注意隐私保护：通过技术手段、强化内部管理等办法充分保护预约者的信息和隐私，保障个人资料安全。

（7）加强宣传，营造氛围：充分利用视频终端、电子屏幕、媒体、短信、报刊、网络、宣传栏、宣传海报、宣传手册等多种形式，宣传预约诊疗服务的意义和措施，公开服务内容、服务流程，提高全社会的知晓度，增加群众的认知度，引导群众主动参与预约诊疗服务。

三、优化门诊流程，设立一站式便民服务中心

优化门诊布局结构，落实便民措施，减少就医等待，完善患者入院、出院、转科服务管

理工作制度和标准，改进服务流程，方便患者。为急诊患者入院制定合理、便捷的入院相关制度与流程。危重患者应先抢救并及时办理入院手续。

针对医院传统的建筑布局和门诊服务中因服务功能设置分散，造成患者需多次往返办理登记查询的就医不便的现象，医院应该建立提供一站式服务的"便民服务中心"。在门诊医疗服务过程中推行一站式便民服务，其宗旨就是"以患者为中心，倡导人性化服务"，在为患者提供高效、优质、便捷的医疗护理的同时，也提供无微不至的身心关怀，使患者的需求得到及时的、最大的满足，将一站式服务并入门诊流程的优化工程，是"以患者为中心"服务理念的最佳体现。

将医院门诊分散设置的服务功能整合为一体，集中为患者提供导医、咨询、预约和包括发放检查报告、免费测量血压、免费出借推车、推床、老弱患者陪护、失物招领、免费寄存行李和代寄检查报告等在内的便民服务。实行统一标识、统一服务规范，方便患者辨识。统一标识的"便民服务中心"也已成为非公立医院优化诊疗流程、积极践行公益性、便民利民服务的重要标识。

便民服务中心功能包括：①提供咨询、导医、指引等。②提供便民服务。饮水、电话、物品寄存、针线、纸笔、住院患者查询；免费提供轮椅、平车、护送特殊患者；为患者和员工预订酒店、机票、火车票等。③提供各类宣传资料。手册、院报、医院楼层示意图使患者及时了解医院概况及布局，指导患者就诊。④健康教育。用专业知识为患者做好健康教育工作，提供健康教育处方，提高患者的自我保健意识，增进健康水平。⑤接受院内外电话咨询。将院内电话向全院公示，工作人员的各类需求均可通过总服务台解决协调；将院外电话在医院的互联网、电子触摸屏、114等对外的平台公示，及时解决患者提出的各类问题，执行首问负责制。⑥接受投诉，积极处理，及时听取患者的意见和建议，并上报给医院相关部门。

四、充分利用信息手段，开展自助服务，方便患者缴费

进一步加强信息化建设，发挥信息管理手段在改善医疗服务中的重要作用，使医疗服务更加便捷、公开，患者就医更加方便、明白。

（1）提供信息查询与推送服务。在保障患者隐私的前提下，通过互联网、移动网络、通信网络等途径，为患者提供检查检验结果、就诊项目、医疗服务费用等方面的信息查询服务，为患者推送诊疗信息、用药信息、异常检查检验结果信息、疾病相关健康保健知识等。

（2）运用信息技术在医院开展自助预约、自助预缴费、自助挂号、自助打印报告、自助查询等一系列自助医疗服务，为患者就医提供便利。依托医联系统可以实现医院检验检查报

告的网上查询和市民信箱预约推送服务。患者在医联门户网站上可以查询本人或者家属近期在医院所做的检验或检查结果。此外，患者还可通过市民信箱的订制服务，获得医联网主动推送的检验或检查结果。

（3）提供信息化结算支付方式。使用就诊卡预存、银联、手机软件等多种信息化支付方式，实现床旁结算、诊间结算，使患者结算更为便捷。有条件的地方可以探索将医保卡与银联卡相关联，实现"一站式"结算服务，减少患者排队缴费、医保报销次数。

目前，医疗机构较多地采用"银医一卡通"方式，实现便民服务。"银医一卡通"是把银行信息系统与医院信息系统进行连接，通过银行医疗卡或普通卡，依托银行自助终端、网上银行、电话银行等渠道，为医院及患者解决一系列医疗服务方案。随着社会的发展、技术的进步，医疗系统与金融系统的合作日益增多，已经成为新形势下诊疗服务的必然发展方向。

"银医一卡通"可以实现的功能有：通过电话预约与"银医一卡通"相结合方式，支持身份证、银联卡、医保卡（社保卡）、诊疗卡等多种介质的挂号模式。通过医院内部专门设置的终端自助服务设备，患者可完成诊疗卡建立、签约，现金充值、银联卡关联圈存取，预约挂号、现场挂号、取号、缴费、查询、打印等。

（4）搭建双向转诊信息平台。开展双向转诊的医疗机构要通过双向转诊信息平台，实现上转和下转患者的诊疗信息共享，保证分级诊疗服务的连续性，保障医疗质量和安全。

医院公开医疗价格收费标准和基本医疗保障支付项目，有各类基本医疗保障管理制度和相应保障措施，严格服务收费管理，减少患者医药费用预付，方便患者就医。

目前，自助设备已成为医院运行过程中不可或缺的基础设备，通过自助设备可实现患者预约、交费、查询等功能，大幅减少了患者窗口排队的时间，同时也避免了重复排队交费的现象。

五、出院患者回访

医院要加强出院患者健康教育和随访预约管理，提高患者健康知识水平和出院后医疗、护理及康复措施的知晓度。

医院延伸服务是医院拓展服务范畴、解决患者出院后问题、改善患者服务体验、提高医院服务质量的重要举措。对出院患者进行回访，是加强医患沟通、延伸医疗服务的一项服务举措。通过对出院患者开展多种方式的随访服务，了解患者康复情况、康复过程中的疑虑，及时予以咨询和康复指导；了解患者对医院的满意度、听取患者的建议；提醒患者来院复诊检查并予预约。这项服务强调摒弃传统的"被动服务"，开展"主动服务"，增加了医患双方的互动性，缩短医患之间的距离，增加了患者对医务人员的信任。

（一）出院患者回访主要方法

1. 短信随访方式

针对出院后患者必须注意的常见问题及最为关心的问题形成了系统的疾病随访规范，为患者提供专业性的医学指导。

（1）关键提醒：定期提醒患者出院后必须完成的定期检查、定期用药、定期门诊的时间和项目、所需的后续治疗，避免疾病的复发与恶化。

（2）出院常见问题：针对不同疾病的术后切口护理、出院后饮食营养、康复指导，并发症、后遗症防治，预防复发等问题，定期向患者发送指导，促进患者康复。

（3）疾病知识普及：从科普的角度，用通俗的语言告知患者所患疾病的病因、病理、诊断、治疗等相关理论知识，提高患者对疾病的常规认识。

2. 医患互动随访方式

当出院患者有任何问题时，可以通过短信（或电话）提交，有随访座席负责记录并反馈给医师。设置随访座席主要是对于一般性、知识性的问题，进行直接解答；对于个体相关性很大或者复杂的问题，将问题记录在随访系统中，并以短信的方式告知医师，由各科专职医师根据问题性质交由科内主治医师或责任护士在一定时间内致电回复患者，告知答案。

（二）出院患者回访相关管理措施

（1）考核制度：制定随访工作制度和管理规范，建立全院各科随访工作的考核标准和量化细则。各临床科室结合本科工作特点和性质制定随访工作制度和管理规范，重点突出，指定专人负责，做好随访过程记录和每月随访汇总统计。

（2）培训制度：内容包括电话礼仪、随访流程及随访注意事项、对患者咨询问题的解答方式及沟通技巧、患者意见的记录要求和反馈形式等。

（3）工作制度：对出院患者随访率达100%。规范电话随访内容，了解近期患者身体康复情况、给予用药指导、指导休息饮食及功能锻炼、预约复诊时间。开展社区服务，对医院医疗服务意见和建议及对患者咨询问题的指导。

（4）台账建设制度：出院患者（重点患者）随访记录本，包含预约提示、投诉（建议）。

（5）督查整改制度：通过随访服务平台，随机抽查病区服务专员对出院患者电话随访的真实情况，了解随访的实际效果；督促病区按时电话随访。

（6）定期随访工作总结通报制度：每月1次召开病区服务专员随访工作座谈会，交流随访体会，解决助理在随访中遇到的问题，适时调整随访内容；将各病区上报的资料及患者服务部抽访的情况进行通报，进一步提高随访质量。

（7）随访数据定期上报制度：病区服务专员每月底将电话随访情况汇总后上报，根据各病区上报的资料进行归纳分析，对仍未解决的问题上报院办公会讨论，为医院进一步改进工作提供良好的决策信息。

（8）随访不良事件上报制度：所谓不良事件，是指病区服务专员在随访中发现有潜在性医患纠纷和矛盾的事件并及时上报患者服务部，提前采取干预措施，避免矛盾和纠纷的升级恶化。

医院和科室应对随访工作突出的个人和科室视业绩予以奖励。

（三）关键环节控制

1. 患者能否积极配合随访，医患双方建立互信是前提

随访人员在患者住院期间要掌握患者的基本病情及心理状态，让患者或家属认识疾病发生、发展及其转归，建立基本互信。患者结束住院治疗要出院前，安排主管医师与患者进行二次沟通，通过健康教育让患者认识到定期复查的重要性，激发患者的积极性和主动性。对在门诊治疗的慢性病患者，接诊医师给予教育，普及随访的重要性知识。

2. 随访能否持续展开，准确稳定的联系方式是关键

在患者入院时，由住院处认真核对后登记个人信息，通讯地址详细到门牌号，电话号码要准确，有电子邮箱的要登记邮箱地址，并认真登记联系人（直系亲属）的通讯地址及住宅电话，以确保患者搬迁后仍能保持联系。当患者确定要开展随访工作，则有主管医师和随诊人员在出院前再次进行核对，确保登记的联系方式无遗漏和错误，并记录在电子档案中。

3. 随访能否规范进行，建立规范的随访制度及随访系统是必要条件

制定相应的管理措施，从为患者提供持续服务、提高医疗质量和科研角度出发，建设随访管理系统，同医师工作站一起进行网络化管理，通过系统调阅患者的治疗信息和随访历史，更能详细了解情况并配备电话进行电话随访。

4. 随访能否得到应有效果，安排相关专业医师负责是准确随访的保证

如果随访人员的医学专业水平有限，将导致患者对随访人员缺乏信任，不愿提供详细情况。负责随访工作的医师不仅要具备较强的沟通能力，还要不断获取当前最佳的研究证据，不断更新自己的知识结构。随访人员还要进行专业知识的培训，包括随访工作知识、营养学知识、心理学知识、计算机知识、法律知识等。提高随访人员的服务水平，本着医务人员较高的人文素质和知识修养、救死扶伤的崇高信念、真诚的服务态度、高度的责任感、文明的谈吐给患者以优质的服务。

（四）出院及慢性病患者管理

慢性病患者需要长期、反复治疗，并定期进行复查。因而，出院后的慢性病患者较其他患者更需要医务人员为其提供一系列后续健康指导与服务，以满足其健康照护及支持性需求。原卫生部印发的《中国慢性病防治工作规划（2012—2015年）》中提出"将健康融入所有政策"的理念，即要从大健康、大卫生的角度出发，建立多部门参与和协调一致的有效机制，并将慢性病管理与医疗体制改革的推行及健康产业的发展等改革动向紧密结合，促进公众健康。通过构建慢性病患者出院后复诊预约服务平台，并对所有出院患者定期随访，进行提醒复诊预约服务，彰显非公立医院的公益性形象，同时稳定医院病患群，促进医院经济与社会效益的稳步增长。

首先，在复诊预约服务平台里设置出院患者随访的时间，到时系统中会自动提醒今日需要随访的患者，床位医师、责任护士将主动与患者进行沟通，让被随访的患者感受到医院对其疾病的重视和关怀，使患者得到延续和完整的照护服务，消除对疾病的恐惧心理。同时，患者愿意及时将病情告知随访者，随访者可针对病情提供健康指导，避免了患者盲目就医、返院就诊率升高的现象。其次，通过征求患者对在住院期间医疗、护理等方面的意见及时改进医院服务的质量；最后，通过信息共享，门诊服务护士可为出院后预约就诊的患者提前办理挂号手续，减少患者等候时间，方便患者，从而带来良好社会效益及经济效益。医院为提高复诊就诊率对接受电话随访的患者下次来院就诊时给予优惠政策，从政策层面保障预约的效果，减少爽约率，提高工作效率。

六、现场评价的主要内容与要点

（1）门急诊、住院须知、便民服务措施公开。公开监督电话、投诉信箱、邮箱。医院至少开展两种以上形式的预约诊疗服务，如电话、网络、现场等预约形式。出院复诊患者实施中长期预约。

（2）提供导医、咨询服务，无障碍通道、提供轮椅、饮水供应、公用电话等便民服务落实。

（3）实行挂号收费通柜服务，可提供刷卡、现金支付等多种支付方式。

（戴晓娜 杨帆 杨有业）

第五节 医院信息公开管理

医院信息公开或公示是医院管理的一项基本制度。根据原卫生部《关于全面推行医院院务公开的指导意见》《医疗卫生服务单位信息公开管理办法（试行）》（卫生部令第75号）和原国家卫生计生委办公厅《关于印发医院、计划生育技术服务机构等9类医疗卫生机构信息公开目录的通知》(国卫办政务发〔2015〕12号)，医院对信息公示的内容，分别向社会、患者、职工进行公开，接受群众监督，确保群众和职工对医院的相关问题享有知情权和监督权。实行院务信息公示，是深化医院内部管理改革，建立和完善医院管理制度改革的重要内容；是加强医院民主建设和党风廉政建设，促进医院领导干部廉洁自律的重要措施；是密切党群、干群和院群关系的有效途径；是推动院务工作进一步规范化、制度化和法制化的组成部分。通过医院信息公示工作加强社会公众监督和医院职工民主监督，促进医院牢固树立"以患者为中心"的理念，提高医疗服务质量和服务水平，推动医院持续健康发展，为人民群众提供更好的医疗服务。

医院要健全以职工代表大会为基本形式的民主管理制度。工会依法组织职工参与医院的民主决策、民主管理和民主监督。医院研究经营管理和发展的重大问题应当充分听取职工意见，召开讨论涉及职工切身利益的会议，必须有工会代表参加。推进院务公开，落实职工群众知情权、参与权、表达权、监督权。

推行医院院务公开，加强医患沟通，和谐医患关系，增加医疗服务透明度，促进医院广泛接受群众和社会监督，提高廉洁行医、诚信服务的意识，具有重要意义。

一、医院信息公开管理组织

(1)医院设立院务信息公开领导小组，组长由医院院长担任，副组长由党委书记担任，成员由纪委书记、行政副院长、业务副院长、工会主席及监察室、院办、医务、护理、财务、人事、党办等行政职能部门的负责人组成。院务信息公开领导小组主要负责信息公开公示的领导和组织实施，动员广大员工充分行使民主权利，积极参与信息公示。

(2)领导小组下设办公室，办公室设在院办，负责承办信息公开具体事宜，根据有关政策规定及院务信息公开领导小组确定的公开方案，按照院务公开的原则、程序、内容等形式，制定信息公示目录并定期更新修订，将有关事项予以公开。同时建立信息公示档案，长期保存备案。

(3)医院设立院务信息公开监督小组。组长由纪委书记、工会主席担任，成员由纪检、审计等有关人员组成。其职责是对医院信息公示进行监督、检查。

二、信息公开的原则

医院信息公开本着便利、快捷、有效的原则，采取多种形式实行。

（1）坚持实事求是的原则，公开公示的内容必须真实准确。

（2）坚持信息公开公示及时性的原则。

（3）依法办事，坚持信息公示的原则、认真执行公开的内容。做到政策依据公开、程序规则公开、工作过程公开、实施结果公开。

（4）保护患者和职工合法权益的原则。

（5）坚持民主集中制的原则。

三、信息公示的内容

医院信息，除涉及国家机密、公共安全、依法受到保护的商业秘密和个人隐私以外，原则上予以公开。

（一）向社会公开的信息

1. 医院概况

（1）执业登记：医院名称、地址、院长（法定代表人）姓名、诊疗科目、床位；职能科室设置执业地点、《医疗机构执业许可证》有效期、发证机关。

（2）基本信息：医院名称、级别、等次、联系电话、网址。

（3）诊疗技术准入许可：经卫生行政部门批准准予开展的各项诊疗技术及特殊临床检验项目的名称及有效期，如人体器官移植技术、人类辅助生殖技术等。

（4）大型医用设备的配置许可：经卫生行政部门批准使用的大型医用设备的名称及从业人员的资质。

（5）承担的教学任务：医院承担各院校医学生（专科生、本科生、研究生）见习和实习任务的基本情况，包括学生数量和教学时间。

（6）工作人员识别：①医师、护士、医技人员本人的姓名、职务或职称；②行政管理人员、后勤人员本人的姓名、任职部门、职务；③试用期、见习、实习、进修人员本人的姓名、身份。

2. 医院环境

（1）医院位置及周边的交通：周边公共交通线路、停靠站名、院外周边停车场位置。

（2）医院内交通线路及导诊路标提示：医院急诊车辆入口与出口指示、院内停车场与总车位数、院内行车指引。

（3）门诊、急诊、住院部各病房的设置、位置格局及科室布局、急诊"绿色通道"路径。

（4）紧急情况应急避难的疏散通道：院内应急避难撤退路线及应急通道指引。

3. 行风廉政建设

（1）加强医德医风建设的有关规定及监督途径。

（2）患者权利和义务的主要内容。

（3）接受社会捐赠资助的情况和受赠受助财产的使用管理情况。

（4）本院服务监督部门（人）的投诉电话和信箱。

（5）上级部门投诉方式：上级卫生行政部门的投诉电话和信箱。

（6）行风廉政建设情况。

4. 医疗服务

（1）医疗服务基本情况：临床、医技科室名称、服务内容等。

（2）专科、专业门诊安排、专科特色。

（3）医院服务时间：门诊、急诊服务时间（含节假日），办理入出院时间，住院查房时间、探视时间。

（4）门诊、急诊服务流程和便民服务流程：门诊、急诊挂号，就诊、取药、交费等事项的流程与服务地点。

（5）预约挂号方式：门诊诊疗项目、医务人员的专长和出诊时间、节假日值班安排；预约挂号的时间、流程与方法。

（6）住院服务流程：留观、入院、出院、转科、转院等的服务流程。

（7）特需服务项目、内容和服务对象。

（8）特殊人群优先措施：对老年人等特殊人群实行服务优先措施。

（9）门诊咨询服务：提供门诊咨询服务的场所和方式。

（10）健康教育咨询服务：提供常见疾病健康教育、合理用药咨询服务的时间、地点。

（二）向患者公示的信息

1. 服务告知

（1）患者的病情告知制度：应将需要告知的情况及告知的内容告知实施人。

（2）特殊诊疗服务流程：患者接受重症监护（ICU）、介入诊疗、手术治疗、血液净化、器官移植、人工关节置换等特殊诊疗的服务流程。

（3）主要检查项目的预约与报告：主要临床检验项目的预约与报告时限；临检、超声、造影、CT、MRI 等主要辅助检查项目的预约流程、地点与报告时限。

（4）辅助检查前的告知事项：进行心电图、超声、造影、CT、MRI 等辅助检查的检查须知及注意事项。

（5）医疗纠纷的处理程序：医院处理医疗纠纷的程序和相关职能部门电话。

（6）病历复制、封存及启封服务：提供病历复印或者复制服务、封存及启封的流程和地点。

2. 服务价格及收费告知

（1）收费查询制度：与患者有关收费项目的查询制度。

（2）医疗服务项目价格：经过批准的各种医疗服务项目名称、项目内涵计价单位、价格等。

（3）药品价格：常用药品通用名、生产厂家、剂型、规格、价格。

（4）医用耗材价格：主要医用耗材的规格、型号、生产厂家、价格。

（5）门诊费用：门诊费用清单，包括药品和医疗服务的名称、数量、单价和金额等，为门诊患者提供费用清单。

（6）住院费用：住院患者每日费用实行"一日清"制度，出院时总费用，包括药品、医用耗材和医疗服务的名称、数量、单价、金额等明细费用清单。

（三）向内部职工公开的信息

1. "三重一大"制度信息

（1）重大事项决策：有关医院改革与发展的重大决策，至少应包括医院建设、学科建设等方面的发展规划、年度计划及完成情况。重大制度的改革、重要管理制度的制订修订和贯彻执行情况，综合目标管理任务的制定。

（2）重要人事任免：院、科两级干部的任免情况。

（3）重要项目安排：按规定需公示的项目，如重大建设、修缮项目及大型医用设备购置等的决策和执行情况。

（4）按规定属于大额度资金的使用情况。

2. 业务管理

（1）医疗质量管理方案：实施医疗质量管理的制度和具体措施。

（2）质量与安全信息：医疗质量主要指标，如甲级病案率、入出院诊断符合率、手术前后诊断符合率、医院感染率、无菌手术切口甲级愈合率等；重大医疗事故争议、医疗事故的处理结果。

（3）医院管理制度：医院行政、医疗护理管理制度。

（4）诊疗护理常规：各临床、医技科室的诊疗护理常规。

（5）重点部门工作流程：如急诊、ICU、手术室、产房、消毒供应中心等。

（6）应急管理：应急管理方案应包括突发医疗、公共事件与自然灾害等的应急方案。

（7）药事管理：医院药事管理委员会组成及工作开展情况、药事管理规定等；对违法违规药品供应商停止采购其药品情况。

（8）药物、耗材使用监控结果：主要药物如抗菌药物等临床应用的监控结果；主要高值耗材使用监控结果；处方点评结果。

（9）财务管理：年度财务预、决算情况；投资及其收益情况；招待费、出差费支出情况。

（10）医院感染管理：医疗器械的消毒情况、医院环境的消毒情况；发热门诊的设置情况、预检分诊情况；医疗废物的处理途径及方式。

3. 廉政建设

（1）行风建设：纠正行业不正之风投诉信箱、电话。

（2）廉政建设：领导班子建设和党风廉政建设情况。包括领导干部勤政廉洁和民主评议情况、公车使用和通信工具配备使用情况。

4. 职工关注事项

（1）职工权益：职工的工资、福利、劳动保护等涉及职工切身利益等情况；养老金、医疗保险和其他社会保障基金的缴纳情况；重大科研课题的立项及经费使用情况，科研开发、科研成果的转化及社会经济收益等情况；专业技术资格评审标准、条件、程序和结果；卫生技术人员培训、进修计划等。

（2）人事管理：人事管理和改革方案；工作岗位设置、岗位职责、岗位条件；新聘用工作人员的计划、招聘标准、程序和招聘情况；工作人员辞职、辞退、聘用、解聘的政策；内部绩效工资分配方案。

（3）人员出国考察、国内（外）进修、培训情况。

四、信息公示的程序

根据医院工作情况提出医院信息公示事项，由院务信息公示领导小组责成相关部门或科室予以公示。

（1）院务信息公示领导小组根据医院情况，指导有关部门提出公示内容。

（2）公示的内容由院务公开领导小组进行审核后予以公示。

（3）根据公示的内容和时限要求采取不同形式进行公示。

（4）院务公示监督小组负责检查公示内容是否真实，公示形式是否符合要求。

五、信息公示的形式

医院院务信息公开以实用、简明、便利患者和职工周知为原则，根据公开事项的不同采取相应的公示方式。

（一）向社会和患者公示的形式

（1）在门诊、病房及对公众服务窗口等明显位置设立公开专栏、宣传橱窗、电子大屏幕公告栏。

（2）打印住院收费每日清单、门诊收费清单，编印、发放各类资料。

（3）通过医院网站发布。

（4）设立电子触摸查询装置、查询电话。

（5）建立院领导接待日制度、设立院务公开投诉信箱等。

（二）向内部职工公示的形式

（1）充分发挥职工代表大会的协调、监督作用，采用院务公开栏、院情发布会、党政工联席会、工会委员会扩大会议、职工座谈会等形式公示。

（2）行政例会、院周会、科务会。

（3）通过会议纪要、会讯、简报、院报、院刊、电子触摸查询装置、医院局域网和网站等载体发布各种医院工作信息。

（4）编印、发放各类资料。

六、案例

【台湾地区医院信息公开】

2005 年，我国台湾地区颁布了《政府信息公开法》，第 4 条明确规定将公立医疗机构作为政府信息公开的部门。

（1）信息公开的内容按照《政府信息公开法》第 7 条的规定，台湾地区公立医疗机构应主动公开以下信息：

①医院的组织、职责、地址、电话、传真、网址及电子邮件信箱账号。医院的组织信息主要包括院长室、秘书室、人事室等医院行政部门，药剂、门诊、护理等医疗辅助部门，教学研究部门的介绍及内科、外科、其他科系等医疗部门的医疗服务项目介绍、医师姓名及专场，联系方式等。

②施政计划、业务统计及研究报告。施政计划主要包括医院科学研究、人才培养、组织与管理、服务等方面制定的计划和目标。业务统计主要包括患者满意度调查、再住院率、糖尿病等疾病治疗方案执行率、疾病分类统计年报、癌症登记统计年报。

③公共工程及采购契约。医院会定期公布医院财务类采购、工程类采购及劳务类采购的采购年度、招标方式、招标分类、公告日期、截止日期。

④预算和决算书。医院会将每年的年度法定预算和年度决算进行公布。医院年度法定预算公开项目包括作业基金余绌表，如业务收入、业务成本与费用、业务剩余、业务外收入、业务外费用、业务外剩余等；作业基金余绌拨补表，如剩余部分、分配部分、未分配剩余等；作业基金现金流量表，包括业务活动现金流量、投资活动现金流量、融资活动现金流量等。医院年度决算包括作业基金收支余绌决算表，如业务收入、业务成本与费用、业务剩余、业务外收入、业务外费用等；作业基金余绌拨补决算表，如剩余部分、分配部分、未分配剩余等；作业基金现金流量决算表，包括业务活动现金流量、投资活动现金流量、融资活动现金流量等；作业基金平衡表，包括资产、负债、净值；业务外收入明细表；业务外支出明细表等。

⑤支付或接受补助。医院支付或接受补助的信息会在年度决算书里面进行公布。

（2）信息公开的程序：《政府信息公开法》规定，向医院申请公开信息必须采取书面形式，填写申请书，其申请经电子签章凭证机构认证后，可以电子传递方式进行传递。申请书填写的事项包括：

①申请人的姓名、出生年月日、身份证号、通讯地址及联系电话；申请人为法人或团体的，应填写名称、立案证号、事务所或营业所所在地；申请人为外国人、法人或团体的，应注明国籍、护照号码及相关证明文件。

②申请人有法定代理人、代表人的，应当填写其姓名、出生年月日及通讯地址。

③申请医院公开信息的主要内容及件数。

④申请医院信息公开的用途。

⑤申请日期。申请人申请方式或要件不具备，可以在规定的时间内进行补正。医院依照《政府信息公开法》公开或提供医院信息时，可以向申请人收取费用；申请医院信息是为了学术研究或公益用途的，费用可以进行减免。

（3）救济途径：申请人对于医院就其申请提供、更正或补充医院信息所做的决定不服的，可以依法提起行政救济。

七、现场评价的主要内容与要点

（1）医院有信息公开的管理组织与制度，有专人维护医疗信息落实。专家门诊、节假日调诊、布局流程调整等信息应及时准确发布，避免患者无效往返。

（2）医疗收费项目主动公示。采用电子屏、自助触摸屏、公示栏等形式公示信息。严格执行医疗服务收费标准，杜绝乱收费现象。

（3）"住院费用一日清"服务落实，或住院期间随时可查询、可知晓适时住院费用，切实维护患者（家属）对诊疗费用的知情权。

（戴晓娜　杨帆　杨有业）

第六节　健康教育

健康是指身体健康、心理健康和具有良好的社会适应能力。健康教育就是通过教育的手段，对人们进行健康知识的培训等，以便使人们能够真正领会健康含义的科学。健康教育的核心是教育人们树立健康意识、促使人们改变不健康的行为生活方式，养成良好的行为生活方式，以降低或消除影响健康的危险因素。通过健康教育，能帮助人们了解哪些行为是影响健康的，并能自觉地选择有益于健康的行为生活方式。

一、健康教育的含义

（一）健康教育的定义

健康教育，是通过有目的、有计划、有系统地传播卫生保健知识和技术，帮助人们树立正确的健康观念、自愿采纳有益健康的行为和生活方式、消除或减轻影响健康的危险因素，预防疾病、促进健康、提高生命质量。健康教育实践，主要包括健康知识普及、保健技能培训、健康行为干预等。

（二）健康教育的任务

健康教育包括在医院内的健康教育和对社区、社会的健康教育。其目的是通过健康教育活动过程，达到改善、维护个体和社会的健康状况和促进精神文明建设的目的。为达到上述目的，健康教育的主要任务是：

（1）主动争取和有效促进领导和决策层转变观念，从政策上对健康需求和有利于健康的活动给予支持，并制定各项促进健康的政策。

（2）促进个人、家庭和社区对预防疾病、促进健康、提高生活质量的责任感。通过为群众提供信息，发展个人自控能力，以帮助人们改变不良行为习惯和生活方式，排除各种影响健康的危险因素，使人们在面临个人或群体健康相关的问题时，能明智、有效地做出抉择。

（3）创造有益于健康的外部环境。健康教育必须以广泛的联盟和支持系统为基础，与相关部门协作，共同努力逐步创造良好的生活环境和工作环境。以场所为单位，把社区、工厂、医院等建成如同世界卫生组织（world health organization，WHO）所倡导的"健康促进学校"那样的"健康促进社区""健康促进工厂""健康促进医院"等。

（4）教育和鼓励每一个公民进行明智的健康实践。教育和引导公众破除迷信，摒弃陋习，养成良好的卫生习惯，提倡文明、健康、科学的生活方式，培养健康的心理素质。

（三）确立健康教育的目标

通过健康教育让接受教育的对象达到面对防病治病的三级预防行为目标。

（1）一级预防：提倡健康的生活方式。合理膳食、适量运动、戒烟限酒、心理平衡。

（2）二级预防：早发现、早诊断、早治疗。如35岁以上门诊患者首诊测量血压制，加强人群的体检筛查等。

（3）三级预防：确诊患者加强遵医行为。指导定期检测血压及其他危险因素。发现病情变化及时就医。遵医嘱坚持药物和非药物治疗。

二、健康教育计划的实施

（一）制定实施时间表

实施时间表是一个以时间为引线排列出各项实施工作的内容、具体负责人员、监测指标、经费预算、特殊需求等内容的一个综合执行计划表，是依据项目计划而制定的科学的时间进度表。监测指标是检测该项工作是否完成的依据，可以是政府文件、培训通知、总结、签到表、照片等形式。经费预算是对每项活动的费用估算及整个计划所需的费用。特殊需求指活动所需要的特定设备、资料、场所及外请人员等。

（二）质量控制的方法

（1）记录与报告方法：项目计划的实施从一开始就必须按照要求分项目和工作部分，由相应的负责人切实做好记录（实施日记），随时记录实施工作的情况和重要信息，包括时间、地点、参加人员、现场活动情况、经费使用、参与人员的表现和意见等。记录是对实施过程、内容、方法、现场情况的反应，对于项目负责人掌握实施过程、进行流程控制及最后总结评价都具有重要意义。

定期或不定期的报告或例会制度有利于领导小组和实施负责人了解实施情况、监控实施质量。例会或报告的频率、范围、时间和参加人员等可依据实际情况而定。记录是报告的基础和依据，报告应立足于记录。

（2）现场考察和参与方法：主管人员或监督人员通过考察和参与，可以掌握项目实施的第一手资料，是指导实际工作的可靠依据。现场考察和参与实施活动应是有计划的，应列入实施计划时间表。监测人员应做好监测记录，供报告、例会和讨论使用。

（3）审计法：主要用于财务方面的监测。审计的目的是监测经费的管理和使用情况，尤其是大型项目的经费开支情况必须做好分项目审计、阶段审计和总体审计。审计的结果可以用来指导经费的管理和分配、调整预算、保证经费的使用质量。

（4）调查法：通过调查来获取资料，监测实施过程和控制实施质量。检测的内容包括干预活动数量、受益人数、工作人员能力、阶段性效果等。

（三）健康教育计划实施人员培训

实施人员应该掌握与实施该项健康教育计划有关的知识与技能，因此，培训的内容应包括管理知识、专业知识和专业技能。

（1）管理知识：每个计划的实施都有管理工作，特别是大型的健康教育活动的实施，需要有较多的人力和时间放在管理工作上。实施人员需懂得计划的分解落实、资源的筹集和分配，人员的招募、组织和调配、工作进展的监测、物资的管理、对内对外的协调联络等。

（2）专业知识：实施人员需要掌握的专业知识根据计划内容差别很大。除有关的健康信息外，还应包括调查方法、行为干预方法、传播知识与技巧、数据收集处理方法、报告书写方法等。

（3）专业技能：实施人员应该掌握设备使用、维护、传播材料的制作等与实施内容相关的专业技能才能适应实施工作的需要。

三、医院健康教育

（一）医院健康教育的内容

1. 医院健康教育的定义

医院健康教育泛指医疗保健机构在临床实践过程中伴随医疗保健活动所开展的健康教育。狭义的医院健康教育又称临床健康教育或患者健康教育，是以患者为中心，医护人员根据患者所患疾病的特点和转归情况，对患者及家属所开展的有目的、有计划、有系统的健康教育活动，其目的是防治疾病，促进身心康复，积极开展治疗和康复知识的传播和教育活动。

广义的医院健康教育还包括医院对社区居民、医院职工、所属社区机关企事业单位职工、大中小学生等不同人群所开展的社会健康教育工作，内容从疾病防治知识扩展到健康行为与生活方式，以及心理健康促进知识和技能。

2.医院健康教育的基本内容

（1）一般健康保健知识，包括以下方面。

①各种传染病防治知识，包括传染病的传染源、传播途径、预防方法及疫情报告，传染病患者隔离、消毒、护理和治疗等。

②非传染性慢性病防治知识，包括高血压、冠心病、脑血管病、糖尿病、肿瘤等慢性疾病的预防、治疗和康复。

③各种常见病的防治及保健知识，包括内科、外科、妇科、儿科、五官科、皮肤科等常见病的防治知识和抢救措施。

④各种仪器、器械治疗的知识，如放射线、红外线、激光、冷冻、理疗、针灸等治疗方法的适应证、禁忌证和有关注意事项。

⑤各种检查化验知识，包括血、尿、粪三大常规，各种血液生化功能检查、X线检查、心电图、B超、胃镜、CT、磁共振成像、各种胸腹腔穿刺检查等的意义、注意事项、采样方法及正常值。

⑥就诊知识，包括门诊挂号、挂专家号、住院手续办理及医院中的有关规章制度。

⑦合理用药知识，包括各类药物重要的适应证、禁忌证、服法、剂量、不良反应和注意事项等。

⑧日常生活保健知识，包括饮食、营养、运动、娱乐、卫生、吸烟酗酒的危害等。

（2）心理卫生知识包括帮助人们了解心理健康的意义，学会用心理卫生技能保持心理健康，并用良好的心理状态来稳定病情，促进身心康复，提高患者的生存质量。

（3）行为干预教育是指在医院内和医院管辖的社区内，通过对不良的卫生习惯和不良的卫生行为实施针对性的健康教育，从而使患者和社区居民掌握保护健康所必要的技能，进而从医行为指导、矫正人们不健康的行为，改变不良的卫生行为和习惯，建立起健康科学的生活方式。行为干预教育是医院健康教育和健康促进内容的进一步深化，它主要采用行为倡导和行为矫正的方法，其主要内容包括4个方面：矫正个人不良行为、矫正不良的行为习惯、矫正不良的生活方式和矫正不良的运动方式。

（二）医院健康教育的意义

医院健康教育是社会发展和医学进步的产物，是健康教育工作多项功能的重要体现，对疾病的预防、治疗、护理、康复、管理等许多具体环节具有特殊的意义和作用，是医院工作的重要组成部分。

（1）提高患者依从性：通过对患者进行健康教育，可以使患者掌握必要的卫生知识，正确认识疾病，更好地配合治疗，从而提高其医疗依从性。

（2）心理治疗：通过对患者进行健康教育，可以消除或缓解患者或家属因对疾病一无所知而产生的恐惧、紧张、焦虑、悲观失望等情绪反应，增强他们与疾病做斗争的信心。

（3）改变不良行为与生活方法：通过对患者进行健康教育，使其改变与疾病有关的不良行为和生活方式，从而真正消除致病的根本因素。

（4）密切医患关系：通过对患者进行健康教育，不仅使其自愿接受治疗，还可以使其了解治疗的过程及相关风险，从而增强患者的理解意识，缓解医疗纠纷。

（5）降低医疗成本：通过对患者进行健康教育，使其掌握疾病防治的基本知识，从而减少住院天数，降低医疗成本，提高医疗设施的利用率。

（三）医院健康教育的途径与方法

1. 医院健康教育的途径

医院健康教育主要包括医务人员健康教育和患者健康教育。医务人员健康教育内容侧重于转变医务人员的卫生观念、掌握健康教育的基本知识与技能、培养良好的生活习惯等。主要途径有专兼职健康教育人员的业务培训、全体医务人员的继续教育及医务人员健康促进活动等。

患者健康教育是针对患者疾病特点和个人的健康专科情况，通过健康教育实现三级预防，促进患者身心健康。患者健康教育可分为门诊教育、住院教育、出院教育、出院后教育。

2. 医院健康教育的方法

（1）医务人员健康教育

①专业进修学习或在职函授、自修。对医院健康教育职能科室的专业人员，可采取脱产、半脱产进修或函授学习方式，系统学习健康教育专业知识，提高专业技能。

②将健康教育培训纳入继续医学教育体系。继续医学教育是以学习新理论、新方法、新知识和新技术为主要内容的一种终生性医学教育制度，旨在使医务人员不断提高业务水平和专业工作能力，跟上医学科学的发展。这种方法既可适用于医院专职健康教育人员，也适用于全体医务人员。医院可以根据实际需要，举办各种专题培训班，分期、分批、分阶段地进行

健康教育专业理论和技能培训，也可有计划地购置、发放医院健康教育培训教材，组织集体学习或自学。

③将健康教育列入"三基训练"和岗前培训的内容。此方法适用于对低年资医务人员培训和开展新的服务项目之前。例如，创建爱婴医院、建立整体护理模式病房，都必须对医务人员进行严格系统的岗前培训，培训后考核合格方能上岗。

④外出考察，参观学习。组织医院领导和健康教育骨干人员到开展健康教育先进地区和单位参观考察，通过现场观摩学习，交流经验，寻找差距。对于决策者更新观念，开阔视野，吸取先进思想与方法，具有积极的意义。

（2）患者健康教育，包括门诊与病房健康教育，门诊健康教育与病房健康教育内容各有所异。

（3）医院要因地制宜开展形式多样的健康教育活动。通过诸如讲座、版报、册页、宣传栏、电话、网络等多种形式向群众进行宣传咨询指导，增强健康保健意识。

（四）医院健康教育的基本形式及内容

医院健康教育不但要针对到医院接受医疗保健服务的患者和家属，而且还要针对社区人群实施健康教育活动。对于前者，是提高保健知识和保健技能；对于后者，是预防疾病、维护与促进健康、提高人群生活质量。因此，医院健康教育包括患者健康教育、社区健康教育和社会性宣传教育3种基本形式。

1. 患者健康教育

患者健康教育又称院内健康教育，是医院健康教育的重点。患者健康教育是根据患者和家属的不同需求，在对患者进行技术服务的同时，有针对性地开展健康教育服务。患者健康教育根据实施场所的不同，一般分为门诊健康教育和住院健康教育2种形式。

（1）门诊健康教育：是指对患者在门诊诊疗过程中所开展的健康教育活动。医院门诊是患者和家属集中的地方，人员流动性大，人群复杂，停留时间短暂，并且每个患者的情况和要求各异，难于进行系统的、集中的教育。因此。门诊健康教育要抓住门诊就医过程的主要环节，针对患者带有普遍性的问题，简明扼要地实施健康教育活动。门诊教育分为以下4种形式。

①候诊教育：指在患者候诊时，针对候诊知识和该科的常见病和多发病所进行的健康教育活动。候诊教育的主要形式是设置宣传栏、黑板报、宣传标语牌或通过导医台提供各种卫生科普知识、就诊常识等宣传材料；有条件的医院还可设置闭路电视、电子显示屏等对一些基本的保健知识进行滚动式反复播放。候诊教育既可安定患者的情绪，维持正常的候诊秩序，又可使患者及家属在候诊时获得一些卫生保健知识和就诊常识。

②随诊教育：是指医务人员在对患者诊治疾病的过程中，根据患者的病情对患者进行的面对面的教育和指导。随诊教育既可改善医患关系，又可以提高对患者的治疗效果。在随诊教育中，为解决门诊患者多，诊疗工作量大与开展随诊教育的矛盾，可以组织专业人员编写各科常见病的健康教育处方，以供医务人员在短暂的随诊教育中发放使用。健康教育处方是以医嘱形式提供的健康教育材料，它能针对某病特点，对患者进行保健指导，便于患者进行保存和阅读，是一种有效的辅助治疗手段。

③门诊咨询教育：是指医务人员对门诊患者及其家属所提出的有关疾病与健康的问题进行的解答和指导。门诊咨询教育是一种针对性很强的对话教育，需要较高的人际交流技巧和丰富的医学知识、临床经验等。

④门诊专题讲座和培训班：是以预约门诊形式将患有同种疾病的患者或需要接受相同保健服务的人员集中起来，进行有关疾病知识讲座、行为指导或技能培训。另外，还可采取健康教育大课堂的形式，将全年课程排好，每月1次，公布于大众，让患者根据自己的健康需求选择听课。这种教育形式适用于需要定期到医院接受保健服务的人或慢性患者及其家属。

（2）住院健康教育：是指医务人员对住院患者或患者家属在住院治疗期间所进行的健康教育。

患者在住院期间处于相对稳定状态，与医务人员接触较多，便于医务人员和患者之间的相互了解，从而更有利于健康教育活动的开展。但是也应该看到，由于住院患者大都病情复杂严重，患者心理变化较大，因而对健康教育的要求也更高，对住院患者实施健康教育时一定要注意个体化、针对性和指导性。

住院健康教育包括入院教育、在院教育、出院教育和出院后随访教育4个方面。

①入院教育，是指患者在入院时由医务人员向患者及其家属进行的健康教育活动。其程序为：首先，当班护士向患者及其家属介绍住院有关规章制度及服务内容，并对患者及其家属进行必要的安慰；其次，主管或值班医师在首次接诊患者时，应向患者及其家属说明病情、治疗方案、检查安排及可能的预后。入院教育的目的是使患者尽快熟悉住院环境、稳定情绪、遵守医院制度、服从医嘱、积极配合治疗。

②在院教育又称病房教育，是指患者在住院期间所开展的经常性健康教育工作。其程序为：首先，确定健康教育重点，一般结合病房的临床实际，分病区、分病种通过综合影响因素分析来确定；其次，针对患者及其家属的个体需求开展医务人员与患者之间的一对一交谈教育，强化教育后的行为矫正；最后，定期组织患者座谈会，征求对医务人员管理等意见及患者之间进行治疗体会的交流。

目前，病房教育常用的模式是"医护结合、分层进行、各有侧重、各负其责"。即护理员、护士、护士长和医师根据各自的工作特点，对住院患者进行宣传教育和行为指导。其目的是以行为改变为目标，以口头教育和示范指导为主要形式，将健康教育纳入医务人员的岗位责任制，利用医务人员的专业知识特长和权威性，促进患者知、信、行向有利于疾病治疗、康复和身心健康的方向转变（图 10-1）。

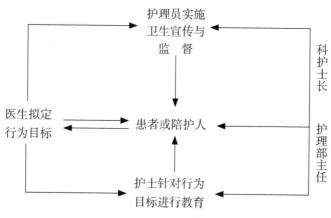

图 10-1 住院患者分层健康教育流程模式

病房教育还可采用举行同病种患者咨询会、定期或不定期医患座谈会、卫生科普读物入病房、健康教育专题讲座、设置健康教育宣传栏等方式，有条件的医院可采用闭路电视、电子屏幕、播放录像片等电子化教育手段。

③出院教育，是指在患者出院前，由医务人员向出院的患者及其家属所进行的个别谈话教育。教育的主要内容是向出院的患者及其家属交代住院治疗的结果、疾病的现状及预后、出院的注意事项及征求患者及其家属对医院和医务人员的意见。同时，对患者及其家属进行合理饮食、锻炼和生活起居、家庭护理的指导。

④出院后随访教育，是指对患者出院后进行的追踪性健康教育。主要针对慢性病患者和疾病有复发倾向者，以及需要长期接受健康指导者。其方法有：书信指导、电话咨询、互联网沟通、定期或不定期的家访等。出院后教育不仅有助于临床治疗效果的追踪观察，也有利于及时了解患者的病情变化，针对患者的需求，及时给予相应的保健指导和教育，从而有助于病情好转，促进康复。

2. 社区健康教育

社区健康教育是指在医院负责的社区服务范围内，根据居民或医疗合同单位的需求，配合地段医疗保健服务的实施所开展的健康教育活动。社区健康教育是以医院医疗保健人员为主体、以社区为范畴、以家庭为单位、以个人为对象、动员全社会参与的健康教育活动。因此，社区健康教育是医院健康教育由患者向健康人的扩展，是院内教育向院外教育的延伸，医院参与并做好这项工作具有重要的意义。

社区健康教育基本形式分为以下两大类。

（1）结合社区医疗保健工作开展健康教育：社区健康教育要充分利用为社区居民提供各项医疗保健服务的机会和场合，开展各种健康教育活动。例如，在计划免疫、围产保健、儿童保健、家庭病床等工作中发挥健康教育的先导作用，提高患者和群众的参与意识及自我保健能力。

家庭病床能将社会、医疗机构、家庭三者对患者的关心、照顾、服务有机地结合起来，特别适宜老年人、儿童和妇女的心理愿望，有利于减轻家属负担和促进患者的康复。家庭病床需要医务人员定期上门访视，这为医务人员创造了进行家庭健康教育的机会。家庭病床健康教育的程序是：首先，应对患者及其家属进行心理安慰和心理卫生教育；其次，要根据病情变化，向家属交代病情和治疗方法；最后，应当有计划地向家属介绍简单的护理技术、监护方法及用药、膳食等方面的常识和注意事项。另外，也可对其他保健知识和技能给予介绍和指导。

（2）在社区内成立健康教育中心：为了进一步推动社区健康教育工作，应加强辖区内机关、企业、中小学校、幼儿园、居委会的有组织、有计划、有评价的健康教育活动。要从整体上对社区群众的健康相关行为和生活方式进行干预。其形式包括以下方面。

①以家庭为单位开展入户健康教育，其内容为家庭环境卫生、生活方式、心理卫生知识、疾病防治知识和生殖与性教育等，目的是提高家庭成员的健康知识普及率和健康行为形成率。

②对驻社区单位开展定向健康教育，对社区中的学校、企业、机关和饮食及服务行业开展健康教育服务，如配合中小学创建"健康促进学校"活动，实施营养监测与营养教育等。

③针对重点人群进行健康教育，可采用举办专题讲座和培训班的形式进行，也可通过在社区出版健康教育专栏、发放宣传资料、展出展板和闭路电视等形式宣传。

3. 社会性宣传教育

医院健康教育工作的一项重要任务就是利用大众传播媒介，广泛开展社会性宣传教育。做好该项工作不仅能够推动医院健康教育工作，而且也是医院树立良好社会形象的有效途径。其主要形式有：

（1）利用卫生宣传日进行健康教育，一般在上级主管部门或医院统一组织下，参加各种临时性的社会宣传教育活动，如世界无烟日、爱牙日、世界卫生日等在街头的宣传及义务咨询活动。

（2）承担有关部门组织的讲座和培训班讲课任务，在有关部门组织健康教育相关讲座和培训班时发挥医院健康教育在社区中的作用，如医院与社区合作、讲授职业健康知识，以及为老年大学开办老年保健课程等。

（3）为大众媒体编写卫生科普稿件。组织医务人员为大众媒体编写卫生科普稿件，与大众媒体共同开办健康教育专题栏目，通过组织医师和专家上报纸、上电视、上网络，建立起稳定而影响巨大的社会健康教育阵地。

（4）开设热线电话，通过 24 小时热线电话服务，及时解答群众需要的各种卫生保健知识，将健康教育服务快速、便捷地送到群众手中。

4. 衡量社会健康的主要指标

（1）衡量健康的 3 项主要指标分别是人均预期寿命、孕产妇死亡率、5 岁以下儿童死亡率。

（2）影响健康的十大恶习

①紧张：情绪紧张易使人患高血压病、头痛、失眠。

②滥用药物：产生药物成瘾或引起意外中毒。

③暴食：是引起肥胖、高血压、糖尿病、心血管疾病的原因。

④过度运动或缺少运动。

⑤不注意身体的警告，身体不舒服应及时去医院检查。

⑥任意中断治疗，这样会使疾病复发。

⑦过度节食或素食，使身体缺少必要的营养。

⑧吸烟：称为慢性自杀，也危害他人健康。

⑨酗酒：过量饮酒会损害中枢神经系统，并对肝脏的功能有毒害作用。

⑩进食致癌物质：如被黄曲霉素污染的食物、烟熏的食物等。

四、健康教育评价

（一）健康教育评价的类型

根据内容、指标和研究方法不同，健康教育评价可分为以下 3 类。

1. 形成评价

是对项目计划进行的评价活动，也是一个完善项目计划、避免工作失误的过程。

（1）形成评价的具体内容包括：①项目目标是否符合对象人群特点；②了解干预策略、活动的可行性；③传播材料、测量工具等是否经过预试验、反馈与更改完善；④是否在最初的计划执行阶段根据出现的新情况、新问题对计划进行适度调整。

（2）形成评价的方法与指标：形成评价的主要方法有文献、档案、资料的回顾，专家咨询，专题小组讨论等。形成评价的指标主要有计划的科学性、政策的支持性、技术的适宜性、目标人群的接受程度等。

2. 过程评价

起始于健康教育计划实施开始之时，贯穿于计划执行的全过程。

（1）过程评价的内容包括：①针对个体的评价内容，主要包括哪些个体参与了健康教育项目？运用了哪些干预策略和活动？活动是否按计划进行？计划是否做过调整，为什么调整，如何调整？对象人群对各项干预活动的参与情况如何？对象人群对健康教育活动的反应如何，是否满意，用何种方法了解目标人群的反应？项目资源的消耗情况是否与预计一致？不一致的原因等；②针对组织的评价内容，是否建立完整的信息反馈机制？项目档案、资料的完整性、准确性如何等；③针对政策和环境的评价内容，主要包括项目涉及哪一级政府？具体涉及的部门？在项目执行过程中政策环境方面是否有变化？这些变化对项目有何影响等。

（2）过程评价的方法主要有查阅档案资料、目标人群调查和现场观察3类。

（3）目标人群满意度：包括对干预形式、内容、组织和人际关系的满意度4个方面。

（4）资源使用进度指标：包括活动费用使用率、年度费用使用率及费用进度比等。

3. 效应评价

效应评价是对目标人群因健康教育项目所导致的相关行为及其影响因素的变化进行评价。与健康结局相比，健康相关行为的影响因素及行为本身较早发生改变，故效应评价又称近中期效果评价。效应评价的内容主要包括以下4个方面。

（1）倾向因素：目标人群的卫生保健知识、健康价值观、对某一健康相关行为或疾病的态度、对自身易感性和疾病严重性的了解。

（2）促成因素：个人保健功能、卫生服务或进行健康行为资源的可及性等。

（3）强化因素：与目标人群关系密切者对健康相关行为或疾病的态度（同伴的评价、家人的理解、社会道德等），目标人群采纳健康相关行为时获得的社会支持及采纳该行为前后自身的感受等。

（4）健康相关行为：干预前后目标人群健康相关行为是否发生改变、变化的程度及各种变化在人群中的分布如何。如运动锻炼、戒烟、饮食习惯等。

4. 结果评价

健康教育的最终目的是提高目标人群的健康状况和生存质量。结局评价是远期效果评价，评价内容包括：①健康状况评价，包括生理和心理健康指标、疾病与死亡指标。②生存质量评价，主要包括生存质量指数、美国社会健康协会指数、日常活动量表、生活满意度指数等。

5. 总结评价

总结评价是指形成评价、过程评价、效应评价和结局评价的综合，以及对各方面资料做出总结性的概括，能全面反映健康教育项目的成功之处与不足，为今后的计划制定和项目决策提供依据（表10-1）。

表 10-1　健康教育评价分类与阶段

	项目设计阶段	项目实施阶段	评价阶段			
			中间目的	行为改变	健康状况	生存质量
评价内容	计划设计的合理性	计划实施情况	健康相关行为的影响因素（倾向因素、促成因素、强化因素）	健康相关行为	健康状况	生存质量
评价指标	科学性 适应性 可接受性	干预活动次数 参加人数 干预活动暴露率有效指标	知识知晓率 信念流行率 资源分配 社会支持	行为流行率 行为转变率	生理指标 疾病指标 死亡指标	PQLI 生活满意度
评价种类	形成评价	过程评价	效应评价		结局评价	
			总结评价			

（二）健康教育评价方法

（1）观察法：直接观察各项健康教育干预活动，并进行评价。

（2）会议交流法：定期（或按阶段）召开计划管理人员、执行人员会议，交流、讨论来自各方面的信息，对计划执行情况进行阶段性评价。

（3）调查法：可采用快速评估方法对计划实施情况进行定性调查、评估，或采用抽样法对目标人群的有关情况进行定量调查。

（4）追踪调查法：以工作日志的形式对各项活动进行调查，主要跟踪记录活动的日期、内容、目的要求、活动地点、持续时间、活动组织者、目标参与人群。

（二）影响评价的因素

1.时间因素

时间因素又称历史因素，是指在健康教育计划的执行和评价过程中发生的重大的、可能对目标人群行为及其影响因素产生影响的因素，如与健康相关的公共政策的颁布、重大生活条件的改变、自然灾害或社会灾害等。

2.测量或观察因素

在评价过程中，需要对项目实施情况、目标人群健康相关行为、健康状况等进行观察和测量。测量与观察的真实性、准确性取决于测量（观察）者、测量工具、测量对象（目标人群）3 个方面。

（1）测量者因素

①暗示效应：测量者或评价者的言谈、态度、行为等使目标人群受到暗示，并按照测量

者的希望进行表现的现象称为暗示效应。

②测量者成熟性：随着项目的进展，测量者及其他项目工作人员越来越熟练地开展项目活动、运用测量工具和技术，从而出现偏倚，表现为在使用同种工具测量同样内容的情况下，前期与后期的测试结果会存在差异。

③评定错误：健康教育项目实施后，测量者的主观愿望是项目取得预期效果、达到预定目标。这种愿望可能导致测量者在效果评价中有意无意放松对评价标准的掌握，这也可能使表现出来的项目效果偏离真实情况。

（2）测量工具因素：健康教育项目评价中的测量工具包括问卷、仪器、试剂等，其有效性和准确性也会直接影响对项目效果的准确评价。因此，在进行测量之前，应选择适宜的测量方法和工具，并检验工具的可靠性，才能进行有效的测量。

（3）测量对象因素

①测量对象成熟性：在项目进行过程中，目标人群同样在不断成熟，更加了解并关注项目的内容，这也可能导致测量结果与项目干预的真实结果之间出现差异。

②霍桑效应：人们在得知自己正在被研究和观察时表现出的行为异乎寻常的现象称为霍桑效应。

③回归因素：是指由于偶然因素，个别被测试对象的某些特征水平过高或过低，但在以后的测试中可能又回复到原本的实际水平的现象。回归因素较难识别，在测试中可采用重复测量的方法以减少回归因素对评价结果正确性的影响。

④选择因素：在评价阶段如果干预组和对照组选择不均衡，对照组不能起到对照的作用，则可引起选择偏倚，从而影响观察结果的正确性。一般可通过随机化或配对的方法选择对照，防止或减少选择偏倚对评价结果正确性的影响。

⑤失访：是指在实施健康教育计划或评价过程中，目标人群由于各种原因而中断或不能继续被干预或评价。如果目标人群失访比例过高（超过10%）或出现非随机失访，即只是其中有某种特征的人失访时，便可造成偏倚，影响评价结果。应努力减少失访，并对应答者和失访者的主要特征进行比较，以鉴别是否为非随机失访，从而估计失访是否会引起偏倚及偏倚的程度。

（戴晓娜　杨帆　杨有业）

第七节　医院投诉与信访管理

投诉是指权益被侵害者本人对涉案组织侵犯其合法权益的违法犯罪事实，有权向有关国家机关主张自身权利。投诉人，即为权益被侵害者本人。

信访，是指公民、法人或者其他组织采用书信、电子邮件、传真、电话、走访等形式，向各级人民政府、县级以上人民政府工作部门反映情况，提出建议、意见或者投诉请求，依法由有关行政机关处理的活动。

一、医院投诉与信访的内涵

医院面对的投诉，主要是指患者及其家属等有关人员（以下统称投诉人）对医院提供的医疗、护理服务及环境设施等不满意，以来信、来电、来访等方式向医院反映问题，提出意见和要求的行为。患者的医疗投诉或信访是对医疗卫生服务不满意的具体表现。患者的投诉与信访，都是对就诊过程的诊疗技术水平、诊疗结果、环境设施、服务质量、费用与人文关怀等达不到其期望值而采取的一种维权行为。

通常投诉最多的环节是就诊和治疗过程。医院内部管理不严格，科室沟通协调存在缺陷，医务人员医疗操作不规范、不遵守工作纪律，部分医务人员缺乏"以患者为中心"的服务理念，缺乏人际沟通技巧，是患者投诉的主要原因。原卫生部在《卫生信访工作办法》《医院投诉管理办法（试行）》中明确规定，医院应当按规定实行院务公开，主动接受群众和社会的监督。医院投诉的接待、处理工作应当贯彻"以患者为中心"的理念，遵循合法、公正、及时、便民的原则。医院应当提高管理水平，保障医疗质量和医疗安全，避免和减少不良事件的发生。

国务院办公厅《关于建立现代医院管理制度的指导意见》（国办发〔2017〕67号）要求，建立和完善医疗投诉管理制度，推进院内调解、人民调解、司法调解、医疗风险分担机制有机结合的"三调解一保险"机制建设，妥善化解医疗纠纷，构建和谐医患关系。

二、投诉理论

（一）投诉产生的机制

对于服务业，客户满意度是客户对预期服务（expected service，ES）与感知服务（perceptive service，PS）的比较结果。

表现为超出期望：ES<PS（质量惊喜）；满足期望：ES ≈ PS（满意的质量）和低于期望：ES>PS（不可接受的质量）3种结果。因此，客户不满意一般有两个原因。

（1）产品或服务的实际效果过低：马斯洛的"需求层次论"把人的需要分为5个层次：

生理需要、安全需要、社会需要、尊重需要和自我实现需要。作为满足人们种种需要的产品（包括服务），必须具备满足客户不同需求的功能。

（2）对产品或服务的期望效果过高：现在客户对产品或服务的期望值越来越高，一方面是信息的广泛而迅速的传送，人们可以毫不费力地将对不同商家的产品或服务加以对比和评价，甚至可以"国际标准"来加以衡量；另一方面也是由于市场已由买方市场转变为卖方市场，大量商品或服务由"短缺"变为"过剩"，顾客有越来越多的能力来进行比较和选择；再者商家们靠不惜血本大做广告，夸大产品的性能，开出神话般的承诺，也从一定程度上主观地吊起客户的胃口和期望值。过高的期望与过低的效果带来的就是不满、抱怨、投诉。

（二）关于客户投诉的冰山模型

消费行为学的研究表明：只有4%的不满意客户会选择投诉；96%的不满意客户不会投诉，但会将他的不满意告诉16~20个人。多数不满意的客户不抱怨，他们只是保持沉默，当他们感到你的商品或服务使他们不满意了，他们就直接离开你去惠顾其他商品。

投诉只是意见的冰山一角。实际上在投诉之前就已经产生了潜在抱怨。潜在抱怨随着时间的推移逐步变成显在抱怨，最后进一步转化为投诉。大多数客户不满意却不选择抱怨和投诉，是认为"抱怨没有用，不可能解决问题""投诉很麻烦，不知道找谁，怕遭人白眼""与其抱怨与投诉，不如换个对象"。

因此，作为企业或医院，不应认为客户或患者不投诉或投诉率低就表示服务好，从而忽略了服务质量、忽略了质量的持续改进。

（三）注重在经营中挖掘投诉价值

客户的满意和信任是企业的出发点和归宿。因此，客户投诉应被视为资产而不应视为负累，高明的管理者应把客户投诉作为重要资源来经营。

（1）投诉寄予了希望：客户不辞辛苦向商家投诉，反映了客户对商家的信任和厚爱，希望商家做得更好，不希望商家垮掉。

（2）投诉促进了发展：挑剔的客户是企业最好的老师，客户抱怨是送给企业最好的礼物，如果加以适当经营，可以帮助企业找到问题、完善产品、提升管理，使企业得到不断的成长和进步。产品和服务的质量、水平正是在不断地提出问题、解决问题，在提出问题再解决问题的循环往复中得到整改和发展、完善和提高。

（3）投诉隐藏了商机：从客户投诉中挖掘出"商机"，寻找市场新的卖点。从客户的投诉中可以挖掘出大量的信息和资源，对企业来说，客户投诉是一种不可多得的资源。

（四）客户投诉管理的价值

投诉处理不好，不仅给企业的形象、品牌带来影响，甚至会给企业的发展带来很大的影响。例如，说一些大的投诉，可能会打官司，会拖很长时间，有些企业甚至因为某一个投诉的负面恶果而垮掉。

（1）将信息资源变为知识资产：从客户投诉中发现服务的盲点，检视服务的错误，寻找服务的商机。从发现问题，找到原因，汲取教训，举一反三，改进提高。从客户投诉中挖掘出价值，将信息资源变为知识资产，促进质量与服务的提升。

（2）及时发现系统偏差：通过对投诉的统计、分析管理，将问题分成个体偏差和系统偏差。前者用个体化的纠正办法，后者则要认真分析深层次的原因，系统地加以解决，从而提高整体管理水平，提高产品质量和服务。

（3）将个人教训变为团队经验：建立客户投诉信息库、知识库，供员工学习实践所用，避免重犯类似的错误，由个人知识积累成团队知识。

（4）由事后处理变为事前防范：重大的客户投诉，在发生前一定有一些预兆，针对事前征兆及时进行事前防范与处理，避免客户投诉的产生。

三、客户投诉理论在医院的应用

当患者就医时，对医疗质量本身和医院的服务都抱有良好的愿望和期盼值，如果这些愿望和要求得不到满足，就会产生失落感，导致心理不平衡，产生抱怨和想"讨个说法"的行为，这就是患者或家属投诉的起因。

在患者消费医疗服务的任何环节都会引起不满，结果有以下3种可能。

（1）患者犹豫：医院的医疗服务虽然不能令患者满意，但还不至于马上离开，这些患者有可能继续就诊，也有可能离开。

（2）患者抱怨：患者对医疗服务不满意时产生的结果，如果医院能够及时处理抱怨，那么患者有可能再次就诊，如果医院没有解决抱怨或者解决方案不能让患者满意，那么患者将会选择离开。患者在抱怨医疗服务时最希望投诉能够得到一个公正客观的结果。

（3）患者离开：当患者对医疗服务非常不满时，会选择离开，退出医患关系生命周期的循环。

因此，医院不仅要重视患者服务过程，而且应当建立和完善患者信息反馈机制，对医疗服务的信息进行反馈，包括患者满意或患者不满的信息。医院应当定期和不定期进行患者满意度的调查，同时接受患者投诉，及时处理患者的抱怨。医院应由思想觉悟高、服务态度好、熟悉医院情况的医务人员负责接待处理患者的投诉。并定期分析反馈情况，将患者投诉较多的、带有规律性、共性的问题进行根本原因分析、反馈、整改提高，以此作为项目决策的参考和依据；要将患者投诉的情况归纳总结后反馈给科室，督促科室改进工作。要有处罚制度，对确属工作人员存在的问题，要按照制度严格执行，做到有错必纠。

四、投诉管理对医院的意义

（一）有效地维护医院形象

患者和患者家属向医院投诉，很重要的一点是需要得到问题的解决。此外，患者还希望得到医院的关注和重视。投诉的患者往往是忠诚度很高的客户，有效地处理患者投诉，能为医院赢得患者的高忠诚度，有效地维护医院形象。

（二）挽回患者对医院的信任

如果医院不能有效地处理投诉问题，就不可能把投诉所带来的不良影响降低到最低点，反而会扩大。谁也不能保证在工作中不会发生问题，当种种不可预知的情况造成问题时，会有投诉，但如果有很好的处理方法，最终会挽回患者对医院的信任，甚至会提高患者对医院的终生信任。

（三）及时发现问题并留住患者

有一些患者投诉并不是抱怨医疗行为或服务的缺点，而只是向医院讲述对医院服务的一种期望或是提出了他们真正需要的是一种什么样的服务。这样的投诉，会给医院提供一个提升发展的机遇。

（四）帮助系统纠偏，提高管理水平

投诉处理不好就可能发展成为医疗纠纷，重视并及时妥善地处理这类投诉实际上是对潜在危机的预防。小投诉包含了意见和建议，当同样的问题反复出现时，管理者应留意是否是现有的制度出现纰漏，通过总结常见的小投诉，可以帮助管理者进行系统纠偏。

五、医院投诉管理

医院应建立投诉管理制度；有专兼职信访工作人员；公开办事程序，设置投诉电话、投

诉箱、电子邮箱等投诉渠道，有接待记录和处理结果。按规定及时回复办结群众投诉和意见。

（一）易于受到投诉的环节

（1）医院的就诊环境：对于一些就诊环境差的医院，在就诊者投诉内容中占有很大的比例，它包括就诊者对医院的科室分布和导向、通风设施、异味、冷暖设施、公共厕所、浴室、候诊区的基本设施、电梯等设备、设施的投诉，由于科室的分布不合理造成流程不合理等。这些问题多与管理不善有关，当然也有医院投入不足的因素。

（2）医院相应的规定及制度：就诊者由于自身的理解及看法的不同，有时难免会对医院相关的规定及制度产生不满，从而引起投诉。如对必要的医疗文件办理手续、探访会客、检查与手术等候等方面的相应规定，表示不认同或感到不方便。

（3）服务质量：从质量管理角度来讲，就诊者对服务质量方面的投诉主要包括以下内容。

①服务礼仪、礼貌方面：指服务人员着装不整洁、对就诊者没有使用礼貌敬语或使用语言不规范等。

②服务态度方面：指服务人员对就诊者服务不主动、不热情，冷淡或过分热情，疑似拉患者、揽生意，让就诊者感到不舒服。

③服务技能方面：指医务人员在提供服务时，操作不符合标准、不规范。例如，遗失标本、检查结果丢失、预约不兑现、有人插队，以及语言应变能力差，牵强、不适合的治疗方案和药物、耗材的"推销"等。

④服务效率方面：指就诊者在一定时间内没有得到有效、适合、完美的服务，如候诊、候检时间长，取药、结账时等候过久，以及出错等。

⑤服务项目方面：指医院没有完善、周全的服务项目，当就诊者需要时，无法为患者提供完整的服务项目，令就诊者感到服务不完善。

（4）药品的质量和价格：大处方开药、药品的质量和价格是除就诊环境外另一重要的容易引起投诉的因素。如药品过期、变质、价格比零售价高等。

（5）医院安全状况：医院提供给就诊者的应是舒适、方便、安全的就医环境。就诊者就诊期间手机、钱包、物品丢失，隐私得不到保护、人身安全受到伤害及丢失小孩等原因的投诉也屡见不鲜。医院应当尽力确保患者在医院就医期间平安得到保全、没有意外危险和伤害。

（二）减少投诉的措施

（1）加强与就诊者的沟通：通过加强与就诊者的沟通来扩大了解投诉的渠道，最大限度地及时掌握就诊者的满意程度，缩小就诊者投诉势态的发展，增强改进工作的主动性。例如，让各级管理人员亲自询问就诊者意见，以获取更详细的信息；在前台及病房提供"就诊者意见表"，收集书面投诉及建议，定期进行市场调查发现新问题等。

（2）注重改善服务质量：通过日常工作的监督控制，加强服务人员思想教育及业务、技能的培训，增强其礼仪修养、工作责任心，改进服务态度，增强服务意识和协作观念，最终提高服务质量和工作效率。

（3）完善设施，加强管理：医院要完善诊疗设备和服务设施，加强管理、维保以保障诊疗与日常服务的功能完整性、时效性。

（4）加强医院的安全质控：做好医院全方位的消防、治安的监督、控制工作，制定严格的规章制度，采用人防和技防相结合的各种控制手段，避免火灾的发生，维护好医院的治安环境，保障就诊者人身、生命及财物安全。

（5）建立就诊者投诉档案：通过设立前台服务日志等形式记载投诉情况，并定期由专人整理，形成医院全面质量管理的依据，对投诉次数较多的患者和诊疗教训事件归类、建档管理，防止此类投诉再次发生。

（三）投诉渠道的可及性

信息收集渠道分两类：一类是主动征询，另一类是被动收集。目前各地医院采取召开工休会、患者座谈会、精神文明查房、患者意见征询表等主动征询方式收集到的投诉占大部分。因此，有可能造成患者直接向科室的投诉（被动收集）在科室接报后被内部消化不再上报的中断现象。医院要制定并严格执行鼓励患者投诉与不良事件上报的制度。

（四）投诉处理的原则与程序

（1）投诉接待标准化、系统化。医院的每位员工都可能成为投诉接待人员。在就医者看来，每位接待患者投诉的工作人员都代表着医院的形象，这些工作人员的态度代表着医院的态度。各部门各级别的工作人员文化程度、生活阅历不尽相同，与人沟通的能力也有强弱高低之分，因此，有必要将投诉接待标准化、系统化，使投诉患者在医院不同的部门都能得到满意的回复，及时解决问题。

（2）先处理情感，后处理事件。患者在就诊过程中碰到问题时的心情会非常不好，投诉接待者首先应该关注患者的心情，然后再关注患者的问题。这就是所谓"先处理情感，后处理事件"，也是正确处理患者投诉的原则。

（3）设置投诉工作室。患者在就医现场投诉时，应设法将投诉者带离现场，到投诉工作室。这样可以避免对其他就医者造成干扰，也可以帮助处理投诉的人员避免不必要的尴尬。

（4）耐心倾听患者的抱怨。只有认真听取患者的抱怨，才能发现其实质性的原因。一般的患者投诉时情绪都不稳定，一旦发生争论，只会火上加油，适得其反。因此，处理患者投诉开始时必须耐心地倾听患者的抱怨，和投诉的患者保持目光的接触，不要做出漠不关心和冷漠的表情，避免与其发生争辩，先听他讲述，并适当地重复确认患者提出的问题。

（5）记录。无论投诉的问题大小，应该将投诉记录在案，以便管理者检查和统计分析，为患者答复处理的结果和改进的成效。

（6）要有同理心，换位思考，与投诉者商榷解决的方案。医务人员应该站在患者的立场上将心比心，诚心诚意地去表示理解和同情，让患者感觉到你明白他的处境。因此，对所有的患者投诉，无论已经被证实还是没有被证实的，最重要的不是要先分清责任，而是先表示同情、理解和道歉。

（7）迅速采取行动，为投诉者解决问题。体谅患者的痛苦，并对问题马上付诸行动，不能单纯地同情和理解，要尽快解决问题。为患者提供一个解决方案，向投诉患者强调医院可以为他做什么，不要说做不到什么；如果问题不能立即得到解决，要告诉投诉者解决问题的步骤；告诉投诉者我们将和他保持联系，直到问题被解决为止。

（8）反馈处理结果。处理完投诉者的投诉，事后还要及时与投诉者取得联系，告知投诉处理结果，检查、核实投诉者的投诉是否已圆满解决。

（9）表达谢意。表达对投诉者的感谢，谢谢他为医院带来这个问题与信息，这个问题将帮助医院进行反省、检讨，改善不足之处。

（10）存档。将投诉及调查、处理过程写成报告、记录存档，举一反三，以利于今后工作的完善和预控。如果有投诉患者的客户资料，还应将投诉过程加入档案，以便日后跟踪服务。

（戴晓娜　杨帆　杨有业）

第八节　患者知情权益

知情权（right to know）一词最早是美国联合通讯社（Associated Press，AP）的专务理事肯特·库勃（Kent Cooper）在1945年1月的一次演讲中提出来的。知情权一词于是逐渐从新闻界流传到法律界，并被写入宪法和法律。1993年全国人大常委会第4次会议通过的《消费者权益保护法》第一次明确规定了公民和社会组织以消费者身份所享有的对商品和服务的知情权。一般观点认为，知情权包括政治知情权、司法知情权、社会知情权、个人信息知情权。2002年国务院颁布的《医疗事故处理条例》中规定的患者知情权就属于个人信息知情权的部分。

一、患者知情权的概念及内容

（一）患者知情权的概念

知情权又称知悉真相权、了解权，它是以特定的"知"的利益作为权利客体的权利，对于一般的事项，任何人都享有"知"的权利，所有的其他人都负有满足其"知"的义务；对于特定的事项，掌握情报来源的人负有告知的义务。因此，知情权具有具体人格权的特征，与隐私权等权利一样，具有独立的地位，并且可以对抗其他的具体人格权。

患者知情权根据 2002 年 9 月 1 日起施行的新《医疗事故处理条例》第 11 条的规定："在医疗活动中，医疗机构及其医务人员应当将患者的病情、医疗措施、医疗风险等如实告知患者，及时解答其咨询；但是，应当避免对患者产生不利后果。"因此，患者知情权的定义是指患者对于自身的疾病、该疾病的治疗方法、治疗效果、不良反应及对医疗争议的处理程序等事宜所享有的知悉真实情况的权利。

（二）患者知情权的内容

《医疗事故处理条例》规定，患者知情权可以分为直接知情权与间接知情权。

（1）直接知情权：就是《医疗事故处理条例》中明确规定的患者享有的知悉权利，包括：

①病情了解权。就是指患者有权利了解自己的身体健康信息，了解自身所患疾病的真实情况和发展趋势，医务人员不得隐瞒任何与患者健康有关的信息，患者的真实病情必须告知给患者或其家属，这是无条件的。

②治疗措施知情权。患者对在医疗行为中关于自己的病情、医疗措施、医疗风险等享有知情权，医疗机构有告知义务。治疗措施的知悉权是指患者为了避免和降低风险有权利知道医方为患者所提供的治疗疾病的方案措施，有权利选择接受或者拒绝；医方有义务为患者提供多种有效治疗疾病的方案，并将各种方案的利弊客观地讲解给患者听，而且要做到将各种治疗措施的所有环节和内容都如实地告知给患者，不得隐瞒，实事求是。患者可以在医生的推荐下，权衡利弊，选择自己认为最佳的治疗方案。医方需尊重患者的选择，且尽全力认真执行患者自选的治疗方案。

③医疗资料知情权。患者有权利复印或复制病历资料，对病历资料享有知情权，医疗机构有提供的义务。可以复印的病历包括门诊、急诊病历，住院病历中的住院志、体温单、医嘱单、化验单、手术同意书等记录患者客观情况的客观病历。

④医疗事故知情权。患者对医疗事故、医疗过失行为等享有知情权，医疗机构在发现后有通报、解释的义务。

（2）间接知情权：就是指《医疗事故处理条例》中没有明确规定属于患者的知情权，包括：

①医疗费用知情权。患者在检查、治疗前有权利知道收费标准，以便做出合理选择；治疗结束后，有权查阅医疗费用明细表。患者及其亲属有知晓医疗费用的权利，即患者有权掌握自己就医所应当承担的各种医疗费用的数额、用途和支出进度等。医方应该严格执行相关法律法规和部门规章制度，如实为患者提供所需医疗费用信息。医方应针对患者的实际病情，选择恰当的医疗器材和药品，提供适宜的医疗服务，只有在取得患者及其亲属的同意之后方可使用。

②病历资料封存知情权。在发生医疗事故争议后，死亡病例讨论记录、疑难病例讨论记录、上级医师查房记录、会诊意见等应当在医患双方都在场的情况下封存和启封。

③证据保全知情权。疑似输液、输血、注射、药物等引起不良后果的，患者享有与医疗机构共同封存现场实物、共同指定检验机构的权利。

④医疗事故鉴定知情权。发生医疗事故争议后，患者或其家属及医疗机构可以从医疗事故技术鉴定专家库中随机抽取专家鉴定组成员，可以要求鉴定专家回避。

⑤尸检知情权。患者死亡进行尸检时，患者家属有权请法医病理学人员参加，有权委派代表观察尸检过程，有权知道检验后死者脏器的下落。这些属于患者知情权的延伸。

（3）患者的知情权又可分为内容类及形式类2种。

①内容类包括患者有知悉自己的病情，诊断，治疗措施（包括其适应证、禁忌证、并发证、疗效、危险性、可能发生的其他情况），治疗情况，医疗风险，医院和医生的基本情况，医生技术水平，医疗费用，有关医疗信息等内容。

②形式类包括进行特殊检查、特殊治疗、实验性临床医疗和手术应该履行的签字手续，发生医疗纠纷应当依法解决的相关程序等。

（三）患者知情权的法律意义

患者到医疗机构就医并接受相关诊疗服务实质是平等主体之间建立的一种特殊的"服务合同"，合同订立的标识就是患者完成挂号的行为。

患者知情权是保障医患主体之间平等关系的基石。患者的知情权来源于法律赋予公民的健康权。所谓健康权是指自然人享有保持生理机能正常及其健康状况不受侵犯的权利。其内容主要包括健康保持权和特定情形下的健康利益支配权。健康权是公民享有的一项最基本人权，是公民享有一切权利的基础之一，如果健康权得不到保障，那么公民的其他权利就无法实现或很难实现。保护公民的健康权是我国刑法、民法等多项部门法的共同任务。非法侵害公民的健康权，就必须承担相应的民事、刑事法律责任。

医院要切实保障患者的知情权，认真落实医患沟通制度，增强医患间的信任度。医务人员应及时了解患者的需求和心理变化，并做好宣教、解释、处理、治疗和沟通工作。

二、医生对患者应履行告知义务的内容

（1）如实向患者或其亲属告知病情和诊疗计划、方案，以及拟采取的诊疗方法的理由、存在的风险（包括诊疗措施的并发症，药物毒副反应等），疾病的预后等，但应该避免对患者产生不利后果。

（2）向患者告知医院管理制度中与其权益相关的制度。

（3）详细向患者告知诊疗过程中应当履行的配合方式、方法。

（4）详细向患者告知手术过程中可能出现的并发症和后遗症，以及拟采取的预防、避免和补救措施。

（5）实施新的实验性临床治疗方法时，应如实告知该种方法的理论依据、成熟程度、风险概率，以及批准实验的机关和有关法律手续。

（6）详细向患者告知药物的服用方法和保存方法。

（7）如实告知患者不能提供约定的医疗服务的原因。

（8）在患者的病情出现重大变化，或者需要调查诊断、治疗方案时，或患者出现轻生等心理变化时，应当如实告知患者及其亲属。

（9）详细向患者告知出院后的注意事项及院外治疗方法，以及复诊的时间、需携带的资料。

三、知情权的法律、规章依据和特点

（一）法律依据

（1）《中华人民共和国执业医师法》第二十六条规定："医师应当如实向患者或者其家属介绍病情，但应注意避免对患者产生不利后果。医师进行实验性临床医疗，应当经医院批准并征得患者本人或者其家属同意。"

（2）《中华人民共和国侵权责任法》第五十五条第一款规定："医务人员在诊疗活动中应当向患者说明病情和医疗措施。需要实施手术、特殊检查、特殊治疗的，医务人员应当及时向患者说明医疗风险、替代医疗方案等情况，并取得其书面同意；不宜向患者说明的，应当向患者的近亲属说明，并取得其书面同意。"

（3）《中华人民共和国侵权责任法》第六十一条第二款规定："患者要求查阅、复制前款规定的病历资料的，医疗机构应当提供。"

（4）《医疗机构管理条例》第三十三条规定："医疗机构施行手术、特殊检查或者特殊治疗时，必须征得患者同意，并应当取得其家属或者关系人同意并签字；无法取得患者意见时，应

当取得家属或者关系人同意并签字；无法取得患者意见又无家属或者关系人在场，或者遇到其他特殊情况时，经治医师应当提出医疗处置方案，在取得医疗机构负责人或者被授权负责人员的批准后实施。"

（5）《医疗机构管理条例实施细则》第六十二条规定："医疗机构应当尊重患者对自己的病情、诊断、治疗的知情权利。在实施手术、特殊检查、特殊治疗时，应当向患者做必要的解释。因实施保护性医疗措施不宜向患者说明情况的，应当将有关情况通知患者家属。"

（6）《医疗事故处理条例》第十条第一款规定："患者有权复印或者复制其门诊病历、住院志、体温单、医嘱单、化验单（检验报告）、医学影像检查资料、特殊检查同意书、手术同意书、手术及麻醉记录单、病理资料、护理记录以及国务院卫生行政部门规定的其他病历资料。"

（7）《医疗事故处理条例》第十一条规定："在医疗活动中，医疗机构及其医务人员应当将患者的病情、医疗措施、医疗风险等如实告知患者，及时解答其咨询；但是，应当避免对患者产生不利后果。"

（8）《医疗机构病历管理规定》第十七条规定，医疗机构应当受理下列人员和机构复制或者查阅病历资料的申请，并依规定提供病历复制或者查阅服务：①患者本人或者其委托代理人；②死亡患者法定继承人或者其代理人。

（9）《医疗机构病历管理规定》第二十四条规定："依法需要封存病历时，应当在医疗机构或者其委托代理人、患者或者其代理人在场的情况下，对病历共同进行确认，签封病历复制件。医疗机构申请封存病历时，医疗机构应当告知患者或者其代理人共同实施病历封存；但患者或者其代理人拒绝或者放弃实施病历封存的，医疗机构可以在公证机构公证的情况下，对病历进行确认，由公证机构签封病历复制件。"

（10）《病历书写基本规范》第十条规定："对需取得患者书面同意方可进行的医疗活动，应当由患者本人签署知情同意书。患者不具备完全民事行为能力时，应当由其法定代理人签字；患者因病无法签字时，应当由其授权的人员签字；为抢救患者，在法定代理人或被授权人无法及时签字的情况下，可由医疗机构负责人或者授权的负责人签字。因实施保护性医疗措施不宜向患者说明情况的，应当将有关情况告知患者近亲属，由患者近亲属签署知情同意书，并及时记录。患者无近亲属的或者患者近亲属无法签署同意书的，由患者的法定代理人或者关系人签署同意书。"

（二）患者知情权的特点

（1）及时性。在疾病诊疗过程中，患者及其家属需要及时知晓病情的发展情况及可选择的治疗方案及其后果，以便尽快做出选择，否则可能造成治疗的延误及病情的加重。

（2）特殊性。并不是所有的医疗活动都必须向患者告知，为了避免对患者产生不利的影响，在实施保护性医疗措施不宜向患者说明情况的，应当将有关情况通知患者家属。在紧急情况下需要挽救患者生命而又无法联系带家属或者关系人时，经批准后可先行救治。

（3）两面性。患者行使知情权主要依靠医疗机构的告知，由于患者及其家属通常不具有医学专业技能，因此，对于诊疗过程中的认知依赖于医务人员的告知与解释。患者的这种知情权与医方的告知义务相对，医方的告知则是基于民事活动的诚实信用原则而产生的法定义务。对患者及其家属来说，患者知情权是权利；对医疗机构及工作人员来说，则是法定义务，因此，具有两面性。

（4）延续性。在就医诊疗结束后，并不意味着患者知情权权利的结束，患者及其家属及相关利害人根据法律法规的规定在有需要的情形下有权利调阅患者的相关诊疗信息，具体内容在病历相关的管理规定中都有体现。

四、医院对患者知情权制度的制定

（一）患者知情权制度的内容

在患者知情权方面，非公立医疗机构与公立医疗机构在告知义务方面没有差异，但非公立医疗机构应该充分发挥主观能动性，从模式及形式上进行探索与创新，打破公立医疗机构固定的"处处是标识，遍墙贴告知"的形式。诊疗过程各个环节应开展患者知情告知的内容如下。

（1）查询过程：在患者及其家属在寻找医疗机构时会采用网上查询、电话咨询、邮件咨询、在线咨询等多种形式，医疗机构应当在其官方网页上翔实地分类展示其信息，在接到电话、邮件、在线咨询时应真实耐心地解答有关问题。

（2）诊治过程：在治疗过程中，医务人员应当如实向患者或者家属介绍病情，尽可能运用通俗易懂的话语描述患者所患疾病的诊断、性质、程度，可能发生的并发症、治疗效果、治疗方法和使用药物的不良反应等。如果告知内容可能会对患者产生不利影响的，应该将有关情况告诉患者的家属，医疗机构还可以就常见病，常规诊疗方法等制定各类宣传品，既简明易懂，节约沟通成本，又可以作为医院推广的工具。

如果根据患者病情需要做相关检查、治疗或需要住院，却遇到患者或者家属和其他关系人不愿意检查、治疗或住院，对于可能会引发发生不良后果影响患者健康权的，医务人员应当向患者或者家属和其他关系人说明拒绝治疗和检查可能对其健康权造成的影响及隐患。如果经过劝说患者仍然拒绝治疗或检查，医务人员应当将告知内容如实记录在病历中，并且由患者或者家属和其他关系人签字确认，以免发生医疗纠纷时无法举证。

在治疗过程中，有可能发生患者的病情加重、状态变化或出现关联疾患等情况，此时医务人员应及时向患者或患者家属解释疾病的发生、发展及其转归的过程，消除患者的顾虑和疑问，确保患者或患者家属及时掌握真实情况。同时，应将告知的内容与病情情况一同记录在病史中。

（3）特殊诊治过程：在患者的诊治过程中，如需采用实验性临床医疗的方法，医务人员应当经医疗机构批准后向患者或患者家属充分告知进行实验性临床医疗的详细情况，包括试验的目的、过程、可能的受益和可能发生的风险等，在征得患者本人或者其家属的充分同意，并且签署有关同意文书后方可开展。

如患者需进行输血治疗的，在输血治疗前，医务人员应向患者或者家属说明输血的不良反应和经血液传播疾病的可能性，征得患者或患者家属的同意，并在《输血治疗同意书》上签字，如果患者或患者家属不同意输血，也应签字。

如患者需接受手术治疗的，在实施手术前，医务人员应当向患者及患者家属做出解释，将治疗方法、治疗效果、手术风险、可能发生的并发症如实告知患者及患者家属。因实施保护性医疗措施不宜向患者说明情况的，应当将有关情况通知患者家属。如果患者及其家属对告知情况表示理解，同意手术治疗，则要求患者在手术同意书上签字后方可实施手术。若在手术过程中发现患者情况与术前预计的不完全相符，考虑需要扩大手术范围和切除组织器官时，应及时告知患者家属并征得患者家属的同意和签字后方可继续进行手术。

（4）收费过程：在为患者诊断和治疗的过程中，需要及时与患者及家属确认相关医疗服务、药品、耗材的价格，尤其是患者医疗保险不能报销或需要自费的，应当告知患者并取得患者同意。

（5）出入院过程：患者入院时医务人员应当主动向患者介绍本病区的医疗设施、医务人员的情况。实行患者选择医务人员的，应当提供相关医务人员的情况，同时要告知患者住院须知。将医疗机构的各项规章制度向患者做详细的解释，对有关的重要事项，应当进行书面告知，让患者或患者家属签收。

患者在医疗机构门诊或者住院诊治出院后，医务人员必须告知相关注意事项。对可能导致患者有不利后果的疾病发展和与康复有较大影响的告知事项应当记录，必要时要求患者或患者家属签字。

（6）转院过程：在患者提出转院需求时，医疗机构应当对于患者的转院可行性进行评估，如果途中可能出现患者加重病情甚至死亡的情形，应建议患者暂时留院，待病情稳定后，再行转院。若患者病情不允许转院，而患者或者家属和其他关系人执意转院的，医务人员应当在病历上记载已经向患者或者家属和其他关系人告知转院存在风险的事实，并由患者或者家属和其他关系人签字确认。

（7）其他：患者不具备完全民事行为能力需要沟通时，医务人员应当向其法定代理人、家属或关系人告知。对按照有关规定需取得患者书面同意后方可进行的医疗活动，应当由其法定代理人签字。患者因病无法签字时，应当由其家属签字；没有家属的，由其关系人签字。为抢救患者，在法定代理人或家属、关系人无法及时签字的情况下，可由医疗机构负责人或者被授权的负责人签字。

（二）患者知情权制度的制定

（1）非公立医疗机构患者知情权制度的制定起草、审批、更改、修订、废止、发布都需有统一的流程及记录，一般由该医疗机构的医疗事务部门负责牵头制定，其制定的内容需经医务、护理、质控、药事、后勤、财务、信息技术、行政管理、客户服务（如有）等相关部门或指定管理委员会审批通过后，经主管院级领导签发后生效，并统一颁布实施。

（2）定期召开制度修订会议，统一收集修订意见进行完善，并按上述流程颁布实施。

（3）适当向患者及患者家属公布医院患者知情权制度，做到公开透明。

五、患者知情权制度的落实和培训

（一）患者知情权制度的落实

患者知情权涉及医疗、护理、质控、药事、后勤、财务、信息技术等多个部门，不同于公立医疗机构，非公立医疗机构往往在医疗服务方面具有优势，而落实患者知情权制度恰恰是体现医疗服务水平的重要一环。

（1）做好病案文书的核查工作。患者知情同意的结果往往能在病案中体现，对病案的完整性及逻辑性进行核查能够有效检验患者知情权制度的落实情况。

（2）开展患者满意度调查。在患者满意度调查中加入医务人员信息、患者病情信息等填写或勾选内容，能够检验患者知情权的落实情况。

（3）信息自动检测。有条件的医疗机构可以通过信息化的技术，通过建立模板模块的形式，利用电子病历抓患者诊疗信息自动生成患者满意度调查问卷，可建立个性化的调查问卷，提高真实性。

（二）患者知情权制度的培训

（1）由人事管理部门主导开展医务人员入职阶段即开展患者知情权制度的培训，确保工作人员在正式上岗前对于制度有系统性的认识。

（2）由质量管理部门主导定期组织开展患者知情权制度的学习与培训课程，并定期组织检查和考核，培训与考核结果作为员工年度绩效表现的评判指标。

（三）现场评价的要求

（1）医院有相关制度保障患者或其近亲属、授权委托人充分了解其权利。患者或其近亲属、授权委托人对病情、诊断、医疗措施和医疗风险等具有知情选择的权利。医院有相关制度保证医务人员履行告知义务。医院要有保障患者合法权益的相关制度并得到落实；医务人员尊重患者的知情选择权利，对患者或其近亲属、授权委托人进行病情、诊断、医疗措施和医疗风险告知的同时，能提供不同的诊疗方案；医务人员熟知并尊重患者的合法权益。

（2）应向患者或其近亲属、授权委托人说明病情及治疗方式、特殊治疗及处置，并获得其同意，说明内容应有记录。医务人员在诊疗活动中应当向患者或其近亲属、授权委托人说明病情和医疗措施。需要实施手术、特殊检查、特殊治疗的，医务人员应当及时向患者说明医疗风险、替代医疗方案等情况，并取得其书面同意；不宜向患者说明的，应当向患者的近亲属或授权委托人说明，说明内容应有记录，并取得其书面同意。

（3）对医务人员进行知情同意和告知方面的培训，主管医师能够使用患者易懂的方式、语言与患者及其近亲属沟通，并履行书面同意手续。对医务人员进行维护患者合法权益、知情同意及告知方面培训；医务人员掌握告知技巧，采用患者易懂的方式进行医患沟通；对实施手术、麻醉、高危诊疗操作、特殊诊疗（如化疗）或输血、使用血液制品、贵重药品、耗材等时应履行书面知情同意手续。

六、患者知情权制度的评价

（一）评价的目标

要求医疗机构工作人员掌握并严格执行患者知情权制度，确保患者及患者家属知情权的落实，减少医疗纠纷。

（二）评价的参加人员

医疗机构的院级分管领导；医务、护理、药事、后勤、财务、信息技术、行政管理、客户服务（如有）等相关部门的负责人；被抽查部门科室负责人及相关人员。

（三）评价的相关资料

（1）患者知情权制度文件及修订记录。

（2）人员培训考核相关记录。

（3）抽查涉及部门的病史记录。

（4）患者满意度调查记录。

（5）各类患者知情同意书模板。

（四）评价的具体方法

（1）患者询问：现场或电话随机询问患者或患者家属，了解他们是否清楚患者的病情，诊断，治疗措施（包括其适应证、禁忌证、并发症、疗效、危险性、可能发生的其他情况），治疗情况，医疗风险，医院和医生的基本情况，医生技术水平，医疗费用，有关医疗信息，以及进行特殊检查、特殊治疗、实验性临床医疗和手术应该履行的签字手续，发生医疗纠纷时应当依法解决的相关程序等内容，所涉及的询问内容通常告知的时间不超过 72 小时。

（2）现场抽查：现场随机抽查相关记录，包括人员培训考核相关记录、病史记录及患者满意度调查记录，进行内容比对。

（3）现场问答：随机抽查医院工作人员，对其工作涉及的患者知情权制度。

（4）公示核查：现场查看医院公示栏、影像科、病原微生物实验室、收费处等要求进行信息公式的场所，查看相关公示信息是否公开。

（5）问题示例：①你所了解的医院的患者知情权制度有哪些要求？②你是否参加过患者知情权制度的培训？上岗前是否接受过培训？一般多久参加一次？

（戴晓娜　杨帆　杨有业）

第九节　患者隐私权益

互联网＋时代，在各种信息技术给生活带来便利的同时，个人隐私的空间受到了极大的挑战。现如今，只需要花费一些金钱，就可以在网上购买到数以万计的患者信息，如姓名、电话号码、家庭住址等一应俱全，患者在承受病痛之余还要提防个人信息泄露之后带来的各种风险。注意保护患者隐私，防止患者信息从医疗机构中流失的理念应当是每个医疗机构的医务人员在为患者提供医疗服务的时铭记于心的重要内容。

一、隐私权的法律依据和侵权范畴

隐私权，即自己个人私事、个人信息等个人生活领域内的事情不为他人知悉，禁止他人干涉的权利。

（一）法律依据

（1）《中华人民共和国刑法》第二百五十三条规定："违反国家有关规定，向他人出售或者提供公民个人信息，情节严重的，处三年以下有期徒刑或者拘役，并处或者单处罚金；情节特别严重的，处三年以上七年以下有期徒刑，并处罚金。

违反国家有关规定，将在履行职责或者提供服务过程中获得的公民个人信息，出售或者提供给他人的，依照前款的规定从重处罚。窃取或者以其他方法非法获取公民个人信息的，依照第一款的规定处罚。

单位犯前三款罪的，对单位判处罚金，并对其直接负责的主管人员和其他直接责任人员，依照各该款的规定处罚。"

（2）《中华人民共和国传染病防治法》第十二条规定："在中华人民共和国领域内的一切单位和个人，必须接受疾病预防控制机构、医疗机构有关传染病的调查、检验、采集样本、隔离治疗等预防、控制措施，如实提供有关情况。疾病预防控制机构、医疗机构不得泄露涉及个人隐私的有关信息、资料。"

（3）《中华人民共和国侵权责任法》第二条规定："侵害民事权益，应当依照本法承担侵权责任。

本法所称民事权益，包括生命权、健康权、姓名权、名誉权、荣誉权、肖像权、隐私权、婚姻自主权、监护权、所有权、用益物权、担保物权、著作权、专利权、商标专用权、发现权、股权、继承权等人身、财产权益。"

（4）《中华人民共和国侵权责任法》第六十二条规定："医疗机构及其医务人员应当对患者的隐私保密。泄露患者隐私或者未经患者同意公开其病历资料，造成患者损害的，应当承担侵权责任。"

（5）《中华人民共和国执业医师法》第二十二条第三项规定："关心、爱护、尊重患者，保护患者的隐私。"

（6）《中华人民共和国精神卫生法》第四条第一、第三款规定："精神障碍患者的人格尊严、人身和财产安全不受侵犯。有关单位和个人应当对精神障碍患者的姓名、肖像、住址、工作单位、病历资料以及其他可能推断出其身份的信息予以保密；但是，依法履行职责需要公开的除外。"

（7）《中华人民共和国精神卫生法》第二十三条第四款规定："心理咨询人员应当尊重接受咨询人员的隐私，并为其保守秘密。"

（8）《护士条例》第十八条规定："护士应当尊重、关心、爱护患者，保护患者的隐私。"

（9）《医疗机构病历管理规定》第六条规定："医疗机构及其医务人员应当严格保护患者隐私，禁止以非医疗、教学、研究目的泄露患者的病历资料。"

（二）侵犯隐私权的范畴

（1）未经公民许可，公开其姓名、肖像、住址和电话号码。

（2）非法侵入、搜查他人住宅，或以其他方式破坏他人居住安宁。

（3）非法跟踪他人，监视他人住所，安装窃听设备，私拍他人私生活镜头，窥探他人室内情况。

（4）非法刺探他人财产状况或未经本人允许公布其财产状况。

（5）私拆他人信件，偷看他人日记，刺探他人私人文件内容，以及将它们公开。

（6）调查、刺探他人社会关系并非法公之于众。

（7）干扰他人夫妻性生活或对其进行调查、公布。

（8）将他人婚外性生活向社会公布。

（9）泄露公民的个人材料或公之于众或扩大公开范围。

（10）收集公民不愿向社会公开的纯属个人的情况等。

隐私权的主体应为自然人，隐私权的宗旨是保持自然人的心情舒畅、维护人格尊严。而且，隐私权是一种人格权，是存在于权利人自身人格上的权利，亦即以权利人自身的人格利益为标的之权利。

从逻辑上说，死者不应享有隐私权，但法律应对死者生前的隐私权继续给予保护。其理由是：①死者不是法律意义上的人，不能有任何权利，自然也包括隐私权；②对死者生前隐私的保护，是一种利益，是死者近亲属及利害关系人的感情和名誉利益。相对于死者而言，利益已没有意义，但死者生前的隐私与其近亲属及利害关系人密切关联，构成近亲属的感情因素或名誉利益的一部分，揭露死者的隐私，很可能使生存的近亲属及利害关系人遭受精神痛苦，这样对死者的隐私保护，也就是对生存者名誉的维护，这也是人类进步文明的体现。

二、患者隐私权

（一）患者隐私权的概念与分类

1.患者隐私权的概念

患者隐私权指在医疗活动中患者拥有的保护自身隐私部位、病史、身体缺陷、特殊经历、遭受等隐私，不受任何形式的外来侵犯的权利。这种隐私权的内容除了患者的病情之外还包括患者在就诊过程中只向医师公开的、不愿意让他人知道的个人信息、私人活动及其他缺陷或者隐情。

2. 患者隐私的分类

通常分为四种类型：

（1）关于患者的疾病信息。 患者的疾病信息主要包括：①患者的病因信息，特别是一些特殊疾病及容易引起社会对其进行道德评价的疾病，如性病、艾滋病等；②患者的既往史，包括患者的疾病史、家族遗传史、诊疗史、婚姻史、生育史等；③病历及各种特殊检查报告资料方面的信息，如住院记录、化验单、体检报告、血液检查报告单等能反映出患者隐私的资料。

（2）关于患者身体隐私部位。 包括患者的生殖器官等敏感部位、生理缺陷及可能影响其社会形象和地位的特殊疾病，如奇特体征、器官异常等"难言之隐"。 因非医疗目的产生的接触或者暴露容易引起患者生理及心理上的不适。

（3）患者私人生活活动空间。 主要指住院患者在医疗机构住院期间不涉及医疗行为时的活动隐私。 随着社会的进步，个人活动空间越来越受到人们的重视。 许多医疗机构出于尊重患者私人生活活动空间的考虑专门设置了一批单人间甚至于套间，并提供烹饪及洗涤区域，尽管在价格上远高于普通病房，也无法享受医保的保险政策，仍有相当大的市场需求。

（4）患者的一般个人信息。 患者到医院就医时会因治疗的需要，在医院留下一些必要的个人信息，如家庭情况、婚姻状况、工作单位、出生年龄、籍贯、经济状况及通讯、电话号码等私人信息。

患者出于种种考虑，可能不愿意让其他人（包括配偶及其家人）得知自己的上述信息，如果将患者的这些疾病资料信息擅自向患者之外的第三人披露，很可能会增加患者精神上的负担，影响患者正常的生活秩序，甚至带来经济损失。 因此，只要患者所患疾病不会损害社会和他人利益，医务人员都应当尊重患者保护自己隐私的权利。

（二）患者隐私权的内涵

患者隐私权是一种人格权，其主体应为自然人，该种权利是存在于权利人自身人格上的权利。 患者隐私权表现为两个方面：一是患者希望保护自己的隐私，任何人未经同意不得以任何的形式窃取、披露和利用其相关隐私；二是隐私权具有人格权益及财产权益双重属性。 另外，虽然患者的病情和健康状况等信息被视作私人信息和秘密，受到隐私权的保障，但其保障的情形受公共利益的限制。

隐私是基于个人对自我的认知，存在于人与人之间的共同生活中。 有社会生活自然存在"隐私"，而医疗行为又是社会活动的一部分，患者当然需要"隐私"。"医疗隐私权"属于基本人权的一种，对患者隐私的保障，可谓对"人"表示尊重的具体表现。 基于人性尊严的考量，应保障患者隐私。所以多数患者就医行为是基于个人对身体的自主控制，进而提供自身的医疗资料。保障患者隐私的另一层意义是对个人行使自主权的尊重。从医患关系来看，医患之间的信赖是患者提供充分资讯的基本要件。患者期望医务人员对其资料绝对保密，同时认为法律会给予严密规范，因而在需要治疗时，愿意充分提供个人完整信息。

三、患者隐私的特征

（一）患者隐私权的特点

（1）人权性。隐私权属于一种具体人格权，而人格尊严是人格权客体即人格利益的基础，因此，隐私权自然体现出人的尊严，保护隐私权即保护人之尊严。隐私权体现了现代文明的一种生存艺术，与此相联系，隐私权也就意味着对他人的尊重。如果法律不保护某些只属个人领域的利益，那么人格尊严将荡然无存。

（2）有限性。患者隐私并非无限制的保密，而是基于公共卫生及国家和集体利益考量。因此，患者隐私在一定的情况下，如涉及公共卫生利益、国家利益、集体利益的情况下，原则上视其利益何者较为重大而定，必须个别认定。医务人员诊治患者或医务人员、法医检验尸体，发现传染病或疑似传染病时，要根据实际情况立即采取必要的感染控制措施，并及时向政府有关行政部门进行报告。

（3）两重性。在诊疗护理活动中，医务工作者既是患者隐私权的义务实施者，同时也是患者隐私权的保护者。保护患者的隐私权是对患者人格的尊重，是医务人员应尽的义务。

（4）易失性。在当前大数据时代，网络搜索技术、数据挖掘、商业智能等技术的发展令相关行业能够利用信息和数据实现价值创造，谁掌握更多的数据和信息，谁就可以在竞争中获得更大的利益与话语权。出于对利益狂热的追求，不少商家为了实现精准广告，通过各种途径试图得到患者信息，加上医疗网站在数据保密方面软、硬件的不足，患者信息的泄露成为互联网医疗中患者隐私权的最大威胁。

（二）患者隐私权的特定性

（1）权利的获得途径及权利的主体特定。一般的权利主体是自然人或者法人。但是患者隐私权的主体只是接受医疗服务的自然人。

（2）调整和保护的范围特定。就患者隐私权而言，目前我国的法律及其相关的医疗机构没有明确而翔实的规定。但范围是指患者隐私部位、病史、身体缺陷、特殊经历及遭受等。

（3）侵权主体的特定性。一般侵犯隐私权的主体有法人和个人。但是对于侵犯患者隐私权的侵权主体有特定性。因为患者隐私权存在于患者和主治医生及医院的合同中，侵犯患者的隐私权主体只能是与患者诊断治疗有直接关系的医院及医务人员。

四、患者隐私侵犯的情形及保护措施

（一）侵犯患者隐私的情形

医疗机构或者医务人员侵犯患者隐私权的行为主要表现为泄露或者使用患者隐私的行为没有征得患者或者患者家属的同意，主要有以下几种类型。

（1）诊疗过程中侵犯患者的隐私权。在诊疗过程中患者往往被要求向医务人员暴露大量隐私，但受到医疗机构的管理制度、医疗条件、医务人员的意识等各种因素的制约，在患者诊疗的全过程中都可能会发生患者的隐私权遭到侵犯的可能性。

案例：某医疗机构，医师在对患者张某进行问诊或检查时，候诊患者李某并没有在诊室外等候，而是进入诊室，医师也没有提醒李某在外等候，事后张某对医院侵犯隐私进行投诉，医院受到行政部门的处罚。

①间接因素。医生对在患者进行问诊检查时，可能会遇到之前的患者完成检查后返回或者后续等候患者提前进入诊室的情况，由于既往对于患者隐私的重视程度因为主观或者客观的原因无法满足，医生在非主观意愿的状态下造成了患者在有第三方的情况下陈述不愿被他人知道的病情，或者向患者说明病情，致使候诊的人也有意或者无意地知道了被问诊患者的隐私的情形，这往往令对方极为尴尬。虽然在这种情况下医生不是故意为之，但患者的隐私被泄露却是事实。

②条件因素。医疗机构由于医疗场地条件的限制，没有办法提供保护患者隐私的必要空间，致使患者隐私被泄露。对此，医疗机构在设计时就需要充分考虑到患者的隐私问题，利用空间上的隔离去保护患者的隐私权。

③人为因素。医务人员超出诊疗范围需要直接侵犯患者隐私。医务人员对患者的病因、病情、病史等个人信息享有必要的知情权，但个别缺乏职业道德的医务人员出于各种目的，超出诊疗的需要刺探患者隐私或对患者身体的隐秘部位进行不适当的接触、窥视。

（2）医院的广告宣传中泄露患者的隐私。医生在未经患者同意的情况下将患者的隐私资料用于营利或非营利目的，如为了宣传医院或者医生而在广告等宣传材料中将患者的真实姓名、病情及治疗经过等都和盘托出。

案例：某医院在未征得患者林某同意的情况下，将其作为使用微创手术治疗法效果非常明显的其中一例患者在电视台、报纸等多家媒体进行了宣传报道，林某得知该医院为创造经济效益而将其肖像和隐私公布于众,非常气愤,在与院方协商未果的情况下,向法院提起诉讼。

(3)医务人员出卖患者的个人信息。患者到医院就医时不得不向医生透露一些如工作单位、家庭住址、联系方式等必要的个人资料,患者的这些个人资料信息毫无疑问都属于患者的个人隐私范畴。有些医务人员私自将患有某种疾病的患者的个人资料提供给生产相关产品的商家,从而导致一些商家直接给患者家中打电话、写信、寄广告资料,直至上门推销产品,引起许多患者的反感。

(4)以其他方式侵犯患者隐私权。除了以上3种情形,医务人员在医疗活动中侵犯患者隐私权的情形还有很多,包括以下方面。

①泄露或公开传播患者个人隐私。特别是在患者明确要求医方对自己的病情进行保密时,医务人员仍违背患者意愿,将其病情告知其他人。

②记载患者入院情况及住院期间各种诊断、检查、治疗基本情况的结算明细等资料有可能泄露患者的隐私。

③医疗纠纷或医疗事故的分析处理及医疗案件的诉讼,可能使得更大范围内的人获悉患者隐私,因此,导致使患者隐私不同程度被泄露。

④与医疗相关的重要文件如检验单、病历等被丢失、错领或被他人私自复印、非法查阅、不合理使用,均构成对患者隐私权的侵害。

⑤病房床头卡、一览表等载明患者姓名、年龄、性别、疾病名称等内容的资料也有可能成为泄露患者隐私的渠道。

(二)医院对患者隐私保护的措施

1.改良医疗设施和提升服务质量

不随意谈论患者病情,在体检、影像、心电图、注射室、内外科等检查治疗处须备有遮隔性保护措施,尊重保护患者的隐私,实行"一人一诊室",这是对医院及其医务人员的基本要求。

舒适的环境和人性化的诊疗,是医疗机构尤其是非公立医疗机构提升自身软实力的一部分。医疗机构可以根据实际情况和在已有的硬件设施的基础上采取措施来加强对患者隐私权的保护。包括以下方面。

(1)为问诊的医生设立单独的诊室及等候室,患者在接受问诊时,患者家属可以根据实际情况在诊室陪同或者等候室等候,与诊疗无关的人员不得随意进入诊室,这样患者就不用担心自己的病情隐私被他人知晓。

(2)在需要对患者的隐私部位进行检查的科室,如泌尿外科、乳腺外科等,设置屏风或隔断帘等进行空间的隔离，防止患者隐私部位暴露于无关人员面前。

（3）在儿科、妇产科、妇幼医院可设立专门的哺乳室，以方便妇女进行哺乳。

（4）对于住院患者的床头卡、一览表等文件所登记的患者真实姓名和所患疾病名称进行处理。

医院可以在各类设施方面从患者角度出发，"以患者为中心"，一切为患者着想，提供更多的人性化服务，最大限度地保障患者的隐私权。

2. 完善医院内部工作制度

医院在内部规章制度及诊疗流程上应有尊重患者隐私权的明确规定，并加强对医务人员的管理和约束，采取医德医风、诊疗与绩效考核的方式规范、约束医务人员的行为。

医院要从制度上明确区分正常介入患者隐私和利用职务之便侵犯患者隐私的界限，使医务人员在行使医疗行为时都能够严格按照技术操作规程办事。例如，在安排临床药物和医疗器械试验等需要征得患者同意的情形时，要耐心充分向患者说明情况及原因，并征得患者的同意，必要时可以签署相关法律协议，以及经过医院医学伦理委员会审查通过；男医生为女性患者检查时，要保证有第三者在场，以免患者感觉尴尬；医务人员进入患者的单人病房时，应先敲示意再进入等。

加强病案管理与监督，提高病案使用者保护患者隐私权的意识，认真落实病案借阅制度、病案的外调、复印制度、病案保密制度，不得以口头形式或书面形式公开病案中的隐私；设立专人窗口和人员发放，患者须凭自己的病历和有关单据才能取到报告，如患者病情不允许可先签署授权委托书后由授权委托人代领。影像科、检验科不能把患者做的检测报告单随意放在科室门前的指定场所，让患者和家属自己去查找和领取等。

3. 加强医务人员的培训与教育

非公立医疗机构应当把加强医务人员的法律意识和道德教育作为一项重要内容来抓，并把保护患者的隐私权作为医务工作的应有内容。通过建立定期培训考核制度，强化医务人员的隐私意识，增强医务人员的法制观念，提升宗教信仰及文化信念应的尊重理念，使他们充分认识到自己肩负着尊重患者人格、保护患者隐私的义务和责任。

4. 保障医疗机构的信息安全

许多医院由于资金投入、技术支持等原因，其内部信息系统和互联网之间没有安装防病毒软件、防火墙，安全防护措施不到位，患者资料在遭受病毒侵袭时，会造成隐私信息丢失。为避免上述情况的发生，医疗机构需要构建安全的网络系统，将医疗网络与办公网络实施物理化隔断；安装防病毒软件及防火墙来防止病毒的侵袭；根据不同岗位人员设置电子病历的查看使用权限，适当封闭数据传输端口降低数据流失的风险。

5. 尊重民族风俗习惯和宗教信仰

医疗机构应尊重视患者的民族风俗习惯和宗教信仰，强化医务人员尊重意识，医生在询问病史过程中确认患者系少数民族或宗教信仰者后，应主动了解其在生活和饮食方面的习惯与禁忌，询问患者的需求，并在病历中做好相应记录。在诊疗过程中，相关医务人员应做好交接工作，并通过各种途径进一步了解该民族的风俗习惯。医院应为住院患者提供适宜的饮食。患者在院期间进行的宗教和民族活动，凡属国家法律允许的，医务人员都要尊重和保护，在条件许可时，应主动提供相应的服务，不得嘲笑、歧视和在公共场所议论。如当患者的宗教和民族活动已经影响到医院工作秩序和其他患者的就医环境时，医务人员应及时做好劝导工作，劝导过程要注意方式方法，避免粗暴干涉，伤害患者的情感。

（戴晓娜　杨帆　杨有业）

第十节　满意度测评管理

满意度是通过评价分值的加权计算，得到测量满意程度（深度）的一种指数概念。国际上通行的测评标准即为 CSI（用户满意度指数）。满意是一种心理状态，是指一个人对一项或一段关系质量的主观评价。它是客户的需求被满足后的愉悦感，是客户对服务或产品的事前期望与实际使用服务或产品后所得到实际感受的相对关系。用数字来衡量这种心理状态，这个数字就叫作满意度。客户满意是客户忠诚的基本条件。满意度测评的目的是掌握满意度现状，为分层、分流和差异化服务提供依据，了解并衡量客户需求，帮助客户把有限的资源集中到客户最看重的方面，从而达到建立和提升顾客忠诚并保留顾客；找出服务短板，分析顾客价值，实现有限资源优先配置给最有价值的顾客；研究服务标准、服务流程及服务传递与客户期望之间的差距，找到客户关注点和服务短板，提出相应的改善建议与措施，不断提升服务与产品质量，进而提高顾客的满意度。

医院要努力做到服务好、质量好、医德好，患者满意，社会满意，医院的举办者满意，医务人员满意。

一、满意度测评的内涵

患者满意度包含下列 3 个方面含义。

（一）树立"以患者为中心、以患者需求为导向"的医疗卫生服务理念

医疗卫生机构应把"患者是否满意"作为本机构产品，即医疗卫生服务质量的衡量依据（标准）。医疗卫生机构要想在激烈的医疗卫生市场竞争中立足、取胜和发展，就必须加强与患者的沟通，与患者建立互相信任的关系，形成一大批忠诚的"客户群"，从而占领和扩大医疗卫生市场份额。

（二）把"患者满意度"作为质量目标和医疗卫生服务导向

医疗卫生机构的职工，尤其是服务岗位的员工应不断主动、积极地去了解并理解患者的需要、爱好和期望及其发展趋势，从而改善医疗卫生服务行为，满足患者需求，甚至超越患者的期望。

（三）以"患者满意"为服务行为准则

医疗卫生机构在医疗卫生服务全过程中，全体员工以"患者满意"为服务行为准则，事事处处为患者着想，站在患者的立场上处理各种问题，尤其要把管理和正确处理患者投诉作为一项十分重要的工作。

二、满意度测评的目的与适用范围

目的：为了及时掌握患者、临床科室、职能部门的评价和满意状况，达到持续改进、不断提高医院管理水平和医疗服务质量的目的，为患者提供规范、便捷、满意的优质服务。

适用范围：满意度调查，适用于门（急）诊患者、住院患者、出院患者、临床、医技科室卫生技术人员和职能、后勤科室工作人员。

满意度测评的指标如下。

（一）定期测评

1. 患者对医疗服务质量的感知

（1）医生服务态度

包括：与患者进行沟通时，礼貌接诊、耐心倾听患者的诉说、有责任心、看病认真、耐心解答患者及家属提出的问题、尊重患者的选择权、知情权、监督权和隐私权等。

（2）医生技术水平

包括：医生的基本理论、基本知识、基本技能及临床技术等。

（3）护士服务态度

包括：护士工作的热情、耐心、细心，及对患者服务的安全度和舒适度，术前术后的访视、对患者住院全过程及出院后的健康教育服务，遵循人文关怀等。

（4）护士技术水平

包括：护理知识的运用、基础操作技术规范程度、操作技术流程规范、护理质量管理等。

（5）护士巡视与及时应答

包括：巡视过程中，充分了解患者的症状、情况和注意事项，对患者及家属的提问进行耐心、细致的解答等。

2. 患者对医疗服务价格的感知

（1）医疗费用支付方式

包括：医疗费用多种支付方式的便利性、支付流程的简化、费用核算的时间周期、根据各地情况制定符合人群的支付方式和支付体系等。

（2）医疗服务价格

包括：医疗服务价格的收费标准、价格公开透明管理、医疗服务的价值体现等。

3. 患者对医疗服务流程及效果的感知

（1）就诊程序及相关指引

包括：就诊程序的规范、多种渠道的医疗咨询、医院标识醒目、导医的主动服务意识等。

（2）医疗检查项目的服务

包括：检查流程是否便利、身体适应度、医生及护士的检查态度和工作经验等。

（3）医院饮食及卫生清洁服务

包括：住院饮食的营养与搭配、不同患者类型的套餐选择、公共区域环境、公共设施的清洁度等。

（4）住院治疗的医疗服务全过程

包括：住院治疗中，医生服务态度、医生技术水平、护士服务态度、护士技术水平、护士巡视及应答等。

（5）后续医疗保健服务的选择

包括：医院是否配备相应的医疗保健服务、医疗保健服务的规范和专业性配套化方案等。

4. 批评与建议

包括：患者及家属对医生服务态度、医生技术水平、护士服务态度、护士技术水平、护士巡视及应答、医疗费用支付方式、医疗服务价格、就诊流程及指引、医疗检查项目服务、医院饮食及卫生清洁服务、住院治疗的医疗服务全过程、后续医疗保健服务等相关内容提出批评和建议。

5.回访（电话、短信）

包括：患者出院后定期或不定期通过多种渠道进行回访，制定回访周期，针对患者病情恢复程度及复查情况给出意见和建议。

（二）不定期测评

医院积极配合做好国家及各地方卫生行政部门、卫生行业协会、卫生高等院校、城市调查队等第三方评价机构开展的，对门急诊患者、住院患者的满意度调查工作，及时总结、反馈意见，并进行整改。

三、满意度测评的控制程序

（一）门（急）诊患者满意度调查

（1）门（急）诊患者的满意度调查由门诊部每季度调查一次，随机抽样，每季发放不少于200份。

（2）门（急）诊患者满意度调查结果每季度统计一次，由门诊部在季末月的25日前完成后汇总至医院相关部门。

（3）当满意度低于95%时，由门诊部对不合格项目采取纠正和整改措施。

（4）医院相关部门必须在10日内对纠正和整改措施进行验证。

（二）住院患者满意度调查

（1）住院患者的满意度调查由医务科每季调查一次，随机抽样，每季发放不少于100份。

（2）住院患者满意度调查结果每季统计一次，由医务科在季末月的25日前完成后汇总至医院相关部门。

（3）当满意度低于95%时，由医务科对不合格项目采取纠正和整改措施。

（4）医院相关部门必须在10日内对纠正和整改措施进行验证。

（三）护理工作满意度调查

（1）患者对护理工作的满意度调查由护理部组织每季度调查一次，随机抽样，每季度发放不少于100份。

（2）患者对护理工作的满意度调查结果每季度统计一次，由护理部在季末月 25 日前完成后汇总至医院相关部门。

（3）患者对护理工作满意度低于 95% 时，由护理部对不合格项目采取纠正和整改措施。

（4）医院相关部门必须在 10 日内对纠正和整改措施进行验证。

（四）临床科室对职能部门的满意度调查

（1）临床科室对职能部门的满意度调查由医院办公室组织每季度调查一次，每科 1 份。

（2）临床科室对职能部门的满意度调查结果每季度统计一次，由医院办公室在每季末月 25 日前完成后汇总至医院相关部门。

（3）当职能部门的满意度低于 95% 时，由医院办公室对不合格项目采取纠正和整改措施。

（4）医院相关部门必须在规定时间内对纠正和整改措施进行验证。

（五）满意度调查表

由发放科室根据医疗服务过程负责编制，每年根据医疗服务的新动态进行修订。

（六）验证

对纠正措施实施后，未能改善满意度的项目，由医院院长指定专人组成小组研究改善方法，每季度报告一次，直至改善为止。

四、满意度测评的方法

（一）院内征求患者意见

每月召开患者座谈会。由病区护士长牵头，相关科室的科室主任参加，通过面对面的形式听取患者及家属对医疗、护理质量和其他方面的意见及建议，解答处理患者和家属提出的问题。

定期进行院内督察。医院设立满意度督察小组，每季度对全院各部门进行满意度调查工作的督查，通过巡视门急诊、病房、医技、后勤、管理等各个部门，查找问题、督促整改。同时听取门急诊、住院患者对医院的意见和建议，及时向相关部门反馈。

医院文明办不定期抽查门急诊、病房，同时听取患者和家属的意见和建议。发现问题，及时整改，并做好记录和归档工作。

医院在所有病房、门急诊设立意见箱，意见箱上公布举报、投诉电话，以及院领导接待日的时间和地点，接受社会各界的监督。意见箱由所在部门定期开箱，收集汇总患者和家属的意见和建议。

（二）院外听取监督员意见（社会监督员）

由医院文明办（或市场营销部门）负责邀请院外监督员进行不定期暗访，及时发现医院工作中存在的问题，及时将意见或建议整理反馈给相关科室或部门，进行整改。

五、满意度测评结果的运用

（一）整改问题

医院相关部门负责将满意度测评结果以整改通知书的形式发放到各科室及个人，督促其整改并跟踪落实。临床科室对问题进行原因分析，并提出整改措施。填写好整改通知书，并在限期内落实整改。

（二）公示、奖惩

医院相关部门负责将满意度测评结果每季度公布一次，并与科室考核挂钩。测评中涉及的重要问题，提请医院绩效考评委员会进行奖惩；涉及个人奖惩的计入医德档案。

六、案例

案例一：某三级综合医院针对满意度调查工作，制定工作方案、工作流程图及满意度测评的计算方法。

（一）满意度调查工作方案

为进一步提高医院内部服务品质，提升医技、行政、后勤服务部门为临床一线的服务水平，更好地为患者提供满意的医疗卫生服务，医院始终把患者满意度作为衡量医疗卫生工作的出发点和落脚点，结合医院工作实际，特制定满意度调查工作方案。

1.成立满意度测评考核调查小组

组长：

成员：下设临床医生、临床护士、医技、门诊、职能后勤科室满意度调查小组。

临床医生小组：医务科

临床护士小组：护理部

医技小组：质量办

职能后勤小组：纪检监察室

门诊小组：门诊办

2. 满意度调查小组职责

负责各系统满意度调查小组的领导，领导小组成员通过问卷调查的方法，分别对门诊患者、住院患者、医务人员进行分类问卷调查，公正客观地对医院各系统医疗服务工作进行评价，每月医院结合满意度调查情况对相关科室进行考核。各小组每月 25 日前将调查资料报送至纪检监察室，由纪检监察室对满意度结果进行汇总、计算、整理，并结合电话回访的内容，将汇总整理的结果报送至相关科室进行考核。

3. 具体实施细则

（1）住院患者满意度调查

①调查目的：通过满意度调查，分析住院患者满意度调查中反馈的信息，为持续改进医疗、护理质量提供参考依据。

②调查对象：住院患者。

③责任部门：医务科（负责医生）、护理部（负责护士）。

④ 调查方法：

a. 调查各科室住院患者 10~15 人。

b. 为保证调查结果客观公正，调查人员要尽可能避开所在科室医务人员。

c. 先对患者说明身份和来意后，将调查表发放给住院患者，告知患者如实填写，30 分钟后收回调查表。

（2）门诊患者满意度调查

①调查目的：通过满意度调查，分析门诊患者满意度调查中反馈的信息，为改进医院服务质量提供参考依据。

②调查对象：门诊患者。

③责任部门：门诊办。

④调查方法：每月由门诊分诊护士向门诊患者发放调查表，由门诊部负责将统计结果报送至纪检监察室。

（3）医技科室满意度调查

①调查目的：提供满意度调查，了解临床科室对医技科室服务的需求，为持续改进医技科室服务质量提供参考依据。

②调查对象：临床科室医务人员。

③责任部门：质量办。

④调查方法：每月将调查表发放给各临床科室护士长，护士长充分征求科室人员的意见和建议，完成满意度调查。

（二）满意度调查工作流程图（10-2）

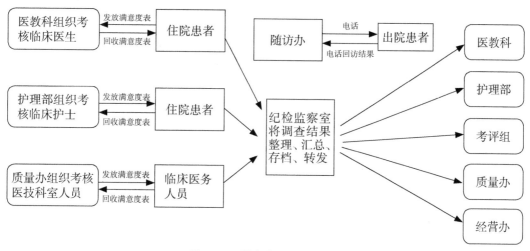

图 10-2　满意度调查工作流程

（三）满意度测评的计算方法

满意度＝〔（满意＋较满意×0.8＋基本满意×0.6＋较不满意×0.3）÷（满意＋较满意＋基本满意＋较不满意＋不满意）〕×100%。

案例二： 某三级综合医院针对满意度测评工作，制定满意度测评工作质量控制方案，以及客服中心医疗服务患者满意度测评管理流程。

（一）满意度测评工作质量控制方案

为进一步做好医院社会评价满意度测评工作，保证测评工作结果的公开、公平、公正，特制定此方案。

1.调查对象

调查对象包括住院患者、患者家属、门诊就诊人员。调查员讲解满意度调查表相关内容后，由患者或家属自行完成填写满意度调查表。若患者或家属是文盲无法自行完成，满意度调查表由调查员代填。

调查对象的选择：

（1）门诊就诊人员或家属。

（2）住院、急诊留观患者。

（3）出院患者。

2. 量表填写

在进行患者满意度调查时，如果被调查者同意且有能力阅读量表，应由其本人填写或回答，否则可由调查员帮助阅读或填写。在患者满意度测评量表上印有填写本量表的说明，当调查员帮助填写的时候，应该把说明读给被调查者听。对于在调查员帮助下仍无法完成量表的患者，应让其家属作为代理人填写或回答。在需要调查员帮助阅读填写的情况时，应由调查员问，被调查者答，由调查员在最接近回答内容的等级上选择，通过一问一答的形式帮助被调差者完成量表的填写，而不应对其有任何导向作用。

3. 时间框架

时间框架主要指住院、急诊、门诊，但在实际工作中，根据工作不同阶段的特殊性，量表可以考察不同长度的时间段的满意度。

4. 量表计分

量表能够计算出各个领域的得分。各条目均正向得分，分类分项计分，得分越高，满意度越高。

满意为 1 分，一般为 0.6 分，不满意为 0.4 分。

5. 调查过程质量控制

（1）质量控制形式

①督导负责制：实行分片负责制，实行二级督导负责制。

②质量否决制：一份作假，全部作废。

③复核内容及程度：按提供名单进行，选择全部或部分条款结果复核。

④当一份调查所得的量表中有 20% 及以上的问题条目没有回答时，该量表作废。

（2）质量控制内容

①项目培训：访员应熟悉问卷，熟悉项目，接受样本分配表。

②甄别过程：审核是否完成问卷，并致谢。

③访员自审：对未完成问卷或有困难的患者，由工作人员帮助或指导。

④项目审核：一级二级督导审核，项目主管确认。

6. 调查结果数据库与计分

（1）建立数据库。

（2）计分并分析结果。

（二）客服中心医疗服务患者满意度测评管理流程（图 10-3）

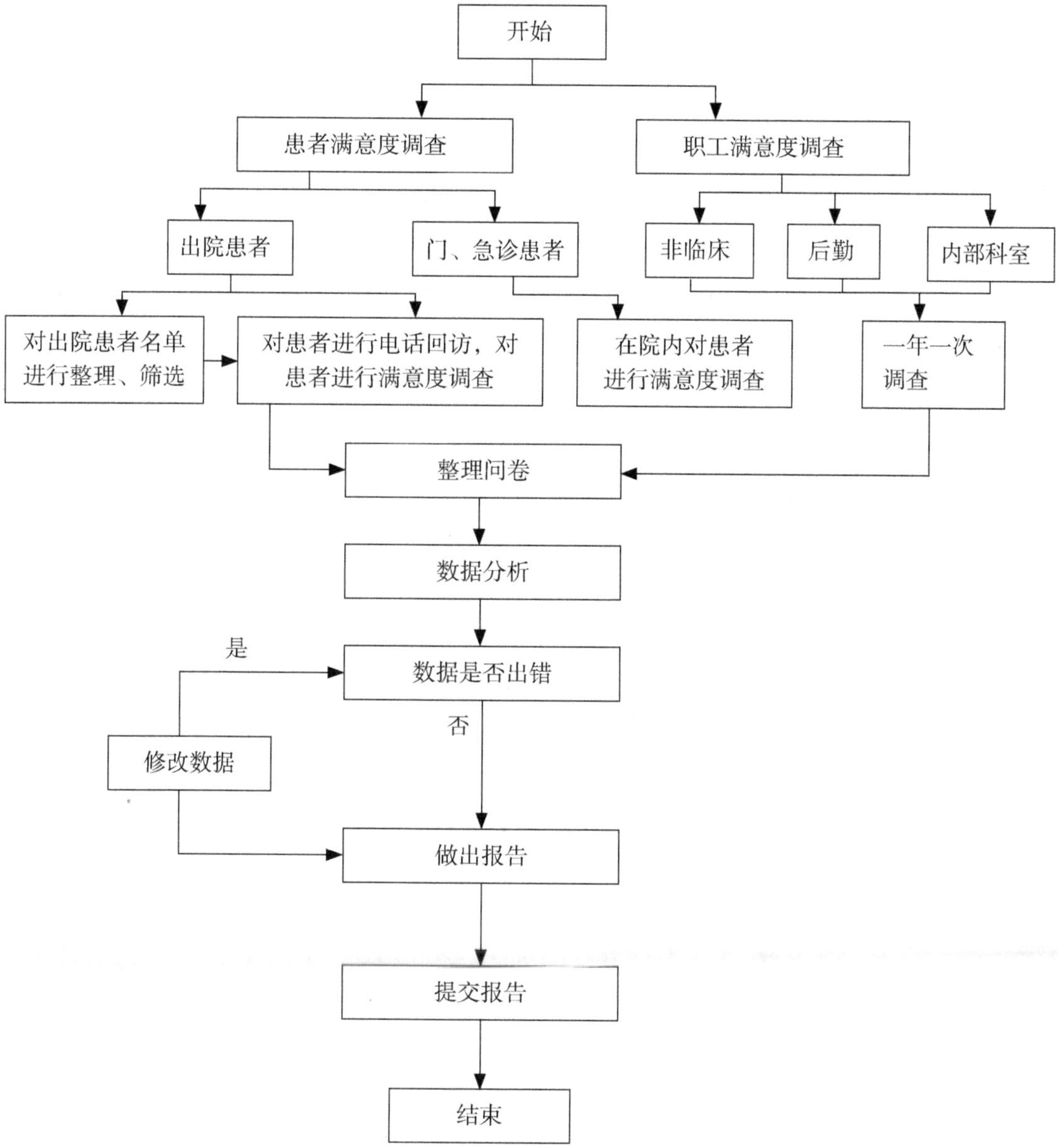

图 10-3　满意度测评的时间与流程

七、医院提高满意度的有效措施

（一）树立"以患者为中心"、全心全意为人民服务的服务理念

医院要认真贯彻落实国家有关法律法规，紧紧围绕宗旨意识和群众观念问题、服务意识和方便群众问题、质量意识和安全问题、创新意识和精神状态问题、廉洁意识和行业形象问

题，牢固树立"以患者为中心"、全心全意为人民服务的思想，认真排查梳理和整改提高医院的各项服务工作质量，努力实现服务零投诉和质量零缺陷的目标，改善医疗机构的社会形象，提高医疗服务的社会满意度。

（二）改善服务态度，优化服务流程，不断提升服务水平，努力做到"服务好"

（1）普遍开展预约诊疗服务。全国所有三级甲等综合医院实行多种方式预约诊疗，城市社区卫生服务机构转诊预约的优先诊疗。

（2）优化医院门急诊环境和流程。合理安排门急诊服务、简化门急诊和入、出院服务流程。挂号、划价、收费、取药等服务窗口等候时间≤10分钟。推行"先诊疗，后结算"模式。

（3）广泛开展便民门诊服务。医院应当开展双休日及节假日门诊，充实门诊力量，延长门诊时间。

（4）推广优质护理服务，提高护理服务满意度。

①加大优质护理服务覆盖面。三级医院全部开展优质护理服务。

②合理配备医院护士数量。全院护士数量能够满足临床护理工作需要，临床一线护士占全院护士比例不低于95%。各病房依据护理工作量和患者病情配置护士，病房实际护床比≥0.4∶1。

③护士收入分配与绩效考核相结合。全院护士待遇公平公正，体现劳动价值，薪酬分配与工作的数量、质量、技术风险、患者满意度相结合，体现多劳多得、优绩优酬。

④优质护理服务任务落实。落实责任制整体护理。责任护士根据专科特点和患者需要提供优质护理服务，病房每名责任护士平均负责患者数量不超过8个。简化护理文件书写，减轻临床护士书写负担。护士每班书写时间不应超过30分钟。

（5）推进同级医疗机构检查、检验结果互认。在加强医疗质量控制的基础上，大力推进同级医疗机构检查、检验结果互认工作，促进合理检查，降低患者就诊费用。互认项目包括医学检验和医学影像两大类。

（6）深入开展"志愿服务在医院"活动。逐步完善志愿服务的管理制度和工作机制，积极探索适合中国国情的志愿服务新形式、新内容、新模式，促进医患关系和谐。

（7）建立健全医疗纠纷第三方调解机制和医疗责任保险制度，认真落实医疗投诉处理办法，严格执行首诉负责制。二级以上医院100%设立医患关系办公室或指定部门统一承担医院投诉管理工作并实行首诉负责制，二级以上医院患者投诉的按时处理反馈率>90%。

（三）加强质量管理，规范诊疗行为，持续改进医疗质量，努力做到"质量好"

（1）落实医疗质量和医疗安全的核心制度。严格落实首诊负责、三级医师查房、疑难病例讨论、危重患者抢救、会诊、术前讨论、死亡病例讨论、交接班等18项核心制度，严格落实《病历书写基本规范》和《手术安全核对制度》，规范病历书写和手术安全核对工作，保障医疗质量和医疗安全。

（2）建立健全医院医疗质量管理与控制体系，认真开展质控工作。医院要根据国家和省市卫生行政部门的相关质控要求，健全院科两级的质控组织，制定院科两级的质控指标，并认真贯彻落实，加强监管，确保诊疗安全。

（3）严格规范诊疗服务行为，推进合理检查、合理用药、合理治疗。

①认真落实临床路径，大力推行临床路径和单病种付费，促进医疗质量管理向科学化、规范化、专业化、精细化发展，规范诊疗行为，控制医疗费用不合理增长。

②落实《临床技术操作规范》《临床诊疗指南》《医疗机构药事管理规定》《处方管理办法》《抗菌药物临床应用指导原则》等规章规范，开展抗菌药物临床应用专项整治行动，落实处方点评制度，严格规范医师处方行为，促进合理检查、合理用药、合理治疗。

③加强医疗技术和大型设备临床应用管理，保证医疗质量安全和患者权益。建立严格的医疗技术准入和管理制度，严格规范心血管介入诊疗技术临床应用行为。

（4）积极承担社会责任和开展公益活动，对口帮扶支援任务完成率100%。

（四）加强医德医风教育，大力弘扬高尚医德，严肃行业纪律，努力做到"医德好"

（1）继续加大医德医风教育力度。继续培养和树立一批先进典型，加大对医德高尚、医术精湛、敬业奉献先进典型的宣传表彰力度。结合卫生行业特点，深入开展宗旨意识、职业道德和纪律法制教育。医院在临床教学过程中加强职业道德、纪律法制和医学伦理教育，打牢医学生与进修生的思想道德底线。

（2）制定完善医德医风制度规范。按照《医疗机构从业人员行为规范》，组织全院员工真学习和贯彻落实，使医务人员知晓率达到100%。认真落实我国《执业医师法》等医疗卫生法律法规中有关罚则条款的实施，切实加大对医疗卫生领域违法违纪行为的惩戒处罚力度。抓好医德考评制度的落实，细化工作指标和考核标准，实行医德考评制度的内容，建立对医务人员有效的激励和约束机制。

（3）坚决查处医药购销和医疗服务中的不正之风案件，严肃行业纪律。严肃查处乱收费、收受或索要"红包"、收受回扣、商业贿赂等典型案件，充分发挥办案的警示作用。注意发挥查办案件的治本功能，推动完善制度、堵塞漏洞、净化医药卫生体制改革的社会环境。

（五）深入开展行风评议，积极主动接受社会监督，努力做到"患者、群众、医院举办者满意"

要认真开展患者满意度调查和出院患者回访活动，继续以开展民主评议行风作为推进卫生纠风工作、维护群众利益的重要载体，积极组织、主动参与民主评议行风活动。继续发挥行风监督员的作用，高度关注并积极参与政风行风热线，认真倾听群众呼声，及时解决群众反映的突出问题，努力让社会满意。积极探索建立科学的卫生行风评价机制，客观公正地反映卫生行风状况。全面推行医院院务公开制度，实行院务公开，增强医疗机构院务公开意识，推动医疗机构进一步优化服务流程和内部民主管理决策的持续开展。努力达到以下要求：职工对医院管理组织机构和领导工作满意度≥80%。患者、医师与护理人员对检验科服务满意度≥90%。患者、医师与护理人员对医学影像部门服务满意度≥90%。患者与医师、护理人员对药学部门服务满意度≥90%。患者、医务人员对医院后勤服务满意度≥90%。已出院患者对医疗服务满意度≥90%。

八、现场测评方法

按照评价指标体系要求，将在医院现场评价检查过程中随机对一定数量的门急诊患者、住院患者和医务人员进行满意度调查及其相关内容的测评，结合医院、第三方的满意度调查结果，综合考量患者对医院的综合满意程度、医务人员对医院总体工作的满意程度。

（戴晓娜　杨帆　杨有业）

第十一节　人文关怀

医学是一门实践性学科，是自然科学与人文科学互相渗透的学科，是直接研究人、面对人的科学，所以医学比其他科学更强调人文关怀。提高医务人员的人文素质，在医疗活动中融入更多的人文情怀，是构建和谐的医患关系的重要内容。随着人类社会的发展和新医学模式的转变，人的社会属性越来越被医学工作者重视。西方文化认为，医学是人学，医疗技术仅是为人服务的工具，因此，医学应彰显人性，体现人本立场。美国学者佩里格利诺指出："医学居于科学与人文之间，并非二者中任何一方，而是包含双方的许多特性。"我国中医理论更是体现以人为本的理念，将人作为医疗服务主体，通过激发人体自身机能以达到治疗疾病的目的。

要继续深入持久开展"三好一满意"活动，不断改善服务态度，优化服务流程，不断提升服务水平，努力做到"服务好"；加强质量管理，规范服务行为，持续改进医疗卫生服务质量，努力做到"质量好"；加强行风教育，大力弘扬高尚职业道德，严肃行业纪律，努力做到"医德好"。

本节是为丰富医院服务内涵，在指标体系以外延伸的理论内容。

一、概念

人文关怀（medical humanities）是一个探讨医学源流、医学价值、医学规范及与医学有关的其他社会文化现象的学科群，是一门包括医学史学、医学哲学、医学伦理学、卫生法学、卫生经济学、医学社会学等的交叉学科。

人文关怀作为一门学科，是在 20 世纪 70 年代由欧美的护理专业专家最先提出的全新的护理概念，其目的在于面对一些身患绝症的患者，尤其是肿瘤患者的时候，跳出医学的范畴，用更加人性化的护理方法，从心理和感觉上让患者走出绝症的阴影，从而达到改善患者生活质量的医学目的。随后，人文关怀的概念逐渐被用到了医学的各个领域。

医学人文作为研究医学与人文关系及从人文观念角度出发对各种医学现象、事件进行思考和总结的学科。早时期的医学人文只是医学的一个分支，它是由长期或曾经从事医学工作人员自主思考总结得出的一些结论或心得，医学人文长期处于无正式定义阶段。

二、医学人文的发展期

20 世纪 70 年代以后，随着医学模式从生物医学模式向"生理—心理—社会"医学模式的转变，以及关于医学的"目的和价值"问题的探讨逐渐成为热点，我国医学人文学的教学与研究出现了前所未有的热潮，一些医学院校陆续开始了医学人文学的教学，一些医学人文学方面的著作也相继问世。从无到有，从小到大，我国医学人文学在这一热潮中得到了较快速的发展，但临床人文关怀的发展还很滞后。

近年来，随着医学技术的飞速发展，人类对于医学其人文性的思考越来越多，对于生命的思考也越来越深刻，这为医学人文的诞生与发展提供了十分重要的理论基础。随着医学工作者整体综合素质的不断提高，医学工作者对于工作的思考与总结也日益增多，其质量也日益提高，这为医学人文的诞生提供了重要的学术基础。

医学人文学系作为一门年轻但是对人类发展意义重大的学科，仍然在探索中不断发展。在新形势下，应该深入对医学人文的理论研究，加强医学人文学的建设与发展。

三、医学人文关怀对临床医学的作用与重要性

（一）医疗活动包含人文关怀情结，医学需要人文关怀

医学作为直接面对人、为患者服务的实践科学比其他科学更直系人与人的关系，更需要

人文关怀。

医学科学技术发展的终极目的是通过诊疗活动来为患者解除病痛，恢复健康，延长生命，保障生存质量。医学科学技术的这一价值最终要通过人们的诊疗活动体现出来，如以人类社会的文明程度来衡量，故应强调医学科学技术的社会属性，突出医学科学技术的人文价值。

医学的特殊性在于医学是一门直接面对人的实践科学，即以人为研究客体，又反过来直接服务于人的科学。医学的诊疗过程本身就包含着医患双方沟通交流所需的人文关怀情结，它比其他任何科学都更强调人文关怀，因此，要求医学工作者必须具有完善的人性修养、坚强的性格和健康的心态。

（二）仁心与人文关怀是医者必备的基本品德

古代南齐阳泉在《物理论·论医》中指出："夫医者，非仁爱之士，不可托也，非聪明理达，不可任也，非廉洁淳良，不可信也。是以古之用医，必选名姓之后，其德能仁恕博爱。"

古人早就表明"仁爱""达理"是"医者"的必备条件，"医者"正是在行医生涯中科学技术与人文精神相结合的典范。中国素有"人文学术之邦"的美称，人文关怀一直是中国传统医学的重要内涵。

原国家卫生计生委长期以来，把医务人员的行为规范和职业道德建设当成一项重要的工作来抓。在不断加强医德医风建设的过程中，一切以患者为中心，待患者如亲人，在诊断治疗过程中贯穿着对患者的同情、尊重与关爱，经常与患者进行情感的沟通，充分体现了全心全意为人民服务的宗旨和"医乃仁术"的基本原则。

（三）当代医学人才的培养离不开医学人文学的建设

医学人文的内容包括医学哲学、医学伦理学、医学社会学等学科，这些学科是当代医学人才必须要学习掌握好并应用于日常医疗护理工作中的重要理论、行为科学。要求当代医务工作者在日常工作中、在科学技术中、在服务病患者时注入人文精神，在追求进步时注重人性修养，实现医学与人文、精神与人性的完美结合。

（四）加强诊疗护理与人文关怀的深度融合，构建和谐的医患关系

实现医学与人文的完美结合，这就要求医务人员在掌握医学专业知识和技能的同时，提高自身的人文素质，并在医疗工作中充分发挥人文的身心关怀作用，实现两者在医患关系中的深度融合，加强医患沟通，减少医疗纠纷，让患者参与医疗安全、尊重患者的知情权、选择权和隐私权，提高服务质量，构建新型和谐医患关系。

（五）加强医学人文学建设是适应医学科学发展趋势的根本需要

人文发展状况包含对人的健康长寿、受教育机会、生活水平、生存环境和自由程度等指标的综合发展状况，是衡量一个国家综合国力的重要指标。科学技术的进步推动了人类社会的进步，而人文发展状况是人类进步与文明的标志。因此，在发展医学科学技术的同时，加强人文社会科学的建设，尤其是加强医学、自然科学与人文社会科学的交叉学科的建设，以充分提高其人文发展水平，尤为重要。

（六）人文关怀能提高患者满意度和医院美誉度

人文关怀除了彰显医务人员的素质与医院的服务特色以外，还能不同程度地提高患者满意度。患者满意度是影响医院社会影响力的重要指标之一，一个倡导人文关怀的医院，在医疗技术服务过程中处处体现"患者至上、以人为本、以患者为中心"的管理思想与服务理念，尊重、关爱患者，主动为患者提供全方位的服务，改变以往"以疾病为中心"的单纯技术服务理念，使广大患者在治疗过程中感受到医务人员对他们的尊重和人性化服务的温馨，从而显著提高医院的美誉度和患者的忠诚度。对患者人文关怀的深度融合，具体体现在为患者开展诊疗前、中、后的全程服务过程中，时时处处都为患者提供安全、有效、经济、便捷、舒适、文明、温馨的服务，让患者及其家属满意，这也是临床医学追求的终极目标。

四、加强医学人文关怀，改善医患感受，提高医患双方正能量

营造医学人文关怀的良好氛围，加强对医务人员和患者的人文关怀，改善医患密切沟通与温馨关怀的亲切感受，发挥医务人员的积极性，树立患者密切配合治疗和战胜病魔的积极心态，提升医患双方的正能量，提高医疗质量。贯彻医学人文关怀的途径有以下几个方面。

（一）强化人文关怀意识，加强对患者的人文关怀

强化人文关怀意识，加强医患、护患沟通。医师、护士要增强主动服务和人文关怀意识，深化"以患者为中心"的理念，尊重和保护患者隐私，给予患者悉心照护、关爱、心理支持和人文关怀。要加强与患者的沟通交流，关注患者的不适和诉求，并及时帮助解决。持续改善服务态度，杜绝态度不热情、解释没耐心、服务不到位等现象。

医院要牢固树立"以患者为中心"的服务理念，加快医学模式向生物—心理—社会医学模式转变。各医疗机构要开展医务人员人文关怀知识培训，提高沟通技巧，提升人文素养。要进一步优化服务流程，"以患者为中心"营造良好的就诊环境、改善环境设施、提供便民服

务，为患者提供生理、心理、精神、社会等多方面人文关怀。要尊重患者的隐私权、知情权和选择权，向住院患者发放入院须知，加强住院宣教，方便患者及家属获取相关的信息。

（二）加强对医务人员的人文关怀

尊重关心和爱护每一位医务人员，让他们安心工作，提高他们的归属感与忠诚度，保障其合法权益，是人文关怀的主要内涵之一。要科学合理配置人力资源，完善薪酬制度和激励机制，向临床一线倾斜，提高医务人员收入水平。加强职业防护和心理辅导，落实休假制度，保护医务人员身心健康。

对医务人员的人文关怀还体现在关心医务人员的职业发展规划上，医院要安排、鼓励医务人员进修学习和培训，保障医务人员从事医学研究、学术交流，参加专业学术团体，参加专业培训，接受继续医学教育的权利。医院要积极完善职务晋升机制，为医务人员创造良好的职业发展空间。

要深入开展"平安医院"创建工作，坚决查处侵害医务人员人身安全的违法犯罪行为，为医务人员营造良好的执业工作环境，以便他们能更好地救死扶伤，提高诊疗与服务质量。

（三）体现医务人员良好风貌

医院工作人员（包括实习、进修人员）着装整洁、规范，佩戴胸卡，易于患者识别。医务人员语言通俗易懂，态度和蔼热情，尊重患者，体现良好医德医风。加强医疗卫生行风建设。加大"九不准"宣传力度，开展医务人员职业道德培训，树立行业良好风气。

（四）注重心理疏导，加强心理健康教育

要在医院倡导和谐理念，培育和谐精神，引导医务人员用和谐的方法、和谐的思维方式认识事物、处理问题，培育乐观、豁达、宽容的精神，培养自尊自信、理性平和、健康向上的社会心态，以开阔的心胸和积极的心境看待一切，愉悦工作，服务患者。

加强医务人员人文教育和培训，提高沟通能力和服务意识。各项诊疗服务有爱心、耐心、责任心，及时了解患者心理需求和变化，做好宣教、解释和沟通。对手术或重症患者提供心理疏导，有效缓解患者不安情绪。实施有创诊疗操作时采取措施舒缓患者情绪。

（五）关注感受和需求

人的感受和需求是多层次、多方面的，除物质需求外，还有政治需求、文化需求等；除安全感外，还有受尊重、受关爱、受保护的需求，以及满足感、自豪感和成就感等。医院应尽可

能地降低医院员工和患者所面临的风险因素，减少员工正常生存和发展的后顾之忧，最大限度地消除引发人们心理失衡、失调的外部诱因，为培育人的心理和谐提供和谐的社会环境支持。

（六）完善关怀机制

建立健全医院健康信息汇集和反应机制，加强对医务人员和患者的心态监测、评估和预警，完善人文关怀的心态疏导、调适与平衡工作体系，促进人文情绪交流渠道畅通，避免不良心态积累恶变，引导员工和患者心态良性变化，帮助员工和患者在潜移默化中达到心理和谐。

（七）加强诊区安全与患者隐私保护

门诊诊室、治疗室，要做到诊区划分合理，待诊患者与就诊患者隔离。各项就诊标识醒目、明确，便民措施、导医服务完善。门诊患者执行"一室一医一患"诊查制度，多人病房设置私密性保护设施，不在住院患者床头卡写入院诊断。

（八）努力营造温馨的工作环境，调动医务人员的积极性

医院要重视人文环境建设，充分关心医务人员，为医务人员提供就餐、更衣、手术间隔休息等条件，创造有利于工作的环境；对护士实施"人文关怀"，使护士能够获得与其从事的护理工作相适应的卫生防护与医疗保健服务，努力提高医务人员满意度，充分调动医务人员积极性。要以医务人员为主体，营造良好工作环境，通过环境改善，营造医患和谐的正能量。

（九）构建和谐医患关系

深入推进创建"平安医院"活动，继续开展严厉打击涉医违法犯罪专项行动，保障医务人员安全。进一步完善医疗纠纷预防与处理法制建设，健全"三调解一保险"医疗纠纷处理制度及保障机制，构建和谐的医患关系，切实保障医患安全。

（杨有业 杨帆 王伟佳 陈晓阳）

练 习 题

【名词解释】

1. 内涵式发展。

2. 医院环境。

3. 预检分诊。

4. 医院标志系统。

5. 卫生信息。

6. 信息公示。

7. 三重一大。

8. "一日清"制度。

9. 廉政建设。

10. 健康教育。

11. 霍桑效应。

12. 投诉。

13. 信访。

14. 患者知情权。

15. 患者隐私。

16. 患者满意度。

17. 人文关怀。

【思考题】

1. 职工代表大会的主要任务是什么?

2. 医院环境的总体要求是什么?

3. 医院的环境建设主要包含哪几个方面的内容?

4. 急诊科护士应如何做好预检分诊工作?

5. 医院的控烟干预活动包括哪些内容?

6. 为保证患者安全,病区应预防和消除哪些不安全的因素?

7. 医务人员的医务礼仪应该注意哪些?

8. 医疗机构从业人员基本行为规范有哪些?

9.医院管理人员的行为规范是什么？

10.医师的行为规范有哪些？

11.护士的行为规范是什么？

12.医院开展便民服务的措施有哪些？

13.便民服务中心的主要功能是什么？

14.预约诊疗管理制度包括哪些？

15.信息公开的形式有哪些？

16.院外信息公开的分类和内容是什么？

17.信息公开的原则是什么？

18.医院健康教育有什么意义？

19.医院健康教育的基本形式及内容是什么？

20.影响健康教育评价的要素有哪些？

21.对投诉处理的原则与程序是什么？

22.患者知情权的特点是什么？

23.医生对患者应履行告知义务的内容有哪些？

24.患者知情权的内容是什么？

25.患者隐私的特点是什么？

26.医院对患者隐私保护的措施是什么？

27.患者隐私通常分为哪几种类型？

28.满意度测评的指标包括哪些？

29.医学人文关怀对临床医学的作用和重要性是什么？

30.医院通过哪些途径营造人文关怀的氛围？

参 考 文 献

[1] 曹岳兴，卫蕾，陆银春．公立医院后勤管理现状及发展对策思考 [J]．世界最新医学信息文摘，2015（98）：160-161．

[2] 李敏奇，汤慧芹，白洁，等．病人安全文化与医疗服务结局的关联性分析 [J]．中国医院管理，2017，37（1）：14-17．

[3] 王琦，张云福，周来新，等．"以人为本"医疗品质服务模式构建 [J]．解放军医院管理杂志，2017，24（4）：333-335．

[4] 蒋宗顺．医院服务文化模型的本土化构建与实证研究 [J]．中国医院管理，2017，37（3）：76-79．

[5] 林巍，徐亚洲，谢娟，等．人文型医院建设实践与体会 [J]．现代医院管理，2017，15（2）：90-92．

[6] 肖鸣，陈寿权，黄晓洁，等．我院医疗服务流程再造的实践与探索 [J]．中国医疗管理科学，2015，5（4）：23-27．

[7] 贾乃忠，潘剑平．医院环境文化建设的探索与实践 [J]．现代医院管理，2015，13（2）：85-87．

[8] 郭潇雅．以优秀文化重塑医学人文精神 [J]．中国医院院长，2017（1）：66-69．

[9] 陈方．建设医院学习型组织塑造医院文化 [J]．继续医学教育，2017，31（4）：76-77．

[10] 李莹，孙乐成，鹿澎．浅谈精细化管理在医院后勤设备管理中的应用 [J]．中国医院建筑与装备，2017（5）：80-82．

[11] 杨姝雅，金庆焜，郭果．医院环境及设施安全管理量化考核方法研究 [J]．中国卫生质量管理，2017，24（1）：39-41．

[12] 魏琳．加强文化建设创建无烟医院 [J]．中国医药指南，2012，10（10）：383-384．

[13] 徐志杰，戚麟，王经杰，等．创建无烟医院的国内外研究进展及思考 [J]．中国医疗管理科学，2017，7（4）：65-70．

[14] 卫生部．医疗机构从业人员行为规范 [A/OL]．（2012-06-26）[2019-03-09]．http://www.nhc.gov.cn/wjw/gfxwj/201304/b173c41a501a4616baec8deb20219885.shtml．

[15] 张明艳．浅谈医务人员的行为与修养之医务人员职业修养与服务礼仪 [J]．健康大视野，2013，21（2）：542-542．

[16] 王雪莲，戚兴华．医务人员的行为礼仪 [J]．医药前沿，2014（23）：300-301．

[17] 迟培芳，迟培环，刘晓娇．台湾地区双和医院的精细管理与特色服务 [J]．中国卫生质量管理，2017，24（1）：106-108．

[18] 国家卫生计生委，国家中医药管理局．关于加强卫生计生系统行风建设的意见：国卫纠发〔2017〕1号 [A/OL]．（2017-02-15）[2019-03-09]．http://www.nhc.gov.cn/xxgk/pages/viewdocument.jsp?dispatchDate=&staticUrl=/yzygj/s3585u/201706/3cd416cb92fa44b6a8f34d73ff6e4076.shtml&wenhao=%E5%9B%BD%E5%8D%AB%E7%BA%A0%E5%8F%91%E3%80%942017%E3%80%951%E5%8F%B7&utitle=%E5%85%B3%E4%BA%8E%E5%8A%A0%E5%BC%BA%E5%8D%AB%E7%94%9F%E8%AE%A1%E7%94%9F%E7%B3%BB%E7%BB%9F%E8%A1%8C%E9%A3%8E%E5%BB%BA%E8%AE%BE%E7%9A%84%E6%84%8F%E8%A7%81&topictype=&topic=&publishedOrg=%E5%8C%BB%E6%94%BF%E5-

%8C%BB%E7%AE%A1%E5%B1%80&indexNum=000013610/2017-00197&manuscriptId=3cd416cb92f a44b6a8f34d73ff6e4076.

[19] 张丽君，苏小刚，方达远.“银医一卡通”项目的实施及需要关注的问题 [J]. 中国医院管理，2012，32（12）：69-70.

[20] 李华才. 加强医院信息化建设提升信息便民服务水平 [J]. 中国数字医学，2015，（3）：1.

[21] 许艳员. 国内门诊预约诊疗开展现状及未来发展趋势探讨 [J]. 中国社会医学杂志，2015，32（2）：83-86.

[22] 国家卫计委，国家中医药局. 关于印发进一步改善医疗服务行动计划的通知：国卫医发〔2015〕2 号 [A/OL].（2015-01-12）〔2019-03-09〕.http://www.nhc.gov.cn/yzygj/s3593g/201501/5584853cfa254d1aa4 e38de0700891fa.shtml.

[23] 杨佳泓，何萍，高解春，等. 上海市级医院一站式自助就医流程优化探讨 [J]. 中华医院管理杂志，2015（8）：598-601.

[24] 卫生部. 医疗卫生服务单位信息公开管理办法（试行）：卫生部令第 75 号 [A/OL].（2010-06-03）〔2019-03-09〕.http://www.nhc.gov.cn/wjw/bmgz/201006/96d076f04c6e4188aabf466d63527f09.shtml.

[25] 沈小兰，殷葵，卞学梅. 深化医院院务公开工作的实践与思考 [J]. 中国卫生标准管理.2015，6（29）：21-22.

[26] 樊荣. 医院信息公开与医患沟通浅析 [J]. 中国卫生人才，2017（1）：43-46.

[27] 焦丽敏. 医院院务公开工作的实践与探讨 [J]. 现代医院管理，2017，15（2）：88-90.

[28] 国务院办公厅. 关于建立现代医院管理制度的指导意见：国办发〔2017〕67 号 [A/OL].（2017-07-14）〔2019-03-15〕.http://www.gov.cn/zhengce/content/2017-07/25/content_5213256.htm.

[29] 张晓艳. 医院健康教育 [M]. 天津：天津科学技术出版社，2009.

[30] 李春玉，王克芳. 健康教育 [M]. 北京：北京大学医学出版社，2015.

[31] 程功，张林. 加强医院作风建设对促进医院健康发展的影响 [J]. 航空航天医学杂志，2017，28（4）：477-478，482.

[32] 刘瑛，周俊. 医院信访工作面临的现状及对策 [J]. 江苏卫生事业管理，2015（5）：14-16.

[33] 孙小妹. 浅谈医院办公室信访工作的思考 [J]. 医学信息，2016，29（31）：16-17.

[34] 乔雨. 医院门诊护理投诉原因及措施浅析 [J]. 世界临床医学，2017，11（10）：239.

[35] 卫生部. 中华人民共和国执业医师法：国家主席令第 5 号 [A/OL].（1998-06-26）〔2019-03-15〕.http://www.gov.cn/banshi/2005-08/01/content_18970.htm.

[36] 国务院. 医疗事故处理条例：国务院令第 351 号 [A/OL].（2002-04-04）〔2019-03-15〕.http://www.gov.cn/banshi/2005-08/02/content_19167.htm.

[37] 中华人民共和国侵权责任法. 中华人民共和国主席令第 21 号 .[A/OL].（2009-12-26）〔2019-03-15〕.http://www.gov.cn/flfg/2009-12/26/content_1497435.htm.

[38] 卫生部. 病历书写基本规范：卫医政发〔2010〕11 号 [A/OL].（2010-01-22）〔2019-03-15〕.http://www.nhc.gov.cn/xxgk/pages/viewdocument.jsp?dispatchDate=&staticUrl=/zwgkzt/wsbysj/201002/45871.shtm l&wenhao=%E6%97%A0&utitle=%E5%8D%AB%E7%94%9F%E9%83%A8%E5%85%B3%E4%BA%8E%E5%8D %B0%E5%8F%91%E3%80%8A%E7%97%85%E5%8E%86%E4%B9%A6%E5%86%99%E5%9F%BA %E6%9C%AC%E8%A7%84%E8%8C%83%E3%80%8B%E7%9A%84%E9%80%9A%E7%9F%A5&topictype

=&topic=&publishedOrg=%E5%8C%BB%E6%94%BF%E5%8F%B8&indexNum=000013610/2010-0-3263&manuscriptId=45871.

[39] 国家卫生计生委, 国家中医药管理局. 医疗机构病历管理规定: 国卫医发〔2013〕31 号 [A/OL]. (2013-11-20) [2019-03-15].http://www.nhc.gov.cn/xxgk/pages/viewdocument.jsp?dispatchDate=&staticUrl=/yzygj/s3593/201312/a84f3666d1be49f7a959d7912a978db7.shtml&wenhao=%E5%9B%BD%E5%8D%AB%E5%8C%BB%E5%8F%91%E3%80%942013%E3%80%9531%E5%8F%B7&utitle=%E5%85%B3%E4%BA%8E%E5%8D%B0%E5%8F%91%E3%80%8A%E5%8C%BB%E7%96%97%E6%9C%BA%E6%9E%84%E7%97%85%E5%8E%86%E7%AE%A1%E7%90%86%E8%A7%84%E5%AE%9A(2013%E5%B9%B4%E7%89%88)%E3%80%8B%E7%9A%84%E9%80%9A%E7%9F%A5&topictype=&topic=&publishedOrg=%E5%8C%BB%E6%94%BF%E5%8C%BB%E7%AE%A1%E5%B1%80&indexNum=000013610/2013-00461&manuscriptId=a84f3666d1be49f7a959d7912a978db7.

[40] 国家卫生计生委. 国家卫生计生委关于修改《医疗机构管理条例实施细则》的决定: 国家卫生和计划生育委员会令（第12号）[A/OL]. (2017-02-21) [2019-03-15].http://www.nhc.gov.cn/fzs/s3576/201808/85c208110f0748339bcaae00e426cb64.shtml.

[41] 王洪强. 医院在新媒体时代保护患者隐私探析 [J]. 中国卫生产业, 2014（17）: 187-187, 196.

[42] 左晖. 谈病案管理与患者的隐私保护 [J]. 中国病案, 2015（10）: 20, 37.

[43] 孟茹. 患者隐私权保护的法学思考 [J]. 养生保健指南, 2016（48）: 108.

[44] 谢楠熙. 论患者隐私权的法律保护 [J]. 医学与法学, 2016, 8（4）: 48-50.

[45] 邵建祥, 王洪巨, 陈娟娟, 等. 论侵犯门诊患者隐私权的风险 [J]. 医学与社会, 2016, 29（6）: 88-90.

[46] 陈晓阳, 王云岭, 曹永福. 人文医学 [M]. 北京: 人民卫生出版社, 2009.

[47] 国家卫生计生委办公厅. 国家卫生计生委办公厅关于深入持久开展全国医疗卫生系统. 国卫办医函〔2014〕831 号 [A/OL]. (2014-09-17) [2019-03-15].http://www.nhc.gov.cn/xxgk/pages/viewdocument.jsp?dispatchDate=&staticUrl=/yzygj/s3593/201409/d1fa49acd8fa45ef938f1b27f62a681d.shtml&wenhao=%E5%9B%BD%E5%8D%AB%E5%8A%9E%E5%8C%BB%E5%87%BD%E3%80%942014%E3%80%9531%E5%8F%B7&utitle=%E5%9B%BD%E5%AE%B6%E5%8D%AB%E7%94%9F%E8%AE%A1%E7%94%9F%E5%A7%94%E5%8A%9E%E5%85%AC%E5%8E%85%E5%85%B3%E4%BA%8E%E6%B7%B1%E5%85%A5%E6%8C%81%E4%B9%85%E5%BC%80%E5%B1%95%E5%85%A8%E5%9B%BD%E5%8C%BB%E7%96%97%E5%8D%AB%E7%94%9F%E7%B3%BB%E7%BB%9F"%E4%B8%89%E5%A5%BD%E4%B8%80%E6%BB%A1%E6%84%8F"%E6%B4%BB%E5%8A%A8%E7%9A%84%E9%80%9A%E7%9F%A5&topictype=&topic=&publishedOrg=%E5%8C%BB%E6%94%BF%E5%8C%BB%E7%AE%A1%E5%B1%80&indexNum=000013610/2014-00316&manuscriptId=d1fa49acd8fa45ef938f1b27f62a681d.

[48] 高艳红. 论人文素质教育在继续医学教育中的重要性 [J]. 中国继续医学教育, 2016, 8（8）: 1-2.

[49] 徐宏文. 如何在基础护理操作中体现人文关怀 [J]. 心理医生, 2017, 23（1）: 170-171.

[50] 柏晓玲, 楼婷, 江智霞, 等. 基于儒家思想的护理人文关怀理论模型构建 [J]. 中国实用护理杂志, 2017, 33（20）: 1563-1566.

[51] 蔡冬桂. 人文关怀在优质护理服务中的应用体会 [J]. 当代护士（上旬刊）, 2017（5）: 171-173.

第十一章

医院信息化建设

医院信息化建设是指以提高医院的工作效率、医疗质量和安全，提高经济效益和竞争力为目标，运用现代信息和通信技术，实现医院内外部信息的共享和有效利用，满足所有授权用户的功能需求。该定义前面说明了信息化建设的目标，后面说明了信息化建设的任务。

党和政府高度重视医院信息化建设。1997 年原卫生部发布了《国家信息化标准化"九五"规划和 2010 年远景目标（纲要）》，提出了医院信息化建设的具体量化目标，这是我国首个医院信息化的纲领性文件。随后又发布了一系列信息化建设的文件，极大地推动了我国公立医院的信息化建设。2009 年中共中央、国务院出台的《关于深化医药卫生体制改革的意见》明确要求，以医院管理和电子病历为重点，推进医院信息化建设。2016 年 9 月 25 日，原国家卫生计生委员会发布的《医疗质量管理办法》要求，医疗卫生机构应强化基于电子病历的医院信息平台建设，提高医院信息化工作的规范化水平，使信息化工作满足医疗质量管理与控制需要，充分利用信息化手段开展医疗质量管理与控制。同时要求医疗机构要建立完善的信息管理制度，保障信息安全。但不少非公立医院宁可投入资金购买大型医疗设备，也不愿意投入相对较少的资金用于医院信息化建设，造成了非公立医院的发展水平明显滞后于公立医院。因此，加强非公立医院信息化建设势在必行。

本章从医院信息化建设管理体系着手，重点介绍医院信息化建设规划的制定、管理制度的建立和执行、医院信息系统基本功能的实现、如何改进信息共享与交互的质量、信息系统安全保障措施及应急管理、信息化建设功能的拓展等，最后提出了医院星级评定对信息化建设的要求。

第一节　医院信息化管理体系

医院信息化管理体系是医院信息系统基础设施正常运行的前提和保障。医院应根据相关法规和规范的要求，并结合医院规模和信息化建设的实际情况，建立与之相适应的、高效的信息化管理体系。医院信息化管理体系由信息化管理组织机构、相关制度和规范、信息化实施记录等组成。其中，信息化管理组织机构是一个由医院信息化管理领导小组、信息管理专职机构和各信息化使用部门的信息管理人员组成的三级管理架构。此外，医院应建立信息化系统使用和维护的协调机制，确保医院信息系统安全、高效运行。

一、医院信息化建设领导小组的设置与职责

（一）医院信息化建设领导小组的设置

医院信息化建设系"一把手"工程，通常由医院院长具体负责，并由医院决策层相关领导（主管副院长）、信息管理机构主任、医院信息化领域的技术专家，以及医院其他相关部门（如人事、医务、护理、科教、财务、设备、影像、检验等）负责人为主要成员组成医院信息化建设领导小组。

医院信息化建设是一项系统工程，特点是系统的建设复杂、时间的跨度长、涉及的科室和人员众多。在建设过程中，技术问题是次要的，主要的风险来自医院业务流程的调整、与信息化机构相适应的人员岗位和权限的调整、旧的习惯造成的人为障碍等管理问题。因此，医院信息化建设领导小组要从全局上均衡、协调、决策信息系统的方案，并组织信息化实施；要保障信息化建设所涉及的人力资源和物质资源，协调各个部门在信息化过程中的冲突，为全院信息化建设营造良好的人文环境。

医院应有信息建设领导小组的成立文件，明确信息化建设领导小组的工作职责，定期召开医院信息化建设工作会议，有会议议题、签到表、会议讨论记录、会议决议等，决议的执行情况应跟踪监督，并纳入下次工作会议的议题。

（二）医院信息化建设领导小组的主要职责

（1）贯彻落实国家和各级卫生行政管理部门信息化工作的方针、政策，领导全院信息化工作。

（2）制定医院信息化建设的远景目标和战略规划。

（3）批准医院信息化建设的中长期规划和年度计划。

（4）批准医院信息化建设年度资金预算，年度预算要与中长期规划和年度计划相匹配，应列入年度资金预算的项目主要包括人员费、办公费、设备购置费、服务费、运行维护费、耗材费、培训费等。

（5）审定医院信息化及信息网络建设中的有关规范和技术标准。

（6）协调解决和决策医院信息化建设中的重大问题和事项。

此外，医院应建立信息化建设监督机制，负责评审业务科室提出的信息建设项目和需求，并监督医院信息化建设计划的执行情况及预算落实情况。

二、信息管理专职机构的设置与人员配备

（一）信息管理专职机构的设置

医院信息管理专职机构通常称为信息中心，或信息处、信息部、信息科等（下称信息管理机构）。信息管理机构在医院信息化建设中起着上传下达、组织协调和方案实施的具体工作，其主要职责包括：

（1）在医院信息化建设领导小组的领导下负责制定全院信息化建设工作规划和方案实施。

（2）编制并落实医院信息化建设的中长期发展规划。

（3）编制并实施医院信息化建设的年度计划。

（4）编制并执行医院信息化建设的年度资金预算。

（5）协助相关部门的流程优化，提高医疗服务质量，减少医疗差错。

（6）建立健全和落实医院信息化建设的各项规章制度，如信息网络系统操作规程、系统升级、维护制度、安全检查制度、信息网络系统应急预案等。

（7）制定并落实各类信息规范和信息标准。

（8）建设、管理及维护医院信息系统，加强医院信息系统网络和数据的安全性，确保其正常运行。

（9）采集、整理、归集、分析医院信息资源。

（10）加强职工信息化知识技术培训、提供技术咨询，提高全员信息化意识和信息技术应用水平。

（11）负责医院信息系统突发事件应对的管理和协调工作。

（12）负责与上级主管部门的日常联系工作，参与信息化交流与协作。

（13）承办医院信息化领导小组交办的其他工作。

（二）信息管理机构的岗位设置

医院应根据上级主管部门对信息管理机构的定编指标，并结合实际情况，确定相应的人员编制和岗位设置，可根据实际情况定期调整。通常信息管理机构应设置以下岗位：数据库（安全）管理人员、网络数据分析师、系统建设项目与实施人员、技术培训人员等。根据医院规模

和人员实际情况，可一人多岗。所有岗位都应有具体的岗位职责，相关人员知晓其职责范围。

（三）信息管理机构的人员配备

不同类型、不同隶属关系的医院，其信息管理机构的人员配备总数可能会有很大差异，主要受以下因素的影响：

（1）信息管理机构的职责范围和任务数量。

（2）医院的地理分布、规模大小和功能设置。

（3）技术系统提供商数量。

（4）软件（数据库）、硬件设备的品牌和版本的数量。

（5）信息化建设的策略，即信息管理机构的定位、有无自助开发等。

医院信息管理机构岗位数量及建议的配备人数可参考表 11-1 灵活配备，规模小的医院可一人多岗。此建议不是医院信息管理机构岗位和人员数量的标配，医院需根据自身实际情况，依据现有医疗行业中信息化建设较为先进医院的经验，配备相关工作人员。

表 11-1　医院信息管理机构岗位数量及建议的人员配备数量（仅供参考）

岗　位	人员数量 / 人	备　注
主任	1	把握部门发展方向，协调分配部门资源
科室秘书	1	负责部门内勤管理，可兼职
组长	1~2	具体落实工作细节，视组织结构而定，可兼职
数据库安全管理人员	1~2	根据数据库种类、数量而定，可兼职
网络安全管理人员	1	视网络、机房规模而定，可兼职
系统安全管理人员	2	视软硬件配置数量、种类和空间分布而定，可兼职
安全审计人员	1	应为专职
机房管理人员	1~3	根据医院地理空间位置而定，可兼职
应用系统操作人员	1	管理所有应用系统的参数、配置、账号等，可兼职
资产管理人员	1	管理所有固定资产及相关事宜，可兼职
信息安全管理主管	1	统一管理所有信息安全工作，可兼职
程序员	1~3	系统开发，可兼职应用系统操作人员
现场技术支持人员	1~5	视桌面终端数量而定，可按 1 人 70 台增减
服务台	1	运行维护人员，可兼职
数据分析师	1	针对大数据与数据挖掘需求的增强，建议配置，可兼职
系统建设项目调研与实施人员	1~2	负责软件和集成项目的调研与实施，数量可灵活掌握，可兼职
技术培训人员	1	负责培训、建档等工作，可兼职

医院信息管理机构的专职人员应接受过相关信息化管理或技术的专门培训，若法律法规有要求则应有相应的培训或上岗证书。医院信息管理机构应定期对专职人员进行岗位能力评估和考核，对从事的岗位工作有授权记录，必要时再培训和重新授权。

三、科室信息管理员

医院各科室特别是临床、医技科室应设置兼职信息管理员，辅助信息管理机构对各科室的信息管理及信息技术的支持工作，科室信息管理员在信息业务方面接受信息管理机构的指导。科室信息管理员还应做好信息系统的使用记录，定期向信息管理机构反馈使用情况，确保信息系统的正常使用。

四、医院信息系统运维管理与培训

（一）信息系统运维与运维管理的概念

目前，随着信息化进程的加快和深入，网络平台速度不断提升，信息系统应用范围逐步拓宽。信息系统运维工作的对象、内容、技术、方式、手段等各方面都发生了重大变化，从而使信息系统运维工作更加重要和急迫。

（1）信息系统运维的概念：信息系统运维是指信息系统的运行和维护，是运维部门结合业务特点并按照相关管理制度内容和流程，采用一定的技术、方法和手段，对信息系统、系统设备、运行环境及人员进行综合管理。其目的是维护信息系统的正常运行和使用，保证业务需要，提高业务工作效率，降低业务工作成本，其主要工作包括硬件资源运维和软件资源运维两个方面。

（2）信息系统运维管理的概念：为保障信息系统与业务系统正常、安全、有效运行而采取的管理活动，主要包括信息系统运行管理、信息系统维护管理及信息系统运维成本管理。

研究表明，各类信息化生命周期符合"二八"现象，即规划和建设阶段约占 20% 的时间，运维阶段约占 80% 的时间，同时约 80% 的效益是在运维阶段产生的。因此，运维和运维管理阶段是信息化项目投资发挥效益的关键阶段，同时，也是业务整合真正的开始。只有在运维阶段，应用系统所提供的服务才能更真实地反映业务用户的需求和期望，因此，信息系统运维工作结果的好坏直接关系到应用效益的发挥，通过提供安全、稳定、高效的信息系统运维服务，才能更好地整合业务，提高医院的行政效能和公众服务水平。

（二）信息系统运维的对象和内容

（1）信息系统运维的对象：主要包括服务器、存储设备、网络链路、网络设备、安全设备、系统软件、应用软件、机房环境等，如表 11-2 所示。

表 11-2　医院信息系统的运维对象

序号	运维对象
1	信息系统：服务器、存储设备、网络链接、网络设备、安全设备、系统软件、应用软件、机房环境
2	服务器：数据库服务器、应用服务器、管理服务器、虚拟服务器
3	存储设备：存储控制器、光纤交换机、磁盘柜、硬盘
4	网络链路：光纤、铜缆
5	安全设备：防火墙、WAF 防火墙、入侵防护（IPS）、入侵检测（IDS）、网络审计、数据库审计、堡垒主机等
6	系统软件：操作系统、数据库、中间件、工具等
7	应用软件：医院运行的各种程序
8	机房环境：温度、湿度、配电柜、UPS 等

（2）信息系统运维的内容：包括技术和管理两部分工作。技术部分是针对信息系统软件和硬件的运维技术工作；管理部分是为保障技术工作而做的管理类工作。

技术部分工作包括机房环境状态、服务器和存储设备运行状态、网络运行状态、安全设备运行状态监测和故障分析与排除，系统软件运行状态检查及参数优化，应用软件 BUG 排除、操作失误造成数据破坏的查找与纠正、程序调优等。

管理部分工作包括运维制度的制定与调整、运维机构的组建与调整、运维人员的管理、事件管理、配置管理、变更管理、发布管理、应急体系管理、文档管理等。

（3）信息系统运维体系的构建：信息系统运维体系包括显形和隐形两部分。显形部分指信息系统运维制度与流程、组织机构、运维人员等；隐形部分指信息系统运维制度、组织机构的持久性和不断改进，人员管理的持续性和人员素质的不断提高。信息系统运维体系可通过 PDCA 戴明环持续不断的改进。

医院需要组建一个运维系统管理机构，管理和考核各项具体运维工作，以医院信息化发展并结合医院业务自身特点制定运维模式、制度、运维范围。运维机构主要包括服务台、二线运维部、三线运维部、硬件维修部和网络部 5 个部分。目前，医院信息化运维机构大部分是合在一起的，同时具有管理职能和技能实施。

（三）医院信息系统运维工作记录

工作记录是运维工作实施、管理和持续改进的证明性材料。具体记录内容包括：

（1）对监控到的告警或错误事件要进行预警、分析、跟踪，对影响到系统及数据备份正常运行或涉及需要其他变更的事件，相关人员根据《变更管理规范》进行记录，并处理。

（2）对于信息系统进行维护的事件进行记录、整理，并及时向相关负责人报告。

（3）在进行故障修复时要进行证据的收集和保全，记录现场情况，归档备案。

（4）在应急处理过程中，应急采取手工记录、截屏、文件备份和影像设备记录等多种手段，对应急处理的步骤和结果进行详细记录。

（5）信息系统恢复运行后应对事件造成的损失、事件处理流程、应急预案进行评估，对响应流程、预案得出修改意见，撰写事件处理报告。

（四）信息化系统应用培训计划

信息化系统的培训是医院信息化建设的一个重要环节，在正式接手系统进行操作和运维之前必须进行规范的对应培训。供应商和信息管理机构应共同制定培训计划，有专门的老师与教材，要准备设备完善的培训教室和环境。对用户的培训可分对医院计算机技术人员和对最终用户的培训两部分。如何做好信息系统的培训应考虑以下几方面的内容。

（1）制定培训计划：应包括培训对象、培训目的、培训时间、培训内容、培训老师、培训地点等相关内容，形成完善的培训计划。

（2）对计算机技术人员的培训：其目的是使他们具有在系统正式运行期间对最终用户提供技术支持的能力。培训的内容包括系统的体系结构与网络安全、操作系统的基本操作、数据库的基本知识与基本操作、数据库的基本结构设计与主要的表结构、各子系统的功能划分和基本流程、系统的后台作业设计与任务内容、数据准备的内容方法与辅助工具的使用、系统安全设计与实现策略、海量数据转移与后台存储方法、系统实现中的常见问题与解决办法。为系统维护考虑，建议医院在工程开始时即派工程师跟踪学习，不仅熟悉系统管线安装情况，而且可以从底层了解系统的组成和原理，更可以参与系统调试，也完成了整个系统的学习。

（3）对最终用户的培训：其目的是他们具有正确使用和操作各子系统软件的能力，可由供应商或有能力的院内 IT 技术人员提供，培训地点应该在医院提供的实验室或最终用户工作地点，供应商应该在培训前安装、调试好与实际工作环境相一致的软件环境和数据环境。对重要业务部门须进行培训考核，考试通过后颁发合格证方可持证上岗。对最终用户的培训内容包括计算机的一般操作能力培训、汉字录入方法培训、相关子系统操作方法培训、计算机介入日常工作后新的工作方法和规程的培训、对各子系统管理员的特殊培训、系统操作中常见问题与解决方法等。

（4）操作手册：对操作人员的培训除了演示外，还应建立书面的系统操作使用手册，供操作人员对照学习与演练。编制各子系统的维护手册对系统管理人员至关重要，也是文档管理的重要方面。

（5）培训与考核记录：对培训全过程形成记录，主要包括培训时间、地点、内容、签到表、培训老师、课件、试卷及评分、必要时的操作授权记录等。

（五）建立信息系统使用与管理维护部门协调沟通机制

为保障医院信息化建设的顺利实施和正常运转，确保信息使用的流畅，信息管理机构必须与信息系统使用部门密切配合，建立沟通协调机制，加强部门之间的沟通，运用恰当的方式方法，及时排除各种障碍，确保信息系统正常使用。

1. 信息系统使用

信息系统使用科室，遇到问题及时记录并与信息管理机构及时沟通解决。信息管理机构建立问题处理记录本，涉及系统代码等信息管理机构不能解决的问题时，信息系统管理员须做好记录并提交给软件工程师解决；信息管理机构在日常工作中应注意与各科室负责人和科室信息管理员沟通，了解使用科室遇到的问题并及时反馈，方便临床工作。

2. 建立沟通协调机制

①建立信息反馈制度：信息管理机构定期去各科室沟通了解信息系统的问题，填写《沟通记录表》，对使用科室沟通的意见进行整理汇总，并负责将处理结果反馈给使用科室，增强科室间的沟通协作能力。②做好信息系统使用的培训：信息系统使用培训是各科室完成信息化建设的首要一步，良好的沟通也从这里开始。遇到新系统上线或大的系统升级，信息管理机构都应做好使用培训的组织工作，确保每名系统使用者都能正确使用，并根据使用人群不定期进行系统培训。③信息管理员制度：每个科室都设有1~2名信息管理员，作为本科室信息技术的骨干，协助信息管理机构做好本科室的信息化管理工作。信息管理机构定期对信息管理员进行培训，提高信息管理员在计算机使用方面的知识，以点带面，提高各个科室及整个医院的计算机使用水平。信息管理员的职责还包括负责本科室信息系统的问题反馈。④责任追究制度：在使用过程出现破坏系统等现象进行责任追究，有知情不报同时进行追责。

3. 沟通协调方式

①电话沟通：不定期由信息管理机构人员通过电话沟通方式向各科室收集意见。②定期沟通：每月安排人员到科室进行意见收集。③集中沟通：不定期由医院信息化建设领导小组或负责人召集各科室代表采用会议形式集中沟通。无论采取何种沟通方式都应有沟通记录，对各科室提出的意见和建议应汇总分析，对医院信息建设和发展有价值的应制定改进计划并落实。

（张秀明）

第二节　医院信息化建设规划

医院信息化是指医院以医疗业务流程为基础，利用计算机技术、网络技术和数据库技术，控制和集成化管理医院医疗活动中的所有信息，实现对医院内外部信息的共享和有效利用，以提高医院的工作效率、医疗质量和安全，提高经济效益和竞争力。医院信息化建设的第一步是制定建设规划，面对医院信息化建设投资大、难度高的风险，一个合理、有效的规划是医院信息化建设成功的关键。医院信息化规划是从信息化建设的角度看待管理中存在的问题，对医院发展过程中碰到的问题进行收集、整理、分类，了解清楚问题的原因和涉及的范围，利用信息化手段解决。

一、医院信息化建设的目标、任务和内容

医院信息化建设是指以实现医院科学管理、高效运营、优质服务为目标，运用信息和通信技术，依据医院所属各部门需求设计个性化的信息收集、存储、处理、提取、交换和共享能力，满足所有授权用户的功能需求。

（一）医院信息化建设的目标

2009 年，中共中央、国务院出台的《关于深化医药卫生体制改革的意见》中明确要求，"以医院管理和电子病历为重点，推进医院信息化建设"。信息化建设将以患者为中心，以医疗安全、质量控制为目的，以先进的管理模式为手段，整合全院医疗资源，实现全院的信息共享，提高医院工作效率，实现医疗信息化、管理信息化、经济核算信息化，最终实现数字化医院的目的。

医院信息化建设的目标是围绕医院整体的战略目标而形成的，最终目的是实现数字化医院和智能化医院。在总目标的指导下，还有一系列具体目标，包括医疗卫生信息和管理系统协会（Healthcare Information and Management System Society，HIMSS）评级（美国测评标准，全称电子病历系统应用水平分级评价，医院信息互联互通标准化成熟度测评）的目标、电子病历评级的目标、互联互通等级测评的目标、信息安全等级保护测评的目标等。

（二）医院信息化建设的任务

医院信息化建设的任务是建立能够满足临床、管理业务需求的信息化服务支撑系统，尤

其是对医院精细化管理的支撑，如对医院通过等级评审、国际医疗卫生机构认证联合委员会（Joint Commission on Accreditation of Healthcare Organizations，JCI）评审、非公立医院信用等级认证和服务星级评定论证的支撑。

医院信息化建设始终伴随着医疗服务流程改造和重建的发展过程，同时也为降低医疗服务运行成本，提高医疗服务的工作效率发挥积极的作用。

在数据引领未来的大数据时代，信息化建设地位日益突出，成为医院发展的必经之路。一方面，医院管理模式的转变催生了管理者更广泛、更精细、更个性化的信息化需求，对医院信息化建设提出新的挑战；另一方面，积极创新、深入发掘信息化功能，将有力推进医院管理体系完善，助力精细化管理，提升医院整体竞争实力。

（三）医院信息化建设的内容

很多人对医院信息化建设的认识有误区，认为医院信息化建设就是建设信息系统，这是错误的。医院信息化建设内容不仅指信息系统的建设，而且包括支撑信息系统运行的基础设施和信息安全保障机制，以及配套信息化组织机制和管理制度，最后还有对信息数据的挖掘利用，最重要的一点是服务于医院的战略目标。

二、医院信息化建设规划概述

医院信息化建设规划是从信息化建设的角度看待管理中存在的问题。任何一家医院在发展过程中都会碰到各种各样的问题，有些问题来自医院战略和组织架构，有些问题则直接与信息化有关，只有站在比较高的角度收集、整理、分类，才能清楚地了解问题的原因和涉及的范围，从而提出有针对性的解决方法。

（一）医院信息化建设规划的概念

医院信息化建设规划是指在医院发展战略目标的指导下，在理解医院发展规划的基础上，诊断、分析、评估医院管理和信息化建设现状，优化医院业务流程，结合所属行业信息化方面的实践经验和信息技术特点，提出医院信息化建设的远景、目标和战略，制定医院信息化的系统总体架构，制定信息化建设规划和计划，提出信息化建设经费预算，以及具体子系统设计、选型和实施策略，全面系统地指导医院信息化的进程，满足医院发展的需要，促进医院战略目标的实现。医院信息化建设规划是从医院发展战略到信息化战略的映射、对发展战略的落实和实现的过程。

　　制定信息化建设规划的过程本身往往也是医院信息化建设研究、讨论和决策的过程，也可以通过信息化规划过程中的医院内部之间沟通，对信息化建设和成效进行更有效的宣传。

　　医院信息化建设规划的必要性包括以下几点。

　　（1）医院发展的需求：医院业务的复杂和规模的扩大，医疗政策改革的不断深入，医疗保险制度的不断扩大，对作为业务系统提供支持与保障的信息系统，提出了越来越苛刻的要求。为了满足这些需求，信息系统必须有长远的规划和有序的建设。

　　（2）客观环境的需求：不同的项目可能采用了不同的技术、产品，对这些解决方案需要整体的考虑，技术上需要有一个整合的方案。同时，信息技术（information technology，IT）变得越来越复杂，新的技术不断出现，对传统的业务模式提出了挑战，迫使 IT 部门在相对快的时间内采用新技术。信息化建设中的"信息孤岛"问题也迫切需要解决。

　　（3）IT 项目规范化的需求：在实施基础项目建设，如网络建设、设备采购、办公系统等，可以通过总体规划综合考虑医院未来发展的需要，减少升级改造的投入费用及时间，降低风险。因此，应用系统的开发有必要根据整体规划分阶段、分步骤实施，有利于降低难度、减少反复、降低费用、减少风险。

　　医院信息化规划的时间跨度不宜太长，以 3~5 年为宜，而且因环境的变化、政策的改变、技术的发展，对规划需要做出调整和完善。

（二）信息化建设规划组织

　　医院信息化建设规划的制定必须有相应组织结构的支撑，信息化规划的组织结构可分为高层、中层和基层 3 个层面。

　　（1）高层管理：信息化建设规划必须有医院决策层的指挥和指导，主要由医院信息化建设领导小组负责，具体的职责如下。

　　①负责制定战略性的组织计划，提出开发系统的需求，对信息系统提出总体战略性指导和负责对高层管理干部进行教育，以使他们清楚组织的工作是如何依赖于系统的。②对信息化建设直接领导，审议信息化建设的发展规划、工作计划、项目论证报告、信息化年度预算，审议信息化建设方案，讨论医院信息化工作中的重大问题。

　　高层管理成员包括院领导、信息部门负责人、部分职能部门负责人、最终用户代表。

　　（2）中层管理：在中层管理层面，可成立项目管理组和项目开发组，由信息技术人员和用户组成，职责如下。

　　①项目管理组：具体负责信息系统建设的项目管理，确保项目顺利完成。成员由信息部门项目负责人、相应职能管理人员、最终用户的管理人员组成。

②项目开发组：具体负责信息系统的开发工作，成员包括开发公司的信息系统分析人员、设计人员、程序开发人员、数据专家和用户自己拥有的系统专家。

（3）基层管理及运作：主要负责信息系统的项目分析与设计，由信息技术人员和最终用户共同参与，具体承担信息化建设规划的具体工作。

（三）信息化建设规划应遵循的原则

制定医院信息化规划必须遵循以下原则：①围绕医院战略制定信息化建设规划；②领导挂帅，使信息化建设规划落地实施，并有利于争取到计划中所需要的资金、人员和时间；③加强使用者的参与，发挥医院信息化建设的效益，减少医院信息化建设的压力；④规划要分步实施，分批购置软硬件，节省资金，有利于不断引进新的信息技术；⑤注重效益分析，提高信息化建设的价值；⑥重视业务流程再造，实现医院的变革；⑦硬件基础建设可适度超前，留有余地；⑧标准化问题应重视，对已存在的标准应该遵守，对不存在的标准应组织力量制定本院标准；⑨应加大维护的投入，对信息系统进行维护和完善，并及时解决信息系统故障；⑩规划是一个过程，必须适应医院业务的变革不断更新。

（四）信息化建设规划应注意的问题

完成总体规划时，同时需要避免以下问题的出现：①规划中主体缺位；②认为规划工作简单，随便找个团队；③信息化规划与医院的发展规划脱节；④不进行用户需求的调查，仅凭想象或印象设计；⑤没有进行业务梳理和流程优化，直接进行设计；⑥过分关注功能的实现，偏离全局；⑦重硬件建设，轻软技术实现；⑧没有整合"信息孤岛"的措施，缺乏数据标准化建设方面的规划；⑨规划的前瞻性不够，短时间内变成落后；⑩规划报告质量差，说服力弱，临门一脚失败。

三、医院信息化建设规划的步骤

进行医院信息化建设规划，需要调查、分析、评估医院管理模式、业务流程和信息化建设的现状，优化医院业务流程，学习医疗行业信息化方面的实践经验和最新信息技术，提出医院信息化建设的远景、目标和战略，制定医院信息化的整体框架结构、确定信息系统之间的逻辑关系和建设先后顺序，确定实施策略和保障，最终确定信息化建设总体规划和年度计划。

信息化建设规划不能是用已经决定实施的各个信息系统项目拼凑出一个规划，要在一个较高的层次上开展，具体步骤如下。

（一）项目启动

（1）成立项目组织，启动项目。信息化建设本身也是一个项目，首先要成立项目组织，明确项目任务和项目成员的责任，启动项目。这阶段的主要任务是组队，组织业务能力强、有丰富的医院信息系统（HIS）建设经验、责任心强的人员组成总体规划的队伍，专职完成总体规划项目。

（2）确定项目的目标和范围。例如，院领导对医院信息化的总体期望、希望达到的水平、希望涵盖的业务范围、期望的投入、期望的成效、信息化建设规模等，项目所花费的时间、费用，为项目指定方向。项目组也可根据医院的战略目标、业务流程、改革与创新的需求及医院内部和外部约束条件，提出信息化初步总体目标和范围建议。医院信息建设规划就是针对医院的现状、战略、业务、市场，选择合适的信息化建设路线图，提出适合医院自身发展需要的信息战略规划和发展方向，能符合医院一定时期内如3~5年的发展战略要求，适合医院业务发展和规模扩张的需要。

（3）确定信息化建设规划所采用的方法。确定信息化建设规划所采用的模式和方法、项目管理方法、项目成果的种类和形式。信息化建设规划所采用的模式包括请咨询中介完成、由医院力量并聘请一些专家辅助来进行和完成、由自身力量完成，具体应采取什么模式由医院具体确定。信息化建设规划所采用的方法、项目管理方法、各种规定、标准最好在这一步也进行确定。

（4）召开项目启动大会并学习培训。把任务落实到人，制定考核标准和考核方法。对项目成员进行培训，培训内容包括信息化建设规划目标和范围、方法和工具等各类知识。

（二）需求调研和需求分析

（1）调研国内外医院信息化现状和发展前景。可以从互联网（internet）、报纸、期刊、会议等各种途径获取信息，也可通过参观访问其他医院、本行业专家及厂商掌握本行业状况。了解国内外领先医院信息化建设情况，了解他们在相关领域的主要信息技术应用，包括应用系统架构、数据架构、基础设施、信息技术管理、组织架构、发展趋势分析，以及这些医院在信息化的发展道路上的得失教训等内容。了解厂商的产品和技术，了解信息技术的最新发展及应用前景。

（2）调研分析国家有关政策法规。作为医疗机构，制定信息化建设规划时还要考虑相关制度、政策，尤其是影响信息化的相关政策，如处方管理办法、病历管理规定、医疗事故管理规定等医疗方面的法律法规，信息系统基本功能规范、电子病历规范、电子病历基本功能规范等一系列信息化规范等。

（3）调研医院业务信息化现状及存在的问题。信息化规划要适合医院实情，制定信息化建设规划不能超越现实的信息化水平，做一些不切实际的规划，业务需求是信息化的发展方向。

①调研前期准备：拟定调研对象名单、调研方式、调研时间安排和调研大纲等。

②开始调研：对医院领导、各业务部门负责人及关键业务骨干广泛调研，全面了解和掌握医院发展战略与管理模式、业务流程的现状、存在问题，了解医院管理人员对医院信息化现状的看法，了解他们认为的信息化建设侧重点和优先级，并及时完成调研记录。

③现状分析：根据调研结果，对医院的业务管理和信息化现状进行分析，包括医院发展战略分析、医院发展环境分析、医院的组织架构分析、医院业务流程分析、信息化现状分析、信息部门情况分析、信息技术合作伙伴情况分析等。

（4）流程重组，提出业务需求。对医院业务与管理活动的特征、业务运作模式、业务活动对医院战略目标实现的作用进行分析，提示医院现状与医院远景之间的差距，确定医院发展过程中存在的关键问题，探讨改进方法，并根据信息技术的特点，对目前的业务流程进行根本性的再思考、再设计。

（三）总体架构和子系统设计

（1）整理医院信息，提出信息模型。医院业务包含了临床服务、医院管理及平台管理等业务领域，临床业务产生临床信息、管理业务产生管理信息，通过使用信息模型，使不同的应用程序对所管理的数据进行重用、共享及交互。

（2）分析信息技术与医院业务的关系。把医院业务与信息技术进行关联，找出信息技术在医院的可能应用，是划分子系统的基础。

（3）确定信息化总体目标。根据医院的战略和业务需求，确定需建成的医院信息系统，即医院信息化愿景或信息技术应用蓝图。

（4）信息系统总体架构设计。根据原卫生部 2011 年发布的《基于电子病历的医院信息平台建设技术解决方案》、原国家卫生计生委 2014 年发布的《基于电子病历的医院信息平台技术规范》（WS/T 447—2014）对医院信息平台作总体架构设计。

（5）参照原国家卫生计生委发布的《医院信息平台应用功能指引》，把总体架构中设计的系统进行细化，将整个信息化过程分解成相互关联，互相支撑的若干子项目，即划分出不同的子系统，并确定相关的基本内容。

（6）应用标准。医院信息化建设规划应以国家出台的标准规范为指导，如果暂时还没有国家标准或国际标准，应制定本院的标准。

（7）专家论证。可聘请专家对信息化建设规划进行认证，专家成员应涵盖医院管理、信息技术和医疗业务等各方面。

（四）制定规划和年度计划

信息化建设规划的主要任务是制定规划和年度计划。

1. 确定子系统优先级

要确定规划和计划，必须先确定在上述步骤中设计的架构和子系统建设的优先级。结合医院的 IT 蓝图，根据业务需求和应用的目标，明确定义各信息化系统实现的功能，以及和相关系统的接口。这同时也是医院梳理内部流程、明确具体业务需求的过程。要抓住医院目前管理的主要问题，分步实施，优化解决主要矛盾，上线关键的系统。评价各系统开发的优先级，应考虑各种因素。

（1）所需资源和风险：所需资源包括项目开发所需要的资金、咨询服务、软件硬件投入、技术人员和业务人员投入、项目所需要的时间、项目回收期、项目开展所需要的管理和技术方面的能力等。风险包括实施难度、维护难度、政策影响、用户计算机水平等，项目风险需考虑业务流程是否已理顺、方案的成熟度和技术实现的难度、可借鉴的经验和案例是否丰富、新系统推广的难度以及对业务变革的影响。

（2）业务因素：具有重要性、紧迫性等。通过对各个项目重要性和紧迫性的分析，识别重点的项目，作为制定项目计划的依据。在项目紧迫性分析方面主要考虑是否开展相关应用、现有的应用水平是否满足业务需求、是否实现管理创新。在项目重要性分析方面主要考虑是否支持医院主营业务的基础性项目、是否能够提升业务流程化及运营管理协同化水平、是否实现深层次应用。

综合考虑上述因素，采用评价方法对子系统评分并根据分数高低确定优先级。

2. 确定投资预算和年度计划

规划产生计划，规划与计划一定要与医院计划一致，从管理者的角度与信息系统在组织的角色相一致，与信息系统的应用和管理的成熟度相一致。计划是体现信息化建设规划可操作性和实施性的关键，要把医院的 IT 发展远景体现在具体的项目规划和实施举措中，要确定长期和短期的投资预算和信息系统建设规划，包括基础设施建设规划、信息系统开发规划、信息技术人员人力资源的需求规划及人员培训时间安排、信息化建设资金预算等。并制定若干年内的年度目标、信息系统开发年度计划和信息化年度资金投入，如果有能力，还可对部分关键子系统进行可行性分析，分析信息系统建设的技术可行性和业务可行性，以及信息系统的逐步实施能为医院带来的各种效益、医院信息系统建设的投入产出比。完成优先级高的子系统的相关设计，包括投入产出分析、技术论证、实施计划（时间进度）、目标／范围说明书、设计方案等。

3. 进行风险分析，制定应对计划

信息化建设过程中，将出现众多的影响信息化建设顺利进行的因素，有些是有利的，有些是不利的。如何把握有利因素，避免不利因素，需要对这些影响信息化进程的各种因素进行分析，评估风险，并制定应对计划和应急方案进行风险控制。

（五）编制规划报告

信息化建设规划最终的工作就是编制信息化规划报告，可参考以下内容来编写信息化建设规划报告。

（1）信息化建设规划的指导思想、基本原则、目标和范围。提出信息化建设的指导思想，如总体规划、分步实施、注重实效、技术先进等。描述信息化建设的基本原则，通常可确定以下基本原则：统筹规划、技术领先；突出重点、分步建设；统一标准、资源共享；规范管理、确保安全；科学计划、平稳过渡。

信息化建设规划的目标和范围应包括规划的必要性，信息化建设的目标，总体规划的边界条件、阶段划分、时间计划、组织结构、项目风险。

（2）国内外医院信息化现状和发展前景。整理并分析行业内领先医院的情况，描述国内外本行业的信息化发展状况，信息技术的使用，信息化的发展前景。

（3）医院业务概况。简单介绍医院的基本情况，包括医院的发展历史、基本情况和业务现状、医院的总体发展战略和业务远景、医院的管理模式和组织结构等。

（4）医院的信息化现状和能力简介。介绍医院近年来信息化发展的现状和取得的主要成绩，了解医院在信息化管理方面的现状。现有的信息化能力、信息部门的地位、部门职责、信息技术人员的技术水平、信息技术人员的结构和规划情况等。

（5）医院业务管理现状。对医院自身情况的深入理解，具体包括对医院业务现状、业务水平、发展战略目标的现状和存在的问题；医院关键业务流程分析及优化；主要业务部门的管理现状和存在的问题；现在的业务模式分析，如管理和业务模式、关键运作流程、管控模式等。

（6）医院对信息化规划的主要期望和要求。主要包括管理和业务部门对信息化期待解决的主要问题，提出了要求和期望，并符合法规和政策要求。

（7）医院信息系统信息模型。描述医院信息化建设所涉及的各种信息模型，可参考国家颁布的各项标准。

（8）信息技术在医院业务的应用关系。把医院业务与这些 IT 技术进行关联，描述信息技术与医院业务的关系，提出可能的子系统列表。

（9）信息化建设规划的远景目标和效果。描述信息化建设规划的远景目标，即在未来一段时间内医院期望达到的信息技术应用水平、具备的功能和涵盖的主要领域，相关信息应用、所需要的基础设施、需要完成的主要工作、潜在风险和相应的应对措施等内容。

（10）信息系统架构。描述信息系统的总体结构及功能，总体结构应充分体现总功能和总目标的要求，总体结构应是粗线条的，应充分体现系统性、整体性、全面性、集成性和开放性的原则。

（11）标准体系。描述医院信息化建设的标准化原则、所采用的标准体系、标准化管理体系，不但要包括编码标准，还要包括信息标准、数据质量标准、内外部信息集成与交互标准等。

（12）子系统列表和优先级。描述各子系统的划分、目标和基本功能、子系统之间的关系、建设的先后顺序等。

（13）实施计划和预算。描述信息化建设的主要内容、资金预算、年度计划和年度投资方案、经费来源、预算的效果和收益、信息化人才建设计划和预算，最好提出多套实施路线和候选方案。

（14）风险分析。描述可能存在的风险、产生的后果和应对措施。

（15）保障措施。要想使规划能得到很好的执行，保障措施一定要到位，否则，规划执行就会有偏差。所以，信息化建设规划工作的最后一步就是要根据企事业单位的实际情况，明确规划执行保障措施。本部分描述信息系统实施的组织结构和保障。

（六）不断调整和完善规划

医院信息化建设规划的制定是一个闭环的管理过程，即"制定规划—实施—总结反馈—修改规划"的循环过程。医院信息化建设规划可以是一个中长期的规划，如 3~5 年甚至更长，但是每年都应当根据政策的变化、医院发展的新要求及信息技术的新趋势等进行调整和完善。可以说，规划的变更是必然的，也是必需的，但如果没有规范的管理，规划的变更则会变得无法控制，最终导致信息化建设的失败。规划的变更有以下 3 个方面。

（1）范围变更：主要体现在子系统的变更或建设顺序的变更。

（2）预算的变更：主要体现在资金的变化。

（3）技术架构的变更：主要体现在基础设施如服务器、数据库系统、开发技术的重大变更和新技术的引进等。

变更控制的目的并不是控制变更的发生，而是对变更进行管理，确保变更有序进行。慎重对待信息化建设规划的变更，以完成信息化建设规划的目标为目的，建立在信息化建设领导小组的领导下，由信息管理部门主导、职能科室和临床科室共同参与的变更控制委员会，在充分评估变更对项目影响后进行决策，能够有效地减少变更对信息化建设规划顺利实施的影响。

四、医院信息化建设的经费使用

医院信息化建设是一项周期较长、耗资较大的系统工程。在其建设周期内，不仅需要投入大量的人力和物力；而且需要耗费大量的、不间断的财力支撑。如果对其建设经费不进行有效的管理和利用，势必造成"吃大锅饭"和说不清的"糊涂账"。为适应客观经济规律，加强科学化、规范化管理，提高医院经济效益，对医院信息化建设、应用和管理全过程实行成本核算，是便于对其经费使用情况进行有效监督和规范管理的需要；同时，也是对信息化建设的投入产出效益分析、综合效益评价等都具有极其重要的意义。

（一）医院信息化建设经济管理现状

（1）医院信息化建设资金使用情况：医院信息化建设是一项技术含量高、建设周期长、投资风险大而复杂的系统工程。该工程一旦启动，就需要持续的资金投入，以维系整个系统的正常运转。在一般的中、小医院，要想建立比较完善的信息化系统，需要投资上千万元的资金。

（2）医院信息化建设资金管理现状：目前在大多数医院，信息化建设费用一般都是采取实报实销的办法。财务没有专门设立信息费用分类项，没有纳入医院成本核算之中，不同程度地存在着无法归类、无法统计的问题。有的将网络设备、计算机、打印机等设备的费用放在"医疗设备"项目中报销；有的将打印纸张、耗材等费用混在"医疗表格"项目中报销；有的将软件开发、系统维护费用放在"科研经费"中报销。另外，有的医院虽然对"硬件"建设的费用账目清楚、账物相符，但往往忽视对"软件"建设的费用管理，如人员培训费用、维护费用、消耗材料费用、管理费用等，难免存在着鱼目混珠的现象，导致难以确切地统计医院信息化建设全过程中经费使用的真实情况，难以进行实质性的成本核算和效益评估。

（二）医院信息化建设经费构成及分类

按信息系统生命周期阶段划分，分为开发费用、运行和（或）维护费用；按经费项目划分，分为硬件购置费用、软件购置费用、基建费用、人工费用等，如表11-3所示。

表11-3　医院信息化建设经费构成及分类

分类		具体内容
按信息系统生命周期阶段划分	开发费用	分析/设计费用包括系统调研、需求分析、系统设计等费用
		实施费用包括编程/测试、硬件购买与安装、系统软件配置、数据收集、人员培训、系统切换等费用
	运行和（或）维护费用	运行费用包括人员费用、消耗材料费、固定资产折旧费、技术资料费
		管理费用包括考察论证费、系统服务费、行政管理费
		维护费用包括纠错性维护费、适应性维护费、完善性维护费
按经费项目划分	硬件购置费用	包括购买网络设备、计算机及其相关设备，如服务器、交换机、打印机、不间断电源等费用
	软件购置费用	包括购买操作系统软件、网络系统管理软件、数据库系统软件、网络安全软件和其他应用软件等费用
	基建费用	包括网络综合布线、新建或改建机房、购置计算机工作台、柜等费用
	人工费用	包括各类系统开发人员、操作人员和与系统有关的管理人员的所有工资等费用
	消耗材料费用	用于购置打印纸、色带、磁盘、墨盒、维修器材等
	水电费	包括信息化建设在软件开发、运行与维护期间消耗的水、电和有关的维修费
	培训费用	包括全员计算机基础知识培训、全员系统应用培训、计算机工程技术人员或有关的人员进修培训的费用
	管理费用	与医院信息化建设、应用和管理相关的办公费、差旅费、会议费用等
	其他费用	包括相关的资料费、书刊费、固定资产折旧费和咨询费等

此种分类方法，可以明确指出费用的目的，便于对医院信息化建设全过程中的经费使用情况进行监督和管理；同时，也为医院信息化建设的价值分析、投入产出分析、效益评价等奠定基础。

（张秀明　杨有业）

第三节　医院信息化建设管理制度

医院信息化工作的制度建设是医院信息系统基础设施安全运行与有效管理的重要保障。规章制度与信息技术、产品同等重要，技术措施通过规章制度得以实施，规章制度通过技术手段得以贯彻执行。医院必须建立健全信息化建设相关的规章制度。医院信息系统的建设及其规章制度必须遵守国家的有关法律、法规、标准与规范。

一、制度的概念

（一）制度与流程

制度是一个组织机构健康运营的重要保证。制度建设的优劣，反映了组织机构是人治还是法治，决定了组织机构可持续发展的能力。医院作为一个复杂的组织机构，制度的地位和作用更为突出。但医疗服务行业的特殊性，也导致了医院智能化管理相比其他服务性行业，无论是从职工的观念上，还是实际应用上，普遍较为落后。

一个组织机构应该有一个关于制度的制度。这个根本制度决定了其他制度的生命周期全过程应遵守的规则，是实现真正意义上制度管理不可缺少的重要一环。对制度建设的重视程度和理解程度，是 HIS 建设的最重要相关因素之一，直接决定了 HIS 建设的效果。

制度的落实需要执行力来保证。一个组织的执行力也是这个组织文化的一个重要组成部分。好的执行力需要领导高度重视、干部执行坚决、群众意识强烈。但好的执行力，也需要制度的可操作性来支撑。缺乏可操作性的制度永远只能是一张纸，甚至还会起到负面作用。一个不好的制度比没有制度更糟糕。

要让制度具有可操作性，就必须让制度转化成易懂、易操作的流程。制度向流程的转化，必须遵守相应的规则，并且应当成为与制度并行的说明，具有与制度同样重要的地位。"绝不推出没有流程图说明的制度"应当是一个根本原则，属于根本制度的内容之一。

（二）规章制度的意义

规章制度在我们的生活当中无处不有。小到个人守则，大到部门规章，随处可见。

规章制度对于规范部门和职工的行为，树立医院良好形象，保障医院的正常运行，促进医院的长远发展都具有重大的作用。完善规章制度，医院内部职工的工作积极性可以得到广泛调动，医院的各项工作得以顺利开展。为进一步提升医院信息化建设的领导力和执行力，保障信息化建设项目的成功实施和应用，需要建立一套完整的管理制度，如信息中心管理制度、机房管理制度、工作站管理制度、信息安全保密制度、信息档案管理制度、信息技术人员培训制度、计算机操作培训制度、电子病历管理规定、信息设备的管理规定、信息系统权限管理规定、信息系统数据查询管理规定、信息编码管理规定、网络管理规定、计算机网络系统安全规则等。

二、信息化管理制度与信息化建设的关系

在信息化的建设中，信息化管理制度建设是保障。信息化不能一蹴而就，一"化"就灵。信息化为我们提供了科学、便捷、智能化的管理工具和手段，但信息化不是万能的，还要靠制度去保障、去规范使用者的操作行为。换句话说，要用严格的制度去约束人的行为，杜绝随意性，建立设备和资源的保管、维护、使用制度，建立经费投入和保障机制，建立科学评价与反馈机制来确保信息系统的应用，这是信息化建设和推广的关键。完善信息化管理制度对发展信息化建设来说是一件非常重要的工作，信息化管理制度在当今世界经济发展中占有重要地位，是其他管理制度都无法比拟和超越的制度。

（一）信息化管理制度建设日益重要

某单位上一套信息化管理系统，从系统实施到系统上线，经历了漫长的过程。好不容易实施结束，信息化管理人员以为可以休息一段时间了，哪知后面的事情越来越多，肩上的担子越来越重。

首先，信息化系统程序化运行经常得不到保证。由于各业务部门数据输入的不及时，经常造成业务流程方面停滞，系统不能正常运行。虽然工作人员多次协调，但问题仍不能得到很好解决。

其次，由于上了信息化系统后，大家对系统的依赖性越来越高，网络和数据的安全性压力越显得重要。虽然单位花了不少钱投入网络安全中，但是内部和外部网络中的问题仍然很多，如 IP 地址被盗用，经常造成信息化系统不能正常使用。另外，使用人员在外网任意的操作带来安全问题也越来越多。管理员疲于奔命，但效果不佳。

为了解决这些问题，该单位请了多位业内专家为单位进行诊断，最后决定采用制度化管理，通过制度对有关行为进行约束。为此，单位制定了一套全面的信息化管理制度并通过正式文件的形式下发下去。通过制度的执行，目前单位的信息系统运行正常。

我们从这个例子可以看出，信息化发展到一定阶段，建设重点就会从系统实施转向以应用提升为主，运维保障、安全机制变得重要起来。这时除了技术的保障外，制度保障显得尤为重要。

（二）信息化管理制度建设存在的两大问题

信息化管理是为了使信息系统正常运行和推广应用，公司通过正规化文件发布的规章制度，涉及计算机系统的使用、计算机机房的管理、计算机网络管理、信息系统的使用和推广

等。它通过规章化和内部法律化形式，建立信息系统稳定、有效运行的运行机制。加强制度建设和科学规范的管理，是信息系统能够正常运转、有效应用和推广的保证。

从我国信息化工作发展的现状看，虽然各部门在信息化管理方面都有一些初步制度，但是由于这项工作在单位中并不受重视，且缺乏系统性研究，面临很多问题。信息化管理制度的不完善，造成信息化发展不均衡和失败率高，是信息化不能深入开展的重要原因之一。

目前，信息化管理主要存在两个方面的问题：一是信息化管理制度的内容不完整，制定的方法不科学，信息化管理制定工作缺乏科学、规范、合理、全面的方法。从总体上看，目前信息化管理内容侧重硬件和网络方面的制度管理，而缺乏对软件、IT 流程管理、IT 资源的内容管理，信息化管理制度不能科学全面地覆盖各项信息管理工作，造成信息化管理上的漏洞。二是信息化管理流于形式，缺乏必要的约束力。由于信息化管理体系不健全，信息化管理制度多数成为项目建设档案保存或成为应付相关检查的材料，信息化管理只是形式，对于违反制度的行为和相关人员并没有任何直接约束，影响到信息化制度工作的权威性，制约着信息化工作的深入开展。

我们通过调查发现，凡是信息化工作搞得好的部门和单位，都有一套严格、全面的信息化管理制度。因此，信息化工作要取得实效并能够深入开展下去，必须得到必要的立法支持，而且要制度化、经常化。

三、制定信息化建设管理制度

（一）信息化管理制度

医院应对信息资产进行风险评估，并为降低这些风险采取相应措施，包括制定规章制度、设置管理流程并采取相应的技术手段。医院要对信息资产的内容、保密程度的拥有者与责任人做出明确规定。具体规章制度与规定大致包括以下内容。

1.计算机机房安全管理

（1）医院信息中心机房管理制度。

（2）机房消防安全管理制度。

（3）机房消防应急预案。

（4）网络、机房故障排除流程。

（5）信息中心机房出入登记表。

（6）医院计算机系统网络运行维护管理制度及处罚规定。

（7）医院信息管理中心岗位职责及工作纪律。

2. 安全责任管理

（1）信息中心安全审核和安全检查制度。

（2）信息系统安全审计管理制度。

（3）医院计算机管理暂行办法。

（4）医院保密工作管理规定。

（5）医院第三方人员访问管理制度。

（6）医院网络安全教育培训制度。

（7）信息安全及数据安全管理制度。

（8）医院网络系统安全管理制度。

3. 网络安全漏洞检测及系统升级

（1）医院信息中心服务器、数据库、网络设备巡检制度。

（2）服务器病毒、漏洞定期检测规程及报表。

（3）数据库漏洞、日志分析规程及报表。

4. 系统安全风险管理和应急处置

（1）医院医疗业务与其他网络边界策略。

（2）医院信息系统安全风险管理制度。

（3）信息系统重大事件上报制度。

（4）网络运行事故应急预案。

（5）服务器运行事故应急预案。

5. 操作权限管理

（1）信息中心关键设备操作规程。

（2）信息中心机房环境设备操作规程。

（3）关键活动的审批过程记录。

（4）日常运维管理操作规程。

6. 用户管理

（1）应用系统终端用户管理制度。

（2）网络管理员制度。

（3）数据库管理员制度。

（4）数据安全审计管理员管理制度。

（5）信息系统超级管理员制度。

（6）远程接入用户管理制度。

（7）行政人员网络使用权限划分、管理制度。

7. 重要设备、介质管理

（1）医院信息中心介质安全管理制度。

（2）信息中心介质存放登记表。

（3）医院信息设备资产管理制度。

8. 信息发布审查、登记、保存、清除和备份

（1）信息系统数据备份和恢复制度。

（2）信息发布管理原则与流程管理。

（3）信息发布后的保存与清除、备份管理规范。

9. 信息群发服务管理

（1）短信机群发消息审批流程管理制度。

（2）医疗工作站推送消息管理制度。

（3）医院 OA 系统公告通知栏通知。

10. 信息系统建设、测评、备案

（1）医院信息化建设领导机构。

（2）医院信息化规划总方针及改造策略。

（3）医院软件开发项目实施规程。

（4）医院审批变更管理制度。

（5）信息系统安全等级保护定期报告。

（6）信息系统安全等级保护备案表。

（7）信息安全等级保护备案系统变更审核表。

（8）信息系统安全等级测评报告。

11. 文档管理

（1）制度制定和发布要求管理文档。

（2）安全管理制度文档。

（3）管理制度评审记录与修订制度。

（4）安全管理制度的收发登记记录。

（5）人员录用时的技能考核文档和记录。

（6）岗位安全协议。

（7）保密协议。

（8）审批管理制度文档。

12. 沟通和合作

（1）外联单位联系管理制度。

（2）外联单位联系列表。

（3）组织机构内部人员联系表。

（4）组织机构上级单位联系表。

13. 人员管理

（1）人员离岗的管理文档。

（2）人员录用时的技能考核制度。

（3）人员配备要求管理文档。

（4）对离岗人员的安全处理制度。

（5）工作调动人员管理制度。

（6）外部人员访问管理制度。

（7）外部人员访问重要区域的登记记录。

（8）外部人员访问重要区域的批准文件。

（9）安全管理各岗位人员信息表。

14. 安全意识教育和培训

（1）安全教育和培训计划文档。

（2）安全责任和惩戒措施管理办法。

（3）信息安全教育及技能培训、考核管理。

（4）安全教育和培训记录。

15. 医院信息系统监控中心管理制度

（1）信息监控中心管理制度和安全管理制度。

（2）信息监控中心记录的保存与分析。

（3）信息监控中心分析报表。

16. 产品采购和使用

（1）系统使用的有关信息安全产品需符合国家相关规定。

（2）安全产品采购管理制度。

（3）安全产品使用情况登记。

（4）测试、试用产品在系统正式上线后需彻底清除测试数据。

17. 产品外包服务

（1）产品外包服务管理制度。

（2）与外包服务提供商签订保密协议和安全责任书。

（3）外包服务人员管理办法。

18.安全保护技术措施

（1）系统的重要部分的冗余或者备份措施。

（2）计算机病毒防治措施。

（3）网络攻击防范和追踪措施。

（4）安全审计和预警措施。

（5）系统运行和用户使用日志记录保存 60 日以上措施。

（6）记录用户账号、主叫电话号码和网络地址的措施。

（7）身份登记和识别确认措施。

（8）垃圾信息、有害信息防治措施。

（9）信息群发限制措施。

（二）信息化管理制度制定的原则和内容

1.信息化管理制度制定的原则

一般有以下几个原则。

（1）量身定做的原则：要根据自己的实际情况和实际存在的管理问题制定相应的信息化制度，不能生搬硬套。很多单位的信息管理人员非常喜欢从别的单位拷贝一些制度，稍加修改就在本单位使用。但是，由于和单位的实际情况不吻合，结果造成制度不能得到很好执行。

（2）全面科学的原则：信息化管理制度一定要全面、科学。因为信息管理中存在很多问题，问题之间有一定关联性，如果仅仅是片面解决问题，是不能全面解决单位问题的。制定制度要科学，要符合客观实际，要切实可行。当单位的情况发生变化时，要及时修改制度，制度要在不断执行的过程中得以完善。

（3）责任目标明确原则：制度要有明确的目标和责任，这样才能有的放矢，体现整个制度的完整性和合理性。

（4）奖惩分明原则：制度要有奖惩措施，否则制度只是一纸空文，起不到真正的作用。

2.信息化管理制度的内容

一般应该包括目标（制定本项制度的目的），范围（制度适用范围），职责（制度涉及的人、部门的任务和职责），具体的规定（制度要约束的具体内容），奖惩（对维护和违反制度人、部门的奖励和惩罚的具体内容）等。制度的格式应标准化，通常有标题、唯一性编号、版本号及修订号、具体内容、编写者、审核者、批准者和批准日期等。

（三）信息化管理制度示例

以计算机信息机房管理制度为例，简单说明有关制度的编制方法。

计算机机房管理规定

编号：LHYY-GLZD-XXK-008　　　　　　　　　　　　版本号：B/0

目的：加强计算机机房的管理，保证内部网络和计算机机房的正常运行。

范围：本规定适用于中心机房和各计算机室的管理。

职责：信息管理部门负责计算机机房的管理、维护。

具体内容：

1.机房设网络管理员负责机房内设备（交换机、路由器、小型机、UPS等）的维护、配置和升级，以及机房防火、防雷等安全措施。网络管理员应克尽职责，不得泄露超级用户登录口令，发现问题应及时和供应商联系予以解决。

2.除紧急情况外，任何人不得随意关闭计算机设备供电电源、UPS电源、服务器、路由器、交换机的电源。未经信息管理部门领导同意，不得更改各服务器、小型机的配置，不得私自改变配线架线序。

3.工作人员要认真做好机房卫生，保持机房整洁干净，物品不得随意摆放。

4.机房内严禁嬉戏打闹、大声喧哗，严禁在机房内吃东西、抽烟、睡觉。

5.机房严禁存放易燃易爆物品，严禁使用明火或电热器，消防器材应按规定存放，未经允许不得随意挪动。

6.机房内不允许会客，非工作人员不许进入机房，进入机房要换拖鞋。

7.夜间由信息管理部门的工作人员轮流值班，值班时间从晚上7：00至第2日上午7：00。

8.值班人员夜间需接听其他部门加班人员报来的网络和设备故障电话，并记录在案。

9.值班期间应按规定定时检查机房的设备（服务器、UPS电源、交换机）运行情况及机房的温度、湿度等情况并认真填写值班日志表。

10.机房内各设备、器材应严格管理，要登记建账并由专人负责；工作人员应爱护机房各种设备、器材、不得挪作他用。

编写者：　　　　　　审核者：

批准者：　　　　　　批准日期：2017 年 × 月 × 日

四、信息化管理制度的落实和执行

（一）信息化管理制度的执行

制度初步完成后，可以进行一段时间的试行，以避免直接正式执行可能带来的过度冲突，并可根据试行情况进行必要的修正。制度的试行期结束并完成修订后，即可正式发布进入制度的正式执行阶段，制度一经正式发布，则不能随意修改，需要有相应的规范保证制度的严肃性与制度的持续优化。

信息化管理制度是医院管理制度的一部分，该项制度的执行必须与医院其他的管理制度一视同仁，严格执行。为保证制度的有效执行，需要在信息化管理制度中包含对制度本身执行进行控制的相关内容，设定制度执行的考核指标与奖惩措施。这里可以分为两个阶段来考虑。

（1）在信息化规划实施期可以将相关制度与直接责任人的工作业绩相挂钩，成为其工作业绩考核的一部分。这样一方面可以对其在信息化工作中所做的贡献进行认可；另一方面可有效地提高其工作质量。因此，采用这种方法可以有效提高规划实施的相关制度的执行力，控制工作进度，提高医院整体信息化的工作质量。

（2）在医院信息化应用期可将相关制度与部门职责及工作范围相联系，使其成为各部门工作行为准则。例如，在财务部明确信息系统中各岗位职责权限也就实现了财务工作中的相互约束的要求。这样可以有效地将应用期相关制度贯彻执行，确保各部门工作质量和信息系统安全。

（二）信息化管理制度的调整

医院应对规章制度的实施情况及效果进行定期检查，并根据检查结果及时调整；因将信息安全的规章制度纳入新职工入院教育及培训的内容当中，医院应与职工签订信息安全保密协议书；信息管理机构必须有明确的岗位、职责、任务、操作规程及考核标准。

信息化管理制度在试行期内可能会暴露出制度设计的大量问题，此时是对制度进行调整的最好时期。在试行期内，可以集中对制度进行若干次的修订，以使制度逐步趋于完善。在制度进入正式期后，应避免过于频繁的调整，可在相对较长的一段时期对制度进行一次修订，亦可对原有制度增加补充制度。制度的评估与调整工作可以交由委员会性质的机构执行，以避免制度调整的主观性与随意性。

综上所述，信息化制度建设不仅是医院顺利完成信息化建设的基本前提，同时它还是贯穿于医院信息化建设全过程的重要依据；并且能够有效执行信息化制度是完成医院信息化建设的基本保障，而这两个方面对于医院成功实现信息化建设是缺一不可的。

（汪之红　王至　张秀明）

第四节　医院信息系统基本功能实现水平

医院的信息系统是利用电子计算机和现代通信设备，为医院临床及各管理部门提供患者医疗信息和行政管理信息的收集、存储、处理、提取和数据交换的能力，并满足所有用户各自功能的需求平台。它不仅是医院运行的基础保障，更是辅助提高医疗水平，规范优化医疗流程，降低医院的运营成本，改善患者就医体验的有效手段。医院信息系统应从基础网络架构、数据层面、应用层面、多系统集成层面逐步细化优化各系统的功能，最终在各系统完善的前提下，结合稳定高效的业务模型，最终形成以患者为中心的，以数据驱动的信息集成。医院的信息部门在当今的电子时代是医院的重要组成部门，逐步提高信息部门的医疗业务和技术水平应是持续贯彻的目标。

一、医院信息系统数据库、操作系统与网络系统安全

（一）数据库简介

计算机处理数据技术发展到目前共分为3个阶段：人工管理阶段、文件系统阶段和数据库系统阶段。数据库系统作为医院信息系统的数据存储平台，直接为全院业务系统提供数据服务，是医院信息系统的核心部件。数据库系统就是按照某种数据模型组织起来并存放在二级存储器中的数据集合，其数据结构独立使用于其他的应用程序，对数据的增、删、改和检索由统一软件进行管理和控制。

常用的数据库有层次数据库、网状数据库、关系数据库、对象数据库、流数据库、分布式数据库等。目前，在医疗行业信息系统中应用比较广泛的数据库系统软件主要有 Oracle、SQL Server、SYBASE、DB2 和 CACHE、MongoDB 等。现在一般医院使用的是 Oracle 和 SQL Server 数据库，在美国和欧洲的 HIS 系统（医疗卫生管理信息系统）中，CACHE 数据库所占的比例是最大的，但在国内精通 CACHE 数据库的人很少，所以在维护方面会有很大的问题，不建议使用。

数据库主要运行在基础平台上面，基础平台主要由硬平台和软平台两个部分组成。硬平台包括主机、存储、网络等，而软平台则包括操作系统及集群软件。

（二）数据库日常运维

数据库日常运维指系统正式上线运行后，随着数据量和用户数的不断增加，医院信息管理机构需要投入专业的技术人员按照一定的时间周期来对数据库进行一系列预防性检查和维护的工作。数据库运维的频率可分为每日维护、每月维护和定期维护。

（1）每日维护：数据库管理员（database administrator，DBA）负责每天对所有应用系统的数据库及备份的数据库的运行状态进行检查，同时需要和数据库之前的运行状态进行对比，通过对比分析来及时对数据库进行必要的调整，保障数据库运行和稳定，并且每日对各个数据库的增量部分进行备份。

（2）每月维护：主要分析数据库当月的运行状态趋势和未来的数据发展趋势，预测在将来一段时间内数据库空间的使用量，DBA及时对数据库进行调整来适应新的需求。

（3）定期维护：需要定期执行但是执行的效率需要根据数据库运行的实际情况来做弹性的调整。

（三）数据库性能优化和维护

1. 数据库主机资源优化和维护

数据库所在主机的资源是维持数据库正常运行和提供数据库运算的基础资源，主机资源的使用情况和消耗程度从一定程度上能反映数据库运行的状态是否正常、性能是否高效。对于医疗行业的数据库来说，日间诊疗期间是数据库使用的高峰期，CPU负载一般在50%~80%是正常的，如果过高则需要考虑进行优化或增加CPU资源。

数据库主机数据空间优化，主要是指存放数据库文件所在空间的I/O性能优化。根据数据的种类不同，存放数据文件的空间类型主要有文件系统、裸设备和ASM磁盘组。可以从以下两个方面考虑磁盘空间的优化：①考虑使用SSD来提升I/O性能；②数据空间尽可能横跨多个物理磁盘。

2. 数据库资源优化和配置

数据库参数的优化可以从以下几个方面着手：①物理内存使用比；②设置合理的数据库进程数和游标数；③数据库的其他参数和特殊的参数；④数据库分区表维护。

3. 数据库系统故障处理

通常数据库系统的故障类型有以下两种。

（1）不可用性故障：指数据库系统出现无法连接、无法登录和数据无法启动的故障。出现不可用性故障通常可能的原因包括网络故障、服务器硬件及操作系统故障、存储设备故障、数据库软件故障、应用软件故障。

（2）性能缓慢故障：通常表现为数据库会出现间歇性的相应速度下降，短时间内自动恢复或者重启数据库后会恢复。

数据库系统故障的一般处理流程分为故障记录、故障定位和故障处理3步。在处理故障时，应该注意检测数据库可连接性、检测数据库服务器的运行和容灾系统的启用等问题。

常言道，防患于未然，平时做好数据库系统的故障预防，是减少数据库系统故障的最佳方法。常见的预防措施包括预防单点故障、完善的灾备机制、故障处理知识库的建立和建立监控和预警系统。

4. 灾备运维

数据库的灾备系统包括备份系统和容灾系统。

（1）维护测试环境。

（2）定期演练：一般医院一年应该至少演练2次，建议在周末或假期中实施，以不影响医院业务的时间点为准。

（3）数据库灾备系统日常运维主要包括：①检查生产环境是否满足数据库恢复要求；②检查数据库备份情况；③近期的备份是否正常，确定利用哪次的数据库备份进行恢复；④开始恢复生产数据库；⑤应用测试；⑥正式启动生产数据库和应用程序；⑦容灾数据库切换流程；⑧正式切换数据库系统；⑨修复原来的生产环境；⑩将现有的生产数据库反响切换回修复好的生产环境。

（4）常见的灾备系统运维问题主要包括：①不注意检查灾备系统的运行情况，不进行数据库恢复测试；②忽略容灾系统的硬件资源，不注意灾备系统的恢复时间和切换时间，不注意灾备系统本身为生产环境引入的风险。

5. 数据库系统整改

（1）数据库系统整改类型：①数据库软件版本升级；②数据迁移；③参数及环境的变更；④数据类型的修改和重定义；⑤历史数据归档；⑥访问优化行整改。

（2）数据库系统整改测试：①整改目标测试；②功能测试；③性能测试（数据库事物处理压力测试、数据库连接数压力测试、业务模拟压力测试）；④安全测试。

（3）数据库系统整改实施：①事前准备；②正式整改；③旧数据库系统下线；④监控。

（四）信息安全技术架构

（1）结合医院业务特点综合分析安全威胁，对医院现状进行安全威胁分析。

（2）制定、实施安全防护策略。

（3）周期性安全策略应用评估、策略完善。

（4）医院信息安全域划分：网络基础实施域、支撑性设施域、边界接入域、计算环境域。

（五）网络安全管理

（1）介质访问（media access control，MAC）绑定：通过 MAC 地址来限制接入的设备个数。

（2）划分虚拟局域网（virtual local area network，VLAN）：当交换机同时处理多个网络管理任务时，设置虚拟局域网，可以减少资源消耗，提高网络的效率。

（3）MAC 地址和互联网协议（internet protocol address，IP）地址同时绑定：在交换机的端口上设置 IP 地址和 MAC 地址后，用户不能随意更改自己的 IP 地址和 MAC 地址。

（4）用户验证：给每个需要在网络上工作的用户分配用户名和密码并定期更换密码。

（5）IEEE 802.1X 协议：仅关注端口的打开与关闭，对于合法用户接入时，该端口打开，非法接入时，该端口关闭。

（6）企业级的防火墙：高效率、高安全性的防火墙将强大的信息分析功能、高效包过滤功能、多种反电子欺骗手段、多种安全措施综合运用。

（7）多种综合：在保证安全性方面，只有结合多种方案的综合使用，才能最大限度地保证网络的安全。

（六）动态安全防护

结合医院安全建设与管理经验，规划一套完善的动态安全防护解决方案，包括以下安全防护。

1.终端安全防护

（1）USB 口控制：即默认医院所有的 USB 口全部封掉，当因工作原因必须使用时，使用经授权的 USB 加密 U 盘使用。

（2）终端软硬件管理。

（3）软件系统补丁分发，病毒库的更新。

（4）进程管理：对终端应用程序进程统一监控。

（5）远程协助：对全员任意一台电脑进行实时的运行状态监控。

（6）每周的某天中午，定期对医院所有终端进行病毒扫描。

2.网络接入安全管理

（1）基于身份的准入：只有合法的用户才能够接入网络。

（2）基于身份的网络权限控制：针对不同科室的用户实现自动分配 VLAN、IP。

（3）严格的终端安全准入：进行身份认证后，同时对终端状态进行安全检测，只有安全、合规的医院内部授权主机才可接入网络。

（4）基于数字证书认证中心（certificate authority，CA）的统一身份准入：要求医务人员必须有严格明确的身份识别信息，进行电子签名，支持与 CA 的统一认证。

（5）服务器的安全防护：通过在核心交换机部署应用层防火墙从而对服务器进行单独的安全防护，安全隔离。

二、临床诊疗分系统和电子病历系统

（一）临床医疗信息系统

医院信息系统（hospital information system，HIS）包括管理信息系统（management information system，MIS）和临床医疗信息系统（clinic information system，CIS），EMR（electronic medical record，电子病历系统）属于 CIS 的一部分。EMR 是围绕医院临床医疗活动的信息系统。临床医疗信息系统的主要目标是支持医院医务人员的临床活动，收集和处理患者的临床医疗信息，丰富临床医学知识，并提供临床咨询、辅助诊疗、辅助临床决策，提高医务人员的工作效率。临床医疗信息系统包括门诊管理子系统、住院管理子系统、医嘱处理子系统、护理管理子系统、电子病历子系统、检验检查管理子系统、用药咨询和监控子系统、影像管理子系统等。对于非公立医院来说，虽然主要模块与公立医院相同，但流程与公立医院不完全相同。非公立医院的临床信息系统，多是以满足 JCI 标准和以患者服务为中心的管理信息系统，不但体现在患者在医院的诊疗过程，当患者出院后，也会由客户关系管理（customer relationship management，CRM）系统对其健康进行跟踪管理。

门诊管理子系统与住院管理子系统是患者管理的核心系统。财务子系统中的收费子系统、药品管理子系统中的药房管理子系统，与这两个管理子系统的关系比较密切，有着与其他子系统不同的特点。其他子系统与这两个患者管理的核心子系统，主要存在数据上的联系，如物资领用、人员管理、收费项目管理、行政管理等。而财务管理和药品管理，在门诊和住院这两个医疗中心还有着相应的分支机构和人员，也就是存在着物理介入。

1. 门诊管理子系统

（1）门诊基本信息登记子系统：为保证门诊患者多次就诊的信息能够关联起来，就必须为门诊患者在初次进入管理系统时，建立一个永久的、唯一的标识。这为患者的所有相关资料提供了一条串联在一起的、可以跨越时间和空间的主线索。非公立医院门诊患者一般以预约患者为主，接受患者的电话、微信等预约方式。当预约的门诊患者进入医院后，由患者服务部（patient service，PS）接待，确认预约信息后，初次来医院就诊患者进行基本信息登记，登记完成后，由PS将患者转交给门诊护士，在预约的时间段内护士将患者带到医师诊室，由医师进行看诊。

（2）门诊收费子系统：由于相关政策规定，收费项目必须明确，所以不能以"西药费""检查费"等概括性方式来录入收费数据。这就要求相关人员必须经过培训，读懂医师处方中与收费有关的内容，同时要求医师开处方时必须规范，这就需要完善的制度及可靠的执行力。因为存有患者一次缴费的处方涉及多科室多医师的情况，因此，必须支持处方信息与就诊信息对应的功能。

非公立医院一般不接入医保，但支持商业保险的客户。商业保险的患者，支持直付系统的保险直接支付即可，其他的需先向相应保险公司核实患者资料、保险类型、金额、有效期等，然后进行费用支付处理。当患者支付的金额有剩余时，将作为预交金存入患者的账户中，作为下次使用。当患者购买的套餐或预交金经患者授权，可以给家属使用。

（3）门诊药房管理子系统：服务对象是门诊患者，管理对象是药品。当医师开好处方，患者可以凭借处方，到门诊药房领药，药房根据患者情况，将药物分拆为小包装，方便患者每天按量服用。

（4）门诊输液管理子系统：输液用药，有的医院是患者在药房领取后，带到输液中心区执行，有的则是输液中心配备相关药品，根据处方临时配制。有些药品需要经过皮试后才可正式使用，需要医师开出皮试申请，皮试通过后在系统中标注，方便后续输液药品的开具，否则不可开输液申请。输液管理的特点包括：①一张发票，多次（天）执行，医师可为患者开出多天执行的输液，系统在保存输液类型的处方时，要分处方保存，不可简单的数量累加来代替；②与输液管理相近的，还有雾化、小治疗等项目，由执行科室进行相关执行即可。

（5）体检管理子系统：健康体检是一项重要的医疗保健服务。体检通常在门诊进行，但体检者不一定是患者，所以要把体检人员与患者分开，就诊流程也与门诊患者不同。健康体检一般有两种情况：一是个人体检；二是集体体检。不同情况的体检在登记方法和结算方式会体现出不同：

①登记方式：集体体检是批量登记，签到发号的方式；个人体检通常是临时登记。

②结算方式：集体体检一般是先体检，后确定实际人数及项目后统一结算；而个人体检一般先缴费，后体检。

③体检系统可引入条码管理、排队叫号管理，以提高工作效率。体检系统除完成体检登记、计费，生成单据、报告等，还可完成一些增值功能，如进行二次约定、提供体检套餐、提

供短信、微信、邮件等多种方式的提醒功能，提供 VIP 人群管理等。

2. 住院管理子系统

（1）住院患者管理子系统：住院管理系统主要实现住院患者从入院登记到出院结算的流程管理，不只是以费用管理为主，每天还要开出医嘱及患者的转床、转科、转院等大量信息。

①入院登记：根据入院申请建立档案，录入资料并纳入病区管理。

②患者出院：医师开出院证明并书写出院带药等医嘱后交给护士，护士根据出院时间确认医嘱并标记出院。

③费用结算：以预交金的方式收取的现金，出具收据，结算时抵扣在院期间发生的费用；直接结算的情况，按患者住院期间实际发生的费用结算，出具发票。患者可以在床旁进行结算，结算完毕即可出院，非公立医院不会有专门的出院部门。

（2）住院药房管理子系统：住院药房与门诊药房一样，服务对象是住院患者，管理对象是药品。住院药房从药库领回药品，直接发放到病区科室，或者病区根据摆药单领取药品。与门诊药房有所不同，住院部用药一般按照最小包装来使用。

（3）医嘱管理子系统：医嘱按发起人，可分为医师医嘱（如药品等）和护士医嘱（如使用耗材等），按性质可分为药品和项目两大类。

医嘱按执行次数分为临时医嘱和长期医嘱。医嘱之间的关系，可分为独立医嘱和成组医嘱。独立医嘱，执行的时候与其他医嘱没有相关性，而成组医嘱是一组需要同时执行的医嘱，主要用于输液、注射类的医嘱。在医师开医嘱时会调用合理用药系统，对其开具药物是否有禁忌，进行检查。

3. 检验信息子系统（laboratory information system，LIS）

临床检验是一项重要的医疗辅助手段，越来越多的检验仪器与电脑相连接，检验结果数据直接进入电脑系统中，原有的手工方式已经没有能力完成标本的处理和数据结果的传输。

（1）医师工作子系统：可以分为门诊和住院医师工作子系统。医师的主要工作是开立检验申请单，查看和打印检验结果。一般采取 LIS 和 HIS 对接的方式，方便建立 HIS 医嘱和 LIS 检验项目之间的联系。检验报告上有完整的患者信息、标本信息和检验结果。检验结果还会有相应的参考区间，自动判断结果是否正常，并对异常进行标记。

（2）标本采集子系统：是将医师的申请单和护士采集的标本进行对应的管理系统。现在大多引入条码管理，一般来说，预制条码可以减少环节差错，为了更好地区分标本，可采用不同颜色来加以区分，方便护士操作。

（3）检验处理子系统

①检验处理是 LIS 的工作核心，它包括标本签收和发放、实验室检验和发布报告 3 个环

节，还包括相关的系统设置。

②标本签收和发放是实验室的入口，接收人员经过初步判断标本质量是否满足实验室的工作需要，可同时进行同步计费处理。

③标本经过实验室的设备检验以后生成的数据经过接口传输到 LIS 系统中保存。

④检验结果经过审核后才可发布，审核权限由检验部门负责人在 LIS 系统中进行设置。对于明显异常的结果，应该予以明显警告，以防发出错误报告。

4. 影像管理子系统

影像管理子系统（radiology information system，RIS 和 picture archiving and communication system，PACS）指的是影像存储与传输系统，目的是全面解决医院图像的获取、显示、处理、存储、传输和管理的综合系统，是实现数字化医院的关键。PACS 系统包括放射影像、内镜、超声、病理、核医学等所有与影像有关的科室。

PACS 要具有图像处理的功能，支持图像的缩放、移动、镜像、反相、旋转、滤波等功能。图像管理方面，支持各设备之间的采集、传输、保存、检索等，支持图像打印。远程医疗方面，支持影像的远程发送和接收，便于资源共享。

PACS 系统实施的目标：①实现无胶片传送和存储，但配备了胶片打印机，如患者有需要，可打印胶片；②实现 PACS 系统与 HIS 系统的连接与融合；③实现影像共享可使内部工作流程管理信息化。

5. 手术麻醉子系统

手术麻醉系统的采用，可以极大地提高医疗管理水平，提高医师的工作效率。手术麻醉系统可分为手术管理和麻醉管理。

（1）手术管理包括手术申请，手术安排（手术室安排、手术护士安排等），术中相关工作（器材清点、术中护理等），手术室相关工作（人员排版、工作量统计、手术时间统计）等，同时还可与 LIS、PACS、EMR 等系统集成。

（2）麻醉管理主要包括术前访视、麻醉记录、术后随访等，重点在于联机数据采集，如呼吸机、麻醉机、监护仪、体外循环机等。对于术中的操作、药品、耗材、设备的使用产生的费用，可在术中自动获取数量信息，提交至 HIS 系统进行记账和科室的药品耗材出库管理。

6. 护理管理子系统

护理管理子系统是为了提高病区护理工作效率和质量而设计的系统。病区护理的主要医疗工作包括处理医师的处置治疗、药品治疗、检验标本处理、检验预约、完成护理记录等。其中，药品医嘱生成摆药单、领药单、输液单、补充护理医嘱等，一般在 HIS 系统中完成；检验标本的处理在 LIS 中完成；监护记录在重症监护子系统中完成；护理记录在电子病历系统中完成。

7. 重症监护子系统

重症监护子系统主要是通过联机数据采集相关的监护仪器数据，自动生成相关图标，并及时给予提示，减轻监护的工作量，提高监护工作效率和工作质量。

（二）电子病历系统

电子病历（electronic medical record，EMR）是患者在医院诊断治疗全过程原始记录的电子化形式，是电子病历系统的产品。EMR 能实现患者信息的采集、加工、存储、传输服务，将医院信息系统有关病历的信息集中到同一个平台上进行处理分析，既有结构化信息，也有非结构化的自由文本，还有图像信息等。

电子病历的目标不仅仅是取代纸张病历，EMR 的目标主要是加速患者信息流通，使患者信息随处可得，提高工作效率和质量。更有意义的是，还可以在 EMR 中融入专家智能分析系统、临床路径系统和知识管理系统，对医疗活动进行实时的分析指导，实现知识的积累和传递。

1. EMR 需要解决的问题

电子病历不仅包含患者的内容，而且反映了整个医疗过程，储存了患者的全部医疗信息，包括病史、检查检验结果、影像资料等。

（1）配套子系统完善：EMR 自己完成的系统主要有出入院记录、病程记录、护理记录等，医嘱、申请单、检验检查报告、手术麻醉和 ICU 记录等需要其他系统融合来实现。

（2）整理技术方案：如何与各子系统形成良好的数据交换，还需要相应的可行方案来实现。

（3）配套法律完善：如何使 EMR 变成有效的法律文书，是一个需要各方共同努力的过程。

（4）满足未来医疗信息共享的需要：信息共享必须有一个各方都可接收的统一标准。

2. EMR 的内容

EMR 必须具有以下内容。

（1）准确的时间序列反映患者自入院到出院期间的医疗与护理过程。

（2）真实反映医务人员对该医疗过程的一切记录。

（3）可操作性与易操作性。

（4）有利于提高医疗质量，促进医务人员掌握相应的知识，提高医疗文书质量。

（5）能达到作为法律依据所要求的安全性。

（6）能达到保护患者个人隐私的安全性要求。

（7）信息的记录、传输、保存均用数字的形式。

三、综合管理与统计分析子系统

近年来，随着医院信息化的不断发展完善，医院内部先后建立起了 CIS（或 HIS）、LIS、PACS、EMR、客户关系管理系统（CRM）等业务系统。随着这些业务系统的稳定运行，在规范医院诊疗流程的同时，各系统所收集的数据量也呈指数级增长。如何实现对这些大数据的有效利用，已经成为当下医院管理者极为关注的事情，综合管理与统计分析子系统或称商业智能（business interlligence，BI）应运而生。

（一）BI 系统的概念

BI 是数据仓库相关技术与应用的统称，指利用各种智能技术来提升企业的商业竞争力。医院作为一个专业提供医疗服务的特殊组织机构，它对人、事、物、财的管理及从事临床科研活动都比其他行业复杂得多，并且在日新月异的环境中，医院管理人员依据现有经验往往无法做出及时、正确的判断和决策。商业智能是将数据转换成信息，然后转化为知识的过程。商业智能包括了广泛的应用和技术，是数据仓库、数据挖掘、联机分析处理和分析应用的总称。基于 BI 的决策与分析系统是面向医院进行综合管理与统计分析的平台。依靠商业智能和大数据分析，从海量数据中寻找信息，深层次地认识和挖掘医疗数据的内在规律，快速、准确、及时地提供有价值的信息给管理者。

（二）构建独立的数据仓库，提供强大的统计及实时查询功能

直接基于 HIS 关系型数据库上的统计分析缺点是无法实现对整个医院集成信息进行报表和图表制作，获得全面的信息。并且由于数据没有经过处理，而是使用原始的业务记录进行计算，大大降低了运算的效率。解决方案基于现有的信息系统架构，应具体业务分析需求，构建独立的支持多维数据建模的数据仓库，完成对 HIS 历史积累数据及医院外部相关数据的汇总，可提供准确的、快速的数据统计、查询支持，有效缓解过度依赖人工统计和整理的现象，提高信息更新效率，减轻 HIS 系统在网络运行、数据库计算上的负担。另外，BI 系统不需要实时的数据，可在夜晚的时候，当业务系统不忙时，通过运行批处理文件，对各业务系统中的数据进行抽取、清洗，然后将数据写入数据仓库中。

（三）实现各种业务多维模型，提供灵活的联机处理分析和数据挖掘应用

在医院统计中，除了统计指标的全院汇总外，很多情况下需要查看指标与一些维度的关系，如医疗效率指标、医疗收入随时间的变化等。因此，需要搭建支持该业务分析的多维组

合模型。BI 平台可支持包含科室、时间、费用、病种类别（病种维度可按照国际疾病分类标准编码 ICD-10 归类而成）等维度的任意组合查看，并提供方便、可视化的操作工具。

（四）运用 HIS 集成技术，实现信息系统及医疗机构间的信息共享

利用数据抽取、转换、加载数据仓库技术（extract-transform-load，ETL）、企业应用集成（enterprise application integration，EAI）、Web Service 等技术使 HIS 各子系统之间实现信息集成，可分别在数据层和应用层进行数据传递。同时，引入中间件技术和工作流技术到 HIS 中，扩展 EAI 和面向中间件的消息（message-oriented middleware，MOM）收发能力，基于医院信息系统体系结构的不同及已经对 EAI 和 MOM 所做出的投资，提供可安全重用的体系框架和业务服务。解决因需求变动而频繁修改系统核心程序的现象，减少用户部分维护的工作量，保证系统的可靠性。另外，通过建立各种统计分析报表的 Web 展示功能，包含多样化图表、将常用的指标定义抽象到报表层、定制参数方便用户在察看报表时随意选择等功能，使报表在同一门户中展现，真正实现了医院与医保机构、社区医疗信息系统及区域卫生机构电子健康记录等信息的互联共享，共享平台支持多极权限控制，满足各级人员即席查询需求，保证医院信息管理的安全。

四、综合管理子系统

结合医院的自身特点和行业特性，实现医院内部人、财、物资源的一体化管理，形成以医院为中心、以财务为主线的完整一体化管理体系，实现对业务的全程追踪，将医院经营中的业务流程、财务流程、管理流程有机融合，实现医院运营管理中"物流、资金流、信息流、业务流"的统一，进而实现医院科学化、精细化、高效率的整体运营管理，医疗人力资源计划（human resources planning，HRP）提供了专业而高效的系统支持。

（一）综合管理子系统的目标

（1）信息互通共享：实现医院内部各系统、各类合作医疗的数据交互，建立患者身份识别等。促进和达到信息共享，便于医疗质量过程管理，避免或减少医疗差错，提高医疗质量，保障医疗安全，提升患者的满意度。

（2）优化业务流程：优化和整合医院的业务流程，提高工作效率，使医院的业务流程更具标准性，提高工作质量。

（3）合理调配资源：合理调配资源，增加资源的利用率，有效控制医疗过程中人、财、

物的无益消耗，控制和减低医疗服务成本。

（4）加强费用管理：保证患者费用的准确性和及时性，杜绝漏费、错费等事件的发生；加强对保险患者费用的管理，保证患者的合法权益和知情权；同时加强医院的财务核算，提高运营资金的投入产出比。

（5）强化过程监控：可对医院的业务过程进行监控，在临床诊疗上能实现环节质量控制。帮助管理者和决策者及时了解医院运行状态，发现并解决问题。

（6）支持分析决策：构建医学和管理数据仓库、数学模型。有效管理信息资源，通过对数据的挖掘和分析处理，帮助管理者进行科学管理决策，帮助医师进行基于循证的医疗决策和医疗计划的制定，支持临床应用科研。

（二）综合管理系统的业务范围

1. 财务管理部分

主要包括以下内容。

（1）应收应付：①通过 HIS 数据接口接收 HIS 的收入数据形成门诊、住院应收信息。接收 HIS 已结账和未结账信息，自动核对 HIS 应收信息。应收会计确认后自动导入系统形成财务应收信息。②针对不同的门诊患者类型，如商业保险、医保、实时刷卡、新农合、低保、公疗、异地医保等，可实现多维度的分析报表。③对各类供应商实现多维度的分类信息管理和完整的属性（如编号、公司名称、地址、联系人、公司资质、公司账户等）信息管理。④支持从采购管理系统实时获取数据，以收到供应商发票为准，自动审核应付账款与供应商发票及系统采购数据三方一致。⑤支持电子发票导入功能，能批量导入多张发票。⑥系统能够自动审核付款条件，对符合付款条件的信息及时显示到付款会计查询信息栏，财务可使用网银、支票等结算方式进行付款，付款后系统处理付款信息并返回给总账系统。⑦支持多维度的信息查询功能，支持往来账的账龄分析功能，方便往来账的查询、核对及清理，并有相关的预警和提示功能。

（2）固定资产管理：①构建涵盖固定资产申请、计划、多级审批、订单、卡片、入库、出库、发票、付款、使用、变更、改良、评估、盘点、折旧、报废、清理（变卖）等整个生命周期的全过程动态跟踪管理系统。②支持按医院会计制度规定记录每项固定资产的资金来源，同时支持记录不同资金来源的辅助信息等。资产增加按资金来源区分统计，并支持不同资金来源资产金额与财务总账的自动核对。支持同一条资产多种经费来源采购，并按比例分摊金额，各种经费来源的资产采购分录自动生成。③支持多种分类模式下资产增加、内部调整、减少等变动的定义方式，并且这些变动完全与财务处理同步，保证资产的实际与资产的账面处理严格一致。④支持固定资产在线管理，各科室具有操作权限的人员可对本科室资产的在用情况进行查询、申请、报废等操作。⑤支持固定资产交接清理，当出现人员部门变动、离退等情况时，能对与其关联的固定资产，尤其是科研资产进行交接清理。⑥支持固定资产条码一物一码管理，并支持利用 PDA、条码扫描枪等技术跟踪固定资产实物从购置、安装、使用、移动、变更、盘点及报废的全过程，提高管理人员管理效率，减少业务人员工作量。⑦支持资产及其附属配套设备管理，如一台 CT 是一台资产，但仍需对 CT 的附属配套设备进行管理，方便进行盘点。⑧支持面向财务的分资金来源的固定资产折旧，面向全成本核算的分科室的固定资产折旧，并根据不同资产类别，不同经费来源及不同使用科室自动生成会计分录，实现固定资产多部门使用、折旧多部门分摊的处理功能。⑨支持各种资产变动业务，包括原值变动、部门转移、院区转移（不同于增减）、使用状况变动、使用年限调整、折旧方法调整等。⑩支持无形资产申请、采购、发票、应付、付款、使用、摊销、清理等整个生命周期的全过程管理。⑪支持房屋建筑的转固、折旧、使用、报废管理，实现房屋建筑按使用面积将折旧成本费用归集至各个科室。

2. 供应链管理部分

主要包括以下内容。

（1）高值耗材管理：①支持高值耗材全程一物一码，基于序列号的条码管理解决方案，通过 HIS 系统与 HRP 系统的稽核扣减，实现高值耗材使用与收入支出对应，并能追踪到最终患者，实现高值耗材全程跟踪的闭环管理。②支持收费项目和高值耗材编码建立关联，避免乱收费和收错费的情况。③支持通过 PDA、条码扫描枪等手段实现无线盘点、扫码调拨、扫码转移的功能。④提供完善的寄售式管理解决方案，仅当医院使用后才生成相应的会计凭证信息，并支持寄售管理的方向处理（采购退货业务）。

（2）低值耗材管理：①支持科室通过医嘱扣减库存，解决以领代销问题，加强卫生材料消耗控制。②支持能够根据采供库、科室库的管理现状实现自动补货，以及全流程条码管理的物流解决方案。③需要能够对科室库、二级库物资的高低值进行分析和调整。④支撑 HRP自动补货、第三方配送的系统数据交互模式。⑤支持在线申领的业务流转过程。⑥支持第三方配送的管理模式。

（3）药品管理：①支持对药品采购申请、计划、订单、入库、移库、退库、调拨、盘点、月结、出库、调价、发票、应付、结算、付款的全过程管理，能够关联到 HIS 的处方和医嘱。②支持按照供应商、产品（细分到名称、类别、规格、批号、厂家等）、采购单位、时间等进行多维度分析采购计划执行情况、采购收货信息、采购结算信息。③支持药库一级库的管理，同时也要支持药房发药二级库房的管理，以及到使用科室的科室库管理，形成药品的三级库存管理模式。④支持药库自动补货模式和与第三方药品托管供应商的集成。⑤支持药品的多计量单位及自动单位转换、批次、有效期管理。⑥支持与HIS系统充分集成，完成患者发药和药品核算由"以领代销"转变为"实耗实销"，实现财务的收支配比。⑦支持灵活的药品调价流程。⑧提供及时灵活的公司资质效期、药品效期、安全库存、药品到货期等预警功能。⑨支持药品库存量不足实时提醒功能。⑩支持集中采购、网上采购并能够自动生成采购单。⑪支持药品多种模式的条码应用，能够打印院内条形码。⑫实现药品入库、出库、发药、患者用药的可追溯性管理，实现对药品厂家、品名、规格、批号、数量、时间、发药人、执行人的可追溯操作。⑬提供医院所需的所有药品使用统计分析报表（如抗菌药统计、基本药物统计等），满足原卫生计生委、药监局等要求的报表。

（4）布衣管理：①与物资管理系统、财务管理系统集成，实现布衣从采购、审批、入库到三单匹配（采购订单、入库单、供应商发票）的全流程管理。②支持布衣领料单的创建与使用，支持在线申请。③支持按科室发放与回收布衣，提供布衣业务往来记录，能够查询科室送洗的布衣数量、已洗干净的布衣数量等。④支持布衣洗涤外包业务。⑤支持洗涤费用的自动分摊，按指定规则将费用分摊至相关科室。⑥支持布衣的RFID电子标签管理。

（5）器械包管理：①支持与手术麻醉系统的集成，将手麻系统的申请需求自动传递至HRP系统。②支持科室常备器械包的申领，针对各个科室，可以做常备器械包使用的统计。③针对器械包申领请求，统一包装并打印唯一标志条码，可以统计追踪器械包里的器械单。④支持器械包的灭菌处理，包括记录灭菌器号、灭菌锅次、灭菌人员、操作结束时间。⑤支持整个发包过程的管理，包括发往科室和接受员工。⑥支持器械包的全过程追溯，包括记录包装、灭菌、灭菌确认流程，记录各流程的员工ID。⑦支持未使用完毕的器械包的快捷采购订单录入管理，以及未使用器械清单的采购退货处理。⑧支持器械包的寄售管理。

3. 人力资源管理

医院的人力资源管理，需要完成核心的人事管理、薪资与缺勤管理和绩效管理，除此以外需要考虑到医疗行业的特殊性，应根据《中华人民共和国劳动合同法》《医院管理工作制度和各级各类人员岗位职责》《临床医学专业中、高级技术资格评审条件（试行）》等相关的法律法规，结合当地的实际情况对医院人力资源进行高效的管理。

五、药品管理子系统

（一）药品管理概述

药品管理应当按照《药品管理法》《处方管理办法》《药品调剂质量管理规范》等法律法

规和操作规程，严格规范药品流通管理、配药发药管理、制剂管理、用药处方医嘱管理、药品不良反应管理、抗菌药物管理及合理用药管理。

（二）药品物流管理系统

药品物流管理系统用于管理医院药品的进出和流动信息，可以提供准确的库存、及时的药品价格及有效期。药品物流的管理一般采用三级库房管理模式，药品的申领自下而上由科室向药房申领，药房向药库申领；同级库房之间的库存调配则采用调拨的方式。

药品物流的管理包括药品采购管理，药品入库管理，药品出库管理，药品的领用、退回管理，药品的盘点管理，药品的发票管理，药品的调价处理等。

药品物流管理系统包括系统维护管理、药库管理、药房管理、三级库管理，其中，药库、药房、三级库管理又包括入库管理、出库管理、调价管理、库存管理、查询等功能模块。其中，系统维护管理包括药品信息维护、库房设置、药品货位管理、供应商或产地管理；药库管理包括采购管理、入库管理、药品领用及退回管理、出库管理、盘点管理、调价管理、发票管理、账务管理、查询统计报表。

（三）静脉药物配置管理系统

静脉药物配置是指医疗机构药学部门根据医师用药医嘱，经药师审核其合理性，由经过专业培训的药技人员按照标准操作程序，在洁净环境的层流工作台上对静脉用药进行集中调配，使之成为可供临床直接静脉注射的药液。

静脉药物配置管理系统主要功能包括医嘱管理、库存管理、查询统计管理、系统维护管理。其中，医嘱管理包括审核处理、配药发药处理和退药处理等；库存管理包括药品领用管理、药品出库管理、盘点管理和库存预警管理等。

（四）配药发药管理系统

药品的配药发药管理一般指门诊药房、住院药房等二级库房利用相应的系统对其库存药品进行销售出库的管理。配药发药管理系统包括门诊药房配药发药系统、住院药房配药发药系统。

（1）门诊药房配药发药系统：包括系统维护、配药管理、发药管理、退药管理、排班管理、工作量管理、查询统计功能、住院药房配药发药系统。

（2）系统功能设计：包括执行医嘱处理、执行医嘱退药处理、出院医嘱处理、查询及统计、发退药工作量统计、药房排班、额定工作量、库存出入库管理。

（3）自动发药机系统：是应用 HIS、网络通信设备、自动化药品存取设备对药品的调配和发放进行有效管理的系统。自动发药机系统功能设计包括收费接口功能、配发药任务管理功能、后台配药功能、前台发药功能、库存管理功能。

（五）制剂管理系统

制剂管理系统主要是对医院的自制药、原材料进行管理，主要是管理自制药品、原材料的数量、金额，库存每次变动的数量和金额。包括以下功能模块：采购管理、采购计划、采购申请、采购订货、入库管理、领用或退回管理、出库管理、自制药品生产管理、盘点管理、自制药品的调价管理、发票管理、账务结转、基础信息维护和设置（库房设置、货位管理、供应商或产地管理、物料清单维护、统计报表）。

（六）药师工作站

药师对医师的处方进行审核和互动，对每个医师开出的药品进行审核。对有配伍禁忌的发出警示，系统设置不发药。对有相互作用的实时提示。对问题处方自动归档，以被分析。

药师工作站主要内容包括药品基本知识库的调用、门诊处方审核、住院医嘱审核、用药咨询、临床药师查房记录及相关的分析和统计功能。药师工作站分析与统计功能主要包括：①系统信息维护；②与HIS实时进行数据交互，与医师工作站、护师工作站并行；③药师直接在工作站上实时审核门诊处方和住院医嘱；④将审核信息实时反馈到医师工作站、护师工作站；⑤查房和书写药方，参与药物治疗方案设计，设计个体化给药方案；⑥提供用药咨询服务和指导安全用药；⑦统计和分析。

（七）处方点评系统

处方点评是事前、事中、事后全过程管理控制中的事后监督和控制。系统包括以下几个功能：系统信息维护、建立工作组、处方抽样、点评处方、形成报表。

（八）药物不良反应管理系统

药物不良反应是指合格药品在正常用法用量下出现的与用药目的无关的有害反应。药物不良反应管理系统包括以下功能：系统信息维护，不良事件录入，科室审核，医疗质量控制管理人员审核、报告确认、上报、存档、查询、发生可能原因与改善措施统计及其他统计分析，信息反馈。

（九）用药监控系统

用药监控系统是医院对整个医疗过程用药情况进行在线追踪、监控和信息公开。用药监控系统主要包括以下几个功能：系统信息维护、门诊或住院用药监控、单病种用药监控、抗菌药物用药监控、辅助用药专项监控、麻醉药品用药专项监控、科室用药监控、区域医疗用药的监控、权限分配管理。

（十）抗菌药物管理系统

抗菌药物管理系统通过标准数据接口读取 HIS 系统中的患者及医嘱信息，通过信息化手段对抗菌药物使用权限、抗菌药物使用频率及使用规则进行整改控制。

抗菌药物管理系统嵌入门诊医师工作站、住院医师工作站等医院信息系统中，通过标准数据接口读取 HIS 系统相关数据，对抗菌药物进行分级使用管理，实时监测临床医师是否存在越权用药。该系统主要有以下几个功能模块：维护功能、过程控制功能、事后控制功能。

（十一）合理用药监测系统

合理用药监测系统是一套安全用药监测计算机应用系统，它根据临床合理用药专业工作的特点和要求，可实现医嘱自动审查和医药信息的在线查询，及时发现潜在的不合理用药问题。合理用药监测系统主要嵌入在门诊医师工作站、住院医师工作站、护士工作站、静脉输液配制工作站等 HIS 平台上运行。

1. 合理用药监测系统

包括以下几个部分：用药实时监控、药物要点提示功能、药物相互作用的审查功能、注射药物配伍审查功能、用药剂量审查功能、药物过敏史审查功能、老年人用药审查功能、儿童用药审查功能、妊娠期妇女用药审查功能、哺乳期妇女用药审查功能、给药方式审查功能、不良反应审查功能、重复用药审查功能。

2. 药物信息查询功能

包括《MCDEX 药物临床信息参考》、药品说明书、《中华人民共和国药典》、临床检验信息参考、抗菌药物临床应用指导原则、医药学常用计算公式、医药法规、专项信息查询、药物分类查询和关键字自由检索、药品简要信息浮动窗口、审查结果的统计和分析功能。

六、外部接口运行情况

随着社会的发展及各项改革的进行，医院信息系统已不是一个独立存在的系统，它必须考虑与社会上相关系统互联问题。其中，外部接口提供了医院信息系统与医疗保险系统、医疗联合体系统、商业保险系统、原卫生计生委不良事件上报系统、远程医疗等的连接。

（一）医疗保险系统

当前，随着国家医疗保险制度改革的深入，各省市的医疗保险制度的相继推行，越来越多的人参加社会医疗保险，极大地促进了医院信息系统和医疗保险管理系统的建设和发展。社会医保的全面实施，是一项复杂的社会系统工程，它涉及企业、医疗、医疗管理等机构，涉及职工个人在投保、就医、补偿等多个环节，涉及大量信息管理、复杂的计算方法及远程数据传递。医院作为医疗机构的重要一员，要想适应医疗保险制度，就必须对 HIS 进行相应改造，才能和医保系统实现数据共享。

1.城市医疗保险改革现状

现在全国很多省市建设了医院与医保中心实时联网的信息系统，起到了实时反馈参保患者就诊信息的作用。随着城市医保工作的不断推进，医保中心所提供的医保系统与各医院的信息系统之间会有大量的信息需要交换，而各医院的信息系统大多是在医保系统推出之前就已建成，并且两个系统在很多方面存在不一致，如何将医院信息系统和医保信息系统有机地结合在一起，使之既符合医保改革的需求，又适合医院管理的实际，便成为一个突出问题。

2.联网接入的安全问题

按医院管理规定，HIS 原本都是一个内部封闭的局域网环境，只覆盖医院范围，HIS 的建设要与外网物理隔绝，不能和外界直接进行物理连接。为了接入医疗保险管理系统，这种局部封闭的环境被彻底打破，HIS 必须和外界网络相连，HIS 的安全问题变得更加敏感严峻。另外，我国城市通信公网的质量和服务普遍不能令人满意，价格高、速度慢、安全和可靠性不高，在此基础上建设大型实时网络风险度极高。因此，医保联网除了要做好防护安全措施外，还要考虑联网稳定性、可靠性和线路带宽等问题。某院医保联网防火墙网络拓扑结构如图11-1所示。

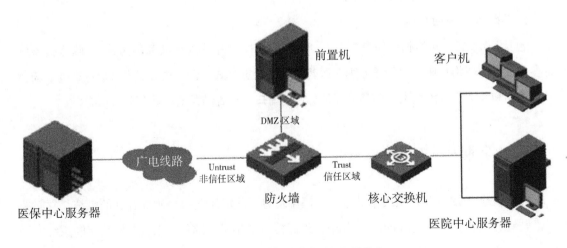

图 11-1　医保联网防火墙网络拓扑结构

对于联网安全问题，医院端可以考虑设置硬件防火墙，以防止非法用户威胁或破坏整个信息系统安全。另外，考虑增加一台前置服务器，安装网络防毒软件，对医保中心提供的下载文件，经过病毒检测并确认无病毒后，方可投入使用。

对于医保联网稳定性和可靠性问题，很多定点医疗机构在联网初期都没有足够重视，等到系统联网成熟，业务需求和依赖性提高后，才知道联网稳定性对医院业务，特别是门诊收费业务的负面影响。所以，建议离医保中心比较近的医院，有条件的可以考虑拉专用光纤与医保中心网络直接连接，虽然前期一次性投入费用较高，但是不用每年交租借专线的费用，其稳定性、可靠性和带宽都要比城市公众网要好很多。如果离医保中心比较远，只有租借城市公网的专线了，此时医院要综合考虑电信运营商的质量和服务，最好能同时租借两家运营商的网络线路，并且提供24小时维护服务和专人负责，提高服务的响应时间和维修速度。一个大型医院日门诊量在3000~5000人次以上，绝大部分患者为参保人员，一旦与医保中心的通信发生故障，整个门诊工作将无法正常进行，这将是十分可怕的结果，希望各定点医院引起足够重视。

医保中心在考虑与医院的接口问题时，既要满足医保中心的业务要求和数据安全，又要符合地方医院的实际情况，尽可能利用医院自身HIS的功能和数据。因此，医保中心采用了动态链接库的定点医疗机构解决方案。该方案的动态链接库由医保中心统一开发维护，定期更新到联网的定点医院使用。医保接口动态链接库向医院的HIS系统提供若干供调用的函数集，帮助医院的HIS系统完成医保待遇的计算和数据的存储与传输。医院系统改造过程中，原来的开发商在不用理解医保政策情况下，按照一定的规则，即可快速、安全地完成HIS与医保系统的接口改造工作，能够最大限度地利用医院原有的设备资源，操作人员的操作习惯不会受到较大影响，培训周期短。动态链接库中的函数全部采用被动调用的方式操作数据，即将动态链接库嵌入原来的HIS系统中，由HIS系统调用动态链接库中的函数，来完成某个指定的动作，动态链接库操作的数据只限制在医保前置机数据库中的数据，它不会对原HIS数据库造成任何影响。医保前置机安装专用数据库，运行医保中心的数据传输软件，数据的上传、下载都在医保前置机完成，医保前置机与医院的HIS数据库处于相对独立状态，相互之间没有数据的操作和交流，更能保证原HIS系统数据的安全；在HIS系统调用动态链接库中的函数时，每个函数执行不管是否成功，都将给予回应，以便于HIS系统根据接口的操作成功与否做出下一步操作的判断。另外，动态链接库接口系统是医保中心管理业务在定点医疗机构的体现，它将医保政策体现在具体的医疗机构中，不管医保政策如何改变，只需要医保中心改变动态链接库的函数就能实现，不需要医院HIS软件进行修改，这样HIS软件的升级、改造和维护的成本很低。

动态链接库在向医保中心发送消息时，通过经过加密的 HTTP 数据包向医保中心应用服务器发送请求，并等待医保中心主服务器的响应，根据响应的结果进行下一步的处理。动态链接库向医保中心发送请求消息的过程，也是通过被动调用的方式工作，由 HIS 系统的前台客户端调用动态链接库中的函数，根据不同的业务交易，用动态链接库来判断是否需要向医保中心申请服务；不存在医保中心服务器向 HIS 数据库和前置机数据库主动发起请求的情况，这也保证了医院自己的数据安全。

医保目录对照是医院医保接口改造的基础，必须要保证准确、无误，只有当目录经过对照以后，才能对医保患者在医院所发生的每一笔费用进行正确的结算。建议在制定和对照过程中，从各项目的编码规则出发，找到一个好的对照方法，进行条件过滤，以提高对照的效率。

（二）医疗联合体系统

2014 年原国家卫生计生委主推构建区域医疗联合体，以实现分级医疗、双向转诊的诊疗模式，这些需要在医院实现信息化的基础上，进一步搭建区域医疗信息平台来实现数据的跨机构流通和交换。区域医疗联合体是将同一个区域内的医疗资源整合在一起，通常由一个区域内的三级医院与二级医院、社区医院、村医院组成一个医疗联合体。医联体内所有医院统一资源调配，医疗、专研仪器设备实行专营共用；检验结果、资源调阅互用；预约挂号、患者医嘱信息、诊断信息、检验检查数据和社区健康档案信息共享等。

（三）商业保险系统

商业保险，在发生大病的时候，它是根据大病的确诊书为依据直接赔付约定的保额，理赔的钱由被保人支配和用途。

实现医院信息与保险核心系统联网，患者出院结算医疗费用时当场即可获得理赔，省去了自行准备住院病历、费用清单、出院小结等相关理赔材料的麻烦。在入院办理登记时，通过医疗商保直赔平台的理赔系统，完成了自动受理、录入。商保直赔平台打通医院信息系统，连接商业保险公司，实现了住院就诊信息及理赔材料实时传输至商保的理赔系统。在出院时，经过医保报销和商保直赔。

（四）原卫生计生委不良事件上报系统

建立健全鼓励全院医务人员主动报告不良事件的机制，规范医院医疗安全（不良）事件的主动上报与处理工作，增强全员风险防范意识，及时发现与处理医疗不良事件和安全隐患，确保医疗安全。

1. 上报规章制度

（1）各科室各部门应当按照本规定报告医疗安全（不良）事件信息，不得瞒报、漏报、谎报、缓报。

（2）医院有主动报告医疗安全（不良）事件的制度与工作流程，有指定部门统一收集、分析不良事件并向相关机构上报，同时贯彻从系统角度解决问题，防止或减少不良事件的发生。

（3）医院要针对医疗安全（不良）事件报告制度对员工进行教育和培训，医务人员对不良事件报告制度的知晓率100%。

（4）医院对不良事件上报实行非惩罚制度，坚持保密性原则，鼓励员工主动上报。

（5）按照原卫生计生委的医疗安全（不良）事件的定义、分类和等级划分。

2. 定义

医疗安全（不良）事件是指在临床诊疗活动中及医院运行过程中，任何可能影响患者的诊疗结果、增加患者的痛苦和负担并可能引发医疗纠纷或医疗事故，以及影响医疗工作正常运行和医务人员人身安全的因素和事件。包括：①可能损害患者健康或延长患者住院时间的事件；②可能导致患者残疾或死亡的事件；③不符合临床诊疗规范的操作；④可能引起患者额外经济损失的事件；⑤可能给医务人员带来人身损害或经济损失的事件；⑥各类可能引发医疗纠纷的事件；⑦其他可能导致不良后果的事件或隐患。

3. 上报分类

医疗（安全）不良事件所属类别不同，划为八大类。

（1）医疗事件：主要是指医疗诊断或治疗失误导致患者出现严重并发症、非正常死亡、严重功能障碍、住院时间延长或住院费用增加等事件，包括误诊误治，麻醉、手术、导管或介入意外，其他。

（2）药品事件：主要是指在管理及调剂药品时出现的不良事件及严重药物不良反应等事件，包括药品管理应用、药品调剂分发、药品不良反应或事件、其他。

（3）护理事件：主要是指患者在住院期间发生的与患者安全相关的护理意外事件，包括跌倒或坠床、烧烫伤、压疮、误吸、误咽、导管意外、约束意外、转运意外、输液不良反应、其他。

（4）医学技术检查事件：主要是指在辅助检查过程当中因操作失误或仪器故障等发生的事件，包括标本采集、功能检查、医学影像、放射安全、其他。

（5）输血事件：主要是指在输血过程中因操作失误或记录误差及严重输血不良反应等事件。输血事故是指因不当输血而导致的医疗事故。

（6）医院感染事件：主要是指在院内发生的严重感染等事件。

（7）医疗器械事件：主要是指因医疗器械或医疗设备的原因给患者或医务人员带来的损害等事件。

（8）综合事件：主要是指在临床诊疗活动中及医院运行过程中发生的其他不良事件，包括查对或识别、信息传递、知情同意、诊疗记录、饮食与营养事件、物品运送、安全管理及意外伤害事件、其他。

4.医疗安全（不良）事件等级划分

医疗安全（不良）事件按事件的严重程度分为4个等级。

（1）Ⅰ级事件（警告事件）：非预期的死亡，或是非疾病自然进展过程中造成永久性功能丧失。

（2）Ⅱ级事件（不良后果事件）：在疾病医疗过程中因诊疗活动而非疾病本身造成的患者机体与功能损害。

（3）Ⅲ级事件（未造成后果事件）：虽然发生了错误事实，但未给患者机体与功能造成任何损害，或有轻微后果而无须任何处理可完全康复。

（4）Ⅳ级事件（隐患事件）：由于及时发现错误，但未形成事实。

5.上报方式

（1）数据导入：有信息系统管理住院病案首页的医院，根据卫生计生统计表数据接口规范导出数据，然后导入国家卫生计生统计信息网络直报系统。

（2）数据录入：无信息系统管理住院病案首页的医院，可直接在国家卫生计生统计信息网络直报系统中录入数据。

（五）一卡通

2014年原国家卫生计生委提出中国卫生信息化建设的顶层设计规划"4631-2工程"（图11-2）。其中，"4"代表4级卫生信息平台，分别是国家级人口健康管理平台、省级人口健康信息平台、地市级人口健康区域信息平台及区县级人口健康区域信息平台；"6"代表6项业务应用，分别是公共卫生、医疗服务、医疗保障、药品管理、计划生育、综合管理；"3"代表3个基础数据库，分别是电子健康档案数据库、电子病历数据库和全员人口个案数据库；"1"代表1个融合网络，即人口健康统一网络；最后一个"2"是人口健康信息标准体系和信息安全防护体系。依托中西医协同公共卫生信息系统、基层医疗卫生管理信息系统、医疗健康公共服务系统打造全方位、立体化的国家卫生计生资源体系。

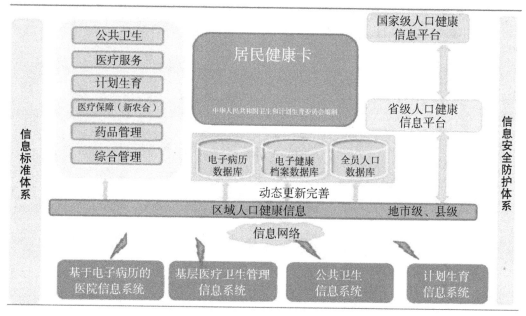

图 11-2　卫生信息化建设的顶层设计规划"4631-2 工程"

人社部通过金保一期、金保二期工程逐步落实全民社会保障信息化工程。金保工程一期从 2004 年投入建设至 2012 年竣工验收，全国实际累计投资 80.1 亿元，部级实际完成投资 1.53 亿元，地方累计完成投资 78.60 亿元。经过金保工程一期建设，以信息网络三级互联、应用软件基本统一、数据资源集中管理为主要特征的、统一的技术支撑平台已在全国基本形成。金保二期在金保一期数据市级集中的基础上，逐步向省级和部级集中过渡，全面推行社会保障一卡通，并搭建异地业务平台。金保二期的预算估计在 300 亿元以上。

（六）远程医疗和其他平台化系统的连接

1. 无线移动医疗的应用接口

无线移动医疗应用能够满足医务人员随时随地获取患者的危急值、下达医嘱、执行医嘱、记录护理内容、控制输液过程和与相关医务人员沟通及获取知识的需求；能够满足管理者随时随地得到管理信息、处理事件、监管状态、安排计划、执行任务的需求；能够满足解决好百姓就诊过程的"三长一短"现状，提供预约、挂号、付费窗口的移动自助和提醒，辅助实现自我健康管理的需求，从而优化和整合传统医疗服务流程，同时体现医院信息化的先进性，如图 11-3。

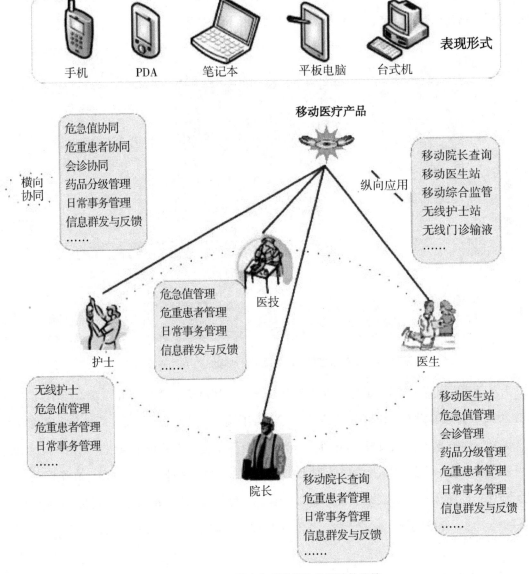

图 11-3　远程医疗和其他平台化系统的连接

2. 区域医疗的应用接口

区域医疗信息平台以居民电子健康档案为核心，居民健康档案数据库由电子病历和公共卫生信息组成，最为核心的还是电子病历的数据。居民健康档案包含个人基本信息、主要医院和健康问题摘要及主要卫生服务记录，实现全民健康数据的存储和医疗机构之间数据的交换和流通。

（七）其他医疗平台的应用接口

目前，大部分医院的医疗信息系统实现数据共享是采用了传统点对点通信模式的方法，这样的方式需要每两个系统之间都有专用的接口，且当有新系统添加进来的时候，也必须要单独为每个子系统开发与新系统相应的接口，工作量极大。这样的专用接口也存在很大风险，容易导致系统崩溃，中断医院正常的医疗业务流程。因此，需要建设一个能与全院所有医疗信息系统直接沟通的数据集成平台，以此为中介，实现各系统间的数据共享和交互。建立一个以现有信息系统和数据资源为基础，符合标准的、高可靠的、开放式医疗卫生信息共享平台，实现区域卫生协同和诊疗信息共享；在平台上提供区域级的标准组件服务、诊疗知识服务，以及协同医疗、卫生监管和健康管理等应用服务，有效提升医疗卫生服务水平和服务能力，支持创新具有区域特色的开放、实用、共享、持续的医疗卫生服务模式。目前，通常采用基于中间件模型和数据仓库等方法来构造集成的系统，这些技术在不同的着重点和应用上解决数据共享和为企业提供决策支持。在方案设计时遵循了以下原则。

（1）统一性：统一设计原则统筹规划和统一设计系统结构。

（2）实用性和先进性：当今的计算机技术日新月异，因此，要求选择的方法、技术、工具、设备不仅要保证具有先进性，而且要保证技术方向的正确性。设计的方案要结合考虑实用和兼顾今后发展的目的，不论在服务器、软件及中间件等软硬件产品方面，还是在方法论、工具方面，都应选择当今国际上成熟的、主流的并领先的产品和技术来适应更高的数据处理要求，以满足医疗管理信息系统未来 5~10 年的需求发展，并应具有良好的扩展潜力，以适应未来业务的发展和技术升级的需要。应用系统建设结构、数据模型结构、数据存储结构及系统扩展规划等内容，均需从全局出发、从长远的角度考虑。

（3）安全性和可靠性：设计的整体方案要通过多种安全技术和防护手段，保证系统自身的安全性，保证服务不会中断。在本项目方案中，最重要的设计出发点就是系统的安全，关键设备或设备核心部件应当采取冗余设计，能够避免单点故障导致系统整体或重要功能的丧失，保证系统平稳运行，最大限度地减少停机时间，而且包括便于故障排查、恢复和日常的运行维护机制。在采用硬件备份、冗余、负载均衡等可靠性技术的基础上，采用相关的软件技术提供较强的管理机制和控制手段，以提高整个系统和数据的安全可靠性。

（4）开放性、互连性和标准化：系统必须采用国际、国家标准、协议和接口，能与现有的和未来的系统互联与集成，支持 HL7、IHE、DICOM、ICD 10 等标准。

（5）灵活性与可扩展性：设计的方案应当考虑系统的灵活性和可扩展性。系统建成后要能够满足业务近期、中期甚至长期时间范围数据和业务快速增长的需要。适应目前需求的基础上，能够满足医院及相关医疗机构不断发展的信息化需要，充分为将来可预见和不可预见的性能扩充留有余地，并具备方便地扩展系统容量、处理能力和支持多种应用的能力，可以根据业务发展的需要进行灵活、快速的调整，实现信息应用的快速部署，而且新功能、新业务的增加能够在不影响系统运行的情况下实现。系统要充分考虑到扩容和升级的需要，能灵活方便地适应未来系统可能的变化。选择应用开放性标准的产品，确保设备的兼容性；通过系统结构的合理设计和适度资源冗余，为未来的系统扩充打下基础，保证需求增加时系统的平滑扩充，保证前期的投资。

（6）经济性与投资保护：方案所选用的技术和产品应当全部遵循通用的国际或行业标准，各系统模块之间有良好的兼容性和较高的性能价格比。从长远来看，也便于系统的升级和移植或运行其他应用软件。

（八）医院服务总线

1. 医院服务总线的概念

通过医院服务总线实现各医院应用系统之间的互联互通，解决医院信息系统的系统异构集成、流程定义、数据共享和数据交换传输标准等关键性技术问题，实现全面集成，包括：

（1）数据集成：通过平台，让各个应用系统，在数据层面可以相互交换。

（2）业务集成：通过平台，让各个应用系统，在业务应用层面可以互相调用，在业务流程层面可以实现全院级的业务协同。

（3）界面集成：通过平台，让各个应用系统，实现系统界面的整合。

2. 医院服务总线的内容

包含服务总线工具、标准管理、服务管理、消息管理、数据抽取、清洗、存储、利用管理、流程管理、标准管理、统一认证单点登录、平台管理等。

3. 服务总线要求

（1）以消息机制为技术核心。

（2）通过预制的适配器能集成多种技术，如 NET、JAVA。

（3）支持开发定制化的适配器。

（4）支持集成多种数据库，如 Cache、DB 2、ORACLE、SYBASE 和 SQL Server。

（5）支持多种应用标准，如 XML、HL 7。

（6）支持多种通信协议，如 TCP/IP。

（7）支持 WEB SERVICES，以及复合应用软件开发。

（8）提供性能监视器功能，能对设定的关键指标进行监控。

（9）提供工作流程管理、过程管理和规则管理工具。

（10）对数据的采集、交换支持 XML、HL 7 等交换标准及非标准的自定义字串；提供数据库视图、Web Service、File 等多种接口交换方式。

（11）提供与大数据平台的数据对接能力，以适应大数据应用需要。

（12）提供多种传输协议，如 TCP、HTTP、Socket。

（13）支持接口转换匹配，数据格式转换。

（14）提供配置的方式，可自定义数据交换格式。

（15）提供运行监控功能，有显示数据采集进度和详细的日志记录。

（王国建　李苇刚　张秀明）

第五节　医院信息系统运行状况

无论是公立医院还是非公立医院，都是一个为患者提供专业医疗服务的社会性基础机构。医院信息系统的运行不但要保证其可靠性和稳定性，系统的标准化和安全化也应贯穿在运维的整个生命周期内。本着持续改进的原则，在信息系统的运行中应考虑采用既有的成熟标准，引入合理的运维流程和运维平台，以提高运维绩效，降低运维成本。

一、保持医院信息系统及各子系统运行稳定

随着医院信息系统在医院的应用越来越广泛深入，各类软硬件产品诸如信息化软件应用系统、电脑、打印机、手持设备等在医院的使用越来越多；有线网络、无线网络、内外网管理、信息安全保护等在医院的运用越来越复杂。如何保证医院庞大复杂的信息系统及各子系统能够长期安全有效地稳定运行，为医院的日常运营和快速发展保驾护航，是每个医院的信息相关部门需要严肃认真对待的问题。

（一）医院信息系统运维的背景

现在医院普遍使用的 IT 系统越来越多，越来越重要，如 HIS、LIS、RIS/PACS、HRP、手术麻醉系统等。随着 IT 设备、医疗软件、计算机网络的大量使用，其功能越来越复杂，相应的运维成本也随之上升，但运维人员短缺、运维服务低效、运维流程和制度不完备、自动化运维管理工具缺失等问题成为医院信息化建设的瓶颈，甚至会影响医院业务的正常运转。

如何通过运维管理建设来保证医院信息系统的稳定运行，为医院的医疗业务提供可靠的信息技术支持和服务，已成为医疗行业信息化的重要课题。非公立医疗机构起步晚，发展快，

-713-

办医理念更先进，医院管理手段更科学。因此，对信息化的运用和依赖更广泛，进而对医疗信息系统的运维管理建设的要求肯定更高更严格。

（二）信息系统运维的现状

医院信息系统建设是一个跨部门的工程，需要医务人员与 IT 人员的全面深入沟通与合作。各个业务部门都希望 IT 系统能够确保全天候正常运行，但目前绝大多数医院的信息系统运维管理还处于头痛医头脚痛医脚"救火式"的日常运行维护方式。

（1）运维服务人员不足：虽然每个 IT 运维服务人员都忙碌地在各个业务科室解决和处理问题，像"救火队员"，但各业务部门还是经常抱怨"找不到人""解决问题太慢"。

（2）信息系统复杂，维护难度高：随着医院各种临床应用系统、医用设备的增多，当出现故障时很难立刻判断问题出在哪里。可能是软件问题，可能是数据库问题，也可能是网络服务器问题，还有可能是信息安全问题等。

（3）运维服务人员的工作压力大：IT 运维人员日常大部分时间和精力都在处理一些简单重复的问题，工作时间长，劳动强度大，还不容易得到用户的肯定。工作压力大，自我认可度低，看不到职业前景或感觉不受重视。

（4）运维服务管理不规范：IT 运维服务管理规范缺失，导致临床部门对于 IT 能够提供哪些服务、所提供服务的流程不清楚，也导致服务人员对自己的职责不明，且无法对服务有明确的评价。

（5）自动化运维工具缺少：缺少自动化运维工具，依靠手工流程来管理，会使运维效率降低，人力成本提高。

（三）信息系统运维服务的内容

运维服务内容详见本章第一节，此处从不同角度进行介绍。

1. 桌面运维

桌面运维是桌面运维员工在工作场所通过服务产品化的运行方式对桌面环境进行集中、标准化管理。基础的桌面运维服务包括巡检服务、服务的改进、桌面办公软件的维护、桌面硬件维护、桌面业务系统支持、信息化办公支持、数据类的维护、电子产品的维护、基础服务、办公自动化设备支持、防病毒、电话支持等方面的工作。

2. 数据中心机房运维

在医院的 IT 基础架构中，数据中心是数据及业务应用的核心，良好的机房运维是一家医院正常运作的基础。机房运维一般包括服务器与存储、网络运维、机房管理、虚拟化等方面的服务，具体内容有机房基础设施的监控、值守，机房进出管理、应急事件管理，设备的运维包括服务器运维、网络运维、存储备份运维、虚拟化平台运维、机房环境运维等。

3. 应用系统运维

随着医院应用系统建设水平越来越高，系统种类和数量越来越多，如 HIS、LIS、RIS/PACS、CSSD、合理用药系统、排队叫号系统、手术麻醉系统等系统，如何对这些应用系统做好运维，保证他们实时可用、用户可控、功能可调、数据可查，成为医院信息化运维管理的重要内容。应用系统的运维主要内容包括应用系统、数据库、中间件的运维工作。

4. 信息安全运维

信息安全运维主要是保障医院信息系统能够安全有效地运行，保证临床业务的完整性和保密性。信息安全运维一般分为一线支持服务和二线保障服务。

（1）一线支持服务主要以医院的日常安全事件响应，故障处理，漏洞扫描、监控、巡检，安全设备的升级，策略的管理，重大节假日与敏感时期应急响应与值守为主保障临床业务系统在日常工作中持续运行的能力。

（2）二线保障服务主要以医院重要系统的安全保障为主，主要是指安全加固、渗透测试、脆弱性检测、网站安全检测、安全通告、安全培训等。提升业务系统的有效性、完整性、时效性。

信息安全问题在全球各行各业都是一个越来越引人注目的话题，医疗行业的信息安全问题需加强重视和提高防范和运维能力。新型"蠕虫"式勒索病毒 wannacry 暴发时，对英国多家医院成功攻击的案例，为每一位医疗信息工作者敲响了警钟。

5. 设备维护保养

设备维保服务是医院对服务器、存储、网络设备进行维护保障服务，对关键设备组件提供备品备件，解决现用设备重大漏洞和系统故障，保障用户设备及系统的高可用性。

6. 信息系统运维服务模式

IT 运维服务模式是指在 IT 运维过程中采取什么样的管理模式。常见的 IT 运维管理模式有自主运维、完全外包运维、混合运维 3 种模式。

（1）自主运维模式：指单位自行负责对拥有的所有 IT 资源的运维工作。自主运维模式中运维人员容易管控，可根据单位自身需要进行能力培训，完成单位所需的各项相应工作。

（2）完全外包运维模式：完全外包运维模式的单位通过与其他单位签署运维外包协议，将所拥有的全部或部分 IT 资源的运维工作外包给其他单位，由外包单位提供 IT 运维服务。

（3）混合运维模式：混合运维模式的医院对所拥有的一部分 IT 系统自行运维，同时与其他单位签署运维外包协议，将系统或设备的维护外包给其他单位。

近年来，越来越多的非公立医疗机构选择混合运维模式的信息系统运维服务，因为这种模式最有利于稳定团队、积累知识、提高效率、保证灵活性。在这种模式下，由医院信息部门的人员各自负责一个或多个方面的运维服务管理，包括需求管理和用户沟通，具体的工作和操作则交由外包的技术专业人员完成。

（四）医院信息系统运维建设

首先要有一个稳定的，具有专业知识的运维团队；其次要有一个科学的，具有实操性的运维服务管理制度；最后要按照制定的流程严格地执行，提供服务（详见本章第一节）。为保证整个运维管理部门有序地、高效地处理各种 IT 运维事物，建议建立一个以 ISO 20000 标准为指导，包括服务台管理、时间管理、问题管理、发布管理、变更管理、配置管理、服务级别管理的流程。

（五）运用 ISO 20000 运维标准

ISO 20000 是面向机构的 IT 服务管理标准，目的是提供建立、实施、运作、监控、评审、维护和改进 IT 服务管理体系（IT service management，ITSM）的模型。

ISO 20000 的主要内容包括 IT 服务管理标准和 IT 服务实践指导。

ISO 20000 的主要流程包括服务交付流程、关系流程、解决流程、控制流程、发布流程、关键流程之间的关系。

（六）信息系统运维工具

1. ITSM 运维系统概述

ITSM 是一套帮助企业对 IT 系统的规划、研发、实施和运营进行管理的高质量方法，是解决 IT 部门机制转变的一套行之有效的理论体系。

（1）建立运维服务管理平台：通过建立统一、集成、开放并可扩展的运维管理平台，实现对各类运维事件的全面采集、处理与分析，实现运维工作的智能化和高效率。

（2）建立统一的 IT 基础监控平台：通过管理工具的集成，提高对 IT 基础架构的监控能力。

2. ITSM 功能介绍

功能包括服务台、事件管理、问题管理、IT 资产管理和配置管理、变更管理、发布管理、服务级别管理 SLA、服务能力管理、IT 服务财务管理、知识库和文档管理、报表管理、客户管理等。

二、持续改进信息共享与交互的质量

随着私立医疗行业的发展、竞争的加剧和信息技术的进步，医院信息系统逐渐成为现代医院发展的助推器。医院信息系统的核心价值在于信息共享。医院信息在医院内部、医院之间及患者还有患者的亲朋好友的共享不仅为医院发展起到了促进作用，有助于在区域间建立医疗合作关系，也为落实以患者为中心的服务理念提供抓手。甚至可以说，医疗信息的共享与交互是非公立医疗成功与否的关键。

（一）信息共享和交互的标准化

以原国家卫生计生委相关标准为建设依据，参照国际相关标准作为总的指导原则，采用成熟、先进、开放的标准以满足信息共享和交互的目的。

1. 电子病历信息标准化

医疗业务行为的信息化和医疗活动资料的信息化采集、存储、管理、再利用将是数字化医院建设的核心，而其中电子病历则是重中之重。为了能够提高信息共享的效率，电子病历必须具有良好的结构化、标准化的形式。香港医院管理局为了避免医院各自开发电子病历系统带来的医院间信息交换壁垒问题，统一组织开发建设完整的带有决策支持功能的电子病历系统，采用国际化标准，并将各类患者医疗信息整合到电子病历中。

电子病历应该是基于国际化标准的结构模型，XML 这种结构化描述语言非常适合描述病历这样复杂的内容，首先定义病历内容的结构，并逐步细化。电子病历病案采用数据库格式，其格式主要包括首页、体温单、医嘱单、手术记录、化验检查等。另外，对于文书类医疗文件要指定标准的模板和规范的词汇，尽可能把各种信息采用结构化形式描述。

2. 医疗设备信息标准化

患者医疗信息产生于整个诊疗过程，如门诊挂号系统、住院登记系统、检验系统、影像系统等，各个业务系统完成自身业务、产生各自相关信息。在此过程中，从各类医疗设备采集辅助诊断信息，并整合成为完整的患者诊疗信息，就需要解决与医疗设备的传输接口标准问题。由美国放射学会（american college of radiology，ACR）和美国电气制造商协会（national electrical manufacturers association，NEMA）建立的医学数字成像和通信标准（digital imaging and communications in medicine，DICOM）满足了这些需求。DICOM 文件采用面向对象的思想设计和实现，其结构可分为文件头和数据集两部分，其中文件头用于区分此文件是否为 DICOM 文件，数据集由一系列数据元素组成。每个 DICOM 文件都与一个信息对象（information object definition，IOD）实例相关联。每个 IOD 可分为像素数据和影像属性，前者记录图像各像素点的值，而影像属性则描述了患者的资料信息。

现在大型医院使用的 PACS 系统都是基于 DICOM 标准的，B 超、CT、胃镜等医疗仪器产生的医学影像可以通过 DICOM 3.0 兼容标准采集到 PACS 系统中，再实现与电子病历系统的集成，此技术已相对成熟。此外，DICOM 已经不仅限于医学图像通信的范畴，它也规范了医学波形的交换。目前，DICOM 标准共定义了 6 种波形 IOD，主要集中在心电图、血流动力学等波形数据的交换，DICOM 波形文件的结构与传统的图像文件基本相同，其区别在于 IOD 数据是波形各点的原始值。PACS 系统应用 DICOM 标准实现了医学图像的统一存储和管理。随着 DICOM 标准的逐步完善，其他类型的医疗设备数据如心电图、血流动力学等信息的存储和交换也将逐步得到规范和共享。

3. 子系统无缝连接标准化

早期医院信息系统都各自为政，相互间的数据结构各不相同，使得系统之间无法整合。为了使各个系统间充分信息共享，只有进行大量的医学电子信息交换，也就需要一个标准。

近年来国家发布了一系列医疗卫生信息标准，如电子病历基本数据集、电子病历共享文档规范、基于电子病历的医院信息平台技术规范、电子病历与医院信息平台标准符合性测试规范等，用于解决医院内外信息互联互通和业务协同问题，是标准化建设与处理的技术标准。

1987 年美国推出的 HL7（health level 7）医疗信息交换标准，目前已成为应用最广泛的医学电子信息交换标准。其主要目标就是提供医疗计算机应用程序之间进行数据交换、管理和数据整合的标准。

HL7 标准的通信协议参考了 ISO-OSI 参考模型，通讯规则对应 OSI 模型第 7 层从应用程序到应用程序接口的概念定义，主要关注应用程序之间被交换的数据、交换时间、交换规则及应用程序间通讯的特殊错误的定义，另外还定义了第 6 层的内容，如信息的语法和语义。基于 HL7 标准数据交换的基本原理是使每个系统按照 HL7 标准自由地进行消息交换，按照协议的通信规则发送至接收系统，接收方进行解析，再转化为应用程序数据，从而实现系统间的数据交换。

HL7 适用于医院内部不同子系统之间交换患者信息、临床检验信息、医疗费用信息，同时也适用于医院之间、医院与保险公司、医院与上级主管部门之间大量的信息交换需求。基于 HL7 标准，使得各医院信息系统间的信息交换更加简单畅通，使医疗信息更大范围地实现资源共享，方便医院之间患者信息交流，同时使医院间的会诊或转诊更加简单，信息共享渠道更加畅通。

（二）信息共享和交互的平台化

信息共享和交互的标准化实现了医院子系统内部和子系统之间的信息共享和交互的改进。为了实现医院内部及医疗机构之间业务的"高效统一、系统整合、互联互通、信息共享"，依据原国家卫生计生委《基于电子病历的医院信息集成平台建设技术解决方案》，建立以电子病历为核心的医院信息系统集成，实现以患者为中心的临床业务的一体化管理，是信息共享和交互改进的进一步深化。

建立基于电子病历的医院信息集成平台，实现医院内不同业务系统之间的统一集成、资源整合，满足医院内临床服务、医疗管理和运营管理需求；以患者为中心，以电子病历为核心，围绕与电子病历相关的诊疗业务、管理业务及支撑体系，通过医院信息集成平台促进信息资源在临床医疗和管理运营中的高效利用，推进医疗临床业务和经济运营并举的现代医院信息化建设；以资源整合为目的，加强规划管理，打破医院围墙，扩大服务可及性。通过搭建信息集成平台，建成一个标准化、集成化数据中心，对内集成医院现有信息系统，重点建设符合医院特色的数据中心；对外需要连接外部系统。在数据集成、应用集成、流程集成3个层面实现医院信息的规范化、一体化管理，实现信息传输及院内信息共享应用。具体包括以下几个方面。

（1）整合医院现有内部系统，包括临床相关系统和管理相关系统。制定标准集成规范，为以后新建系统的集成与应用提出标准规范。

（2）构建以电子病历为核心的临床信息数据中心，通过数据中心实现不同信息系统、不同科室间信息资源整合，实现业务数据实时更新，确保信息同步，满足管理决策、临床决策和对外信息共享。

（3）基于数据中心实现医院内部信息系统之间的协同，提供以患者为中心的电子病历全息视图，以此为基础，优化医院流程，加强医院各个科室之间的业务协作，提高医务人员工作效率，减少医疗差错。

（4）支持单点登录，提供第三方单点登录的实现，其中包括超时退出、同一用户登录授权控制、登录记录及记录的二次利用等，同时解决数字签名和时间戳的集成。

（5）基于数据中心实现医院客户关系管理，深入挖掘和有效管理客户资源。

（6）以集成平台作为医院对外信息的统一出口，实现与协作医院（特别是国外合作医疗机构）、各种基于"互联网+"技术开发的应用服务的衔接。

（王国建　李苇刚　张秀明）

第六节　医院信息系统安全保障及应急管理

医院信息化系统及各子系统的运行显著提高了医院各部门的工作效率与管理质量，为医院的发展带来长期综合效益。伴随着大规模计算机网络系统的运行，医院信息系统的数据呈爆炸性增长趋势，庞大的分布式和多源性的数据，是医院最重要的资源。然而，任何形式的数据丢失、出错都将给医院带来无法估量的损失；计算机软硬件及网络故障、病毒攻击、人为操作故障、资源不足引起的系统灾难都会给医院关键数据带来极大的威胁和隐患；信息系统安全问题变得日渐突出，同时也越来越强烈地影响着医院的各项业务工作能否正常顺利开展。因此，加强医院信息安全体系建设，已成为当前医院信息化建设中的重中之重。

一、信息系统安全等级保护体系

随着我国信息技术的发展和信息化建设的高速推进，我国信息安全面临前所未有的挑战。信息安全保护引起国家的高度重视，从 1994 年开始，我国出台了一系列涉及信息安全保护的文件、法规和技术标准，逐步建立信息系统安全等级保护的法律体系。这个体系由一系列的法规和技术标准组成。

（一）信息系统安全等级保护体系的组成

信息系统安全等级保护体系主要由以下四大类组成。

1. 信息系统安全等级保护的法律、法规和政策

信息系统安全等级保护政策、法律、法规的依据是信息系统安全等级保护的基本依据和出发点。

2. 信息系统安全等级保护标准

信息系统安全等级保护标准体系是信息安全等级保护在信息系统安全技术和安全管理方面的规范化标准，是从技术和管理方面，以标准的形式对信息安全等级保护的法律、法规、政策的规定进行规范化描述。

3. 信息系统安全等级保护管理

信息系统安全等级保护管理体系，是对实现信息系统安全等级保护所采用的安全管理措施的描述。本标准对信息系统安全等级保护安全系统工程管理、安全系统运行控制和管理、安全系统监督检查和管理等相关问题进行了描述。

4. 信息系统安全等级保护技术

信息系统安全等级保护技术体系是对实现信息系统安全等级保护所采用的安全技术的描述。本标准体系从信息系统安全的基本属性、信息系统安全的组成与相互关系、信息系统安全的 5 个等级、信息系统安全等级保护的基本框架、信息系统安全等级保护基本技术、信息系统安全等

级保护支撑平台技术、等级化安全信息系统的构建技术等方面对相关的技术问题进行了描述。

图 11-4 是以《信息安全技术　信息系统安全等级保护基本要求》(GB/T 22239—2008)、《信息安全技术　信息系统等级保护安全设计技术要求》(GB/T 25070—2010) 和《信息安全技术　信息系统安全管理要求》(GB/T 20269—2006) 等为依据制定的信息安全等级保护二级框架示意图。信息安全等级保护三级是在二级的基础上，增加了边界恶意代码防范和网络可信接入。

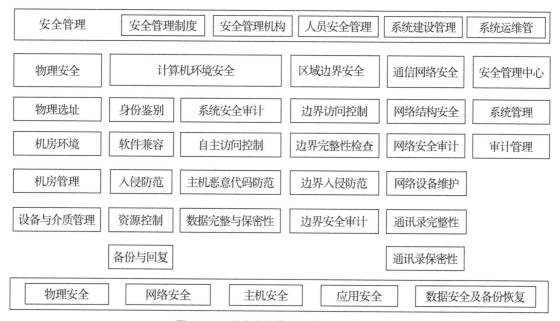

图 11-4　信息安全等级保护二级框架示意

（二）信息安全等级保护制度

为保障信息安全等级保护制度有效实施，经公安部会同有关部门组织专家制定了《计算机信息系统安全保护等级划分准则》(GB 17859—1999)、《信息系统安全等级保护定级指南》、《信息系统安全等级保护基本要求》、《信息安全技术　信息系统安全等级保护测评要求》(GB/T 28448—2012) 等几十个国家和部门标准、技术指导文件，初步形成了信息安全等级保护标准体系，基本能够满足信息安全等级保护制度全面实施的需求。

（三）等级保护实施的基本流程

整体的安全保障体系包括技术和管理两大部分，其中技术部分根据《信息安全技术　信息系统安全等级保护基本要求》分为物理安全、网络安全、主机安全、应用安全、数据安全 5 个方面进行建设；而管理部分根据《信息安全技术　信息系统安全等级保护基本要求》则分为安全管理制度、安全管理机构、人员安全管理、系统建设管理、系统运维管理 5 个方面。

整个安全保障体系各部分既有机结合，又相互支撑，之间的关系可以理解为"构建安全管理机构，制定完善的安全管理制度及安全策略，由相关人员，利用技术手段及相关工具，进行系统建设和运行维护"。

"按需防御"的等级保护是推进医院信息安全建设的基本方法，以满足不同类型信息系统和不断变化的信息系统的安全需求为目标，构建按需防御的等级保护安全体系包括以下3个步骤。

（1）评估定级，定义安全需求：通过风险评估、系统定级、等级评估等服务组件识别系统的安全风险，确定系统的安全等级，并找出系统安全现状与等级要求的差距，形成完整准确的按需防御的安全需求。

（2）体系建设，实现按需防御：通过体系设计制定等级方案，进行安全策略体系、安全组织体系、安全技术体系和安全运维体系建设，满足评估定级阶段形成的安全需求，实现按需防御。

（3）安全运维，确保持续安全：通过安全预警、安全监控、安全加固、安全审计、应急响应等服务组件，从事前、事中、事后3个方面进行安全运行维护，确保系统的持续安全，满足持续性按需防御的安全需求。

（四）定级与备案

信息系统定级既可以在新系统规划、设计时进行，也可在已建成系统中进行。对于新建系统，尽管信息系统尚未建成，但信息系统的运营使用者应首先分析该信息系统处理哪几种主要业务，预计处理的业务信息和服务安全被破坏所侵害的客体，以及根据可能对信息系统的损害方式判断可能的客体侵害程度等基本信息，确定信息系统的安全保护等级；对于已建系统，可以通过系统基本情况调查、调查结果分析、等级确定、编制等级报告等环节完成定级工作。

医院确定信息系统安全保护等级后，填写备案表，按要求到公安机关办理备案手续；卫生行业信息安全主管部门将联合公安机关，根据医疗卫生机构自主定级情况定期检查。在信息系统的运行过程中，信息系统安全保护等级应随着信息系统所处理的信息和业务状态的变化进行适当的变更，尤其是当状态变化可能导致业务信息安全或系统服务受到破坏后的受侵害客体和对客体的侵害程度有较大的变化，可能影响到系统的安全保护等级时，应重新定级。重新定级后，应按要求向公安机关重新备案。

（五）规划与设计

在安全规划阶段，目标是根据信息系统的划分情况、信息系统的定级情况、信息系统承载业务情况，通过分析明确信息系统安全需求，设计合理的、满足等级保护要求的总体安全方案，并制定出安全实施计划，以指导后续的信息系统安全建设工程实施。对于已运行的信息系统，在进行需求分析时首先应当分析判断信息系统的安全保护现状与等级保护要求之间的差距。

1. 基本原则

信息系统安全等级保护的核心是对信息系统分等级、按标准进行建设、管理和监督。以国家相关标准为依据，医院信息系统安全等级保护实施过程中要重点遵循以下基本原则。

（1）基于安全需求原则：组织机构应根据其信息系统担负的使命，积累的信息资产的重要性，可能受到的威胁及面临的风险分析安全需求，按照信息系统等级保护要求确定相应的信息系统安全保护等级，遵从相应等级的规范要求，从全局上恰当地平衡安全投入与效果。

（2）主要领导负责原则：主要领导应确立其组织统一的信息安全保障的宗旨和政策，负责提高员工的安全意识，组织有效安全保障队伍，调动并优化配置必要的资源，协调安全管理工作与各部门工作的关系，并确保其落实、有效。

（3）全员参与原则：信息系统所有相关人员应普遍参与信息系统的安全管理，并与相关方面协同、协调，共同保障信息系统安全。

（4）可扩展原则：安全体系的设计应该具有一定的灵活性，安全建设并非一成不变的模式，其动态发展的特征要求安全体系具备可扩展的特点。

（5）持续改进原则：安全管理是一种动态反馈过程，贯穿于整个安全管理的生存周期。随着安全需求和系统脆弱性的时空分布变化，威胁程度的提高，系统环境的变化及对系统安全认识的深化等，应及时地将现有的安全策略、风险接受程度和保护措施进行复查、修改、调整以提升安全管理等级，维护和持续改进信息安全管理体系的有效性。

（6）依法管理原则：信息安全管理工作主要体现为管理行为，应保证信息系统安全管理主体合法、管理行为合法、管理内容合法、管理程序合法。对安全事件的处理，应由授权者适时发布准确一致的有关信息，避免带来不良的社会影响。

（7）分权和授权原则：对特定职能或责任领域的管理功能实施分离、独立审计等实行分权，避免权力过分集中所带来的隐患，以减小未授权的修改或滥用系统资源的机会。任何实体（如用户、管理员、进程、应用或系统）仅享有该实体需要完成其任务所必需的权限，不应享有任何多余权限。

（8）管理与技术并重原则：坚持积极防御和综合防范，全面提高信息系统安全防护能力，立足国情，采用管理与技术相结合，管理科学性和技术前瞻性结合的方法，保障信息系统的安全性达到所要求的目标。

（9）"三同步"原则：在规划和建设信息系统时，信息系统安全防护措施应按照"三同步"原则，与信息系统建设同步规划、同步建设、同步投入运行。

2. 安全要求

信息系统安全等级保护应依据信息系统的定级情况，保证它们具有相应等级的基本安全保护能力，不同安全保护等级的信息系统要求具有不同的安全保护能力。对于确定了安全保护等级的信息系统，选择和使用基本安全要求时，可以按照以下过程进行。

（1）明确信息系统应该具有的安全保护能力，根据信息系统的安全保护等级选择基本安全要求，包括技术要求和管理要求。比较简单的方法是根据《信息安全技术——信息系统安全等级保护基本要求》，一级系统选择第一级基本安全要求，二级系统选择第二级基本安全要求，三级系统选择第三级基本安全要求，四级系统选择第四级基本安全要求，以此作为出发点。

（2）根据信息系统的定级结果对基本安全要求进行调整。根据系统服务保证性等级选择相应等级的系统服务保证类（A类）基本安全要求；根据业务信息安全性等级选择相应等级的业务信息安全类（S类）基本安全要求。

（3）针对不同行业或不同系统的特点，分析可能在某些方面的特殊安全保护能力要求，选择较高级别的基本安全要求或补充基本安全要求。对于本标准中提出的基本安全要求没有更加有效的安全措施可以替代的，可以对基本安全要求进行调整，调整的原则是系统安全保护能力。

3. 建设目标

明确信息系统安全保护的基本要求以后，需要根据单位实际情况，确定各个时期的安全建设目标。在确定安全建设目标时主要考虑以下内容。

（1）信息化建设中长期发展规划和安全需求调查：了解和调查单位信息化建设的现况、中长期信息化建设的目标、主管部门对信息化的投入，对比信息化建设过程中阶段状态与安全策略规划之间的差距，分析急迫和关键的安全问题，考虑可以同步进行的安全建设内容等。

（2）提出信息系统安全建设分阶段目标：制定系统在规划期内（一般安全规划期为3年）所要实现的总体安全目标；制定系统短期（1年以内）要实现的安全目标，主要解决目前急迫和关键的问题，争取在短期内安全状况有大幅提高。

4. 建设范围

根据安全建设目标和信息系统安全等级保护基本要求，设计分期分批的主要建设内容，并将建设内容组合成不同的项目，阐明项目之间的依赖或促进关系等，为落实信息系统体系化等级保护打下坚实的基础。

（1）确定主要安全建设内容：在确定建设内容时主要考虑安全基础设施建设、网络安全建设、系统平台和应用平台安全建设、数据系统安全建设、安全标准体系建设、人才培养体系建设、安全管理体系建设等。

（2）确定主要安全建设项目：组合安全建设内容为不同的安全建设项目，描述项目所解决的主要安全问题及所要达到的安全目标，对项目进行支持或依赖等相关性分析、紧迫性分析、实施难易程度分析、预期效果分析等，描述项目的具体工作内容、建设方案，形成安全建设项目列表。

在明确信息系统体系化等级保护的要求、目标、内容后，根据医疗卫生行业的特点、需要设计有针对性的技术体系与管理体系。

（六）实施与运行

参照国家信息安全等级保护的有关政策文件和标准规范，结合医院的实际情况，制定出医院信息安全保证体系建设安全策略，指导各级各类医院进行安全建设。

1. 建立健全安全风险评估机制

建立信息系统的安全风险评估机制，是确保医院信息系统安全、稳定运行的基础。考虑到医院在信息安全技术及人才方面相对匮乏，在安全风险评估机制的建立上，建议采取与专业安全服务机构建立长期合作的策略加以实现，积极利用其在安全风险评估技术及方法等方面的优势，结合医院信息系统安全实际，建立起符合信息安全要求的风险评估与管理机制，不断地研究和发现信息系统存在的漏洞、缺陷及面临的风险与威胁，并积极寻找相应的补救方法，力求做到防患于未然。

2. 强化安全技术保障

安全技术是指为了保障信息的完整性、保密性、可用性和可控性而采用的技术手段、安全措施和安全产品。根据信息安全等级保护要求，安全技术应从物理安全、网络安全、主机安全、应用安全、数据安全及备份恢复、隐私技术保障6个方面进行相应的强化，尤其针对医院患者隐私保护需要建立有力的技术保障。

（1）物理安全：物理环境安全的目的是保护医院网络中计算机网络通信有一个良好的电磁兼容工作环境，并防止非法用户进入计算机控制室和各种偷窃、破坏活动的发生。应在防盗窃安全、硬件设备访问安全、防水防火、电力供应、温控、电磁防护等方面进行保护。

针对目前医院信息物理环境的现状，可采用以下措施：使用不间断电源、建立双路供电保障、设置应急发电机，保证服务器24小时不间断供电，防止因停电造成医院信息系统服务中断和数据库损坏；安装和使用安全的防静电及避雷设施，保证医院空调系统正常运行等。

（2）网络安全：为防范来自互联网的病毒和黑客侵入造成的危害，首先应对医院内部信息系统和外部互联网实行物理隔离，同时对内部局域网中的医疗网络系统和办公网络系统进行物理分割，封闭医疗网络系统中所有对外的接口，防止黑客、外部攻击，避免病毒的侵入。其次，安装网络监控软件系统，实时监控和记录系统包括各个终端的运行情况，防止非法用户侵入系统。与此同时，强化行为管理，对网络行为、各种操作进行实时的监控，对各种行为进行分类管理，规定行为的范围和期限；另外安装和使用有效的网络防病毒软件，周期性对网络系统中的程序进行实时监控和检查。

（3）主机安全：针对主机安全，为保证操作系统的安全性，首先应及时下载并安装系统补丁，不断完善医院主机操作系统。其次，应选择和使用更为安全的数据库系统，并制定严格的数据库操作规范和管理制度。

（4）应用安全：根据原卫生部颁发的《卫生系统电子认证服务管理办法》，"凡涉及国家安全、社会稳定、公众利益的各类重要卫生信息系统，应当按照国家法律法规、信息安全等级保护制度等要求，采用电子认证服务，解决身份认证、授权管理、责任认定等安全问题"。

医院信息系统涉及患者的基本信息、病情病理等敏感信息，因此应该基于第三方电子认证服务，基于数字证书建立统一的医院数字身份管理机制，并且依托数据加密和数字签名技术来构建医院信息系统中安全可靠的数据保护和责任认定机制。

（5）数据安全及备份恢复：医院信息管理系统应该具备完善的数据备份恢复机制。数据备份应包括硬件物理容错和软件级数据备份，可以从构造双机容错系统、数据库的备份、网络故障和灾难恢复等几个方面构建数据备份恢复机制。

（6）隐私保护技术保障：隐私保护是医院信息安全保障体系需要解决的一个重要问题。患者隐私保护应从患者同意、匿名化服务、根据病种、角色等多维度授权，关键信息（字段级、记录级、文件级）加密存储等方面进行考虑。

3.加强安全管理机制建设

整个信息安全保障体系的建设过程都离不开信息系统内部的安全管理，安全管理贯穿于安全技术和安全服务的整个过程，并对维持信息系统安全生命周期起到关键的作用。安全管理的内容包括安全技术各个层次的管理，也包括对安全服务的管理，同时也包括安全策略、安全机构、人员安全管理、应用系统安全管理、操作安全管理、技术文档安全管理、灾难恢复计划等各个方面。

（1）制定医院信息安全建设规划：加强医院信息系统安全建设是一项艰巨的系统工程，不可能一蹴而就，涉及资金投入和产出的效益关系问题。因此，应该制定出医院信息安全的中长期建设规划，分清重要和次要矛盾，制定不同阶段目标和任务，逐步加以建设和完善。

（2）建立和完善医院信息安全管理组织与制度：一是建立医院信息安全管理组织，设立专职的安全管理人员，对那些给医院信息安全带来严重隐患的行为和人员进行重点管理和监督；二是健全有关规章制度，要根据具体的实际情况，对不同类型、不同敏感度的信息，规定合适的管理制度和使用方法，禁止不良信息的传播。

（3）加强职工系统安全知识宣传、教育和培训：目前，由于内部员工的安全意识还相对淡薄，因而在实际工作中，还存在着私自访问不安全网站、下载和安装与工作无关的软件、私自接入不安全设备等问题，这些都给医院的信息系统造成了极大的安全隐患和威胁。因此，医院要下大力气做好医院职工信息系统安全知识的宣传教育和培训工作，使职工自觉遵守医院信息管理的各项规定，保证信息系统安全。

（4）严格身份认证与授权：针对信息系统用户需求，严格区分各个用户及不同级别的用户组授权，采用更加安全的强身份认证机制，对用户实行身份和操作有效性和合规性检查。

（5）完备应急管理措施及事故处置预案：制定可靠实用的应急预案，并对相关工作人员进行专门培训，使每个人都熟悉应急流程和应急措施，确保一旦灾难发生，将损失减至最低。应急措施中还应该包括恢复手工操作的各项物资准备，如在门诊和病房准备手工处方、申请单、领药单，在药方设立查询药价的便携电脑等。

（6）定期进行应急演练：为检验应急方案的针对性和实用性，尽可能地减少由于安全事故造成的损失，医院定期进行应急方案的演练，查找问题，加以整改。总之，随着医院信息化建设的不断推进，信息系统的安全问题日益重要。只有从安全技术、安全服务和安全管理方面高度重视、不断提高，才能保障医院信息系统能够全面的、长期的处于较高的安全水平，从而保障医疗和管理工作的顺利开展。

（七）安全监管与检查

1. 监管体系建设

监管体系建设包括四大方面的内容：一是监管工作队伍建设，通过构建由领导牵头，医院信息管理机构负责实施，各部门抽调信息安全接口人，外部支持单位提供技术支持等方式，构建监管技术队伍。二是监督管理机制构建，通过编制安全监督检查指导工作管理办法等，从管理制度上形成监管长效机制。三是技术手段建设，通过监督检查，摸索规律，形成长期工作平台，构建技术工具手段。四是形成有效的奖惩机制，鼓励先进，惩罚落后，从资金、人员、技术等多方面鼓励大家去努力构建安全可靠网络安全环境。

2. 安全检查的内容

依据医院（公司）信息安全监督检查管理办法，参考相关管理制度和规范、监管机构要求、国内外最佳实践、同行业经验等制定一套完善、适合医院年度现场检查的标准，包括现场检查内容、流程、方法、工具使用、文档支撑、风险识别与分析方法和检查过程中的风险控制措施等内容。

（1）物理安全：在等级保护测评过程中，物理安全测评将通过访谈、文档审查和实地察看的方式测评信息系统的物理安全保障情况。主要涉及对象为机房。医院在测评前应首先进行自我测评。

（2）网络安全：网络安全测评将通过访谈、配置检查和工具测试的方式测评信息系统的网络安全保障情况。主要涉及对象为网络互联设备、网络安全设备和网络拓扑结构等3大类对象。

（3）主机安全：主机系统安全测评将通过访谈、配置检查和工具测试的方式测评信息系统的主机安全保障情况。重点测评的操作系统包括各外网对外网站服务器、应用服务器（包括HIS系统在内）和数据库服务器等的操作系统。

（4）应用安全：应用安全测评将通过访谈、配置检查和工具测试的方式测评信息系统的应用安全保障情况，主要涉及对象为HIS系统、对外服务网站系统和远程客户服务系统。

（5）数据安全：数据安全测评将通过访谈、配置检查的方式测评信息系统的数据安全保障情况，主要涉及对象为信息系统的管理数据及业务数据等。

（6）管理安全：管理安全部分为全局性问题，涉及安全管理制度、安全管理机构、人员安全管理、系统建设管理和系统运维管理5个方面。安全管理制度方面的测评对象主要为安全主管人员、安全管理人员等。

（八）保障措施

为保证医院信息安全体系的顺利实施，提出以下3个方面的保障措施。

（1）人员组织保证：为了推进信息安全工作在医院的实施开展，跟进信息安全工作的进程，加强信息安全建设项目工作，对单位信息安全问题进行决策，从而加强医院的信息安全保障工作，必须成立信息化建设与安全管理领导小组。小组的任务是对医院信息安全问题进行决策，制定医院的信息安全保障方案，指导医院信息安全保障工作的开展。组长由医院主管信息化领导委任或授权，并直接向单位主管信息化领导报告工作。

（2）管理制度保障：应建立健全包含但不限于组织管理、人员管理、日常运维管理、信息系统授权管理、信息发布管理、资产管理、采购管理、外包服务管理、采购管理等相关规章制度。

（3）工作资金保障：要求应将信息安全设施运行维护、日常信息安全管理、信息安全教育培训、信息安全检查、信息安全风险评估、信息系统等级测评、信息安全应急处置等费用纳入部门年度预算；应严格落实信息安全经费预算，保证信息安全经费投入。具体需要信息化建设与安全管理领导小组会同相关财物部门人员，查验上一年度和本年度预算文件，检查年度预算中是否有信息安全相关费用；查验相关财务文档和经费使用账目，检查上一年度信息安全经费实际投入情况、信息安全经费是否专款专用。

（九）持续改进

在安全检查阶段发现的任何问题，都应查找不符合的原因，针对该原因，采取纠正措施，制定解决方案加以实施，以确保不符合的事项不会再次发生。此外，为防止类似问题的发生，或其他可能会引起信息安全事件的问题出现，各单位应该对潜在的问题进行识别、分析，查找原因并采取预防措施，以减少信息安全事件的发生，使各项信息安全工作更好地符合国家等级保护的相关要求。

二、系统的权限设置与数据安全

（一）信息系统用户权限设置与管理

1. 用户岗位配置原则

（1）根据信息系统职能要求，结合信息部门实际情况进行人员配备，权限、职能不同的角色必须分离，避免权责不清、责任不明确的现象发生。其中，系统管理员不能兼任安全审计员。

（2）重要岗位实施角色备份制度。在合理设置工作岗位、完善工作职责的基础上，在相近岗位之间，实行顶岗或互为备岗制，以便能及时处理紧急任务。

（3）为确保信息安全工作的顺利开展，保障信息系统的正常运行，须设置网络管理员、主机（服务器）管理员、安全审计员、机房管理员、软件管理员（应用系统管理员和数据库管理员）并明确其工作职责。

2. 权限设置与管理

（1）权限的分级应遵循以下原则：符合业务安全需求；遵循最小权限原则；系统管理员分配超级权限，一般用户则分配普通权限。

（2）信息系统分级授权涉及数据库授权和软件功能授权，科室根据具体人员分工及工作需要对每个人进行授权。

（3）科室根据网络安全和保密的需要，会在需要的时候更改全部或部分密码。

（4）所有专职技术人员均需牢记自己的用户名和密码，并有责任做好保密工作，避免密码的泄露，并保证遵守医院的相关规定，不利用职务之便做职责范围以外的事情。否则，医院将追究违规人员的相关责任。

（5）所有账号注册都必须通过申请才能开放。申请人提出权限申请，提交《用户权限审批和修改表》给主管领导审批，审批同意后才能开通相应的权限。每个用户必须被分配唯一的账号，账号名不能透露用户的权限信息，不允许共享账号。

（6）所有系统都应该建立应急账号，应急账号数据必须放在密封的信封内妥善收藏，并控制好信封的存取。在使用后必须立刻修改，然后把新的密码装到信封里。

（7）信息管理机构专职技术人员调职、离职时，亦需提交《用户权限审批和修改表》审批，该员工的所有账号必须在最后上班日之前注销或修改。当注销账号时，必须确保已取消其相关的系统权限。

（8）每3个月对重要系统特权用户及权限进行审计，每6个月对各系统的普通用户及权限进行审计（权限审计将重点关注权限与岗位是否匹配，权限的分配、变更、注销记录是否完整）。在权限审计完成后，对审查过程发现的问题责成改进。

（9）每3个月提交权限变更汇总记录，信息化建设与安全管理领导小组负责人对提交的报表数据进行审核，对审查过程发现的问题责成改进。

3. 安全培训教育

（1）各岗位人员必须清楚自己的安全职责，了解各自的工作职能范围和责任义务。

（2）制定安全教育和培训计划、记录培训具体内容和培训结果及参加培训人员，在培训结束后把培训相关记录材料整理归档。

（3）根据各个岗位的业务应用、安全意识和保密意识需求制定培训计划，定期组织安全教育和培训。

（4）各岗位人员要积极参与单位组织的内、外部信息安全交流和培训，提升信息安全意识和专业水平。

（5）定期对各岗位人员进行安全理论知识和安全技能水平的考察。

4. 第三方人员管理

（1）为加强与信息安全公司、产品供应商、业界专家、安全组织的沟通与合作或应急响应，应建立详细的外联单位联系表（内容至少包括外联单位的名称、联系人、地址、联系方式等）。

（2）第三方人员对敏感信息资产进行访问前，必须签订正式的合同及保密协议；在合同和保密协议中明确第三方人员的安全责任、必须遵守的安全要求及违反要求的处罚等条款，对其允许访问的区域、系统、设备、信息等内容应有明确的规定。

（3）需要访问信息系统的第三方人员必须得到有关部门和领导的许可、授权，其访问权限必须得到严格的限制。第三方人员使用的工具需经过相关部门的安全检查。

（4）与第三方人员共同协定现场工作规范并按照既定规范实施管理、落实运维人员或终端责任人全程陪同的策略以降低风险。

（5）在第三方人员进行远程访问之前，要严格鉴定访问者的身份，确保访问者为已授权人员。

（6）负责第三方人员接待和管理的部门在第三方人员访问结束之后，要及时收回相关物品、资料并且终止其访问权限。

（7）负责接待第三方人员的工作人员须有相应信息安全教育培训经验，并且具备良好的安全意识和风险识别能力。

（8）应选择具有公安部门、保密部门、密码管理部门资质认证的第三方公司进行信息安全合作，保障系统安全。

（二）数据安全、数据备份与恢复

数据安全、数据备份和恢复包括数据完整性、数据保密性、数据备份和恢复。

（1）数据完整性：主要保证各种重要数据在存储和传输过程中免受未授权用户的破坏。这种保护包括对完整性破坏的检测和恢复。

（2）数据保密性：主要从数据的传输和存储两个方面保证各类敏感数据不被未授权用户访问，以免造成数据泄露。

（3）数据备份和恢复：对数据进行备份，是防止数据遭到破坏后无法使用的最好方法。

应确认需要定期备份的重要业务信息、系统数据及软件系统等；建立备份与恢复管理相关的安全管理制度，对备份信息的备份方式、备份频度、存储介质和保存期等进行规范；根据数据的重要性和数据对系统运行的影响，制定数据的备份策略和恢复策略，备份策略须指明备份数据的放置场所、文件命名规则、介质替换频率和将数据离站运输的方法；应建立控制数据备份和恢复过程的程序，对备份过程进行记录，所有文件和记录应妥善保存；定期执行恢复程序，检查和测试备份介质的有效性，确保可以在恢复程序规定的时间内完成备份的恢复。

三、信息系统应急处理预案和应急演练

为了提高医院信息系统在运行过程中对于出现的各类突发事件的应急处理能力，预防并降低医院信息系统因突发事件造成的危害与影响，保障医院信息系统安全，确保其稳定有效运行，应根据相关法律法规，结合医院信息系统实际情况，制定相应的医院信息系统应急预案。

（一）制定应急预案的基本原则

当前医院信息系统的突发事件主要分为信息内容安全事件、网络攻击事件、网络故障事件、软件系统故障事件、信息破坏事件、灾难事件及其他事件。对此，医院信息系统应急预案的基本处理原则为：对外保证正常就医秩序，对内医院业务不乱不停，账务不错，重点系统保障，技术处理与宣传公示管理相结合。对于应急预案的内容，由于每个医院的实际情况不同各自会有所差异，总体原则如下。

（1）确定应急方案的适用范围：即使是一个再科学、再合理有效的应急预案，也是具有一定适用范围的，超出范围可能就不再适用。因此，根据应急方案的实际应用场景进行研究，对症下药才能使应急方案更具有针对性。

（2）确定应急机构组成及主要负责人：信息系统的应急行动小组由组长、副组长及其成员组成。通常，小组组长由分管院长担任，副组长由计算机中心主任与信息管理科科长分别担任，组员则由服务器组组长、数据组组长、网络组组长、硬件维修组组长、软件组组长及信息中心值班人员组成。

（3）制定相应的值班和报告制度：首先，应设立24小时值班电话以接听一切系统故障报告，核实有关情况，第一时间向医院信息系统应急行动小组汇报；其次，在应急小组接到有关报告后，应根据故障发生的范围、性质、影响程度等因素进行判断，提出处理建议；最后，信息中心应根据建议及时将故障原因、应急处理要求、恢复时间等信息告知相关人员。

（二）启动应急预案的判断

具备下列任意条件之一应启动应急预案。

（1）门诊、急诊1个以上的科室，3台以上的信息终端业务发生中断。

（2）住院部1个病区以上的信息终端业务发生中断。

（3）含1个以上信息核心子系统的功能业务发生中断（核心子系统：挂号、收费、药品、医师工作站、护士工作站、LIS系统、RIS系统、PACS系统、移动护理、电子病历）。

（三）应急预案的启动流程

（1）值班人员第一时间通知科室主任发生了信息安全事件，并描述事件情况。

（2）值班人员联系现场负责人组织相关岗位技术人员，进行故障定位与排查。（现场负责人顺位：科室主任、科室核心组成员、相关故障系统科室负责人、值班人员）。

（3）每10分钟由现场负责人向科室主任汇报当前故障排查进度与进展。

（4）现场负责人根据故障实际情况，向科室主任建议是否启动故障相关的应急备份系统或更换备机备件。

（5）由信息部门主管根据故障实际情况，向上级领导建议是否启动信息系统应急流程。

（6）故障排除与恢复后，由信息部门主管，向上级领导汇报信息系统故障恢复情况，并建议是否结束信息系统应急。

（7）由信息部门配合相关业务部门将信息系统应急期间产生的应急数据补录进信息系统。

（8）故障排除，信息数据恢复，结束相关应急预案。

（四）信息系统故障应急处理流程举例

设计科学的应急处理流程并确保信息中心技术人员严格按照处理流程进行故障的查找与排除，可以规范信息中心技术人员的应急处理行为，提高服务水平，有效减少应急事件的响应与处理时间。同时要根据部门的不同设计、不同的应急处理措施，以便发生故障的部门在接到通告后，可以依据针对其相应的应急处理措施进行响应。医院常有多个信息子系统，不同子系统的应急处理措施会有所不同。

1. 医院电子病历及护士站应急处理流程

（1）由医务处、护理部主任负责组织协调，并通知相关病区科室主任和护士长。

（2）医师接到通知后立即转入手工开具医嘱，书写处方，一式两份：一份用于科室补录医嘱，另一份送药房作为取药凭证。

（3）护士根据医嘱核对处方，并严格按医嘱进行治疗。

（4）检验、检查申请，开具手工申请单，必须填写住院号、姓名、性别、年龄、床号、科室、护理单元、诊断、检查目的、病史说明等信息。

（5）检验申请，由采血层与医师所开申请单一起提交至检验科。

（6）主动联系相关检查、检验科室获取报告结果。

（7）有紧急出院患者，立即通知住院结算中心进行手工结算。

（8）接到信息中心恢复运行时间的通知后，由科室主任、护士长组织协调，完成补录医嘱和费用核对工作。补录时必须调整医嘱开始时间至实际的开始时间。最后，当系统恢复后，应立即将当日完成的重要数据进行补录，次日再完成全部数据的补录。

2. 网络故障应急处理流程

当发生网络整体故障时，各部门根据故障恢复时间的程度将转入应急程序操作，具体时限一般确定如下。

（1）1小时内不能恢复，各住院医师工作站、护士工作站、住院药房、手术室、医技检查转入应急程序操作。

（2）6 小时内不能恢复，由信息系统组长亲自主持制定相关的处理方案。

（3）24 小时以上不能恢复，紧急召开院长办公会，制定对内、对外的应急处理方案，全院各种业务转入手工操作。

3. 数据库故障应急处理流程

当系统数据出现异常情况时，需要进行数据快速恢复，可采用五级数据备份恢复方案进行系统数据恢复。

第一级：对在线使用的存储设备损坏，启用镜像做生产库使用。

第二级：如果镜像启用失败，采用 dataguard 恢复。

第三级：准备实时数据库，提供给局部区域使用，如门诊挂号、门诊收费、门急诊医师工作站。

第四级：前 2 种方式均失败的情况下，采用 Network 软件恢复上一周期的备份。

第五级：在存储设备全部损坏的情况下，还原磁带库到存储设备。

对于重要数据，如 PACS 影像、病案影像等采用 SAN 架构存储管理，重要业务采用集群方式。数据的备份策略和保存周期采用每天晚上定时备份的方式，在线将数据库的数据备份到客户端的备份硬盘上；为了保障恢复的速度，采用每天全备份的方式进行备份；在硬盘上的保存周期为 3 天（确保有 3 份全备份数据在备份硬盘上），在磁带库的保存周期为一周。

4. 门、急诊信息系统故障应急处理流程

当门、急诊信息系统突发故障，且无法在规定时间内修复时，为保障患者能顺利、有序就诊，各科室应启动信息系统应急预案，应急处理流程可参考图 11-5。系统故障期间，所有患者需先自费；如需打印正式发票或改医保缴费，患者可将当天处方拍照，并保留好收款数据，在系统恢复正常以后，凭收款数据、社保卡和手机处方照片到医院退费窗口办理相关业务。

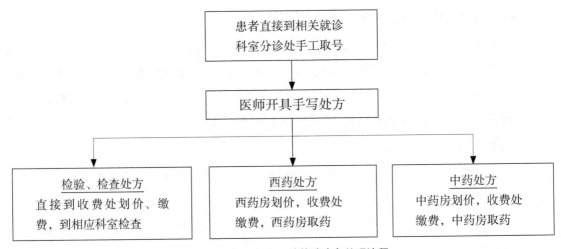

图 11-5　急诊信息系统故障应急处理流程

5. 影像系统故障应急处理流程

影像系统突发故障时，应急处理流程可参考图 11-6。

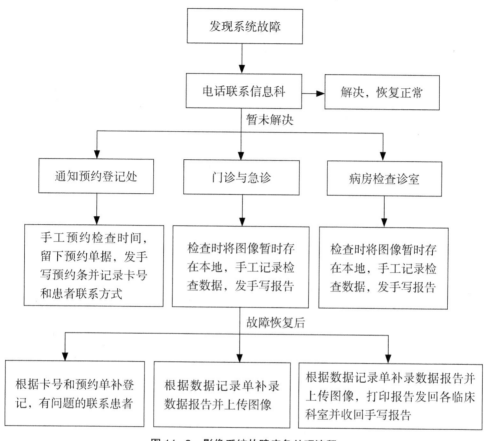

图 11-6 影像系统故障应急处理流程

（五）应急预案演练

为检验应急方案的针对性和实用性，尽可能地减少由于安全事故造成的损失，医院应定期进行应急预案演练，查找问题，加以整改。以门诊信息系统突发故障的应急演练为例，供参考。

（1）演练背景：某日下午 4 点，门诊部多处诊台发现信息系统无法使用，经信息科工程师判定，为服务器硬件故障，且无法在 30 分钟内修复，为保障患者能顺利、有序就诊，遂启动《信息系统故障一级应急预案》，各科室转入手工操作。

（2）应急演练目的：①检验门诊医师应急反应能力；②查看门诊各科室当信息系统故障时的应急能力；③通过此次演练，检验门诊各科室之间的协调能力；④保证信息系统故障时门诊患者能顺利、有序就诊。

（3）成立应急演练领导小组和策划小组：应急演练领导小组由医院主管副院长、信息科室主任、门诊部主任、医务部主任等相关科室主任和信息科骨干人员组成。策划小组主要由以下人员组成。

①信息组：主要由信息科人员组成，负责演练时的信息系统问题排查及报告工作。

②宣传组：主要由宣传科人员组成，负责演练时的摄影及后期制作工作。

③协调组：主要由门诊部主任和护士长组成，负责演练时各部门的沟通及协调工作。

④安保组：主要由安保部人员组成，负责演练时的现场秩序维持工作。

⑤现场布置组：主要由门诊部管理人员组成，负责演练时现场广播、标识指引等温馨提示工作。

⑥角色扮演组：进修实习人员组成，负责饰演患者角色。

⑦评委组：主要由职能部门主任组成，负责评价演练效果。

（4）演练脚本：下午4点，演练总指挥宣布门诊信息系统故障应急演练开始。信息科陆续接到故障电话，门诊信息系统无法使用。信息科判断30分钟内不能恢复，向门诊主任报告，确定为一级系统故障，预计恢复时间需1小时。门诊主任宣布启动《信息系统故障应急预案》，护士长按照信息系统故障应急就诊流程（图11-5）安排门诊办人员及导医进行各楼层巡回，解释、安抚患者情绪。护士长同时联系保卫科，增派人员到现场维持秩序。门诊主任立即逐级上报医务科及分管院长。门诊部广播播放信息系统故障通知，各分诊人员摆放相关温馨提示，为就诊人员手工排号，做好患者解释和安抚工作。门诊医师转入手写处方和各种申请单治疗单、注射单。门诊收费处按药品目录价格表，对药划价，人工收费，并开具临时收款收据，中、西药房按划价表进行划价。

下午5点，信息科报告系统恢复正常，门诊办主任指示医院恢复使用信息系统，各科室转为电脑操作，相关科室开始补录数据。之后，演练总指挥宣布演练顺利结束。现场做演练相关问题总结。

（5）考核与评价

评委组依据事先制定的《信息系统故障考核评价表》对演练效果进行评价，主要内容包括：①信息系统故障时医务人员对患者的身份识别方法（无登记号）；②药房人员是否能正确、快速地进行药品划价；③发生故障时，门诊工作人员是否能及时疏导患者；④患者情绪不满发生投诉时，是否能有效及时处理；⑤收费员是否熟练操作手工收费，是否告知医保患者相关后续退费事宜；⑥医技科室人员是否能有序排号及熟练出具手工报告；⑦门诊医师是否能正确开具手工处方及手写病历；⑧急症患者是否能优先处置。

总之，随着医院信息化建设的不断推进，信息系统的安全问题日益重要。只有从安全技术、安全服务和安全管理 3 个方面高度重视、不断提高，才能保障医院信息系统能够全面的、长期地处于较高的安全水平，从而保障医疗和管理工作的顺利开展。

（张秀明　王至　汪之红　杨有业）

第七节　医院信息化建设拓展

中国非公立医疗机构协会 2017 年发布的《非公立医疗机构能力评价管理暂行办法》和《非公立医疗机构能力评价标准》规定，医院应具备适度的医院信息化建设拓展水平，包括：①具备网上预约、网上挂号、网上咨询，并能准确及时发布医疗信息的信息化手段；②具备自助服务便民系统包括自助挂号缴费、自助报告查询、自助预约检查等信息化服务。这些要求都是以患者为中心，将医院对患者的服务覆盖到患者就医的全部环节，帮助医院优化就医流程，方便患者就医，缓解患者在就医过程中的紧张感，为患者提供舒适的就医环境。

一、预约挂号系统

医院构建预约挂号系统是"以患者为中心"开展医疗服务的重要改革措施。充分利用信息化手段，针对不同类型的患者提供多种预约途径，患者可自由选择适合自身的渠道和工具完成预约挂号，提前安排就医行程，降低在医院的候诊时间，减少往返于医院的次数，为患者节省大量的时间和精力，有效缓解医院高峰期挂号分诊难等问题。近年来，各地市推出预约挂号统一平台，缓解市民"看病难，看病贵"的问题。预约挂号统一平台按照公平、公正原则，有网上预约、电话预约、手机短信预约、医院现场预约、医院自助终端预约等多种预约方式可供市民选择。

（一）网上预约

随着互联网挂号的逐渐普及，网上预约挂号已经成为大部分医院支持的挂号方式之一。如深圳市推出的网上预约挂号统一平台，网上预约挂号流程如图 11-7 所示。

（1）电脑上网：市民可登录当地市县卫生行政管理部门网进入就医网站或各医院的网站，进行网上预约挂号。

（2）手机上网：手机用户可登录 WAP 网站或下载手机客户端进行预约挂号。

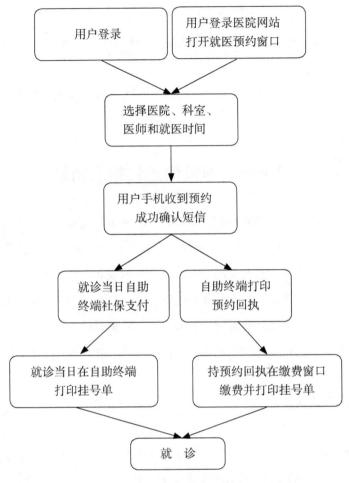

图 11-7　网上预约挂号流程

（二）电话预约

拨打 114 电话转就诊预约电话，可以实现电话预约挂号。预约成功后，系统会发送预约成功短信和预约识别码，用户可按照短信提示的预约时段提前到医院就诊。电话预约挂号方法如图 11-8 所示。

预约成功短信和预约识别码是取号凭证之一，同时也可以用于查询和取消预约。就诊当日取号时，就诊人凭就诊本人注册的有效证件原件、预约成功短信和预约识别码到医院指定的挂号窗口取号，取号时医务人员将核对就诊患者的身份信息和预约记录。本着方便患者的原则，个别医院开通了自助取号或分诊台先取号后缴费服务，如患者就诊后未缴费，将被列入欠费名单，之后无法在各医院进行挂号，包括通过统一预约平台挂号的预约挂号或窗口挂号。

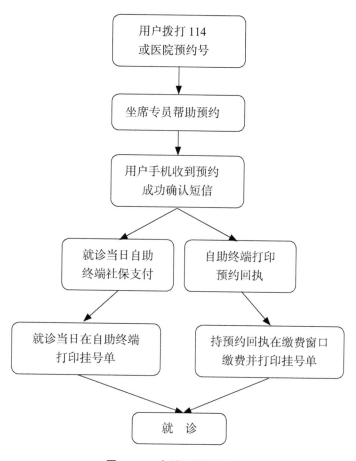

图 11-8　电话预约挂号流程

（三）微信预约

使用微信就可以轻松地实现预约挂号，可以自己挑选时间，免去排长龙之苦。微信预约方法如下（以深圳市区的微信预约流程为例）。

（1）下载并打开微信，没有账号的先注册，已有账号的完成登录，进入首页，点击页面右下方的"我"。

（2）然后在个人中心，点击"钱包"，进入到钱包的相关界面，然后选择并点击"城市服务"。

（3）城市服务首页就是看病就医，点击"挂号平台"，会弹出"健康深圳挂号平台"，这是深圳市卫生计生委提供的官方就医服务平台，可向深圳地区的医院进行预约挂号、在线取号、门诊缴费等服务。

（4）点击"健康深圳挂号平台"，选择"预约挂号"，选择就诊的医院，点击。

（5）弹出该医院的相关科室，选择需就诊的科室，点击即可。

（6）系统弹出医师列表，选择该科室的医师，点击该医师。

（7）根据该科室该医师的出诊时间，选择合适的时间段，点击。

（8）进入到订单确定界面，包含就诊的基本信息，确认无误后选择支付方式，可以现场支付和在线支付，输入验证码，提交订单即可。

（9）最后系统会提示预约成功，发送预约挂号基本信息到登记的手机号码上，此时代表已经预约成功，到医院可直接在自助服务机上取号就诊。

（四）医院自助终端预约

市民可以在医院配备的预约挂号自助终端上，根据设备提示进行预约挂号，流程如图11-9所示。

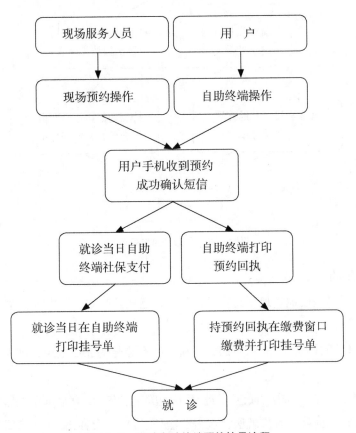

图11-9 医院自助终端预约挂号流程

（五）移动终端预约

随着移动互联网的兴起和智能移动终端的普及，移动终端取代 PC 端成为我国网民的首选上网入口，各家医院顺应此趋势纷纷推出了提供多项医疗服务的手机客户端。使用该手机客户端平台，患者可以完成检验结果查询、网上预约挂号、住院相关信息查询等功能，极大地方便了患者就诊。

（六）诊间预约

患者就诊后，医师根据患者病情需求可为患者输入下次预约登记，患者就诊当天持医疗卡、医保卡在门诊任意窗口取号，之后按照挂号单提示信息到相应科室待诊，此预约方式受到需定期复查的患者的广泛欢迎，如口腔科。

（七）银医卡预约

医院和银行合作的银医卡预约流程如图11-10所示。

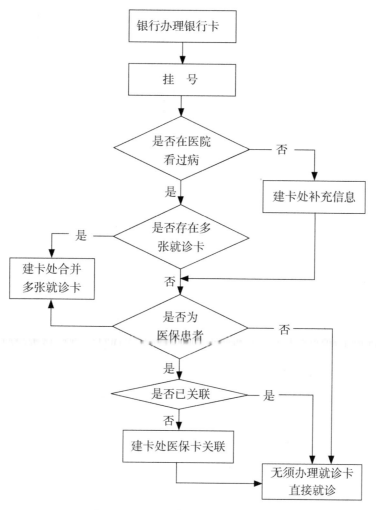

图 11-10　银医卡自助预约挂号流程

银医卡系统是专门针对中国医疗机构量身定制的软、硬件一体化自助综合服务解决方案。该系统在成功解决与医院信息管理系统（HIS）和银行卡系统对接问题的基础上，充分满足医院自助诊疗卡发放、充值、挂号、缴费、查询与发票、凭条打印、检验报告自助打印等需求，提高医疗质量和效率，有效避免医疗信息重复采集、患者长时间排队等候和资金安全等隐患。

（八）社区转诊预约

社区居民自行联系医院→拨打电话或微信进行预约→出示健康信息卡号或身份证号→选择转诊科室、医师、时间→预约成功→就诊当日按时段到预号→诊疗区分诊台刷卡候诊→诊室就诊。

（九）非急诊全面预约

2015 年 6 月 18 日，北京儿童医院率先试点"非急诊全面预约模式"，除影响生命体征的急诊病症外，其余患者都能通过手机 APP、微信、电话、网络或现场自助机等渠道预约就诊。2011 年原国家卫生计生委发布的《三级综合医院评审标准实施细则》要求，医院要不断提高预约就诊比例，门诊预约率达到门诊量的 50% 以上。"非急诊全面预约"将是未来几年各医院预约诊疗服务的努力方向，有助于减少门诊大厅的高峰人流量，减少患者候诊时间，改善患者就医体验。

二、特殊检查集中预约系统

在医疗服务过程中，超声、计算机断层扫描（CT）、磁共振（MR）、胃肠镜、支气管镜、动态心电图、动态血压、发射单光子计算机断层扫描（ECT）、正电子发射计算机断层扫描（PET/CT）等各项特殊检查结果对于疾病的诊断和治疗至关重要。在传统的医疗服务过程中，这些特殊检查都分散在医院的不同科室，各个科室都进行相关项目的预约和检查。通常患者需要同时进行多项特殊检查，需要去不同部门预约，而且对多项检查的时间无法进行最合理的安排，患者等候时间长，对医院就诊的满意度低。因此，梳理现有流程中的不合理环节，在医院整体信息架构的基础上，进行各种特殊检查业务的流程整合、重组，搭建一个统一、便捷的检查预约平台，实现检查预约的集约化管理，是缩短等候时间、提高检查设备利用率的最佳手段。特殊检查集中预约模式可实现患者和医院双赢，有利于提高医院的知名度和竞争力。

（一）各种特殊检查集中预约平台

院内门诊、住院患者各项特殊检查项目实行集中预约制，替代原各医技科室分散预约系统。预约单上直接显示预约时间段和预约号，将检查的注意事项与检查项目绑定。预约成功后，患者只需凭预约号上的时间直接到科室进行检查。各医技科室通过特殊检查预约平台系统，即时得到各项特殊检查的各个时间段的预约量，如超声科每天从预约平台获取患者检查信息，根据不同部位超声的预约量及时调整检查用房。这样既能保证患者的各项检查得到实施，同时又能保证各医技科室医务人员、用房等资源的最大化利用。特殊检查预约平台系统先对住院患者检查集中预约试运行半年，兼容良好后再向全院开放。特殊检查预约中心成立后，患者预约特殊检查的流程简化。需要进行多项检查的患者原先要分别到不同的科室一项一项地进行预约，现在只要在中心统一预约，而且特殊检查中心就设在门诊楼内，即使对新患者来说，也是能方便、快捷地找到。特殊检查集中预约模式不仅优化了检查流程，还节省了患者时间。

（二）科学安排患者各种特殊检查的时间

过去，患者在面对多个检查项目时，往往会自己选择哪个方便哪个先做或者哪个快哪个先做，却忽略检查的目的、要求和特殊性等，造成检查结果偏差，或者因检查不符合要求而被告知下次检查。各项特殊检查集中预约，统筹安排，避免各项检查时间相互冲突，预约精确到小时，患者可以合理安排检查时间，以最短的时间完成全部项目，减少了等待时间。

（三）预约提醒服务

特殊检查集中预约模式提高了工作效率，优化了医院人力资源。对预约患者进行统一管理，如对预约时间较长的患者提供电话、短信提醒服务，提醒患者按时、及时检查。如果发生机器故障等原因不能进行检查，可由预约中心统一电话通知患者进行改约。特殊检查预约中心成立后，由于统一进行特殊检查项目预约，能有效利用医院资源，防止忙闲不均的状态，避免资源浪费。当工作日都预约满了，医院可根据就诊量安排节假日开诊，最终方便患者，又利用了医院有限的医疗资源。因此，有效利用预约系统，合理指导和引导就诊者的就诊时间，可以有效节约人力、物力，同时在根本上缓解老百姓看病难问题。

三、门诊排队叫号系统

门诊排队叫号系统的构建，可营造一个宁静祥和的就医环境，有效实现"一医一患"，净化就诊空间，有效保护患者隐私，减少交叉感染机会；让医务人员可以更专心地为患者诊治疾病，同时增加每个患者的问诊时间；给医务人员创造一个良好的工作环境，缓解医务人员的工作压力。医务人员通过使用智能化呼叫和分诊排队管理，使患者只需安心坐在候诊区等待呼叫，根据语音叫号与智能提示进行就诊，无须在诊室与候诊区之间来回走动观望，有效解决就诊区域混乱的现象。

门诊排队叫号系统是医院信息系统的子系统，由挂号及叫号部分、显示及播音部分、接口部分、传输部分、支持部分、后台处理部分等组成。在挂号的时候，自动生成医师的排队队列，患者在预约挂号时选择医师级别（专家门诊、普通门诊）进行挂号，排队序号直接从挂号平台生成，患者根据预约时间和科室地点前往指定科室就诊。医院信息系统的门诊医师工作站子系统显示患者队列等候人数和当前患者队列，同时，分诊台计算机显示总队列等候人数和总患者队列，当医师选择某一位患者时，只要简单按一下鼠标进行叫号，候诊大厅显示屏就显示出该医师叫号的信息，相应分诊台即语音播报该医师叫号的信息。

位于等候大厅和诊室门口的显示屏和扬声器把排队候诊的患者及信息向患者显示和广播。显示屏系统能显示患者姓名、诊室号或窗口名称，患者听到自己的排队序号同时又看到自己的姓名就到相应的医师诊室和窗口就诊；广播系统语音播报患者的排队序号、医师的诊室号和窗口名称。

通过将门诊叫号系统中的数据与医院管理平台进行整合后，医院领导在办公室的电脑上就能查看各科室的各种就诊情况，如医师值班表、各科室的就诊量、具体每位医师平均就诊时间（最长及最短时间）情况等，即可实时了解就诊动态。管理人员在本科室根据系统配置的权限，实时监控全院所有科室的患者流动情况、就诊人数、医师的工作情况等，并进行实时统计，使医院管理人员能够更好地进行管理。

门诊叫号系统已经在各大医院广泛使用，系统上线后使医院的候诊环境安静有序，缓解了患者的心理焦虑，减轻了医务人员的工作压力，净化了医院环境。同时，也能对患者流量情况及医师的工作量等数据自动进行各种统计，避免了人工统计的不确定因素给统计数据带来的影响，为医院的现代化管理提供了有效手段，从而使医院经济效益和社会效益都得到很大的提高。

深圳市罗湖医院集团通过健康罗湖APP，授权管理人员在手机移动端可监测每位医师、每个科室的就诊流量，当患者数超过规定数量或候诊超过规定时间，则启动相应的应急预案，分流患者，使每位患者都能在较短的时间内完成诊疗和检查，也可对医师工作量进行准确统计，便于分析提高，改进服务。

四、自助服务便民系统

医疗资源有限是中国医疗系统长期以来面临的问题，有限的医疗资源需要满足大量的求诊者需求。目前，我国 1000 人平均拥有医师 1.7 名，而很多发达国家这一平均数达到 3 名以上。根据权威机构调查，患者对医院的不满主要集中在挂号时间长、缺乏导医服务、候诊时间长等几个方面，同时调查也指出医院是消费者遇到排队问题最严重的场所之一。

自助式服务系统在其他行业广泛使用，随着生活节奏的加快和患者年轻化趋势的加剧，患者对服务的灵活性、快捷性、隐私性等方面的要求越来越高，自助平台的引入为解决医院内排队问题提供了较为成熟的解决方案。

（一）自助综合服务系统

自助综合服务系统配有触摸式电脑查询系统及电子显示屏，能让患者全方位了解医院的各种信息，如医院概况、专科信息、门诊诊疗信息、医师出诊情况，及时掌握医院开展的新技术、新业务，便于患者就诊；实现患者自助办卡和挂号、预约等功能，大大减少挂号窗口排队的患者数量；同时通过就医卡和输入口令登录系统后可实时查询患者既往就诊信息、处方信息、个人支付的各种费用明细，更大限度取得患者对医院的信任；同时可利用自助机系统，加入患者满意度调查等用户调查功能，起到医院与患者沟通的桥梁作用。

国内某些信息化较高的医院已部署"一站式自助服务"打印系统。该系统实现了患者从自助充值发卡—自助预约挂号—自助缴费—自助综合查询—自助报告打印等非诊疗业务的自助模式全覆盖。系统结合线下应用和线上移动医疗 APP 应用。居民可通过移动终端与外网相连，输入就诊卡号、身份证号、密码，可自主查看在院和以往的医疗信息等。针对外来就诊患者，可直接注册登记个人相关信息（唯一标识）与所在医院的相关信息（唯一标识）进行关联，就诊数据就可陪伴终身。该系统主要具有以下功能。

（1）报告订阅：用户在医院完成检查后，只需打开 APP 轻轻扫描一下检查单号即可完成订阅。报告的状态将自动推送到用户的手机，用户可以不必排队或者在告知屏前长时间等待。

（2）报告查看：对于用户已经下载的检查报告，用户可以在 APP 中直接点击查看，方便用户随时查看检查报告，并将其提供给其他医师作为诊断参考。

（3）智能分诊：当用户对病情不了解、不确定去哪个科室挂号时，可通过智能分诊功能，选择身体部位或列表中的身体部位、症状组合，从而确定疾病及该疾病对应的诊疗科室，预约相应的专家就诊。

（4）线上支付：用户可获取在就诊时的挂号费、医师开出的检验费、检查费、处方药费等，通过手机直接在线付费，既解决了用户携带现金不便的问题，同时无须排队缴费，缩短了患者在院滞留时间，提高了医院的服务质量。

（5）自助挂号：患者可选择使用自助机或者手机、微信等方式挂号，大大节约了挂号时间；使用任何一台银医设备或手机均可实时缴费；患者可选择在自助终端打印报告或胶片，或直接下载电子胶片；患者就诊时间可大概节省 2/3。

综上所述，医院自助模式的应用和推广，对医院服务质量的提升、患者就医体验改善帮助很大。随着自助体系愈加成熟，自助终端机功能愈加丰富和完善，患者消耗的医院资源将越来越少，患者驻留医院的时间也将越来越短。但患者接受新事物有一个适应性周期，如何有效引导患者自觉自发地使用自助设备，也是医院和自助服务提供商需要思考的问题。

（二）自助住院登记系统

传统住院登记，医师根据患者的病情，开出住院意见，患者集中到住院登记处办理住院手续，填写患者相关的个人信息。该过程需要患者手工填写或者通过窗口服务人员填写，很容易造成住院办理环节的拥堵。针对这一问题，可以采用自主住院登记系统作为解决方案。医师根据患者病情，开电子住院申请单，内容包括拟住的病区或科室、患者基本信息、患者入院诊断信息。之后患者只需到住院登记处，通过就诊卡条形码扫描或手动输入 ID 号的方式登录住院办理自助机，系统根据病区的空床情况，合理进行床位分配，结束后再通过自助机刷卡的方式完成住院预交金的缴纳，并打印发票，完成住院登记流程，大大简化患者住院办理流程，提高了信息的准确性。

（三）检验检查结果自助打印服务

目前，医院争相开展检验与检查结果自助打印服务，患者取检验与检查结果的不便得到有效解决，但检验与检查结果自助打印服务依然是医院在患者服务中的过渡项目，最终将过渡到检验与检查结果的电子查询，而且这一势头已经显现。深圳市罗湖医院集团通过健康罗湖 APP 和罗湖云医疗，已经实现了检验检查结果自助查询、临床危急值自动记录和报警提示、住院运行病历的手机终端查询。

五、患者关系管理系统

患者关系管理系统主要由患者咨询服务系统和患者信息管理系统组成，着力解决医院在患者就医前、就医后服务缺失的问题；充分利用信息化手段，提供专业的患者就诊前咨询服务和患者治愈离院后的病情跟踪随访服务，将服务延伸到患者就医的全过程，为患者提供贴心热情的服务。

患者咨询服务系统是通过电话、互联网等方式，为患者提供就医指导和相关咨询服务，展现医院整体医疗水平。通过与其他业务系统的有效集成，可为患者提供及时、准确的医疗信息，包括医院简介、专家介绍、就诊指南、药品信息、检验检查项目介绍、医疗保健知识查询等。

　　患者信息管理系统的构建以患者电子病历系统为基础，包含了患者历次门诊、体检、住院、各种检查检验等信息的管理，可为患者建立个人健康档案，提供保健咨询。系统可根据患者的疾病诊断、病理分类、临床分期、手术情况等相关信息，对患者进行随访跟踪等。

（张秀明）

第八节　医院星级评定对信息化建设的要求

　　2016 年中国非公立医疗机构协会发布了《非公立医院星级评定评审标准》，该标准对非公立医院的医疗质量、能力和服务水平提出了明确的要求，必将对非公立医院的发展起到巨大的推动作用，这也是我国第一个规范非公立医院服务行为的标准。从 2016 年 10 月起将依照此标准对我国非公立医院进行评价和检查，但非公立医院对如何创建高水平的星级服务医院认识不足，本书依照评价标准给出了星级医院评定应涉及的信息系统范围和应提供的支撑性材料目录。这不是评定标准的实施细则，仅供非公立医院创建星级医院时参考。

一、星级医院评定涉及的应用系统

　　为方便医院结合目前信息化的现状和相关评定标准要求相比较，找到自己的不足与缺项，合理规划医院信息化建设，我们把我国公立医院常用的信息化系统总结于表 11-5，非公立医疗机构可根据医院实际和信息化发展规划，有计划有目的地分批实施，提高医院的信息化建设水平。

表 11-4　我国公立医院常用的信息化应用系统

序号	信息化内容	序号	信息化内容
1	医院感染系统	7	影像信息管理系统（PACS）
2	手术麻醉系统	8	输血管理信息系统
3	安全（不良）事件报告系统	9	血透管理系统
4	重症医学管理系统	10	病案系统
5	急诊信息网络支持系统	11	MHIS/HRP/DSS
6	应急指挥系统	12	CIS/EMR

13	决策支持系统：相关管理统计报表支持	26	CDA 临床文档架构
14	传染病直报系统	27	HIP 医院信息平台
15	预约管理平台	28	区域医疗信息共享
16	双向转诊系统	29	信息系统安全保护等级评审
17	条形码"腕带"识别系统	30	门诊应急、住院应急系统
18	实验室信息系统（LIS）及危急值提醒系统	31	网络版医学文献数据库检索
19	医疗质量管理	32	成本核算
20	临床路径与单病种质量管理	33	医药价格信息管理系统
21	抗菌药物管理系统	34	视频监控系统
22	病历质量监控与评价的信息化系统	35	网站
23	急诊信息系统	36	服务评价器
24	合理用药监控软件系统	37	医院廉洁风险防控平台
25	处方点评	38	医疗废物管理平台

二、医院星级评定信息化建设的内容和材料要求

医院星级评定是衡量一个非公立医院综合实力与整体水平的有效手段，是全方位、多角度、涵盖各层次的系统评价体系。医院星级评定的本质是为了强化非公立医院医疗服务质量，其核心和目的就是实现持续改进医疗质量的理念，使医疗服务沿着规范化、标准化、科学化和现代化的方向发展。医院信息化建设在保证医院可持续发展等方面的作用日益显著，从医院星级评定标准中可以看出，信息化所占比重很大，内容覆盖门诊就医、住院诊疗、安全管控、院务保障及信息公开等各个层次，触及业务流程、医疗质量、工作效率、服务监督、综合管控等各个环节。信息化已与医院全面建设与发展息息相关，并为各项评审及医院决策提供有力支撑。本书主要介绍医院星级评定中的信息化相关条款，以及如何以此为契机推进信息化改造，同时借助信息化的手段来推进医院星级评定工作。

与《三级综合医院评审标准实施细则（2012 年版）》将信息化条款遍布于实施细则的全部章节中不同，《星级医院评定标准》将信息化建设的要求集中浓缩于标准的医院信息化建设部分，相对独立，本书根据评定标准和 PDCA 的要求，给出了相关的支撑材料（不同星级有不同要求，不一定是所列材料的全部内容），供参考。

（一）医院信息化管理体系

（1）建立以院长为核心的医院信息化建设领导小组（委员会），有明确职责，并定期召开

会议。支撑材料包括关于成立医院信息化建设领导小组的红头文件、医院信息化建设领导小组的职责规范、领导小组定期召开专题会议的讨论记录、签到表和会议纪要。

（2）根据医院规模，设置相应的信息管理专职机构，并配有专职人员。支撑材料包括信息管理组织架构图，信息科工作制度，信息科工作人员名单、基本信息和个人技术档案，信息科岗位设置表和岗位职责，专职人员岗位培训记录、相关证书，科室业务培训、考核和授权记录。

（3）建立信息化系统使用与管理、维护协调机制。支撑材料包括医院信息化系统及各子系统目录，各系统应用培训计划及记录，医院各部门信息工作日志、故障及报修记录，信息系统常见问题汇总及反馈说明或系统完善记录，每年度信息系统使用满意度调查及结果分析。

（二）医院信息化建设规划

（1）有医院信息化建设规划和年度工作计划。支撑材料包括医院信息发展规划纲要、信息科年度工作计划、医院发展规划纲要、信息化建设规划方案的具体细则、某些信息系统实施计划及实施文件、信息化领导小组工作职责安排、信息科年度工作总结、信息科工作年度目标评估细则、医院年度工作任务考核。

（2）有医院信息化建设预算经费。支撑材料包括项目预算分析方案、项目验收评价表、信息化项目预算执行情况。

（三）医院信息化建设管理制度及落实

（1）有医院信息系统建设、管理、应用、维护相关制度。支撑材料包括需要建立的医院信息化建设管理制度（详见本章第三节），保障信息系统建设的规章制度及参与制定的部门信息，能够体现多部门参与制定或管理的关于信息系统管理的各项规章制度，信息系统共享机制及各部门应用相关数据的规则、制度等，医院总的规章制度中有与信息化工作相关的内容（如审批制度、奖罚条例等）。

（2）医院信息化管理制度得到有效执行、效果良好。支撑材料包括信息科岗位职责考核记录；信息科相关制度培训及考核记录；培训及考核效果分析记录，能体现知晓程度与改进效果；修订信息系统建设相关制度的研讨会的会议纪要；重要信息化建设规章制度的修订版；保障信息系统建设工作研讨会的会议纪要及执行会议精神的改进情况报告；信息系统管理工作研讨会的会议纪要及执行会议精神的改进情况报告；对照每项规章制度有完整执行记录；对执行效果有总结、分析、评价记录，能体现执行效果。

（四）医院信息系统基本功能规范实现水平

（1）医院信息系统（HIS）数据库、操作系统、网络系统安全、稳定、可靠。支撑材料包括 HIS 操作手册，HIS 培训、考核记录表，HIS 操作授权一览表，信息科信息系统巡检记录表，信息系统故障及维修记录表，信息系统备份及恢复记录表。

（2）临床诊疗分系统和电子病历系统（EMR）以患者信息为核心，能满足临床工作需要。支撑材料包括各子系统操作手册，各子系统培训、考核记录表，各子系统操作授权一览表，信息科信息系统巡检记录表，信息系统故障及维修记录表，信息系统备份及恢复记录表，各子系统相关数据分析报告。

（3）综合管理与统计分析分系统具备将医院所有数据汇总、分析、综合处理供领导决策使用功能。支撑材料：系统操作手册，系统培训、考核记录表，系统操作授权一览表。

（4）综合管理子系统具备将各部门产生的费用数据进行整理、汇总，供各级部门分析、使用的功能。支撑材料包括系统操作手册，系统培训、考核记录表，系统操作授权一览表，信息科信息系统巡检记录表，信息系统故障及维修记录表，信息系统备份及恢复记录表，预约挂号统计分析，急诊绿色通道停留时间分析，相关质量指标统计分析。

（5）药品管理子系统具备处理与药品有关的所有数据与信息的功能。支撑材料包括系统培训、考核记录表，系统操作授权一览表，信息科信息系统巡检记录表，信息系统故障及维修记录表，信息系统备份及恢复记录表，系统运维记录，相关质量指标监测与分析。

（6）外部接口具备提供医院信息系统与医疗保险系统、社区医疗系统、远程医疗咨询系统等接口功能。支撑材料包括系统操作流程和相关指标统计分析。

（五）医院信息系统运行状况

（1）医院信息系统及各子系统运行稳定。支撑材料包括信息网络运行监测报告，设备管理与维修工作条例及日志，信息系统技术文档档案及目录，信息系统变更、发布、配置管理制度及相关记录，信息值班、交接班制度，日常运维记录和值班记录表，网络运行维护值班记录，信息系统应用情况反馈表，信息系统监控管理制度，信息系统运行维护评价和改进方案及实施结果分析。

（2）能持续改进信息共享与交互的质量。支撑材料包括医院信息系统集成平台相关文档或系统流程、功能介绍，关于改进信息共享与交互质量的通知，信息共享与交互质量研讨会会议纪要，软件系统完善、修改记录，医院与医保等系统的接口连接方案、操作说明文档，医保等上报系统相关文档及上报数据汇总文档，与其他医疗机构间信息共享与交互的记录，实施电子数据上报的相关工作记录，区域医疗系统的页面截图。

（六）医院信息系统安全保障及应急管理

（1）实施国家信息安全等级保护制度，信息系统具有数据备份、恢复功能，具备网络运行监控、病毒防护及抗非法入侵措施。支撑材料包括关于信息安全等级保护体系建设的通知，信息安全等级保护体系建设计划书，信息系统安全评估报告，根据信息系统定级备案情况开展等级测评工作的相关资料，经过信息安全技术专家委员会评定为二级以上（含二级）的证明材料，数据备份与恢复管理制度，数据备份日志，信息网络运行管理制度，网络运行维护值班制度与值班记录，信息设备管理、维修工作制度与工作日志，信息系统设备安全监督记录汇总。

（2）系统有严格的权限设置功能，具备保证数据安全的功能。支撑材料包括信息系统操作权限分级管理方案、用户权限管理台账、患者隐私保护管理制度、信息系统运行安全分析报告。

（3）有信息系统应急处理预案和应急演练记录。支撑材料包括信息系统应急预案，安全预警机制，举行信息安全应急演练的通知及应急演练工作记录，信息安全整改情况报告，设备巡查等处理安全预警实例介绍，容灾备灾应急预案，应急预案演练通知及各科室相关演练项目的安排和达到的效果评价，应急预案演练问题沟通会议纪要，信息系统应急恢复演练记录、总结及改进措施。

（七）医院信息化建设拓展水平

（1）具备网上预约、网上挂号、网上咨询，并能准确及时发布医疗信息的信息化手段。支撑材料包括网上预约挂号、预约诊疗制度与流程；有相关培训记录，在医院显著位置有预约流程展示，医师知晓网上预约流程；有网上预约率、爽约率的统计分析报表；有网上咨询服务的范围、制度与流程；职能部门对网上预约、网上挂号、网上咨询的监督检查与改进记录，有持续改进的证据材料；有出诊医师不能出诊时的应急方案；有出诊医师的管理制度；有奖惩制度执行的案例；医疗信息发布的制度、方式与流程；门诊部定期评价医疗信息发布准确性的记录，职能部门监管记录。

（2）具备自助服务便民系统包括自助挂号缴费、自助报告查询、自助预约检查等信息化服务。支撑材料包括自助便民的信息化服务设施及运行记录；自助挂号、自助报告、自助预约检查、自助缴费等的管理制度与流程，相关流程在医院显著位置有展示；完善的自助便民服务系统的多部门沟通机制及会议讨论记录；门诊部分析整改记录、职能部门监管记录及持续改进的支撑性材料或案例。

（王至　汪之红　张秀明）

练 习 题

【名词解释】

1. 信息系统。

2. 电子病历。

【思考题】

1. 请问医院信息化建设领导小组与信息管理机构各自的职能，为更好地做好医院的信息化建设，两个机构之间应如何分工与协作？

2. 医院信息化建设规划如何与医院整体建设规划相一致，并推动医院整体建设发展？

3. 怎样实现信息化管理制度的落实和有效执行，并持续改进？

4. 如何打破信息壁垒，将散落在各个系统的数据集成为以患者为中心的完整数据？

5. 如何对医院的终端电脑及打印机等有效管理，如何与临床科室合作提高终端设备的运维效率？

6. 针对医院信息化建设过程中存在的网络安全隐患，如何做好网络安全工作？

7. 请以患者为中心，提出两点对医院信息化建设拓展的想法，并加以说明。

参 考 文 献

[1] 曹荣桂. 医院管理学信息管理分册 [M]. 2版. 北京：人民卫生出版社，2014.

[2] 王韬. 医院信息化建设 [M]. 北京：电子工业出版社，2017.

[3] 孙虹. "互联网+"时代智慧医院建设 [M]. 北京：电子工业出版社，2017.

[4] 沈崇德，刘海一. 医院信息与评价 [M]. 北京：电子工业出版社，2017.

[5] 沈崇德. 医院智能化建设 [M]. 北京：电子工业出版社，2017.

[6] 吴亚杰. 数字化医院 [M]. 郑州：河南科技出版社，2015.

[7] 王忠庆，邵尉，何苗. "患者为中心"全流程服务系统建立 [J]. 解放军医院管理杂志，2014，6：526-529.

[8] 中华人民共和国国家质量监督检验检疫总局，中国国家标准化管理委员会. 信息安全技术 信息系统安全等级保护基本要求：GB/T 22239—2008[S]. 北京：中国标准出版社，2008.

[9] 王晖. 医疗卫生行业信息安全等级保护实施指南 [M]. 石家庄：河北高等教育出版社，2012：1-289.

[10] 王晖. 医疗卫生信息系统运行维护管理 [M]. 北京：人民交通出版社，2012.

第十二章
创新品牌加分标准

创新品牌加分标准，是体现在"双评"活动中对标杆医院的激励和肯定的导向作用，旨在让这些方面做得好的医院起到行业的示范引领作用，充分展示在社会办医群体中的先进典范作用。评价标准特别设置了 100 分的优秀加分项目，包括：医疗机构规模（10 分）；临床科室负责人学术地位（10 分）；医师队伍结构（10 分）；医院信息系统（5 分）；学科建设（10 分）；继续教育（10 分）；科研项目与管理（10 分）；论文或专著撰写与发表（10 分）；科技成果及其管理（10 分）；特色指标（15 分）。

本章对评价标准中加分项的内涵与加分标准评价要素进行针对性的叙述。

第一节　医疗机构规模

国家对医疗机构的规模、设置标准、等级评审与质控标准，无论是对公立医疗机构还是非公立医疗机构的要求都是一致的。医疗机构规模是指该医疗机构所具有的大小、格局、形式或范围。

一、医疗机构及其分类

（一）医疗机构的定义

医疗机构是指依法设立的从事疾病诊断和治疗活动的卫生机构总称。我国的医疗机构是由一系列执行疾病诊断和治疗活动的卫生机构构成。我国医疗机构的形式主要是医院和卫生院，此外，如疗养院、门诊部、诊所、卫生所及急救中心等，均属于我国的医疗机构。

（二）医疗机构的分类

按照原国家卫生计生委《关于修改〈医疗机构管理条例实施细则〉的决定》（国家卫生计生委令第 12 号）规定，目前我国的医疗机构主要分为 14 个类别（详见上篇第三章医疗服务能力评价第一节医院资源配置与规划）。

二、医院的类型及其规模

（一）医院的定义

历史的演变，社会的发展，各个国家的推陈出新，医院从人道主义和宗教思想中产生，以慈善为萌芽，以精湛为准绳，以惠民济世、救死扶伤为己任，诞生了以向人民提供医疗护理服务为主要目的的医疗机构，其服务对象包括患者、伤员、特定生理状态的健康人（如孕妇、产妇、新生儿）及正常生理状态的健康人（如参与常规体检、预防保健等人员）。医院最初设立时，是供人避难，备有娱乐节目，让人舒适的场所，有招待之意。后来，逐渐演变发展成为收容和治疗患者的专门机构。

我国是世界上最早设立医院的国家。西汉年间，因黄河一带瘟疫流行，故汉武帝刘彻在各地配备医师、发放药物、设置医治场所，免费为百姓治病。而欧洲最早成立的医院组织为基督教妇人建于罗马的医疗所，晚于我国 5 个世纪之久。

中华人民共和国成立之初，医院的定义是治病防病、保障健康，并设有病房和门诊的医疗预防机构。医院集中了卫生专业人员，配备了较为齐全的医疗设备，肩负着防病、治病、科学研究及人员培训等任务。世界卫生组织（WHO）对医院的定义是：医院是社会和医学系统中一个完整的组织，其功能是为人们提供完善的健康服务，包括医疗和预防两个方面，并从门诊延伸到家庭的医疗服务，同时医院仍是医务人员的培训中心和医学科学的研究中心，这也是对现当代医院的基本要求。

（二）医院的类型及规模

随着医院的发展，其功能不断地扩大和分化，根据功能分类，可分为综合医院、专科医院、长期疾病医院及与功能分化有关的设施，如保健院、健康体检中心。根据医院产权属性分类，可分为全民所有制医院、集体所有制医院、股份制医院、私人医院；根据是否营利分类，可分为非营利性医院和营利性医院；根据中华人民共和国医院等级划分标准，主要依据医院的功能、设施、技术力量等对医院进行等级划分和资质评定，可分为三级十等。目前，我国对医院的分类主要依据功能和等级划分，主要包括综合医院、专科医院、教学医院及诊所等。

医院规模通常主要根据医院的床位数和人员配备的多少来衡量，同时床位数又是人员配备的重要参考指标。医院规模是遵循一定的原则和有关的国家标准来设置的。医院床位设置的原则包括：一是布局合理；二是适应社会需求；三是符合医院等级；四是动态监管，优化资源；五是重点突出，使有限的床位数得到充分的循环利用。重点专科、特色专科可因地制宜、量身定制，着重发展，充分挖掘。人员配备则根据床位数按比例设置。现根据我国医院主要类别对其规模进行简要阐述。

1. 综合医院

在我国综合医院旨在处理各种疾病和损伤，是包括多种专科的综合性医院，其通常包括急诊部、门诊部和住院部，主要从事急危重症、疑难病症的诊疗，并负责教学和科研工作的开展。综合医院通常是某一个地区主要的医疗机构，有大量的病床，并设有重症监护病房。根据医院的床位、科室设置、人员、房屋、设备、制度及注册资金等分为一级综合医院、二级综合医院和三级综合医院。按中华人民共和国医院等级划分标准，其规模分别有如下要求。

（1）一级综合医院

1）床位：住院总床位数应在 20~99 张。

2）科室设置：

①临床科室：至少设有急诊科、内科、外科、妇产科及预防保健科。

②医技科室：至少设有药房、检验科、影像科、消毒供应室。

3）人员配比：

①每个床位应至少配备 0.7 名卫生技术人员。

②医院至少有 3 名医师、5 名护士和相应的检验、放射、药剂等专业技术人员。

③医院至少有 1 名主治医师或以上职称的医师。

4）房屋：每床建筑面积和每床净使用面积符合《综合医院建设标准》要求。

5）设备

①基本设备：常规的检查设备、手术器械、万能手术床、心电图仪、X 光机、呼吸球囊、气管插管、电动吸引器、洗胃器、冲洗车、显微镜、离心机、恒温培养箱、冰箱、药品柜、高压灭菌炉、紫外线灯等检验、储藏及灭菌设备，还包括洗衣机、自来水、蒸馏水、净化过滤系统等后勤保障设备。

②床位配套设备：每个床位应配备 1~2 个床垫、被、褥，2 份被套、床单、枕芯、病号服、枕套及 1 个床头柜和暖水瓶等。

③其他设备：与开展诊疗项目相应的其他配套设备。

6）制度：制定相应的规章制度、医务人员的岗位职责，各科室均有国家制定或认可的诊疗、护理、检验等技术的标准操作规程，并方便随时翻阅。

7）注册资金：注册资金数额由各省、自治区、直辖市卫生行政部门确定，并落实到位。

（2）二级综合医院

1）床位：住院总床位数应在100~499张。

2）科室设置

①临床科室：必须设有急诊科、内科、外科、妇产科、儿科、麻醉科、眼科、耳鼻喉科、口腔科、皮肤科、传染科、预防保健科，其中眼科、耳鼻喉科、口腔科可合并为五官科，皮肤科可并入内科或外科，若当地有独立的传染病医院者，可根据当地《医疗机构设置规划》允许不设传染科。

②医技科室：必须设有手术室、检验科、输血科、病理科、放射科、药剂科、理疗科、消毒供应室、病案室，部分科室可根据需要合并科室。

3）人员配比

①每个床位应至少配备0.88名卫生技术人员。

②每个床位应至少配备0.4名护士。

③医院至少有3名副主任医师以上职称的医师。

④各专业临床科室应至少有1名主治医师以上职称的医师。

4）房屋：每床建筑面积和每床净使用面积符合《综合医院建设标准》要求。

5）设备

①基本设备：二级综合医院除一级综合医院必备设备或功能覆盖外，还需给氧装置、呼吸机、心脏除颤器、心电监护仪、多功能抢救床、无影灯、胃镜、万能产床、产程监护仪、婴儿保温箱、裂隙灯牙科治疗椅、涡轮机、牙钻机、银汞搅拌机、分析天平、钾钠氯分析仪、尿分析仪、B超、冷冻切片机、石蜡切片机、敷料柜、器械柜、手套烘干上粉机、蒸馏器、下收下送密闭车、热源监测设备等。

②床位配套设备：在一级综合医院的基础上，增加床头信号灯。

③其他设备：与开展诊疗项目相应的其他配套设备。

6）制度：制定相应的规章制度、医务人员的岗位职责，各科室均有国家制定或认可的诊疗、护理、检验等技术的标准操作规程，并方便随时翻阅。

7）注册资金：注册资金数额由各省、自治区、直辖市卫生行政部门确定，并落实到位。

（3）三级综合医院

按照《机构设置基本标准（试行）》和《三级综合医院医疗服务能力指南（2016年版）》

的要求设置。

1）床位：住院总床位数应在 500 张以上，可根据日急门诊量而设（日急门量与床位数比值宜为 3∶1），亦可根据本地区相同规模医院前 3 年日急门诊量的平均数而设。外科床位数占医院实际开放床位数比例 ≥ 30%，重症医学科（含所有专业 ICU）的床位数占医院实际开放床位数比例的 2%~8%。

2）科室设置：三级综合医院设置应由急诊部、门诊部、住院部、医技部门、保障系统、行政管理部门构成，其中对临床和医技科室有如下要求。

①临床科室：必须单独设有急诊科、内科、外科、妇产科、儿科、中医科、麻醉科、眼科、耳鼻喉科、口腔科、皮肤科、康复科、预防保健科、精神科、感染科、肿瘤科、急诊医学科、康复医学科、重症医学科。

内科的二级诊疗科目：呼吸内科、消化内科、神经内科、心血管内科、血液内科、肾病学科、内分泌科、免疫学科、老年病科。

外科的二级诊疗科目：普通外科、骨科、神经外科、泌尿外科、胸外科、心脏大血管外科、整形外科、烧伤科。

妇产科的二级诊疗科目：妇科、产科和可提供与以下二级诊疗科目相对应的专科医疗服务：计生科、生殖健康与不孕症科、优生学科、妇科内分泌专科。

儿科的二级诊疗科目：新生儿科和可提供与以下二级诊疗科目相对应的专科医疗服务：小儿传染病科、小儿消化科、小儿呼吸科、小儿心脏病科、小儿肾病科、小儿血液科、小儿神经病科、小儿内分泌科、小儿遗传科、小儿免疫科。

②医技科室：必须设有手术室、检验科、医学影像科、输血科、病理科、放射科、核医学科、药剂科、理疗科、消毒供应室、病案室、营养膳食中心和相应的临床功能检查室。

3）人员配比：①卫生技术人员与实际开放床位之比 ≥ 1.2∶1。②卫生技术人员占全院总人数 ≥ 70%。③护理人员占卫生技术人员总人数 ≥ 50%。④医师与实际开放床位之比 ≥ 0.3∶1。⑤护理岗位人员与实际开放床位之比 ≥ 0.4∶1。⑥护理岗位人员与医师之比 ≥ 1.6∶1。⑦主要临床、医技科室均配备主任医师/或正高职称的科室 ≥ 70%；⑧临床药师 ≥ 5 名。⑨医院临床营养师 ≥ 2 人。⑩医院工程技术人员占卫生技术人员总数的比例不低于 1%。

4）工作质量要求：①平均住院日 ≤ 12 天。②年床位使用率 93%~97%。③年外科手术人次占外科出院人次比例 ≥ 65%。④年医院感染发生率 ≤ 10.0%，漏报率 ≤ 10.0%。⑤年重症医学科（含所有专业 ICU）病死率。⑥年入院诊断与出院诊断符合率。⑦年手术前诊断与术后病理诊断符合率。

5）房屋：每床建筑面积和每床净使用面积符合《综合医院建设标准》要求。

6）设备

①基本设备：三级综合医院除二级综合医院必备设备或功能覆盖外，还需麻醉监护仪、高频电刀、移动式 X 光机、多普勒成像仪、动态心电图机、脑电图机、脑血流图机、血液透析器、肺功能仪、支气管镜、食管镜、十二指肠镜、结肠镜、直肠镜、腹腔镜、膀胱镜、宫腔镜、骨科牵引床、生化分析仪、酶标分析仪、尿分析仪、细胞自动筛选器、通风降温设备、烘干设备等。

②必备医疗设备：与三级医院服务功能相匹配，能够满足临床诊治疑难重症及开展医疗技术等服务需求，包括全自动生化分析仪、全自动化学发光免疫分析仪、彩超（二维彩超、三维彩超）、计算机断层扫描（CT，64 排及以上）、数字 X 线（DR、CR）、磁共振成像（MRI，1.5T 及以上）、数字减影血管造影（DSA）、数字胃肠透视机、乳腺 X 线机、胃肠 X 线机、移动式 C 臂数字减影血管造影机等。

③床位配套设备：在二级综合医院基础上完善相应设备。

④其他设备：与开展诊疗项目相应的其他配套设备。

7）制度：制定相应的规章制度、医务人员的岗位职责，各科室均有国家制定或认可的诊疗、护理、检验等技术的标准操作规程，并方便随时翻阅。

8）注册资金：注册资金数额由各省、自治区、直辖市卫生行政部门确定，并落实到位。

2. 专科医院

专科医院是指特定专科疾病的诊治机构，即治疗特定疾病或专科人群的医院，可结合临床开展相关的教学和科研工作等。按不同疾病或人群，可分为妇女儿童医院、男科医院、肛肠医院、眼科医院、口腔医院、皮肤病医院、精神病医院、肿瘤医院、传染病医院等。

省类专科医院是由省级卫生行政部门结合本地区实际情况，规划设置规模。专科医院应符合医疗机构设置的基本条件，并同时具备以下要求：一是当地现有医疗资源不能满足该专科的医疗服务需求；二是《医疗机构设置规划》有该类专科医院的规划；三是医院名称符合医疗机构命名的原则和规定；四是所规划的专科医院具有二级综合医院及以上规模，且专科特点明显突出，能够辐射一定区域；五是医院具有稳定的学科领军人物和成熟的技术团队，能够提供与其级别相当的专科医疗服务；六是该专科具有完整、科学的临床基础理论体系，技术成熟、安全、有效，符合医学伦理道德。

3. 教学医院

教学医院是指具有教学实力和资质的，能够落实教学用途的，为在读医学院校的学生提供实习和研究的医院，通常是医科大学、医学院或综合性大学医学院的附属医院。此类医院一般由医学院校开设或指定，或者是由政府部门指派，能够为患者提供疾病的诊治，同时开展各临床专业学生教学工作的医院。 教学医院可以是综合医院，也可以是专科医院。

4. 诊所

诊所是指只能提供针对常见疾病进行基本诊治的门诊服务的医疗机构，可以是公立诊所，如规模较小的医疗所或社区卫生服务中心，也可以是民营的私人诊所。 诊所多见于人口分布不均的农村偏远地区。 诊所的规模一般都比较小。

三、医院的性质与功能任务

（一）医院的性质

从历史的角度来看，医院在各个时代、各个国家基本上是一种慈善行为或是国家为人民提供的社会福利的公益性机构，执行着预防、诊断、治疗的行业属性。 至今，医疗事业已是每个国家基本的社会福利，并纳入社会福利问题中考虑及安排，推动医疗事业的统一管理，完善医疗系统，形成分工合作，共同发挥整体效能。 在《中共中央、国务院关于卫生改革与发展的决定》中，我国卫生事业是政府实行一定福利政策的社会公益事业，确定了我国医院的性质，进而赋予了医院的社会属性和行业属性。

1. 医院的社会属性

人类的健康不仅受物质环境的影响，也受社会制度、经济基础、精神状态的干扰。 医学虽然是自然科学的范畴，但与社会科学息息相关，故医学不是单纯的自然科学，医院也必然承载着其社会属性。

（1）医院的公益性：《中华人民共和国宪法》规定："中华人民共和国公民在年老、残疾或者丧失劳动能力的情况下，有从国家和社会获得物质帮助的权利。"医院则是执行这一法度的直接医疗机构，履行其崇高的社会属性。

（2）医院的营利性：国家根据医疗机构的性质、社会功能及其承担的义务，制定不同的财税和价格政策。 但医院作为经济实体需要生存和发展，是市场经济环境中运行的一员，必然受到市场经济规律的制约，所以医院的营利性是其自然的社会属性。

2. 医院的行业属性

（1）预防性：医院的预防性是在进行疾病诊断和治疗中不断总结、研究、实验、统计出来的。 根据疾病的特点由医院采取必要的措施可以预防疾病的发生和传播，如注射疫苗，故预防性是医院的行业属性。

（2）诊疗性：医学的本质是对患者进行疾病的诊断和治疗，医院是将赋有医学理论知识和临床专业技能的医者进行合理有效的分工合作，充分发挥医者的诊疗技能，最大化的为人类服务，故医院的诊疗性是从医院的行业属性中发展而来的。

（二）功能任务

原卫生部颁发的《全国医院工作条例》指出，医院的任务是"以医疗工作为中心，在提高医疗质量的基础上，保证教学和科研任务的完成，并不断提高教学质量和科研水平。同时做好扩大预防、指导基层和计划生育的技术工作"。医院发展至今，其功能在医疗护理活动、社会活动、教育活动、科研活动等方面均有极大的进展。目前，我国医院主要的功能任务是承担常见病、多发病、部分疑难病症的诊疗工作，兼顾预防、保健、康复功能，可提供24小时急危重症诊疗服务。

1. 诊疗与护理

（1）诊疗：诊疗是医院的行业功能，医院要以诊疗为中心，不断完善诊疗流程，以早发现、早治疗为目标，配备足够的医务人员并不断提高医务人员的医学素养和医学技能，尽力方便患者有效就医的同时，提高诊疗水平，保障患者安全。

医疗是医院的主要功能。医院医疗工作是以诊治和护理两大业务为主体，并与医院医技部门密切配合形成医疗整体为患者服务。医院的医疗分为门诊医疗、住院医疗、急救医疗和康复医疗。门诊急诊诊疗是第一线；住院诊疗是针对疑难、复杂、危重的患者进行；康复医疗是运用物理、心理等方法，纠正因疾病引起的功能障碍或心理失衡，达到预期效果。

①网上预约诊疗：预约就诊、预约检验、预约治疗是目前提高就医效率、诊治效率、医务人员工作效率的有效途径，医院需开发和制定合理的预约诊疗制度和规范，建立预约诊疗流程，逐步提高预约就诊的比例，以缓解门诊压力，改善患者就医情绪。

②优化门诊流程：门诊依然是现今诊疗的主要形式，但却面临着巨大压力。优化门诊布局，设计合理，指引标识明显清晰，公开医务人员出诊信息，提供咨询服务，提高患者的就诊效率，同时要做好门诊和医技科室的沟通协调，优化资源配置，进行患者满意度调查。

③建立急诊绿色通道：医院需建立急性心肌梗死、脑卒中、高危妊娠、创伤、烧伤、农药中毒等重点病种的急诊诊疗流程与规范，与医技科室建立急诊标本的优先通道和检验危机值结果的报告确认流程，保障患者获得连贯医疗服务，切勿贻误最佳抢救时机。

（2）护理：护理最初的意义是抚育、扶助、保护、照顾病患、残疾和老幼。随着医学的发展，护理的对象和功能任务发生进化，护理的对象不再限于患者，已扩展到亚健康和健康人群的预防；护理的功能任务也不再是简单的照顾，其要协助医师参与治疗，负责病房环境检测，关注患者和体检人群的心理、社会保健等任务。护理具有专业性、服务性的特点，以其专业化知识和技术为人们提供健康服务，满足人们的健康需要。

2. 教育与科研

任何医院都有教学功能。医学教育的特点是：每个不同专业不同层次的卫生技术人员，经过学校教育后，必须进行临床实践教育和实习阶段。即使毕业后在职人员也需不断进行继续教育，更新知识和技术训练，才能熟练掌握各种医疗技能和提高医疗质量，以适应医学科技发展的需要。医学教育任务的比重，可根据医院性质来决定。

科学研究是医院另一个基本任务。医院是医疗实践的场所，许多临床上的问题是科学研究的课题，通过研究解决了医疗中的难点，又能推动医疗教学的发展，因此，医学科学的发展需要医院的参与。

（1）医院需承担政府分配的基层医疗机构人才培养的指令性任务，制定相关的培训制度、培训方案、考核标准，并有具体的监管措施使其达到预期的培训效果，使基层人才培养得到切实有效的保障。

（2）医院需承担医学院校医学生的临床教学和实习教学的任务或承担国家、省级、市级的规范化培训医师的培训任务，应严格按照相应的制度、计划、考核标准进行培训，为社会培养德艺双馨的医者。

（3）医院应有具体的卫生技术人员继续医学教育的规章制度，有计划、有额度、分层次并结合医院实际需求安排各专业卫生技术人员前往更高层次的医疗机构进修、学习，保证各专业医疗技术的先进性。

（4）医院应有明确的科研制度，提供适当的科研经费、实验环境与实验设备，积极参与国家、省、市级科研课题的申报，为有科研潜力的团队和个人提供适当的条件，促进科研的发展。

3. 预防与康复

医院兼顾患者的预防、康复功能，故其需设预防保健科和康复医学科，为社会提供必要的预防保健措施及对部分患者提供康复设备和器材，并配备具有康复医学专业的医师指导患者进行有效锻炼，达到早日康复。

4. 社区卫生服务

医院不仅诊治患者，进行预防保健工作，更要成为人民群众健康保健的服务中心。在人人享有卫生保健的全球目标中，各级医院要发挥预防保健功能，开展社区医疗和家庭服务；进行健康教育和普及卫生知识；指导基层做好计划生育工作、健康咨询和疾病普查工作；提倡健康的生活行为和加强自我保健意识；延长寿命和提高生活质量等，使医院向社区提供全面的医疗卫生保健服务。

5. 确定功能任务与发展规划

医院需建立科学规范的内部管理机制，依据医院的功能任务，确定医院的发展目标和中长期发展规划，并定期对医院中长期发展规划的目标、医院扩建、医疗服务绩效、业务收入水平、重点专科的建设及科研和教学工作进行总结。

6. 社会责任和义务

（1）医院需根据政府指令承担对口支援基层医疗机构的工作，并将其纳入本院的目标责任制与医院年度工作计划，有具体的实施方案和专门的负责小组。

（2）根据《中华人民共和国传染病防治法》和《突发公共卫生事件应急条例》等相关法律法规，医院需承担传染病的发现、报告、救治、预防等任务。

（3）医院需开展健康教育、健康咨询、义诊等多种形式的公益性社会活动。

（4）根据《统计法》与卫生行政部门规定，医院需完成基本运行状况、医疗技术、诊疗信息和临床用药监测信息等相关数据报送工作，数据必须真实可靠。

7. 应急管理与紧急医疗救援

（1）医院及医务人员需遵守国家相关的法律、法规，严格执行各级政府制定的应急预案。服从政府的指挥调度，承担本地区内或政府指定的突发公共卫生事件和重大事故灾害的紧急医疗救援与紧急救治。

（2）医院需建立医院应急工作领导小组，明确职责，落实责任，建立并不断完善医院应急管理体系。

（3）医院有明确详细的应对主要突发事件的策略，建立医院应急指挥中心，制定和完善各类应急预案，提高应急的快速反应能力。

（4）医院应有计划地开展应急培训和实际演练，提高各类人员的应急素质和医院的整体应急能力。

（5）医院需合理进行应急物资和设备的储备。

8. 参与医改

（1）落实医改任务：为贯彻落实《2017年政府工作报告》《国务院办公厅关于印发深化医药卫生体制改革2017年重点工作任务的通知》（国办发〔2017〕37号）要求和全国医改工作电视电话会议精神，决定全面展开原国家卫生计生委、国家中医药局直属医院和预算管理的高校附属医院综合改革，全部取消药品加成。医院要充分认识全面展开公立医院综合改革的重要性，牢固树立政治意识、大局意识、核心意识、看齐意识，自觉把思想认识和行动统一到党中央、国务院的决策部署上来，不折不扣落实好各项改革任务。

（2）推进医疗联合体建设和发展：参与并组建医联体、医协体、医共体等，在建设中发挥引领作用，争取建设成有明显成效的医疗联合体。医疗联合体的建设要结合区域内医疗资源结构与布局，人民群众医疗服务需求，充分考虑医疗机构地域分布、功能定位、服务能力、业务关系、合作意愿等因素，分区域、分层次就近组建医联体。

9. 健康教育与科普

医院可结合社区卫生服务功能组建健康教育与科普宣传部门，深入到学校、社区、农村、山区等地开展健康教育与科普宣传，普及疾病预防等相关知识。

四、现场检查项目

（一）检查资料

（1）医疗机构的三证合一（指营业执照、税务登记证、组织机构代码证等）。

（2）参与或组建医联体、医协体、医共体并或为牵头单位的协议书或证书。

（二）现场核查项目

（1）医疗机构的三证合一是否齐全，并与评价标准一致。

（2）医疗机构是否备有参与或组建医联体、医协体、医共体并或为牵头单位的协议书或证书。

第二节　临床科室负责人学术地位

随着医学的不断发展和医院管理模式的不断进步，临床科室主任在医院管理中的作用越来越重要。临床科室主任是医院管理的承上启下者，不但是学科的带头人，而且是医院组织实施医教研工作最基础和最重要的管理者。不断提高临床科室主任的素质和管理能力，将会有利于医院的发展。对于临床科室主任应具备的素质和管理能力，下文从临床科室主任的定势、基本素质、应具备的能力、职能、工作特点、任务与职责、管理素养、管理意识和评价要素方面进行阐述。

一、临床科室主任的定式

思维定式（也称"惯性思维"）是指重复先前的操作所引起的一种心理准备状态，它影响解决问题时的倾向性。思维定式具有积极和消极两个方面的作用。

思维定式的积极作用：当新问题与旧问题的相似性起主导作用时，只要抓住新旧问题的共同特征，将已有的知识和经验与当前问题情境建立联系，利用处理过类似的旧问题的知识和经验处理新问题，或把新问题转化成一个已解决的熟悉问题，可以省去许多摸索、试探的步骤，缩短思考时间，提高解决问题的效率。

思维定式的消极作用：当新问题与旧问题的差异性起主导作用时，思维定式会使问题解决的思维活动变得呆板，养成千篇一律的解决问题的习惯，妨碍了个人创造性的发挥，难以涌出新思维和做出新决策。消极的思维定式是束缚创造性思维的枷锁。

随着社会主义市场经济和医疗体制改革的日趋完善，临床学科需要不断发展。创新是一切事物发展的动力和源泉，临床科室主任必须打破思维定式，带领科室创新发展。

临床科室主任应具有管理创新能力，能转变旧的管理思想，不断开阔思路，更新观念，去思索和探求现代科室管理的方法与模式，做到与时俱进。

临床科室主任应具有一定的战略眼光，设立学科建设的长远目标，理清科室的建设思路。在本专业领域，临床科室主任要不断学习新知识、新技术，及时掌握最新医学发展动态，预测专业技术的发展方向，不断创新医疗技术。

二、临床科室主任的基本素质

临床科室既是医院最基本的管理单位，又是医院最重要的医疗主体，临床科室主任要做好本专业技术方面和行政管理方面的工作应具备以下素质。

（一）具有优良的学术功底
临床科室主任必须勤学习，把学问作深，使自己在本专业理论方面既要博学，又要精深；在临床技能方面更应有独到之处，有胜人一筹的高招。以丰富的理论知识和精湛的临床技能服人，真正成为科室其他医务人员的导师。

（二）具有良好的身心素质
临床科室主任要保持健康的身体、旺盛的精力和健康的心理素质，以充沛的精力和健康的体能完成岗位任务。良好的身心素质也是具有人格魅力和感召力的基础。

（三）具有良好的德行品质
（1）有正确的政治立场和观点。
（2）具有强烈的事业心和敬业精神。

（3）具有完善的组织观念，顾全大局、服从领导，敢于批评与自我批评。

（4）以身作则，率先垂范，正气浩然，坚持"公则明，廉则威"的良好形象，一身正气，树立科室主任应有的威信，在医德医风、劳动纪律等方面起表率作用。

（5）利他人而不利己。去私利，存公心，少为个人利益所动，做事坚持原则，秉公办事，处理问题时不感情用事或有亲疏之分；在处理与本人利益有关的问题时更应大公无私。只有这样才能树立公正无私的形象，才能赢得广泛、真诚的信任与支持。

（6）胸怀宽广，有容乃大。临床科室主任在人才管理上应具有爱才之心、举才之略、用才之能、容才之量和护才之胆，在科室内营造良好的人文空间，发挥每一个人的优势。还需要豁达大度，做到胸怀广、气量大、能容人，不为琐事所左右，不妒贤嫉能，充分调动和发挥各方面的积极性，融洽科内、科间关系，努力创造良好的内部环境，增强科室团队的亲和力、凝聚力，促进科室的发展。

（7）具有脚踏实地的实干精神。"空谈误国，实干兴邦"。临床科室主任要牢固树立正确的世界观、人生观和价值观，切实增强实干意识，靠实干立身，凭实绩进步，把心思花在谋科室管理上，把劲头使在搞科室建设上，把精力用在促科室发展上，把权力放在惠患者、惠下属上，做到在思想上想干事，在能力上会干事，在履职上善谋事，在效能上干成事。临床科室主任是科室发展的决策者、协调者、执行者，要调动一切积极因素，要善于科学谋划科室的总体协调发展。

三、临床科室主任应具备的能力

临床科室主任作为科室的管理者，应具备以下能力。

1. 业务工作能力

临床科室主任除了要有丰富的理论知识和精湛的临床技能，还需要有社会科学知识、人文科学知识、领导科学知识、经营管理知识，才能使个人具有较强的业务工作能力，做到在关键时刻能独当一面，起到学科带头人的作用，面对一些突发事件具有高效的应变处置能力。

2. 医疗管理能力

临床科室主任应明确科室管理的重点，熟悉各服务环节的管理方法，从而有效进行管理，确保医疗工作的正常运行，严防医疗差错和医疗事故的发生。

3. 筹划、决策能力

临床科室主任应具有战略头脑，能够深谋远虑，善于运筹谋划，在错综复杂的情况下判别事物是非曲直，从多种方案中挑选出最佳方案，排除干扰，控制大局，为科室的持续发展提供保障。

4. 组织、指挥、协调能力

针对需要完成的工作，临床科室主任能合理安排，协调参加工作的各方人员的关系，保证工作的顺利完成。

5. 人际交往能力

临床科室主任要善于处理好科室与科室、科室与医院、科室与社会的人际关系，为科室的发展营造良好的工作环境。

6. 调节处理医疗纠纷的能力

在当前各种医疗纠纷居高不下的情况下，作为临床科室主任应具备调节处理医疗纠纷的能力，以维护科室医疗人员的合法权益。

7. 团队协作能力

临床科室主任应具有无私奉献的精神，与团队成员建立相互信任的关系，营造良好的工作氛围，发挥团队精神，互补互助，以达到团队最大工作效率的能力。

8. 改革创新能力

创新是管理的灵魂，为适应医学的发展和现代医院管理的要求，临床科室主任应具有改革创新的能力，才能使科室持续发展，与时俱进。

9. 沟通能力

沟通是指为一个设定的目标，把信息、思想和情感在个人或群体间传递，并达成共同协议的过程。为了解组织内部员工互动的状况，倾听职工心声，处理好各种管理事务，临床科室主任应具有良好的沟通能力，沟通到位是一切工作管理到位的最大保障。

10. 持续进取的学习能力

进取是一种前进的动力，人们只有不断地进步，不断地学习，才能不断地提升自己的能力。科室主任需要善于学习国内外先进的理论与技术，加以引进、转化和利用，才能使自己和自己的团队处于同行先进的行列。

四、临床科室主任的职能

科室是构成医院的基础和功能单位，医院的水平是全院各科室水平的综合体现。而科室的水平在一定程度上主要取决于科室主任的管理水平，科室主任在医院管理中具有重要的地位和作用，临床科室主任具有以下职能作用。

1. 对医院的"承上"作用

承担职责，不折不扣地执行领导的决策，达成医院的战略目标。

2. 对科室的"启下"作用

运用科室主任的领导权（指挥权、分配权、奖惩权）做好科室的管理和学科建设，使各项资源充分有效发挥，带领科室成员完成各项工作任务。科室主任既是本专业的学科带头人，又是管理者。作为本专业的技术领导，科室主任扮演着学术带头人的角色，对全科人员的医疗、教学、科研、训练等方面技术水平的提高负有领导、指导、培训和促进的责任；作为科室的管理者，对科室的医疗质量、医德医风、人才培养、社会、经济效益等全面负责。

3. 对同级的"合作"作用

科室主任之间是同级关系，要互相支持、互相帮助、互相尊重、团结协作，当遇到矛盾时，应相互协调、相互宽容、相互理解，共同完成院科两级的工作目标与任务。

五、临床科室主任的工作特点

科室主任的工作概括起来，一是技术，二是管理。科室主任由于具有行政领导和业务主管的双重职能，其工作具有以下特点。

1. 科室主任是决策的参与者，又是执行者

科室主任是科室的行政和业务领导，参与医院的重大决策或专业技术的决策，又是医院指令在科室内具体组织落实的执行者；是科室的决策和管理者，又是医院决策的实施者和执行者。

2. 科室主任工作具有从属性和独立性

科室主任一方面必须领会、服从和及时传达全院性的计划、决策和指令精神，结合科室工作实际情况，提出贯彻意见并组织实施；另一方面对本科室的工作和建议，应独立进行预测、计划、决策、实施、协调和控制，以利推动和改进科室工作。

3. 科室主任工作具有思想性和业务性

科室主任组织全科工作时，一方面要做深入细致的思想工作，调动工作人员和患者的积极性，完成医疗、教学、科研及其他各项任务；另一方面要处理科室的专业技术、学术活动、医疗纠纷等业务工作。

4. 科室主任工作具有管理性和技术性

科室主任是科室的主要管理者，对科室工作的优劣负有主要和直接的责任。其一方面要对科室业务技术建设、医教研质量、效益，通过计划、组织、指挥、控制、协调等管理职能，

实行全程管理，以完成各项任务；另一方面要亲自组织、计划业务学习和技术实践，负责解决危重、疑难或复杂的业务技术问题。

5.科室主任工作具有现实性和创造性

科室主任一方面要在现行的方针政策、体制结构、仪器设备等条件的制约下完成各项任务；另一方面又不能满足现状，要进行创造性工作，开拓前进。

六、临床科室主任的任务与职责

临床科室主任的任务是领导科室全面完成各项工作，为完成其任务，临床科室主任在日常工作中应履行以下工作职责。

（1）在主管院长、行政管理部门的领导下，全面负责、指导本科室的医疗、教学、科研、预防保健及行政管理工作。

（2）根据医院的总体计划，结合科室情况，制定科室发展目标和学科建设规划，制定工作计划和实施方案，经主管院领导批准后组织实施，不断协调、经常督促检查，按期总结汇报。

（3）充分发挥科室核心小组核心作用，带领、指导科室人员努力完成各项工作任务和管理目标。

（4）定期组织查房，亲自参加、指导急危重症、疑难病例的抢救处理，亲自参加、指导特殊疑难病例和死亡病例的讨论和诊疗。审查新入院患者的诊疗计划。

（5）全面负责本科的医疗质量和医疗安全工作，督促、检查本科人员执行医院各项规章制度、技术操作常规。结合科室诊疗的专科情况，制定本科室的各项医疗规章制度、诊疗规范，并不断研究改善。

（6）做好科室员工的医德医风教育，严抓科室医疗工作的质量，严防并及时正确地处理差错、事故。

（7）掌握国内外专科学术动态，及时组织全科人员业务学习和技术考核，带领全科人员开展新业务、新技术的科学研究，不断提升医疗技术水平。

（8）组织并担任临床教学、进修和培训任务，组织教学查房，承担对基层医疗单位的业务技术指导任务。

（9）确定科室内部人员的轮换、值班、会诊、出诊等工作。加强与医技科室的沟通联系，广泛征求意见，不断改进工作。

（10）做好科室的人才培养工作。

（11）合理安排科室工作，确保医疗有条不紊，不断提高员工素质，努力改善服务质量。

七、临床科室主任的管理素养

临床科室主任对科室的管理包括管人和管事，先管好人，再管好事，管人比管事重要。管人包括自我管理和人际管理，只有管理好自我，才能管理好人际。

在自我管理方面应做到以下几点：①注意情商的修炼，做到自我觉察、善观因缘、想得开、拿得起、放得下；②做好情绪控制，要乐观、自信、沉稳；③要角色认知，敢于担当，自我对话，唤醒领导意识；④修炼自己，严于自律；⑤少用权势，多用魅力，从性格、气质、能力、道德方面做好人格培养，做到尊重下属、善于沟通，注重个人形象；⑥读书开智，提升品位，坚持读书，涵养品味，既知足，又保持追求。

在人际管理方面应做到以下几点：①以身作则，明确并宣贯自己信仰的价值观，言行一致，为员工们树立榜样；②共祈愿景，展望未来，制订令人振奋的社会使命，感召工作团队为共同的愿景工作；③挑战现状，通过追求变革创新，猎寻发展机会、鼓励员工们改善工作，从差错中锻炼提高；④营造互信，促进合作、通过授权、分权，增进团队成员的工作优势；⑤激励人心，欣赏自己的工作团队，认可和奖励团队成员的贡献，营造健康的组织文化，塑造先进的集体人格；⑥尊重人、谅解人、关爱人、信任人，做到以人为善、以人为本，构建有亲和力的团队关系。

在管事方面，要制订相应的计划和制度，从以下方面确保计划和制度被执行：①了解所在医院、科室和员工；②坚持以事实为基础；③确定目标和实现目标的顺序；④及时跟进；⑤奖励执行者；⑥提高下属的能力和素质；⑦了解自己。

八、临床科室主任的管理意识

临床科室主任要在科室管理中正确、成功地履行职责和权利，应当更新观念，树立正确的思想意识，才能正确地指导管理实践，提高管理绩效。科室主任在履行时应具有以下管理意识。

（一）整体意识

临床科室主任应当明确科室在医院是一个局部，科室与医院的关系是局部与整体的关系，而在科室内部，就各项专业的分工而言，科室又是一个整体。科室主任在安排本科工作和技术发展时，既要考虑医院整体和相关科室的利益，又要注意处理好科内各种专业、各类人员的关系，考虑到各类人员、各种专业的机会均等，使之能够相互促进和平衡发展。

（二）质量意识

科室主任必须明确医院工作直接与生命安危相关，医院服务质量是科室也是医院的生命线。科室医疗护理质量与科室主任对自己及对下级是否严格要求密切相关。科室医疗护理质量的第一责任人是科室主任，科室主任在工作中要以严谨的作风为下级做出表率，在质量上从严要求，严格执行各种规章制度，把好医护质量关。

（三）服务意识

科室主任应当明确科室的中心任务是为患者或被服务者提供优质服务，科室主任作为科室领导，既要带领全科人员完成中心任务，还要为本科室员工排忧解难，调动他们的积极性。

（四）人本意识

管理要以人为本，做到：①依靠人：人力资源是最基本的资源，必须重视并好好对待科室的每一位员工；②尊重人：尊重下级、给下级动力和鼓励；③使用人：充分发掘员工的长处，大胆使用，不要冷落或排挤员工；④激励人：采取措施使员工以工作为乐并且在工作中获得满足，通过他们的参与和奉献取得更高的组织绩效；⑤培训人：为提高工作质量，为员工提供尽量多的培训机会；⑥团结人：科室的发展需要团队的力量，要将科室的人员打造成一个富有凝聚力、向心力和战斗力的团队；⑦关心人：做到关心下属，倾听他们的心声，维护他们的权益。

（五）制度意识

制度在管理过程中具有非常重要的作用，科学的制度意识包括以下几个方面：①以制度来规范各项日常工作，保证科室运行的稳定性、有序性；②制定的制度必须合理，具有可操作性；③制度必须具有执行力，管理者必须以身作则推动制度的实施，员工必须遵守制度，违反制度应受到惩罚。

（六）竞争意识

竞争在今天已经成了一种现实，正确的竞争意识包括：①鼓励全科人员积极竞争，以激励上进，利用竞争来推动科室的建设和发展；②用实力来挑战竞争，用优势来赢得竞争，用核心能力来保证自己在竞争中的绝对地位；③公平地参与竞争。

（七）创新意识

科室主任肩负带领学科的重任，必须把着眼点放在本学科的发展前沿，开拓创新，谋求发展上。科室主任在科室中创造一种鼓励创新思维的环境以激发员工的创新动力，并打造必要的创新条件，使创新落到实处。

（八）效益意识

科室主任必须明确科室工作的投入和产出效益，正确处理好社会效益与经济效益的关系。科室主任在科室决策中，必须考虑采用的技术工作是否有价值，是否有效益；能否提高工作效率；是否顾全了大局，避免过度服务；能否提高仪器设备的使用率，避免闲置浪费等。只有坚持社会效益第一，并兼顾经济效益，才是正确的效益意识。

九、临床科室主任的评价要素

（一）学术地位

学术地位是指一个人或一个团体在学术上的贡献，以及在学术界受到的评价。临床科室主任的学术地位评价指标包括学术影响力、学科建设水平、学术任职情况、对学科贡献程度、协助攻关、学术交流。

（二）临床能力

临床能力的评价包括工作量、临床工作能力和交流沟通能力。

（1）工作量指标包括日均门诊人次、手术例数、会诊人次、疑难病例的讨论处理。

（2）室临床工作能力指标包括临床疾病的鉴别诊断能力、获取信息的能力、临床辩证思维的能力、实践操作能力。

（3）交流沟通能力指标包括医患沟通能力、口头和书面表达能力、科内人际关系协调能力。

（三）科研水平

科研水平指标包括新项目的规划与开展、新技术的使用与研究、论文和著作数量、荣誉数量及等级、承担课题。

（四）教学水平

教学水平指标包括学术讲座数量及等级、带教级别及数量、查房和讲课能力。

十、现场检查项目

（一）检查资料

（1）临床科室负责人的职称资质、聘书或证书和职务证书等。

（2）临床科室负责人硕士生导师或博士生导师的证书。

（3）临床科室负责人担任国家级、省级、市级学会、协会理事或委员证书。

（4）临床科室负责人担任统计源期刊、杂志编委以上职务的证书。

（5）临床科室负责人享受国务院特殊津贴待遇的专家证书。

（二）现场检查项目

（1）临床科室负责人是否备有职称和职务资质。

（2）临床科室负责人是否备有硕士与博士生导师证书。

（3）临床科室负责人是否备有担任国家级、省级、市级学会、协会理事或委员证书。

（4）临床科室负责人是否备有担任统计源期刊编委以上职务证书。

（5）临床科室负责人是否备有享受国务院特殊津贴的专家证书。

第三节　医师队伍结构

一、医师队伍的知识与学历结构

人是生产力最活跃的因素，也是医院建设与管理的重要内容。而医师队伍又是医院人员的主要组成部分，如何建设一支结构优化、流动合理、整体效能良好的医师队伍，直接关系到现代化医院建设与高质量医疗服务的保证。面临着科学技术迅猛发展与市场经济激烈竞争的机遇与挑战，医师梯队的建设、结构的优化具有深远的战略意义与重大的现实意义。

医师队伍学历结构的优化，是为了提高医师队伍的知识水平和文化素质，提高高层次人才数量。通过年龄结构、学历结构、能力结构及人才杂交的方式来优化医院医师结构。而根据《非公立医疗机构能力星级评价管理暂行办法》将服务能力评价由低到高依次分为三星、四星、五星3个等级。其中，三星级医疗机构为规范单位，四星级医疗机构为示范单位，五星级医疗机构为标杆单位。每个服务能力不同等级的单位学历结构中专、大专、本科、硕士和博士（含博士后）等所占的比例不同，以满足各医疗机构的人才梯队的建设要求。

二、医师队伍的职称与能力结构

职称医师比例增大，医师队伍结构已经显著变化。近年来，随着医学教育培养力度的加大，大批医学博士、硕士和本科毕业生进入临床。经过逐年培养，根据国家医师职称晋升条例，通过职称评审，又相继进入了医师高级职称的行列。目前在省市三级医院，主任医师、副主任医师、主治医师和住院医师的比例已远远大于早先按编制要求的1：2：4：8或1：3：5：7，即所谓的"金字塔"结构。

为强化综合性医院的内涵建设，支撑各级各类重点专科在临床技术、科学研究方面的不断进步，医院的各类人员配备必须满足医院的功能任务要求，包括员工总数、医师人数、药学人数、护理人数、医技人数、行管人数、后勤人数等，特别是注明第一执业地点在本院的医师数及第二、三执业地点在本院的医师数，包括正高、副高、中级及初级具体的名额数量。非公立医疗机构卫生人力资源分布往往不均衡，资源配置、结构层次不合理，应加强非公立医疗机构服务能力建设和资源的有效利用。

随着医学教育、培养的发展，以及卫生事业的进步，医院应注重对中高级人才、学科带头人、医学重点人才、博士研究生等高层次人才队伍的建设，打造适应医院发展的人才团队，医院应实行多方位、多层次的人才培养模式与培养计划，重点人才实行"导师制"培养。

三、医师队伍的培养

现代医疗行业的竞争从表面上看是医疗技术的竞争，实际上却是医院人才间的竞争。因此，保证医院可持续发展，构建高精尖的医师团队是核心与关键。各级卫生行政部门要把非公立医疗机构纳入医疗质量控制评价体系，通过日常监督管理、医疗机构校验和医师定期考核等手段，对非公立医疗机构及其医务人员执业情况进行检查、评估和审核。

医疗技术是一个不断发展延伸的过程，这就要求医师需要不断提升自己的理论水平以适应医疗技术更新的步伐。尤其是在现在医疗卫生行业中，医师已不再是单纯具备高超的医疗技术就可以满足医疗卫生的需求，而是更要求医师职业化、专业化。在具备医疗技术水平的同时，塑造自我的影响力、沟通能力、社会适应能力、职业耐力等综合素养，提高医师的综合素质对培养一支优秀的职业化医师队伍至关重要。全员应形成科室内学习、科室间学习、全院共同学习的优良氛围，为新晋医师提供不断考核的平台，使医师队伍的学历水平有较大幅度的提升。未来的医师团队建设应注重从战略型医师团队建设的角度，在配置、开发、评价、激励4个方面形成有机循环，促进医师队伍的更新与医师的自我更新，更进一步为强化医院的内涵建设，支撑各级各类重点专科在临床技术、科学研究方面的不断进步，合理建设学科带头人、医学重点人才、博士研究生等高层次人才队伍，打造适应医院发展的人才团队。医院应相应地制定学科带头人队伍、医学重点人才、硕士及博士研究生、职称聘任前进修、住院医师规范化培训、三基三严培训及考核等多方位、多层次人才培养的规划。

四、住院医师的规范和培训

医疗机构的健康发展，离不开技术和信誉，需要长期积累。为了引导非公立医疗机构健康发展，社会办医制定了一系列政策。《中共中央关于全面深化改革若干重大问题的决定》提出鼓励社会办医。社会办医政策指出加强对非公立医疗机构的技术指导，将非医疗机构纳入行业培训等日常指导范围。医疗卫生专业技术人才继续教育、技能人才执业技术培训、全科医生培养培训和住院医师规范化培训等方面，充分考虑到非公立医疗机构的人才需求，统筹安排。

住院医师规范化培训是培养合格临床医师的必经途径，是加强卫生人才队伍建设、提高医疗卫生工作质量和水平的治本之策，是深化医药卫生体制改革和医学教育改革的重大举措。住院医师规范化培训是指医学专业毕业生在完成医学院校教育之后，以住院医师的身份在认定的培训基地接受以提高临床能力为主的系统性、规范化培训。"5+3"是住院医师规范化培训的主要模式，即完成 5 年医学类专业本科教育的毕业生，在培训基地接受 3 年住院医师规范化培训。培训基地是承担住院医师规范化培训的医疗卫生机构，依据培训需求和基地标准进行认定，实行动态管理，原则上设在三级甲等医院，并结合当地医疗资源实际情况，将符合条件的其他二级医院和二级甲等医院作为补充，合理规划布局。区域内培训基地可协同协作，共同承担有关培训工作。全科医师规范化培养基地除临床基地外还应当包括基层医疗卫生机构和专业公共卫生机构。培训内容包括医德医风、政策法规、临床实践技能、专业理论知识、人际沟通交流等，重点提高临床诊疗能力。考核认证包括过程考核和结业考核。合格者颁发统一制式的《住院医师规范化培训合格证书》。

对于非公立医疗机构，应按照《关于建立住院医师规范化培训制度的指导意见》《住院医师规范化培训管理办法（试行）》努力把医院建成住院医师规范化培训基地，并严格按照文件要求对住院医师进行严格的规范化培训。

若非公立医疗机构不具有住院医师规范化培训的资格，可委派培训对象至有资质的培训基地进行培训。委派的培训对象由培训基地、委派单位和培训对象三方签订委托培训协议，培训基地和非公立医疗机构共同负责对委培学员的培训管理。

五、各级医师的任职条件与职责

医师资格考试的性质是行业准入考试，是评价申请医师资格者是否具备从事医师工作所必需的专业知识与技能的考试。医师资格考试分实践技能考试和医学综合笔试两部分。考试分为两级四类，即执业医师和执业助理医师两级；每级分为临床、中医、口腔、公共卫生四类。中医类包括中医、民族医和中西医结合，其中民族医又含蒙医、藏医和维医三类，其他民族医医师暂不开考。到目前为止，我国医师资格考试共有 24 种类别。

下面详述临床医学专业的任职条件与职责，仅供参考，国家对此实行动态管理。其他类别请详见相关的政策和标准。

根据《临床医学专业技术资格考试暂行规定》，临床医学专业技术资格包括初级资格（医士、医师）、中级资格（主治医师）、高级资格（副主任医师、主任医师）。取得临床医学专业技术资格的人员，应按照国家有关规定，参加相应级别的继续医学教育。

下述为各级医师任职条件与职责。

（一）临床医学专业初、中级资格实行全国、省市统一考试制度

临床医学专业技术资格证书在全国范围内有效，它表明持有人具有相应的学术技术水平，是受聘担任相应专业技术职务的必备条件。临床医学专业初级资格的考试按照《中华人民共和国执业医师法》的有关规定执行。参加国家医师资格考试，取得执业助理医师资格，可聘任医士职务；取得执业医师资格，可聘任医师职务。

1.临床住院医师职责

（1）在科室主任领导和主治医师指导下，根据工作能力、年限，负责一定数量患者的医疗工作。新毕业的医师实行 3 年 24 小时住院医师负责制。担任住院、门诊、急诊的值班工作。

（2）对患者进行检查、诊断、治疗，开写医嘱并检查其执行情况，同时还要做一些必要的检验和放射线检查工作。

（3）书写病历。新入院患者的病历，一般应在患者入院后 24 小时内完成。检查和改正实习医师的病历记录。负责患者住院期间的病程记录，及时完成出院患者的病案小结。

（4）向主治医师及时报告诊断、治疗上的困难及患者病情的变化，提出需要转科或出院的意见。

（5）住院医师对所管患者应全面负责，在下班以前，作好交班工作。对需要特殊观察的重症患者，用口头方式向值班医师交班。

（6）参加科内查房。对所管患者每天至少上、下午各巡诊 1 次。科室主任、主治医师查

房（巡诊）时，应详细汇报患者的病情和诊疗意见。请他科会诊时，应陪同诊视。

（7）认真执行各项规章制度和技术操作常规，亲自操作或指导护士进行各种重要的检查和治疗，严防差错事故。

（8）认真学习、运用国内外的先进医学科学技术，积极开展新技术、新疗法，参加科研工作，及时总结经验。

（9）随时了解患者的思想、生活情况，征求患者对医疗护理工作的意见，做好患者的思想工作。

（10）在门诊或急诊室工作时，应按门诊、急诊室工作制度进行工作。

（11）按照国家住院医师规范化培训的要求，完成到相关的临床及医技科室轮转工作。

2. 总住院医师职责

（1）在科室主任领导和主治医师指导下，协助科室主任做好科内各项业务和日常医疗行政管理工作。

（2）带头执行并检查督促各项医疗规章制度和技术操作规程的贯彻执行情况，严防差错事故发生。

（3）负责组织和参加科内疑难危重患者的会诊、抢救和治疗工作。带领下级医师做好下午、晚间查房和巡视工作。主治医师不在时代理主治医师工作。

（4）协助科室主任和主治医师加强对住院、进修、实习医师的培训和日常管理工作。

（5）组织病房出院及死亡病例总结讨论，做好病死率、治愈率、化脓率、病床周转率、病床利用率及医疗事故、差错登记、统计、报告工作。

（6）负责节假日排班及书写各种手术通知单。

（二）主治医师任职条件与岗位职责

通过临床医学专业中级资格考试者，由各省、自治区、直辖市人事（职改）部门颁发人事部统一印制，人事部、卫生部用印的临床医学专业技术资格证书。各地在颁发证书时，不得附加任何条件。

1. 任职条件

参加临床医学专业中级资格考试的人员，应具备下列基本条件：

（1）遵守中华人民共和国的宪法和法律。

（2）遵守《中华人民共和国执业医师法》，并取得执业医师资格。

（3）具备良好的医德医风和敬业精神。

（4）已实施住院医师规范化培训的医疗机构的医师须取得该培训合格证书。

（5）参加临床医学专业中级资格考试的人员，除具备以上条件外，还必须具备下列条件之一：①取得医学中专学历，受聘担任医师职务满7年。②取得医学大专学历，从事医师工作满6年。③取得医学本科学历，从事医师工作满4年。④取得临床医学硕士专业学位，从事医师工作满2年。⑤取得临床医学博士专业学位。

有下列情形之一的，不得申请参加临床医学专业技术资格的考试：①医疗事故责任者未满3年。②医疗差错责任者未满1年。③受到行政处分者在处分时期内。④伪造学历或考试期间有违纪行为未满2年。⑤省级卫生行政部门规定的其他情形。

2.临床主治医师的职责

（1）在科室主任领导和主任医师指导下，负责本科室一定范围的医疗、教学、科研、预防工作。

（2）按时查房，具体指导住院医师进行终端、治疗及特殊诊疗操作。

（3）掌握患者的病情变化，患者发生病危、死亡、医疗事故或其他重要问题时，应及时处理，并向科室主任汇报。

（4）参加值班、门诊、会诊、出诊及医疗咨询工作。

（5）参加病房的临床病例讨论及会诊，检查、修改下级医师书写的医疗文书，决定患者出（转）院，重大的治疗措施和手术，组织疑难危重患者的诊疗及抢救。

（6）认真执行各项规章制度和技术操作常规，经常检查负责病房的医疗护理质量，严防差错事故。协助护士长搞好管理。

（7）组织本组医师学习和运用国内外先进医学科学技术，开展新技术、新疗法，进行科研工作，做好资料积累，及时总结经验。

（8）承担临床教学，指导进修、实习医师工作。

（9）完成领导交给的其他各项工作。

（三）主任医师任职条件与岗位职责

主任医师任职条件首先是要符合卫生计生委办公室关于卫生系列高级专业技术资格实践能力考试的报名条件，考试通过后方可参加每年度卫生系列高级专业技术资格评审。其次是通过卫生系列高级专业技术资格评审后，可获得卫生部颁发的副主任医师、主任医师的职称证书。最后是获取职称证书后，根据《关于加强卫生专业技术职务评聘工作的通知》获得聘任资格。

1.副主任医师职责

（1）在科室主任领导下，指导全科医疗、教学、科研、技术培训和理论提高工作。

（2）参加、指导急、危、重和疑难患者的抢救处置工作，担负院内外特殊病例和疑难病例的会诊任务。

（3）指导本科主治医师、住院医师做好各项医疗工作，参加、指导疑难病例术前讨论，对手术准备和麻醉方案提出意见并做出决定，必要时亲自参加麻醉操作。

（4）指导科室的业务学习和"三基"培训。学习运用国内外先进经验，吸取最新科研成果，引进最新技术，根据本科情况与条件应用于临床，指导临床实践，提高医疗质量。

（5）担任教学及进修、实习人员的培训。

（6）积极开展科学研究。

（7）督促下级医师认真贯彻执行各项规章制度、诊疗常规和医疗操作规程。

（8）协助主任医师指导全科进行临床经验总结，结合临床开展科学研究工作。

2. 主任医师的职责

（1）在科室主任领导下，指导全科医疗、教学、科研、技术培养与理论提高工作。

（2）定期查房并亲自参加指导急、重、疑难病例的抢救处理与特殊疑难和死亡病例的讨论会诊，参加院外会诊和病例讨论会。

（3）指导本科室主治医师和住院医师做好各项医疗工作，有计划地开展基本功训练。

（4）担任教学和进修、实习人员的培训工作。

（5）定期参加门诊工作。

（6）掌握或基本掌握本科国内外研究动态，定期或不定期组织临床进展的培训。

（7）运用国内外先进经验指导临床实践，不断开展新技术，提高医疗质量。

（8）督促下级医师认真贯彻执行各项规章制度和医疗操作规程。

（9）指导全科进行临床经验总结，结合临床开展科学研究工作。

六、临床医师的职业发展规划

在医疗就业市场竞争日益严峻的今天，加强临床医师职业生涯规划教育工作显得越来越重要。正确地评估自我，正确地进行社会环境和职业分析，进而确定合理的职业目标，培养职业需要的综合素质是职业生涯规划的基本步骤。职业生涯规划的意义在于：有利于医师认识自我，提升自己；有利于医师与时俱进，适应社会发展；有利于医师实践真知，活学活用。

住院医师规范化培训是毕业后医学教育的重要组成部分，是临床医师必经的基础训练阶段，对提高医院医疗质量和医学水平具有重要意义。原国家卫生计生委 2016 年颁布 "5 ＋ 3 ＋ X"

模式专科医师培训政策。其中,"5"即完成 5 年医学类专业本科教育,"3"是在培训基地接受 3 年住院医师规范化培训,"X"是依据各专科培训标准与要求进行 2~4 年的专科医师培训,目的是培养具备良好医疗保健知识、扎实专业基础、基本专科特长和相应科研教学能力的临床医师。目前临床医师的职业生涯应从住院医师规范化培训开始。但在规范化培训的过程中也存在一些问题,例如,规范化培训时工资待遇低,不能满足生活的需求,培训人员有心理上的波动;有些参加规范化培训的学员已经具有一定的临床经验,从基础手术和基本培训做起,认为必要性不大;培训学员待遇差,到基地培训的外院学员其薪酬福利落后于本院医师等。以上种种导致学员对培训普遍存在抵触情绪。故培训基地应就本培训基地住院医师培训中存在的问题进行针对性的解决,帮助培训医师完成职业生涯的第一步。

临床医师要充分认识到医学是一座巨大的宝库,目前的科技和医学水平,只是探秘了一小部分。学无止境,住院医师应树立"活到老、学到老"的心态,不仅要认真进行规范化培训学习,还应该走进社会,在临床中、实践中联系理论,探索更多未知的领域,积累更多相关的知识。

七、现场检查项目

(一)检查资料

(1)医师比例高级:中级:初级达到 3:4:3 的名单和每位医生的资质证明。

(2)硕士以上研究生学历与医师学历比例 ≥ 30% 的名单及其资质。

(3)入选省市级千人计划、百人计划、省市级领军人才计划、优青年计划等各类人才选拔计划等的任务书或证书。

(二)现场检查项目

(1)医师队伍的高级:中级:初级职称结构的比例是否达到 3:4:3 的要求,现场核查医生的资质。

(2)硕士以上研究生学历占医师队伍学历比例是否达到 ≥ 30% 的要求,现场核查研究生的资质。

(3)是否备有入选省市级千人计划、百人计划、省市级领军人才计划、优青年计划等各类人才选拔计划等的任务书或证书。

(王伟佳 杨有业)

第四节　医院信息系统

医院信息系统（hospital information system，HIS），在国际学术界已公认为新兴的医学信息学的重要分支。医院信息系统是利用计算机软硬件技术、网络通信技术等现代化手段，对医院及其所属各部门的人流、物流、财流进行综合管理，对在医疗活动各阶段产生的数据进行采集、储存、处理、提取、传输、汇总、加工生成各种信息，从而为医院的整体运行提供全面的、自动化的管理及各种服务的信息系统。一个现代化医院的综合管理是否先进是直接通过其信息化水平来体现的。

医院信息系统的功能要完整，技术要先进，数据要精准，运营要安全、快速、稳定。

医院信息系统的本质是将医院各科室的各种系统进行整合，使其互联互通，共同织成一张能够覆盖整个医院的信息大网。通过系统间的信息共享，避免了信息孤岛，方便其他科室进行信息调用，提高了医院整体管理水平和工作效率，不仅优化了流程还减少了人为的错误操作，有效提升了医院服务质量和患者满意度。

本节内容重点详见下篇第十一章医院信息化建设第三节医院信息化建设管理制度。

一、现场检查资料

（1）医院信息系统的建设情况：系统的完整性、功能的先进性、运行的稳定性等。

（2）医院建立信息系统的相关规划、预算、投入与运行维保资料。

二、现场检查项目

（1）是否备有医院设立信息系统与相关技术公司签订的协议。

（2）是否备有设立信息系统（PACS 系统）的相关设备和现场操作。

（3）PACS 系统等是否方便医师工作站、手术室调阅，抗菌药物管理、临床路径、危急值管理、病案统计、手麻系统、物资管理系统等各类信息系统是否完善，能否为医院服务和管理效率的提升发挥巨大支持作用等。

（王伟佳　杨有业）

第五节 学科建设

学科建设在社会办医中发挥着关键性作用，它是关系到医院的诊疗技术水平和能否持续稳定发展的核心问题。学科建设是提高医院医疗、教学、科研水平，促进科技创新和实现可持续发展、提高人才培养质量的重要保证。全面加强学科建设，促进人才队伍培养，提高学科水平与科研创新能力，强化组织管理、引领学科发展在医院的发展中具有举足轻重的地位和作用，是医院现代化建设的重要组成部分。

一、基本条件

（一）发展环境

1. 医院专科建设发展规划

医院要开展以发挥特色医疗技术、提高诊疗水平、扩大服务能力为主要内容的医院专科建设与发展规划工作。发挥专科的引领示范与带头作用，不断提高临床医疗技术水平和医疗管理水平，促进医疗机构合理调整技术结构，优化医疗资源配置，更好地为人民群众日益增长的医疗需求服务。

全院的各科室要选择并确定好专科发展方向，设计好专科建设和发展的中长期规划。医院要结合自身的功能定位与科室的诊疗水平，依照规划原则，统筹规划、合理布局，进行全院的技术力量重组，优化医疗资源配置，确定创建国家、省、市、院级的相应重点专科科室，制定创建不同级别专科的院、科两级建设规划与实施方案。制定相应的配套政策和措施，为专科建设与发展提供良好的发展环境，举全院之力，整合全院资源，创建各层级的重点科室。

医院要鼓励临床科室依据规划和发展方向，在专业技术和服务能力上多下功夫，开展以发挥特色医疗技术、提高诊疗水平、扩大服务能力为主要内容的专科建设工作，努力将本专业的综合优势和整体水平提升，突现临床技术特色，在重点方向上有所突破。要从基础实施、技术能力、学术影响、人才培养、文化建设等方面加强专科内涵建设，提升专科的作用和影响力。

2. 医院有扶持专科建设的政策或措施

根据医院的发展规划，建设和发展一批院级专科，推进专科的建设和发展，保证专科发展动力，打造专业学科品牌，增强医院实力，制定专科扶持措施。

（1）创新专科发展思路，实现优势整合。专科建设是医院发展的核心，坚持"院有专科、科有特色、人有专长"的指导思想，凝练学科发展方向，集中力量打造一批优势学科，在确定各专科的目标方向上，选择基础好创新力强的学科，按照医院的发展目标及群众的健康需求，努力建设市级及以上重点或特色专科。

（2）增加资金投入，保障措施到位。在专科建设中，对院级重点专科建设科室实行四优先原则：资金优先投入、科研优先立项、人才优先培养、设备优先采购。充分调动业务科室建设专科的积极性，以专科建设促进医疗业务水平的提高，带动全院业务向前发展，形成有自身特色的医疗优势。

（3）实行奖励措施，鼓励业务创新。给各专科创建奖励资金，在个人职称晋升和职称评定中，各专科有科技成果贡献者有优先权。

（二）专科规模

依据区域内医疗卫生事业发展的需要和医疗资源实际情况，全院的各科室要选择并确定好专科发展方向，设计好专科建设和发展的中长期规划。依照规划原则，统筹规划、合理布局，进行区域内技术力量重组，优化医疗资源配置，制定相应的配套政策和措施，为专科建设与发展提供良好的发展环境。按国家省市的临床重点专科建设的标准配备相应的床位数、医务人员和专科治疗设备。培养和引进人才，提高诊疗团队规模，促进前沿技术的发展，提高专科的诊疗水平。

（三）支撑条件

医院按照专科结构优化调整的原则，保证各专科有足够的规模和发展空间，以及足够的条件支持。医疗队伍值满足专科发展需求，医疗设备能满足专科开展全部技术项目的需求，具有先进性和适宜性；提供专科科研的专项经费，并制订各专科发展规划和阶段性目标，以及有经院务会通过的各项配套政策和措施。

1.资金优先投入

院级专科，每年度投入相应的专科建设经费，对于有上级卫生主管部门专项建设经费拨款的专科，医院给予相应的资金配套，并把各项资金投入在各年度专科建设检查中得以落实和保证。

2.科研优先立项

为支持专科先进医疗技术的发展，提高专科科研水平，对各专科的科研项目优先立项。

3.人才优先培训

根据医院专科相关设置规划和人才引进及培训规划，对于专科建设所需的各类人才，医院给予优先引进和培养、优先进编的政策，以保障专科的建设需求。在人才的引进和培养过程中，所涉及的费用由医院全部承担。

4.设备优先购置

各专科开展新技术、新项目等特色技术和项目所需的设备，医院给予优先采购。适用专科发展的设备，经医务科审核后递交设备科优先采购，对于大型设备所需资金超出专科建设经费的部分，医院将进一步加大扶持力度，根据技术开展的社会效益、经济效益分析确定其可行性后给予提升支持资金，保障技术开展前设备配置到位。

（四）科室管理

临床专科建设是根据区域内经济发展水平和医疗卫生发展需求，遵循医学科学发展规律和特点，建立的一种医院长效管理机制。临床专科是提供疑难病症诊疗和专科医疗服务的专科医疗中心，在临床医疗服务体系中居于技术核心地位，也是推广临床技术、开展临床科研、培养临床人才的重要基地。各科室要充分认识加强临床重点专科建设的重要意义，要把临床重点专科建设与发展摆上医院重要议事日程，切实加强对这项工作的领导，把临床重点、专科建设抓紧抓好。

医院成立专科建设领导小组，组建工作专班，定期研究和解决科室在创建专科过程中的问题，要在基础设施、人力资源、建设经费、保障措施等方面给予倾斜，保证专科建设任务如期完成。

1.开展临床路径管理

根据《卫生部关于开展临床路径管理试点工作的通知》和《临床路径管理试点工作评估方案》的要求认真开展临床路径工作。根据专科实际情况，制定并实施临床路径，工作有记录，资料要完整。

2.开展优质护理服务

据《医院实施优质护理服务工作标准（试行）》，开展优质护理服务。改变护理工作模式，实行责任制整体护理，责任护士全面履行护士职责，为所负责患者提供基础护理、病情观察、治疗、沟通和健康指导等护理服务；依据科室专业特点及护理工作量，合理配置护士，病房实际床位数与护士数的比例应当不低于1:0.4。每名责任护士平均负责患者数量不超过8个。不依赖患者家属自聘护工护理患者。根据《综合医院分级护理指导原则（试行）》，结合病房实际，细化分级护理标准、服务内涵和服务项目，患者的护理级别与患者病情和自理能力相符；患者满意度高，医患关系和谐。

二、医疗技术队伍

（一）技术团队（整体实力）

医院具有市级、省级或国家级临床重点专科。医疗技术人员配备符合标准和满足工作需求，形成包含医师队伍、技术人员及护理队伍的专业技术团队。医师和护理队伍达到专科要求，学历、职称、年龄与能力结构配备合理，符合相关标准要求。专科配备相应数量的技术人员，以满足专科诊疗要求。专业技术队伍可妥善处理疑难重症病例，各级医师、技师、护师能够掌握专业相关技术，并对中青年医师进行科室核心技术的培养和锻炼。

医院重视专科发展，按照专科发展规划设置专科床位，合理分布病区。专科内部设置多个亚专业，每个亚专业方向均有相对独立的技术小组。在各亚专科领域的临床诊治和相关研究具有很强的专业特色。除常规开展的专科项目，随着新技术和新设备的引入，逐步开展新技术及新项目。

（二）学科带头人

学科带头人应具有硕士或硕士以上学历，具备副主任医师以上职称，并在省级以上学术团队或国家级专业杂志任职。专科带头人有长期从事相关专科临床工作经验，具有深厚的本专业临床理论及相关基础知识，熟悉本专科各种疾病诊疗的最新发展动态；能熟练处理本专科领域各种常见病、疑难病和危急重症，无医疗差错及事故发生；主持开展新技术、新业务，主持科内专科查房；应邀参加三级医院疑难危重病例重大会诊；评估学科带头人的学术水平主要是评估其近5年的工作业绩，主要包括指导研究生、主持在研国家级课题、有SCI收录临床方向论著、获得高级别科研成果等内容。

（三）学科骨干

专科根据下设的亚专科发展需求，设置多名学科骨干，能够满足各专业方向可持续发展的需求。各学科骨干具有本科或本科以上学历，具备副主任及主任以上职称，并在省级以上学术团队或国家级专业杂志任职。学科骨干能够掌握代表其专业方向先进水平的技术；具有其专业方向疑难病种的较高的诊治能力，效果好；有技术水平持续提高的制度保障；每年主持开展新技术、新业务1项以上；每年主持科内专科查房平均每周1次，年应邀参加三级医院疑难危重病例重大会诊次数5次以上。学科骨干负责相关亚专科领域临床科研带教工作，指导硕士研究生毕业1名以上；积极申报市级、省级或国家级科研项目，科研成果申报市级、省级或国家级科技进步奖，在专科权威杂志发表相关研究领域论文，主持省部级以上课题；5年内获得省部级科研成果二等奖以上；SCI收录论著1篇以上。

（四）医师队伍

按照原卫生部的全国临床重点专科建设标准要求，医师队伍的学历结构合理，具有一定数量的博士、硕士，硕士及硕士以上人员比例大于70%；医师队伍的职称结构合理，专科鼓励科室人员不断学习晋升，主任医师、副主任医师、主治医师、住院医师专科人员梯队合理，高级医师总数比例为30%，中级医师约占40%；医师队伍的年龄结构合理，其中45岁以下中青年达到专科要求。各亚专科配备亚专科医师队伍，每位医师均有自己的亚专业方向。

（五）护理队伍

护理队伍满足专科要求，床护配置比例合理，具备良好的护理梯队，其中主任护师、副主任护师、主管护师、护师及护士达到专科要求，职称分布合理，学历分布合理，年龄分布合理。为提高专科护理水平，专科定期举办护理专科业务培训。

聘请经验丰富的护理人员为护士长。护士长必须从事护理工作多年，具有丰富的临床技术护理经验；注重护理业务能力的培养和护理内涵拓展的建设，能够指导并开展专科临床路径及单病种护理，积极开展优质护理服务工作；熟悉专科各种疾病的治疗和护理，熟练掌握专科理疗方法，掌握相关检查和操作的配合工作，并针对专科特点制订相应的护理常规；修订专科技术操作规范，完善护理防范措施，有效回避护理风险，为患者提供优质、安全、有序的护理服务。

护士长应注重加强护理人员亚专业学科、急救技能的培训，重视实施治疗各阶段的健康指导；注重护患沟通，强化危机公关能力。病房开展回访工作，提供优质的护理服务。基础护理合格率、危重患者护理合格率、住院满意率达到专科要求。定期组织护理查房，参加医疗护理查房、危重疑难病例讨论、专科护理查房及业务学习、亚专业护理查房及业务学习、院内联合护理查房及院内业务讲座。

（六）人才培养

专科不断完善学科人才梯队建设，积极培养中青年技术骨干，同时引进临床及基础研究高级人才，使学科人才建设不断向更高层次发展，按不同级别制订人才培养计划和进修学习计划。

各亚专科带头人的培养：以掌握所在亚专科领域高新技术为主要目的，派遣至国（境）外著名医疗中心或代表国内最高水平的相关医疗技术医院进行短期专题进修；每年参加1次以上国际学术会议、2次以上国家级学术会议和国内亚专科专题学术会议。

主要业务骨干的培养：以掌握所在亚专科领域核心技术为主要目的，参加国内各种专题培训班、选送至国（境）外医疗中心进修；每年参加1次左右国际学术会议、1次以上国家级学术会议。

青年骨干医师的培养：以掌握本专科常见疾病和部分疑难疾病的诊治能力及常规基本操作技能为主，每年参加1次以上国家级继续教育学习班，每年参加1次以上国内本专科综合性学术会议。

三、医疗服务能力与水平

（一）总体水平

学科（组、亚专科）设置合理，整体实力强，特色突出。专科能够独立开展三级医院常规临床技术项目，总体技术水平高，专业特色显著，有1项或1种以上疾病诊断、诊疗技术达到国际先进或国内领先地位。专科管理层或管理小组统计专科国内领先或国际先进的临床技术，统计近3年中每年开展例数；统计平均年出院人数、平均年门诊人数、平均住院日、疑难危重病例比例，各项指标达到专科要求；统计近3年负责或承担国内或国际多中心临床研究项目情况，鼓励专科进行多中心合作交流。

收费情况：各项诊疗、项目检测的收费标准符合当地收费标准。

（二）亚专科建设

1. 亚专科与专科发展适应

专科合理设置亚专科，每个亚专科有独立科室和专业技术队伍。亚专科按照专科发展规划，制定与专科发展规划相适应的亚专科发展规划。

2. 各亚专科的技术水平和服务能力

各亚专科负责人由省内或国内知名专家担任，年平均门诊人次和年平均住院人次达到专科要求。专科开展常规检测项目及特色项目，规范治疗，诊疗水平达到国内领先水平或国际先进水平。根据专科发展，以强大的技术水平为核心，发展良好的亚专科，鼓励专科建立网站和电话预约系统，电子化病例档案，建立社区化、网络化防治及管理中心，提高专科的服务能力和幅射范围。此外，鼓励亚专科人员参与国内或国际多中心研究，开展临床课题或基础科研课题，积极申报相关领域市级、省级或国家级等各级科研项目，积极申报科研专利；鼓励亚专科人员举办市级、省级或国家级继续教育项目，提高亚专科人员及专科在业界的影响力。

（三）技术特色

1. 技术特色

专科骨干了解国内外前沿技术，根据科室发展需要开展特色技术，建立新项目档案，撰写新项目的国内外研究现状及开展该项目的必要性及紧迫性。鼓励应用特色技术进行课题研究，鼓励专科人员应用新技术新项目在权威杂志上发表论文，鼓励专科人员应用新技术新项目申报市级、省级或国家级科研项目，鼓励专科人员应用新技术新项目申报市级、省级或国家级科技成果奖。

2.先进性

医院对专科的新技术新项目进行评估，单项技术的先进性为国内领先或国际先进、单项技术的成熟度高、年度开展例数达到专科要求。

（四）诊治能力

专科能够独立诊治《临床诊疗指南》中规定的病种。专科管理层或核心管理小组统计专科近3年专科主要病种情况，每年度病种数达专科要求，每年度各病种中患者总例数、治愈好转率、平均住院日、人均费用达到专科要求；统计近3年专科疑难病种诊治情况，各疑难病例每年度患者总例数、并发症发生率、治愈好转率、病死率、平均住院日、人均费用达到专科要求；统计近3年专科危重病种诊治情况，统计每年的各危重疾病的名称、患者总例数、并发症发生率，治愈好转率、病死率、平均住院日、人均费用达到专科要求。专科组织科室内部定期总结各个疑难病例和危重病例，并进行疑难病例讨论、危重病例讨论和业务学习，并邀请病例涉及的其他专科参与讨论，提高专科医师队伍的诊疗水平，避免不必要的误诊和不当治疗。

（五）创新能力

专科指派科室骨干、青年骨干或技术能手参加国内或国际会议，了解专科前沿技术和前沿项目，并制订年度新技术新项目开展计划，井然有序地开展各类新技术新项目，并保证年度开展例数达到专科要求。专科建立新项目档案，撰写新项目的国内外研究现状、开展该项目的必要性及紧迫性，评估新技术新项目的先进性是否达到国内最早、国内领先或国际先进水平。专科鼓励新技术新项目的临床转化，鼓励专科人员应用新技术新项目在权威杂志上发表论文，鼓励专科人员应用新技术新项目申报市级、省级或国家级科研项目，鼓励专科人员应用新技术新项目申报市级、省级或国家级科技成果奖。

（六）辐射能力

专科管理层或管理小组统计近3年省、自治区、直辖市外患者比例，高水平的医院年出院患者中市外患者比例大于30%或省外患者比例大于25%（直辖市市外患者比例大于25%）；统计进修医师、护士数量，来源于三级医院进修医师、护士（半年以上）比例超过50%；统计覆盖省、自治区、直辖市数量；统计对口支援情况，对多于3家医院进行技术帮建，并取得明显效果；统计近3年技术推广情况，包括市级、省级或国家级继续教育项目，新技术新项目推广计划；统计近3年受邀在国内或国际学术会议上的学术报告。

四、医疗质量状况

（一）质量概况

为加强医疗质量管理，规范医疗服务行为，保障医疗安全，医院必须严格按照原国家卫生计生委颁布的《医疗质量管理办法》认真执行与监管。医疗质量管理是医疗管理的核心，各级各类医疗机构是医疗质量管理的第一责任主体，应当全面加强医疗质量管理，持续改进医疗质量，保障医疗安全。医疗质量管理应当充分发挥卫生行业组织的作用，各级卫生计生行政部门应当为卫生行业组织参与医疗质量管理创造条件。

为了保障医疗质量，医疗机构应当加强医务人员职业道德教育，发扬救死扶伤的人道主义精神，坚持"以患者为中心"，尊重患者权利，履行防病治病、救死扶伤、保护人民健康的神圣职责。医务人员应当恪守职业道德，认真遵守医疗质量管理相关的法律法规、规范、标准和本机构医疗质量管理制度的规定，规范临床诊疗行为，保障医疗质量和医疗安全。

医疗机构应当按照核准登记的诊疗科目执业。卫生技术人员开展诊疗活动应当依法取得执业资质，医疗机构人力资源配备应当满足临床工作需要。医疗机构应当按照有关法律法规、规范、标准要求，使用经批准的药品、医疗器械、耗材开展诊疗活动。医疗机构开展医疗技术应当与其功能任务和技术能力相适应，按照国家关于医疗技术和手术管理有关规定，加强医疗技术临床应用管理。医疗机构及其医务人员应当遵循临床诊疗指南、临床技术操作规范、行业标准和临床路径等有关要求开展诊疗工作，严格遵守医疗质量安全核心制度，做到合理检查、合理用药、合理治疗。

1. 合理检查

根据病情，选择适宜的临床检查。严格遵循临床检验、影像学检查、腔镜检查、各种功能检查、电生理、病理等各种检查项目的适应证，并明确排除禁忌证。进行有创检查前，向患者充分说明，征得患者同意并签字认可。有大型设备检查阳性率的定期分析和评价。临床检查适宜性有定期分析和评价，有持续改进。依据检查、诊断结果对诊疗计划及时进行变更与调整。对重要的检查、诊断阳性与阴性结果的分析与评价意见应记录在病程记录中。医疗机构应当加强医技科室的质量管理，建立覆盖检查、检验全过程的质量管理制度，加强室内质量控制，配合做好室间质量评价工作，促进临床检查检验结果互认。

2. 合理用药

医疗机构应当加强药学部门建设和药事质量管理，提升临床药学服务能力，推行临床药师制，发挥药师在处方审核、处方点评、药学监护等合理用药管理方面的作用。临床诊断、预防和治疗疾病用药应当遵循安全、有效、经济的合理用药原则，尊重患者对药品使用的知情权。综合基本药物占处方用药百分比、门诊住院患者使用抗菌药物的百分比、抗菌药物使用强度和药占比均符合要求。

（1）医院根据国家药事管理法律法规，建立相应的药事管理制度。

（2）医院根据医院的药事管理要求，制定相应的工作制度、操作规程，并组织实施。

（3）有药品遴选制度，遵循"一品两规"要求，制定本院"药品处方集"和"基本用药供应目录"。

（4）有抗菌药物、抗肿瘤药物、血液制剂、生物制剂及高危药品临床使用管理办法。

（5）优先使用国家基本药物符合相关规定。

（6）抗菌药物等临床使用符合相关规定。

（7）有药品采购供应管理制度与流程，有固定的供药渠道，由药学部门统一采购供应。

（8）列入"药品处方集"和"基本用药目录"中的药品有适宜的储备，每年增减调整药品率≤5%。

（9）医院配制、销售、使用的制剂经过批准。

（10）"基本用药供应目录"品规数：500~800床，西药应≤1000个品种，中成药≤200个品种；800床以上：西药≤1200个品种，中成药≤300个品种（医院自制制剂除外）。

3.合理用血

（1）落实《中华人民共和国献血法》《医疗机构临床用血管理办法（试行）》和《临床输血技术规范》等有关法律和规范，完善临床用血的组织管理。

（2）设立输血科，具备为临床提供24小时服务的能力，满足临床工作需要，无非法自采、自供血液行为。

（3）加强临床用血过程管理，严格掌握输血适应证，促进临床安全、有效、科学用血。

（4）开展血液全程管理，落实临床用血申请、申请审核制度，履行用血报批手续，执行输血前核对制度，做好血液入库、贮存和发放管理。

（5）开展血液质量管理监控，制订、实施控制输血严重危害（输血传染疾病、输血不良反应、输注无效）的方案，严格执行输血技术操作规范。

（6）落实输血相容性检测的管理制度，做好相容性检测实验质量管理，确保输血安全。

（7）专科患者人均输血量、输血比例符合规范要求。

4.患者满意度调查

坚持公立医院公益性，把维护人民群众健康权益放在第一位。医院文化建设和服务宗旨、院训、发展规划体现坚持公立医院公益性，把维护人民群众健康权益放在第一位的特点。有保障基本医疗服务的相关制度与规范。参加并完成各级卫生行政部门指定的社会公益项目，有评审前3年完成项目数量、参加的医务人员总人次、资金支持等资料。有深化改革，坚持

"以患者为中心"，优化质量、优化服务、降低成本、控制费用的措施。定期进行患者满意度调查，满意度大于90%。

（二）病区质量

（1）手术前后诊断符合率满足专科要求，大于95%。

（2）临床主要诊断与病理诊断符合率满足专科要求，大于70%。

（3）甲级病历率≥90%，无丙级病历。

（4）病案首页诊断填写完整，主要诊断的正确率达到100%。

（5）出院患者随访及治疗效果评价结果。

（6）建立患者随访制度，重点病种的出院患者随访率大于50%，冠状动脉旁路移植术术后5年生存率符合要求。

（三）门诊质量

医疗机构应当完善门诊管理制度，规范门诊质量管理，加强门诊专业人员和技术力量配备，优化门诊服务流程，保证门诊医疗质量和医疗安全，并把门诊工作质量作为考核科室和医务人员的重要内容。

（1）优化门诊布局结构，完善门诊管理制度，落实便民措施，减少就医等待，改善患者就医体验，有急危重症患者优先处置的制度与程序。

（2）公开出诊信息，保障医务人员按时出诊，遇有医务人员出诊时间变更应当提前告知患者。提供咨询服务，帮助患者有效就诊。

（3）根据门诊就诊患者流量调配医疗资源，做好门诊和辅助科室之间的协调配合。

（4）有制度与流程支持开展多学科综合门诊。

（5）有改善门诊服务、方便患者就医的绩效考评和分配政策，支持医务人员从事晚间门诊和节假日门诊。

（6）每天均安排高级职称人员出门诊，所有专家每周至少出1次门诊。

（7）入出院诊断符合率大于95%。

（8）门诊患者中预约患者比例较高，达到要求。

五、科研与教学

（一）学术影响

医疗机构技术骨干在国家、省、市级学（协）会的专业委员会、学术刊物有任职，近3年多次主办学术会议，近 3 年受邀在国内外召开的全国或国际学术会议上做学术报告。

（二）专科方向

根据各专业内容确立有 2~3 个稳定、明确的研究方向，所确定的研究方向与临床工作密切相关，研究内容系统、具体，具有较强的专业特色。

（三）科研项目

立项的科研项目应包括国家级、省部级、局级、院级科研课题项目多项。有近 3 年来承担各级各类科研项目、科研经费及科研成果的相关资料。

（四）科研成果

科研项目有申报医学科技进步奖，并获得国家级、部（省）级科技奖励，发表 SCI 收录、中华医学系列杂志及统计源期刊论著，获得发明、实用新型、外观设计专利。有科研成果（专利数量、统计源期刊发表论文数量、省级或以上获奖励数量），有临床科研项目数量，占总项目比例及专利技术转化的相关资料。

（五）培训进修生

培训进修生在相应进修的科室应安排具有较丰富临床经验的带教老师根据进修内容进行带教。

（六）学生教育

医院设有负责临床教学工作管理部门，负责实习生、研究生的临床教学和实习任务。完成本科及以上临床教学工作，通过省卫生、教育行政部门的教学基地评估，有支持教学规划、资金投入和保障制度，有专门部门和专职人员负责教学管理工作。有相应专业教研组或办公室，有专、兼职临床教师。

（七）继续教育

承办国家级、省级、市级继续教育项目多项，深入基层举办继续教育项目（学习班、论坛）。规范化医师培训，培养合格率符合相关要求。

（1）根据原国家卫生计生委、教育部关于继续医学教育的相关规定要求，制定医院继续医学教育方案，实施卫生技术人员全员继续医学教育。

（2）有继续医学教育组织机构，有职能部门负责具体组织实施。

（3）有保障继续医学教育的资金投入和完善的设备设施。

（4）有定期的继续医学教育督导检查，持续改进工作，检查结果与科室、个人考核挂钩。

（5）有继续医学教育信息库，有包括全院、科室、个人实施继续医学教育的统计、评价、考核等资料。

（6）全院卫生技术人员年度继续医学教育达标率符合医院等级规定的要求。

（7）积极承担省级继续医学教育项目或国家级继续医学教育项目。

（八）编写材料

评价周期内参加教育部、原国家卫生计生委普通高等院校教材编写工作。

六、评价指标内容与加分

（一）检查内容

（1）医院获得国家临床重点专科、国家中医重点专科、省市级优秀（重点）专科的正式批件或证书或牌匾原件与复印件。

（2）医院获得国家、省市级特色专科称号的正式批件或证书或牌匾原件与复印件。

（二）检查方法与加分

（1）是否备有获得国家临床重点专科、国家中医重点专科、省市级优秀（重点）专科的正式批件或证书或牌匾。

（2）是否备有获得国家、省市级特色专科称号的正式批件或证书或牌匾。

（3）获1项国家临床重点专科的加10分；获1项省市级临床重点专科的加6分；获1项省市级特色专科的加4分；获1项地厅级临床重点专科的加3分；获1项地厅级特色专科的加2分。本项最高加10分。

第六节 继续教育

继续教育在社会办医中占有主要的位置。继续教育是教育现代化的重要组成部分，是面向学校教育之后已参加工作和负有成人责任的人所接受的各种各样的教育活动，是终身学习体系的重要组成部分。继续教育是一种特殊形式的教育，是医院进一步完善知识结构，提高创造力和专业技术水平，是提高队伍整体素质，加强专业技术队伍建设的重要内容。医学教育连续统一体由三个性质、目的、内容与方式各不相同而又相互连接的教育阶段所组成，即高等医学院校教育、毕业后医学教育和继续医学教育，形成了终身医学教育体系。

一、开展继续医学教育工作要求

（1）医院有继续医学教育管理组织，管理制度和继续教医学育规划、实施方案，提供培训条件及资金支持。

（2）有专门部门和专人对全院继续教育项目实施统一管理、质量监督。

（3）有完善的继续医学教育学分管理档案。

（4）有继续医学教育与员工定期考核、晋职晋升挂钩。

（5）每年承担国家级、省级继续医学教育项目；继续医学教育学分完成率 ≥ 90%.

二、评价指标内容与加分

1. 继续教育的评价指标内容

（1）医院承担国家级或省市级以上继续医学教育项目。

（2）医院重视员工的继续教育，专业技术人员全员参加继续教育并达标。

（3）医院有继续教育的专项工作经费预算、决算。

2. 现场检查方法与加分

（1）是否备有承担国家级或省级以上继续医学教育的正式批准文件原件或复印件。

（2）是否备有员工参加继续教育达标记录证明。

（3）是否备有继续教育的专项工作经费预算、决算材料。

（4）承担国家级继续教育项目加 7 分；承担省市级继续教育项目加 3 分；参加继续教育项目并达 60% 加 3 分。本项最高加 10 分。

第七节　科研项目与管理

科研项目管理是指课题从项目申请、立项论证、组织实施、检查评估、验收鉴定、成果申报、科技推广、档案入卷的全程管理。科研项目与管理在社会办医中具有科技兴院的重要意义，对助推医院发展起到积极的作用，对医院规范科研项目的开展与管理，提高科技计划项目管理的效率，保证科技计划项目的顺利实施，加强成功转化，使科研项目实行制度化和科学化的管理，保证科研计划圆满完成，出成果、出人才、出效益，提高竞争力具有现实的意义。

一、科研项目定义及种类

（一）科研项目的定义

科研项目即开展科学技术研究的一系列独特的、复杂的并相互关联的活动，这些活动有着一个明确的目标或目的，必须在特定的时间、预算、资源限定内，依据规范完成。项目参数包括项目范围、质量、成本、时间、资源等。

（二）科研项目的种类

科研项目包括国家各级政府成立基金支撑的纵向科研项目（课题）、来自于企事业单位的横向科研合作开发项目（课题）和大学、医院自筹科研项目（课题）。

1. 纵向项目

指由上级有关部门下达的科研项目或研究任务，列入年度科研计划之内，经费随其任务下达，包括：①国家级项目（科技部、国家自然基金委等）；②省部级项目（原国家卫生计生委、教育部、国家中医药管理局、省科技部门等）；③市厅级项目（省卫生计生委、省中医药管理局、市科技局等）；④其他项目（各级各类学会、协会、社团组织机构等）；⑤医院下达或自立项目（根据本部门业务特点、专业工作需要自选或院内下达的项目）。

医院确定的重点研究项目，采取科研管理部门与项目组签订协议的形式，医院提供研究经费，项目组按合同要求完成研究任务，如取得市级以上成果，按有关规定给予项目组研究人员奖励。

2. 横向项目

指与外单位协作的项目或受外单位委托的技术服务项目。外单位委托医院的协作项目，经所在部门同意及科研管理部门审核，须与外单位共同签订协作协议（即横向项目合同），并列入部门年度计划。需方（甲方）除提出协作要求外，必须向承担部门提供足够的科研经费。

3. 国际合作项目

与横向项目要求相同。

二、科研项目立题程序

（1）申报者撰写项目申报书并经科研管理部门审核同意。

（2）所有待申报项目的开题报告，提交科研管理部门初审。

（3）由科研处组织学术委员会召开项目评审会，就该课题的立题意义、社会推广的预期效果、技术路线的可行性、课题组成员及经费预算等进行论证，提出评审意见，并上报有关部门审批。

（4）研究所提供的课题，经医院学术委员会评审后，报医院领导审批。

（5）得到经费的合作课题，应将课题相关资料及合同复印件报科研管理部门登记备案。

（6）上报科研项目应列入医院年度科研工作计划。

三、科研项目的日常管理

1. 主持人负责制

科研项目实行课题项目组长（主持人）负责制。各课题组成员可以交叉。跨项目组的科研课题，采取双向选择、自由组合的方式进行。课题负责人对课题全面负责，具有管理权，全面负责课题的进度、经费、人员调配、物资领取、课题奖金和绩效奖励分配等项工作，按课题进度完成各项任务并接受医院科研管理部门的检查考核。

2. 项目监管

医院科研管理部门每年对课题执行情况进行检查和考核。课题组应按时将阶段性小结和评价及工作进程等情况上报医院科研管理部门，每2个月（双月月底）至少有一小结。

3. 经费管理

科研课题的研究内容、课题组成员、进度计划及经费预算一经确定，课题组未经批准不得擅自变更或修改，如遇特殊情况需上报医院领导审批，并交科研管理部门备案。

4. 成果管理

研究工作中形成的所有资料不得短缺，不得据为己有。未经许可，不得随意摘抄和发表。

5. 研究过程管理

科研记录应及时、准确、真实、完整。科研记录内容主要包括实验名称、方案、人员、时间、材料、环境、方法、具体的实验步骤、过程、结果等，并应准确记录观察指标的数据变化。每项实验结束后，应进行数据处理和分析，并有文字小结。

6. 人员离职管理

实验研究人员调离工作，应将全部实验记录资料、归档材料、文献卡片等全部上交项目组，课题负责人签字后，方可办理调离手续。

7. 资料管理

记录实验设计、操作过程、研究内容、实验结果和数据的记录本、其他记录资料及相关材料，属于医院所有，各课题组使用。研究人员在离开医院时，为方便今后的研究工作，经医院同意可以复印这些资料。

8. 结题

研究工作全部结束后，由负责人撰写总结报告及有关论文，并将结题报告上报科研管理部门。项目负责人负责将所有项目相关资料整理上交科研管理部门归档。

9. 延迟管理

因客观原因，不能完成科研课题者，课题负责人要写出拖延理由，上交医院科研管理部门，论证后做如下处理：①有继续研究价值的项目，在下一年度必须完成。②无继续研究价值的项目，由负责人写出终止原因报告，经批准后，负责人应做好技术资料的清理、归档和仪器试剂的清点移交工作，剩余经费收回。未做好善后工作的不能接受医院的新课题。对无正当理由不按计划完成课题者，课题负责人将没有资格再承担医院的任何课题。

10. 课题督查

医院科研管理部门按照课题主管部门颁发的课题规定管理课题，负责督促、检查课题的研究情况；科研管理部门有权抽查或检查课题组的课题记录情况。对研究不能正常进行，经评估难以获得预期研究成果的课题，科研管理部门有权终止或取消课题。对违反课题管理规定，弄虚作假，对医院声誉造成损害的课题负责人，医院将通报批评，严重者在规定的年限内不允许其申报课题。

四、科研项目经费管理制度

（1）医院内课题经费管理：①自选或医院下达的课题，经学术委员会讨论，医院领导批准后，课题负责人应将开题报告书或协议书、合同书及批准经费的详细预算交科研管理部门办理立项拨款手续；②医院可以按总经费的规定部分预拨项目启动费，余额根据项目组预算申请统一管理。

（2）以上经费的处理均由医院管理部门按照规定办理，经财务审核，上报医院领导批准后，方可使用。

（3）课题经费的使用范围及权限：①课题负责人应按预算计划严格执行审批手续，并有详细的经费使用记录；②所有与项目相关的支出均由课题负责人签字，经科研管理部门审核并上报医院领导批准后方可报销；③所购物资需要到医院科研管理部门登记入库，方可报销；④凡属医院内可以协调解决的事宜，应在医院内解决，并计入课题经费支出，如制作幻灯片、使用交通工具、打印、复印等；⑤所有支出报销时，由科研管理部门审核，如有变动应由医院领导复审。

五、科研项目的结题验收

（一）科研项目应严格按计划组织实施，按时结题

各类项目结题时要按照有关计划要求和合同要求，实事求是地进行工作总结和技术总结，完成工作报告和研究开发报告。项目完成后，首先由医院科研管理部门按照程序组织相关人员进行验收，并签署验收意见。最后上报医院领导审批，组织科技成果鉴定。

（二）项目完成后的管理

科技项目完成后，应及时进行归档工作，提交的材料包括：立项报告书、试验过程记录、相关图片或录像带、性能测试报告、应用试验报告、查新检索报告、项目研究工作报告和项目研究成果报告等。

六、科研项目及成果的奖励办法

（一）科研项目奖励

（1）对获国家自然科学基金、科技部、原卫生计生委、教育部等国家部委资助的科研项目，医院给予项目组项目经费一定的奖励，同时根据要求予以配套科研经费。

（2）对省市、厅局级等部门资助的课题，按医院规定可以一次性给予课题组奖励和予以配套科研经费。

（3）对于自筹经费的上级课题，课题组可申请医院科研基金给予资助。

（4）对于其他来源如社会团体、公司、个人资助的课题，医院可以按规定一次性给予项目组项目经费一定的奖励。

（5）奖励资金与配套科研经费的数额以经费实际到账数计算。课题结余的经费可转入新课题的研究，一年内未立新课题的，剩余的经费纳入医院综合科研经费管理。

（二）科技成果奖励范围

（1）国家级三大科技奖（国家发明奖、自然科学奖、科学技术进步奖）。

（2）省部级科技奖。

（3）市厅级科技奖。

（4）协会团体组织的科技奖。

（5）医院科研奖。

（三）学术论文奖励范围

对以第一作者或通讯作者（本院为第一完成单位）发表的论文给予如下奖励。

（1）在世界一流学术杂志 *Nature*、*Science* 或 *Cell* 上发表的高水平研究论文和在 *Nature Medicine*、*Nature Genetics* 等 *Nature* 系列杂志上发表的研究论文，医院应予重奖。

（2）在 SCI 源期刊上发表的研究论文，医院应按影响因子分值（IF）进行奖励。影响因子分值（IF）统计以论文正式发表时间为准。

（3）经医院学术委员会认定，发表在国内具有较大影响力的杂志或由中华医学会主办的杂志发表的文章，医院应给予一定的奖励。

（四）学术著作奖励

（1）对国内外正式出版社出版发行，并以本院为第一作者单位的学术专著、编著、译著、科普读物等实行奖励。

（2）医院应参照国家、省市相关的规定制定奖励办法。

（五）国家级专利、软件著作权奖励

（1）医院对专利申请费、代理费、年费给予一定的资助。

（2）申请发明型、实用新型、外观设计发明专利，在专利获得授权后，对发明人给予一次性奖励。

（六）学术团体任职奖励

（1）对任职于国家级专业学术团体的主任委员、副主任委员、常委、委员给予奖励。

（2）对任职于省市级相关学术团体及市卫计局各质控中心的主任委员、副主任委员、常委、委员给予奖励。

（3）对任职于国内外医学核心期刊杂志社的主编、副主编、常务编委、编委给予奖励。

（七）博（硕）士研究生导师奖励

对经过大学博、硕士研究生导师遴选，评定为博士、硕士研究生导师者医院应给予奖励和津贴。

七、评价指标内容与加分

（一）科研项目的评价指标内容

（1）医院承担国家自然科学基金、科技部、原国家卫生计生委、教育部等国家和部委资助的科研项目正式批准文件原件或复印件。

（2）医院承担国家、省市级资助的科研项目正式批准文件原件或复印件。

（3）医院承担国家一级学（协）会、社团组织资助的科研项目正式批准文件原件或复印件。

（二）现场检查方法与加分

（1）是否备有承担国家自然科学基金、科技部、原国家卫生计生委、教育部等国家和部委资助的科研项目证明和获奖证明。

（2）是否备有承担省市级资助的科研项目证明和获奖证明。

（3）是否备有承担国家一级学（协）会、社团组织资助的科研项目证明和获奖证明。

（4）每承担1项国家级课题加10分；承担1项省级（含青年）课题的加5分；承担1项地区级（含青年）课题的加2分。本项最高加10分。

第八节　论文或专著撰写与发表

论文或专著撰写与发表是非公立医疗机构应该高度重视的工作，它是科技兴院的主要核心内容之一。学术论文一般也可以称为科学论文。学术通常是指专深而系统的学问，而论文则是指研究、讨论问题的文章。因此，学术论文就是在科学领域内表达科学研究成果的文章，是指某一学术课题在实验性、理论性或预测性上具有的创新科学研究成果或创新见解和知识的科学记录，或是某种已知原理应用于实际而取得新进展的科学总结，用以提供学术会议上宣读、交流、讨论或学术刊物上发表，或用作其他用途的书面文件。专著是对某一学科或某一专门课题进行全面系统论述的著作。一般是对特定问题进行详细、系统考察或研究的结果。

一、论文和专著的定义

（一）论文的定义和分类

广义的论文是指进行各个学术领域的研究和描述学术研究成果的文章，简称为论文。它既是探讨问题进行学术研究的一种手段，又是描述学术研究成果进行学术交流的一种工具。它包括学年论文、毕业论文、学位论文、科技论文、成果论文等。医院管理中涉及的论文，主要包括学术论文、学位论文等。医务人员所发表的学术论文，一般指的是原创性研究著作，包括发表在国内外公开发行学术刊物的学术论文或由国内外出版机构正式出版的学术专著，如临床医学论文、文献综述、病例分析报告、基础理论研究及学术会议交流论文等。

另外，在医疗机构培养的硕博士研究生，为申请学位而撰写的论文，称为学位论文，表明了作者在研究工作中获得的新成果，是评判学位申请人学术水平的重要依据和获得学位的必要条件之一。论文选题和所研究的内容应有自己的新见解，在理论上或实践上对经济、社会发展或本门学科的发展有一定意义。

（二）专著的定义和分类

专著一般是指专题论著、专门著作。其根据学术论文的长短，又可以分为单篇学术论文、系列学术论文和学术专著3种。一般而言，超过4万~5万字的，可以称为学术专著。学术著作是科研、教学工作者在某一学术领域重要学术思想和体系的综合体现。编撰学术专著比发表单篇论文更具学术价值。

二、医院开展医学科学研究的必要性

（一）是提高医疗技术水平和医疗质量、增进人民健康的需要

医院科研旨在研究人类生命本质及其疾病的发生、发展和防治、消灭的规律，以达到增进人类健康，延长寿命和提高劳动能力的目的。随着社会不断发展，我国的医学模式和疾病谱已发生了显著的变化。有组织地开展医学研究，可以深入系统地总结以往实践经验，加深对人的生命和疾病现象及其发生、发展规律的认识，可以不断发展医学新理论，开拓研究新领域，攻克技术新难关，不断寻求维护人类健康和防治疾病的最佳途径和方法，不断提高医疗技术和医疗质量，满足人民对医疗技术日益增长的需要。

（二）是促进学科建设和培养高素质医学人才的需要

学科建设是医院业务发展的主要环节，没有高水平的科研支持，学科建设将成为空谈。

学科的水平、专家的知名度，是靠先进的课题及其后续的成果来体现的。现代医院应培养既掌握临床医疗技术，又能从事科学研究的高素质医学人才。通过科研工作，不但可以巩固执业医师已有的医学基础知识，总结临床实践经验，掌握和跟踪国内国际最新医学发展动态和趋势，扩大知识范围，活跃思维方式，养成严谨务实的科研作风，更重要的是通过科学研究可以培养出一批能刻苦钻研，敢于设想、敢于创新、敢于实践的具有较高科学素质的医学人才和优秀学科带头人。对承担培养大学生、研究生、进修生及留学生任务的教学医院，开展科学研究更具有自我提高、教学相长的重要意义。

（三）是加强国内外学术交流和提高医院学术地位的需要

人类社会和科学文化的发展，产生了科学技术的交流活动，学术交流是科学劳动的一种特殊方式和必需手段。学术交流来源于科学研究，反过来又促进科学研究和医院学术水平的提高。通过学术交流，可以使新的科学知识得以广泛传播，使医学科技人员互相启发，共同切磋，活跃学术思想，加快研究进展。特别是国际的学术交流与协作，对引进新技术，跟上医学科学发展步伐更显必要，加强对学术交流活动的管理有利于学校学术论著的产出和与国内外学术界的合作联系。

此外，对医院管理的研究也是医学科学的一个重要方面。通过互相交流，总结探索我国医院管理实践经验，研究现代管理学的有关理论、方法和技术，对实现医院管理的现代化、最优化很有帮助。医院的振兴和发展、优质医疗中心的创建和竞争，其实质就是科技实力的竞争。从战略的高度紧紧抓住医学科学技术进步，是振兴医院，发展医院，提高医院学术水平和地位的重要保证。

（四）是促进医学科学技术与社会经济协调发展和实现科技兴院的需要

医院科学研究在解决防病治病和保护人民健康中的关键技术问题时，必定会产生一些有价值的科技成果，如应用于诊断、治疗、预防中的新技术、新工艺、新方法、新材料、新配方、新药物等。这些科技成果一方面直接发挥明显的社会效益，另一方面通过技术转让、技术入股或吸收外资联合生产等多种形式的开发，可转化为生产力，创造更多的社会财富，产生直接的经济效益，可使医院的科学研究步入以科研养科研的良性循环，并为医院的发展提供良好的经济与物质条件，从而实现科技兴院的目的。

（五）论文和专著本身具有价值

学术论文和专著（简称学术论著）是科学研究成果重要的组成部分，是科学研究的产出形式之一。学术论著产出水平（数量和质量）是医院整体学术水平的重要标志之一，是开展学术交流活动的基础。加强学术论著的管理，并纳入医院科技管理规划和计划目标之中，有利于管理工作实现科学化、规范化，提高科学研究和管理工作效率。

三、论文或专著撰写的要求和规定

学术论著是医学科学研究工作的文字记录和书面总结，是医学科学研究工作的重要组成部分。学术论著一般分为药学论文、医学论文、临床医学论文。学术论著报道医学领域领先的科研成果，是医学科学研究工作者辛勤劳动的结晶，是人类医学科学发展和进步的动力。从事医学科学研究工作的人员，经常撰写学术论著，不仅可以扩大视野，掌握国内外医学动态，而且能提高科研设计能力和研究能力，以及教学能力和业务水平。反过来，如果科研能力、业务水平及教学能力提高了，工作成绩显著，又能写出高质量的学术论著。论文一经发表，即被社会所承认，也是该项目取得科研成果的必要途径。由此可知，学术论著像一面镜子一样，反映出一个非公立医院的医学科学水平和工作风貌，更能反映出人才的多少和水平的高低。因此，如何撰写出高质量的学术论著是广大医务工作者应该掌握的基本技能，是摆在非公立医院举办者、管理者和每位医务工作者面前的一个重要课题。

（一）学术论著应该具备的特点

1.科学性

学术论著的科学性要求作者在立论上不得带有个人好恶的偏见，不得主观臆造，必须切实地从客观实际出发，从中引出符合实际的结论。在论据上应尽可能多地占有资料，以最充分的、确凿有力的论据作为立论的依据。在论证时，必须经过周密的思考进行严谨的论证。

2.创造性

科学研究是对新知识的探求，创造性是科学研究的生命。学术论著的创造性在于作者要有自己独到的见解，能提出新的观点、新的理论。这是因为科学的本性就是"革命的和非正统的"，"科学方法主要是发现新现象、制定新理论的一种手段，旧的科学理论就必然会不断地被新理论推翻"，因此，没有创造性，学术论文就没有科学价值。

3.理论性

学术论著在形式上属于议论文，但它与一般的议论文不同，它必须有自己的理论系统。不能只是材料的罗列，应对大量的事实、材料进行分析、研究，使感性认识上升到理性认识。一般来说，学术论著具有论证色彩，或具有论辩色彩。论著的内容必须符合历史唯物主义和唯物辩证法，符合"实事求是""有的放矢""既分析又综合"的科学研究方法。

4.平易性

平易性指的是要用通俗易懂的语言表述科学道理，不仅要做到文从字顺，而且要准确、鲜明、和谐、力求生动。

（二）撰写要求

1.政治要求

贯彻党和国家的卫生工作方针政策，用辩证唯物主义的世界观和方法论作指导，准确而深刻地反映研究对象的本质和规律性。运用先进理论与先进技术解决医学上的各种问题，以加速发展我国的医学科学事业。遵循科学道德，无政治性错误，无浮夸，无泄密。

2.学术要求

既要反映我国相关学科学术水平和发展动向，代表国家相关学科发展前沿，又要结合我国当前的医疗水平和实际工作需要，为防病治病工作的顺利进行发挥预见和导向作用。

（1）选题得当

密切结合国家或地区医学科技攻关及重点研究项目，密切结合医疗卫生保健和防病治病实践，适应学科发展的需要，有足够的科学依据。内容要体现创新性、科学性、实用性。

①创新性：学术论文的灵魂。创新性主要表现在：在同类领域中提出了新理论、新概念、新原理，或者在原有的基础上有新的发现；在同一原理的基础上有新方法、新手段、新技术的创造；研究的样本数更大，或采用的方法更为严格，发现了过去没有发现的新事实、新现象，提供了新的数据和实验结果；对原有的技术方法，在不同领域和不同地区有新的应用，取得了较好的经济效益和社会效益。在论文中应该反映作者是如何把未知变为已知，把未有变为已有，把知之不多变为知之较多，把知其然变为知其所以然，从而有了新的认识，发现新的事实，找到新的规律，阐明新的理论，发明新的技术。这样的论文，才有刊出的价值。

②科学性：学术论文的生命。科研设计是科学性的基础，科研设计是否严谨，关系到研究结果的准确性和重现性。科研设计包括专业设计和统计学设计。

专业设计：研究思路是否恰当，方法是否可靠，技术上是否成熟，诊断依据是否充足，临床表现和疗效观察是否客观、深入，资料是否完整等。

统计学设计：样本含量是否足够，是否具有代表性；分组是否随机化，是否具有可比性；是否对照观察，有客观的定量指标；数据是否准确、完整及符合统计学要求等。临床研究的科研设计应符合循证医学和现代临床流行病学的要求。科学性还体现在对实验结果的解释是否符合逻辑，结论是否有充分的依据并恰如其分。仅仅对研究所得数据进行统计学处理是不够的，要重视各专科的特殊规律。通过统计学处理后，还需要从专业的角度去慎重考虑，结合专业特点具体阐明所观察到的现象之间的因果关系，揭示其内在规律性，从而得出正确结论。

③实用性：科学技术的最终目的在于应用。医学是一门应用科学，更应该强调实用性，技术上要行得通，办得到。除了少量纯理论研究的论文以外，大多数医学学术论文应该结合医疗、预防工作实际。论文的实用价值越大，指导作用越强，就越具有重要性。

（2）写作要求

期刊常用的论文类型有述评、论著（临床分析、疗效观察、实验研究、调查报告等）、病例报告、临床病理讨论、综述等。文字表达要求准确、严密、简练、通顺，用词稳妥，语言规范，说理明晰，推理周密，可读性强，最好还有一定的生动性。一般应用科技语体。论著类文章最常用的写作格式为"四段式"，即：前言、方法、结果、讨论。

①题名：题名应以最恰当、最简明的词语反映文章中最重要的特定内容。一般使用充分反映论文主题内容的短语，不使用具有主、谓、宾结构的完整语句，不使用标点。题名用词应有助于选定关键词和编制题录、索引等，应避免使用非公知公认的缩略语、字符、代号等，也不宜将原形词和缩略语同时列出。中文题名一般不宜超过20个汉字，英文题名不宜超过10个实词。

②作者署名：作者署名是文责自负和拥有知识产权的标志。作者应是：参与选题和设计，或参与资料的分析和解释者；起草或修改论文中关键性理论或其他主要内容者；能对编辑部的修改意见进行核修，在学术上进行答辩，并最终同意该文发表者。以上3条均需具备。作者姓名在题名下按序排列，排序应在投稿时确定。集体署名的文章应注明通讯作者。作者中若有外籍作者，应附其本人同意的书面材料。论文决定刊用后，需要全部作者签署《论文专有使用权授权书》，将论文专有使用权授予发表期刊单位。

③摘要：a.内容。摘要是论文的高度概括、凝练、微型化，应具有独立性和自含性，即不阅读全文就能获得必要的信息。中华医学会系列杂志的论著需附中、英文摘要。b.作用。让读者了解文章；代替阅读全文；便于制作二次文献及收入数据库。c.格式。结构式摘要，包括目的、方法、结果（应给出主要数据）及结论4部分，各部分冠以相应的标题。写摘要应着重反映新内容和作者特别强调的观点，力戒空泛，应列出必要的资料和数据，并有明确的结论。采用第三人称撰写，不列图、表，不引用文献，不加评论和解释。中文摘要可简略些（250字左右），英文摘要应稍详细一些（400个实词左右）。英文摘要前需列出英文题名、作者姓名、第一作者单位名称、所在城市名、邮政编码和国名。有通讯作者时，应注明通讯作者的姓名、单位名称和邮政编码。

④关键词：是为了便于作文献索引、检索和阅读而选取的能反映文章主题概念的词或词组，一般每篇论文选取 2~5 个关键词。关键词应尽量从美国国立医学图书馆编印的 Medical Subject Headings（MeSH）中选取，其中文译名可参照中国医学科学院信息研究所编译的《医学主题词注释字顺表》。中医药关键词应从中国中医研究院中医药信息研究所编写的《中医药主题词表》中选取。未被词表收录的词（自由词）必要时也可以作为关键词使用。要注意首标词的选用，首标词应反映全文最主要的内容。

⑤前言：概述研究的背景、目的、研究思路、理论依据、研究方法、预期结果和意义等。仅需列出切题的参考文献，无须进行文献综述。不要涉及本研究中的数据或结论。不要与摘要雷同。一般不超过 250 字。比较短的论文可以只用小段文字起前言作用。

⑥方法：应详细描述研究对象（人或实验动物，包括对照组）的选择及其基本情况，以及研究所采用的材料和方法。这部分的描述以使读者能进行重复为度。a. 研究对象。研究对象为患者，需注明病例和对照者来源、选择标准及一般情况等。研究对象为实验动物，需注明动物的名称、种系、等级、数量、来源、性别、年龄、体重、饲养条件和健康状况等。b. 药品、试剂。使用化学名，并注明剂量、单位、纯度、批号、生产单位和生产时间。c. 仪器、设备。应注明名称、型号、规格、生产单位、精密度或误差范围。无须描述其工作原理。d. 研究设计。应交代研究设计的名称和主要做法。例如，调查设计应交代是前瞻性、回顾性还是横断面调查研究；实验设计应交代具体的设计类型，如属于自身配对设计、成组设计、交叉设计、析因设计抑或正交设计等；临床试验设计应交代属于第几期临床试验、采用了何种盲法措施、受试对象的纳入和剔除标准等。应围绕"重复、随机、对照、均衡"4 个基本原则作概要说明，尤其要交代如何控制重要非试验因素的干扰和影响。e. 研究方法。个人创造的方法应详细说明"方法"的细节，以备他人重复。改进的方法应详述改进之处，并以引用文献的方式给出原方法的出处。原封不动地使用他人方法，应以引用文献的方式给出方法的出处，无须展开描述。f. 统计学处理。说明统计学方法及其选择依据。统计学符号按《统计学名词及符号》（GB 3358—1982）的有关规定书写，一律用斜体。g. 伦理学描述。临床试验研究，应说明试验程序是否经所在单位或地区伦理学相关机构的批准，研究对象是否知情同意并签署知情同意书。

⑦结果：报告研究的结果，不应简单地罗列研究过程中得到的各种原始材料和数据，而必须将其归纳分析，进行必要的统计学处理，得出相应的结论，然后用文字和各种图表表达出来。结果的叙述应实事求是，简洁明了，数据准确，层次清楚，合乎逻辑，不能有任何虚假或含混不清，不应与讨论内容混淆。

⑧讨论：讨论强调新的和重要的内容，以及从中得出的结论，包括发现的意义及其限度，及对进一步研究的启示。研究工作尚未完成不要声称并暗示工作的优先权。如果不能导出结

论，也可以进行必要的讨论，提出建议、设想、改进的意见或待解决的问题等。应将研究结果与其他有关的研究相联系，并将本研究的结论与目的相关联。不必重述已在前言、结果部分详述过的资料或数据及过去文献已报道的内容。

⑨图：图应具有自明性，即只看图、图题和图例，不阅读正文，就可理解图意。图的内容不要与文字、表格重复。图的类型应与资料性质匹配。线条图要求线条均匀、主辅线分明，并使数轴上刻度值的标法符合数学原则。图高度与宽度的比例一般掌握在 5 ∶ 7 左右。照片图要求有良好的清晰度和对比度，层次分明，反差适中，没有杂乱的背景。病理显微照片应标明染色方法和放大倍数。实物照片涉及尺寸时应附有表示目的物尺寸大小的标度。若刊用人像，应征得本人的书面同意，或遮盖其能被辨认出系何人的部分。引用已发表的图须注明出处，并附版权所有者同意使用该图的书面材料。图中的量、单位、符号、缩略语等须与正文一致。

⑩表：制表的基本要求是重点突出，简单明了；主谓分明，层次清楚；结构完整，有自明性。表的内容不要与文字、插图重复。表中的量、单位、符号、缩略语等须与正文一致。

⑪名词术语：医学名词应使用全国科学技术名词审定委员会公布的名词。尚未有通用译名的名词术语于文内第一次出现时应注明原词。中西药名以《中华人民共和国药典》最新版本和中国药典委员会编写的《中国药品通用名称》为准，不应使用商品名。冠以外国人名的体征、病名、试验、综合征等，人名可以用中译文，但人名后不加"氏"（单字名除外，如福氏杆菌）；也可以用外文，但人名后不加"'s"。

缩略语：文题中一般不用缩略语。在摘要及正文中首次出现缩略语时应给出其中文全称。缩略语应尽量少用，一般不宜超过 5 个，不超过 4 个汉字的名词不使用缩略语，以免影响文章的可读性。

⑫计量单位：计量单位实行国务院 1984 年 2 月颁布的《中华人民共和国法定计量单位》，并以单位符号表示，具体使用可参照中华医学会杂志社编写的《法定计量单位在医学上的应用》（第 3 版）（人民军医出版社 2001 年出版）。

⑬数据数字用法：数字的使用，执行《出版物上数字用法的规定》（GB/T 15835—1995）。凡是可以使用阿拉伯数字而且很得体的地方，均应使用阿拉伯数字。如公历世纪、年代、年、月、日、时刻和计数、计量均用阿拉伯数字。

⑭致谢：致谢用于对参与部分工作、提供技术性帮助、提供工作方便、给予指导但尚达不到作者资格者，以及提供资助的团体或个人表示感谢。文字力求简练，评价得当。原则上应征得被感谢人的书面同意后，方可提名感谢。

⑮参考文献：列出参考文献的目的，主要是说明研究所借鉴的科学依据的出处，以供读者查阅参考；减少对前人文献的复述，以节省篇幅；同时，也是对他人成果和著作权的尊重。

因此，应以严肃的科学态度对待。除了会议消息报道等简讯外，一般每篇论文均应有参考文献。论文所列参考文献应是作者直接阅读过原著的，而不应是转引他人的。应选择近年的文献，除非必要，一般不宜引用 10 年以前的文献。应注意引用国内的文献，使读者了解国内的有关进展，且易于查找。由于参考文献的格式较严，项目较多，稍不注意即出现差错，使读者难以查找，因此必须认真核对原著，对作者姓名、刊名、年份、页码等，尤应注意准确。中华医学会系列杂志参考文献采用顺序编码制著录。参考文献中的作者列出第 1~3 名，超过 3 名时，后加"，等"或其他与之相应的文字。外文期刊名称用缩写，以 IndexMedicus 中的格式为准；中文期刊用全名。

⑯脚注：脚注常用于注明作者工作单位、邮政编码、基金资助项目等。获得基金资助产出的文章应在文章首页地脚以"基金项目："作为标识，注明基金项目名称，并注项目编号。基金项目名称应按国家有关部门规定的正式名称填写，多项基金可按级别依次列出。

（3）初稿的审查

①要注意布局结构："四段式"的各部分都要妥善安排，既要明确分工，避免重复，又要互相配合，防止遗漏。"四段式"是基本结构，但应根据论文的具体内容，作灵活的处理。每篇论文一般均分为几个部分、若干层次，分别冠以适当小标题。标题不可过多，同层次标题之间，内容要有联系，体例应统一。全文的标题要相对均衡。

②行文：要围绕中心，突出重点，条理清晰，详略得当。不应过多地插入枝节问题，罗列一大堆资料和数据，以致扰乱甚至淹没了主题。材料和方法部分，要着重介绍有关保证科学性和提供重复验证的必要信息。评价实验结果、临床诊断和治疗效果等，一定要说明其标准。在结果分析中，绝不要无选择地罗列所有资料和数据，但要详述有意义的结果，包括正面的、阳性的结果和反面的、阴性的结果，有时后者更为重要。讨论部分要善于运用自己的资料，阐述自己的观点，以观点统率材料，夹叙夹议，最能引人入胜。临床论文尤其应该用自己的病例统计数据和个案来进行论证。

③图表文：要善于将图表与文字配合使用，三者内容不应该重复。核对图表在文内是否按序标引。

④要正确运用语法和修辞：科技文章不同于文艺作品，不要求辞藻华丽，形象动人，而要求准确、简洁、通顺、合乎语法和修辞。

⑤要重视规范化和标准化：注意医学名词、简化汉字、计量单位、标点、符号和数字使用的规范化，第一次使用缩略语时是否写出全称，核对参考文献是否按序标引及著录格式是否标准。

⑥全文审查：认真通读全文，检查有无笔误、拼写、打印、计算错误。

四、论文或专著发表的管理规定

（一）投稿前准备工作

投稿前，要认真阅读目标刊物的稿约，并且分析其已刊出论文的水平、特点及其栏目，将之与自己的文章相比较，以决定如何投寄。除了选择适当的期刊进行投递外，还须强调的就是，切忌一稿多投，即同时投寄两种刊物或多种刊物，或投寄一刊后未等退稿又投寄他刊。但是，同时向不同刊物投寄中文稿和外文稿，则不属一稿两投，因为其读者和文种均不同。在国际上，这种情况称为平行发表或二次发表，与一稿多投引起的重复发表，有原则区别。

（二）论文二次发表

论文二次发表要符合以下条件。

（1）作者已征得两个刊物的编辑同意。负责二次发表的编辑必须得到首次发表的复印本、单印本或原稿。

（2）时间间隔：首次发表到二次发表的间隔至少1周，双方编辑经过协商后除外。

（3）文体：二次发表的目的是针对不同的读者群，往往以缩简本为宜。

（4）内容：二次文本真实反映首次文本的数据和解释。

（5）说明：二次文本的标题页脚注要向读者、审稿人、文献机构说明论文全文或部分发表过，并标出初次文献。比较合适的脚注是本文依据某杂志首次报道的一项研究，并附参考文献号。

（三）科学道德行为规范

为杜绝学术论文发表过程中存在的一些问题，中国科协、教育部、科技部、原卫生计生委、中科院、工程院、自然科学基金会共同研究制定了《发表学术论文"五不准"》，以此抵制学术不端行为，端正学风，维护风清气正的良好学术生态环境，重申和明确科技工作者在发表学术论文过程中的科学道德行为规范。

（1）不准由"第三方"代写论文。科技工作者应自己完成论文撰写，坚决抵制"第三方"提供论文代写服务。

（2）不准由"第三方"代投论文。科技工作者应学习、掌握学术期刊投稿程序，亲自完成提交论文、回应评审意见的全过程，坚决抵制"第三方"提供论文代投服务。

（3）不准由"第三方"对论文内容进行修改。论文作者委托"第三方"进行论文语言润色，应基于作者完成的论文原稿，且仅限于对语言表达方式的完善，坚决抵制以语言润色的名

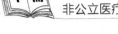

义修改论文的实质内容。

（4）不准提供虚假同行评审人信息。科技工作者在学术期刊发表论文如需推荐同行评审人，应确保所提供的评审人姓名、联系方式等信息真实可靠，坚决抵制同行评审环节的任何弄虚作假行为。

（5）不准违反论文署名规范。所有论文署名作者应事先审阅并同意署名发表论文，并对论文内容负有知情同意的责任；论文起草人必须事先征求署名作者对论文全文的意见并征得其署名同意。论文署名的每一位作者都必须对论文有实质性学术贡献，坚决抵制无实质性学术贡献者在论文上署名。

其中所述"第三方"指除作者和期刊以外的任何机构和个人；"论文代写"指论文署名作者未亲自完成论文撰写而由他人代理的行为；"论文代投"指论文署名作者未亲自完成提交论文、回应评审意见等全过程而由他人代理的行为。

五、评价指标内容与加分

（一）论文或专著发表的评价内容

检查评价周期内全院在国内外学术期刊上发表学术论文总数及学术专著数量。

（二）现场检查方法与加分

查阅评价周期内全院经过正规杂志社、出版社正式出版发表的学术论文和专著的原件或复印件及其数量。评估周期内在国内外学术期刊（应有"ISSN"和"CN"期刊号）上发表学术论文总数不少于10篇，有1篇加1分；有1部专著加2分。本项最高加10分。

第九节　科技成果及其管理

科技成果是指由科技行政部门认可，在一定范围内经实践证明具有先进、成熟、适用的特点，能取得良好经济、社会或生态环境效益的科学技术成果，其内涵与知识产权和专有技术基本相一致，是无形资产中不可缺少的重要组成部分。科研成果是医院医务工作者在科技活动中辛勤劳动的结晶，是医院科技水平的重要标志，是医院的宝贵财富。科技成果管理要科学化、规范化，医院要充分发挥广大医务工作者从事科学研究的积极性和创造性。成果管理包括科研成果的鉴定、评审、登记和归档、奖励申报、科技保密与惩处等。

一、科研成果的定义和特点

（一）科研成果的定义

（1）理论研究成果：为阐述自然的现象、特征或规律而取得的具有一定学术意义的科学理论成果。主要指属于基础学科的理论研究成果；也包括属于应用基础的非定向理论研究成果；以及标准、计量、科研管理等方面对应用有普遍指导意义的理论研究成果。主要表现形式为学术论文、学术专著。

（2）应用技术研究成果：为解决某一科学技术问题而取得的具有一定新颖性、先进性和使用价值的应用技术成果，包括新产品、新技术、新工艺、新材料、新生物品种、新设计和新方法等。

（3）软科学研究成果：指对推动决策科学化和管理现代化，促进科研、经济与社会的协调发展起重要作用的研究成果，主要表现形式为研究报告和学术论文。

（4）国家法律、法规规定，必须是经过专门机构审查确认的科研成果。

（二）科研成果的特点

（1）新颖性：是指科技成果的首创性，在同类科技领域内前所未有的，通过查新来确认。

（2）先进性：是指科技成果水平和技术水平高低的标志，与以前同类成果相比较，证明具有突出特点和显著性进步。

（3）实用性：具有实用价值，包括经济价值和社会价值。必须具备可重复性及实施条件，并能满足社会需要才可被确认具有实用价值。

二、科研管理对于医院发展的重要性

（一）科研对临床工作的促进作用

科研思路源于临床，科研成果的转化又应用于临床、服务于临床，从而实现科研与医疗工作整体水平提升的良性循环。科研工作的良好开展一方面可以促进医疗质量的提高；另一方面也可以促进新业务、新技术的开展。

（二）科研对人才队伍的培育作用

科研平台的构建是医院科技创新的基础，是吸引和培养高层次的医学创新人才和尖端的学术科研团队的必要条件和重要基地。除了可以培育本院的人才外，科研还可以吸引高端人才相继加入，使人才队伍不断壮大。

（三）科研对教育的反哺作用

完备的科研平台在促进医院学科建设、提升医疗水平和挽留人才方面具有重大价值。科研在提供更丰富多样的教学平台的基础上，不断更新前沿的教学内容，提高医学生和临床医师的科研素养。

（四）科研对医院综合优势发挥的作用

科研的开展对于医院建设市场品牌起到了至关重要的作用。强大的科研成果可以促进综合优势的形成，形成学科发展群，具有良好的品牌效应。另外，科研对弱势学科还有带动作用，形成以强带弱的均衡发展趋势。

三、申报课题的立项论证

（一）申请研究项目需满足的条件

（1）研究目的明确，内容具体，题目与内容相一致。

（2）先进性：研究内容新颖，有创造性，有一定技术难度。所用指标先进，研究起点高。

（3）科学性：立题有足够的信息量和充分的依据，课题设计科学严密，技术方法先进可行，实验手段、动物、试剂符合标准，样本量满足统计学要求，分析、判断、推理合乎逻辑，研究结果具有可重复性。

（4）可行性项目承担单位及协作单位的技术力量强，能胜任研究工作，具备基本的实验研究条件和已有一定的工作基础，进度安排切合实际，经费预算合理，组织措施落实。

（5）基础及应用基础研究的选题要结合自身特色及学科优势，突出创新性，并应具有一定的研究基础。临床应用及开发研究要向高新技术、大项目及产、学、研结合方向倾斜，注重开发及推广应用。

（二）项目申报和论证程序

（1）项目负责人按照各类科研项目申报要求认真撰写科研计划书，拟定完整的科研计划及设计方案。

（2）申报材料交医院科研管理部门，由部门审核后，报送至医院主管科研领导小组。领导小组对符合要求的，组织项目答辩、评审决定上报项目，根据学科分类，可视情况需要邀请部分院外专家参加评议。

（3）申报各级各类科研项目实行合同负责制，由项目负责人签字，经科研管理部门审核，主管院长批准，并加盖医院公章后生效。

（4）课题征集完毕后，科研管理部门组织学术委员会及其他相关专家对课题进行评审、打分，提出意见和建议。根据专家意见，按课题实际情况及立项部门要求择优上报上级部门。申报省部级以上课题时，须经国内或省内专家审查和提出修改意见后并推荐方可上报。

四、科研项目的实施和管理

（一）科研项目实施

（1）各科室与社会企事业单位联合、协作的科研项目，双方明确承担的任务和责任，签订合同，在手续完备后由科研管理部门统一管理。

（2）获资助的各级各类科研项目课题组，必须按计划规定的内容、指标和要求组织实施。

（3）在各类科研计划项目的实施过程中，若涉及改动研究内容与指标、终止计划实施、延长时间、更换题目或项目负责人变动等情况，项目组须向科研管理部门提交书面报告，详细说明理由，提出调整方案或拟采取的措施，经科研管理部门审查后上报计划下达部门，获得批准后再行变动。

（4）科研计划执行中，除上级立项部门要求填报的科研计划项目进度调查表外，科研管理部门将定期对包括院自选课题在内的全部在研课题进行进度调查。调查所得结果将作为科研经费配备、是否继续支持研究等的重要参考依据。对无正当理由未执行计划进度或根本无法进行研究的项目组，视情况进行批评教育、终止项目、撤销计划或收回已拨科研经费等处理，通常在3年内该项目负责人不得再申报课题。

（5）项目负责人必须对课题的学术、技术、经费及研究任务的完成等全面负责，课题组成员做到科学分工，团结合作，按期完成科研任务。不参加实际工作的人员不得在课题组挂名。

（6）项目负责人因退休或离职时，应指定项目组的一名成员或由项目组推荐一名成员担任项目负责人，上报立项管理部门核批后负责该项目的研究工作。

各级科研项目获得立项后，在科研及财务管理部门的监督管理下，项目负责人对项目经费有支配使用权，科研经费专款专用。

（二）科研经费使用原则

（1）科学安排，合理使用。严格按照项目研究的目标和任务，科学合理地编制和安排项目预算。

（2）权责明确，规范管理。科研项目经费实行项目主持人负责制，实行经费本开支控制。

科研、财务管理部门承担各类项目经费的管理职责。

（3）单独核算，专款专用。

（4）一次核定，分期拨付。

（三）科研经费范围

（1）科研材料费：包括试剂、药品、实验动物等科研用消耗材料费用、样本采集的相关费用等。

（2）仪器设备费：包括科研仪器的购置、运输、安装及维修费用。

（3）科研业务费：①测试和分析费，病例随访、流行病学调查费用等。②咨询、评估费：指与本专业或项目相关的专家咨询、评估的相关费用，包括咨询费及其交通食宿费。③资料、检索等费用：资料费是指开展项目研究所需的资料收集、复印、翻拍、翻译等费用，项目研究成果的印刷费、打印费及与项目相关的必要的图书购置费等。检索费是指与本项目有关的查新检索费。④鉴定费用：包括专家鉴定费、外地专家交通和食宿费，鉴定材料邮寄费等。⑤交通费：用于科研业务的交通费。⑥会务费：指围绕项目研究举行的学术研讨会的经费开支。

（4）科研劳务费：按规定发放。

（5）协作费：需外单位协助承担的部分实验工作所支付的费用及用于支付使用大型仪器检测某些科研数据的费用。

（6）实验室改装费及其他直接用于科研活动的经费。

（四）科研经费管理

（1）用于项目研究的开支，符合开支范围的按照上级科研管理部门经费管理和医院相关财务规定由项目负责人签字，医院科研管理部门审核签字、分管院长签字后方可报销。

（2）用于项目研究的试剂、药品、仪器设备等必须由后勤部统一订购，未经后勤部同意私自订购一概不予承认且不得从科研经费中支出。

（3）对于不按规定开支，挪用经费，造成浪费和损失的科室或个人，视情节轻重分别给予批评、中止拨款或收回经费，在规定的年限内不得申报项目等处罚。

（五）课题执行情况定期检查

建立医院及课题组的二级执行情况定期检查制度。课题组自查内容包括：计划进度、考核指标、完成情况、存在问题及今后打算等。在自查的基础上，由科研院长带领有关人员进行每年不少于2次的现场检查考核。对有明显进展或已取得阶段成果者给予奖励，并进行重点跟踪扶持，或着手进行成果鉴定的准备工作。对部分存在困难的课题，要尽量通过各种途径给予协调解决，促进科研课题沿既定目标按期保质顺利完成。

五、结题和成果鉴定制度

（一）科技成果鉴定需具备的条件

科技成果鉴定是指有关科技行政管理机关聘请同行专家，按照规定的形式和程序，对科技成果进行审查和评价，并做出相应的结论。科技成果鉴定部门应为立项管理部门。计划外项目要求鉴定需从严掌握。

（1）完成科研项目计划任务书或合同书的各项任务、指标，各种数据资料完整、准确，技术成熟、完善，符合有关法规要求。

（2）提交完整的技术资料（其中不能公开的材料需注明）。

（3）科技理论成果其主要论著在省级以上（包括省级）学术刊物上发表1年，或在全国性（或国际性）学术会议上宣读（附会议发言安排等有关证明），并收入论文集1年以后。

（4）应用性技术成果必须经过实际验证并具备推广应用的条件或已开始推广应用。

（5）推广应用已有的科技成果应达到或超过原有成果水平，并具有较大面积推广的证明材料。

（6）引进国外先进技术应在消化、吸收应用的基础上，结合我国实际加以创新，达到或超过原有技术水平。

（7）软科学研究成果，必须出具采纳本成果的部门、单位的证明材料，能说明该成果的创造性和实际应用中所取得的效果。

（8）进修或学习期间所取得的成果，申请者必须是第一作者，回单位后继续从事该课题方面的工作，且无知识产权纠纷。

（9）课题的主要完成单位及主要完成者在名次排列上已达成一致意见。

（二）科技成果鉴定申请程序

（1）部门推荐：课题负责人将该课题的主要技术资料连同科技成果鉴定申请书交本科室负责人，由科室负责人写出推荐意见，连同申请书及有关资料上报医院科研管理部门。

（2）科研管理部门提请院学术委员会进行评定，由学术委员会写出综合评定意见。

（3）通过医院评定的课题，根据任务来源和所达到的水平，由科研管理部门向上级卫生行政主管部门和上级科技管理部门推荐申报、组织科技成果鉴定。

（三）成果鉴定的组织形式可根据成果的不同类型采用以下形式

（1）书面鉴定（函审鉴定）：适合于理论研究成果、应用基础研究成果或不需要考察现场或已有专门机构测试报告的科技项目。可将主要技术资料寄发给同行专家，鉴定意见由主管科研单位或专家综合形成评审意见，并附全部专家书面评审意见。

（2）会议鉴定：适合于涉及面较广或必须通过现场技术鉴定才能评定其技术的科技成果。

（3）检测鉴定：适合于须通过国家各有关部门认定的专业技术检测机构检验、测试性能指标方可达到鉴定目的的科技成果（如设备、仪器、新材料等）。

以上 3 种鉴定形式具有同等效力。

六、科研成果奖励制度

为了推动科技工作的发展，鼓励专业技术人员开展科研工作的积极性和创造性，提高整体科技水平，促进快出成果、早出成果，每年将从科研基金中拨出部分经费用于科研成果（工作）奖励，奖励的范围包括以下几个方面。

（一）课题立项奖励

凡获得上级科研管理机构立项并获得经费资助的课题负责人，应给予课题立项奖励。合作项目或协作项目须具备正式的《项目合作协议书》，并附项目负责单位的正式合同书副本。须独立完成总体项目中所承担的研究内容，并具有独立的研究成果。《项目合作协议书》须明确研究目标、研究内容、计划进度、双方的责任和权益、资助金额、知识产权的确认等。合作项目或协作项目视同正式立项课题进行项目和经费管理。课题立项奖以科室为单位每年结算一次。

（二）科技成果的奖励

对获得各级政府科学技术奖励及通过上级科技主管部门鉴定的科技成果进行奖励，奖励等级标准及奖金额度（含社团组织奖）由医院制定。

（三）科研工作突出贡献奖

对在科研工作中成绩优异，成果突出的科技人员经医院学术委员会评审，给予奖励。

（四）科技开发和成果转让的提成奖励

（1）科技开发范围包括：①科技成果、专利和新技术的推广和转让；②新技术、新方法、新产品的研制。

（2）科技开发形式可采用：①举办科技成果、新技术推广培训班；②利用现有的技术成果实行多种形式的联合开发。

（五）临床新技术奖

对引进、消化、吸收的国内外先进技术在院内新开展的业务技术，根据技术的先进性、新颖性、技术复杂程度、提高医院技术水平程度及所取得的社会、经济效益进行综合评分。奖励等级标准及奖金额度由医院制定。

七、评价指标内容与加分

（一）科技成果及其管理的检查内容

（1）查阅医院近3年内在国内外学术期刊上发表学术论文（论文原件或复印件）总数与明细表。

（2）评估周期（3年）内医院在国内外主编出版专著总数与明细表。

（3）核查近3年内医院获得的各种发明专利、技术竞赛等的成果奖励证书与文件原件。

（二）现场检查方法与加分

获得国家级科技成果一项加10分；获得省级科技成果一项加5分；获得地市级科技成果一项加2分；其他级别与类别的酌情加分。本项最高加10分。

第十节　特色指标

医院特色品牌是范围非常广泛的概念，内涵丰富，主要集中在一流的医疗技术、良好的服务质量、先进的医疗设备、高尚的职业道德、先进的医院文化、温馨的就医环境和积极参加社会公益活动、彰显医者仁心等方面的内容。公益活动的相关内容与理论已在上篇第五章社会责任第三节公益性中做了阐述。本节按照标准要素的结构对医院的主要几个特色指标进行简要叙述，主要是通过对参评医疗机构在近3年来参加社会公益活动情况进行分析，评估其社会责任感和公益道德心，直接或间接反映参评医疗机构的社会影响力和美誉度。开展争创文明单位活动。建立健全党支部、共青团支部、工会组织。积极参与社会公益事业活动；参与各类应急突发事件处置或重大活动保障表现突出；开展与外省市对口支援工作，并取得较好成效。志愿者服务体系建设完善，建立医务社工、医院志愿者服务活动长效机制。积极推进自愿无偿献血，献血工作落实良好。

一、医院特色的主要内涵

（一）医疗技术

医疗技术是指医疗机构及其医务人员以诊断和治疗疾病为目的，对疾病作出判断和消除疾病、缓解病情、减轻痛苦、改善功能、延长生命、帮助患者恢复健康而采取的诊断、治疗措施。医疗技术是患者最为关注的一个因素，它在医疗质量中起着决定性的作用，是医疗质量的内在核心。

（二）医疗技术人才

医院的任何一项诊疗护理活动都是由医务人员实施的，因此，医务人员是医疗质量的创造者和实施者。而作为知识密集型服务群体的医院，向患者提供的是智慧及其由知识和信息转化而成的技术技能，具有很高的知识含量。所以，作为知识载体的医疗技术人才无疑对医疗技术质量起着决定性的作用。如果一所医院没有一流的专业技术人才，那么再好的仪器设备也就成了摆设，发挥不了其应有的作用，也无从谈及新的诊疗方法与手段的开发、引进和应用。特别是一流的顶尖人才，是医院学科建设的脊梁和带头人，维系着学科的兴衰，其素质的优劣、水平的高低及能力的大小直接关系到该学科的医疗技术质量及医院的建设和发展。因此，医疗技术人才是医疗技术的核心内容，也是决定医疗技术质量的关键要素。

非公立医疗机构应立足于培养或引进高素质的新型人才，按照医学科技人才成长的内在规律，科学制定人才培养对策，努力营造人才成长的良好环境；应立足医院的可持续发展，通过行政干预、竞争淘汰等手段，进一步改善和优化人才团队的知识、能力和梯次结构；调动和凝聚一切积极因素，努力探索现代化的人力资源管理模式，把大多数医疗科技人才的积极性、创造性调动和凝聚起来，实现人才团队的优化组合。只有这样，才能提升医院的核心竞争力，为医院的长远发展注入强大生命力。

（三）技术创新与品牌建设

医院在抓医疗技术质量时，除要抓好基础医疗质量外，还必须注重医疗技术创新，不断引进和开发、推广新的诊疗技术方法，要把开展技术创新作为提高医院医疗技术质量的一个重要手段。医院在进行技术创新的过程中，一方面要有计划、有步骤地根据应用服务疾病谱的变化和医疗市场的需求情况进行新技术的引进与创新，以满足人们对医疗服务的需求；另一方面要从医院的实际出发，开展技术优势工程建设和技术品牌特色建设，努力抢占医学科技发展的制高点。只有紧跟国际国内的技术创新，医院才会有发展的活力和可持续发展的后劲。

（四）医院服务质量

1. 服务理念

医务人员要倡导全心全意为人民服务的理念。医疗服务质量是院科两级质量管理的核心，提高医疗质量是管好医院与科室的出发点和归宿。

近年来，"以患者为中心"的服务宗旨，以及市场经济特有的平等、权利、竞争意识，使医师成为特种行业的经营责任者。患者一改被拯救和受恩惠的地位，成为坦然享受服务的特殊消费者，医务人员、医院管理者和医院举办者都要适应这种关系的转变。

先进的服务理念、高素质的人才和高效率的运转必将带来医院运行的高效益。医院要加强职业道德建设，以白求恩精神为导向，对医疗行业精神进行重塑。要认真履行《中华人民共和国执业医师法》规定的"关爱患者"义务，视患者如亲人、如友人，对患者进行身体、心理、社会全方位的整体医疗和护理。全面提高医务人员的从业素质和医德医风，增进医患沟通与了解，强化服务艺术，营造和谐的医患关系。

理想的医患关系应该是互相平等、尊重、信任、配合的一种良好的人际关系。具备良好沟通能力的医务人员可以使医患关系融洽，减少医疗纠纷的发生。良好的形象、和蔼可亲的态度、温馨体贴的语言、端庄文雅的举止，可消除患者对医院及病区的陌生感，使患者有一个良好的心理状态，有利于减轻疾苦和促进疾病的康复。

2. 服务质量

服务质量是指服务能够满足规定和潜在需求的特征和特性的总和，是医院为使患者满意而提供的最低服务水平，也是医院保持这一预定服务水平的连贯性程度。

医院要注重内涵建设，提高医护质量，改善服务态度。传统医疗质量是以诊断是否正确、治疗是否有效、及时、彻底，疗程长短，差错事故的有无，以及医疗工作效率、费用的高低、患者与医务人员的满意度等来评价的。

（1）服务水平：好的服务质量是一项服务满足其目标顾客的期望时，服务质量就可认为是达到了优良水平。目标顾客是指那些由于他们的期望或需要而要求得到一定水平服务的人。

（2）连贯性：是服务质量的基本要求之一。它要求服务提供者在任何时候、任何地方都保持同样的优良服务水平。

（3）功能性：是医院提供的服务所具备的作用和效能能满足患者所有需求的特性技能，是服务质量中最基本的一个。

（4）安全性：是指医院保证诊疗服务过程中患者的生命安全、不受危害，健康和精神不受到伤害，财物不受到损失。安全性也包括生命、财物和精神3个方面。

（5）经济性：是指患者为得到一定的诊疗护理服务所需要支付的费用是否合理。这里所说的费用是指在接受服务的全过程中所需的费用，即服务周期费用。

（6）时间性：时间性包含了诊疗全程及时、准时和省时3个方面，是为了说明服务工作在时间上能否满足被服务者的需求和质量标准的指南与要求。

（7）文明性：属于服务过程中为满足精神需求的质量特性。患者在医院期望得到一个受尊重、温馨、自由、亲切、友好、自然和谅解的气氛，有一个和谐的人际关系。

（8）舒适性：在满足了功能性、经济性、安全性和时间性等方面需求的情况下，患者在医院期望诊疗护理的服务全过程都能得到舒适的服务并获得期望的舒适感。

3.服务技术

医院的诊疗服务技术要满足医院的功能任务的需要。医院必须加大有竞争力科室的技术投入和人才投入，最终形成优势学科的特色技术效应，以吸引患者，让患者从入院到出院都能够得到全过程的优质的医疗和护理服务。

强调加大技术投入并非是靠引进更多、更先进的医疗仪器、设备，而是强调人才、技术和工作效率。

（五）医疗设备

医院的医疗设备要以满足医院的诊疗、康复技术为前提，种类齐全，性能先进、功能完好、运行稳定、维护到位、效益好。

医疗设备是医院现代化程度的重要标志，是医疗、科研、教学工作最基本的要素，也是不断提高医学科学技术水平的基本条件，先进的诊疗设备是医疗质量的基本保障。医疗质量不仅依赖于医务人员的知识和技术，而且在很大程度上还要靠医院的设备条件。先进的仪器设备，是提高医疗技术质量的物质基础，尤其是在当今社会，随着现代科学技术的发展，医疗设备正向精密、微细、高效、轻便、无损伤的方向发展，对医疗质量的提高发挥着越来越重要的作用。

（六）职业道德

职业道德是医院员工在职业活动中的行为标准和要求，同时又是医务人员对社会所负的道德责任与义务；它也是职业品德、职业纪律、专业胜任能力及职业责任等的概括，属于自律范围，它通过公约、守则等对职业生活中的某些方面加以规范。职业道德既是本行业人员在职业活动中的行为规范，又是行业对社会所负的道德责任和义务。

（七）医院文化

医院文化有广义和狭义之分。广义的医院文化泛指医院主体和客体在长期的医学实践中创造的特定的物质财富和精神财富的总和，包括医院硬文化和医院软文化两大方面。医院硬文化主要是指医院内的物质状态：医疗设备、医院建筑、医院环境、医疗技术水平和医院效益等有形的东西，其主体是物。

医院软文化是一种精神价值观，一个医院在发展的过程中，组织的氛围、组织的价值观是逐步形成的，是存在于组织体内的，这种文化的核心价值观是需要提炼的。有了共同的价值观，就可以以此来制定和执行各项制度和标准，就可以以此来指导每个人的行动，就可以以此来规范人的行为。

二、就医环境

医院在服务上要秉承"以患者为中心""患者至上"的理念，一切从患者的利益出发，充分尊重患者的隐私和知情权，让人文服务贯穿始终，视患者为亲人，营造高品位的人文关怀，从患者舒心、方便、安全、满意的服务出发，倡导"一患、一医、一护"的绿色护理，创建"无烟输液室"，开设 24 小时免费专家咨询热线，定期进行患者健康回访等，为患者提供一个整洁美丽、温馨、舒适的绿色就医环境，是发展现代医院不可缺少的外在条件，也是医院形象的具体展现。

舒适的就医环境，建立了以患者为中心的科学布局和便捷就医的合理流程，实现全程导医服务绿色通道，全力营造出舒适、温馨的绿色医疗环境，建立起诚信、理解、尊重、和谐的服务体系，使一切工作围绕着患者的需求来运作。

医院环境的建设，是为了医院的发展，是为了提高医院竞争优势，归根到底是为了吸引和留住患者，医院环境建设的目的必须是"以患者为中心"，处处要周密思考患者所需，为他们提供良好、舒适的就医氛围与环境。

医院的发展首先要从环境建设开始。医院环境的好坏是患者对医院的第一印象，潜意识可以衡量医院的医疗质量。医院的环境代表了医院的整体形象，医院的环境建设是一种硬件建设，简单易行，短时期就可以塑造出一个"环境优美的医院"。

"温馨、优美的环境"为患者提供良好的就医氛围，本身就是医疗服务的一部分，可以使患者产生并保持愉悦的心境，对患者的康复具有促进作用，无疑会提高医疗质量。

"温馨、优美的环境"为医务人员提供良好的工作环境，能激发职工的工作热情，极大地方便和调节医务人员的工作和学习，使职工得以心情舒畅地为患者提供优质高效的服务，这无疑会增加职工的凝聚力和向心力。

病房就是患者的"家"，设置家庭化病房，使住院患者有在"家"的感觉。患者从熟悉的家庭转入陌生的病房，对病情的忧虑、恐惧，在心理上造成很重的负担，因此，创建温馨、自然、和谐、舒适、宽敞、明亮的病房环境是非常重要的。病房四壁应选择比较柔和的色调，以利患者保持宁静的心情疗养。要勤换床单和枕套，保持清洁，使人感到舒心。病房中间，要留有活动空隙，避免过分拥挤。医疗仪器设备的放置，不仅要排列整齐，勤加擦拭，避免尘染，尤应注意如何放置才便于使用和操作。

医院的就医环境体现医院的本质形象，为医院构筑在患者心目中的知名度、美誉度、满意度和认可度，使患者不仅能够迅速识别医院形象特征，并能够熟悉医院内部管理，信任医院，还能提高患者对医院的依赖性和忠诚度。

三、评价指标内容与加分

（一）评价指标与加分

在医疗行业内部竞争激烈的环境下，非公立医疗机构要想生存、发展、壮大，在努力打造自身的特色品牌和树立医院形象来提升医院竞争力的同时，还要响应政府的号召，积极开展争创文明单位活动和参与社会公益事业活动等。

（1）积极开展争创文明单位活动。获得国家级文明单位称号的加5分；获省级文明单位称号的加2分；获地区级（卫生系统）文明单位称号的加1分。

（2）建立健全党支部、共青团支部、工会组织。获省市级优秀党支部称号的加2分；获地区级优秀党支部称号的加1分。

（3）积极参与社会公益事业活动，参与各类应急突发事件处置或重大活动表现突出；开展对口支援帮扶工作，并取得较好成效的各加1分。

（4）医院的志愿者服务体系建设完善，建立医务社工、医院志愿者服务活动长效机制的加2分。

（5）医院积极组织推进自愿无偿献血，献血工作落实良好的加2分。

（6）评价周期内，医院被推荐在国家卫生主管部门或行业一级协会组织的大型会议上进行医院党群工作、公益性活动和医院管理等方面工作成效与经验介绍的，每参会介绍一次加 1 分。

本项最高加 15 分。

（二）现场检查方法

（1）查阅医院近 3 年内的相关工作制度和记录资料。

（2）核查医院获得各级别的相关荣誉证书与文件资料。

（3）访谈相关工作人员对相应工作岗位职责和应知应会的知晓率。

（杨有业　杨帆）

练 习 题

【名词解释】

1. 医疗机构。

2. 职业道德。

3. 医院文化。

4. 技术创新。

5. 品牌建设。

6. 医疗机构。

7. 职业道德。

【思考题】

1. 我国医院的类型及规模有哪些?

2. 何为医院的信息系统?

3. 科研项目立题程序包括哪些内容?

4. 论文和专著的定义和分类有哪些内容?

5. 学术论著应该具备哪些特点?

6 我国医院的类型及规模有哪些?

7. 医院的社会属性和行业属性是什么?

8. 临床科室主任的管理意识是什么?

参 考 文 献

[1] 国家卫生健康委员会.关于修改《医疗机构管理条例实施细则》的决定:国家卫生计生委令第12号 [A/OL].(2017-02-28)[2019-03-15]. http://www.nhc.gov.cn/yzygj/s3576/201702/703defaafd044e11b253 85a10b006377.shtml.

[2] 陈婉芬,周喜秀,薛方,等.关于医院医师结构及流动状况的调查[J].中国医院管理,2016,16(11):42-45.

[3] 袁园,唐文.2001—2010年江苏省卫生专业技术资格考试人员情况分析[J].江苏预防医学,2014,25(9):82-83.

[4] 苏红杰,江立,曹继晨.我院医师结构优化的指标设计[J].中国医院管理,2014,16(2):50-51.

[5] 刘璐,张颖,程睿波,等.辽宁省非公立口腔医疗机构人力资源调查研究[J].上海口腔医学,2013,22(5):542-546.

[6] 高仕铭,陆斌杰,从医师队伍职称结构变化趋势看卫生人事制度改革[J].中华现代医院管理杂志,2014,2(8):45-47.

[7] 徐德武,戴娟.浅谈某院医务人员多方位、多层次人才培养模式及成效[J].中国医药指南,2013,11(25):573-574.

[8] 钱瑜,徐瑛,王金娥,等.转型医院医师队伍建设的实践与思考[J].中国医院管理,2014,34(6):35-36.

[9] 王忱.我国公立医院人力资源能力成熟度探析[J].中国医院管理,2015,33(11):52-54.

[10] 徐德武,戴娟.浅谈某院医务人员多方位、多层次人才培养模式及成效[J].中国医药指南,2013,11(25):573-574.

[11] 国家卫生计生委,中央编办,发展改革委,等.关于建立住院医师规范化培训制度的指导意见:国卫科教发〔2013〕56号[A/OL].(2013-12-31)[2019-03-15]. http://www.nhc.gov.cn/xxgk/pages/viewdocument. jsp?dispatchDate=&staticUrl=/qjjys/s3593/201401/032c8cdf2eb64a369cca4f9b76e8b059.shtml&wenhao=%E5%9B %BD%E5%8D%AB%E7%A7%91%E6%95%99%E5%8F%91%E3%80%942013%E3%80%9556%E5%8F%B7&utitle=%E5 %9B%BD%E5%AE%B6%E5%8D%AB%E7%94%9F%E8%AE%A1%E7%94%9F%E5%A7%94%E7%AD%897 %E9%83%A8%E9%97%A8%E5%85%B3%E4%BA%8E%E5%BB%BA%E7%AB%8B%E4%BD%8F%E9%99%A2%E5%8C %BB%E5%B8%88%E8%A7%84%E8%8C%83%E5%8C%96%E5%9F%B9%E8%AE%AD%E5%88%B6%E5%BA %A6%E7%9A%84%E6%8C%87%E5%AF%BC%E6%84%8F%E8%A7%81&topictype=&topic=&publishedOrg=%E7%A7%9 1%E6%8A%80%E6%95%99%E8%82%B2.E5%8F%B8&indexNum=000013610/2014-00025&manuscriptId=032c 8cdf2eb64a369cca4f9b76e8b059.

[12] 彭远慧,林萍.加强住院医师规范化培训,提高临床医学人才质量[J].中国循证医学杂志,2016,6(10):764-767.

[13] 李晓婷.住院医师规范化培训中的问题与对策[J].卫生职业教育.2017,35(8):148-149.

[14] 卫生部.关于开展临床路径管理试点工作的通知:卫医政发〔2009〕116号[A/OL].(2009-12-07)[2019-03-15]. http://www.nhc.gov.cn/yzygj/s3585u/200912/ac5407234912449e92e7318ed3603170.shtml.

[15] 卫生部,国家中医药管理局.关于印发《医院实施优质护理服务工作标准(试行)》的通知:卫

医政发〔2010〕108 号 [A/OL].（2010-12-22）[2019-03-15]. http://www.nhc.gov.cn/xxgk/pages/
viewdocument.jsp?dispatchDate=&staticUrl=/zwgkzt/wsbysj/201012/50145.shtml&wenhao=%E6%97%A
0&utitle=%E5%85%B3%E4%BA%8E%E5%8D%B0%E5%8F%91%E3%80%8A%E5%8C%BB%E9%99%A2%E5
%AE%9E%E6%96%BD%E4%BC%98%E8%B4%A8%E6%8A%A4%E7%90%86%E6%9C%8D%E5%8
A%A1%E5%B7%A5%E4%BD%9C%E6%A0%87%E5%87%86%EF%BC%88%E8%AF%95%E8%A1%8C%EF%B
C%89%E3%80%8B%E7%9A%84%E9%80%9A%E7%9F%A5&topictype=&topic=&publishedOrg=%E5
%8C%BB%E6%94%BF%E5%8F%B8&indexNum=000013610/2010-03629&manuscriptId=50145.

[16] 卫生部.关于印发《综合医院分级护理指导原则（试行）》的通知：卫医政发〔2009〕49 号 [A/OL].（2009-05-22）[2019-03-15].http://www.nhc.gov.cn/bgt/s9509/200905/3a729c66f7014ec2ae85979ed39ece14.shtml.

[17] 国家卫生计生委办公厅，财政部办公厅.关于做好 2013—2014 年国家临床重点专科建设项目申报和推荐工作的通知：卫办医政函〔2013〕254 号 [A/OL].（2013-03-29）[2019-03-15].http://www.nhc.gov.cn/yzygj/s3594/201303/45ab5127e6f9423981b821d0fcf8785b.shtml.

[18] 国家卫生计生委，财政部，国家中医药管理局关于印发《国家临床重点专科建设项目管理暂行办法》的通知：国卫医发〔2013〕42 号 [A/OL].（2013-12-10）[2019-03-15]. http://www.nhc.gov.cn/xxgk/
pages/viewdocument.jsp?dispatchDate=&staticUrl=/yzygj/s3585/201312/33de9cea62a244598fd8c36e231d
1c58.shtml&wenhao=%E5%9B%BD%E5%8D%AB%E5%8C%BB%E5%8F%91%E3%80%942013%E3%
80%9542%E5%8F%B7&utitle=%E5%9B%BD%E5%AE%B6%E5%8D%AB%E7%94%9F%E8%AE%A1%E7%94
%9F%E5%A7%94%E7%AD%89893%E9%83%A8%E9%97%A8%E5%85%B3%E4%BA%8E%E5%8D%B
0%E5%8F%91%E3%80%8A%E5%9B%BD%E5%AE%B6%E4%B8%B4%E5%BA%8A%E9%87%8D%E7%82%B9%
E4%B8%93%E7%A7%91%E5%BB%BA%E8%AE%BE%E9%A1%B9%E7%9B%AE%E7%AE%A1%E
7%90%86%E6%9A%82%E8%A1%8C%E5%8A%9E%E6%B3%95%E3%80%8B%E7%9A%84%E9%80%9A%E7%
9F%A5&topictype=&topic=&publishedOrg=%E5%8C%BB%E6%94%BF%E5%8C%BB%E7%AE%A1%
E5%B1%80&indexNum=000013610/2013-00481&manuscriptId=33de9cea62a244598fd8c36e231d1c58.

[19] 国家卫生计生委.医疗质量管理办法：国家卫生计生委令第 10 号 [A/OL].（2016-09-25）[2019-03-15]. http://www.nhc.gov.cn/xxgk/pages/viewdocument.jsp?dispatchDate=&staticUrl=/fzs/s3576/201610/ae
125f28eef24ca7aac57c8ec530c6d2.shtml&wenhao=%E7%AC%AC10%E5%8F%B7%E5%A7%94%E4%
BB%A4&utitle=%E5%8C%BB%E7%96%97%E8%B4%A8%E9%87%8F%E7%AE%A1%E7%90%86%E5%8A%
9E%E6%B3%95&topictype=&topic=&publishedOrg=%E6%B3%95%E5%88%B6%E5%8F%B8&indexN
um=000013610/2016-00218&manuscriptId=ae125f28eef24ca7aac57c8ec530c6d2.

[20] 卫生部办公厅.三级综合医院评审标准实施细则（2011 版）：卫办医管发〔2011〕148 号 [A/OL].（2011-11-25）[2019-03-09].http://www.nhc.gov.cn/wjw/gfxwj/201304/0404f9cd71764ab29b2365e069cfbf2d.shtml.

[21] 陈万芬.面向 21 世纪医院管理进展 [J]. 前进论坛，2016（1）：32-33.

[22] 李经纬，程之范.中国医学百科全书：医学史 [M]. 上海：科学技术出版社，2011.

[23] 钱中信.中国医学百科全书：社会医学与卫生管理学 [M]. 上海：科学技术出版社，2013.

[24] 姚阿庆，戴震球，王希明.医院管理大全 [M]. 上海：科学技术出版社，2012.

[25] 国务院办公厅.关于印发深化医药卫生体制改革 2017 年重点工作任务的通知：国办发〔2017〕37 号
[A/OL].（2017-04-25）[2019-03-15]. http://www.nhc.gov.cn/wjw/gwywj/201705/7cb615502934479e98f

b7a4fbd4c47de.shtml.

[26] 罗卫东，夏侠，何跃忠，等.科室主任管理职能与基本素质探讨[J].解放军医院管理杂志，2013，10（4）：364-366.

[27] 潘兆林.刍议科室主任的工作特点和应具备的素质[J].江苏卫生事业管理，2016，7（34）：326-327.

[28] 张玮，王振雄，赵昆，等.医院科室主任在科室管理中的地位与作用[J].中华医药荟萃杂志，2015，1（2）：52-53.

[29] 李明，王岩青，王晓伟，等.综合医院临床科室主任评价指标筛选研究[J].医院管理论坛，2012，29（184）：49-51.

[30] 唐丹红，吴学华，林琳，等.护士院内继续教育培训学习态度量表的信效度评价[J].中华现代护理杂志，2017，23（5）：728-730.

[31] 叶子辉，邵利明，吴文君.健康中国视域下的全科医学教育发展研究[J].中国全科医学，2017，20（19）：2383-2388.

[32] 李俊霞，王玉华.继续医学教育的现状与展望[J].中国社区医师，2017，33（22）：164，166.

[33] 姚彩婷，张水娟.浅谈如何提高护理健康教育效果[J].国际护理学杂志，2017，36（8）：1094-1098.

[34] 凌均榮，张月娇.口腔医学继续教育二十年历程[J].中华口腔医学研究杂志（电子版），2017，11（4）：193-196.

[35] 李炳汝，羡秋盛，纪承寅.医学论文专著写作必备[M].北京：军事医学科学出版社，2006.

[36] 燕鸣.中华医学会系列杂志论文撰写要求[A/OL].［2019-03-09］.http://www.cmaph.org/attachment/2011914/1315990228774.pdf.

[37] 中国科协，教育部，科技部，等.关于印发《发表学术论文"五不准"》的通知：科协发组字〔2015〕98号[A/OL].（2015-11-23）[2019-03-15].http://www.moe.gov.cn/jyb_xxgk/moe_1777/moe_1779/201512/t20151214_224910.html.

[38] 苏洁，李林，吉训明，等.医院科研论文管理措施的实施效果评估[J].中国医院，2011，15（2）：71-72.

[39] 吴涛，丁洋，魏永祥，等.比临床科研对医院学科发展的重要性[J].医学信息学，2015，28（34）：7.

[40] 张静，朱琳，朱俊宇.做好医院科研管理工作的几点体会[J].新疆医科大学学报，2008，31（10）：1486-1487.

[41] 徐海涛，魏海龙，刘东会，等.浅谈医院科研工作的规范化管理[J].中华医学科研管理杂志，1999，12（4）：245-247.

[42] 教育部.国家中长期教育改革和发展规划纲要（2010—2020年）[A/OL].（2010-07-29）[2019-03-15].http://www.moe.gov.cn/jyb_xwfb/s6052/moe_838/201008/t20100802_93704.html.

[43] 人力资源和社会保障部.专业技术人员继续教育规定：部令第25号[A/OL].（2015-08-13）[2019-03-15].http://www.mohrss.gov.cn/gkml/zcfg/gfxwj/201508/t20150821_218604.html.

[44] 许畅，嵇承栋，刘雪仪，等.医疗机构科技成果与知识产权管理领域对照浅析[J].中国医刊，2015（1）：101-104.

[45] 国务院办公厅.关于建立现代医院管理制度的指导意见：国办发〔2017〕67号[A/OL].（2017-07-14）［2019-03-15］.http://www.gov.cn/zhengce/content/2017-07/25/content_5213256.htm.